国家出版基金项目
NATIONAL PUBLICATION FOUNDATION

癌前病变和癌前疾病

PRECANCEROUS LESIONS AND PRECANCEROUS DISEASES

程书钧　主编

河南科学技术出版社
·郑州·

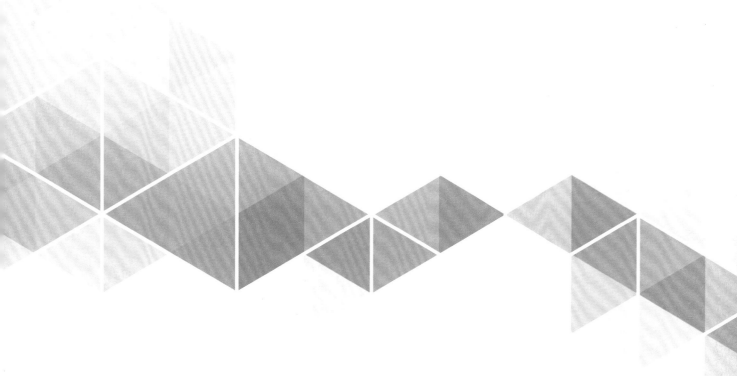

图书在版编目（CIP）数据

癌前病变和癌前疾病 / 程书钧主编. —郑州：河南科学技术出版社，2017.1
ISBN 978-7-5349-8169-2

Ⅰ.①癌… Ⅱ.①程… Ⅲ.①癌前状态-研究 Ⅳ.①R730.4

中国版本图书馆CIP数据核字（2016）第125212号

出版发行：河南科学技术出版社
　　　　　地址：郑州市经五路66号　　邮编：450002
　　　　　电话：（0371）65737028　　65788613
　　　　　网址：www.hnstp.cn
策划编辑：李娜娜　仝广娜
责任编辑：仝广娜　李娜娜
责任校对：李振方　崔春娟
整体设计：张　伟
责任印制：张　巍
印　　刷：北京盛通印刷股份有限公司
经　　销：全国新华书店
幅面尺寸：210 mm×285 mm　　印张：45　　字数：1 030千字
版　　次：2017年1月第1版　　2017年1月第1次印刷
定　　价：750.00元

如发现印、装质量问题，影响阅读，请与出版社联系并调换。

本书编委名单

主　　编　程书钧
副 主 编　高燕宁　来茂德　林冬梅　王贵齐
编　　委　马建辉　王贵齐　付　丽　乔友林
　　　　　江　涛　孙　正　寿建忠　李文斌
　　　　　杨胜利　来茂德　连　石　吴开春
　　　　　吴令英　吴健雄　邹小农　张宗敏
　　　　　陆星华　陈　杰　邵建永　林冬梅
　　　　　郑　树　郎景和　倪　鑫　徐宁志
　　　　　高燕宁　董子明　程书钧

本书作者名单

于思思　首都医科大学附属北京友谊医院

于桥医　北京华信医院

马　仁　中日友好医院

马建辉　中国医学科学院肿瘤医院

马俊红　北京华信医院

王　昕　北京华信医院

王　茜　首都医科大学附属北京佑安医院

王中玉　郑州大学第一附属医院

王贵齐　中国医学科学院肿瘤医院

王焕民　首都医科大学附属北京儿童医院

王瑾晖　北京协和医院

牛　昀　天津医科大学肿瘤医院

毛建山　浙江大学医学院附属第二医院

石素胜　中国医学科学院肿瘤医院

付　丽　天津医科大学肿瘤医院

付笑影　天津中医药大学中西医结合学院

冯玉梅　天津医科大学肿瘤医院

冯沿芬　中山大学

司　爽　中日友好医院

朱　威　首都医科大学宣武医院

乔友林　中国医学科学院肿瘤医院

刘　宇　中国医学科学院肿瘤医院

刘　安　首都医科大学附属北京佑安医院

刘子莲　首都医科大学宣武医院

刘立国　中日友好医院

刘尚龙　北京协和医院

刘笑雷　中日友好医院

刘跃华　北京协和医院

刘康栋　郑州大学基础医学院

刘翠娥　首都医科大学附属北京佑安医院

齐立强　天津医科大学肿瘤医院

江　涛　首都医科大学附属北京天坛医院

江小煜　中山大学

关有彦　中国医学科学院肿瘤医院

安松林　首都医科大学附属北京世纪坛医院

安菊生　中国医学科学院肿瘤医院

孙　正　首都医科大学附属北京口腔医院

孙　健　北京协和医院

孙　巍　北京大学肿瘤医院

孙永亮　中日友好医院

寿建忠　中国医学科学院肿瘤医院

李　宁　中国医学科学院肿瘤医院

李文斌　首都医科大学附属北京世纪坛医院

李文婷　北京协和医院

李增山　第四军医大学西京医院

杨志英　中日友好医院

杨佳欣　北京协和医院

杨胜利　郑州大学基础医学院

来茂德　中国药科大学

连　石　首都医科大学宣武医院

吴开春　第四军医大学西京医院

吴玉梅　首都医科大学附属北京妇产医院

吴令英　中国医学科学院肿瘤医院

吴健雄　中国医学科学院肿瘤医院

余微波　中国医学科学院肿瘤医院

邹小农　中国医学科学院肿瘤医院

汪晓丹　首都医科大学附属北京佑安医院

沈　镭　上海交通大学医学院附属仁济医院

宋　艳　中国医学科学院肿瘤医院

宋　敏　郑州大学第一附属医院

宋映雪　首都医科大学附属北京佑安医院

张　岚　郑州大学第一附属医院

张　询　中国医学科学院肿瘤医院

张　蕾　中国医学科学院肿瘤医院

张　蕾　郑州大学第一附属医院

张开泰　中国医学科学院肿瘤医院
张云汉　郑州大学第一附属医院
张月明　中国医学科学院肿瘤医院
张苏展　浙江大学医学院附属第二医院
张明五　浙江大学公共卫生学院
张宗敏　中国医学科学院肿瘤医院
张海萍　首都医科大学宣武医院
陆星华　北京协和医院
陈　坤　浙江大学公共卫生学院
陈　杰　北京协和医院
陈丽荣　浙江大学医学院附属第二医院
陈谦明　四川大学华西口腔医院
邵建永　中山大学
林冬梅　北京大学肿瘤医院
林国乐　北京协和医院
林冠廷　首都医科大学附属北京友谊医院
林逸群　首都医科大学宣武医院
金雅琼　首都医科大学附属北京儿童医院
周文颖　中日友好医院
周田田　首都医科大学宣武医院
周细平　北京协和医院
周曾同　上海交通大学医学院附属第九人民医院
郑　闪　中国医学科学院肿瘤医院
郑　玮　中国医学科学院肿瘤医院
郑　树　浙江大学医学院附属第二医院
郎景和　北京协和医院
房静远　上海交通大学医学院附属仁济医院
孟庆华　首都医科大学附属北京佑安医院
赵国强　郑州大学基础医学院
赵俊英　首都医科大学附属北京友谊医院
胡　应　美国国立癌症研究所
俞　梅　北京协和医院
宫亚欧　郑州大学基础医学院
姚礼庆　复旦大学附属中山医院
袁　瑛　浙江大学医学院附属第二医院

袁光文　中国医学科学院肿瘤医院

莫赛军　郑州大学基础医学院

贾漫漫　中国医学科学院肿瘤医院

倪　鑫　首都医科大学附属北京儿童医院

徐　力　中日友好医院

徐　婧　首都医科大学附属北京友谊医院

徐宁志　中国医学科学院肿瘤医院

徐晨琛　北京协和医院

高　岩　北京大学口腔医院

高艳青　首都医科大学附属北京佑安医院

高燕宁　中国医学科学院肿瘤医院

郭永丽　首都医科大学附属北京儿童医院

郭茂峰　郑州大学基础医学院

涂　平　北京大学第一医院

黄晓明　中山大学

曹　箭　中国医学科学院肿瘤医院

曹文波　郑州大学基础医学院

常柏峰　中国医学科学院肿瘤医院

董子明　郑州大学基础医学院

董金玲　首都医科大学附属北京佑安医院

董家鸿　中国人民解放军总医院

程书钧　中国医学科学院肿瘤医院

童　彤　中国医学科学院肿瘤医院

童　润　中日友好医院

窦维佳　第四军医大学西京医院

臧卫东　郑州大学基础医学院

谭海东　中日友好医院

翦新春　中南大学湘雅医院，中南大学湘雅医学院附属海口医院

薛丽燕　中国医学科学院肿瘤医院

戴梦华　北京协和医院

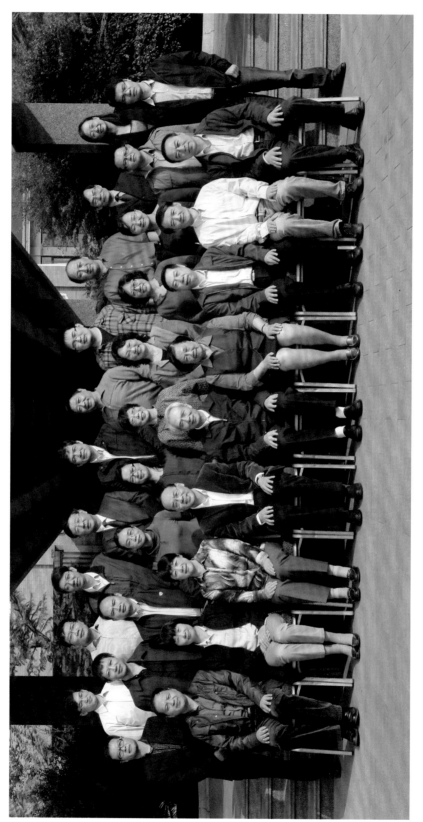

2012 年 10 月本书编委会第三次全体(体会议（杭州）与会者合影

前言

　　恶性肿瘤已经成为威胁人类健康和生命的主要疾病，多年来晚期癌症生存率总体来讲并无太大提高。我国主张抗癌战略前移，力争早期发现和早期治疗，癌前阶段正是其中的重要环节。因此，提升对癌症前期改变的认识，并对其做出准确诊断和及时有效的临床处理显得尤为重要。

　　致癌因素所致"正常上皮— 单纯增生— 异型增生— 原位癌— 浸润癌"的演变过程被认为是癌症发生发展的经典模式。目前，学术界一般认为自异型增生开始即进入癌前阶段。癌前病变和癌前疾病是癌症发展过程中关键的阶段，但并非所有癌症均需经过该阶段。有些类型的癌至今不清楚其癌前阶段；也不是所有的癌前阶段均会发展成浸润癌，即真正意义上的癌症状态。随着对疾病进展的认识及分子病理学研究的深入，病理学名称也有了概念上的细微差别。如：最初的不典型增生及异型增生均包括轻、中、重度异型增生和原位癌；而近几年推荐使用的上皮内瘤变，则分为高级别上皮内瘤变和低级别上皮内瘤变，将癌前阶段的高危、低危状态区分得更加具体和明确。各系统诊断分类时，已经逐步将炎症修复性及非肿瘤性的不典型增生不再纳入癌前病变，而将真正有克隆性分子改变的异型增生进一步划分为高级别上皮内瘤变和低级别上皮内瘤变；并主张废弃"原位癌"这一名称，以避免造成与真正浸润癌的混淆。

　　临床检查技术的进步与发展，大大提高了早期病变或癌前病变的检出率与诊断率。如宫颈细胞学筛查对宫颈上皮内瘤变的有效检出和临床及时处置，大大降低了宫颈癌的发病率和死亡率。另外，对癌前不同阶段的治疗方式与手段也有迅猛发展，比如对消化道癌前病变及早期癌的治疗采用内镜黏膜切除术（endoscopic mucosal resection）以及内镜黏膜下剥离术（endoscopic submucosal dissection）等。

　　近年来，对于癌前阶段相关病变与疾病的认识不断深化，相关分子生物学研究逐步开展，临床检查手段有所创新，治疗方式也在逐渐改善与拓展，但国内外有关此方面的专著却甚少。我们多年来一直专注该方面的研究及临床应用进展，深感对该阶段肿瘤的特征性和规律性知识进行整理、归纳、总结，为相关研究及临床工作提供一部信息量大、理念先进、病种全面、内容系统的高质量的专业著作，对肿瘤科学的发展将具有极高的学术价值和实用价值。

鉴于上述因素，产生了编写此书的动机。本书编写团队中既有德高望重、专业造诣极深的老专家，又有大批具有丰富临床实践及研究经验的中青年才俊，他们都是在各个领域内活跃的优秀专业骨干。感谢他们的积极参与，以及在书稿撰写过程中仔细、认真、专注的工作态度，并不厌其烦地按照编委会提出的要求对初稿反复修改。我赞赏他们努力客观全面地反映目前研究现状及进展趋势的严谨学风和如期完成书稿编写任务的奉献精神。

当前人们对癌前病变和癌前疾病的认识还处在初级阶段，许多研究还在探索之中，例如宿主因素对肿瘤发生、发展以及治疗的重要影响。尽管本书编委进行过多次交流和讨论，但对同一问题仍有不同的看法。书中我们保留了编委们一些各自不同的认识，以期引发更多的同道深入探讨，并期待将来科学发展去纠正错误，逐步提高理论水平。由于我们自身认知的限制，以及癌前病变本身的复杂性和医学发展的阶段性，本书可能存在不少片面甚至错误之处，但编委们本着大胆思索、不断学习、与读者共同探究的精神，毅然克服了诸多困难编写了这本书。

本书初稿完成后，主编、副主编及几位编委对初稿进行了认真审读，并提出修改意见；修改稿也由他们审定。河南科学技术出版社的李娜娜、仝广娜同志为本书的策划、编辑、出版及组织工作做出了重要贡献；中国医学科学院肿瘤医院高文红也在本书的编写过程中提供了热情、周到的服务。我夫人刘树范医生对本书提出了许多修改意见，并给予全力支持。本书出版还得到了"国家出版基金"的资助，在此一并表示感谢。

程书钧

2016 年 1 月

目录

第一章

绪论

一、对癌前病变的认识

（一）认识癌前病变的重要意义

20 世纪 70 年代以来，许多国家对肿瘤研究都给予极大的关注，科学家们对肿瘤发生、发展的机制有了更深入的认识。尽管肿瘤研究取得了重要进展，但在全球范围内，恶性肿瘤仍然极大地危害着人类的生命健康。近 40 多年来，我国的恶性肿瘤发病率及死亡率一直呈上升趋势，根据中国肿瘤登记中心发布的《2012 中国肿瘤登记年报》显示的数据，估计我国每年恶性肿瘤新发病例为 300 多万人，因癌症死亡病例约为 270 多万人[1]。近期我国恶性肿瘤死亡率还会继续上升，并面临着新的挑战。

长期以来，我国治疗的肿瘤患者以中、晚期居多，治愈率（5 年生存率）较低。而肿瘤一旦发生转移，其治愈率将大幅度下降。虽然早期肿瘤患者疗效较好，但仍有相当一部分患者难以治愈。肿瘤治疗的关键在于早期发现、早期治疗。目前医院诊断早期肿瘤主要是靠影像学、细胞学和内镜初筛。病理学诊断既是诊断的"金标准"，也是治疗的依据。但患者往往是在具有明显的占位性病变后才得以确诊。从细胞癌变的生物学角度去理解，这种占位性病变已经不是癌变的最早期。事实上，随着新技术、新方法的出现，以及肿瘤发生、发展的临床和基础研究的深入，人们已经开始诊断出更早期的肿瘤，包括肿瘤发生前的相关病变。

随着人类基因组计划的完成以及高通量、大规模基因分析技术的出现，人们已对大肠癌、乳腺癌、胰腺癌、肺腺癌、脑胶质瘤等肿瘤进行了大规模的基因突变分析[2]。研究发现，相同病理类型的肿瘤在不同个体之间，其基因突变谱有很大差异。从单个基因突变到几个基因异常改变的简单叠加，都难以解释人类肿瘤的发生、发展及其复杂的临床表现。分析近年来大规模的人类肿瘤基因研究资料，提示肿瘤的发生、发展可能不是相关基因异常改变简单叠加作用的结果，而是细胞生长、分化等通路基因群网络系统功能的异常，驱动正常细胞向癌细胞发展。这种分子网络系统的异常程度及复杂性决定肿瘤的恶性表型及个体差异，因此，可以认为肿瘤是一种细胞增殖及分化异常的分子网络病。患同一类型肿瘤的不同个体之间，其基因突变谱差异很大，这是造成相同病理类型的肿瘤具有不同临床表型的生物学基础，也是同种肿瘤不同的个体之间对相同治疗反应很不一样的重要原因之一。更具挑战意味的是，在同一个体的原发与转移肿瘤之间，甚至同一个体同一肿瘤内不同细胞之间，基因突变差异亦相当大。最近一项有关人肾癌及其转移灶的外显子测序研究显示，取同一肿瘤不同部位的组织，其基因突变谱差异很大，约 63%~69% 的基因突变不能在该肿瘤的各个部位都同样测出来；而且同一肿瘤不同部位的组织还可以呈现出预后良好和不好的基因表达特征[3]。不仅肿瘤晚期阶段的改变如此复杂，在整个癌变过程中也都发生了一系列的细胞生物学性质改变。肿瘤的异质性不但给肿瘤研究造成困扰，而且也给肿瘤治疗带来了巨大的挑战。

从正常细胞发展到恶性肿瘤常常需要经过数年到数十年的时间，其间细胞和组织的结构与功能均发生了一系列改变，这是一般称之为癌变的过程。在这漫长的癌变过程中，是否存在不同的发展阶段，也就是说在癌变之前是否有癌前病变阶段；如果存在癌前病变，它与癌变有什么联系与区别；控制癌前病变的发生与发展，能否最终达到控制肿瘤的目的。这些问题是当前肿瘤研究的热点课题。

（二）癌前病变的含义

癌前病变是病理学家用于描述病变形态学的名称，是指上皮内出现细胞形态分化异常和组织结构异型性的病变，这种病变以后可能会在不同程度上发展成侵袭性癌。尽管在形态学上对什么是癌前病变，病理学家的看法尚不完全一致，但多数认为上皮的异型增生（dysplasia）是癌前病变。另一类临床上称为癌前疾病的，是指某些在统计学上具有明显癌变危险的慢性疾病，不及时治愈即有可能转变为癌，如家族性结肠腺瘤性息肉病、慢性萎缩性胃炎等。

人们对癌前病变的认识尚处在不断探索、学习和深化的过程中，对癌前及相关病变的命名也不十分一致。以下是在英语文献中较常出现的和癌前病变有关的名称：dysplasia, atypical hyperplasia, in situ carcinoma, intraepithelial neoplasia, preinvasive cancer, preinvasive lesion, cancer precursor, precancerous lesion, precancerous state, premalignant lesion, premalignancy, incipient neoplasia 等。

2004 年 11 月，美国国立癌症研究所资助在乔治·华盛顿大学医学中心召开了一个研讨癌前病变的会议，提出了界定癌前病变 (precancer) 的五条建议标准[4]。这五条标准是：

（1）该癌前病变与相应的癌发生率增高有关。

（2）当癌前病变进展到癌时，所发生的癌应产生于该癌前病变中的细胞。

（3）癌前病变应不同于其发生的正常组织。

（4）癌前病变与相应的癌在分子和表型特征上有部分相似，但又有明显区别。

（5）该癌前病变应有一种方法可以诊断。

上述标准对鉴定癌前病变有重要参考价值，但仍有待于后续研究去修正和完善。近年来许多病理学家开始用上皮内瘤变来取代以往所称的异型增生，用以描述在上皮组织发生的癌前病变。但癌前病变的分子、细胞生物学性质还有许多问题有待进一步研究。

二、癌前病变的临床研究

恶性肿瘤种类复杂，目前还不能说癌前病变是所有肿瘤发生的必经阶段。但大多数上皮性恶性肿瘤均已发现有相关的癌前病变，如皮肤鳞状细胞癌的癌前病变有光化性皮肤角化症和鳞状细胞原位癌，宫颈鳞状细胞癌有宫颈上皮内瘤变，胃腺癌有胃上皮内瘤变，结直肠癌有结直肠腺瘤，肺鳞状细胞癌有支气管鳞状上皮异型增生和原位癌，肺腺癌有非典型腺瘤样增生，口腔癌有口腔白斑，胰腺癌有胰腺上皮内瘤变，前列腺癌有前列腺上皮内瘤变，等等。这表明大多数癌的发生是和癌前病变密切关联的。对于间叶性恶性肿瘤有无相关的癌前病变目前尚在探索中。

临床观察表明，癌前病变与相应的癌发生率增高有密切关系。一项对894例宫颈上皮中度异型增生患者的长期随访研究发现，54%患者病变消退，16%患者病变维持，30%患者病变进展，年龄≥51岁的患者较年轻者病变更少出现进展[5]。另有报告，15%~70%的宫颈原位癌约在10年后会发展成侵袭性癌[6]。江西省妇幼保健院的一项研究中，对74例宫颈上皮内瘤变1（CIN 1）患者随访24个月后，其中病变逆转42例（56.7%），病变持续25例（33.8%），病变进展7例（9.5%）。病变进展的7例，其中进展为CIN2的5例，进展为CIN3的2例（内部交流资料）。

肺的癌前病变转归的研究是十分困难的，有报道大约59%的重度异型增生可以自行消退，41%可持续存在或进展，异型增生自行消退率要明显高于原位癌。大多数原位癌可发展成侵袭性癌，高度异型增生和原位癌的产生，是肺癌可能发生的重要标志，患者要进行严密随访[7]。另据报道，有轻、中、重度痰细胞异型性的患者，10年内发生侵袭性肺癌的可能性分别为4%、10%和40%。支气管镜和活检系统检查证实：25%的支气管上皮异型增生患者，平均在36个月后会发生侵袭性肺癌；50%以上的原位癌患者在30个月内会进展为侵袭性肺癌[8]。我国有关喉的癌前病变的回顾性研究发现，有喉上皮中度异型增生、重度异型增生及原位癌的人，以后发生侵袭性癌的概率分别为20%、15%和40%，而22例轻度异型增生患者未见侵袭性癌[9]。

我国一项河南省林州市食管癌高发区682名患者13年的随访研究表明，食管癌前病变发展成食管癌的危险度比正常食管明显升高，中度异型增生为正常的9.8倍，重度异型增生为28.3倍，原位癌为34.4倍。而食管炎症与食管癌未见有明显的关联[10]。我国山东省临朐县胃癌高发区高危人群的胃癌前病变前瞻性5年随访研究发现，浅表型肠上皮化生、深在型肠上皮化生及重度异型增生的人群中，其胃的癌变率分别为0.8%、2.7%和7.0%，其患胃癌的相对危险度分别为17.4、29.3和104.2[11]。

Yashida等报告，按胰腺癌发生发展的演进时间表推算，胰腺从细胞恶变的启动至形成原发肿瘤克隆（相当于胰腺上皮内瘤阶段）平均时间约为11.7年 ±3.1年，从原发肿瘤克隆至开始转移平均时间约为6.8年 ±3.4年，从转移开始至患者死亡约2.7年 ±1.2年[12]。

大量的临床观察及基础研究资料使人们有理由相信，癌变是一个多阶段的发展过程，从正常细胞到癌之间有一个癌前病变阶段。从癌前病变发展成癌是一个缓慢的过程，一般需要10~30年。癌变过程的长短不仅取决于癌变部位、致癌因素的强弱，而且与个体的易感性及免疫功能密切相关。癌前病变的另一个特点是具有一定的可逆性。如宫颈原位癌的检出率要明显高于侵袭性癌，也就是说有相当一部分原位癌不会发展成侵袭性癌。正如前面所说，许多癌前病变是会消退的。

三、癌前病变的分子和细胞生物学研究

（一）染色体改变

人们已经发现，在细胞癌变过程的早期阶段，染色体已发生改变。我们实验室的研究观察到，在人支气管上皮鳞状化生、异型增生、原位癌至侵袭性癌的不同发展阶段，染色体发生改变的平均数量分别为 2.9、4.3、8.5 和 10.2；染色体 1q25-q32、12q23-q24.3、17q12-q22 的扩增与肺鳞状细胞癌转移密切相关，而这些染色体改变在原位癌阶段即已出现，并延续到侵袭性癌。由此可以推测，肿瘤细胞侵袭和转移能力的强弱，很可能在癌变形成的初期就确定了[13]。染色体 3q23-3q28(约 30Mb) 扩增在肺重度异型增生、原位癌时就明显增高，一直持续至肺鳞状细胞癌的整个发展过程。有一群基因，包括 PIK3CA、TP73L(P63) 等，就在这个区段内，染色体 3q 扩增很可能作为肺癌高危人群的一个重要标志[14]。一些前列腺癌的研究观察到，低级别前列腺上皮内瘤变仍为二倍体，而高级别前列腺上皮内瘤变中四倍体和异倍体逐渐增加，侵袭性癌灶中比邻近的上皮内瘤变有更多的异倍体[15]。在自行消退的宫颈异型增生中，染色体为整倍体（euploid）或多倍体（polyploid) 的约占 85%；而不易自行消退的病变几乎全是非整倍体(aneuploid)[16]。这些研究提示，非整倍体的产生与癌前病变有密切关系，染色体异常改变在细胞癌变过程中有重要作用，对出现非整倍体细胞的患者应严密随访。

（二）基因变异

大量研究表明，在细胞癌变过程中发生了一系列的基因改变。而这些基因改变早在癌前病变时就可能被检测到。据报道，肺鳞状细胞癌发生前的异型增生和原位癌阶段，已经发生 3 号和 9 号染色体短臂某些抑癌基因的位点缺失，P53 基因突变，P16 基因功能失活，以及 Cyclin D1 的过表达等[17]。相关实验室在肺癌研究中发现，Laminin5 γ2 和 TXNRD1 等"转移相关基因"的表达在原位癌阶段就已改变，说明肿瘤转移能力等恶性特征形成于细胞癌变的初始阶段，与肿瘤侵袭转移相关的基因表达改变在癌前病变时就可以检测到[13]。

我国学者应用外显子测序，在结肠腺瘤中发现 12 个非同义体细胞单核苷酸变异，在结肠腺瘤和腺癌中均有 APC 基因突变。结肠腺瘤中的基因突变涉及多个细胞通路，包括 Wnt，细胞黏附，以及泛素介导的蛋白酶解通路，而且这些改变可延续到腺癌阶段[18]。另一项结直肠癌前病变研究发现，结肠腺瘤阶段已发生明显甲基化改变[19]。我们的研究数据显示，在结直肠癌变的结肠腺瘤阶段，就发生了显著的 mRNA 改变，其中表达水平下调的基因主要参与免疫应答、免疫防御、炎症反应和细胞稳态维持等生物学过程[20]。一项子宫内膜癌前病变的研究发现，PAX2 蛋白表达缺失率在正常子宫内膜、内膜上皮内瘤变及子宫内膜癌中分别为 36%、71% 和 77%；而 PTEN 蛋白表达缺失率分别为 49%、44% 和 68%；两种蛋白同时缺失在正常子宫内膜中为 21%，且多发生于不同的腺体中。两种蛋白同时缺失在内膜上皮内瘤变及子宫内膜癌中分别为

31% 和 55%，此时两种蛋白缺失常呈现在同一区域重叠分布。作者认为 PAX2 和 PTEN 功能同时缺失是子宫内膜上皮内瘤变的重要特征，并会延续至癌变[21]。口腔黏膜长链非编码 RNA（lncRNA）研究发现，在口腔癌前病变中，已有 60% lncRNA 出现异常表达[22]。上述研究表明，癌前病变阶段已经发生了一系列的基因改变，这些改变对于研究癌前病变的发展具有重要的临床应用价值。

（三）老化与癌前病变

肿瘤是一类与年龄相关的疾病，多发生在老年人。细胞分裂达到一定限度时，就进入老化阶段。2005 年 8 月，著名期刊《自然》《科学》和《细胞》几乎同时发表了多篇文章及评论，作者们各不相同的实验都得出了相似的结论，即机体内的细胞老化是一种重要的肿瘤防御机制，老化反应是一种避免细胞发生肿瘤转化的安全控制机制。上述有关肿瘤发生机制的研究，显示某些老化标志物只在癌前病变中存在，而在相应的恶性肿瘤中却很少表达，从而提示细胞老化机制在抑制肿瘤发生中起了重要作用。然而也有报道称，老化成纤维细胞能分泌一些基质金属蛋白酶类、炎性细胞因子、上皮生长因子等，从而破坏组织的完整性，并可能刺激邻近的癌前病变细胞增殖。老化的成纤维细胞与转化了的上皮细胞混合培养时，可刺激这些上皮细胞增殖，形成肿瘤。上述研究发现的抗肿瘤防御机制——机体内细胞老化，显然对癌前病变的转归具有重要影响。然而人们还需要进一步研究体内细胞老化防御机制失调是如何导致癌前病变恶化的。鉴于早期发现、早期诊断对肿瘤的防治具有极为重要的价值，寻找癌前病变的标志物一直是研究的热点。上述研究表明，老化途径与癌前病变的进程很可能存在着同步性，如果老化的标志物可以作为癌前病变的标志物，从而使人们对癌前病变的认识从原有的形态学判别提高到分子病理学水平，对于早期发现和控制癌前病变，乃至预防恶性肿瘤的发生均具有重要的战略意义[23]。

（四）免疫与癌前病变

我们的研究观察到，在结直肠癌变的癌前阶段，就发生了显著的 mRNA 改变，其中表达水平下调的基因主要参与免疫应答、免疫防御、炎症反应和细胞稳态维持等生物学过程。与 T 细胞免疫调节相关的 FAS 和 FASL 基因表达在结肠腺瘤阶段就已经开始下调，至癌变后更明显（未发表资料，程书钧等）。这可能和细胞癌变过程中诱导凋亡功能的下降有关，说明与癌变相关的免疫应答、免疫防御基因在癌变早期即发生改变。一项研究表明，处于癌前的老化肝细胞可分泌化学和细胞因子，引发 CD$^+$T 细胞介导的免疫反应，从而清除这些老化的肝细胞，这种细胞老化监控（senescence surveillance）作用可以限制肝癌前病变向肝癌发展。这种与癌前病变相关的细胞老化与免疫反应联动机制的深入研究，对肿瘤的预防和治疗有重要意义[24]。最近的相关研究表明，宿主因素对肿瘤发生、发展有重要影响，这和宿主的免疫系统参与有密切关系[25]。因此，研究癌前病变发生、发展过程中宿主因素的改变，对肿瘤早期防控具有重要意义。有关癌前病变过程中宿主因素及免疫功能改变的研究很少，宿主因素对癌前病变发生、发展的影响是一个值得重视和具有战略意义的研究领域。

四、肿瘤防治战略前移——控制癌前病变

人类肿瘤发生是机体易感性和外环境因素共同作用的结果，外环境因素起主要作用，因此肿瘤是可以预防的。在外环境致癌因素作用下，远在恶性肿瘤发生之前，会发生癌前病变。癌前病变是从正常细胞发展到恶性肿瘤过程中一个重要的病变阶段，往往需要经过很长时间。因此癌前病变的防治将成为肿瘤防控战略前移的关键。由于癌前病变和恶性肿瘤的发生有密切关系，对肿瘤的病因研究、预防和监测均有重要应用价值。如吸烟可以增加人支气管上皮异型增生的发生率，肺癌发病率也会随之增高；能降低人支气管上皮异型增生的药物或食物，也理应会降低人肺癌发生率。因此，癌前病变的转归可以作为肿瘤化学预防的重要标志，在肿瘤预防中具有重要应用价值。

大量研究表明，控制癌前病变可以降低肿瘤的发病率、死亡率。1950 年以来，巴氏涂片检测宫颈癌前病变加上外科切除病变，使宫颈癌死亡率下降 70%。而未实施这项措施的国家，宫颈癌仍然是妇女肿瘤的主要死亡原因[26]。三苯氧胺 (tamoxifen) 预防乳腺癌的研究显示，13 388 名年龄 35 岁及 35 岁以上的女性，随机分组，每日服用三苯氧胺 20 mg，共 5 年。69 个月后，服药组人群乳腺癌发病率比不服药的对照组下降 49%。这种抑制作用对有乳腺异型增生的患者更为明显。三苯氧胺主要对雌激素受体阳性的肿瘤有效，而对雌激素受体阴性的肿瘤则无明显作用。美国食品药品管理局（FDA）已批准三苯氧胺作为降低乳腺癌发生的药物使用[27]。雷洛昔芬 (raloxifene) 作为新一代的雌激素受体选择性调节剂也可以降低绝经期妇女乳腺癌的发病率，且不良反应比三苯氧胺少[28]。癌前病变结肠腺瘤与结直肠癌发生有密切联系，结肠镜筛查后切除结肠腺瘤对预防结直肠癌发生、降低其死亡率有很大作用[29]。人群研究观察到，应用阿司匹林等非甾体抗炎药物，可使结肠腺瘤和腺癌发生风险下降 40%~50%。一项有 2 035 位患者参与的研究显示，服用塞来考昔 (celecoxib) 3 年后，患者的结肠腺瘤发生风险较对照组下降 45%[30]。应用阿司匹林及其他非甾体抗炎药物可使食管腺癌发病率下降 50%~60%[30]。在我国进行的服用草莓干粉干预 75 例食管异型增生癌前病变研究，初步观察显示，每天口服 60 g 草莓干粉 6 个月后，可使食管异型增生癌前病变的组织学分级明显下降，但口服 30 g 草莓干粉组效果不明显[31]。河南林州市食管癌高发区人群，服用维生素 E 30 mg/d，硒 50 mg/d，以及 β - 胡萝卜素 15 mg/d，5 年之后，与不服药的对照组相比，服药组总癌死亡率下降 13%，胃癌死亡率下降 21%[32]。2003 年完成的大样本人群前列腺癌预防研究表明，服用非那雄胺 (5α - 还原酶抑制剂) 者，在 7 年中前列腺癌发病率比不服药的减少 24.8%[30]。食管癌前病变膜切除已取得重要进展，据中国医学科学院肿瘤医院目前已完成的内镜下微创治疗食管早期癌和癌前病变资料显示，1630 余例患者术后 5 年生存率高达 95%(内部交流资料)。这些研究清楚表明，控制癌前病变是降低恶性肿瘤死亡率的有效途径。

目前对癌前病变是如何发展成恶性肿瘤的机制还不太清楚。正如前面已讲的，并不是所有的癌前病变都会变成恶性肿瘤。据报道，对宫颈和结肠癌前病变的筛查和早期治疗已明显降低了宫颈癌和结肠癌

的发病率和死亡率，但对乳腺导管原位癌和前列腺上皮内瘤的筛查似乎没有降低这两种肿瘤的发病率，因此有人建议不要把乳腺导管原位癌和前列腺上皮内瘤列入"癌症"，可以把它们列入上皮源性的惰性病变（indolent lesion of epithelial origin）。临床发展缓慢和预后很好的甲状腺癌也应考虑列入惰性病变这一类型。对于惰性病变这类肿瘤，过度筛查会导致过度诊断和过度治疗[33]。这正说明癌症是极其复杂的一大类疾病。对于癌前病变而言，是要研究和确定易发展成恶性肿瘤的高危癌前病变，而对低危癌前病变不必过度筛查；同时还要对预后非常好、长期为惰性病变这一类型的肿瘤，避免过度筛查、诊断和治疗，把它们和预后不好的病变区分开来。这样可以更有针对性地提高肿瘤早诊、早治效率，对于控制恶性肿瘤的发生有重要的临床意义。

五、未来癌前病变研究的三个重点

（1）高度重视癌前病变及相应肿瘤发展的临床研究，包括病例随访及组织资源库的建设。最终只有通过临床发展规律和组织资源的分析研究，才可能找出与癌变密切相关的高危癌前病变。临床研究是癌前病变研究中最重要、最艰巨的战略部分，是成败的关键。

（2）要利用高通量、整合分析新技术平台，系统分析癌前病变及相应肿瘤组织的 DNA-RNA- 蛋白质 - 染色体 - 细胞 - 宿主的综合变化。肿瘤是一种细胞增殖及分化异常的分子网络病，只有从系统生物学角度分析由癌前病变到肿瘤发展过程中基因分子网络系统的异常变化，结合其临床发生、发展规律，才能找出易发展成肿瘤的高危癌前病变，实现肿瘤早期防控。

（3）高度重视当代生命科学研究中的交叉学科——生物信息学高新技术的研究。大量研究表明，生物信息学技术在人类基因组学研究中发挥了重要作用，在未来包括肿瘤在内的生命科学研究中，将发挥更大的不可替代的作用。

六、21 世纪生命科学和医学研究的热点与难题

尽管近年来研究者已对多种肿瘤进行了大规模的基因组系统分析，使人们对肿瘤发生、发展的机制有了更深入的认识，但距离解码癌细胞本质仍然很远。这主要是因为有关人类生命起源及生命的本质仍有许多未知数待破译。癌症生物学家很早就知道癌症与胚胎发育有密切关联，研究人员发现癌症晚期更多地重新表达胚胎发育起始阶段的某些基因。癌症发展到晚期阶段，多细胞生物体内的高度保守基因序列逐步被表达。我们自己的研究也观察到，早在结肠癌前病变阶段，结肠腺瘤就已开始表达结肠胚胎发育阶段的某些基因。另一方面，人们也观察到衰老和肿瘤发生有密切关系。但这些高度保守基因序列的表达，是人体经过多种不良外环境因素刺激诱导而发生的，还是人体衰老过程中会自然发生的一种"生命返祖"现象，或是二者兼而有之，这些都有待进一步研究。

最近完成的一项有关"DNA 元件百科全书"（encyclopedia of DNA elements）的大协作研究在《科学》和《自然》发表了 30 篇论文，研究表明 80% 的人类基因组都是有生化功能的，编码蛋白的基因数目仅为

20 687，RNA 基因数目为 18 400，但是基因调节的复杂程度远远超出我们以前的认识[34]。生命进化过程中所产生的基因调节的许多奥秘我们还不清楚，还需要很长时间去探索，这就是人们对包括癌前病变在内的肿瘤发生、发展本质的认识仍处于初级阶段的重要原因。

癌前病变的研究将引起人们更多的关注。科学的发展将会使人们认识到，当前治疗晚期肿瘤的办法，可能不是最终控制肿瘤的有效途径。当研究者们找到癌前病变细胞是如何发展成不可逆的癌细胞的答案时，也就是说能够准确地预报哪些分子类型的癌前病变，在大约多长时间内会发展成目前尚难以发现的微小早期癌时，肿瘤的早期诊断和治疗将会取得战略性的突破。到那个时候也将会产生控制早期癌发生的更有效方法，使肿瘤的发病率明显下降。我们可以预测，未来（也许在数十年之后）的肿瘤医院将以诊治癌前病变和微小早期癌为主要任务，癌的治愈率将极大提高，发病率也将显著下降。

细胞癌变和肿瘤防治研究仍将是 21 世纪生命科学和医学研究中的热点和难题，当前人们对癌细胞本质的认识仍然处于初级阶段。人们彻底解码癌细胞本质之时，可能就是人们完全了解自身生命现象之日。科学家将会不断地揭示肿瘤发生、发展过程中的许多奥秘，艰难而稳步地向最终延缓肿瘤的发生乃至控制肿瘤的征程迈进。

（童 彤 程书钧）

参考文献

[1]赫捷，陈万青.2012 中国肿瘤登记年报.北京：军事医学科学出版社，2012：16-26.

[2]VOGELSTEIN B,PAPADOPOULOS N,VELCULESCU V E, et al. Cancer genome landscapes. Science, 2013, 339（6127）: 1546-1557.

[3]GERLINGER M, ROWAN A J, HORSWELL S, et al. Intratumor heterogeneity and branched evolution revealed by multiregion sequencing. N Engl J Med, 2012, 366（10）: 883-892.

[4]BERMAN J J, SAAVEDRA J A, BOSTWICK D, et al. Precancer: a conceptual working definition, results of a consensus conference. Cancer Detection and Prevention, 2006, 30（5）: 387-394.

[5]NASIELL K, NASIELL M, VACLAVINKOVA V. Behavior of moderate cervical dysplasia during long-term follow-up. Obstet Gynecol, 1983, 61:609-614.

[6]KOTTMEIER H L. Evolution et traitment des epitheliomas. Revue Francais Gynecologie, 1955, 56:821-825.

[7]ISHIZUMI T, WILLIAMS A M, MACAULAY C, et al. Natural history of bronchial preinvasive lesion. Cancer Metastasis Rev, 2010, 29（1）:5-14.

[8]OSHAUGHNESSY J A, KELLOF G J, GORDON G B, et al.Treatment and prevention of intraepithelial neoplasia: an important target for accelerated new agent development. Clinical Cancer Research, 2002, 8（2）:314-346.

[9]ZHANG H K, LIU H G. Is severe dysplasia the same lesion as carcinoma in situ? 10-year follow-up of laryngeal precancerous lesions. Acta Otolaryngol, 2012, 132（3）: 325-328.

[10]WANG G Q, ABENET C C, SHEN Q, et al. Histological precursors of oesophagelal squamous cell carcinoma: results from a 13 year prospective follow up study in a high risk population. Gut, 2005, 54（2）:187-192.

［11］YOU W C，LI J Y，BLOT W J, et al. Evolution of precancerous lesions in a rural chinese population at high risk of gastric cancer. Int J Cancer，1999，83：615-619.

［12］YASHIDA S，JONES S，BOZIC I, et al. Distant metastasis occurs late during the genetic evolution of pancreatic cancer. Nature, 2010，467（7319）：1114-1119.

［13］MA J，GAO M，LU Y，et al. Gain of 1q25-32,12q23-24.3, and 17q12-22 facilitates tumorigenesis and progression of human squamous cell lung cancer. J Pathol, 2006，210（2）：205-213.

［14］QIAN J, MASSION P P. Role of chromosome 3q amplification in Lung cancer. J Thorac Oncol, 2008, 3（3）：212-215.

［15］BARETTON G B，VOGT T，BLASENBREU S，et al.Comparison of DNA ploidy in prostate intraepithelial neoplasia and invasive carcinoma of the prostate:an image cytometric study.Human Pathology, 1994, 25（5）：506-513.

［16］FU Y S, REAGAN J W，RICHART R M. Definition of precusors gynecol oncol.Gynecol Oncol, 1981，12（2）：220-231.

［17］LANTUEJOUL S, SALAMIERE O, SALON C. Pumonary preneoplasia-sequential molecular carcinogenic events. Histopathology，2009，54（1）：43-54.

［18］ZHOU D，LIU Y，ZHENG L T, et al. Exome capture sequencing of adenoma reveals genetic alterations in multiple cellular pathyways at the early stage of colorectal Tumorigenesis. Plos One，2013，8（1）:1-8.

［19］YAMAMOTO E，SUZUKI H，YAMANO H，et al. Molecular Dissection of Premalignant Colorectal lesions Reveals early onset of the cpG island methylator phenotype. Am J Pathol，2012，181（3）：1847-1861.

［20］SHI X Y, ZHANG Y M, CAO B R, et al. Genes involved in the transition from normal epithelium to intraepithelial neoplasia are associated with colorectal cancer patient survival. Biochemical and Biophysical Research Communications，2013，435（2）：282-288.

［21］MONTE N M, WEBSTER K A, NEUBERG D, et al. Joint loss of PAX2 and PTEN expression in endometrial precancers and cancer. Cancer Res，2010，70（15）：6225-6232.

［22］GIBB E A, ENFIELD S S, STEWART G L, et al. Long non-cording RNAs are expressed in oral mucosa and altered in oral premalignant lesions. Oral Oncology，2011，47（1）：1055-1061.

［23］马莹，程书钧.细胞衰老与肿瘤.生命科学，2005，17（5）：382-383.

［24］KANG T W，YEVSA T，WOLLER N, et al. Senescence Surveillance of pre-malignant hepatocytes limits liver cancer development. Nature，2011，479（7374）：547-551.

［25］CAO L，LIU X L，LIN E J, et al. Environmental and genetic activation of a brain-adipocyte BDNF/Leptin axis causes cancer remission and inhibition. Cell, 2010，142（1）：52-64.

［26］PALATIANOS G M, CINTRON J R, NARUNA T, et al.Father of morden cytology. A 30-year commemorative. J Fla Med Assoc, 1993，79（2）：837-838.

［27］FISHER B，COSTANTINO J P，WICKERHAM D L. Tamoxifen for prevention of breast cancer:report of the national surgical adjuvant breast and bowel project P-1 study. J Natl Cancer Inst, 1999，97（21）：643-644.

［28］GABRIEL E M, JATOI I. Breast cancer chemoprevention. Expert Rev Anticancer Ther，2012，12：223-228.

［29］YOUNG P E，WOMELDORPH C M. Colonoscopy for colorectal cancer screening. Journal of Cancer, 2013，4（3）：

217–226.

［30］KELLOFF G J，LIPMMAN S M, DANNENBERG A J, et al. Progress in chemoprevention drug development: The promise of moleular biomarkers for prevention of intraepithelial neoplasia and cancer —A plan to move forward. Clin Cancer Res，2006，12（12）：3661–3697.

［31］CHEN T, YAN F, QIAN J, et al. Randomized clinical chemoprevention trial of lyophilized(freeze – dried)strawberries in patients with dysplastic precancerous lesions of the esophagus. Cancer Prev Res，2011，5（1）：41–50.

［32］BLOT W J, LI J Y, TAYLOR P R, et al. Nutrition intervention trials in Linxian, China:supplementation with specific vitamin/mineral combinations, cancer incidence, and disease-specific mortality in the general population. J Natl Cancer Inst, 1993，85（18）:1483–1492.

［33］ESSERMAN L J, THOMPSON I M, REID B. Overdiagnosis and overtreatment in cancer an opportunity for improvement. JAMA, 2013，65（1）：249–250.

［34］PENNISI E. Encode project writes eulogy for junk DNA. Science，2012，337（6099）：1159–1161.

第二章

中国恶性肿瘤、癌前病变及癌前疾病的流行病学

一、中国疾病谱的变化

中华人民共和国成立初期，传染性疾病是危害居民健康的重要疾病，流行范围较广泛的有麻疹、细菌性和阿米巴性痢疾、百日咳、病毒性肝炎等。随着我国社会及医疗卫生事业的发展，居民生活条件的改善，医疗卫生服务水平不断提高，传染病防控卓有成效，发病率和流行水平持续降低。《中国卫生统计提要》显示，1975 年以来，全国传染病报告发病率从 5 070/10 万下降至 874/10 万（1985 年）、268/10 万（2005年）和 264/10 万（2009 年），目前的流行基本处于平稳态势。而以恶性肿瘤为代表的慢性非传染性疾病已成为影响我国居民健康的重要问题[1]。

2000 年，恶性肿瘤在城市居民死因中居首位，死亡率为 146.61/10 万，占全死因的 22.18%；2012 年，恶性肿瘤在城市居民死因中仍居首位，死亡率为 164.51/10 万，占全死因的 26.81%（表 2-1）。在农村居民中，2000 年恶性肿瘤居死因第三位，死亡率为 112.57/10 万，占全死因的 18.30%；2012 年农村居民恶性肿瘤上升为死因首位，死亡率 151.47/10 万，占全死因的 22.96%（表 2-2）。恶性肿瘤防控已成为我国疾病防控的重要内容。

表 2-1　2000 年和 2012 年中国城市居民前 10 位疾病死亡率及死因构成

	2000 年				2012 年		
	死亡原因	死亡率 （/10 万）	占死因构成 （%）		死亡原因	死亡率 （/10 万）	占死因构成 （%）
1	恶性肿瘤	146.61	22.18		恶性肿瘤	164.51	26.81
2	脑血管病	127.96	21.85		心脏病	131.64	21.45
3	心脏病	106.65	15.73		脑血管病	120.33	19.61
4	呼吸系统疾病	79.92	15.31		呼吸系统疾病	75.59	12.32
5	损伤及中毒	35.57	6.90		损伤及中毒	34.79	5.67
6	消化系统疾病	18.38	3.31		内分泌营养代谢及免疫疾病	17.32	2.82
7	内分泌营养代谢及免疫疾病	17.99	2.34		消化系统疾病	15.25	2.48
8	泌尿生殖系统疾病	9.01	1.56		神经系统疾病	6.86	1.12
9	精神病	6.70	1.22		泌尿生殖系统疾病	6.30	1.03
10	神经系统疾病	5.53	0.86		传染病	6.07	0.99
	前 10 种死因合计		91.26		前 10 种死因合计		94.30

资料来源：2001 年、2013 年《中国卫生统计提要》

表 2-2　2000 年和 2012 年中国农村居民前 10 位疾病死亡率及死因构成

	2000 年			2012 年		
	死亡原因	死亡率（/10 万）	占死因构成（%）	死亡原因	死亡率（/10 万）	占死因构成（%）
1	呼吸系统疾病	142.16	23.11	恶性肿瘤	151.47	22.96
2	脑血管病	115.20	18.73	脑血管病	135.95	20.61
3	恶性肿瘤	112.57	18.30	心脏病	119.50	18.11
4	心脏病	73.43	11.94	呼吸系统疾病	103.90	15.75
5	损伤及中毒	64.89	10.55	损伤及中毒	58.86	8.92
6	消化系统疾病	23.89	3.88	消化系统疾病	16.79	2.54
7	泌尿生殖系统疾病	9.27	1.51	内分泌营养代谢及免疫疾病	10.66	1.62
8	肺结核	7.39	1.19	传染病	7.77	1.18
9	新生儿病*	697.05	1.14	泌尿生殖系统疾病	6.62	1.00
10	内分泌营养代谢及免疫疾病	6.84	1.11	神经系统疾病	6.26	0.95
	前 10 种死因合计		91.46	前 10 种死因合计		93.64

* 以活产数计
资料来源：2001 年、2013 年《中国卫生统计提要》

二、中国恶性肿瘤发病情况

（一）发病人数

据 WHO/IARC（世界卫生组织/国际癌症研究机构）估计，2012 年全世界共有 1 409 万新的恶性肿瘤病例。其中我国的恶性肿瘤病例数约为 306.5 万，占全世界数量的 21.76%[2]，前 12 位恶性肿瘤依次是肺癌、胃癌、肝癌、结直肠癌、食管癌、乳腺癌、子宫内膜癌、肾癌、白血病、胰腺癌、脑及中枢神经肿瘤、宫颈癌。与同期全世界统计数相比，我国常见恶性肿瘤新病例数高于全世界同类病例数 1/4 的有肝癌（50.45%）、食管癌（48.99%）、胃癌（42.56%）、肺癌（35.78%）和脑及中枢神经肿瘤（25.61%）（表 2-3）。

（二）发病率

按世界人口标化统计，我国恶性肿瘤发病率为 174.0/10 万。按部位统计，发病率居前 10 位的依次是肺癌（36.1/10 万）、胃癌（22.7/10 万）、肝癌（22.3/10 万）、乳腺癌（22.1/10 万）、结直肠癌（14.2/10 万）、食管癌（12.6/10 万）、子宫体癌（8.6/10 万）、宫颈癌（7.5/10 万）、前列腺癌（5.3/10 万）、脑及中枢神经肿瘤（4.0/10 万）。我国男性恶性肿瘤发病率（211.2/10 万）高于女性（139.9/10 万）。男性恶性肿瘤发病率居前 10 位的依次是肺癌、肝癌、胃癌、食管癌、结直肠癌、前列腺癌、肾癌、白血病、膀胱癌、脑及中枢神经肿瘤，女性恶性肿瘤发病率居前 10 位的依次是乳腺癌、肺癌、胃癌、结直肠癌、肝癌、子宫体癌、宫颈癌、食管癌、甲状腺癌、卵巢癌（表 2-4）。

表 2-3 2012 年中国和全世界常见恶性肿瘤新病例数

分类	中国（例）	全世界（例）	中国占全世界比例（%）
全部恶性肿瘤	3 065 438	14 090 149	21.76
肺癌	652 842	1 824 701	35.78
胃癌	404 996	951 594	42.56
肝癌	394 770	782 451	50.45
结直肠癌	253 427	1 360 602	18.63
食管癌	223 306	455 784	48.99
乳腺癌	187 213	1 676 633	11.17
子宫内膜癌	73 188	319 605	22.90
肾癌	66 466	337 860	19.67
白血病	65 778	351 965	18.69
胰腺癌	65 727	337 872	19.45
脑及中枢神经肿瘤	65 627	256 213	25.61
宫颈癌	61 691	527 624	11.69

资料来源：WHO/IARC，Globocan 2012

表 2-4 2012 年中国常见恶性肿瘤发病率

排位	男性		女性	
	类别	发病率 (/10 万)	类别	发病率 (/10 万)
	全部癌症	211.2	全部癌症	139.9
1	肺癌	52.8	乳腺癌	22.1
2	肝癌	33.7	肺癌	20.4
3	胃癌	32.8	胃癌	13.1
4	食管癌	18.6	结直肠癌	11.6
5	结直肠癌	16.9	肝癌	10.9
6	前列腺癌	5.3	子宫体癌	8.6
7	肾癌	5.1	宫颈癌	7.5
8	白血病	5.0	食管癌	6.7
9	膀胱癌	4.8	甲状腺癌	4.4
10	脑及中枢神经肿瘤	4.5	卵巢癌	4.1

资料来源：WHO/IARC，Globocan 2012. 发病率用世界人口年龄结构标化

三、中国恶性肿瘤死亡情况

（一）死亡人数

2012 年，全世界有 820 万人死于恶性肿瘤，我国有 220 万人，占全世界 26.9%。我国恶性肿瘤死因前 10 位依次是肺癌、肝癌、胃癌、食管癌、结直肠癌、胰腺癌、白血病、脑及中枢神经肿瘤、乳腺癌、胆囊癌。与同期全世界统计数相比，我国常见恶性肿瘤死亡病例数高于全世界同类死亡病例数 1/4 的有肝癌（51.40%）、食管癌（49.35%）、胃癌（44.97%）、肺癌（37.56%）、胆囊癌（29.39%）、脑及中枢神经肿瘤（26.37%）（表 2-5）[2]。

表 2-5 2012 年中国和全世界常见恶性肿瘤死亡人数

分类	中国（例）	全世界（例）	中国占全世界比例（%）
全部恶性肿瘤	2 205 946	8 201 030	26.90
肺癌	597 182	1 589 800	37.56
肝癌	383 203	745 517	51.40
胃癌	325 166	723 027	44.97
食管癌	197 472	400 156	49.35
结直肠癌	139 416	693 881	20.09
胰腺癌	63 662	330 372	19.27
白血病	54 719	265 461	20.61
脑及中枢神经肿瘤	49 942	189 394	26.37
乳腺癌	47 984	521 817	9.20
胆囊癌	41 973	142 813	29.39

资料来源：WHO/IARC，Globocan 2012

（二）死亡率

2012 年，我国恶性肿瘤死亡率为 122.2/10 万，按部位统计死亡率最高的前 10 位依次是肺癌（32.5/10 万）、肝癌（21.4/10 万）、胃癌（17.9/10 万）、食管癌（10.9/10 万）、结直肠癌（7.4/10万）、乳腺癌（5.4/10 万）、白血病（3.6/10 万）、胰腺癌（3.5/10 万）、宫颈癌（3.4/10 万）、脑及中枢神经肿瘤（3.0/10 万）。男性恶性肿瘤死亡率（164.6/10 万）高于女性恶性肿瘤（82.6/10万）。男性恶性肿瘤死亡率居前 10 位的依次是肺癌、肝癌、胃癌、食管癌、结直肠癌、胰腺癌、白血病、脑及中枢神经肿瘤、前列腺癌、胆囊癌，女性恶性肿瘤死亡率居前 10 位的依次是肺癌、胃癌、肝癌、结直肠癌、食管癌、乳腺癌、宫颈癌、白血病、胰腺癌、脑及中枢神经肿瘤（表 2-6）。

表 2-6　2012 年中国常见恶性肿瘤死亡率

排位	男性		女性	
	类别	死亡率（/10 万）	类别	死亡率（/10 万）
	全部恶性肿瘤	164.6	全部恶性肿瘤	82.6
1	肺癌	48.3	肺癌	18.0
2	肝癌	32.3	胃癌	10.7
3	胃癌	25.5	肝癌	10.7
4	食管癌	16.2	结直肠癌	6.1
5	结直肠癌	8.9	食管癌	5.8
6	胰腺癌	4.3	乳腺癌	5.4
7	白血病	4.2	宫颈癌	3.4
8	脑及中枢神经肿瘤	3.5	白血病	3.0
9	前列腺癌	2.5	胰腺癌	2.7
10	胆囊癌	2.2	脑及中枢神经肿瘤	2.5

资料来源：WHO/IARC,Globocan 2012. 死亡率用世界人口年龄结构标化

四、中国恶性肿瘤发病率与死亡率变化

（一）最近 10 年中国恶性肿瘤发病率变化

据全国肿瘤登记中心数据，近年来，我国恶性肿瘤发病率呈明显上升趋势[3]。按中国人口年龄标化统计，2003—2007 年，我国肿瘤登记地区男性恶性肿瘤发病率从 160.29/10 万变动为 164.29/10 万，女性恶性肿瘤发病率从 118.76/10 万变动为 131.48/10 万，均呈上升趋势。其中，城市男性恶性肿瘤发病率从 152.02/10 万变动为 156.38/10 万，城市女性恶性肿瘤发病率从 122.36/10 万变动为 135.95/10 万，均为上升；农村男性恶性肿瘤发病率从 189.69/10 万变动为 198.88/10 万，农村女性恶性肿瘤发病率从 107.96/10 万变动为 120.70/10 万，均明显上升（表 2-7）。

表 2-7　2003—2007 年中国城乡地区恶性肿瘤发病率

地区	性别	年度发病率（/10 万）				
		2003 年	2004 年	2005 年	2006 年	2007 年
全国	男性	160.29	163.47	164.03	166.26	164.29
	女性	118.76	125.99	127.91	130.40	131.48
城市	男性	152.02	154.54	156.70	158.77	156.38
	女性	122.36	129.36	132.59	134.15	135.95
农村	男性	189.69	198.55	194.89	198.22	198.88
	女性	107.96	110.78	112.48	117.74	120.70

（二）最近 10 年中国恶性肿瘤死亡率变化

2003—2007 年，我国男性和女性恶性肿瘤死亡率呈不同变化模式：男性恶性肿瘤死亡率从 109.91/10
万变化至 112.92/10 万，略有上升；女性恶性肿瘤死亡率从 62.28/10 万变化至 61.61/10 万，变化微弱。其中，
城市男性恶性肿瘤死亡率从 98.71/10 万经波动变化至 2007 年的 102.43/10 万；城市女性恶性肿瘤死亡率
从 58.56/10 万变化至 57.97/10 万，变化微弱；农村男性恶性肿瘤死亡率从 149.41/10 万变化至 157.40/10 万，
明显上升；农村女性恶性肿瘤死亡率从 75.46/10 万变化至 77.45/10 万，略有上升（表 2-8）。

表 2-8　2003—2007 年中国城乡地区恶性肿瘤死亡率

地区	性别	各年度标化死亡率（/10 万）				
		2003 年	2004 年	2005 年	2006 年	2007 年
全国	男性	109.91	112.09	112.92	114.18	112.92
	女性	62.28	62.55	63.42	63.21	61.61
城市	男性	98.71	101.10	102.07	104.15	102.43
	女性	58.56	59.29	59.54	59.37	57.97
农村	男性	149.41	154.52	156.26	154.97	157.40
	女性	75.46	75.38	79.06	78.83	77.45

（三）近 30 年中国恶性肿瘤死亡率的变化

20 世纪 70 年代以来，我国进行过三次全国性居民死亡原因调查，结果发现，30 多年来我国男性和
女性恶性肿瘤死亡率水平和肿瘤谱均有明显变化[4]。排除人口结构变化对死亡率的影响，第一次死因调
查（1973—1975 年）到第二次死因调查（1990—1992 年）期间，全国恶性肿瘤标化死亡率升高 24.81%；
第二次死因调查到第三次死因调查（2004—2005 年）期间，全国恶性肿瘤标化死亡率降低 3.31%。按
部位和年龄标化统计，第一次至第二次死因调查期间全国胃癌死亡率上升 22.94%，肝癌死亡率上升
62.09%，肺癌死亡率上升 171.25%，结直肠癌死亡率上升 8.10%，白血病死亡率上升 41.20%，膀胱癌死
亡率上升 70.00%；食管癌死亡率降低 12.16%，宫颈癌死亡率降低 71.23%，鼻咽癌死亡率降低 23.50%；
女性乳腺癌死亡率变化不大。第二次至第三次死因调查期间，肺癌死亡率上升 33.25%，女性乳腺癌死亡
率上升 32.78%，结直肠癌死亡率上升 2.86%；胃癌死亡率降低 17.92%，食管癌死亡率降低 33.62%，鼻咽
癌死亡率降低 33.99%，白血病死亡率降低 2.83%；肝癌死亡率和膀胱癌死亡率变化较小（表 2-9）。

我国男性恶性肿瘤死亡率在第一次死因调查到第二次死因调查期间上升 36.09%。其中，肺癌死亡率
上升 185.19%，膀胱癌死亡率上升 71.25%，肝癌死亡率上升 66.50%，脑瘤死亡率上升 54.62%，白血病死
亡率上升 38.93%，淋巴瘤死亡率上升 26.15%，胃癌死亡率上升 24.98%，结直肠癌死亡率上升 13.76%；
鼻咽癌死亡率降低 21.85%，食管癌死亡率降低 11.90%。第二次死因调查到第三次死因调查期间全国男性
恶性肿瘤标化死亡率降低 3.25%。其中，脑瘤死亡率上升 34.83%，肺癌死亡率上升 30.24%，结直肠癌死
亡率上升 8.51%，膀胱癌死亡率上升 2.19%；鼻咽癌死亡率降低 30.81%，食管癌死亡率降低 29.63%，胃
癌死亡率降低 25.30%；肝癌死亡率和白血病死亡率变化不明显（表 2-9）。

表 2-9　全国三次死因调查常见恶性肿瘤死亡率

顺位	1973—1975 年		1990—1992 年		2004—2005 年	
	分类	中国标化死亡率(/10 万)	分类	中国标化死亡率(/10 万)	分类	中国标化死亡率(/10 万)
男女合计						
	恶性肿瘤总计	75.60	恶性肿瘤总计	94.36	恶性肿瘤总计	91.24
1	胃癌	17.70	胃癌	21.76	肺癌	20.24
2	食管癌	17.10	肝癌	17.83	肝癌	17.86
3	肝癌	11.00	肺癌	15.19	胃癌	17.86
4	宫颈癌	5.70	食管癌	15.02	食管癌	9.97
5	肺癌	5.60	结直肠癌	4.54	结直肠癌	4.67
6	结直肠癌	4.20	白血病	3.53	白血病	3.43
7	白血病	2.50	宫颈癌	1.64	女性乳腺癌	1.98
8	鼻咽癌	2.00	鼻咽癌	1.53	鼻咽癌	1.01
9	女性乳腺癌	1.50	女性乳腺癌	1.49	宫颈癌	0.94
10	膀胱癌	0.50	膀胱癌	0.85	膀胱癌	0.85
男性						
	恶性肿瘤总计	90.80	恶性肿瘤总计	123.57	恶性肿瘤总计	119.55
1	胃癌	24.10	胃癌	30.12	肺癌	28.60
2	食管癌	23.10	肝癌	26.14	肝癌	26.44
3	肝癌	15.70	肺癌	21.96	胃癌	22.50
4	肺癌	7.70	食管癌	20.35	食管癌	14.32
5	结直肠癌	4.65	结直肠癌	5.29	结直肠癌	5.74
6	白血病	2.80	白血病	3.89	白血病	3.85
7	鼻咽癌	2.70	鼻咽癌	2.11	脑瘤	2.71
8	脑瘤	1.30	脑瘤	2.01	胰腺癌	2.04
9	淋巴瘤	1.30	淋巴瘤	1.64	鼻咽癌	1.46
10	膀胱癌	0.80	膀胱癌	1.37	膀胱癌	1.40
女性						
	恶性肿瘤总计	61.30	恶性肿瘤总计	66.30	恶性肿瘤总计	63.70
1	胃癌	11.80	胃癌	13.80	肺癌	12.18
2	食管癌	11.60	食管癌	10.01	胃癌	9.99
3	宫颈癌	11.10	肝癌	9.36	肝癌	9.20
4	肝癌	6.20	肺癌	8.74	食管癌	5.75
5	结直肠癌	3.88	结直肠癌	3.86	女性乳腺癌	3.97
6	肺癌	3.60	宫颈癌	3.25	结直肠癌	3.89
7	女性乳腺癌	2.88	白血病	3.18	白血病	3.02
8	白血病	2.30	女性乳腺癌	2.99	脑瘤	2.03
9	鼻咽癌	1.40	脑瘤	1.48	宫颈癌	1.89
10	脑瘤	1.00	鼻咽癌	0.93	子宫体癌	0.88

资料来源：全国第三次死因回顾抽样调查报告

　　全国女性恶性肿瘤死亡率在第一次死因调查到第二次死因调查期间上升8.16%。其中，肺癌死亡率上升142.78%，肝癌死亡率上升50.97%，脑瘤死亡率上升48.00%，白血病死亡率上升38.26%，胃癌死亡率上升16.95%；宫颈癌死亡率降低70.72%，鼻咽癌死亡率降低33.57%，食管癌死亡率降低13.71%。第二次死因调查至第三次死因调查期间，全国女性恶性肿瘤标化死亡率降低3.92%，其中肺癌死亡率上升39.34%，脑瘤死亡率上升37.16%，乳腺癌死亡率上升32.78%；宫颈癌死亡率降低41.86%，胃癌死亡率降低27.61%，食管癌死亡率降低42.56%，白血病死亡率降低5.03%；结直肠癌死亡率和肝癌死亡率变化不大（表2-9）。

　　第一次死因调查到第二次死因调查期间，全国城市恶性肿瘤死亡率上升7.29%，其中肺癌死亡率上升150.11%，肝癌死亡率上升22.96%，脑瘤死亡率上升80.00%，白血病死亡率上升20.34%，结直肠癌死亡率上升14.95%，女性乳腺癌死亡率上升16.37%；宫颈癌死亡率降低77.73%，食管癌死亡率降低50.84%，鼻咽癌死亡率降低24.00%，胃癌死亡率降低22.53%。第二次死因调查到第三次死因调查期间，城市恶性肿瘤死亡率上升1.79%，其中女性乳腺癌死亡率上升23.37%，肺癌死亡率上升11.86%，脑瘤死亡率上升7.54%，结直肠癌死亡率上升7.33%；宫颈癌死亡率降低31.84%，食管癌死亡率降低14.96%，胃癌死亡率降低11.15%；白血病死亡率和肝癌死亡率变化不大（表2-10）。

表 2-10　全国三次死因调查城乡地区常见恶性肿瘤死亡率

1973—1975 年		1990—1992 年		2004—2005 年	
疾病	中国标化死亡率（/10万）	疾病	中国标化死亡率（/10万）	疾病	中国标化死亡率（/10万）
城市地区					
恶性肿瘤总计	83.70	恶性肿瘤总计	89.80	恶性肿瘤总计	91.41
胃癌	19.80	肺癌	21.76	肺癌	24.34
食管癌	15.50	肝癌	15.37	肝癌	15.34
肝癌	12.50	胃癌	15.34	胃癌	13.63
肺癌	8.70	食管癌	7.62	食管癌	6.48
宫颈癌	11.00	结直肠癌	5.46	结直肠癌	5.86
结直肠癌	4.75	女性乳腺癌	3.98	女性乳腺癌	4.91
女性乳腺癌	3.42	白血病	3.49	白血病	3.47
白血病	2.90	脑瘤	2.52	脑瘤	2.71
鼻咽癌	2.00	宫颈癌	2.45	胰腺癌	2.63
脑瘤	1.40	鼻咽癌	1.52	宫颈癌	1.67
农村地区					
恶性肿瘤总计	72.80	恶性肿瘤总计	96.45	恶性肿瘤总计	91.19

1973—1975 年		1990—1992 年		2004—2005 年	
疾病	中国标化死亡率 (/10 万)	疾病	中国标化死亡率 (/10 万)	疾病	中国标化死亡率 (/10 万)
食管癌	17.70	胃癌	24.36	肝癌	19.32
胃癌	17.00	肝癌	18.86	肺癌	17.87
宫颈癌	11.20	食管癌	18.00	胃癌	17.64
肝癌	10.40	肺癌	12.63	食管癌	12.01
肺癌	4.40	结直肠癌	4.18	结直肠癌	4.17
结直肠癌	3.86	宫颈癌	3.60	女性乳腺癌	3.42
女性乳腺癌	2.69	白血病	3.55	白血病	3.41
白血病	2.40	女性乳腺癌	2.59	脑瘤	2.2
鼻咽癌	2.00	鼻咽癌	1.53	宫颈癌	2.01
脑瘤	1.10	脑瘤	1.48	胰腺癌	1.20

第一次死因调查到第二次死因调查期间，全国农村地区恶性肿瘤死亡率上升 32.48%。其中，肺癌死亡率上升 187.05%，肝癌死亡率上升 81.35%，白血病死亡率上升 47.92%，胃癌死亡率上升 43.29%，脑瘤死亡率上升 34.55%，结直肠癌死亡率上升 8.29%；鼻咽癌死亡率降低 23.50%，宫颈癌死亡率降低 67.86%，女性乳腺癌死亡率降低 3.72%；食管癌死亡率变化不大。第二次死因调查到第三次死因调查期间，农村地区恶性肿瘤死亡率降低 5.45%。其中，脑瘤死亡率上升 48.65%，肺癌死亡率上升 41.49%，女性乳腺癌死亡率上升 32.0%，肝癌死亡率上升 2.44%；宫颈癌死亡率降低 44.17%，食管癌死亡率降低 33.28%，胃癌死亡率降低 27.6%，白血病死亡率降低 3.9%；结直肠癌死亡率的变化不大。

五、常见癌前病变和癌前疾病的流行状况

癌变是一个多因素、多阶段的发展过程，经历细胞、分子、基因多水平结构和功能的改变。临床和流行病学研究显示，多数恶性肿瘤在癌变发生时可以观察到一些癌前的病变或组织学损伤。如：口腔白斑、食管上皮异型增生、胃上皮异型增生、结直肠腺瘤和息肉、宫颈上皮内瘤变等。然而，目前对"癌前"的流行病学重视不够，资料较少。下面简要介绍文献报道较多、数据较丰富的一些癌前病变和癌前疾病。

（一）口腔白斑

口腔白斑（oral leukoplakia）指口腔黏膜上凸起、厚度在 5mm 及以上、不能刮除且排除已知疾病的白色斑块。口腔白斑被认为是口腔黏膜发生的可能恶性的改变，是口腔黏膜发生癌变的途径之一[5-7]。有研究认为，这类口腔黏膜损伤最终会有 1%~8% 发展为癌。临床观察发现，大约有 15.8%~48.0% 口腔癌患者在诊断时与口腔白斑有关。据估计，口腔白斑 1 年的癌变率为 1.36%（95%CI：0.69~2.03%）。

在印度南部的班加罗尔口腔医院，对 1 028 名 14~80 岁有特殊嗜好（吸烟、饮酒、咀嚼烟草或咀嚼槟榔）就诊者进行随访[5]。其中，403 人嗜好吸烟，289 人嗜好咀嚼烟草，78 人嗜好咀嚼槟榔，13 人嗜好饮酒；226 人有 2 项以上嗜好，19 人有 3 项以上嗜好。随访发现上述人群最常见的口腔黏膜损伤是口腔白斑，有 144 人（14%）；其次为吸烟者黑素沉着（smoker's melanosis），有 121 人（11.8%）。口腔白斑发病率与嗜好持续时间呈正相关（表 2-11）[5]。

表 2-11　印度南部居民持不同嗜好的时间与口腔黏膜损伤的检出

持续时间（年）	口腔白斑		吸烟者黑素沉着	
	检出人数	占比（%）	检出人数	占比（%）
< 0.5	0	0	0	0
0.5 ~ 2	11	6.0	9	4.9
2 ~ 5	23	9.2	16	6.4
5 ~ 10	37	15.2	36	14.8
10 ~ 15	23	25.6	18	20.0
> 15	50	22.8	42	19.2

卡塔尔对印度半岛移民的口腔癌前病变及危险因素进行调查[6]。在受检的 3 946 人中，有 958 名吸烟者（24.3%）、169 名咀嚼烟草者（4.3%）和 248 名吸嚼烟草兼有者（6.3%），口腔白斑的总检出率为 2.8%（白斑 2.6%，红斑 0.2%）。咀嚼烟草和吸嚼兼有者中，口腔白斑的检出率分别为 8.9% 和 10.9%，显著高于不以任何方式吸食烟草者（1.7%）[6]。

中国上海对 218 例口腔白斑患者进行了回顾性前瞻研究，平均随访 5.2 年，发现有 39 例（17.9%）进展为口腔癌[7]。分析认为，重度异型增生是口腔白斑恶性发展的独立危险因素（RR=4.57，95%CI: 2.36~8.84）。

（二）食管上皮异型增生

食管癌的发生发展经过一个从轻度、重度食管上皮增生，到原位癌，而后发展成浸润癌的逐步发展过程[8-12]。在我国食管癌高发区的研究发现，早期食管癌根据浅表黏膜改变可归纳为 3 种类型：①黏膜颜色改变，红区（1.5%）和白区（1.1%）；②黏膜增厚，透明度和血管结构改变（3.3%）；③黏膜形态改变，糜烂（51.2%）、斑块（33.9%）、黏膜粗糙（4.8%）和结节（4.2%）[8]。经活检组织病理学诊断，确诊为食管浅表型黏膜癌的病例有原位癌、黏膜内癌、黏膜下浸润癌和重度异型增生等病变。随访观察发现，轻度和部分中度异型增生是不稳定的群体，可双向转归，或自然逆转，或发展成癌。但是在重度异型增生阶段时，自发逆转率甚低。

对 682 例食管癌高发区高危人群随访，发现原诊断为食管轻度异型增生、中度异型增生、重度异型增生、未特指增生、原位癌者，在 3.5 年中发展成浸润性癌的比例分别为 5.26%、26.67%、33.33%、65.22% 和 68.75%[8]。其中，重度异型增生的癌变率与原位癌接近，为应受到高度重视的食管癌前病变。内镜随访

15 年发现，76 例食管黏膜呈单纯白脊者中有 9 例发生癌变，癌变率 11.84%；263 例食管黏膜呈白脊有红区或糜烂灶者中，99 例发生癌变，癌变率 37.64%；而在 212 例无白脊者（对照组）中，17 例发生食管鳞状细胞癌，癌变率 8.02%[11]。

山东肥城报告了 9 536 名食管癌高危人群采用碘染色内镜普查的结果，发现在 1 507 例受检者中，轻度异型增生 325 例（21.57%），中度异型增生 165 例（10.95%），重度异型增生 77 例（5.11%），原位癌 27 例（1.79%），早期癌 57 例（3.78%）。男性和女性受检者中，食管癌前状态（轻、中度异型增生）和癌前病变（重度异型增生）检出率分别为 6.98%、1.23% 和 3.68%、0.47%，差异有统计学显著性（表 2-12）[12]。按年龄组分析，重度异型增生病变主要分布在 50~54 岁到 65~69 岁组，原位癌在 45~49 岁到 50~54 岁组的构成比最高，早期癌主要分布在 45~49 岁到 65~69 岁 5 个年龄组。食管癌高发乡镇人群中，食管癌前病变和癌的检出率较高。

表 2-12　山东肥城 1 507 名男性和女性居民食管黏膜活检病理结果

病理分类	男性		女性	
	例数	构成比（%）	例数	构成比（%）
基线细胞增生	171	17.4	93	17.8
轻度异型增生	199	20.2	126	24.1
中度异型增生	95	9.6	70	13.4
重度异型增生	52	5.3	25	4.8
原位癌	22	2.2	5	1.0
早期癌	40	4.1	17	3.3
炎症	238	24.2	117	22.4
未见异常	112	11.4	41	7.9
贲门及其他病	56	5.7	28	5.4

（三）胃上皮异型增生

胃上皮异型增生（gastric epithelial dysplasia）被认为是大部分胃癌的癌前病变[13-16]。胃黏膜肠化生（gastric intestinal metaplasia）是肠型胃癌的高危因素[16]。胃黏膜肠化生是指胃黏膜，特别是幽门腺区的胃黏膜出现了肠腺上皮。按严重程度，即肠化生占腺体和表面上皮总面积的 1/3 以下、1/3~2/3 和 2/3 以上，可分为轻、中、重度。按化生上皮的组织来源，肠化生可分为 3 种亚型。I 型化生的上皮类似于小肠黏膜吸收细胞，属完全性化生。一项对 144 例肠化生的随访研究发现，I 型肠化生在 3 年随访期内发展为轻度异型增生者不足 10%，无 1 例发展为重度异型增生。II 型为杯状细胞化生，III 型为不完全性结肠型化生；II 型和 III 型为不完全性化生[16]。II 型和 III 型化生发展为异型增生的危险度是 I 型的 4 倍[17]。黏膜组织化学染色可将肠化生分为小肠型化生和结肠型化生。小肠型化生尤其多见于慢性胃炎；而结肠型化生上皮分化差，在良性胃病中的检出率低，在肠型胃癌旁黏膜中的检出率很高，说明结肠型化生与胃癌的发生关系密切。

（四）结直肠腺瘤和息肉

结直肠癌的发生大多数经历正常黏膜—异常增生—早期腺瘤—晚期腺瘤，最后发展为癌[17-23]。其中，腺瘤是癌形成前的一个阶段。常见的腺瘤有绒毛状腺瘤（40%~45%）、管状绒毛状腺瘤（20%~30%）及管状腺瘤（5%~9%）。从腺瘤发展到癌一般经历 5~15 年或更长时间[24]。伊朗开展了一项对 5 427 例结肠镜检查者的回顾性研究，包括 1 356 名（25.0%）参加筛查的对象，824 名（15.2%）因出血就诊者，462 名（8.5%）因肠炎就诊者，405 名（7.5%）因腹痛就诊者，346 名（6.4%）因肠易激综合征就诊者，2 034 名（37.5%）不明原因者，共发现 2 277 名（42.0%）患者至少有 1 个息肉，130 名（2.4%）癌。在检出癌症的亚部位中，直肠（40.0%）、乙状结肠（26.2%）、横结肠（10.0%）和升结肠（7.7%）的比例较高；直径 1cm 以下息肉在乙状结肠（18.0%）、直肠（17.0%）、横结肠（11.0%）和降结肠（8.4%）的比例较高，直径 1cm 及以上息肉在乙状结肠（10.0%）和直肠（6.9%）的比例较高（表 2–13）[19]。

表 2–13　伊朗 5 427 名受检者结直肠各段息肉和癌的分布

	例数	各肠段病例的分布（%）							
		直肠	乙状结肠	降结肠	脾曲	横结肠	升结肠	肝曲	盲肠
癌	130	40.0	26.2	6.2	3.1	10.0	7.7	1.5	5.3
息肉 *	3 023	19.0	26.8	13.2	1.8	15.5	11.2	5.4	7.0
最大直径＜ 1cm**	1 289	17.0	18.0	8.4	1.3	11.0	6.5	3.0	4.9
最大直径≥ 1cm**	549	6.9	10.0	3.6	0.5	3.5	3.3	1.2	1.3

*35 个息肉分布部位不明确；**1 220 个息肉大小不明确

2007—2009 年，在中国浙江杭州和嘉善对 40~74 岁的 43 713 人进行了结直肠癌筛查。先以问卷调查与大便潜血检测作为初筛，阳性者进行结肠镜诊断性复诊。对 4 701 名受检者进行结肠镜检查，发现结直肠肿瘤 569 例（12.10%），其中结直肠癌 52 例（1.11%），进展期腺瘤 183 例（3.89%），非进展期腺瘤 334 例（7.10%）；不同年龄段和不同性别人群的肿瘤检出率有差异，以 70~74 岁男性肿瘤检出率最高（表 2–14）[23]。

表 2-14　浙江 4 701 名结肠镜受检者结直肠肿瘤检出情况

因素	受检人数	结直肠癌		进展期腺瘤 *		非进展期腺瘤 **		合计	
		人数	占比（%）	人数	占比（%）	人数	占比（%）	人数	占比（%）
年龄（岁）									
40~44	582	1	0.17	7	1.20	19	3.26	27	4.64
45~49	600	1	0.17	16	2.67	37	6.17	54	9.00
50~54	879	2	0.23	37	4.21	59	6.71	98	11.15
55~59	885	13	1.47	35	3.95	61	6.89	109	12.32
60~64	804	15	1.87	36	4.48	65	8.08	116	14.43
65~69	530	10	1.89	27	5.09	54	10.19	91	17.17
70~74	421	10	2.38	25	5.94	39	9.26	74	17.58
性别									
男	2 070	31	1.50	114	5.51	190	9.18	335	16.18
女	2 631	21	0.80	69	2.62	144	5.47	234	8.89
合计	4 701	52	1.11	183	3.89	334	7.10	569	12.10

* 腺瘤最大径≥ 1cm，** 腺瘤最大径＜ 1cm

（五）宫颈上皮内瘤变

90% 以上早期宫颈癌能治愈，几乎 100% 原位癌能治愈。普查普治，早查早治，能有效减少宫颈癌的发生和死亡[25, 26]。在宫颈/阴道细胞学诊断 Bethesda 报告系统中，细胞学阳性包括非典型鳞状上皮细胞意义不明（ASC-US）、非典型鳞状上皮细胞不能除外高级别病变（ASC-H）、低级别鳞状上皮内病变（LSIL）、高级别鳞状上皮内病变（HSIL）、鳞状细胞癌（SCC）、非典型腺细胞（AGC）、原位腺癌（AIS）。宫颈组织病理学诊断分组：正常或炎症反应；宫颈上皮内瘤变（CIN），包括低级别宫颈上皮内瘤变（CIN 1）和高级别宫颈上皮内瘤变（CIN 2 和 CIN 3）；宫颈癌。

在我国内蒙古东部地区，在 4.3 万名妇女中用液基细胞学方法进行宫颈癌筛查，发现汉族和蒙古族的宫颈癌检出率有差异，蒙古族妇女的癌检出率（0.08%）高于汉族（0.03%），而多项癌前病变指标的检出率也是蒙古族妇女比汉族妇女高（表 2-15）[25]。

表 2-15　中国汉族、蒙古族妇女宫颈液基细胞学筛查结果

组别	例数	宫颈病变检出率 (%)					
		ASC-US	ASC-H	LSIL	HSIL	AGC	SCC
汉族	32 000	3.20	0.73	1.70	0.25	0.16	0.03
蒙古族	11 000	4.31	0.91	2.07	0.45	0.21	0.08
合计	43 000	3.48	0.78	1.79	0.30	0.17	0.04

2012 年，中国浙江绍兴市越城区 15 881 名参加宫颈癌筛查的农村妇女中，发现 CIN 病变者 116 例（0.73%），宫颈癌 2 例（0.01%）（表 2-16）[26]。CIN 和宫颈癌在 35~59 岁年龄段均有发病，其中 40 岁组检出率最高（40 例，0.25%），50 岁以后的检出率降低。

表 2-16　浙江绍兴 15 881 名妇女宫颈癌前病变及宫颈癌检出率

病变分类	检出例数	检出率（%）
CIN 1	60	0.38
CIN 2	30	0.19
CIN 3	26	0.16
宫颈癌	2	0.01
合计	118	0.74

（六）结语

癌前病变在癌症预防与控制中越来越占据重要地位。研究、推广和应用早期癌及癌前病变诊断和治疗的适宜技术和方法，既是延长癌症患者生命、提高生活质量的防治策略，也正在成为国家及各级卫生行政部门控制癌症危害的重要工作内容。

（贾漫漫　邹小农）

参考文献

［1］中华人民共和国卫生部. 中国卫生统计提要 .(2014-04-26)［2014-12-20］. http://www.nhfpc.gov.cn/ewebeditor/uplo-adfile/2014/04/20140430131845405.pdf.

［2］IARC. Globocan 2012. (2014-10-09)［2014-12-20］. http://www.iarc.fr/Default.aspx.

［3］赵平, 陈万青, 孔灵芝. 中国癌症发病与死亡2003-2007.北京:军事医学科学出版社，2012.

［4］陈竺. 全国第三次死因回顾抽样调查报告.北京：中国协和医科大学出版社，2008.

［5］SUJATHA D, HEBBAR P B, PAI A. Prevalence and correlation of oral lesions among tobacco smokers, tobacco chewers, areca nut and alcohol users. Asian Pac J Cancer Prev, 2012，13(4):1633-1637.

［6］KAVARODI A M, THOMAS M, KANNAMPILLY. Prevalence of oral pre-malignant lesions and its risk factors in an Indian subcontinent low income migrant group in Qatar. Asian Pacific J Cancer Prev, 2014, 15(10):4325-4329.

［7］LIU W, WANG Y F, ZHOU H W, et al. Malignant transformation of oral leukoplakia: a retrospective cohort study of 218 Chinese patients. BMC Cancer, 2010,10:685. doi: 10.1186/1471-2407-10-685.

［8］王国清. 食管癌高发现场早诊早治 30 年临床研究经验. 中国医学科学院学报，2001,23（1）：69-72.

［9］陆维权. 食管鳞状上皮细胞癌的流行病学和化学预防. 肿瘤防治杂志，2005,12（2）:147-150.

［10］王国清，魏文强，郝长青，等.早期食管癌自然生存状态的长期观察.中华肿瘤杂志，2010,32（8）:600-602.

［11］赵德利，李会庆，纪鹏，等.食管癌高发区社区居民食管癌前状态和病变的分布情况.中华预防医学杂志，

2008, 42（5）：345-348.

[12]王国清，魏文强，郝长青，等.食管癌在食管黏膜上最初起源点的高发现场前瞻性研究.中华肿瘤杂志，2010，32（3）：196-198.

[13]张立玮，温登瑰，王士杰，等.食管癌高发区贲门癌、胃癌流行强度分析及其对内镜筛查的启示.肿瘤防治研究，2005，32（12）：792-795.

[14]张叶丽，胡海洁.胃癌癌前病变相关研究进展.上海交通大学学报（医学版），2010，30（2）：236-239.

[15]王凤鸣，郑家驹.胃上皮异型增生的研究进展.临床内科杂志，2002，19（2）：155-157.

[16]冯瑞兵，常丽丽.胃黏膜肠化生逆转的研究进展.新医学，2009，40（2）：125-127.

[17]DINIS R M, LOPES C, CSOTA A D, et al. A follow up model for patients with atrophic chronic gastritis and intestinal metaplasia. J Clin Pathol, 2004, 57（2）: 177-182.

[18]郑树，黄彦钦.结直肠癌早诊筛查.中华内科杂志，2014，53（7）：505-507.

[19]DELAVARI A, MARDAN F, SALIMZADEH H, et al. Characteristics of colorectal polyps and cancer; a retrospective review of colonoscopy data in Iran. Middle East J Dig Dis, 2014, 6(3): 144-150.

[20]FERLITSCH M, REINHART K, PRAMHAS S. Sex-specific prevalence of adenomas, advanced adenomas, and colorectal cancer in individuals undergoing screening colonoscopy. JAMA, 2011, 306(12): 1352-1358.

[21]路直美，陈继贵，张宇星，等.武汉地区目标人群结直肠癌筛查4年初步报告.中华胃肠外科杂志，2009，12（5）：474-476.

[22]黄连江，袁玉涛，何洁，等.厦门市海沧区结直肠癌筛查结果分析.实用肿瘤学杂志，2013，27（5）：406-409.

[23]黄彦钦，蔡善荣，张苏展，等.中国结直肠癌人群筛查方案的应用价值初探.中华预防医学杂志，2011，45（7）：601-604.

[24]郑树，蔡善荣，张苏展.重视结直肠癌高危人群的筛查.中华消化杂志，2006，26（6）：361-363.

[25]段仙芝，白鹏来，王少明.内蒙古东部地区宫颈癌及宫颈癌前病变的人群筛查研究.中国妇产科临床杂志，2012，13（5）：190-193.

[26]钱小萍，范水娟，姚慧.15 881名农村妇女宫颈癌筛查结果.浙江预防医学，2014，26（6）：627-628.

第三章

癌前病变和癌前疾病相关的分子细胞生物学及生物信息学研究进展

一、引言

人类癌症多发生于老年。数据显示，多于 60% 的癌症发生在 65 岁以上的人群。因而，人们普遍认同的是：癌症发生进程漫长，涉及诸多外在因素，累及多个体内基因；而且，癌症发生需要多个基因突变在体内细胞中长期累积。2000 年，美国学者 Weinberg 等经过归纳梳理，将诸多涉及癌症发生的极其复杂的生物学改变整理并描述为六大事件[1]：①细胞获得自主性增殖；②阻止细胞增殖的信号失灵；③促进细胞分化的系统障碍；④逃避细胞凋亡机制；⑤诱导血管生成；⑥具有侵袭能力。2011 年，Weinberg 等将癌症发生的六大事件拓展为十大事件，增加的四大事件为：⑦细胞能量代谢失调；⑧基因组不稳定和突变；⑨逃逸免疫监控；⑩促癌发生的炎症反应[2]。2013 年，基于对现有的人类癌症基因组研究结果的归纳总结，美国学者 Vogelstein 等认为，目前已知的癌症"驱动"基因（driver-gene，即导致癌症发生的关键基因）大约 140 个，而与人类癌症发生发展相关的全部基本信号通路仅为 12 条，所有这 140 个"驱动"基因均可定位于 12 条信号通路之一条或多条中[3]。12 条信号通路分别是：APC、Hedgehog(HH)、NOTCH、TGF-β、MAPK、STAT、PI3K、RAS、DNA 损伤调控、细胞周期 / 细胞凋亡、染色质修饰、转录调节[3]。无独有偶。同年，英国科学家分析了来自 7 042 个不同癌症组织中的 4 938 362 个基因突变后，整理出 21 种基因突变特征谱（distinct mutational signatures），可涵盖大部分常见癌症[4]。因此，基于基因突变特征或特定信号通路，而不再拘泥于罹患肿瘤的具体器官，将人类癌症重新定义、分类乃至指导临床规范化治疗，无疑是癌症个体化诊治的重要任务和目标，也应是 21 世纪人们研究肿瘤的趋势、热点和重点领域。

狭义的"癌前病变"通常为临床病理专业术语，用以描述具有特定的细胞、组织结构改变，且易于转变为癌的病理形态过程，如食管上皮重度异型增生是食管癌的癌前病变，胃黏膜上皮重度异型增生是胃癌的癌前病变等。因而，不同癌症"癌前病变"的病理形态、特征往往不同。广义的"癌前病变"的内涵却不容易确定，常泛指上皮细胞从非正常状态直至发展成为典型癌之前的演变过程。

人类各种不同癌症起源于不同的上皮细胞。根据现代肿瘤分子生物学的观点，几乎所有上皮细胞来源的癌的发生过程均应存在一个癌前病变的演进阶段。但是，由于条件的限制，有些癌症难以观察并获取典型的癌前病理改变，加之临床病理学对于癌前病变的定义要求颇高，所以，癌前病变是否为所有上皮细胞来源的癌发生必须经历的前奏阶段仍有待于进一步的研究和确证。

探究正常上皮细胞如何转化为癌细胞是肿瘤分子细胞生物学最重要的研究目标和最主要的研究内容。这一领域最经典、最杰出、引用最多、传播最广的是 Vogelstein 等在人结肠癌发病机制方面的研究结果，即明确将 APC → K-RAS → DCC/DPC → P53 →其他基因等这些基因改变定位在结肠癌发生发展的不同阶段，如正常上皮细胞→异型增生→早、中、晚期腺瘤→腺癌→晚期腺癌（转移）[5]。这是第一次将特定的基因改变与细胞、组织学的形态改变精妙而紧密地联系在一起。随之，依据这一模型的基本原理，人们还相继描绘出其他癌症（如肺癌、胰腺癌等）发生发展中多个基因序贯突变的图谱。毋庸置疑，这种模型的建立、验证乃至不断应用推广，对于癌症需多个基因突变、累积、共同作用，且经过长时间、多阶段逐步形成的复杂生命现象给予了最合理、最清晰的分子水平的诠释。我国食管癌发生的模式与此极为类似。例如，中国医学科学院肿瘤研究所王国清教授等在河南林州市（原林县）食管癌高发现场长达十几年（1987—2001年）的固定人群队列内镜检测随访资料表明，食管癌发生的形态学改变基本遵循"正常细胞→增生→轻度异型增生→中度异型增生→重度异型增生（原位癌）→早期癌（黏膜内癌）→转移癌"的顺序，而且，3~5年内，重度异型增生发展成癌的概率高达70%~75%，中度异型增生则仅为35%左右[6]。略为遗憾的是，迄今为止，可以阐明中国食管鳞癌发生形态学改变的分子事件（基因突变）尚未得到普遍认同，更无临床验证。

近年来，DNA测序技术的迅猛发展，不仅极大地推动并加速了癌症基因组学的研究，而且，还在全基因组检测分析的基础上，再次验证了多基因突变的癌症发生理论。例如，Vogelstein等针对7例胰腺原发癌及不同部位（肝、肺、腹膜等）转移癌组织全基因组外显子DNA测序和基因突变频率分析，发现平均约有64%（48%~83%）的基因突变为"始发"突变（founder），即仅出现在原发癌组织中；而平均36%（17%~52%）为"演进"突变（progressor），即可出现于一个或多个转移癌组织中。根据这些基因突变频率的数据建立数学模型，可大致推算出胰腺癌发生发展的进程时间表：从细胞恶变发生至原发肿瘤克隆形成约为11.7年±3.1年，从原发肿瘤克隆至转移开始约为6.8年±3.4年，从转移开始至患者死亡则仅为2.7年±1.2年[7]。

（徐宁志）

二、癌前先决论

虽然癌症发生进程漫长，累及体内多个基因，但是，早在1951年，Ian MacDonald曾提出，癌症预后往往依赖于肿瘤的自然病程，而决定自然病程长短的关键时期可能是临床前期[8-10]。随着临床肿瘤学和分子生物学的不断发展，越来越多的证据表明，癌前期或者更早时期是一个至关重要的阶段。癌前细胞（甚至形态正常的细胞）在这个时期的分子生物学改变可以使之拥有向全面恶性发展的潜能，进而可能影响肿瘤发生与发展进程。

普遍认为，肿瘤的发生与发展是多基因突变的多阶段积累过程。基因突变在数量上的不断积累，导致肿瘤的恶性程度不断加剧。但是，深度测序发现，真正决定肿瘤命运的，是那些在人群中发生频率不到5%的稀有突变基因，即所谓"驱动基因"（driver），而大部分发生突变的基因却属于对肿瘤发生与发展无贡献的无效基因，即所谓"伴随基因"（passenger）。因此，肿瘤的命运归宿，似乎并非取决于肿瘤形成后的多基因突变事件的多阶段积累，而在于某些少数关键基因的是否存在以及其形成的时间点。

总之，癌症临床前期或癌前病变细胞中的一些关键基因突变或分子改变往往可决定癌症是否发生，以及自然临床病程的时间长短，是"癌前先决论"（precancerous determinism）的主要观点。关于"癌前先决论"的几种模式或假说，整理并简述如下。

（一）点断平衡论

点断平衡论（punctuated equilibrium）由古生物学家 Niles Eldredge 与 Stephen Jay Gould 于 1972 年提出[11]。与达尔文的种系渐变论不同，点断平衡论认为，物种进化采用系枝发生（cladogenesis）的方式而不是渐进方式[12]。

目前研究发现，肿瘤进化似乎也采用了系枝发生方式。在某些肿瘤，基因组可以在一次灾难性的打击下，碎裂形成数百个小片段（chromothripsis），从而产生促进肿瘤发生与发展的基因突变。据估计，这种突发的染色体碎裂现象存在于约 2%~3% 的常见肿瘤中，而在骨肿瘤则占 25%。染色体碎裂后的多数细胞不能存活，或通过凋亡机制进入程序性死亡。少量细胞则启动修复机制，并因为错误修复而导致染色体重排。研究数据显示，除了血液肿瘤，实体瘤中也存在大量的染色体重排。以结肠癌为例，一条染色体上的 DNA 重排多达 239 处。染色体重排的结果导致在某些肿瘤中发生多个抑癌基因的失活或癌基因的激活。目前关于导致染色体大规模碎裂的原因尚不清楚，其一可能是细胞分裂时，浓缩染色体受到物理、化学的灾难性打击，诸如电离辐射；其二可能和"端粒危机"（telomere crisis）导致分裂细胞基因组不稳定有关。点断平衡论对肿瘤发生与发展的多阶段观点提出了挑战，在某些环境因素的作用下，那些决定肿瘤发生与发展的少数关键基因可能在很短时间内形成，并成为肿瘤发生与发展的驱动因素[13, 14]。

（二）胚胎残留细胞起源说

人体胚胎干细胞的肿瘤原性（tumorigenicity of human embryonic stem cell）在临床中已经得到证实，如畸胎瘤[15]。体内外实验研究也表明，正常胚胎干细胞在一定环境下发生遗传及表观遗传改变后，可成为具有肿瘤原性的干细胞，在免疫缺陷小鼠皮下可形成与临床一致的畸胎瘤。这种由胚胎干细胞演变而来的肿瘤起始细胞，不仅具有自我更新能力和多能性，而且表现出肿瘤细胞的特性，比如高增殖能力、生长因子依赖、不受正常微环境影响（niche independence）、异常种系分化（aberrant lineage）等。

胚胎细胞与肿瘤不仅在某些生物学行为上，而且在分子水平上也有较多的相似之处。癌症的胚胎起源学认为，癌细胞可以来源于成体内胚胎残留细胞的异常增殖和恶性转化，而不经过漫长（通常 15~20 年）的基因组突变事件的序贯性积累。因为，在残留胚胎细胞中，已经具备成为恶性肿瘤细胞所必需的分子基础。研究显示，胚胎时期的未分化细胞，在其发育过程中，在转录组层面呈现出大量与细胞增殖和分化相关的信息。这些信息同样也存在于肿瘤细胞中，只是胚胎细胞内的基因表达被肿瘤细胞以"颠倒"模式呈现出来。在胚胎细胞中，那些和细胞分化相关的基因，以及维持成熟组织稳态的相关基因，在肿瘤细胞内则处于失活状态；而促进细胞增殖，代表细胞干性的基因则处于活跃状态。进一步研究发现，胚胎干细胞和肿瘤起始细胞（initiation cell）在程序编码上是相似的，即所谓的核心干细胞样性程序 (core ESC-like program)[16]。在肿瘤细胞内，核心干细胞样程序以不正确的方式被启动。胚胎细胞与任何未分化细胞或肿瘤细胞都存在共同的分子生物学特征。胚胎发育与肿瘤的比较研究发现，肺腺癌、结直肠肿瘤、T细胞淋巴瘤和某些甲状腺癌都具有胚胎发育早期分子表达特征；而那些生长相对缓慢的肿瘤如前列腺癌、卵巢癌、肾上腺肿瘤等则具有发育后1/3时期（胎儿时期）基因表达的特征。

由此可见，癌症的恶性表型不一定需在一个漫长的多阶段积累过程中获得。癌细胞可以借助于已经存在于胚胎细胞内与增殖、迁移和血管生成、免疫等相关的程序，在一个较短的时间内获得恶性潜能。胚胎干细胞的肿瘤原性可能是某些肿瘤发生与发展的重要机制之一。

通过基因表达谱检测发现，在成人甲状腺癌中，存在三种不同的胎儿残留细胞：胚胎甲状腺干细胞（fetal thyroid stem cell）、胚胎成甲状腺细胞（fetal thyroblast）以及前甲状腺细胞（prethrocyte）。这三种细胞分别与形成未分化甲状腺癌、乳头状甲状腺癌和滤泡癌有关[17]。

在食管下端与胃交界处，由于胃液反流，而产生与肠道上皮相似的组织结构，即所谓的Barrett综合征或Barrett食管。Barrett食管属于癌前病变，患者发生食管腺癌的概率是对照组的50~150倍。此前一致认为，Barrett食管是由于反流胃酸刺激食管成人（成熟）干细胞，从而产生肠上皮化生。但近来研究发现，Barrett食管与食管—胃交界部位的胚胎残留细胞有关。在胃酸的长期刺激下，胚胎残留细胞获得增殖和迁移的优势，通过与其他细胞群体间的竞争，逐渐替代正常上皮而形成肠上皮化生[18]。在小鼠体内，由Barrett食管发展成为侵袭癌，仅需几个月时间。成人组织内存在胚胎残留细胞，可能是一个较为普遍的现象，尤其在两种不同组织交界处。这些存在于正常人体中的细胞，可能是癌前病变产生的重要来源。一旦受到环境刺激，启动胚胎细胞内现有的程序，即可迅速恶性转化。

（三）肿瘤发生的细胞谱系依赖模式（lineage-dependency model for tumorigenesis）

细胞或组织谱系（cell or tissue lineage）的生成和维持，在空间位置和时间顺序方面都受到非常精确的控制。研究显示，多数肿瘤的分子学改变显现出细胞或组织谱系特征，这可能是细胞或组织谱系程序在肿瘤起始细胞中的重新激活，或者细胞记忆（cell memory）重新唤起的结果[19]。polycomb和trithorax蛋白家族是表观遗传调控机制中不可缺少的关键因子，也是保持成熟细胞的胚胎发育记忆的主要蛋白质。在器官发育过程中，它们参与维持特定基因群的沉默，调控干细胞增殖与分化的过程。polycomb及trithorax蛋白家族与肿瘤的关系已经开始逐步得到证实[20,21]。在肿瘤的发生与发展过程中，肿瘤细胞重新唤起成熟细胞的胚胎记忆可能具有重要的生物学和临床意义。研究显示，在转录组水平，肿瘤与其同源的发育组织之间，存在较大的相似性。比如肺腺癌与肺发育组织之间，结直肠腺癌与结直肠发育组织之间。而且，这种相似性远远大于原发性肺腺癌与结直肠腺癌之间的相似性。

目前已经有较多的证据显示，那些与胚胎细胞谱系相关的基因，不仅在肿瘤细胞中被重新激活，而且与肿瘤的临床表型，如转移、治疗反应以及生存密切相关，甚至成为判断、预测肿瘤生物学行为及临床预后的重要指标。

（四）癌前细胞的固有生物学特性

肿瘤在生物学行为方面的异质性是否源于癌前期病变在细胞及分子生物学方面的多样性，是一个具有挑战性的科学问题。

研究显示,肿瘤有其固有的生物学特性(intrinsic property)。不同类型肿瘤,甚至同类型肿瘤的不同亚型,都具有各自独特的固有分子表型（ intrinsic molecular phenotype ）。肿瘤固有的独特分子表型，可能在癌前或更早时期就已经存在，并且一直稳定地保持在肿瘤发生与发展的各阶段中，成为决定肿瘤生物学异质性的内在因素。因此，利用分子分型手段，借助肿瘤固有的分子事件，使癌变危险度评价、早期癌识别或诊断以及临床预后判断等成为可能。

以乳腺癌的分子类型为例，利用转录组特异分子事件，可以把浸润型导管癌区分为几种分子亚型（ intrinsic subtype ），包括 Luminal A、Luminal B、HER2-enriched 以及 Basal-like。这几种分子亚型，在一定程度上代表了浸润性导管癌的生物学异质性和不同的临床表型,如治疗反应、局部复发以及生存时间等[22]。2008 年，美国 FDA 正式批准了 70 个基因作为判断和评价乳腺癌转移及复发的生物标志物[23,24]。作为固有的分子表型，这些分子在各自肿瘤亚型中的表达模式相当稳定，成为决定或代表肿瘤预后的核心分子程序。新近在结肠癌的发生与发展的临床研究中发现，在正常肠黏膜和低级别黏膜内瘤变之间，基因表达具有显著变化。这些基因的表达变化，不仅是正常黏膜向癌前病变转变的分子基础，也是影响结直肠癌患者术后复发以及生存时间的关键分子。

更进一步研究发现，决定或代表肿瘤预后的关键分子，不仅仅存在于具有癌前形态特征的细胞中，正常形态细胞中也存在。在重度吸烟人群主气道上皮细胞内存在与吸烟导致肺腺癌发生的关键分子，利用此少数分子的固有表达模式，可以预测肺泡上皮细胞的癌变危险度。此项研究成果曾被评为 2006 年美国十大年度进展之一[25]。另外，在原发性肝细胞癌、原发性肺鳞癌以及原发性乳腺导管癌的癌区域内，形态正常细胞在分子水平已经发生改变，这些分子改变与肿瘤的临床预后密切相关[26]。

（张开泰）

三、热点研究领域

21 世纪，围绕正常上皮细胞如何转化为癌细胞的这一核心科学问题，肿瘤分子细胞生物学的热点研究领域有以下几方面。

（一）癌症基因组和基因突变检测分析

借更新、更快的 DNA 测序技术广泛应用之强劲势头，癌症基因组和基因突变检测分析仍将如火如荼，迅猛进展，不断拓疆开土，鉴定各种癌症基因突变特征或特定信号通路，有望为临床肿瘤规范化、个体化诊治提供新一代的基因标准[3,4]。

（二）肿瘤细胞代谢

细胞代谢主要包括"Warburg 效应"[27]、糖代谢、脂代谢、蛋白代谢、能量代谢等。全景式地检测、分析各种细胞（包括肿瘤细胞）的代谢，不仅可以勾勒出肿瘤细胞生命活动的精细过程，诠释癌变进程，更为临床治疗肿瘤提供新的策略和新的靶点。正常细胞与肿瘤细胞的营养需求和代谢耐受存在明显差异，因而，采用节食（fasting）联合化疗，既能减轻损伤正常细胞的不良反应，又能提高杀伤肿瘤细胞的疗效，在临床试验中已现曙光[28]。糖尿病患者中，多种肿瘤（如肝癌、胰腺癌、结肠癌等）发病率明显升高。近年来，应用治疗糖尿病的常规药物（如二甲双胍）进行多种肿瘤、不同治疗方案的临床试验已超过100个，预示前景良好[29]。但是，值得注意的是，长期服用噻唑烷二酮类（thiazolidnediones,TZDs）治疗糖尿病，有可能诱发膀胱癌[30]。肿瘤的复杂性和异质性由此可略见一斑。

（三）肿瘤免疫与肿瘤免疫治疗

肿瘤免疫方面的研究不仅在于更广泛、更深入地探讨上皮细胞如何逃逸免疫细胞的监控，如何抵御免疫细胞的杀伤，最终形成肿瘤，还将在如何激发体内免疫细胞发挥杀伤肿瘤细胞作用的应用方面加快速度，加大步伐。因为，经过20多年的实验室和临床人群试验研究，针对T细胞的表面分子CTLA-4(cytotoxic T-lymphocyte antigen 4）的抗体（ipilimumab）治疗晚期转移黑素瘤患者已经取得显著成果。同理，应用抗T细胞表面分子PD-1（programmed death 1）的抗体治疗多种人类肿瘤的效果亦极佳。这种不直接针对肿瘤细胞，转而调节体内免疫细胞（如T细胞等）杀伤肿瘤细胞的治疗策略，开启了肿瘤免疫治疗的崭新篇章。其被《科学》遴选为2013年十大科学进展之首，应属实至名归[31]。

（四）促癌发生的炎症反应

炎症可以促进肿瘤发生的线索和依据不仅来自细菌（如幽门螺杆菌与胃癌）、病毒（如人乳头瘤病毒诱发宫颈癌）等感染事件中，还来自20世纪90年代初发现"长期持续服用非甾体抗炎药物（如阿司匹林等）的人群，罹患结直肠癌等消化道恶性肿瘤的风险显著降低"，随后大规模人群观测结果支持这一结论。更为引人注意的是，继发现 K-RAS 基因突变直接影响西妥昔单抗治疗结肠癌患者的疗效之后[32]，最新研究结果表明，PIK3CA 基因突变直接影响长期服用阿司匹林的结肠癌患者的生存时间[33]。这一结果充分显示肿瘤化学预防和肿瘤靶向治疗一样，已进入分子水平。

（五）肿瘤微环境

越来越多的研究表明，在正常上皮细胞转化成为癌细胞的漫长过程中，除了自身的基因组稳定性、各种代谢通路发生紊乱外，上皮细胞与周边其他细胞（如基质细胞、免疫细胞等）、微小血管、非细胞的基质成分的相互作用、相互影响也发挥着重要作用[1,2,27]。例如，基质环境中T细胞的活化对于促进结肠癌的发生具有重要作用[34]。这一结果也为诠释上述针对T细胞实施免疫治疗行之有效提供了完美的理论基础。因而，关注肿瘤微环境是必然的。

（六）肿瘤干细胞

肿瘤干细胞（cancer stem cell）的概念由来已久[35]。近年来，由于分离细胞的技术不断更新和完善，干细胞表面标记分子增多，肿瘤干细胞相关研究逐渐从血液肿瘤拓展至多种实体肿瘤（如乳腺、胰腺、结肠等的肿瘤）。肿瘤干细胞理论对于解读肿瘤异质性、肿瘤耐药与复发乃至肿瘤转移均具有独到之处和优势。然而，肿瘤干细胞的鉴定和确认（至今尚未发现肿瘤干细胞特定的标记分子）、肿瘤干细胞在肿瘤发生中的地位和作用（参见上文"胚胎残留细胞起源说"相关论述）、肿瘤干细胞在临床治疗中的前景和意义等诸多重要问题尚无定论，争论较多[35]。而"争论不息，研究不止"，围绕肿瘤干细胞持续进行的研究必将进一步揭示正常细胞如何恶变成为肿瘤细胞的奥秘。

（七）细胞老化（衰老）

细胞老化（senescence）现象是 20 世纪 60 年代美国科学家 Hayflick 发现的，他将正常成纤维细胞培养至一定时间（体外传代约 20~60 次）时，细胞主动丧失分裂能力而进入一种特殊的不可逆的细胞周期阻滞的生命活动状态，名为细胞老化（senescence）[36]。随后近半个世纪的时间里，细胞老化是老年医学、抗衰老领域的研究对象。自发现细胞老化始，就一直存在"究竟是体外细胞培养产生的人为现象，还是体内确实发生的生物性状"的争论。但最新研究结果显示，至少在老龄小鼠的肌肉组织中，肌纤维（肌细胞）周边的卫星细胞进入不可逆的老化状态，而不是停留在可回归细胞周期的静息（quiescent）状态，这是小鼠衰老时肌纤维萎缩肌无力的最重要的内在因素[37]。神奇的还有，细胞老化状态在小鼠胚胎发育过程中也发挥一定生理作用[38]。染色体端粒结构和端粒酶的重大发现（荣获 2009 年诺贝尔生理学或医学奖），不仅圆满解开了为何体外培养的正常细胞仅能维持一定次数的分裂能力即进入细胞老化状态的谜团（即端粒缩短，端粒酶活性降低），而且，还揭示了肿瘤细胞能够持续增殖，进入"永生化"（immortalization）状态的奥秘：正常细胞必须突破细胞老化、终止分裂之保护程序的监控和限制，伴随端粒酶活性升高，方可保持细胞不断分裂繁殖，而后继续恶变成为肿瘤细胞。但是，细胞老化真正引起人们高度关注和带来惊喜来自 2005 年的一组研究结果：细胞老化状态仅仅在癌前期细胞（或早期癌阶段）可见，进展至晚期的癌细胞（如前列腺癌、胰腺癌、肺癌、黑素瘤等）难以发现老化细胞的踪迹[39]。因此，人们普遍认为细胞老化是机体防止细胞癌变的早期重要屏障。然而，近年来的研究还表明，老化的成纤维细胞可分泌一些因子促进周边正常上皮细胞恶变；而老化的上皮细胞如果不有效地及时清除，则可促进癌细胞加速生长、癌组织体积增大[40]。细胞老化的发现和验证将衰老和肿瘤发生紧密地联系在一起。而且，低剂量放疗和低浓度药物（如阿霉素等）往往导致细胞老化而不是细胞凋亡。所以，细胞老化的研究不仅能揭示衰老与肿瘤发生内在联系的分子机制，还能为临床治疗肿瘤提供新思路和开辟新途径。

（八）自由基、活性氧（ROS）和抗氧化

人们发现自由基、活性氧与人类健康密切相关由来已久。服用抗氧化剂（如维生素等）进行化学预

防，以降低肿瘤发生率进而延年益寿，是人们孜孜以求的美好夙愿。然而，20 世纪 80~90 年代，欧美几宗大规模人群化学预防试验（如 β - 胡萝卜素预防肺癌、硒预防前列腺癌等）结果不尽如人意。可喜的是，在中国食管癌高发现场河南林州市长达近 30 年的随访结果表明，添加维生素 E 和硒的试验人群中，食管癌发病率显著降低，总死亡率下降，总生存期延长[41]。这是为数不多的人群化学预防呈现预期结果的成功案例。近年来，诸多研究表明，体内 ROS 可双向调控某些肿瘤细胞的凋亡和增殖。高浓度的自由基可引起 DNA 损伤、细胞凋亡、坏死；但低浓度的自由基可激活特定转录因子，促进细胞增殖、分化。因而，体内的自由基、ROS 的生理意义是通过其浓度调节机体细胞的生死平衡。最新研究报道，治疗卵巢癌患者时，如化疗同时大剂量静脉注射维生素 C，既有助于增加疗效，还能降低化疗的毒性[42]。虽然这一结果符合并支持鲍林（L.C.Pauling，获 1954 年诺贝尔化学奖）40 多年前大量口服维生素 C 可以抗癌的假说，但是，维生素 C 口服和静脉注射的作用完全不同（如静脉注射是促氧化作用，口服是抗氧化作用），而且，化疗药物多依赖于诱发体内氧化损伤效应而杀伤肿瘤细胞。所以，静脉注射维生素 C 的辅助抗癌效果，究竟是促氧化作用，还是抗氧化作用，尚需进一步验证。而同样使用抗氧化剂的另一动物实验结果使得争论更趋激烈，因为，服用 N- 乙酰 - 半胱氨酸（N-acetylcysteine，NAC）和维生素 E 促进小鼠肺癌的发生和进展，并使其生存时间缩短[43]。虽然动物实验不等同于人体试验，但验证了 20 世纪 80~90 年代大规模人群服用 β - 胡萝卜素（维生素 A 前体）的结果，即原来旨在预防肺癌，却出乎意料地发现在吸烟男性人群中肺癌病例升高，迫使大规模人群试验提前终止。值得一提的是，DNA 双螺旋结构发现者之一沃森（J.D.Watson，获 1962 年诺贝尔生理学或医学奖）支持并倡导这种促氧化应对肿瘤的观点。他还认为，2 型糖尿病、阿尔茨海默病和一些肿瘤之所以发病，皆源于体内氧化不足，活性氧缺乏导致[44]。真是"剪不断，理还乱"，促氧化，还是抗氧化？这是一个长久的课题。

（徐宁志）

四、癌前病变相关的生物信息学研究

（一）导言

癌前病变是一类隐蔽且复杂的组织学病理过程，几乎没有或极少见相应的临床表现。而由于目前常规使用的物理学、生物化学和病理学检查手段的限制，对癌前病变取材诊断、处理与研究极其困难。根据针对临床可见恶性肿瘤的海量研究资料，以及针对少量癌前病变的有限的研究信息，可以推断，由正常组织到癌前病变经历了多个复杂步骤，包括：基因组结构的改变和这些改变的积累、基因组修饰的变异、基因组与机体内环境的相互作用、基因组与环境因子的相互作用等。在这些改变、变异和相互作用过程中涉及多种基因，甚至多条生物学通路。此外，不同类型的恶性肿瘤会有不同的癌前病变，而同一类型肿瘤也可能表现出不同的癌前病变。这些癌前病变的类型或亚型很可能与临床的信息关联；同时很可能是因不同的基因变异、不同的基因与环境相互作用而产生的。更为重要的是，癌前病变会有不同的转归：或继续恶化进展成为癌，或逆转为正常组织，或相对静止不再变化。

近年来，随着高通量生物技术和计算机技术的不断进步，加快了生物信息学（bioinformatics）的发展。而借助于生物信息学方法，将促进与癌前病变相关的研究。

（二）生物信息学及相关学科

生物信息学是生物科学的一个分支，是用计算机技术处理、分析与研究生物数据的科学。例如，生物信息学用于分析生物大分子，如核酸（DNA／RNA）和蛋白质的序列、结构、功能、途径和遗传相互作用。此外，生物信息学还被广泛应用于其他许多领域，如药物设计和开发新的软件工具等。

生物信息学涉及众多科学领域，如生物信息处理算法、数据库和信息系统、网络技术、人工智能和软件计算、信息与计算理论、结构生物学、软件工程、数据挖掘、图像处理、建模和模拟、离散数学、控制和系统理论、电路理论和统计数据等。生物信息学常用的软件工具和技术，包括 Java、XML、Perl、C、C++、Python、R、MYSQL、SQL、CUDA、MATLAB 和 Microsoft Excel 等。

生物信息学的发生、发展依赖于生物学技术与计算机，特别是高通量的生物学技术，如单核苷酸多态（single-nucleotide polymorphism，SNP）芯片、基因表达（gene expression）芯片及新一代测序分析等。我们将生物信息学的发展分为以下四个阶段。

第一阶段由 20 世纪 90 年代初到 90 年代末。在 DNA 印迹（southern blot）和 PCR（polymerase chain reaction）生物技术的带动下，半自动 DNA 测序仪产生了。这使得大规模的 DNA 测序成为可能。在这些技术的推动下，美国几个医药大公司对来源于人的不同组织、细胞系（其中大部分为恶性肿瘤）的 mRNA 进行大规模的测序，其目的是想得到全基因组的基因序列。这些 mRNA 序列被命名为 EST（expression sequence tag）。美国国家生物技术信息中心（National Center for Biotechnology Information，NCBI）于 1992 年建立了 dbEST 数据库。为辨别这些 EST 和预测基因，碱基序列分析有了巨大的需求。一时，对 mRNA 序列的定性分析，即 mRNA 属于哪个基因成为瓶颈，而生物信息学的产生也就不奇怪了。1998 年《生物信息学》的创刊标志着生物信息学时代的到来。在这一阶段，生物信息学的主要任务是碱基序列分析，例如碱基序列的比对（alignment）、RNA 二级结构预测、利用碱基序列差异进行系统发育树估计（phylogenetic tree prediction 或 phylogenetic prediction）、基因与基因结构预测等。如果没有这段时间的生物信息学发展，人类基因组计划（human genome project）及人类基因组草图（human genome draft）是不可能完成的。

生物信息学发展的第二阶段是 21 世纪初到 2007 年。这一阶段主要是生物芯片（bio-chip）的产生；其中首先产生的为基因芯片，又称为 DNA 微阵列（DNA microarray）或 DNA 芯片（DNA chip）。这些芯片包括基因表达芯片、SNP 芯片、DNA 拷贝数芯片（array comparative genomic hybridization，aCGH）等。DNA 芯片是微量的 DNA 附着在固体表面上的点的集合，形成微阵列。这种 DNA 微阵列被用来同时测定大量的基因结构状态和表达水平。每个 DNA 斑点中包含一个特定的寡核苷酸 DNA 序列，即探针（probe）。在十分严格的条件下，被测样品的 DNA、cDNA 或 cRNA（也称为反义 RNA）与芯片上的 DNA 探针杂交。通常是通过检测和量化被测样品的杂交点荧光的强度，以确定样品核酸序列的相对丰度或特征。丰度用于测定基因表达的量，而特征用于鉴别 DNA 拷贝数变化，或者 SNP，如基因型确定（genotyping call）等。

这一阶段的生物信息学，可称作统计生物信息学。

生物信息学的第三阶段伴随新一代测序（next generation sequencing）技术的发展和应用。新一代测序技术原理基于 2000 年出现的"大规模平行信号测序"；2004 年第二代测序仪器上市，即 454 焦磷酸测序仪（pyrosequencing）。随后 Solexa 和 SOLiD 测序仪相继出现。针对这些 DNA 测序仪产生出的海量数据，必须有相应的分析算法或软件；而这些任务则落在生物信息学领域。第三阶段的生物信息学是高通量生物信息学，这主要是 2004 以后的 8 年。

生物信息学的第四阶段，为后基因组或功能基因组阶段，也可称为转移生物信息学。2012 年 9 月初，《自然》《科学》和《基因组研究》等杂志几乎在同一时间发表了十多篇有关"垃圾 DNA"的文章。这些文章都是来自 DNA 元素百科全书项目（the encyclopedia of DNA elements，ENCODE）[45]。它标志着生物信息学的第四阶段开始。ENCODE 是 2003 年由美国国家人类基因组研究所（National Human Genome Research Institute，NHGRI）发起的，全世界 40 多个大学或研究所的 400 多名科学家参与。其主要研究目的是揭示生物遗传分子 DNA 每个或每段碱基序列的生物学功能。换言之，是揭示每个 DNA 功能元素在基因组中的分布及其与疾病、生物性状之间的关系。

（三）癌前病变涉及的生物信息学研究

随着高通量技术的不断发展，对于检测所用样品量的要求逐渐降低。这为其在癌前病变研究中的应用奠定了基础。人们逐渐将精力转向肿瘤发生演进过程中不同发展阶段的组学研究，获得了一系列具有时间序列的数据集。生物信息学则被广泛应用于这些高通量数据的统计学分析与生物学功能注释中。

1. 基因表达图谱（gene expression profile）

组织病理学改变是众多基因结构或表达改变的"宏观形态"。基因表达图谱是在基因组的水平上描述或展示基因表达的分布图；是用颜色深浅变化的矩形图，即热图，直观展示基因表达的数值矩阵。通常纵行是样品，横行是基因，并且对样品和基因分别进行聚类分析（cluster analysis）。从纵行看，不同样品有相同或近似的表达谱，被聚在一起。由横行观察，有相同或近似表达谱的基因聚到了一起。聚在一起的样品，在临床特征或生物学表型上相同或近似；而聚在一起的基因，则有可能在生物功能上相同或相关。因此，基因表达图谱更重要的是展示临床或病理亚型的基因表达分布特点或类型。在此仅以一项乳腺癌基因表达数据的分析为例，见图 3-1[46]。

2. 差异基因表达分析（analysis of deferential gene expression）

差异基因表达分析的统计方法，基于实验设计的不同，可分为许多种。常见的有：t 检验／配对 t 检验、广义线性模型（generalized linear model，GLM）和方差检验等。差异基因表达分析有 4 个要点：① P 值。②规模效应（effect size）。③置信区间（confidence interval）。④多重比较（multiple comparisons）。在这里，P 值显然重要，但它只是反映观察到的统计学显著性是否随机，而没有计量上的贡献。因此，不能认为 P 值小就贡献或作用大，反之亦然。计量贡献的大小要看规模效应。描述规模效应的常用方法有倍数改变（fold change，FC）、比值比（odds ratio，OR）、相对危险度（relative risk，RR）和危险比（hazard ratio，HR）等。

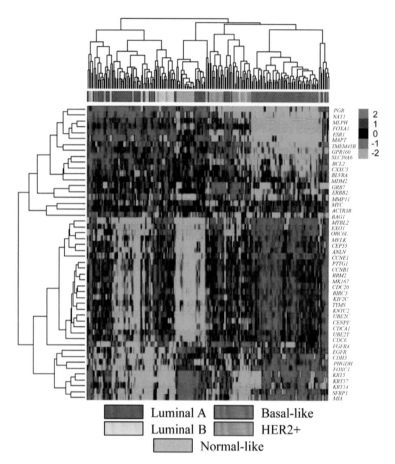

图 3-1　202 例乳腺癌组织样品的 50 个基因表达数据的聚类分析
上端色条表示乳腺癌亚型：Luminal A 型为蓝色，Luminal B 型为浅蓝色，HER2+ 型为粉红色，Basal – like 型为红色，正常为绿色。主图中，红色表示较高的表达，而绿色表示相对低表达[46]

由于规模效应受样本量和样本变异度的影响，因此必须对描述规模进行置信区间估计。最后，差异基因表达分析涉及众多基因的比较，需要对 P 值校正，即多重比较问题或多个假设检验多重比较问题。在统计学上，一般采用错误发现率（false discovery rate，FDR）计算。

3. 基因集富集分析（gene set enrichment analysis）

基因集富集分析是生物信息学研究的主要任务之一。在基因组水平上的统计检验，如差异基因表达分析或相关 / 关联分析（association analysis），可得到成百甚至上千的有统计学意义的基因。基因集富集分析就是回答这些基因的生物学意义是什么的问题。基因集富集分析方法可分为 4 类：①过表示法分析（over-representation analysis，ORA），常采用 Fisher 检验、超几何分布检验（hypergeometric test）、二项式分布、卡方分布检验等。②富集得分（enrichment score）估计，一种非参数估计。③基因集富集的参数分析（parametric analysis of gene set enrichment，PAGE）。④基于网络或通路结构的随机漫步（random walk）分析。

4. 转化生物信息学（translational bioinformatics）

转化生物信息学[47]应该定义为直接为临床服务的生物信息学。转化生物信息学主要包括：①生物医学知识与组学信息整合，应用数据挖掘（data mining）、机器学习（machine learning）等方法，确定临床亚型（sub phenotype）与基因子集（sub set），进一步认识基因子集的生物学功能；而这些生物学功能对应于特定的通路子集（sub pathway）。②药物基因组学，分析不同个体或人群对药物的不同应答。③人类微生物基因组学分析（human microbiome analysis）。④全基因组关联研究（genome-wide association study，GWAS）与疾病相关的生物标志物挖掘。⑤遗传学网络分析（genetic network analysis），整合基因组学、转录组学、蛋白质组学、代谢组学等与疾病的相互作用研究。

（四）癌前病变涉及的系统生物学研究

随着研究的不断深入，人们逐渐认识到，癌前病变作为十分复杂的病理过程，仅从单一分子层面难以认识其分子基础。另一方面，从基因组、转录组、蛋白质组、代谢组等不同层面研究癌前病变分子生物学基础的数据不断积累，采用系统生物学的方法，对不同层面数据进行整合，分析癌前病变的分子机制，进而寻找辅助临床诊疗的靶点，已经成为目前研究的一个热点。

1. 通路分析（pathway analysis）

分子生物学通路分析是近年来最具挑战性的研究领域之一。最简单的通路分析是基因集富集分析。通路分析的主要研究方法有[48]：①基于高通量组学数据的生物通路构建，属于由上而下（up down）的通路分析策略。这个研究策略的特点是先构建复杂多节点（基因）的网络结构，通过验证逐步简化网络结构。这是一种数据驱动（data driven）的分析方法。②基于实验数据和生物知识的通路结构构建，也称由下而上（bottom up）的通路分析策略。该策略的特点是首先建立简单的基因与基因的连接（相互作用），然后逐步建立较复杂的通路结构。这也可看作是知识驱动（knowledge driven）的分析。③高通量组学数据拟合生物通路结构分析，算法主要包括结构方程模型（structural equation model）。④通路结构的拓扑分析（pathway structure topology analysis），用拓扑原理预测通路结构中的关键节点（基因）与通路（path）或基因间的连接。

2. 基因网络分析（gene network analysis）

基因网络分析包括基因网络结构构建、基因网络的结构拓扑分析、基因网络与疾病（表型）的相互关系即表型组学（phenome）[49]等。表型组学有两层意义：表型包括了细胞、组织、器官、系统等多个层面；表型可注释不同的组学，如基因组、转录组、蛋白质组、代谢组、表观组、调节组等。基因网络结构构建或推理的主要方法[48]有：①回归法（regression）；②互信息法（mutual information）；③相关法（correlation）；④贝叶斯法（Bayesian）；⑤荟萃分析法（meta-analysis）；⑥其他：如随机森林、非线性相关、条件熵（condition entropy）、高斯噪音模型（Gaussian noise model）、神经网络（neural network）、遗传算法（genetic algorithm）、高斯混合模型（Gaussian mixture models）、广义逻辑网络模型（generalized logical network modeling）等。

（五）小结

计算生物学（computational biology）[50]和生物信息学是两个相互重叠的学科，都是借助计算机技术研究生物学。但前者着重研究生物学本身，而后者则着重研究方法和计算机工具（软件程序）开发和应用。

我们可将癌前病变涉及的生物信息学归为病理生物信息学（pathological bioinformatics）。其研究范围包括：病理图像数字化（digital pathology）、生物分子的组织细胞空间定位、组织细胞基因表达谱、组织细胞发生发展的基因表达预测以及数字化图像与组学的相互关系等。而这些研究至少涉及如下生物信息学方法：①绘制基因表达图谱（gene expression profile），揭示癌前病变的基因表达特征，用于基因组层面基因表达水平的癌前病变分类。②通过关联分析（association analysis）筛选差异表达基因簇，及其与临床表型间的关系。③差异表达基因簇的生物功能注释，如生物学通路（biological pathway）和基因本体（gene ontology）注释等。④基于基因关联研究推断基因网络（infer gene network），用拓扑学方法比较基因网络和生物通路的差异，揭示差异表达基因簇的生物功能。⑤癌前病变组织细胞 DNA 结构的改变研究，包括点突变（mutation）、短片段的插入和缺失（indel）、易位（translocation）、基因融合（fusion）及 DNA 拷贝数的改变等。⑥癌前病变表观遗传学（epigenetics）研究等。

（胡 应 刘 宇 高燕宁）

五、展望

癌前病变持续时间很长，而且具有可逆性，因而，人们认为，癌前病变应该成为早期发现乃至最终控制人类癌症的最佳切入点。虽然，目前关于癌前病变分子细胞生物学的基础理论研究大多停留在实验室阶段，但是，曙光已现，前景良好。例如，20 世纪 30 年代德国科学家 Otto Warburg（1931 年诺贝尔生理学或医学奖获得者）发现肿瘤细胞因为利用糖酵解通路分解和代谢葡萄糖分子（产生 ATP 的数量仅为正常氧化磷酸化途径的 1/18, 即 5.6%），所以，往往需要比正常细胞摄取更多的葡萄糖分子才得以维持细胞快速生长。这就是著名的"Warburg 效应"[27]。近年来，经过半个多世纪的努力，这一基础理论研究已经成功转化至实际应用，临床上广泛采用的 PET–CT 检测技术能够早期发现癌症即是最佳例证。PET–CT 能够早期发现癌症的分子机制，正是基于"Warburg 效应"的原理，即肿瘤细胞比正常细胞摄取更多的葡萄糖分子。

近年来，大数据时代莅临的呼喊日益高涨，大数据分析的需求持续升温。虽然，癌前病变的生物信息学分析仍处于嗷嗷待哺的襁褓期，但是，假以时日，大数据分析一旦成熟并普及应用，这一利器必将帮助人们更精细、更清晰地揭示和诠释癌前病变进程的点点滴滴。

我们相信，随着生物医学基础研究的不断深入，新技术、新方法的不断涌现和完善，大数据处理分析和生物信息学与医学研究的逐渐整合，癌前病变的分子细胞生物学的基础理论研究成果将越来越多地应用到临床肿瘤防治工作之中。

（徐宁志）

参考文献

[1] HANAHAN D, WEINBERG R A. The hallmarks of cancer. Cell, 2000, 100（1）:57–70.

[2] HANAHAN D, WEINBERG R A. Hallmarks of cancer: the next generation. Cell, 2011, 144（5）: 646–674.

[3] VOGELSTEIN B, PAPADOPOULOS N, VELCULESCU V E, et al.Cancer genome landscapes.Science, 2013, 339(6127):1546–1558.

[4] ALEXANDROV L B, NIK‐ZAINAL S, WEDGE D C, et al. Signatures of mutational processes in human cancer. Nature, 2013, 500（7463）: 415–421.

[5] KINZLER K W, VOGELSTEIN B.Lessons from hereditary colorectal cancer.Cell, 1996, 87（2）: 159–170.

[6] 王国清.食管癌癌前病变的发展趋势及对策.中华肿瘤杂志, 2002, 24（2）: 206–207.

[7] YACHIDA S, JONES S, BOZIC I, et al. Distant metastasis occurs late during the genetic evolution of pancreatic cancer. Nature, 2010, 467(7319):1114–1117.

[8] MACDONALD I. Biological predeterminism in human cancer. Surg, Gynec and Obst, 1951, 92（4）: 443–452.

[9] MACDONALD I. Individual basis of biologic variabiity in cancer. Surg, Gynec and Obst, 1958, 106（2）: 227–229.

[10] MACDONALD I, KOTIN P.Biologic predeterminism in gastric cancer as the limiting factor of curability. Surg, Gynec and Obst, 1954, 98（2）: 148–152.

[11] ELDREDGE N, GOULD S J. Punctuated equilibria: an alternative to phyletic gradualism.San Francisco: Freeman Cooper, 1985 : 193–223.

[12] GOULD S J, ELDREDGE N. Punctuated equilibria: the tempo and mode of evolution reconsidered. Paleobiology, 1977, 3（2）: 115–151.

[13] STEPHENS P J, GREENMAN C D, CAMPBELL P J, et al. Massive genomic rearrangement acquired in a single catastrophic event during cancer development. Cell, 2011, 144（1）: 27–40.

[14] MEYERSON M, PELLMAN D. Cancer Genomes Evolve by Pulverizing Single Chromosomes. Cell,2011,144（7）: 9–10.

[15] BLUM B, BENVENISTY N. The tumorigenicity of human embryonic stem cells.Adv Cancer Res, 2008, 100 : 133–158.

[16] GENTLES A J, ALIZADEH A A, LEE S I, et al. A pluripotency signature predicts histologic transformation and influences survival in follicular lymphoma patients. Blood, 2009, 114（15）: 3158–3166.

[17] TAKANO T, THYROID A N. Fetal cell carcinogenesis: a new hypothesis for better understanding of thyroid carcinoma. Thyroid, 2005, 15（5）: 432–438.

[18] HOLZEN U V, ENDERS G H. A surprise cell of origin for Barrett's esophagus. Cancer Biol Ther, 2012, 13（8）: 588‐591.

[19] GARRAWAY L A, SELLERS W R. Lineage dependency and lineage‐survival oncogenes in human cancer.Nat Rev Cancer, 2006, 6（8）: 593–602.

[20] LANZUOLO C, ORLANDO V. Memories from the polycomb group proteins. Annual Review of Genetics, 2012, 46（1）: 561–589.

[21] CALDAS C, APARICIO S. Cell memory and cancer—the story of the trithorax and polycomb group genes.Cancer

Metastasis Rev, 1999, 18（2）: 313-329.

［22］CALZA S, HALL P, AUER G, et al. Intrinsic molecular signature of breast cancer in a population-based cohort of 412 patients. Breast Cancer Res, 2006, 8（4）: 34.

［23］van't VEER L J, DAI H, VIJVER M J, et al. Gene expression profiling predicts clinical outcome of breast cancer. Nature, 2002, 415（6871）: 530-536.

［24］CARDOSO F, VEERVL, RUTGERS E, et al. Clinical application of the 70 - gene profile: the MINDACT trial. J Clin Oncol, 2008, 26（5）: 729-735.

［25］POTTI A, MUKHERJEE S, PETERSEN R, et al.A genomic strategy to refine prognosis in early-stage non-small-cell lung cancer. N Engl J Med, 2006, 355（6）: 570-580.

［26］HOSHIDAY, VILLANUEVA A, KOBAYASHI M, et al. Gene expression in fixed tissuesand outcome in hepatocellular carcinoma. N Engl J Med, 2008, 359（19）: 1995-2004.

［27］GATENBY R A, GILLIES R J. Why do cancers have high aerobic glycolysis. Nat Rev Cancer, 2004, 4（11）: 891-899.

［28］LONGO V D, MATTSON M P. Fasting: molecular mechanisms and clinical applications.Cell Metab, 2014, 19（2）: 181-192.

［29］POLLAK M. Potential applications for biguanides in oncology. J Clin Invest, 2013, 123（9）: 3693-3700.

［30］MAMTANI R, HAYNES K, BILKER W B, et al. Association between longer therapy with thiazolidinediones and risk of bladder cancer: a cohort study. J Natl Cancer Inst, 2012, 104（18）: 1411-1421.

［31］FRANKELC J.Breakthrough of the year 2013. Cancer immunotherapy.Science, 2013, 342（6165）: 1432-1433.

［32］KARAPETIS C S, FORD K S, JONKER D J, et al. K-ras mutations and benefit from cetuximab in advanced colorectal cancer.N Engl J Med, 2008, 359（17）: 1757-1765.

［33］LIAO X, LOCHHEAD P, NISHIHARA R, et al. Aspirin use, tumor PIK3CA mutation, and colorectal-cancer survival. N Engl J Med, 2012, 367（17）: 1596-1606.

［34］KEERTHIVASAN S, AGHAJANI K, DOSE M, et al. β -catenin promotes colitis and colon cancer through imprinting of proinflammatory properties in T cells. Sci Transl Med, 2014, 6（225）: 28.

［35］MEDEMA J P. Cancer stem cells: the challenges ahead.Nat Cell Biol, 2013, 15（4）: 338-344.

［36］SALAMA R, SADAIE M, HOARE M. Cellular senescence and its effector programs.Genes Dev, 2014, 28（2）: 99-114.

［37］VICTOR S P, GUTARRA S, PRAT G L, et al. Geriatric muscle stem cells switch reversible quiescence into senescence. Nature, 2014, 506（7488）: 316-321.

［38］BANITO A, LOWE S W. A new development in senescence. Cell, 2013, 155（5）: 977-978.

［39］SHARPLESS N E, DEPINHO R A. Cancer: crime and punishment. Nature, 2015, 436（7051）: 636-637.

［40］KANG T W, YEVSA T, WOLLER N, et al. Senescence surveillance of pre-malignanthepatocytes limits liver cancer development. Nature, 2011, 479（7374）: 547-551.

［41］QIAO Y L, DAWSEY S M, KAMANGAR F, et al.Total and cancer mortality after supplementation with vitamins and minerals: follow-up of the Linxian general population nutrition intervention trial.JNatl Cancer Inst，2009，101（7）：507–518.

［42］MA Y, CHAPMAN J, LEVINE M, et al. High-dose parenteral ascorbate enhanced chemosensitivity of ovarian cancer and reduced toxicity of chemotherapy. Sci Transl Med，2014，6（222）：18.

［43］SAYIN VI , IBRAHIM M X, LARSSON E, et al. Antioxidants accelerate lung cancer progression in mice.Sci Transl Med，2014，6（221）：15.

［44］WATSON J D.Type 2 diabetes as a redox disease.Lancet，2014，383（9919）：841–843.

［45］MAHER B. ENCODE: The human encyclopaedia. Nature，2012，489（7414）：46–48.

［46］SANDHU R，PARKER J S，JONES W D，et al. coleman microarray-based gene expression profiling for molecular classification of breast cancer and identification of new targets for therapy. Lab Med，2010，41（6）：364–372.

［47］ALTMAN R B.Introduction to translational bioinformatics collection. P Lo S Comput Biol，2012，8（12）：e1002796.

［48］KHATRI P, SIROTA M, BUTTE A J. Ten years of pathway analysis: current approaches and outstanding challenges. P Lo S Comput Biol，2012，8（2）：e1002375.

［49］BAKER M. Big biology: the omes puzzle. Nature，2013，494（7438）：416–419.

［50］BOURNE P E. Let's make those book chapters open too. P Lo S Comput Biol，2013，9（2）：e1002941

第四章

口腔癌前病变和癌前疾病

口腔癌前病变是口腔鳞癌最重要的来源之一。口腔黏膜癌前病变主要有口腔白斑和口腔红斑，在1979年的WHO口腔癌前病变的临床分类中还包括与吸烟相关的角化症。与上述癌前病变相关的还有一组所谓的癌前状态，如口腔扁平苔藓、口腔盘状红斑狼疮和黏膜下纤维化等。临床上的口腔白斑、口腔红斑等是否为真正的癌前病变还要有病理学的证明。病理学的诊断结果也是治疗癌前病变的先决条件。因此，组织病理学上对癌前病变的认识显得非常重要。目前，病理学上认定一个癌前病变就是看其是否存在上皮异常增生（epithelial dysplasia），有上皮异常增生者意味着以后病变进展为癌的可能性大，即为真正的癌前病变，应采取积极的治疗措施；否则，进展为癌的可能性会小一些，治疗可相对保守。

2005年WHO发布的关于口腔黏膜癌前病变的分类中[1]，将这些病变称为"上皮性先驱病变（epithelial precursor lesion）"，而不是原来的"癌前病变（precancerous lesion 或 premalignant lesion）"。本文为叙述方便，仍称其为癌前病变。实际上WHO 2005年分类中将上呼吸道和上消化道的癌前病变均称为先驱病变。同时，在2005年WHO口腔癌和癌前病变合作中心协调召开的关于口腔癌前病变的专家研讨会上，建议将原来的癌前病变的命名改称为"潜在恶性病变（potentially malignant disorders）"[2]。提出这个名称的重要目的是强调并非所有包括在此名词下的病变都将转变为癌，而是病变中存在的一些组织形态的变化有增加其恶变的潜能。这个名词反映了对于口腔癌发生的多阶段过程的理解。"潜在恶性病变"这一名词还有另外一个含义，即对一个患者来说，未来在口腔黏膜其他部位也有发生恶性肿瘤的可能性，而不是特定在某个现存的有病变的部位。因此，研讨会还建议取消口腔癌前病变和癌前状态的区别，将它们统称为潜在恶性病变。

WHO 2005年分类中指出口腔的癌前病变（上皮性前驱病变）主要包括白斑和红斑（癌前状态仍单独列出）。癌前病变的定义是"转变为鳞状细胞癌的可能性增加的发生改变的上皮。这种改变的上皮出现各种传统上称为上皮异常增生的细胞学和组织结构的变化"。这个定义较1997年的分类没有本质的改变[3]。

2005年的研讨会上对白斑的定义是："可疑有癌变危险性的白色斑块，前提是排除无癌变危险的已知病变"[1]。此定义与以前多次修改的关于白斑的定义本质上区别不大，但内容更具体，对临床实际有更明确的指导意义。应强调指出：这是个临床名词，没有任何特别的组织病理学含义。对于口腔红斑的定义，研讨会认可1978年WHO的定义，即"临床和病理学上都不能定义为任何其他疾病的鲜红色斑块"[4]。从上述定义中可以看出确定这两种病变之前，必须分别排除与上述两种病变相关的、实际上并非为癌前病变的、临床上表现为白色和红色的病变。

（孙 正）

参考文献

[1] BARNES L, EVESON J W, REICHART P, et al. Head and neck tumors//International Agency for Research on Cancer (IARC). World Health Organization Classification of Tumours. Pathology & genetics. Lyon: IARC Press, 2005: 177-181.

[2] WARNAKULASURIYA S, JOHNSON N W, WALL I. Nomenclature and classification of potentially malignant disorders of the oral mucosa. J Oral Pathol Med, 2007, 36: 575-580.

［3］PINDBORG J J, REICHART P, SMITH C J, et al. World Health Organization: histological typing of cancer and precancer of the oral mucosa. Berlin: Springer-Verlag, 1997.

［4］World Health Organization Collaborating Center for Oral Precancerous Lesion. Definition of leukoplakia and related lesions: an aid to studies on oral precancer. Oral Surg Oral Med Oral Pathol, 1978, 46：518-539.

第一节 口腔红斑

口腔红斑（oral erythroplakia，OE）是一种少见的口腔黏膜病。虽然发病率低，但目前普遍认为口腔红斑是癌变率最高的口腔癌前病变，因此，充分认识它并早期发现、早期治疗具有重要的临床意义。

口腔红斑的定义是经过长达一个世纪的演变历程才逐渐明确的。最初的"红斑病"是1911年由Queyrat提出的，用于描述一种阴茎病变，故又称为"奎来特红斑"或"增殖性红斑"[1]。1924年Darier等首次报道了发生于头颈部的增殖性红斑——位于颊部的斑块状病损[2]。1955年Blau等对奎来特红斑进行了定义，认为它是"发生于皮肤、龟头、阴道、口腔等的一种原位癌——Bowen病的亚型"。1975年Shafer和Waldron建议使用"红斑"作为红色黏膜损害的临床诊断定义，认为"口腔红斑是一种特殊的疾病，必须与其他特异性或非特异性口腔炎症性疾病相鉴别，在许多病例中必须通过活检鉴别"。1978年WHO将口腔红斑定义为"口腔黏膜上出现的鲜红色天鹅绒样斑块，在临床和病理上不能诊断为其他疾病者。不包括局部感染性炎症，如结核及真菌感染等"[3]。1997年WHO制定的"口腔黏膜癌及癌前病变的组织学分类"中将口腔红斑定义为"临床或病理不能归为任何其他已定义的病损的火红斑块"[4]。

【流行病学研究和病因】

1.口腔红斑的流行病学研究

口腔红斑主要发生于中年及老年人，性别间无明显差异。1975年Shafer和Waldron报道64 345例活检样本中仅发现58例红斑(0.09%)，且这58例患者中67.8%为60~70岁老人。Lay等1982年在缅甸对6 000名15岁以上居民进行的一次普查中发现5例红斑患者，患病率仅为0.083%[5]。1997年Zain等在马来群岛的一项对11 707名35岁以上成人进行的口腔疾病调查中发现15例红斑患者，患病率为0.13%[6]。

上海交通大学医学院附属第九人民医院口腔黏膜病专科的一项回顾性统计资料显示，该科1993—2009年就诊并随访存档的16 000病例中，保存有患者相应临床和病理信息以及有随访和癌变记录的口腔红斑患者共34名，占全部病例的0.21%。其中17名为癌变患者，占50%，这些患者的癌变时间为8~68个月，平均38个月。

2.口腔红斑的病因学研究

口腔红斑的确切病因仍然不明，但因其与口腔癌的高度相关性，学界推测其病因可能与口腔鳞状细胞癌相似。目前研究发现可能与以下因素相关，但对所有的证据均有不同的质疑。

（1）**咀嚼烟草和饮酒**：已有研究发现咀嚼烟草和饮酒是印度人群中口腔红斑发生的危险因素。

（2）**白假丝酵母菌感染**：已有研究证实在红白斑中检出白假丝酵母菌，而且一些病例在经过抗真菌治疗后红色或白色斑块会减退或消失。Barrett 等人研究也表明上皮异常增生的严重程度与真菌的存在有相关性[7]。但也有研究者认为这些病例中的红斑仅仅是临床红斑，可能为炎症性红斑，而不是异常增生。

（3）**人乳头瘤病毒感染**：关于人乳头瘤病毒（human papilloma virus, HPV）HPV 在口腔癌前病变中的作用已有许多研究。Nielsen 等使用原位杂交和 PCR 法研究 49 名口腔癌前病变患者（其中包括 10 例红斑患者）中 HPV 的检出率，发现 50% 的红斑患者和 33.3% 的红白斑患者 HPV 阳性，总的 HPV 检出率为 40.8%。作者认为 HPV 可能是一种协同致病因素，因为在 4~12 年的随访中，所有癌变患者均 HPV 阳性[8]。

（4）**EB 病毒感染**：有报道称口腔红斑和口腔原位癌中 EB 病毒的检出率分别为 50% 和 40%[9]。但 EB 病毒到底是一种致癌因素，还是因为肿瘤相关的免疫抑制使得 EB 病毒水平增加，目前仍有争议。

【临床表现】

口腔红斑临床表现为鲜红色天鹅绒样斑块，状似"上皮缺失"。鲜红色斑块边缘清楚，稍隆起，表面光滑、发亮，扪诊较软；或红斑病损区内有散在白色颗粒状增生斑点，呈红白相间状，扪诊略粗糙，红斑压之不褪色。口腔红斑患者一般多无明显自觉症状，少数患者自诉有烧灼感，常于口腔疾病检查或治疗中偶尔发现。

根据病损表现特点的差别，临床上可将红斑分为均质型、间杂型和颗粒型三种[10]。

1. 均质型红斑（homogenous erythroplakia）

病变较柔软，呈天鹅绒样鲜红色，表面光滑、发亮，状似"上皮缺失"（图 4-1）。病损边缘清楚，直径一般为 0.5~2cm 大小，平坦或微隆起。红斑区内有时可见到外观正常的黏膜。

2. 间杂型红斑（interspersed erythroplakia）

红斑病损区内有散在的白色斑点，红白相间，有时与扁平苔藓不易区分。

3. 颗粒型红斑（granular erythroplakia）

在红斑病损区内有颗粒样微小的结节，似桑葚状或颗粒肉芽状，稍高于黏膜表面，微小结节为红色或白色（图 4-2）。有时其外周亦可见散在的点状或斑块状白色角化区（有学者认为此型即颗粒型白斑）。此型的组织病理学表现往往是原位癌或早期鳞癌。

口腔红斑病损可发生于口腔黏膜的任何部位，软腭、口底和颊黏膜是好发部位。Shafer 和 Waldron 发现男性最常见的发病部位为口底，其次为磨牙后区，最少见的部位为下颌联合处牙槽黏膜；而女性则是下颌联合处牙槽黏膜、下颌牙龈、下颌移行沟处最多见，其次为口底和磨牙后区。

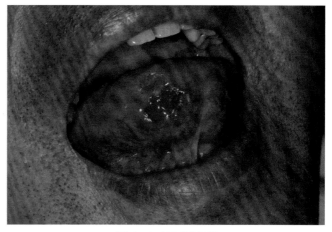

图 4-1　均质型红斑

红斑很少累及舌部。

但上海交通大学医学院附属第九人民医院口腔黏膜病专科的回顾性统计资料显示，34 例口腔红斑中，男性 16 例，女性 18 例，男女比为 0.88 ∶ 1；平均发病年龄 59.06 岁，其中女性 60.94 岁，男性 58.06 岁。发病部位的顺次为：舌（16 例，47.06%）、颊（9 例，26.47%）、腭（5 例，14.71%）、牙龈（4 例，11.76%）。其中男性顺序为舌（7 例，43.75%）、颊（4 例，25%）、腭（2 例，12.5%）、牙龈（3 例，18.75%）；女性顺序为舌（9 例，50%）、颊（5 例，27.78%）、腭（3 例，16.67%）、牙龈（1 例，5.56%）。

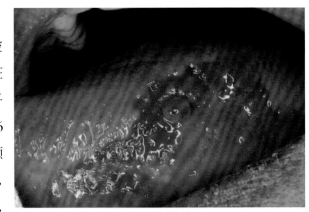

图 4-2　颗粒型红斑

由于口腔假丝酵母菌病、组织胞浆菌病、萎缩型口腔扁平苔藓、红斑狼疮、类天疱疮等口腔黏膜病均可以在口腔黏膜表面呈现红色斑块状病损，所以，口腔红斑是一种排除性诊断，只有通过临床鉴别排除了以上疾病（尤其是口腔假丝酵母菌病和萎缩型口腔扁平苔藓）后，才能考虑口腔红斑的临床诊断。根据 1997 年 WHO 关于"临床或病理不能归为任何其他已定义的病损的火红斑块"的口腔红斑定义，口腔红斑的确诊还必须有活组织病理检查的证据。

【组织病理学表现】

口腔红斑的活体检查标本，在显微镜下可有以下几种表现。

1. 上皮异常增生

上皮可有增生和萎缩两种。表面一般为过度不全角化或正角化与不全角化混合存在。一般不见正角化单独存在。上皮可表现为不同程度的异常增生，如细胞的多形性，核质比例异常。核分裂增多并出现上皮浅层核分裂（图 4-3）。细胞核深染、角化不良等。如发生在口底时，邻近的涎腺导管上皮亦可出现异常增生。固有层可见不同程度的炎症细胞浸润，主要为淋巴细胞和浆细胞，并可形成淋巴滤泡。血管变化主要为血管的扩张和增生。含有血管的结缔组织乳头，延伸至增生的钉突之间的萎缩上皮下，使病变表现为红色。

2. 原位癌

即上皮全层被异常增生的细胞占据。

3. 浸润性鳞状细胞癌

多见于非均质型红斑，其中一部分为早期浸润癌。其组织分化程度往往与临床表现无关。癌灶有时为多中心性。癌组织间质有许多毛细血管，这些间质常延伸至病变表面及萎缩的上皮下，可能是病损处表

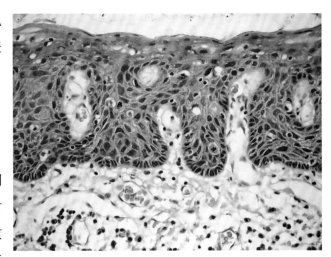

图 4-3　红斑伴上皮重度异常增生

现为红斑的原因。癌组织表面可见灶性的角化。

【诊断和鉴别诊断】

口腔红斑临床表现前已述及。诊断必须有组织病理学检查证据。

本病应与义齿性口炎红斑、口腔扁平苔藓及口腔白斑相鉴别。均质型红斑尤应与义齿性口炎相鉴别。义齿性口炎为白假丝酵母菌感染，可找到菌丝，且抗真菌治疗有效。

【口腔红斑的治疗】

口腔红斑目前尚无特殊疗法。虽然有人尝试用激光、冷冻等物理疗法来治疗口腔红斑，但疗效并不确切。由于口腔红斑的癌变率高，因此一旦确诊后，须立即采取根治术。但 Vedtofte 等调查 10 例口腔红斑和 15 例口腔红白斑手术后患者发现，4 例口腔红斑和 3 例口腔红白斑复发，其中 2 例口腔红白斑恶变。Amagasa 等报道 7 例口腔红斑手术后有 5 例复发[11]。因此，口腔红斑术后的高复发率是临床治疗中的一大难题，其复发机制有待研究。

【口腔红斑的转归】

口腔红斑没有特殊疗法，并且术后复发问题一时难以解决，癌变成为口腔红斑的重要演变趋势和转归。当前，有关口腔红斑癌变机制的研究颇多，其研究成果可能为解决口腔红斑的治疗难题提供方向和路径。

口腔红斑是口腔癌前病变中最具侵袭性的病种，是口腔鳞癌最重要的来源。其中颗粒型口腔红斑组织学表现往往就是原位癌或浸润癌。

Shafer 和 Waldron 曾观察比较口腔红斑和口腔白斑发生上皮异常增生及癌变的情况。他们对 3 360 例口腔白斑和 65 例口腔红斑病变取活检。镜下观察发现：口腔白斑中 80% 无异常增生，12% 有轻度至中度异常增生，5% 为重度异常增生至原位癌，3% 为浸润癌；口腔红斑病例全部出现异常增生，其中 9% 有轻度至中度异常增生，40% 有重度异常增生至原位癌，51% 为浸润癌，所以对口腔红斑病例要保持高度警惕。

肿瘤干细胞研究是早期发现口腔红斑和评估其预后的重要途径之一。然而关于口腔红斑癌变的分子生物学信息相对较少，唯一的代表性研究是 Qin 等评价 P53 在 24 例口腔红斑伴不同程度异常增生的患者中的表达，并得出结论：P53 可能与口腔红斑的癌变潜能有关[12]。上海交通大学医学院附属第九人民医院口腔黏膜病专科一项"关于口腔癌前病变干细胞标志物的回顾性研究"对 34 例口腔红斑组织中的乙醛脱氢酶 1（aldehyde dehydrogenase 1，ALDH1）、干细胞更新因子（B 细胞特异性莫洛尼鼠白血病病毒整合位点 1，B-cell specific Moloney murine leukemia virus integration site1，BMI1）、黏液膜糖蛋白 Podoplanin 以及侧群干细胞（side population）表型的分子决定子 ABCG2 进行了测定，发现 34 例口腔红斑患者（癌变和非癌变组各 17 例）的 Podoplanin、ABCG2、ALDH1 和 BMI1 表达率分别为 44.1%、61.85%、55.9% 和 58.8%；口腔红斑患者中有 ALDH1 和 BMI1 表达者其癌变风险比没有表达者分别增高 11.20 倍和 4.64 倍。此外，如果将 34 例口腔红斑患者中发生癌变的 17 例与未发生癌变的另外 17 例分别统计，Podoplanin 的表达在癌变组为 64.7%，在非癌变组仅为 23.5%；ABCG2 表达在癌变组为 88.2%，在非癌变组仅为 35.3%。值得注意的是，癌变组和非癌变组 Podoplanin 和 ABCG2，ALDH1 和 BMI1 同时表达或单一表达有显著性差异，提示干细胞标志物 Podopanin、ABCG2、BMI1、ALDH1 的阳性表达可能预测口腔红斑癌变，可能提示口腔红斑癌变风险度显著增高，可以据此对癌变风险做出评价[13-16]。

【早诊、早治】

口腔红斑患者早期除少数自诉有烧灼感外，一般多无自觉症状，因此，由患者自行发现的概率很低。这就给该病的早期诊断带来了困难。

为了能够早发现、早诊断，首先要提倡人群定期检查口腔黏膜健康状况和提高口腔科医师对口腔黏膜红色斑块状损害的警惕性。对于发现了的口腔黏膜红色斑块状损害，可以参照国际学术界推荐的"口腔白斑诊断路径"进行分步诊断。第一步：观察病损特征，检查局部刺激因素，收集病史，发现用药或可疑饮食刺激因素。去除可疑因素后观察病损变化，以排除炎症性和过敏性疾病引起的口腔黏膜红色斑块状损害。第二步：根据口腔黏膜红色斑块的萎缩样损害特征与其他斑纹类疾病的增生样损害特征比较，在排除了口腔白斑、口腔扁平苔藓、口腔盘状红斑狼疮等其他癌前病变后，可做出"口腔红斑拟临床诊断"。第三步：选择恰当的部位做黏膜组织的病理检查，对于较小的病损主张"切除活检"。需要强调的是，由于口腔红斑的癌变率高，为防止因活检刺激黏膜变化，一旦病理确诊，应该尽快行根治手术。

【可能的预防措施】

口腔红斑确切病因的不明确给有效预防带来了困难，但根据现有的病因学研究结果，口腔红斑可能与烟酒、辛辣食物等刺激因素有关，可能与某些真菌、病毒感染等生物因素有关，也可能与基因变化等分子生物学方面的因素有关。除了分子生物学方面的因素目前无法控制外，针对其他因素可采取避免烟酒、辛辣食物等刺激，或防止真菌、病毒感染等措施，可能有助于口腔红斑的预防。

由于口腔红斑的发病机制不明，因此，应该把预防的重点放在加强口腔黏膜的定期常规检查上。

【分子生物学及其他基础研究】

有关口腔红斑的分子生物学研究主要集中于发病和癌变机制的探索。虽然尚不能完整解释该病演变的内在原因，但这些研究对于最终掌握该病的防治有积极意义。

1. 口腔癌前病变干细胞标志物

口腔癌的早期发现和预后评估是肿瘤干细胞理论研究热点之一。Braakhuis 等[17]提出区域化口腔黏膜癌变理论，该理论认为口腔黏膜癌起始于基底层的数个干细胞克隆表达异常，从斑点状阶段发展到区域化阶段，并在区域内形成癌前病变，进而癌变。同时，同一区域内会形成新的癌前病变，即使切除原发癌症，新的癌前病变仍然存在，于是就复发或形成二次肿瘤[18]。头颈部鳞癌的发生、发展、复发和转移与肿瘤细胞中的小部分亚群（即肿瘤干细胞）相关，这部分亚群可利用标志物分选出，故肿瘤干细胞标志物的鉴定对肿瘤干细胞理论的研究十分重要[19]。

2. DNA 含量异常

Sudbo 等[20]对 37 名口腔红斑患者进行切除活检，对获得的 57 个样本进行 DNA 含量研究，发现 41 个样本（25 例患者）DNA 含量异常（DNA 非整倍体），其中 23 例在随访 29~79 个月（中位数为 53 个月）

后发展为口腔癌；而 12 例 DNA 含量正常者，随访 21~163 个月（中位数为 98 个月）无一人发展为口腔癌（$P<0.001$）。DNA 含量（倍体型）的畸变可能是预测和判断口腔红斑预后的重要标志。

3. 微卫星不稳定（microsatellite instability，MSI）/ 杂合性缺失（loss of heterozygosity，LOH）

研究认为早期口腔癌前病变有 3p14 和 9q21 两个特定染色体等位性不平衡或 LOH[21]。微卫星是指同源染色体特殊部位数量不等的核苷酸的串联重复，随机分布于人类基因组中。某一既定位点微卫星序列的总长在个体中常呈杂合性。在口腔鳞癌中，已证明多数染色体有 LOH 的发生。在癌前病变中用微卫星标志也发现有部分位点的 LOH。对 31 例有异常增生的口腔红斑和口腔白斑患者使用微卫星标志和限制性片段长度多态性（RFLP）标志分析 3p21、8q21.23、9p21 以及抑癌基因 *Rb*（13q14.2）、*P53*（17p13.1）、*DCC*（18q21.1）这些位点的 LOH，发现 73% 的患者等位性不平衡，55% 微卫星不稳定。

（周曾同　高　岩）

参考文献

［1］QUEYRAT L. Erythroplasie du gland. Bull Soc Fr Dermatol Syphili Gr，1911，22：378-382.

［2］DARIER J，LAMAITRE F，MONIER L. Les modes de debut des cancers de la bouche et des machiores. Bull Cancer(Paris)，1924，13：256-272.

［3］WHO Collaborating Center for Oral Precancerous Lesions. Definitions of leukoplakia and related lesions：an aid to studies on oral precancers. Oral Surg Oral Med Oral Pathol，1978，46（4）：5l8-539.

［4］PINDBORG J J，REICHART P A，SMITH C J，et al. Histological typing of cancer and precancer of the oral mucsa. 2nd. Berlin. New York. Tokyo：Springer Vertag，1997.

［5］LAY K，SEIN M，MYINT A，et al. Epidemiologic study of 6000 viilagers of oral precancerous lesions in Bilugyun：preliminary report. Commun dent oral epidemiol，1982，10（3）：152-155.

［6］ZAIN R B，IKEDA N，RAZAK IA，et al. A national epidemiologieal stir vey of oral mucosal lesions in Malaysia. Commun Dent Oral Epidemiol，1997，25（5）：377-383.

［7］BARRETT A W　KINGSMILLV J. SPEIGHT P M. The frequency of fungal in fection in biopsies of oral mucosal lesions. Oral Dis，1998，4（1）：26-31.

［8］NIELSEN H，NORRILD B，VEDTOFTE P，et al. Human papillornavirus in oral premalignant lesions. Eur J Cancer B Oral Oncol，1996，32B（4）：264-270.

［9］VEDTOFTE P，HOLRRMTMP P，HANSEN H E，et al. Surgical treatment of prerrmlignant lesions of the oral mucosa. Int J Oral Maxillofac Surg，1987，16（6）：656-664.

［10］陈谦明. 口腔黏膜病学. 4 版. 北京：人民卫生出版社，2012:117-119.

［11］AMAGASA T，YOKCO E，SATO K，et al. A study of the clinical charac, teristics and treatment of oral carcinoma in situ. Oral Surg Oral Med Oral Pathol，1985，60（1）：50-55.

［12］QIN G Z，PARK J Y，CHEN S Y，et al. A high prevalence of p53 mutations in premalignant oral erythroplakia. Int J Cancer，1999，80（3）：345-348.

［13］WAAL I. Potentially malignant disorders of the oral and oropharyngeal mucosa; present concepts of management. Oral Oncol，2010，46（6）：423-425.

［14］刘伟，周曾同，蒋伟文 . 干细胞标志物在头颈部癌中的研究进展 . 临床口腔医学杂志，2010，26（5）：311-313.

［15］GIRES O. Lessons from common markers of tumor – initiating cells in solid cancers. Cell Mol Life Sci，2011，68（24）：4009-4022.

［16］ZHANG Z，FILHO M S，NÖR J E. The biology of head and neck cancer stem cells. Oral Oncol，2012，48（1）：1-9.

［17］BRAAKHUIS B J，LEEMANS C R，BRAKENHOFF R H. A genetic progression model of oral cancer: current evidence and clinical implications. J Oral Pathol Med，2004，33（6）：317-322.

［18］SAYED S I，DWIVEDI R C，KATNA R，et al. Implications of understanding cancer stem cell (CSC) biology in head and neck squamous cell cancer. Oral Oncol，2011，47（4）：237-243.

［19］VILLAR M E，SCHOLL F G，GAMALLO C，et al. Characterization of human PA2.26 antigen (T1alpha-2, podoplanin), a small membrane mucin induced in oral squamous cell carcinomas. Int J Cancer，2005，113（6）：899-910.

［20］SUDBO J，KILDALW，JOHANNESSEN A C，et a1. Gross genomic aberrations in precancers : clinical implications of a long term follow up study in oral erythroplakias. J Clin Oncol，2002，20(2) : 456-462.

［21］MASHBERG A，MORRISSEY J B，GARFINKEL L. A study of the appearance of early asymptomatic oral squamous cell carcinoma. Cancer，1973，32（6）：1436-1445.

第二节　口腔白斑

口腔白斑（oral leukoplakia，OLK）是发生在口腔黏膜上以白色为主的损害，不能擦去，也不能以临床和组织病理学的方法诊断为其他可定义的损害，属于癌前病变，或潜在恶性疾患（potentially malignant disorders, PMD）范畴，但不包括吸烟等局部刺激因素去除后可以消退的单纯性过度角化[1]。

对口腔白斑的定义和诊断有一个历史演变过程，直至今日，也只是得出了一个相对统一的认识。口腔白斑最早于 1978 年由 WHO 首次统一定义：白斑是一个临床术语，指发生在口腔黏膜上的白色斑块，不能被刮去，也不能诊断为其他白色病损。1983 年进行了修订：白斑是一种临床或病理上不能诊断为其他疾病的白色斑块，与物理或化学性的刺激因素无关，烟草刺激除外。1996 年修订为：发生于口腔黏膜上以白色为主的损害，不能擦去，也不能以临床和组织病理学方法诊断为其他可定义的损害，属于癌前病变，不包括吸烟、局部刺激等局部因素去除后可消退的单纯性过角化。2005 年的研讨会上对白斑的定义是："可疑有癌变危险性的白色斑块，前提是排除无癌变危险的已知病变"。[2] 此定义与以前多次修改的关于白斑的定义本质上区别不大，但内容更具体，对临床实际有更明确的指导意义。但应强调这是个临床名词，没有任何特别的组织病理学含义。

【流行病学研究和病因】

1. 口腔白斑的流行病学研究

口腔白斑的患病率约为 0.5%~3.46%，好发于中老年男性。关于口腔白斑的流行病学调查数据，各研究报道之间有差异，从 0.4% 到 26% 皆有报道。可能由于白斑的定义历经演变，各研究的诊断标准和纳入人群不同。1970 年 Pindborg 等在印度调查 20 333 人，口腔白斑患病率为 4.9%；而 Mehta 在印度调查 101 761 人，口腔白斑患病率为 0.67%。我国 1978 年白斑和扁平苔藓协作组全国调查 134 492 人，口腔白斑的患病率高达 10.47%，主要为均质型白斑，非均质型仅为 0.3%，而口腔白斑患者的癌变率也高达 10%[3]。口腔白斑目前难以完全治愈，极易复发甚至转化为口腔癌，癌变率为 3%~17.5%，是一类严重影响人类生存质量、威胁人类健康的疾病[4]。

2. 口腔白斑的病因学研究

口腔白斑的发病原因还不清楚，但已知与吸烟、酗酒、病毒感染、假丝酵母菌感染等有关，其中吸烟是最重要的发病因素。

（1）**吸烟**：吸烟是目前最确定的导致口腔白斑的环境诱因。虽然喜饮烈性酒、食过烫或酸辣食物、嚼槟榔等局部理化刺激也与白斑发生有关，但吸烟是目前最为确定的导致口腔白斑的环境诱因。流行病学调查显示，白斑的发生率与吸烟史长短及吸烟量呈正相关，每日吸烟支数 × 吸烟年数 > 400 支 / 年，发生白斑的危险度增加。此外，香烟制品种类的不同与白斑发病率高低亦有差异，其由高到低的顺序是：旱烟 > 纸烟 > 水烟。国内学者用香烟烟雾刺激或烟丝提取液直接涂搽黏膜均可制备出白斑的动物模型，证实了吸烟与白斑发病关系密切。因为吸烟过程中人体会吸收许多有毒化学物质，其中就包括芳香基碳氢化合物等，这些物质具有细胞毒性，能致 DNA 修复缺陷。DNA 在正常的复制过程中也会产生一定的错误，但是人体存在有效的 DNA 修复机制，常见的有核苷酸切除修复和碱基切除修复等，各自均包含一系列的效应蛋白和酶体。而一旦这些酶功能异常则会造成 DNA 的错误无法校正，从而导致细胞的复制异常，即可能出现病变细胞[3]。糖基酶 hOGG1（可以切除氧化的鸟嘌呤）及 XRCC1 激发内切酶，两者均属碱基切除修复酶，可以修复断裂的单链 DNA，研究发现两者在口腔白斑中均出现表达异常。吸烟产生的有毒化学物质也可以被人体代谢系统所消化，人体的代谢酶分 I 型代谢酶（细胞色素 P450）和 II 型代谢酶（谷胱甘肽 S- 转移酶，glutathione S-transferase，GST），这些酶功能的异常也可能是口腔白斑的诱因。GST 家族的基因多态性，可能会影响口腔白斑的发生率。GSTT1 突变与口腔白斑的发生率呈负相关，GSTP1、GSTM1、GSTM3、GSTT1 基因多态性分别调控不同吸烟习惯的人群与白斑的关系，众多基因随病程的发展而有不同的表达变化[5]。

（2）饮酒：酒精被认为是导致口腔癌的危险因素之一。流行病学支持酒精导致癌症的假说，但动物实验尚未证实酒精可以诱发癌症。酒精致癌假说[6,7]支持点主要包括：酒精中包含可以致癌的物质或污染物，产生对人类致癌的代谢产物；作为提高其他致癌物渗透力的溶剂，加重营养缺乏，阻碍致癌物降解，使某些物质转化为致癌物；提高细胞对氧化剂的暴露，抑制免疫功能，等等。有研究[8]认为，约 85% 的口腔癌是由正常组织先发展成为白斑，最终由白斑转化为癌，酒精与白斑恶性转化的 OR 为 2.37，说明酒精可以促使白斑向口腔癌转化。

美国大约 75% 口腔癌患者是由于饮酒和吸烟所致，而且多由于两者的协同作用。几乎所有的口腔癌患者饮酒，而无口腔癌者饮酒明显较少；几乎所有的饮酒者同时吸烟。吸烟者口腔癌的发生与饮酒相关，危险度随饮酒量的增加而上升，校正吸烟因素后，饮酒 ≥ 30 杯 / 周者的 RR 提高至接近 9 倍；饮酒同时吸烟使患口腔癌的 RR 上升，重度饮酒同时重度吸烟者的 RR 是非饮酒吸烟者的 37 倍，提示酒精可以加强烟草的致癌作用。在与吸烟、饮酒相关的肿瘤患者中，约 2/3 是由于重度吸烟饮酒 [≥ 20 年吸烟史，吸烟 ≥ 2 包 /d，和（或）饮酒 ≥ 30 杯 / 周] 所致。饮酒和吸烟密切相关，饮酒者通常吸烟，重度饮酒者往往同时为重度吸烟者，反之亦然。烟、酒同为口腔癌的危险因素，在严格控制其中一种因素的暴露后，可观察到另一种因素与患口腔癌有明显的剂量相关关系，提示每一种因素都可单独诱发癌症。但吸烟并不是酒精诱发癌症的必要前提条件，从不吸烟者或戒烟者口腔癌的发病危险度仍随饮酒量的增加而上升，这表明单独饮酒可诱发癌症，酒精可能与其他致癌物质相互作用而致不吸烟者发生癌症[9]。饮酒联合吸烟的危险度要高于其中每一个因素的单独作用，同时饮酒、吸烟可以使危险度上升大约 10 倍[10]。

还有研究表明，嚼槟榔、吸烟及饮酒与患口腔白斑的 *RR* 是 113.57 倍，患口腔黏膜下纤维性变的 *RR* 是 101.12 倍，患疣状病变的 *RR* 是 45.15 倍[11]。

（3）**假丝酵母菌感染**：流行病学调查显示，口腔白斑患者中，白假丝酵母菌检出率为 34% 左右。除白假丝酵母菌外，星状假丝酵母菌和热带假丝酵母菌可能与白斑的发生也有密切关系。此外用白假丝酵母菌感染动物也可制备出白斑动物模型，显示白假丝酵母菌可能是白斑发生的一个重要致病因素，或是其中的一种合并因素。同时可以肯定的是，伴有白假丝酵母菌感染的白斑——假丝酵母菌白斑，容易发生恶性变。

Renstrup 1970 年在 235 例白斑中发现 23% 患者有假丝酵母菌感染；李辉奉 1976 年曾取 45 例口腔白斑患者病损区涂片进行假丝酵母菌培养，阳性率为 35.55%，较对照组（正常人）口腔擦拭物阳性率 10.36% 要高（*P*<0.01）。杨霖等测定了 50 例单纯型白斑患者和健康正常人血清中的抗白假丝酵母菌抗体，50 例白斑患者其血清抗体滴度均在 1∶16 以上，最高达 1∶512，平均滴度为 1∶73.71；而 25 名对照者的血清抗体滴度均在 1∶16 以下，平均滴度为 1∶7.36，二者差异有高度显著性。大白鼠、小白鼠、金黄地鼠接种白假丝酵母菌感染试验显示：大白鼠容易感染白假丝酵母菌，组织切片结果表明感染的大白鼠口腔呈现人假丝酵母菌性白斑的改变，说明白假丝酵母菌可能是某些白斑患者的病因之一。

（4）**人乳头状瘤病毒（HPV）感染**：白斑的发生与 HPV 感染有密切关系。应用免疫组化、核酸杂交（Northern 印迹分析）和基因扩增技术（PCR）对口腔白斑可检出不同类型的 HPV，如 HPV16DNA 等。采用原位杂交（ISH）技术在 35 例异常增生标本中有 33 例检出 HPV31。据报道，白斑的病因与 HPV 密切相关：在 20 例白斑中均检出 HPV 抗原，并发现与异常增生及恶变有关；轻度异常增生病变样品中也检出 HPV6 及 HPV11。另一资料证实口腔上皮的白斑恶变组织中高危型 HPV16、18 等检出率高。向彬等选取 18 例保存的白斑活检标本，用抗牛乳头瘤病毒的抗血清进行免疫组化染色，并以缓冲液代替一抗作阴性对照，结果 18 例皆为阳性，再次证明口腔白斑发病与 HPV 感染有密切关系。

（5）**全身因素**：研究发现，微量元素锰（Mn）、锶（Sr）和钙（Ca）的含量与口腔白斑发病呈显著负相关。其中锰的含量与口腔白斑的关系更为密切。锰与酶的形成有关，而口腔白斑的发生与组织代谢异常有联系。上皮代谢与维生素关系密切，维生素 A 缺乏可引起黏膜上皮过度角化。维生素 E 缺乏能造成人皮肤的氧化异常，使之对刺激敏感而易患白斑[12]。

【临床表现】

口腔白斑临床可分为均质型与非均质型两大类。均质型癌变风险相对较低；非均质型又可分为颗粒型、疣状型和溃疡型，癌变风险较高。增生性疣状白斑（proliferative verrucous leukoplakia，PVL）是疣状白斑的一个亚型，多发生在老年女性，呈多病灶，易复发，并且持续进展，癌变风险高[1, 2]。

1. 均质型白斑

口腔黏膜上出现白色或灰白色的均质型较硬的斑块（图 4-4），质地紧密，损害形态与面积不等，轻度隆起或高低不平。表面呈皱纸状，或出现细小裂纹。无自觉症状，或有粗涩感。

2.非均质型白斑

（1）**颗粒型**：亦称颗粒结节状白斑，颊黏膜口角区多见（图4-5）。白色损害呈颗粒状突起，致黏膜表面不平整，病损间黏膜充血，似有小片状或点状糜烂，患者可有刺激痛。本型白斑多数可查到白假丝酵母菌感染。

（2）**疣状型**：损害隆起，表面高低不平，伴有乳头状或毛刺状突起（图4-6），触诊微硬。除位于牙龈或上腭者外，基底无明显硬结，损害区粗糙感明显。

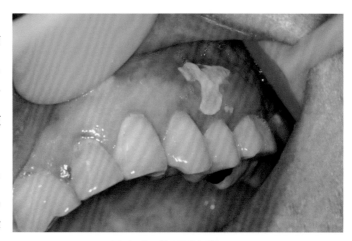

图 4-4　均质型白斑

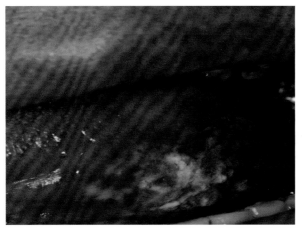

图 4-5　颗粒型白斑

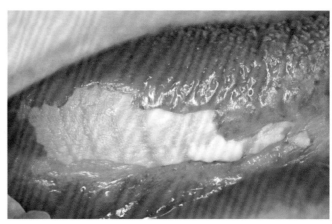

图 4-6　疣状白斑

（3）**溃疡型**：在增厚的白色斑块上，有糜烂或溃疡（图4-7），可有或无局部刺激因素。患者通常因溃疡形成而发生疼痛。

在2005年WHO口腔癌和癌前病变合作中心协调召开的关于口腔癌前病变的专家研讨会上，部分专家认为大体上将白斑分为均质型和非均质型的临床分类并不确切，而且其价值有限。专家们认为白色和红色共存的病变有更高的危险性，应称为"红白斑（erythroleukoplakia）"。WHO 2005年分类中将"增生性疣状白斑"与口腔癌前状态列在一起。增生性疣状白斑常常是多灶性、覆盖面积较大的白斑，更符合潜在恶性病变的命名[2]。

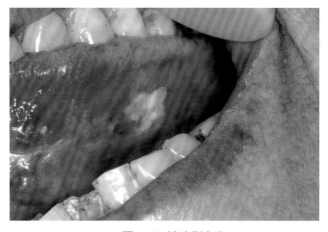

图 4-7　溃疡型白斑

【组织病理学表现】

大部分白斑镜下表现为上皮过度角化即角化层增厚。在口腔黏膜上皮中原有角化的部位（如硬腭、牙龈）角化层增厚或者在正常情况下无角化的部位（如颊、口底等）出现了角化，都应视为过度角化。过度角化可以为过度正角化 (hyperorthokeretosis) 或过度不全角化 (hyperparakeratosis) 或二者兼有。正角化白斑的角化层深部常见明显的颗粒层。如为过度不全角化，颗粒层则不明显。棘层细胞层次增加，也有少数病例棘层变化不明显甚至萎缩。上皮钉突延长。上皮基底层细胞排列规则，大小一致，分裂象不多见。基底膜清楚。上皮下结缔组织内可见程度不同的慢性炎症细胞浸润。多数白斑炎症细胞较少。此种白斑上皮为单纯性增生（图 4-8），并非真正的癌前病变。

此外，一部分白斑可伴有不同程度的上皮异常增生。此时在上皮单纯增生的基础上，上皮细胞的形态及细胞排列等发生了明显的变化。上皮异常增生是癌前病变性白斑的指征。也就是说，只有上皮异常增生存在时，白斑才能称得上是癌前病变。伴上皮异常增生的白斑，其表面多为过度不全角化。根据 WHO 的建议，上皮异常增生的表现见表 4-1。

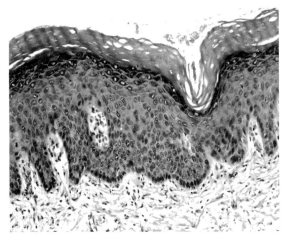

图 4-8　白斑（上皮单纯增生）
上皮过度正角化，颗粒层明显，棘层轻度增厚，基底层细胞排列整齐

表 4-1　上皮异常增生的表现

上皮结构	细胞学表现
上皮分层不规则	细胞核大小的异常变化（anisonucleosis）
基底细胞极性丧失	细胞核形态异常变化（核多形性）
滴状钉突	细胞大小的异常变化（anisocytosis）
核分裂数增加	细胞形态异常变化（细胞的多形性）
异常的浅层分裂	核质比例增加
单个细胞成熟前角化（错角化）	细胞核增大
钉突内出现角化珠	不典型分裂象，核仁增大、数量增加，核深染

伴上皮异常增生的白斑并不一定要包括全部上述病变。有人认为有上述 2 项者为轻度异常增生，3~4 项者为中度，5 项以上者为重度。一般来讲，判断有无上皮异常增生并不十分困难，但对上皮异常增生程度的判断则较难。这主要是由于每个医生对上皮异常增生的理解、标准掌握不一致，因此影响病理诊断。上皮异常增生性白斑占所有白斑的 10%~24%。一个较简便的对异常增生的分级方法是根据有上皮异常增生表现的细胞在上皮中所占的厚度。组织结构紊乱一般局限于上皮下 1/3 处，并有最轻微的细胞非典型

性为轻度上皮异常增生（图 4-9）；中度上皮异常增生时结构紊乱延伸至上皮中 1/3（图 4-10）；重度异常增生时结构紊乱超过上皮 2/3，合并细胞非典型性变化（图 4-11）。然而，细胞非典型性高时可考虑升高异常增生的级别，如结构紊乱到中 1/3 处，合并有足够的细胞非典型性时，可将中度异常增生提高到重度异常增生。

原位癌 (carcinoma in situ) 或称上皮内癌 (intraepithelial carcinoma) 是介于上皮异常增生和早期

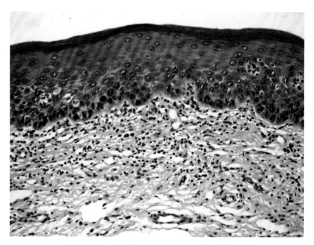

图 4-9　白斑（轻度上皮异常增生）
可见部分基底层细胞核深染，排列极向紊乱

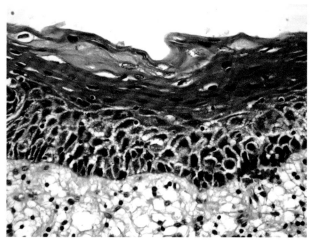

图 4-10　白斑（中度上皮异常增生）
非典型性细胞从基底层延伸至上皮中 1/3

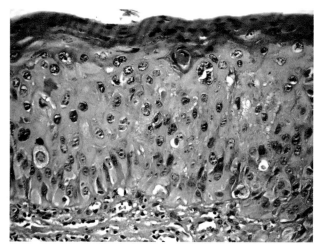

图 4-11　白斑（重度上皮异常增生）
非典型性细胞占据上皮厚度的 2/3 以上

浸润癌之间的改变。临床上可表现为白斑，但它仅仅是组织病理学的概念，而不是临床名词。镜下表现为上皮全层或几乎全层发生严重的异常增生，但此时基底膜尚完整。有研究发现，重度上皮异常增生即为原位癌，即使此时并非整个上皮厚度均发生异常增生。

总之，对白斑的诊断，必须注明是上皮单纯增生还是上皮异常增生，当为上皮异常增生时还应注明是轻度、中度还是重度，以利于临床治疗。

电子显微镜观察单纯增生性白斑时见角化层、颗粒层及棘层病变不明显，基膜基本正常。异常增生的白斑，基膜的变化较明显，可见基底细胞有突起伸向基膜下方，基膜可见有中断、增厚、复层、移位等。组织化学研究可见角化过程中巯基和双硫基的改变，酶学的改变，DNA 含量的改变。细胞增殖特性的研究可见氚标志胸腺嘧啶核苷增多，Ki-67、PCNA 阳性细胞增多，特别是基底细胞中阳性细胞增多，核仁组成区增多。

【诊断和鉴别诊断】

从定义就可以看出，口腔白斑的诊断具有排除性的特点，即在做出明确诊断之前，必须有一个排除类似疾病的过程。1994 年瑞典的乌普萨拉口腔白色损害会议，就口腔白斑的诊断流程达成共识，并得到了 WHO 的认可。其将诊断流程分为暂时性诊断和肯定性诊断两个阶段。暂时性诊断是指口腔黏膜上的白色损害在初次就诊时不能被明确诊断为其他任何疾病的情况。肯定性诊断是指在鉴别或去除可能的病因因素后，通过 2~4 周的观察，病变无任何好转迹象，和（或）经由病理活检明确诊断的病例。会议还列出了一些确定性因子（C 因子）以助白斑的临床诊断，见图 4-12。2004 年，中华口腔医学会口腔黏膜病学专业委员会参照国际做法，进行了口腔白斑诊断标准的专题讨论，提出了以 C 因子为主要依据的诊断体系。在临床工作中，医师需要注明口腔白斑诊断 C 因子级别，以便于资料间的类比。C 因子分为 1~4 级，分级越高，其诊断愈肯定（表 4-2）。口腔白斑的临床记录方式为：< 部位 > 白斑 <C 因子级别 >。例如左颊部的白色斑块，经去除局部刺激后损害无改善，组织病理学检查也不能诊断为其他疾病，则记录为：< 左颊 > 白斑 <C3>。

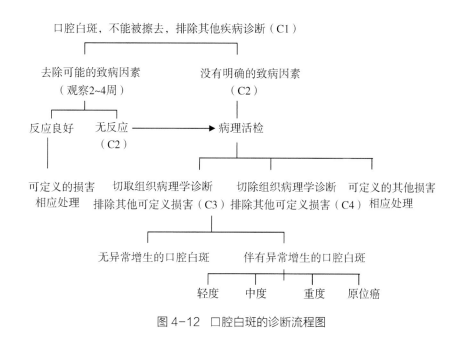

图 4-12　口腔白斑的诊断流程图

表 4-2　口腔白斑诊断 C 因子及其依据

级别	诊断依据
C1	白色损害，凭临床初诊检查证据（视诊、触诊）排除其他可定义的疾病或损害，即初诊临床印象诊断
C2	白色损害，C1 诊断后凭治疗反应证据确定，即去除可疑致病因子（如戒烟、机械刺激）2~4 周后，损害无改善，即临床观察诊断
C3	C2 基础上，结合切取组织病理检查资料未发现其他可定义病损，符合白斑病的损害特征，即结合切取组织病理学的诊断
C4	外科切除所有临床可见的损害，并通过组织病理检查而做出的诊断

1. 白斑的病理诊断

WHO 建议在口腔白斑的病理诊断报告中，必须注明是否伴有上皮异常增生。因此建议病理学术语应包括两方面的描述：符合口腔白斑临床诊断，伴有（或不伴有）轻、中、重度异常增生。以便于临床采取相应的治疗措施。

2. 白斑的分子生物学诊断

现今对口腔白斑恶变风险评估的金标准还是组织病理学检查，这种手段在评估高度侵袭前病损的恶变倾向时十分有效，但是对某些组织结构并未表现出明显异常的病损不敏感。研究表明，众多基因与白斑病情紧密相关，可以作为此病的检测标志。同时开发多基因检测的方案也有很大意义，*P53 /P16INK4A / Ki-67* 均与细胞生长、增殖相关，同时检测其改变可以更有效地预测口腔白斑的发病风险。此外，细胞微核检测也是一种更加快速、灵敏和低耗的检测手段[3]。

3. 鉴别诊断

口腔白斑常需与以下疾病鉴别。

（1）**白色角化症**（leukokeratosis）：又名良性过角化病，是长期受到机械或化学因素的刺激而引起的黏膜白色角化斑块。临床表现为灰白色或白色的边界不清的斑块或斑片，不高于或微高于黏膜表面，平滑，柔软。除去刺激因素后，病损逐渐变薄，最后可完全消退。组织病理学表现为上皮过度角化，上皮层有轻度增厚或不增厚，固有层无炎细胞或轻度炎细胞浸润。

（2）**白色水肿**（leukoedema）：临床表现为透明的灰白色光滑的"面纱样"膜，可以部分刮去，但在晚期则表面粗糙有皱纹。白色水肿多见于前磨牙及磨牙的咬合线部位。组织病理学变化为上皮增厚，上皮细胞内水肿，细胞核固缩或消失，出现空泡性变。

（3）**迷脂症**（fordyce disease）：常见于颊部及唇部，偶尔也可出现在腭、龈、舌黏膜，是皮脂腺在黏膜上的异位，属于正常现象。表现为针头至粟粒大小的淡黄色小斑点及小的丘疹，可融合成片状或不规则的黄色斑块，触之有粗糙感。男性多于女性，儿童少见，随年龄增加更为明显。

（4）**白色海绵状斑痣**（white sponge nevus）：又名白皱褶病。本病在出生时已经存在，但不明显，至青春期开始迅速发展，并逐渐保持稳定状态，但不随年龄的增长而加重。白皱褶病是少见的常染色体显性遗传疾病，除了口腔黏膜外，还可发生在鼻腔、肛门与外阴。损害呈灰白色或乳白色，表现为皱襞状、海绵状、鳞片状粗厚软性组织。

（5）**扁平苔藓**（oral lichen planus）：斑块型扁平苔藓与白斑有时难以鉴别，特别是舌背上的扁平苔藓与白斑鉴别时较困难，有时需要依靠组织病理学检查来确诊。通常情况下斑块型扁平苔藓多伴有口腔其他部位的病损，可见不规则白色线状花纹，病损变化较快，常有充血、糜烂；而白斑多为独立病损，变化慢，黏膜不充血。扁平苔藓有时有皮肤病变，白斑没有皮肤病变。

（6）**黏膜下纤维化**（oral submucous fibrosis）：以颊、咽、软腭多见，初期为小水疱与溃疡，随后为淡白色斑纹，似云雾状，并可触及黏膜下纤维性条索，后期可出现舌运动及张口受限，吞咽困难等自觉症状。

（7）梅毒黏膜斑（opaline plaques）：Ⅱ期梅毒患者颊部黏膜可出现"梅毒斑"。初期为圆形或椭圆形红斑，周围可见 0.5~1cm 乳白色边缘，逐步形成圆形或卵圆形灰白色黏膜斑。患者可同时伴有皮肤梅毒疹——玫瑰疹。实验室检查血浆反应素环状卡片快速试验（RPR）及螺旋体血凝素试验（TPHA）可确诊。

【治疗】

近年来，口腔白斑在预防、药物治疗、物理治疗和手术等诸方面都取得了一定的进步，但是仍不能改变其高复发的现状，重要原因之一是导致口腔白斑发病的分子生物学机制尚未完全明确，不能有针对性地采取措施。

1. 药物治疗

目前，循证医学Ⅰ类证据，推荐药物有维生素 A、13- 顺式维 A 酸、异维 A 酸、阿维 A 酸、番茄红素；循证医学Ⅱ类证据，推荐药物有芬维 A 胺、维胺酸、维 A 酸糊剂。这些药物均可改善临床症状，但是对降低口腔白斑的癌变率均无肯定作用。

维生素 A 能保持上皮组织的正常功能，缺乏时会出现上皮干燥、增生和角化。成人每日 3 万 ~5 万单位，分 2~3 次口服，症状改善后减量。

维生素 A 酸是维生素 A 的代谢中间体，为细胞分化诱导药，主要影响上皮代谢和骨的生长，具有促进上皮细胞增生分化及较明显的角质溶解作用，以防止上皮过角化，仅用于角化程度较高的口腔白斑。口服初始剂量宜小，每次 5 mg，2~3 次 /d；若能耐受可逐步加大剂量至 20~30 mg/d。不良反应较多，严重者可诱发期前收缩，还有致畸作用。故严重肝、肾功能损害者，冠心病、高脂血症者忌用，孕妇禁用，育龄妇女慎用，儿童慎用。若出现不良反应，应控制剂量，或与谷维素、维生素 B_1、维生素 B_6 等同服，可使头痛等症状减轻或消失。

由于全身应用不良反应较大，常使用维生素 A 酸的局部制剂治疗口腔白斑。对于非充血、非糜烂型的病损可用 0.1% ~0.3% 维 A 酸软膏或 1% 维 A 酸衍生物——维胺酸局部涂搽，1~2 次 /d。病损减轻时应减量。亦可用口腔消斑膜等局部敷贴，鱼肝油涂搽等，3~4 次 /d。

维生素 E 属于抗氧化剂，还是某些辅酶系统的辅助分子，与维生素 A 有协同作用，能防止维生素 A 在消化道内氧化而利于吸收，还可延长维生素 A 在肝脏内的储存时间。因此，可单用维生素 A 或配合维生素 A 酸类药物治疗白斑，其剂量为 10~100 mg / 次，3 次 /d，口服，也可采用局部敷贴。

Lodi 等的系统评价比较了非手术方法治疗口腔白斑的疗效，包括 9 项临床试验，共纳入 501 例研究对象。涉及维生素 A 或视黄醇类药物的 5 项，涉及 β - 胡萝卜素与类胡萝卜素的 2 项，涉及博来霉素的 1 项，涉及混合茶的 1 项，涉及酮咯酸的 1 项，其中 1 项试验研究了 2 种药物。有 2 项研究涉及预防口腔白斑恶变，但是与安慰剂比较尚无效果。与安慰剂或空白治疗组相比，应用 β - 胡萝卜素、番茄红素、维生素 A 或视黄醇类药物的疗效明显，其临床缓解率提高，易被患者接受。但是，该系统评价的结论表明，这些药物产生的不良反应也很常见。

在用中药治疗口腔白斑方面也进行了一些初步的研究。通过现代技术手段发现，活血化瘀类药物有维护血管内皮的完整性和连续性的作用，如灯盏细辛。"扶正祛邪"类药物具有调节细胞免疫、体液免疫，稳定细胞膜性结构，阻断细胞异常增生演进的效果，如绞股蓝和山豆根。临床研究也证实，服用山豆根的患者白斑明显缩小，与安慰剂组相比差异有统计学意义。应用中药的合成制剂如增生平、藓化饮等，或单一中药如绞股蓝、灯盏花等，治疗口腔白斑均有一定疗效。但是总体来讲，目前尚处于探索阶段。

2. 手术治疗

对于危险区的均质型白斑以及疣型、颗粒型、溃疡糜烂的白斑，可考虑手术治疗；特别是当除去可能的刺激因素及保守治疗 3~6 周后仍未见明显好转者，应手术。对活检发现有重度异型增生者，应及时手术；轻、中度异型增生者，可严密观察，但临床有恶性倾向或位于危险区时，也可手术。病变范围在手术前也应考虑：界限清晰的局限性小范围病变，手术条件较好；病变区过大或周界不清，将影响手术的彻底性和治疗效果。总之，手术治疗应权衡各种条件进行综合考虑。

3. 激光治疗

口腔白斑的激光治疗是一种相对成熟和安全的手段，常用的激光器有 CO_2 激光和 Nd：YAG 激光，波长分别为 10 600 nm 和 1060 nm，在口腔黏膜的穿透深度为 0.23 mm 和 3.8 mm。由于黏膜上皮层的厚度正常情况下仅为 0.1~0.2 mm，即使是增生型损害，其厚度一般也不会超过 2 mm，因此 CO_2 激光具有创伤小的优势。据报道，CO_2 激光治疗口腔白斑的复发率为 7.7% ~38.1%，癌变率为 1.1% ~9%，而手术治疗的复发率在 10% ~35%。由于缺乏严谨的随机对照试验作参考，CO_2 激光治疗上皮异常增生的效果目前尚无明确结论，但对于去除局部斑块损害疗效确切。

4. 冷冻疗法

虽然短期疗效比较明显，但对周围组织损伤较大，而且操作的深度、时间均难以掌握，患者术后反应大，并且在复发率和癌变率方面不占优势，因此该方法已趋于淘汰。

5. 微波疗法

一定参数的微波辐射可使局部组织的温度升高至 44℃左右，在该温度下持续一定时间则可杀伤癌细胞，同时对正常细胞的损害也较小。

6. 白斑的基因治疗

口腔白斑的治疗目前存在药物治疗不良反应大和手术治疗具有复发性及癌变性等缺点。相比较而言，基因治疗具有安全、高效、靶点特异等众多潜在优点。Zhao 研究小组利用重组的腺病毒 P53 进行一期临床治疗试验，得到了很好的效果。虽然目前基因治疗还不够成熟，但随着研究的深入，基因治疗终会成为有效的治疗手段。

总之，目前对口腔白斑尚无有效的治疗方法，特别是对多发和大面积的病损。主要的治疗措施是消除局部刺激因素、监测和预防癌变。主要的治疗药物为去角化药物，监测和预防癌变的重要手段是组织病理活检和定期随访。对有癌变倾向的病损，应定期严密复查，建议每 3~6 个月复查一次。在观察、治疗过程中如有增生、硬结、溃疡等改变，应及时手术切除并活检。

【转归】

口腔白斑是 WHO 确定的一种癌前期损害，有转化为鳞状细胞癌的潜能，其转化为口腔鳞状细胞癌的风险比正常人高。病理检查有无异常增生及异常增生程度对预测癌变最有价值，是目前预测口腔白斑癌变风险的重要指标。以下因素对口腔白斑患者癌变倾向影响较大[13, 14]，应严密随访观察，必要时可进行多次组织活检。

1. 白斑的类型

疣状、颗粒型、溃疡或糜烂型白斑，以及伴有假丝酵母菌感染、HPV 感染者癌变风险大。

2. 发病部位

舌腹、口底、舌侧缘、软腭复合体及口角联合区为"危险区"，这些部位的白斑易癌变。

3. 年龄

年龄越大，患病时间越长，越易恶变。

4. 性别

女性恶变率高于男性。

5. 组织病理学改变

伴有上皮异常增生者，程度越重越易恶变。

6. 吸烟与否

吸烟患者的口腔白斑癌变风险较大。

7. 白斑面积

面积大于 200 mm^2 的白斑癌变风险较大。

8. 分级

为了促进口腔白斑治疗与处理的统一，WHO 1995 年建议采用 LSCP 体系分级，即根据损害大小 (L)、损害部位 (S)、临床特征 (C)、上皮异常增生 (P) 做出分级。1999 年，Waal 等学者[15]提出删除对预后影响相对较小的 S、C 两项，而成为 OLEP 体系（表 4-3）。但无论哪一种分级体系，最主要的影响因素还是组织病理学表现。

（1）应用原则：

1）假如出现 L 或 P 因子的程度可能归于大小两个不同的类别时，将其归入较为轻量级组；在分级时也是同一原则。

2）假如同一病例有几个部位的活检报告或同一部位的多个活检报告，其分级根据其报告中的最高级别分值归类。

3）为了报告的准确性，应该根据 ICD — DA 方案，描述其损害的部位。

4）分级必须有活检报告。

表4-3 口腔白斑 OLEP 分级体系

L 损害的大小

　L1 单个损害或多个损害的最大径或其和 < 2 cm

　L2 单个损害或多个损害的最大径或其和 = 2~4 cm

　L3 单个损害或多个损害的最大径或其和 > 4 cm

　Lx 损害大小不确定

P 组织病理学特点

　P0 未观察到异常增生（包括无或可能的轻度上皮异常增生）

　P1 观察到上皮异常增生（包括轻到中度或中度到可能的重度异常增生）

　Px 病理报告中没有报告上皮异常增生的情况

OLEP 分级

　Ⅰ级　L1P0

　Ⅱ级　L2P0

　Ⅲ级　L3P0、L1P1 或 L2P1

　Ⅳ级　L3P1

（2）应用注意事项：

1）OLEP 分级来自英文"oral leukoplakia"的缩写。之所以在 L 与 P 中间加入"E"，主要是为了与常用的口腔扁平苔藓的缩写（OLP）相区别。但目前还没有证据证明这种分期与分级对于口腔白斑的处理具有指导意义。

2）OLEP 分级体系需要活检报告，类似于口腔癌 TNM 分期体系的要求。如果要使用一个不包含活检资料的分级体系进行研究，例如进行流行病学调查，那么可使用口腔白斑的临床分型（C_1 = 均质型；C_2 = 非均质型）来代替组织学分级。参照原分级体系，即有如下四级：Ⅰ级 = L_1C_1，Ⅱ级 = L_2C_1，Ⅲ级 = L_3C_1 或 $L_1L_2C_2$、Ⅳ级 = L_3C_2。

3）在进行 OLEP 分级时，口腔白斑损害的单次活检有可能并不具有代表意义，因为，它有可能漏掉可能存在的上皮异常增生的诊断；从理论上讲，应多次活检，但这在实践中常不可行。在日常实践中，有数个不同程度的上皮异常增生，自"无上皮异常增生"到"无或可能为轻度"，"轻度"，"轻到中度"，"中度"，"中到重度"和"重度"等。然而，出于实际应用方便的考虑，在 OLEP 分级体系中将之仅归为两类：①无或可能为轻度的上皮异常增生；②轻到中度或中度到可能为重度的上皮异常增生。对于明显重度上皮异常增生，多数病理学家更倾向于使用原位癌的名称。这种病损应依据口腔癌的 TNM 分期体系来分期。

【早诊、早治】

我国是全世界口腔癌高发和高死亡率六大国家之一。尽管外科手术、放疗、化疗技术飞速发展，但口腔癌的 5 年存活率约45%，主要原因在于大多数患者确诊及接受治疗时已经处于疾病的晚期。口腔癌若能早期诊断及早期治疗，可以大大提高 5 年生存率及生活质量。因此，口腔癌的早期诊断至关重要。

目前常用的口腔癌早期诊断手段主要包括：活体组织染色、脱落细胞学检查、光学检查及唾液检查。活体组织染色常因良性病变（溃疡、炎症、角化层增厚）染色而导致假阳性结果，临床上已较少应用。

（1）**脱落细胞学检查**：这是一种创伤小、操作简单、容易被患者接受的检测方法，已被广泛应用于临床，如筛查宫颈癌、膀胱癌、食管癌等。随着薄层液基细胞制片技术和全自动细胞图像分析技术的进步，口腔脱落细胞学检查逐渐被用于诊断口腔黏膜疾病。在近 5 年的时间里国内外相关报道也不断增多，主要集中在口腔癌筛查及口腔癌前病变评估的应用领域，其辅助检查手段包括传统细胞学检查、DNA 图像定量分析、基因检测、表观遗传学及微卫星不稳定检测、微核分析、核仁组织区银染分析及免疫细胞学等。目前最为常用的辅助检查手段为 DNA 图像定量分析及微核分析。

有研究表明，DNA 图像定量分析技术对口腔癌早期诊断的敏感性从 70%~100% 不等，特异性从 90%~99.5% 不等，且脱落细胞 DNA 含量的变化要早于病理学异常，提前时间可达 3 年[16, 17]。用该技术分析口腔白斑患者的脱落细胞，可以预测口腔白斑是否有癌变倾向，其敏感性从 92.9%~100% 不等，特异性从 97.4%~100% 不等，与传统巴氏染色细胞学诊断比较有显著提高，且要早于组织病理学检查。吸烟患者的 DNA 异倍体细胞检出率较不吸烟者显著增高[18]。可见，对于临床上疑似癌变者、伴有吸烟危险因素者及患病部位在危险区者应采用 DNA 图像定量分析异倍体细胞，以早期发现口腔癌，提高 5 年生存率，改善预后。

微核是细胞受到致癌物作用后染色体受损的断片。研究表明，口腔白斑患者口腔黏膜脱落细胞的微核检出率显著高于正常人，且随着病变程度的加重而增高；经过化学预防药物治疗后其检出率降低，故可将微核作为口腔癌前病变及癌前状态癌变的标志物。另一项研究报道表明，口腔癌患者的黏膜脱落细胞中微核检出率显著高于正常人，并随着病理学分期的增加而增加，但是在 Ⅲ 期和 Ⅳ 期之间无明显差异。故用口腔脱落细胞学技术结合微核的检查可以用于口腔癌的早期诊断[19, 20]。

口腔脱落细胞学检查是一项可用于口腔癌早期诊断的有效方法，液基细胞学的应用，结合辅助手段，如 DNA 图像定量分析、微核检测可以提高其诊断的敏感性和特异性，降低假阴性率。

（2）**光学检查**：这是一类基于组织光学特性的检查技术，目前在肿瘤筛查领域内研究较多，具有操作简便、无创及对医疗条件要求较低的优点。这类技术包括 VELscope 检查、组织光谱学检查技术及自体荧光成像技术。目前应用于口腔领域较为成熟的手段为 VELscope 检查。

VELscope 是一种简单、非侵入性的可手持的器械，可以直视组织荧光的变化。正常组织因保留荧光而呈现绿色，异常组织因自发荧光的损失而呈现出黑色。该技术可提高肉眼不能辨别的可疑癌变或可能导致癌变的病损的检出率，且较普通白光条件下能更早发现黏膜异常。有研究者通过 VELscope 鉴别正常黏膜和重度异常增生或口腔癌，其敏感性为 98%，特异性达到 100%。在口腔白斑追踪观察、口腔癌早期发现中 VELscope 具有潜在的应用价值[21, 22]。

（3）**唾液检查**：唾液检查可用于发现与口腔癌密切相关的分子物质，包括蛋白质、信使 RNA 及微小

RNA（miRNA）。一些研究表明，检测唾液中巨噬细胞 -2 结合蛋白、抑制蛋白、CD59、人髓样相关蛋白 -14 和过氧化氢酶用于诊断口腔癌的敏感性为 90%，特异性为 83%。但是该方法用于口腔白斑的研究较少，且检测手段较为复杂。

综上可见，随着口腔癌发病率的不断增加，以及发病年龄的年轻化，临床上急需增加检测手段以早期发现口腔白斑恶变。脱落细胞学检查结合其辅助检测手段（如传统细胞学检测、DNA 定量分析及微核检测）和 VELscope 光学检查，这些操作简单、创伤小、敏感性较好的检测手段可以用于口腔白斑的追踪观察，及早发现口腔白斑恶变，指导临床。

在白斑区发现溃疡或基底变硬、表面增厚显著时，或已证明具有癌前改变的损害，应及早予以手术切除。

【可能的预防措施】

去除刺激因素，提倡健康生活方式，如戒烟酒，停止咀嚼槟榔，少食酸、辣、烫、麻、涩等食物；去除牙齿残根、残冠、不良修复体等。

预防癌症和治疗癌前病变，主要是针对高危人群，需要长期服用预防药物，因此，理想的化学预防剂应当是效果好、无毒或低毒的药物。最早用于口腔癌化学预防研究的是维生素 A、β - 胡萝卜素和维生素 E。通过以二甲基苯并蒽 (DMBA) 诱发的地鼠口腔癌模型，发现抗氧化维生素对口腔癌有明显的预防效果；口腔癌前病变人群干预试验也发现其对白斑有明显的治疗效果。近年来，动物实验研究还发现大蒜、谷胱甘肽、螺旋藻、茶、姜黄素和番茄红素等具有抗氧化作用的物质对口腔癌均有预防作用。中药在口腔癌化学预防中所发挥的作用也渐受重视。近年来，中药对口腔癌的化学预防作用研究得越来越多，包括多种中药的合成制剂如增生平、藓化饮等，或单一中药如绞股蓝、灯盏花等。

【分子生物学及其他基础研究】

某些白斑的发生与局部因素的长期刺激和某些全身因素相关，但是目前仍然有相当数量的白斑查不出明显病因。随着分子生物学的迅猛发展，多数研究者认为，口腔白斑是一种多基因病，其发病的基础是一些相关基因发生突变，特别是致病基因的激活或抑癌基因的失活。口腔白斑的发生始于口腔内黏膜或其他组织的细胞基因组发生突变，继而出现细胞生长和分裂的异常，并将有缺陷的遗传物质传递下去，导致细胞增殖和凋亡调节失控，直至口腔白斑病损出现。并且，相比于传统的药物疗法和理疗，依托于分子生物学、分子诊断学等前沿学科的进步而发展起来的分子靶向治疗，在口腔癌治疗中亦具有极大的应用前景。因此，从分子生物学角度研究口腔白斑发病的机制已日益受到重视。目前，对于口腔白斑的分子生物学研究，主要集中于感染因素如真菌（白假丝酵母菌）与病毒（HPV 等）的致病机制、端粒酶与表观遗传变化、白斑相关基因及相关信号通路的改变、上皮局部免疫细胞与白斑、白斑癌变及其分子诊断与治疗等方面[5]。

1. 感染因素

主要集中于白假丝酵母菌、HPV 和 EB 病毒等。白假丝酵母菌和 HPV 是比较公认的口腔白斑的诱因。

EB 病毒（Epstein-Barr virus）是一种疱疹病毒，又被称作人类疱疹病毒（human herpes virus，HHV）4 型，能够引起传染性单核细胞增多症，并与伯基特（Burkitt）淋巴瘤、鼻咽癌及多种淋巴瘤的发生有密切关系。Cruz 等研究发现口腔癌中 EB 病毒的检出率为 100%，在白斑损害中为 77.8%，而在正常口腔黏膜中仅为 8.3%。口腔癌和白斑损害组织中 EB 病毒检出率明显高于正常组织，从而认为 EB 病毒与口腔白斑的发病进程有密切关系。

2. 端粒酶

端粒（telomere）是真核生物线性染色体末端一种特殊的异质结构。端粒 DNA 决定了细胞的寿命，并与细胞的自然凋亡和癌变密切相关。而端粒长度的持续需要端粒酶（telomerase）的激活，所以端粒酶的活性对于永生细胞的无限增殖能力是必需的。研究证实大部分肿瘤细胞都呈端粒酶阳性，部分口腔白斑（38%）也呈端粒酶阳性，而正常人体组织均无表达。提示端粒酶活性及端粒功能状态与白斑癌变密切相关。

陆群等采用聚合酶链反应酶联免疫吸附法测定端粒酶活性水平，结果显示从正常口腔黏膜到轻、中、重度上皮异常增生白斑及口腔黏膜鳞癌，端粒酶活性水平呈逐步上升趋势，正常口腔黏膜和上皮轻度异常增生白斑均与上皮重度异常增生白斑具有显著性差异（$P < 0.01$）。周曾同等也曾以金黄地鼠颊囊白斑模型研究端粒酶活性的动态变化规律，结果证明实验性口腔白斑癌变过程中，端粒酶活性逐渐上升。这些研究提示，端粒酶可以作为口腔白斑癌变化学预防的替代性终点标志物监测口腔白斑癌变，为探讨药物干预口腔白斑癌变可能作用机制提供了基线资料。

人端粒酶反转录酶（human telomerase reverse transcriptase，hTERT）被认为是人端粒酶的一系列反应中的限速部分。陈谦明等的研究显示，正常口腔黏膜组、单纯增生性白斑组、异常增生性白斑组三组间 hTERT 蛋白表达阳性率有差异（$P < 0.01$），且 hTERT 蛋白和 C-MYC 蛋白的表达有明显的正相关关系。这提示 hTERT 和 C-MYC 的表达在口腔黏膜癌变过程中起重要作用，且 C-MYC 的表达是活化 hTERT 基因的启动因子之一。

3. 表观遗传与口腔白斑

表观遗传（epigenetics）是指在没有细胞核 DNA 序列改变的情况下，基因功能可逆的、可遗传的改变，主要包括 DNA 和组蛋白的修饰、RNA 干扰等。

（1）基因启动子或组蛋白甲基化：候选抑癌基因 DLEC1（deleted in lung and esophageal cancer 1）位于 3p21.3p22，具有调控 G1 细胞周期的功能。学者通过对正常人、口腔白斑患者及口腔鳞癌患者的研究发现，DLEC1 在这三者中的表达依次降低，其启动子甲基化程度依次增高，提示了甲基化的表观修饰可能对口腔白斑病程的相关基因起到调控功能。组蛋白的甲基化也是常见的表观遗传修饰。EZH2（enhancer of zeste homolog 2）可以催化高度保守的组蛋白甲基转移酶 PRC2（polycomb repressive complex 2）将组蛋白 H3 的 27 位赖氨酸甲基化，从而沉默一系列与细胞分化相关的基因。有研究小组发现 EZH2 在口腔白斑向口腔鳞癌的转变过程表达增加，这提示 EZH2 的高表达可能沉默细胞分化基因，从而致使细胞继续增殖并最终癌变[23]。

（2）miRNA：miRNA 是一类由内源基因编码的长度约为 22 个核苷酸的非编码单链 RNA 分子，类似于 siRNA 的分子，由高等真核生物基因组编码，miRNA 通过和靶基因 mRNA 碱基配对引导沉默复合体（RISC）降解 mRNA 或阻碍其翻译。miRNA 在物种进化中相当保守，在真核生物中发现的 miRNA 只在特定的组织和发育阶段表达。miRNA 组织特异性和时序性决定组织和细胞的功能特异性，表明 miRNA 在细胞生长和发育过程的调节中起多种作用。miRNA 是目前研究重大疾病表观遗传的新兴热点。Suzanne Kamel-Reid 等采用 miRNA 芯片（miRNA microarrays）发现 109 个 miRNA 在口腔白斑组织中高表达，其中 miR-21、miR-181b 和 miR-345 的表达参与口腔白斑的恶变，首次提供了 miRNA 参与口腔白斑癌变进程的论据。

4. 口腔白斑的相关基因

口腔白斑在组织病理上表现为细胞发育异常，包括细胞核增大变形、细胞质流动和细胞膜形态异常等，这与细胞炎症反应有关。而在口腔白斑组织中发现，细胞因子包括白介素 -1β（IL-1β）、β- 防御素 1（human beta defensin-1，hBD-1）显著降低，抗菌肽 DEFA-4（defensin alpha 4）明显升高，它们对于维持组织正常、清理异常或坏死细胞有着重要作用。

口腔白斑在发病及恶变过程中表现为细胞生长调节明显异常，其中涉及众多生长因子和相关基因。研究发现，原癌基因转化生长因子 TGF-β1（transforming growth factor beta 1）、表皮生长因子（EGF）及钙结合蛋白 S100-A7（S100 calcium binding protein A7）在口腔白斑中显著增加，而抑癌基因 Doc-1 则表达降低[24]。其中 S100-A7 调控细胞的生长分化，Doc-1 通过调控 G1 细胞周期达到抑制肿瘤的作用，它们的升高或者降低出现在口腔白斑中提示了其向口腔鳞癌的转变相关性。P53 的功能是细胞分裂前通过修复阻止基因损伤的累积（中低含量的 P53），或者通过凋亡介导细胞死亡（高含量的 P53）。当 P53 突变时，如果在紫外线的辐射下，角化细胞依然能凋亡，但是如果突变达到两个或更多的时候，恶变将会发生。P53 的下游 P21CIP/WAF 也被发现在口腔白斑组织中表达增加，它通过抑制细胞周期蛋白的活性介导细胞生长，同时凋亡相关基因 BCL-2 则表达降低。这些细胞增殖的异常基础都提示了口腔白斑的可能病因，也解释了它向口腔鳞癌发展的原因。

5. 口腔白斑的相关信号通路

从细胞信号通路上来看，许多单基因乃至多基因的联合作用均可以整合到某条信号通路上，基因与蛋白的突变导致信号通路的异常，从而致使细胞和组织发生病变。Harel Weinstein 研究组利用口腔白斑初期细胞株 MSK-Leuk1 研究了烟草对于口腔白斑病程中蛋白网络和信号通路的影响，发现包含异型代谢酶 CYP1A1、CYP1B1 和表皮生长因子等的相关网络和信号通路均表达异常，从而影响正常的 DNA 表达。Yamne 等详细研究了 PI3K-AKT 通路在口腔白斑中的作用。PI3K-AKT 通路是一条与癌变密切相关的信号通路，它由生长因子诱发，最终影响细胞的生长、增殖等多种行为。研究发现 PI3K-AKT 通路中 5 个基因在口腔白斑中表达明显增加；4 个基因的表达在早期癌变组织中明显增多，包括 BCL 相关蛋白 A1/A11、

PI3K class Ⅲ等。凋亡相关信号通路 MDM2/ P53/ BCL-2 也被证明参与口腔白斑病变。2009 年陈谦明等采用蛋白质组学及生物信息学方法详细分析了口腔白斑向口腔鳞癌转变过程中的蛋白组变化，提供了此病程中的信号通路网络信息，为疾病的诊断提供了多个候选检测标识，如蛋白酶体激活因子 PA28 家族的三个亚基[25]。

6. 细胞凋亡与口腔白斑

细胞凋亡是细胞程序性死亡过程的主要形式，也是体内细胞的生理性调节过程。倘若某些基因发生变异，则可能导致细胞凋亡受阻，从而导致肿瘤或癌前病变的发生。野生型肿瘤抑制蛋白 *P53* 基因是一个重要的抑癌基因，它可引起细胞的程序性死亡，对维持组织平衡及正常细胞的发展具有重要意义。假使 *P53* 基因发生突变，则可使细胞发生无限增殖，从而导致癌前病变或肿瘤的发生。Nishioda 等研究发现，在口腔黏膜白斑中，10%（2/20）显现与 *P53* 抑癌基因的突变相关，而 *P53* 抑癌基因的突变直接影响细胞的凋亡过程，从而导致细胞的增殖和口腔黏膜白斑的发生。影响细胞凋亡的常见癌基因还有 *C-MYC*、*BCL-2* 和 *BAX*。其中，*C-MYC* 基因是 *MYC* 基因家族的重要成员之一。*C-MYC* 基因既是一种可易位基因，又是一种多物质调节的可调节基因，也是一种可使细胞无限增殖、获永生化功能、促进细胞分裂的基因。它参与细胞凋亡，具有双向作用，既可促进凋亡，亦可抑制凋亡，其作用视功能状态而定。*BCL-2* 是细胞凋亡研究中最受重视的癌基因之一，可抑制细胞凋亡。而 *BAX* 是重要的促进细胞凋亡的基因。有研究发现，在白斑癌变过程中，随着细胞恶性程度增高，*BAX* 的蛋白表达呈递减趋势。凋亡的研究为白斑癌变的防治开辟了一个新领域与新思路：①癌变的发生除了细胞增殖分化增强外，还有细胞凋亡减少；②可通过诱导癌细胞的凋亡而不是抑制癌细胞的增殖达到治疗目的；③根据凋亡的基因调控机制，可选用相应活性促凋亡蛋白或凋亡基因过表达质粒，促进癌细胞的凋亡基因的表达，以达到抑制癌变目的。然而即使凋亡的机制在分子水平上得到彻底阐明，仍然需要大量临床资料证实，才能明确凋亡在人体肿瘤病因学上的意义及潜在的应用前途。

7. 免疫细胞与口腔白斑

（1）上皮局部免疫细胞：上皮局部免疫细胞主要包括朗格汉斯（Langerhans）细胞、淋巴细胞和巨噬细胞，它们是代表上皮局部免疫状态的三种主要功能细胞，这三种细胞的协同作用是阻止上皮癌前病变和癌变的重要因素。金颂良等采用 ATP 酶染色技术动态观察了仓鼠颊囊实验性白斑形成过程中上皮内朗格汉斯细胞的变化情况，发现 DMBA 处理早期，颊囊黏膜呈炎性反应，朗格汉斯细胞、淋巴细胞和巨噬细胞数目增加；当 DMBA 继续处理时，上述细胞数目不再增加，继而减少，上皮免疫系统遭受破坏，组织学上呈单纯性过度增生，肉眼可见黏膜上白色斑块形成。当这种减少由于致癌剂的作用持续进行时，尤其是朗格汉斯细胞显著减少时，基底细胞出现异型增生。Kurihara 和 Hashimoto 的研究发现测定单位面积内朗格汉斯细胞的数目可作为预测白斑癌变和恶性程度的一种手段。

对上皮局部免疫系统的研究表明，局部免疫系统的破坏与白斑的形成和白斑的癌变有密切关系。Sabes 发现，在 DMBA 局部处理仓鼠颊囊前用可的松药膏局部涂擦，可加快仓鼠颊囊癌前病变及癌变的发生。Shklar 也做了类似的报道。Wonds 等用抗淋巴细胞血清预处理实验动物，可明显加快实验性癌前病变及癌变的发生。但 Smith 报道全身应用可的松的仓鼠，实验性癌前病变与对照组（未用可的松组）无明显区别，这从另一个方面表明局部免疫状态对实验性癌前病变与癌变的作用较全身免疫状态更为重要。据此，Underwood（1974）曾提出"上皮免疫监督"这一概念，足以说明上皮局部免疫系统在白斑癌变过程中的重要地位。另一方面，以前广为人知的 ABO 血型系统不仅存在于机体的红细胞膜上，也存在于某些组织和体液中，如口腔上皮和唾液中就有血型抗原物质的存在。已有研究表明，异型增生和（或）正在癌变的上皮中，血型抗原减少或全部丧失，说明白斑局部上皮的抗原性改变与白斑的癌变发生有关。根据上皮中 ABH 血型抗原表达与癌生物学行为，可做以下判断：①良性的组织如 ABH 抗原显著阳性（+++），表示正常，十分安全；如抗原 ++，表示可疑，应随访；抗原全部消失的，要警惕，应严密追踪。②活检结果为异常增生的组织加 ABH 抗原 +++ 的，要严密观察；抗原 ++ 者应立即手术；抗原全部消失者，要彻底手术。

（2）**辅助性 T 细胞**：辅助性 T 细胞 17（T help cell 17，Th17）是一种新发现的能够分泌白介素 17（IL-17）的 T 细胞亚群，在自身免疫性疾病和机体防御反应中具有重要的作用。IL-17 可以促进 T 细胞的激活，刺激上皮细胞、内皮细胞、成纤维细胞产生多种细胞因子，如 IL-6、IL-8、粒细胞 - 巨噬细胞刺激因子（GM-CSF）、化学增活素及细胞黏附分子 1（cellular adhesion molecule-1，CAM-1），从而导致炎症发生。

采用免疫组织化学方法检测 $CD25^+Foxp3^+Treg$，IL-17 阳性细胞在口腔白斑和 OSCC 癌组织中的表达情况，结果显示正常口腔黏膜组、单纯增生性白斑组、异常增生性白斑组和 OSCC 组 $CD25^+Foxp3^+Treg$ 细胞数量逐渐增高（$P < 0.05$）。重度异常增生白斑组织中，$CD25^+Foxp3^+Treg$ 细胞的数量高于轻、中度异常增生白斑组织（$P < 0.05$）。此外，正常口腔黏膜组、单纯增生性白斑组、异常增生性白斑组和 OSCC 组中表达 IL-17 阳性的细胞虽有递增趋势，但差异无统计学意义。$CD25^+Foxp3^+Treg$ 细胞和 Th17 细胞数量改变在口腔白斑和 OSCC 组织中呈正相关（$R=0.318$，$P < 0.05$）。

在诱导 T 细胞分化过程中，在 TGF-β 的单独作用下，活化的初始 $CD4^+T$ 细胞分化为 $Foxp3^+Treg$ 细胞，而在 TGF-β 和 IL-6 的共同诱导下分化为 Th17 细胞。曾有研究证明，$CD25^+CD4^+T$ 细胞、初始 T 细胞和树突状细胞共同培养，在 IL-6 存在时初始 T 细胞可以有效分化为 Th17 细胞，且具有 TGF-β1 依赖性；而在诱导的过程中加入抗 IL-6 中和抗体则可促进 $Foxp3^+Treg$ 细胞的分化。研究结果提示，Th17 细胞协同 $Foxp3^+Treg$ 细胞在口腔白斑及白斑癌变发生发展过程中发挥了一定的作用。

（孙 正 高 岩）

参考文献

[1] 中华口腔医学会口腔黏膜病专业委员会.口腔白斑病的定义与分级标准.中华口腔医学杂志,2011,46（10）:579-580.

[2] BARNES L, EVESON JW, REICHART P, et al. Head and neck tumours//International Agency for Research on Cancer（IARC）.World Health Organization Classification of Tumours. Pathology & genetics. Head and neck tumors. Lyon: IARC Press, 2005 : 140-143.

[3] SUBAPRIYA R THANGAVELU A, MATHAVAN B, et al. Assessment of risk factors for oral squamous cell carcinoma in Chidambaram, Southern India: a case-control study. Eur J Cancer Prev, 2007, 16（3）: 251-256.

[4] LLEWELLYN C D, LINKLATER K, BELL J, et al. An analysis of risk factor for oral cancer in young people: a case-control study. Oral Oncol, 2004, 40（3）: 304-313.

[5] CALATAYUD M A.Oral leukoplakia: clinical, histopathologic, and molecular features and therapeutic approach. Actas Dermosifiliogr, 2009, 100（8）: 669-684.

[6] Room R. Alcohol and public health. Lancet, 2005, 365(9458) : 519-530.

[7] DU X, SQUIER C A,KREMER M J, et al. Penetration of N-nitrosonornicotine（NNN）across oral mucosa in the presence of ethanol and nicotine. J Oral Pathol Med, 2000, 29（2）: 80-85.

[8] SHIU M N. Impact of beta quid, tobacco and alcohol on three-stage disease natural history of oral leukoplakia and cancer: implication for prevention of oral cancer. Eur J Cancer Prev, 2004, 13（1）: 39-45.

[9] BLOT W J. Alcohol and cancer. Cancer Res, 1992, 52（7）: 2119-2123.

[10] DIAS G S. A histological and clinical study on oral cancer: descriptive analyses of 365 cases. Med Oral Patol Oral Cir Bucal, 2007, 12（7）: 474-478.

[11] CHUNG C H. Oral precancerous disorders associated with areca quid chewing, smoking, and alcohol drinking in Southern Taiwan. J Oral Pathol Med, 2005, 34（8）: 460-466.

[12] NACAO T. Serum antioxidant micronutrients and the risk of oral leuloplakia among Japanese. Oral Oncol, 2000, 36（5）: 466-470.

[13] 王宇峰,尚书,周曾同,等.口腔白斑癌变率与癌变时间及其影响因素的回顾分析.上海口腔医学,2011,24（1）: 164-171.

[14] WARNAKULASURIYA S, KOVACEVIC T, MADDEN P, et al. Factors predicting malignant transformation in oral potentially malignant disorders among patients accrued over a 10-year period in South East England. J Oral Pathol Med, 2011, 40（9）: 677-683.

[15] WAAL I. Potentially malignant disorders of the oral and oropharyngeal mucosa; present concepts of manage‐ment. Oral Oncol, 2010, 46（6）: 423-425.

[16] MARAKI D. Cytologic and DNA‐cytometric very early diagnosis of oral cancer. J Oral Pathol Med, 2004, 33（7）: 398-404.

[17] REMMERBACH T W. Earliest detection of oral cancer using non-invasive brush biopsy including DNA-image-cytometry: Report on four cases. Analytical Cellular Pathology, 2003, 25（4）: 159-166.

［18］PENTENERO M. DNA aneuploidy and dysplasia in oral potentially malignant disorders: Association with cigarette smoking and site. Oral Oncol，2009，45（45）：887-890.

［19］孙正，李宁，沈胜利，等．口腔白斑患者口腔黏膜脱落细胞微核细胞率的研究．北京口腔医学，1998，6（4）：141-142.

［20］MAHIMKAR M B. Influence of genetic polymorphisms on frequency of micronucleated buccal epithelial cells in leukoplakia patients. Oral Oncol，2010，46（10）：761-766.

［21］WESTRA W H，SIDRANSKP D. Fluorescence visualization in oral neoplasia: shedding light on an old problem. Clin Cancer Res，2006，12（22）：6594－6597.

［22］POH C F，ZHANG L，ANPERSON D W，et al. Fluorescence visualization detection of field alterations in tumor margins of oral cancer patients.Clin Cancer Res，2006，12（22）：6716－6722.

［23］WU R Q. Novel molecular events in oral carcinogenesis via integrative approache. J Dent Res，2011，90（5）：561-572.

［24］GUMUS Z H. Effects of tobacco smoke on gene expression and cellular pathways in a cellular model of oral leukoplakia. Cancer Prev Res (Phila)，2008，1（2）：100-111.

［25］WATANABE S. Activation of PI3K－AKT pathway in oral epithelial dysplasia and early cancer of tongue. Bull Tokyo Dent Coll，2009，50（3）：125-133.

第三节　口腔扁平苔藓

口腔扁平苔藓（oral lichen planus，OLP）是发生于口腔黏膜的慢性炎症性疾病，以口腔黏膜对称性白色、灰白色小丘疹组成的线状、环状、树枝状病损为特征性临床表现，常伴有萎缩、充血、糜烂等损害。可以单独发生于口腔或皮肤，也可皮肤与黏膜同时罹患。损害除见于口腔外，也可见于生殖器、指甲及趾甲。虽然皮肤病损与口腔黏膜病损在临床表现上不同，但其病理表现非常相似。因长期糜烂的口腔扁平苔藓可能发生恶变现象，恶变率为0.4%~2.0%，WHO将其列入潜在恶性病变的范畴[1]。

【流行病学和病因研究】

口腔扁平苔藓各年龄均可发病，发病率约为0.5%~4%，好发于中年女性[2]。口腔黏膜扁平苔藓病损相较于皮肤病损更加常见，且更不易缓解，可持续存在达20年以上。有学者报道，非糜烂型（网纹、充血）（69.4%）较糜烂型（30.6%）患者略多。吸烟、饮食习惯、年龄、职业、系统性疾病等因素与口腔扁平苔藓类型相关[3]。

口腔扁平苔藓的病因不明，目前比较公认的是可能与免疫、遗传、感染和精神因素等有关，大部分研究者认为免疫因素在发病中占主导地位[4]。

1. 免疫因素

上皮固有层内有大量淋巴细胞呈密集带状浸润是其典型病理表现之一，因而考虑口腔扁平苔藓与免疫因素有关。浸润的淋巴细胞以T淋巴细胞为主，应用抗T细胞亚群的单克隆抗体对其性质及分布情况进行研究，发现在病损的早期主要由辅助诱导性T细胞（Th）和单核–巨噬细胞介导，T4／T8比例增高；在病损的后期由抑制性T细胞（Ts）和细胞毒性T细胞（Tc）所介导，T8细胞增多，T4／T8比例下降，且T8细胞多靠近基底膜区分布。这提示口腔扁平苔藓可能是一种由T细胞介导的免疫反应性疾病。近年来随着免疫学、分子生物学等相关学科的发展，对口腔扁平苔藓的发病机制也有了进一步的认识。

（1）靶抗原：口腔扁平苔藓具有某些自身免疫性疾病的特征，但至今尚未发现其特异性抗原。OLP抗原可能是自身抗原，也可能是外来抗原，如病毒和真菌等，或者两者共同作用。

（2）T细胞的激活：

1）抗原呈递：病损局部的外来抗原或自身抗原被朗格汉斯细胞摄取后，在口腔角质形成细胞或其他炎症细胞分泌的TNF-α、IL-1β等细胞因子的作用下，向引流淋巴结迁移。淋巴细胞表面可表达主要组织相容性复合体（MHC）Ⅰ类和Ⅱ类分子，两类分子分别与CD8$^+$T细胞和CD4$^+$T细胞表面的T细胞受体结合，激活 T 细胞增殖。

2）辅助性 T 细胞：位于口腔扁平苔藓病损固有层的大部分 T 细胞为 CD4 辅助性 T 细胞。活化的 Th 通过释放一系列的细胞因子，在病损部位可能发挥以下作用：①辅助激活细胞毒性 T 细胞，诱导口腔角质形成细胞凋亡；②分泌 TNF-α 等细胞因子，直接作用于口腔角质形成细胞，引起口腔角质形成细胞的病理改变；③刺激口腔角质形成细胞和免疫细胞分泌促炎因子、趋化因子和防御素等，从而诱使更多的炎症细胞趋化到病损部位，放大炎症反应，导致口腔扁平苔藓炎症的慢性迁延。

3）细胞毒性 T 细胞：口腔扁平苔藓病损上皮和基底层附近分布的 T 细胞大部分为 CD8[+] 的细胞毒性 T 细胞的前体细胞，它们与淋巴细胞或口腔角质形成细胞表面的 MHC I 类分子结合后，在 Th1 分泌的 IL-2、干扰素 1 等细胞因子的辅助下激活[5]。

（3）基底膜水解和口腔角质形成细胞的凋亡：基质金属蛋白酶在口腔扁平苔藓基底膜水解过程中发挥主要作用。口腔扁平苔藓病损局部，包括 MMP-2、MMP-3、MMP-9 在内的多种 MMP 的表达升高使基底膜完整性破坏，更多炎症细胞进入上皮层。在口腔扁平苔藓病损局部，凋亡的口腔角质形成细胞常与 Tc 共存，因此，Tc 被认为是引起口腔扁平苔藓病损局部口腔角质形成细胞凋亡的主要原因[6]。

（4）免疫负调控机制失效：调节性 T 细胞 (regulatory T cell, Treg) 作为免疫反应的负调控因素，在诱导和维持机体的免疫耐受方面发挥了重要作用。近年来大量研究报道，在银屑病、类风湿关节炎等多种自身免疫性疾病和慢性炎性疾病中，存在 Treg 的数目减少或功能异常。在上述疾病的动物模型研究中发现：抑制 Treg 的功能可使炎症加重；而选择性扩充 Treg 的数目可抑制 T 细胞的增殖和 Th1、Th17 等效应细胞的炎症反应，起到治疗作用。在 OLP 研究领域，有学者近期发现，在 OLP 病损局部 Treg 的比例较正常黏膜升高，且与疾病活动性呈负相关，而局部使用他克莫司治疗后，患者外周血中 Treg 比例增加，提示 Treg 可能对口腔扁平苔藓的炎症反应具有负调控作用[7, 8]。

2. 精神因素

口腔扁平苔藓的发生、发展与身心因素有密切关系。50% 左右的口腔扁平苔藓患者有精神创伤史，或生活压力过大，又不善于与人沟通，无法释放压力等导致心情不畅或焦虑的因素。临床中常见到因心理异常导致机体功能紊乱，促使口腔扁平苔藓发病或病情加重，反复发作、迁延不愈。随着现代身心医学的发展，心理精神因素与口腔扁平苔藓的相关性日益受到研究者的关注[9]。这方面的研究主要集中在以下 3 个方面：①社会生活应激事件与口腔扁平苔藓的关系；②个性特征与口腔扁平苔藓的关系；③情绪改变与口腔扁平苔藓的关系。根据已有的研究结果，口腔扁平苔藓患者中生活应激事件的发生率较高 (如下岗失业、亲属亡故等)，或者生活压力过大；口腔扁平苔藓患者的个性特征偏向于自负、压抑、内向、多疑等；与健康人群相比，口腔扁平苔藓患者的焦虑和抑郁症状较为严重。这些研究结果在一定程度上反映了精神因素与口腔扁平苔藓的关系。然而，大部分研究仍停留在描述性阶段，得出的仅为推测性结论，而且不能排除由于受试对象地域和文化差异对调查结果的影响，因此对口腔扁平苔藓与精神因素之间的因果关系尚不能确定。临床上虽然有少量通过认知、行为干预治疗使口腔扁平苔藓的治疗效果得到改善的报道，但仍然缺乏设计合理的前瞻性随机、对照、双盲试验加以证实。

3. 内分泌因素

流行病学调查发现，中年女性口腔扁平苔藓发病率较高。研究表明，女性患者月经期及绝经期血浆雌二醇（E_2）及睾酮（T）含量低于对照组，而男性患者血浆中 E_2 下降；同时在口腔扁平苔藓组织切片中雌激素受体（ER）表达显著低于对照组。一些女性患者在妊娠期间病情缓解，哺乳期过后月经恢复时，病损复发。

4. 感染因素

在口腔扁平苔藓患者中，EB 病毒、HPV 和丙型肝炎病毒（HCV）的感染率较健康人群高。Lodi 等[10]通过对 30 多个病例的对照研究并进行 meta 分析发现：口腔扁平苔藓患者中 HCV 的携带率较正常对照者高，HCV 血清阳性者发生口腔扁平苔藓的概率较 HCV 阴性者高，亚组分析发现口腔扁平苔藓与 HCV 感染的相关性与地域有关，地中海地区、日本和美国等地的口腔扁平苔藓发病可能与 HCV 感染有关。目前对感染因素在口腔扁平苔藓发病中的作用尚无定论。有些学者并未发现病毒感染与 OLP 的相关性。有国外学者通过对数据库资料进行分析计算，发现扁平苔藓且主要是口腔扁平苔藓，在欧洲北部和日本人群中的发生率与 HCV 感染密切相关，但存在人群差异，可能由于基因原因造成。HCV 可能通过免疫通路发挥作用，特别是产生过多的 Th1 细胞因子，导致抗病毒免疫反应的失效。国内有学者提出口腔扁平苔藓的发病与幽门螺杆菌感染有关，并有抗幽门螺杆菌治疗有效的报告，但因幽门螺杆菌在人群中感染较为广泛，亚型也较多，尚需进一步观察。有研究曾报道口腔扁平苔藓患者白假丝酵母菌的携带率较健康人群高，且白假丝酵母菌的基因型构成与健康人群存在差异，某些高毒力基因型可能与口腔扁平苔藓的发病有关。然而，值得注意的是，在大部分研究中，并不能确定真菌感染是引起口腔扁平苔藓发病的原因还是继发感染，因此，其作用尚不明确。

5. 遗传因素

口腔扁平苔藓的发病具有一定的遗传特征和家族聚集现象，口腔扁平苔藓患者的一级亲属患该病的概率高于普通人群。在过去的 30 年中，世界各地对口腔扁平苔藓患者的重复研究结果表明，人白细胞抗原等位基因频率可能与发病有关，但各项研究的结果存在较大差异，提示不同种族人群之间口腔扁平苔藓发病的遗传背景可能存在差异。口腔扁平苔藓的发病存在一定的遗传背景，但其遗传模式十分复杂，并非由单一基因决定，而是多个基因连锁突变的结果。有的学者发现口腔扁平苔藓的 HLA 抗原的 A3、B5、B8 位点有异常，频度增高[11]。

【临床表现】

口腔扁平苔藓是一种慢性疾病，患者的临床症状可持续较长时间。遇辛辣、热、酸、咸味食物刺激时，病损局部敏感，或有灼烧样疼痛感。自觉症状可有黏膜粗糙、紧绷感，口干，偶有虫爬感、痒感，也可无自觉症状。

口腔扁平苔藓特征性临床表现为口腔黏膜珠光白色条纹，可呈线状、环状、半环状、树枝状等多形性病损；或者由白色、灰白色小丘疹密集排列组成，可呈多种形状；也可表现为白色斑块状。病损大多左右对称，可发生在口腔任何部位的黏膜，包括角化黏膜、非角化黏膜和唇黏膜，以颊部和前庭沟最为多见（87.5%）[12]，其次为舌、唇、牙龈。

白色病变区域基底黏膜可正常，或伴有萎缩、充血、糜烂、溃疡和水疱等损害（图4-13）。可同时表现出多种病损，相互交错和转变。病损消退后，黏膜上可发生色素沉着，多为口腔扁平苔藓病变静止期的表现。病变区域与正常黏膜通常无清晰界限。

临床上将口腔扁平苔藓分为以下几种类型。

1. 丘疹型

灰白色的丘疹散布在黏膜上，有时聚集形成小斑块。多无临床症状。

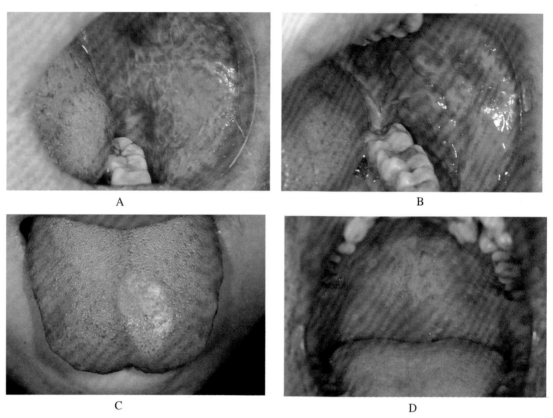

A

B

C

D

图 4-13　口腔扁平苔藓

2. 网状型

在口腔黏膜上可见白色网状条纹。临床上无症状，偶尔有粗糙感。

3. 斑块型

此型多见于吸烟患者，好发于舌背及颊部。舌背乳头萎缩形成珠白色有光泽的斑块。

4. 萎缩型

多见于牙龈，常常发生于附着龈，也可见于颊部黏膜。病损易形成糜烂面，对刺激性食物敏感。

5. 糜烂型（溃疡型）

病损破溃形成糜烂面，极易合并继发感染。患者可有疼痛感。

6.疱型

较少见。多发生在舌背或牙龈上，易发生糜烂。

皮肤可单独或与口腔黏膜同时发病。皮肤损害呈紫红色或暗红色多角形扁平丘疹,表面具有蜡样光泽,直径 0.5~2 cm 大小,微高出皮肤表面,边界清楚。丘疹呈多发性,单个散布,或排列成环状、线状和斑块状。四周皮肤可有色素减退、色素沉着,或者呈正常肤色。有的小丘疹可形成白色小斑点或浅的网状白色条纹,即为威肯姆线 (Wickham straie),将石蜡涂于丘疹表面并用放大镜观察,则威肯姆线更加清晰。病损大多左右对称,主要分布于四肢屈侧,尤其是踝部和腕部。患者可觉皮肤瘙痒,皮肤上可见抓痕。溃疡性损害可有疼痛。发生在头皮时,破坏毛囊可致秃。皮损痊愈后可遗留褐色色素沉着,或因色素减少而成为稍微萎缩的淡白色斑点。在生殖器黏膜的损害表现为白色丘疹或溃疡。

【组织病理学表现】

扁平苔藓的病理改变具有特征性。首先在上皮表层出现角化过度,以不全角化为主,也可有正角化或混合性角化。有些病例可见颗粒层,但颗粒层增厚者不多。棘细胞层可增厚、萎缩或变化不明显。有时同一病例既有增厚也有萎缩。上皮钉突可延伸到固有层,但皮肤扁平苔藓中的锯齿样钉突则不明显。基底层细胞水肿,液化变性。轻者可见基底膜和上皮细胞间及上皮细胞内出现小圆形空泡,重者基底细胞完全消失,可见与结缔组织相连接的细胞呈棘层细胞的形态,并可形成上皮下疱。在上皮的深部,基底膜区及固有层内可见圆形、直径约为 15~20 μm 的嗜伊红均质小体,称为 Civatte 小体或胶样小体,由上皮细胞退变而形成 (图 4-14)。基底膜不清晰,有时呈嗜酸性带状增厚,有时在镜下难以辨认。固有层可见淋巴细胞浸润带,此带沿基底膜分布,有一定厚度,与深部的黏膜下层结缔组织界限较明显 (图 4-15)。在上皮内也可见移入的炎细胞。固有层内尚可见嗜色素细胞,可能是上皮基底层细胞及黑色素细胞中的色素,由于细胞破坏而释放到固有层中再被吞噬细胞吞噬所致。固有层胶原纤维可有破坏,血管增生、扩张、管壁增厚等。部分扁平苔藓可出现上皮异常增生。陈瑞扬等[13]分析了695例患者,有上皮异常增生者占扁平苔藓的 2.58% 左右。近年来有人强调扁平苔藓中不应该出现上皮异常增生,出现异常增生者应属于苔藓样变。

电镜下,角化层、颗粒层及浅棘层变化轻微,深层棘细胞主要为变性改变。基底细胞线粒体、粗面内质网肿胀,线粒体嵴消失,出现细胞内空泡。基底细胞和基底膜间半桥粒数量减少,基底膜增厚。炎症浸润带中以淋巴细胞为主,也见浆细胞、肥大细胞、单核细胞、巨噬细胞。胶样小体由大量的张力细丝束构成。

免疫荧光染色见基底膜处常有纤维素沉积,也可见免疫球蛋白IgM沉积。胶样小体对抗体、补体均呈阳性荧光反应。免疫酶标可见固有层中浸润的细胞主要为T细胞,并根据病期的不同,T细胞亚群的分布及比例亦可有不同。炎症浸润带中的单核细胞和朗格汉斯细胞表达 HLA-DR/DQ 抗原,T细胞表达MHC抗原。上皮细胞中 HLA-DR 抗原表达增强,上皮内朗格汉斯细胞可增多。

【诊断和鉴别诊断】

根据患者特征性临床症状和典型的口腔黏膜白色病损可做出诊断。如病损发生在危险区,以及斑块型、

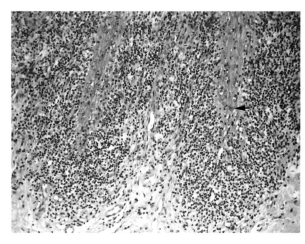 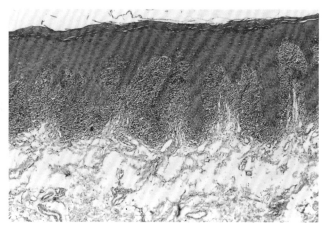

图 4-14　基底细胞液化变性及胶样小体（箭头所示）　　　　图 4-15　固有层明显的带状淋巴细胞浸润

萎缩型和反复糜烂的病损建议做病理检查。病损部位活体组织检查可见扁平苔藓组织病理学改变，典型的病理表现为上皮过度正角化或不全角化，基底层液化变性以及固有层密集的淋巴细胞带状浸润。必要时辅以免疫病理等实验室检查，有助于鉴别其他白色病变并排除上皮异常增生或恶性病变。典型的皮肤损害和指（趾）甲病损可作为诊断依据之一。

口腔扁平苔藓应与盘状红斑狼疮、口腔白斑、口腔红斑、天疱疮、类天疱疮、剥脱性龈炎、苔藓样反应、多形性红斑、迷脂症等相鉴别[12]。

1. 盘状红斑狼疮

本病是一种慢性皮肤–黏膜结缔组织病，病损特点是持久性红斑，中央萎缩凹陷呈盘状。主要累及头面部皮肤和口腔黏膜。口腔黏膜损害好发于下唇，破坏唇红缘。病损中央萎缩发红，边缘隆起呈盘状；病损周缘有放射状排列的短密白色条纹，病损易出血，形成血痂。面部皮损表面有毛细血管扩张和灰褐色附着性鳞屑覆盖，去除鳞屑可见扩张的毛囊孔，取下的鳞屑似图钉，即"角质栓"。鼻梁、鼻侧和双颧部可见"蝴蝶斑"。

2. 口腔白斑

口腔白斑病变部位通常界限清晰，而口腔扁平苔藓病变区域与正常黏膜通常无清晰界限。斑块型口腔扁平苔藓与白斑有时很难鉴别，特别是舌背部的病损。舌背部口腔扁平苔藓病损灰白而透蓝色，舌乳头萎缩或部分舌乳头呈灰白色小斑块状突起，局部柔软，弹性张力基本正常。而舌白斑为白色或白垩状斑块，粗糙稍硬，有时有沟纹或沟裂，病损不发生在单个或少数几个乳头。病理检查对鉴别有重要意义。

3. 口腔红斑

间杂型红斑表现为红白间杂，即在红斑的基础上有散在白色斑点，有时与口腔扁平苔藓很易混淆，常需依靠组织病理检查确诊。口腔红斑镜下表现为红斑上皮萎缩，角化层消失，棘层细胞萎缩，仅有 2~3 层，常有上皮异常增生或已是原位癌。对舌腹、舌缘、口底、口角区黏膜上的病损应提高警惕，注意鉴别。

4. 黏膜天疱疮、类天疱疮

口腔扁平苔藓表现为糜烂、溃疡或疱型时，由于缺少明显的白色条纹，易与天疱疮、类天疱疮、剥脱性龈炎相混淆。病理检查对鉴别有重要意义。天疱疮临床检查可见尼氏征阳性，可与口腔扁平苔藓鉴别。镜下见棘层细胞层松解，上皮内疱形成，脱落细胞检查可见天疱疮细胞。免疫荧光检查上皮棘细胞周围有 IgG 为主的免疫球蛋白沉积，翠绿色荧光呈网格状。类天疱疮上皮完整，棘层无松解，可见上皮下疱形成。免疫荧光检查类天疱疮基底膜处可见均匀细线状翠绿色荧光带，有助于鉴别。

5. 苔藓样反应 (lichenoid reaction)

某些患者服用甲基多巴、米帕林、氯喹、氨苯唑、卡托普利、奎尼丁等药物后，或进行口腔治疗后，在充填材料（如银汞合金）、修复体材料相对应的口腔黏膜上可出现放射状白色条纹或白色斑块等类似口腔扁平苔藓样病损，称为苔藓样反应。但病损局限于充填物相对应的黏膜，常伴有充血、糜烂。病理检查示基底细胞液化，固有层有混合性炎细胞浸润，除淋巴细胞外，尚有嗜酸性粒细胞和浆细胞，可累及固有层浅层和深层血管周围。可出现局灶性角化不全、血管增生、吞噬有色素颗粒的巨噬细胞。有时皮肤上亦伴有丘疹、脱屑及湿疹等苔藓样皮疹，发病机制尚不清楚。当引起反应的药物停止使用，或去除引起病变的充填物后，苔藓样病变就明显减轻或消失。临床上为确诊应做"斑贴试验"，并停止使用可疑药物或更换充填物进行试验性治疗。

6. 多形性红斑

疱型口腔扁平苔藓有时与多形性红斑相类似，但多形性红斑多为急性病程，以唇红大面积糜烂并覆有厚血痂为其特点，往往伴有发热。多形性红斑皮肤上出现红斑，红斑中心有小水疱，损害外观似"虹膜"或"靶环"。

7. 迷脂症

本症属皮脂腺异位、错生，唇、颊黏膜多见。黏膜可见散在或成簇的粟粒大小的淡黄色或黄白色斑疹或丘疹，表面光滑，触之柔软。患者一般无自觉症状，往往无意中发现而就诊。组织病理学表现为上皮固有层内可见小的、成熟的正常皮脂腺，腺体小叶包绕着自腺体中央一直伸向黏膜表面的皮脂腺导管。

【治疗】

口腔扁平苔藓的治疗原则是：以免疫调节为主的全身治疗与局部治疗相结合，注重心理因素调节和中西医结合治疗[12,14]。

1. 全身治疗

（1）**免疫治疗**：目前多认为本病有免疫学改变，发病可能有免疫因素参与，因而可采用免疫抑制剂进行治疗。

1）糖皮质激素：能抑制炎症反应，抑制免疫反应，是治疗糜烂性扁平苔藓的可选药物。普通型和充血型扁平苔藓应用口服糖皮质激素的疗效不明显，作用时间长，不良反应明显，不宜选用。

2）雷公藤：其主要成分为雷公藤总苷，具有类似皮质激素的性质，对机体的细胞免疫和体液免疫均有较强的抑制作用。据报道，雷公藤对 ConA 诱导的 T 细胞增殖反应有明显抑制作用，能明显抑制胸腺依赖性抗原诱发的抗体反应，对单核 – 吞噬细胞的吞噬功能具有抑制作用，还具有抑菌、活血化瘀等作用。每日每千克体重口服 0.5~1.0 mg，分 3 次饭后服用，2 个月为一疗程。

雷公藤的不良反应广泛，以消化道不良反应最常见，其次为皮肤黏膜出现皮疹、出血性红斑、糜烂等，对生殖系统也有影响，长期服用可引起不育；其他不良反应还有白细胞下降，心、肝、肾及中枢神经系统损害。

3）昆明山海棠：其有效成分为山海棠碱 A，对胸腺功能有抑制作用，而胸腺是 T 细胞分化、成熟的场所，这必将使细胞免疫受到抑制。近年来大量研究发现，昆明山海棠提取物能诱导 T 细胞凋亡，使大鼠外周血中 CD4 细胞数明显减少，CD4/CD8 的比值降低，从而抑制机体的细胞免疫，同时也抑制 IL-2 及 IFN mRNA 的表达。T 细胞早期活化分子及细胞因子表达的抑制作用可能是其发挥免疫抑制作用的机制之一。

昆明山海棠不良反应较少，国内学者认为昆明山海棠有可能成为终止口腔扁平苔藓再复发的新型免疫药物，且停药后无反跳现象，所以可长期使用以替代皮质激素。每次 0.5 g，3 次 /d，2 个月为一疗程。

4）羟氯喹：特别是对长期不愈的糜烂型扁平苔藓有效。主要通过稳定溶酶体膜、抑制免疫等机制而产生抗炎、减少免疫复合物的形成、减轻组织和细胞损伤等作用。羟氯喹较氯喹的毒副作用小。成人口服 100~200 mg/ 次，2 次 /d。较常见的不良反应有头昏、恶心、呕吐、视野缩小、视网膜病变、耳鸣、白细胞减少；极少见的严重毒性反应有心搏失常、心搏骤停、心源性脑缺血综合征，若不及时抢救可导致死亡。孕妇忌用。在用药期间，每 3~6 个月应进行一次眼科检查。

（2）**精神情绪调节**：基于本病病情与神经、精神因素等有关，应解除患者思想忧虑、情绪波动，进行身心因素调理，以改善和恢复正常精神状态。用维生素 B_1、谷维素等药物镇静和调整机体神经功能，使之恢复正常。

（3）**中医辨证**：中医认为本病属于阴血不足，虚损积热化火，血虚生风产燥，致使肌肤黏膜失其濡养；或因思虑伤脾，脾失健运，湿热瘀滞蕴热化火；或为肝郁气滞蕴热化火；或肝肾阴虚，阴虚火旺，虚火上炎所致。根据临床局部病损改变，如粗糙肥厚角化斑纹，鳞屑苔藓样改变，充血红斑、糜烂溃疡、色素沉着等表现，以及敏感疼痛或麻木发痒等症状，结合微循环及血液流变学等异常变化，可认为本病有瘀血存在。另外加以风、湿、热三邪蕴于肌肤不得疏泄，诱发加重本病。

基于以上辨证，其治法宜分别采用滋阴养血、益气健脾、疏肝解郁、理气活血、疏风润燥、滋补肝肾、滋阴清热、活血祛瘀等法治之。如单纯型可采用滋阴清热、养血益肾、疏风润燥等法治之。如红斑充血显著，可用平肝清热、活血祛瘀、理气解郁等法治之。糜烂溃疡、渗出破溃者，以清热降火、解毒凉血、健脾渗湿等法治之。

2. 局部治疗

（1）首先应去除各种机械、化学等刺激因素：去除牙垢牙石，以消除牙龈炎症和对口腔黏膜病损的刺激。另外矫正咬合，减少锐利牙尖及边缘刺激。修整不良修复体，必要时重新修复。保持口腔卫生，避免辛辣、过热等刺激性食物。

（2）**局部抗炎治疗**：用 0.05% 氯己定溶液、聚维酮碘溶液、西吡氯铵含漱液、康复新漱口液等含漱。

（3）**促进愈合的治疗**：中成药粉剂具有促进糜烂面愈合的作用。如养阴生肌散，具有清热养阴、生肌止痛的功效。可将该粉剂涂于糜烂病损表面，每日 2~4 次。

（4）**局部免疫治疗**：

1）可涂以糖皮质激素软膏或膜剂，以消除局部炎症，抑制免疫反应。若局部病损严重，长期糜烂不愈，也可应用醋酸氟美松 2~5 mg 加等量 2% 普鲁卡因，或用醋酸强的松龙混悬液（25 mg/mL）0.5~1.0 mL，于病损基底处注射。3~7d 注射 1 次，根据病情注射 2~5 次，有助于消除糜烂充血炎症，促进病损愈合。

2）环孢素：本品为第二代免疫抑制剂，是目前器官移植后免疫抑制和抗排斥反应的首选药物。它能选择性抑制 T 淋巴细胞活化和增殖，主要抑制辅助性 T 细胞和细胞毒性 T 细胞；能抑制核酸前体的掺入和 RNA 的合成，干扰白介素 –2 的释放。其对 B 淋巴细胞作用很小，不影响白细胞，对骨髓无毒性。近年来多项研究显示，口腔扁平苔藓局部外用环孢素治疗有良好的疗效，并且不良反应少，特别是对糖皮质激素治疗无效或不能用糖皮质激素治疗的患者，可以尝试使用。有研究者自配复方环孢素漱口液，治疗50 例患者，总有效率为 96%。

3）他克莫司 (tacrolimus，FK506)：是 Tsukuaensis1985 年从链霉菌发酵液中提取出的大环内酯类化合物，具有强大的免疫抑制功能。其抑制 T 细胞的强度是环孢素的 100 多倍，并且具有分子量小、易于穿透等特性。近来的研究显示他克莫司对于黏膜糜烂性和难治性扁平苔藓有良好的疗效。

【转归】

口腔扁平苔藓的癌变率为 0.4%~2.0%，不同流行病学研究的结果差异较大，但大多数接近 1%，且大多数研究证实萎缩糜烂型口腔扁平苔藓较斑纹型更易发生癌变（图 4-16）。Bermejo-Fenoll 在对 550 例口腔扁平苔藓患者进行为期 17 年的回顾性研究后发现，舌部为最常癌变的部位。部分学者认为女性口腔扁平苔藓患者癌变危险性高于男性。临床上，口腔扁平苔藓病损发生癌变时可表现为外生型的角化病变，或者内生型的增生或溃烂。有学者提出，病损范围扩大或者患者症状加重并不意味着病损发生癌变，而局部病损是否发生不均匀的改变则是判断癌变比较敏感的指标，尤其是范围较小的病损[15-17]。

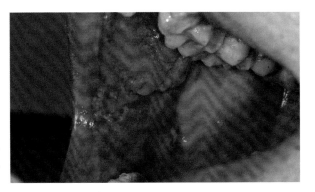

图 4-16　口腔扁平苔藓癌变征象

口腔扁平苔藓病损发生癌变的另一个特点为多发倾向，多数学者报道在发生癌变的口腔扁平苔藓患者中，30% 以上患者有两处或者两处以上不连续的肿瘤组织。

目前认为诱发癌变的因素有以下几方面。

1. 局部刺激因素

口腔扁平苔藓癌变诱发因素较多，最常见的为烟酒。但 Shen 等研究发现，女性患者发生癌变与烟、酒刺激无明显关联。

2. 感染因素

有学者认为白假丝酵母菌感染可能导致口腔扁平苔藓癌变概率增加。机制可能与其产生的苄基甲胺有关。因此，对于伴有真菌感染的口腔扁平苔藓患者要积极进行抗真菌治疗。

近年来也有研究发现，特殊病毒（如 HPV）感染也可能是诱发癌变的危险因素之一。从 1998 年开始，有学者陆续报道可在扁平苔藓患者口腔黏膜样本中检出 HPV，主要的类型为 HPV6 和 HPV11，其次是 HPV16。相对于正常人群，其检出率为 2 倍以上。有学者采用 meta 分析，结果发现 HPV 与口腔鳞状细胞癌（OR=3.98）和扁平苔藓（OR=5.12）均有相关性。

有学者报道丙型肝炎病毒（HCV）在口腔扁平苔藓患者中检出率高于正常对照组，并且 HCV 本身即是口腔癌症的危险因素之一，因此学者认为，HCV 也可能增加口腔扁平苔藓病损癌变风险[18]。

3. 免疫抑制剂的使用

近年来，越来越多的学者开始关注免疫抑制剂对于口腔扁平苔藓癌变过程的影响。有学者提出，免疫抑制剂的选择和使用，特别是局部糖皮质激素的使用，可能增加口腔扁平苔藓病损的癌变风险。而过度使用免疫抑制剂可能会增强病毒的复制，从而进一步影响口腔扁平苔藓的恶性转变。但目前免疫抑制在口腔扁平苔藓癌变过程中的作用尚不明确，需进一步研究。

【早诊、早治】

目前临床上有一些微创甚至无创的检查方法，可对具有潜在恶性病变的病损区域进行检查：细胞刷 (biopsybrush) 是一种微创的口腔黏膜脱落细胞学检测技术，它刷取口腔黏膜病损处的上皮全层细胞，经过巴氏染色后镜下观察细胞的异型性，以判定口腔黏膜病损的癌变危险性。其敏感性和特异性均较高 (>90%)，但检测结果易受收集细胞量的影响，因此，操作时须尽可能取到上皮全层细胞。另外，对病变的增生程度仍难以准确判断。近年来出现的自体荧光光谱分析仪 (VELscope) 检查是一种无创的检查方法。组织自身可被一定波长的光激发产生荧光，而不同性质的组织可能有不同的荧光特点，该仪器通过对荧光差异的分析可初步反映组织结构、代谢等变化。VELscope 检查有无创、灵敏、简便、可重复用于需密切监测的危险病例等优点，但对病变的增生程度难以准确界定，且组织炎症较重时，有可能出现假阳性结果，因此其应用效果有待大规模的临床试验予以验证[19, 20]。

长期糜烂不愈的重症口腔扁平苔藓患者，应及时进行活体组织检查，以排除上皮异常增生或恶性病变。

【可能的预防措施】

口腔扁平苔藓目前发病机制不明确，病因预防尚难实现。从预防复发角度，患者应调理情绪，减轻心理压力，保持乐观开朗的精神状态，缓解焦虑；避免进食刺激性食物，戒烟酒；定期随访。

口腔扁平苔藓可伴有上皮异常增生或发展成癌，但其上皮异常增生发生率比口腔白斑低，癌变率相对也低于白斑。糜烂溃疡型病损易发生癌变，癌变原因多认为与长期刺激有关，如烟、酒、辛辣、假丝酵母菌感染等。癌变率各学者报告也不一致，为 0.4%~2.3%。

积极治疗扁平苔藓是防止其癌变的措施之一；定期追踪有上皮异常增生的患者，至少每 3~6 个月复查一次对早发现癌变是必要的[21]。

【分子生物学及其他基础研究】

1. 癌变相关基因

Ogmundsdottir 等研究 4 例口腔扁平苔藓患者发现 TP53 的基因突变。TP53 为一种肿瘤抑制基因，此基因突变可在口腔鳞状细胞癌早期或晚期检测到。有学者采用荧光原位杂交和免疫组化等方法对口腔扁平苔藓和口腔鳞状细胞癌患者进行细胞遗传学研究，发现 MYC、TP53、CCND1、ERBB2 和 EGFR 等基因在潜在恶性病变或肿瘤组织中过表达，可能在口腔扁平苔藓癌变过程中起到重要作用。

2. 炎性浸润

口腔扁平苔藓作为一种免疫炎性疾病，其癌变过程可能与一系列的炎性细胞因子相关。目前已经有多个研究证明炎性浸润是某些疾病癌变的危险因素，例如溃疡型结肠炎、萎缩性胃炎等。一些炎性细胞所产生的细胞因子可能诱导口腔扁平苔藓病损局部上皮细胞发生基因突变，或者影响其细胞周期、凋亡和细胞增殖等，最终使口腔扁平苔藓向恶性方向发展。口腔扁平苔藓病损中由炎性细胞浸润产生的环氧化酶 -2（COX-2）也可能导致基因突变。COX-2 通过干扰花生四烯酸的代谢，产生可损伤 DNA 的致癌物丙二醛。

3. 自由基

活性氧和活性氮可能在慢性炎症向癌症的转化过程中起重要作用。在口腔扁平苔藓患者中，炎症细胞可以通过表达一氧化氮（NO）合成酶而产生过多的 NO，后者在活性氧的作用下可产生 ONOO—，从而在上皮细胞中产生两种特殊的鸟嘌呤：8-oxo-7,8-dihydro-2'-doxyguanosine 和 8-nitroguanine，前者直接、后者间接地导致基因中碱基 G-T 颠换，从而可能因基因突变致使癌变发生[22]。

4. 细胞增殖反应

许多研究发现口腔扁平苔藓病损局部上皮基底细胞增殖增加，研究者认为这可能是口腔扁平苔藓癌变的一个关键因素。Ki-67 是一种增殖细胞相关的核抗原。有学者发现，在发生癌变的口腔扁平苔藓患者组织中，Ki-67 的表达明显高于未发生癌变的患者[23]。

5. miRNA

miRNA 是在真核生物中发现的一类内源性的具有调控功能的非编码 RNA。成熟的 miRNA 是由较长的初级转录物经过一系列核酸酶的剪切加工而产生的，其大小一般为 20~25 个核苷酸，是 RNA 诱导的沉默复合体的组成成分之一。其通过碱基互补配对的方式识别靶 mRNA，并根据互补程度的不同指导沉默复合体降解靶 mRNA 或者阻遏靶 mRNA 的翻译。miRNA 参与各种各样的调节途径，起着重要的作用。近年来，关于 miRNA 在口腔扁平苔藓发病中的作用受到研究者的关注。有些学者报道了部分 miRNA 的表达水平在口腔扁平苔藓患者和正常对照组中存在差异。如有学者报道 miRNA-21、miRNA-203、miRNA-125、miRNA-146a、miRNA-155 在口腔扁平苔藓患者中表达上调，miRNA-27b 的表达下调，且在糜烂型口腔扁平苔藓患者中更加明显。这些研究结果说明 miRNA 可能在口腔扁平苔藓的发生发展中起着重要作用，但尚需深入研究[23, 24]。

6. 细胞因子

在口腔扁平苔藓病损局部或外周血中，存在多种细胞因子的表达异常。细胞因子的表达水平可在一定程度上反映疾病的活动性，故可作为口腔扁平苔藓病情判断的指标。主要包括：①促炎因子，如 TNF-γ、干扰素 γ、IL-1β 等，可促进抗原呈递，刺激免疫细胞或口腔角质形成细胞表达促炎因子、趋化因子或黏附分子等，放大口腔扁平苔藓的炎症反应；②趋化因子，如 CCL-5、CXCL-9、CXCL-10、CXCL-11 及 IL-8 等，主要与免疫细胞表面的特异性受体结合，趋化免疫细胞移动至病损部位；③黏附分子，如血管细胞黏附分子 1、细胞间黏附分子 1 等，可促使免疫细胞向血管壁贴附，从而促进免疫细胞在口腔扁平苔藓病损部位的聚集。

细胞因子网络中的关键因子也可以作为口腔扁平苔藓治疗的靶点。目前，已有临床采用 IL-2 受体结合蛋白巴利昔单抗 (basiliximab)、TNF-α 抗体阿达木单抗 (adalimumab) 和 TNFR 结合蛋白依那西普 (etanercept) 等治疗口腔扁平苔藓的个案报道，但仍然缺乏足够证据证明这些药物治疗口腔扁平苔藓的长期有效性和安全性[22]。

7. 遗传

世界各地对口腔扁平苔藓患者的重复研究结果表明，人白细胞抗原等位基因频率可能与口腔扁平苔藓的发病有关，但各项研究的结果存在较大差异，提示不同种族人群之间口腔扁平苔藓发病的遗传背景可能存在差异。有研究者对口腔扁平苔藓遗传易感性的研究发现：TNF-α、TNFR-2、干扰素 γ、P53、IL-4、IL-6、IL-8、IL-10 和 IL-18 的单核苷酸多态性 (single nucleotide polymorphism, SNP) 和单倍型 (haplotype) 可能与口腔扁平苔藓的易感性有关。其中，TNF-α-308 位点 AA 基因型，干扰素 γ+874 位点 TT 基因型作为口腔扁平苔藓的易感基因型，在至少 3 个不同的研究对象群体中得到了证实。这些研究结果一方面提示口腔扁平苔藓的发病存在一定的遗传背景，另一方面也说明口腔扁平苔藓的遗传模式十分复杂，并非由单一基因决定，而是多个基因连锁突变的结果。

（陈谦明　高岩）

参考文献

[1] SHI P, LIU W, ZHOU Z T, et al. Podoplanin and ABCG2: malignant transformation risk markers for oral lichen planus. Cancer Epidemiol Biomarkers Prev, 2010, 19 (3): 844-849.

[2] 周曾同. 口腔黏膜病学. 北京: 人民卫生出版社, 2010: 86-87.

[3] 张学军. 皮肤性病学. 8 版. 北京: 人民卫生出版社, 2013: 147-148.

［4］USATINE R P，TINITIGAN M．Diagnosis and treatment of lichen planus．Am Fam Physician，2011，84（1）：53-60．

［5］WALTON L J，MACEY M G．THOMHILL M H，et a1．Intra-epithelial subpopulations of T lymphwyles and Langerhans cells in oral lichen planus．J Orat Pathol Med，1998，27（3）：116-123．

［6］DU G H，QIN X P，LI Q，et a1．The high expression level of programmed death-l ligand 2 in oral lichen planus and thepossible costimulatory effect on human T cells．J Oral Pathol Med，2011，40（7）：525-532．

［7］KHAN A，FARAH C S，SAVAGE N W，el al．Th1 cytokines in oral liehen planus．J Oral Pathol Med，2003，32（2）：77-83．

［8］LIU W，DAN H，WANG Z，et al．IFN gamma and IL4 in saliva of patients with oral lichen planus：a study in an ethnic Chinese population．Inflammation，2009，32（3）：176-181．

［9］李张维，周瑜，赵曼，等．精神因素与口腔扁平苔藓的相关研究进展．中华口腔医学杂志，2009，44（4）：250-252．

［10］LODI G．SCALLY C，CARROZZO M，et a1．Current controversies in oral lichen planus report of all international consell BNS meeting．Part 1．Virainfections and etiopathogenesis．Oral Surg Oral Med Oral Pathol Oral Radiol Endod，2005，100（1）：40-51．

［11］陈谦明，曾昕．口腔扁平苔藓病因和发病机制的研究现状及对策．中华口腔医学杂志，2012，47（7）：385-390．

［12］陈谦明．口腔黏膜病学．4版．北京：人民卫生出版社，2012：101-118．

［13］陈瑞扬，于世凤，庞淑珍，等．口腔扁平苔藓上皮异常增生的初步研究．现代口腔医学杂志，1994，8（2）：74-76．

［14］唐国瑶，周曾同．口腔黏膜病临床治疗Ⅳ：口腔扁平苔藓的诊断及治疗进展．中华口腔医学杂志，2006，41（11）：697-699．

［15］SCULLY C.Oral mucosal disease:lichen planus．British Journal of Oral and Maxillofacial Surgery，2008，46（1）:15-21．

［16］JOHN R K．Diagnosis and management of oral lichen planus．Journal of the California Dental Association，2007，35（6）:405-411．

［17］PHILIP B．Oral lichen planus.Clinics in Dermatology，2000，18（5）:533-539．

［18］周红梅，郭宜青，危常磊．口腔扁平苔藓癌变研究进展及争议．中国实用口腔科杂志，2012，5（3）:146-149．

［19］SCULLY C．Management of oral lichen planus．American Journal of Clinical Dermatology，2000，1（5）:287-306．

［20］SETTERFIELD J．The management of oral lichen planus．Clinical and Experimental Dermatology，2000，25（3）:179-183．

［21］USATINE R P，TINITIGAN M．Diagnosis and treatment of lichen planus．Am Fam Physician，2011，84（1）：53-60．

［22］EDWARDS P C，KELSCH R．Oral lichen planus: clinical presentation and management．J Can Dent Assoc，2002，68（8）：494-499．

［23］ARAO T C，GUIMARAES A L，PAULA A M，et al．Increased miRNA-146a and miRNA-155 expressions in oral lichen planus．Arch Dermatol Res，2012，304（5）：371-375．

［24］DANIELSSON K，WAHLIN Y B，GU X，et al．Altered expression of miR-21，miR-125b，and miR-203 indicates a role for these microRNAs in oral lichen planus．J Oral Pathol Med，2012，41（1）:90-95．

第四节　口腔黏膜下纤维性变

口腔黏膜下纤维性变是一种慢性、隐匿性、具有癌变倾向的口腔黏膜病。Schwart 于 1952 年用"自发性萎缩性黏膜性口炎（atrophia idiopathica mucosae oris）"的病名报道了住在东非洲的 5 名印度女性患者。1953 年，Joshi 和 Lal 在印度发现了此病，并首先以"黏膜下纤维性变（submucous fibrosis）"的病名做了报道。尔后，又有许多学者用不同的病名，如"弥散性口腔黏膜下纤维性变（diffuses oral submucous fibrosis）""自发性口腔硬皮病（idiopathic scleroderma of the mouth）""自发性腭部纤维性变（idiopathic palatal fibrosis）"和"硬化性口炎（sclerosing stomatitis）"等做了报道。虽然就病理改变而言称之为"上皮下纤维性变（Juxta-epithelial fibrosis）"更确切，但目前大多数学者仍用"口腔黏膜下纤维性变（oral submucous fibrosis，OSF）"这个病名。在中国，自翦新春首次以"口腔黏膜下纤维性变"的病名报道该病以来，在中文文献中可以看到两个不同的翻译名，即"口腔黏膜下纤维性变"或"口腔黏膜下纤维化"。

口腔黏膜下纤维性变给患者带来肉体痛苦和功能障碍，是 WHO 认可的口腔癌前状态。

【流行病学和病因学研究】

1. 流行病学研究

目前已有的研究一致认为，口腔黏膜下纤维性变的发生与咀嚼槟榔密切相关。全世界曾有或现有嚼槟榔习惯的国家和地区如孟加拉国、缅甸、中国、柬埔寨、印度、印度尼西亚、泰国、马来西亚、尼泊尔、新爱尔兰、巴基斯坦、几内亚、菲律宾、新加坡、斯里兰卡及越南，还有斐济、肯尼亚、毛里求斯、南非、乌干达、坦桑尼亚、加拿大和美国的东印度移民社区，均有散发的病例报道[1]。

咀嚼槟榔在印度及东南亚等地域某些地区具有久远的历史，同时也普遍在社交场合中被接受。至 1979 年，全世界至少有 2 亿人咀嚼槟榔，截至 2005 年的报道，全世界咀嚼槟榔人口上升为 8 亿人。有报道证实，仅中国台湾，咀嚼槟榔者就有 200 余万人。

据最新研究资料报道[2]，在 1996 年，全世界的患者约 2 500 万人，到 2002 年，仅印度的患者就有 500 万人，占全印度人口的 0.5%。现在看来，全世界的患者远高于 2 500 万人。因此，口腔黏膜下纤维性变被认为是世界许多地域居住人群的公共健康问题。

2. 病因学研究

虽然食用辛辣食物、缺乏维生素 B 和缺铁等都曾被认为可能与口腔黏膜下纤维性变的形成有关，但它们和该病发生相关的证据并不是十分充分。综合流行病学、病例对照研究得知[3]，嚼槟榔是致口腔黏膜下纤维性变最主要的因素，而与吸烟及其他口腔卫生习惯无关。嚼槟榔者患口腔黏膜下纤维性变的相对危险值为不嚼者的 109~287 倍。同时，每日嚼槟榔的频率愈高、嚼的年限愈长，患口腔黏膜下纤维性变的概率越大。

（1）咀嚼槟榔习惯及槟榔有效成分对口腔黏膜及口腔黏膜下纤维性变发病的影响：嚼食槟榔块的方法及配料，因地理、人文背景不同而有所差别。其所共有的主要配料有：槟榔子（areca nut）、熟石灰［slaked lime, Ca（OH）$_2$］和蒌叶（betel leaf）。在不同的地域，其他添加剂可有不同。

槟榔块中的有效成分主要为：槟榔素（arecoline）和槟榔次碱（arecoidine，guyacoline，guacine），槟榔子最有效的成分是草鞣酸（tannins）和儿茶素（catechus）。这些生物碱通过亚硝基化作用变成亚硝胺（N-nitrosamines），对细胞有毒性作用。研究已经证实，槟榔素能促进胶原合成。

槟榔块对口腔黏膜造成的危害主要有：①放在龈颊沟的槟榔块不断与口腔黏膜接触，槟榔块中的生物碱被黏膜吸收而经过细胞代谢。②槟榔块中的化学成分对黏膜的刺激。③槟榔子的粗纤维对口腔黏膜的机械刺激，使口腔黏膜出现微创伤，微创伤又加速了化学成分弥散进入黏膜下组织，导致黏膜下组织中炎性细胞浸润。早期的刺激导致口腔黏膜的逐步萎缩和溃疡，持续的组织炎症导致了组织的纤维化和癌。

（2）嚼槟榔致口腔黏膜下纤维性变的机制：槟榔块中的有效成分诱导了口腔黏膜的炎症及口腔黏膜下纤维性变的形成，细胞因子如 IL-6、TNF、干扰素 - α（interferon α）和生长因子（如 TGF-β）在炎症部位合成增加。

TGF-β1 是细胞基质集聚和重塑的关键调节因子，它调节胶原合成和降解通路。

1）胶原产生通路（collagen production pathway）：TGF-β 激活原胶原基因群，诱导更多的原胶原形成。它也能诱导前胶原 C 端蛋白酶（procollagen C-proteinase, PCP）和前胶原 N 端蛋白酶（procollagen N-proteinase, PNP）的分泌，后者使原胶原转变为胶原纤维。在口腔黏膜下纤维性变中，非吸收性交链胶原增加，这种胶原的增加主要是赖氨酰氧化酶（lysyloxidase，LOX）的活性增加和形成增多所致。LOX 在胶原纤维转变成交链成熟的纤维形态过程中起重要的作用。LOX 的生物合成中，铜元素起协同作用。槟榔块中含大量可溶性铜，铜促进了 LOX 活性的上调，而 LOX 可促进胶原纤维的增生。

2）胶原降解通路（collagen degradation pathway）：TGF-β 通过激活基质金属蛋白酶基因（*TIMPs*）和血浆纤维蛋白溶酶原激活物抑制基因（*PAI*）发挥作用。TGF-β 激活基质金属蛋白酶组织抑制剂，使其形成增加，它抑制使胶原降解需要的胶原酶。TGF-β 同时也激活 *PAI*，*PAI* 是血浆纤维蛋白溶酶原激活物抑制基因，这就使得血浆纤维蛋白溶酶原形成减少。这种酶原使原胶原酶转变为有活性的胶原酶。这样就导致了有活性的胶原酶的缺乏，胶原酶活性和水平的降低导致胶原降解的降低，使得胶原的形成增加。

通过以上研究结果可得出结论：口腔黏膜下纤维性变可被视为一种胶原代谢失调疾病。胶原的过量形成和降解减少导致了口腔组织中胶原纤维的沉积，因此导致了纤维性变。这是 TGF-β 自动调节过程的增强，这种增强既可以增加胶原的形成，又减少胶原的降解通路，是两者的扳机点。

3.遗传易感性的研究

嚼槟榔易患口腔黏膜下纤维性变已是事实,但不是每个嚼槟榔的人都患口腔黏膜下纤维性变。流行病学调查表明,纤维性变的患病率为0.96%~7.6%[4]。另外还发现,嚼槟榔后患口腔黏膜下纤维性变具有家族性。在某些家庭中,姊妹患病;在另一些家庭中,母亲和子女同患该病,这提示可能存在易感人群及易感基因。还有些患者,嚼槟榔的次数和频率不高,但仍可患病。这种现象也提示口腔黏膜下纤维性变有可能是一种迟发性免疫反应性疾病。在口腔黏膜下纤维性变患者的口腔检查中发现,早期患者部分口腔黏膜发白、变硬;中后期患者,口腔黏膜会呈灰白色,扪之极硬,黏膜失去原有的红色,这是因为上皮下组织的乳头层内的毛细血管管壁增厚,管腔狭窄甚至闭塞,致黏膜血供减少所致(图4-17)。

在20世纪80年代,笔者对黏膜下纤维性变患者的活组织切片置透射电子显微镜下观察,发现上皮基底膜下可见电子密度低于基底膜的絮状物质呈带状堆积,其内散在分布一些基底膜的断片。当时,笔者推测基底膜下的絮状物质可能是一种免疫复合物。如果是,则可证明口腔黏膜下纤维性变是一种慢性免疫反应性疾病(图4-18)。

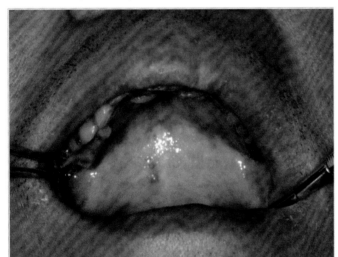
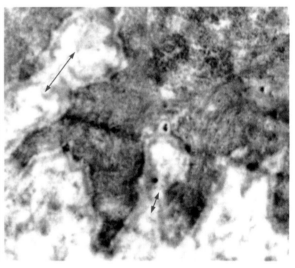

图4-17 中期黏膜下纤维性变患者软腭黏膜改变　　图4-18 基底膜下絮状物质(箭头所指区)

光镜下观察,上皮下结缔组织中有不同程度的炎性细胞浸润,主要为淋巴细胞和浆细胞。炎性细胞有几种不同的表现形式:炎性细胞呈弥散分布,以淋巴细胞为主,浆细胞较少;炎性细胞浸润明显,细胞密集,呈灶性分布,存在于胶原纤维之中,也有位于血管周围或腺管周围者;弥散浸润和灶性浸润同时存在,少数病例可见淋巴细胞浸入上皮的基底细胞和棘细胞层内。研究结果显示,槟榔制品中的添加剂对不同的细胞显示了细胞毒性、多基因毒性和基因毒性,这些细胞包括口腔上皮细胞、骨髓细胞和末梢血液的单核细胞[5]。另外,槟榔的某些成分诱导口腔上皮细胞分泌TNF-α、IL-6和PGE2,这些因子诱发口腔黏膜的炎症。在早期口腔黏膜下纤维性变的黏膜下组织中,主要有淋巴细胞、伊红细胞和浆细胞。在中期和后期也可以观察到淋巴细胞和浆细胞的存在。研究也证实了槟榔添加剂对口腔黏膜的基因毒性和细胞毒性损害,提示其可能为自身免疫疾病的致病因素[6]。IL-6是另一种致病因素,因为IL-6能够介导B淋巴细胞的活性[7]。

研究者利用基因芯片具有高通量、高效率、高灵敏度和高度自动化，同时可以平行检测成千上万个基因的不同表达水平的特点，对口腔黏膜下纤维性变患者颊黏膜上皮细胞进行了特异性发病基因的寻找和筛选。筛选得到黏膜下纤维性变组织差异表达基因865个，特异性基因31个，其中上调基因23个，下调基因8个。在对865个差异基因进行GO(gene ontology)分析后发现，120个基因参与免疫反应，12个基因参与防御反应[8]。该结果支持口腔黏膜下纤维性变是一种免疫反应性疾病的推论。接着，作者又对发现的31个特异性基因中的11个基因进行了细胞定位研究[9]，并对2个在其他疾病研究中已被肯定为自身免疫性疾病特有基因的软骨寡聚基质蛋白（cartilage oligomeric matric protein，COMP）基因和趋化因子CXCL-9进行了免疫组织化学细胞定位，同时采用Western boltting和反转录聚合酶链反应（RT-PCR）方法检测了蛋白和mRNA的表达。表达结果显示：COMP在正常颊黏膜组织中呈阴性表达，在黏膜下纤维性变组织的固有层和结缔组织层中呈强阳性表达，COMP在黏膜下纤维性变中的阳性表达率显著高于正常颊黏膜；CXCL-9在正常颊黏膜组织中呈阴性和弱阳性表达，在黏膜下纤维性变组织固有层和结缔组织的炎性反应细胞及内皮细胞胞质中呈强阳性表达，CXCL-9在黏膜下纤维性变中的阳性表达显著高于正常颊黏膜组织。免疫组化结果显示其蛋白分布于黏膜下纤维性变胶原沉积区域，并与表达量和病理分期呈正相关，说明黏膜下纤维性变中COMP的过度表达打破了正常的胶原网络平衡，可能通过结合某些基质蛋白，逐渐促进黏膜下纤维性变胶原成分的合成与沉积，加剧黏膜下纤维性变患者的病情。COMP在结缔组织中的分布与在硬皮病患者皮肤结缔组织中的分布一致，说明两者在胶原形成方面有着近似的机制。这也支持了黏膜下纤维性变是一种自身免疫性疾病的观点。

【临床表现】

口腔黏膜下纤维性变患者最常见的临床症状是口腔黏膜的烧灼感，尤其在进刺激性食物时疼痛感更为明显；有的患者主诉有口干、味觉减退、唇舌麻木、黏膜水疱和溃疡等症状（图4-19）。

全口黏膜表现为苍白或灰白色病损，随着病变的发展，逐渐出现无光泽的纤维条索样病损。患者逐渐感到口腔黏膜僵硬、进行性的张口受限及吞咽困难（图4-20）。颊、翼下颌韧带、软腭、唇、牙龈和舌等处黏膜均可受累，颊部病变常呈对称性。双侧咀嚼者，双颊黏膜受累；单侧咀嚼者，同侧颊黏膜受累。

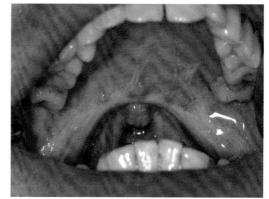

图4-19 软腭水疱、溃疡

腭部的病变主要表现在软腭，黏膜表现为不规则的苍白区或灰白色病损，严重者软腭缩短，悬雍垂变小，组织弹性变低；舌、咽腭弓出现瘢痕样条索，常伴有吞咽困难；舌背、舌腹和口底黏膜苍白，舌乳头消失，严重时舌系带变短，舌活动度减低（图4-21）。

上下唇可被累及，受累黏膜也表现为苍白，沿口裂可扪及环形的纤维条索。病损累及咽鼓管时可出

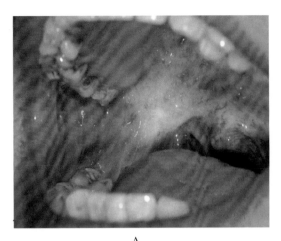
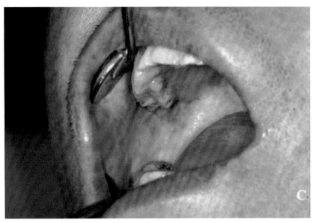

A   B

图 4-20　颊部及软腭部纤维条索样病变

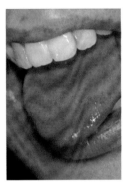
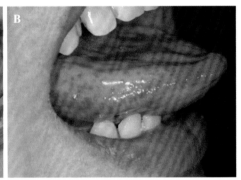

图 4-21　舌背、舌腹和口底黏膜苍白，舌乳头消失

现耳鸣、耳聋，咽部声带受累时可导致音调改变。病变累及的范围越广，病情越严重，张口受限就越明显。

【组织病理学表现】

　　早期病变主要表现在固有层，包括水肿、血管扩张、多形核白细胞浸润及出现较多的成纤维细胞。此时可见上皮下液体聚集而形成疱，然后有胶原纤维的增多。最先在上皮下出现带状玻璃样变区，胶原纤维成束排列，血管扩张充血，可见浆细胞、嗜酸性粒细胞。中期胶原纤维中等程度玻璃样变，上皮下透明带向深部延伸，有时仍可见纤维束之间残存的水肿性间质部分，成纤维细胞减少，成熟的纤维细胞增多，血管正常或由于纤维增生而导致收缩，炎症细胞主要为淋巴细胞及浆细胞（图4-22）。晚期固有层全部呈均质的玻璃样变，不见纤维束。玻璃样变组织中，偶尔可见扁平的纤维细胞，血管狭窄或闭塞，仍可见淋巴细胞和浆细胞。

　　病变上皮大多数情况下为萎缩改变。钉突可完

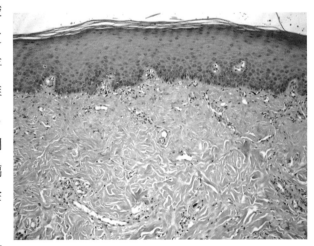

图 4-22　口腔黏膜下纤维性变（中期）
固有层胶原均质化，少许炎性细胞浸润

全消失，非角化区上皮如颊部可出现不全角化。有一部分病例的上皮发生异常增生。

电镜观察主要见胶原断裂成片状，胶原纤维呈束状分布，开口困难者的横纹肌纤维发生变性及坏死。上皮中见基底细胞突起进入结缔组织，上皮细胞间隙增大等（图 4-23）。

2010 年，中华口腔医学会口腔黏膜病专业委员会制定了口腔黏膜下纤维性变的病理诊断标准，将口腔黏膜下纤维性变的病理改变分为上皮的改变和结缔组织的改变两部分[10]。

1. 上皮的改变

大多数病例为上皮萎缩，部分病例可有上皮增厚；后期少数病例上皮可伴有不同程度的异常增生。

（1）上皮萎缩：上皮表层过度正角化；上皮钉突变钝或消失；上皮与结缔组织几乎为平直连接。

（2）上皮增厚：上皮表层过度不全角化；上皮层次增多，尤以棘层层次增厚明显；上皮钉突肥大。

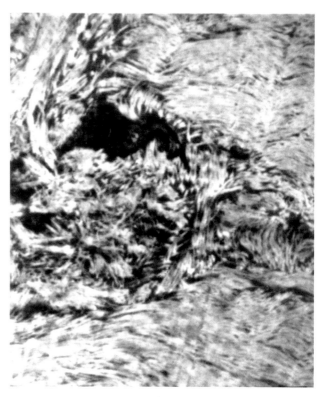

图 4-23 胶原纤维呈束状分布

2. 结缔组织的改变

结缔组织的改变分为 4 期。

（1）最早期：出现一些细小的胶原纤维，并有明显水肿；血管扩张、充血；有中性粒细胞浸润。

（2）早期：紧接上皮下有一条胶原纤维玻璃样变带，再下方胶原纤维间水肿，有淋巴细胞浸润。

（3）中期：胶原纤维中度玻璃样变，轻度水肿，有淋巴细胞、浆细胞浸润。

（4）晚期：胶原纤维全部玻璃样变，血管狭窄或闭塞。

【诊断与鉴别诊断】

根据口腔黏膜灼痛感，尤以吃刺激性食物时明显，随时间推移张口度逐渐变小等症状和体征，再结合口腔检查发现全口腔黏膜苍白或呈灰白色，扪及口腔颊黏膜变硬，不难做出初步诊断，但要确诊仍需要进行活组织检查。

2010 年，中华口腔医学会口腔黏膜病专业委员会制定了口腔黏膜下纤维性变的临床诊断标准，内容如下。

1. 临床诊断

（1）病因：患者有咀嚼槟榔的历史。

（2）症状：口腔黏膜灼痛，吃刺激性食物疼痛，软腭黏膜上出现水疱，水疱破溃形成小溃疡，味觉减退,舌运动障碍,吞咽不便及张口受限。

（3）**体征**：局灶性或全口腔黏膜呈灰白色,黏膜粗糙如皮革状,翼下颌韧带区及软腭出现纤维条索,舌乳头萎缩,张口度变小。

（4）**并发症**：口腔黏膜上除口腔黏膜下纤维性变外,可合并有白斑和癌性溃疡存在。

2. 临床分度

根据患者的临床症状和体征,主要是根据口腔黏膜病变的颜色、质地、纤维条索的范围及开口度制定临床分度。

轻度：口腔黏膜有烧灼感,进刺激性食物时口腔黏膜疼痛,检查见局灶性或散在性口腔黏膜灰白色改变,质地无改变或粗糙,开口度≥ 30 mm。

中度：进刺激性食物时口腔黏膜疼痛,口腔黏膜颜色呈片状灰白色改变,质地变硬,双翼下颌韧带及软腭扪及纤维条索,开口度为 20~30 mm。

重度：进刺激性食物时口腔黏膜疼痛,口腔黏膜呈灰白色改变,黏膜质地变硬,扪诊呈板状或皮革样,舌运动受限,伸舌困难,病变侵及口咽及喉咽部,开口度 <20 mm。

3. 鉴别诊断

（1）**咬合线上的白色角化症**：

1）检查见病损位于咬合线上,呈横长条形。

2）磨牙呈深覆殆覆盖状态。

3）病损往往单侧存在,双侧同时存在的少见。

（2）**嚼槟榔引起的苔藓样病变**：

1）病损呈细白色条纹状改变。

2）细条纹线不互相交叉。

3）病损不高于黏膜面。

4）停嚼槟榔一段时间后病损可自行消退。

【防治】

医学工作者长期的病因学和流行病学调查研究已经证实,咀嚼槟榔是口腔黏膜下纤维性变的致病因素,因此,戒除咀嚼槟榔习惯就变成了首选预防措施,同时也应劝告患者戒除烟、酒嗜好。已患有口腔黏膜下纤维性变的患者,应去医院进行治疗。轻度的口腔黏膜下纤维性变的患者,停止咀嚼槟榔等不良习惯可使症状消除。而其他阶段的口腔黏膜下纤维性变患者,张口受限已经形成,仅停止咀嚼槟榔无法逆转,此时,必须通过药物治疗、高压氧治疗和外科手术治疗等来使患者减轻疼痛和吞咽困难,增加张口度等。

1. 药物治疗

口腔黏膜下纤维性变的治疗关键在于使已纤维化的结缔组织恢复为正常的组织结构,从而使黏膜颜色、张口度得到改善。结缔组织的纤维化主要与免疫炎症反应有关，因此，目前常用的药物多针对口腔黏膜下纤维性变局部病变组织的免疫炎症反应来选择，如糖皮质激素、血管扩张剂、抗氧化剂和胶原酶等[11]。

（1）**免疫抑制剂：**

1）糖皮质激素：早期的口腔黏膜下纤维性变可使用激素治疗，有一定疗效。病变黏膜下注射地塞米松加透明质酸酶，每周 1 次，连续 8~16 周；口服泼尼松，每次 10mg，每天 2 次，连续 2~3 周。但是，单独使用糖皮质激素仅能缓解口腔黏膜下纤维性变患者早期的症状，并不能消除病损区的胶原堆积和恢复黏膜的弹性。并且，长期大剂量使用糖皮质激素容易引起胃肠道刺激、骨质疏松和肾上腺皮质功能减退等不良反应。因此，建议将小剂量糖皮质激素与其他药物联合使用，既发挥抗炎、缓解症状的作用，又减少不良反应的发生。

2）干扰素：干扰素口腔黏膜下注射，每次 50μg（150 万单位），每周 2 次，共 15 次。干扰素是一种抗纤维化细胞因子，具有较强的抗成纤维细胞增殖的作用，并通过上调上皮细胞和黏膜固有层结缔组织细胞胶原酶的活性，减少胶原的合成及促进胶原的降解。黏膜下注射干扰素后，少数患者会出现发热、头痛不适，注射前可口服阿司匹林预防。

（2）**血管扩张剂：**

1）己酮可可碱：己酮可可碱胶囊，每次 400 mg，每天 3 次，每个疗程 1 个月，连续 3 个疗程。

2）盐酸布酚宁：因可增加周围血管血流量，常用于治疗外周血管性疾病。Sharma 等将盐酸布酚宁与糖皮质激素和复合维生素联合应用治疗本病，有效率达到 62.06%，对年轻患者和早期患者的疗效更为显著。但该药无法恢复病损区黏膜的弹性。

（3）**中药：**中医学认为，口腔黏膜下纤维性变主要是由于嗜食辛辣燥之品，温邪郁积局部，引起局部气血不畅，日久气滞血瘀而成。中医的血瘀证与微循环密切相关，故临床上大多采用活血化瘀法治疗。

1）丹参注射液：丹参注射液口腔黏膜下局部注射，每次 4mL，分别注射于双侧颊黏膜下，每周 1 次，10 次为一疗程。笔者往往将之与曲安奈德注射液同时使用，这样既可以减少丹参注射液的过敏反应，又能发挥曲安奈德抗炎、抗免疫反应的作用。经过我们的长期临床应用，取得了较好的临床效果，患者张口度增大，黏膜变软，颜色亦有所改善（图 4-24）。丹参能扩张血管，改善局部缺血状态，诱导病变区毛细血管增生，抑制胶原纤维增殖和合成，促进胶原纤维凋亡和降解。

吴颖芳[12]报道采用小剂量醋酸泼尼松龙注射液（2mL）联合丹参注射液（2mL），在病损区黏膜下注射，每周 1 次，连续注射 3 个月，患

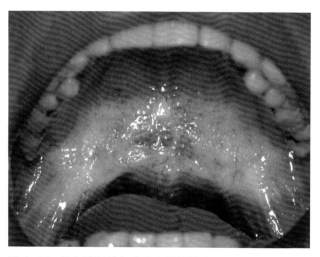

图 4-24　丹参注射液与曲安奈德注射液同时使用后黏膜的改变

者的疼痛明显减轻或消失，其损害范围、张口度的改善明显优于单用醋酸泼尼松龙者。

2）丹玄口康：谭劲等[13]报道采用中药复方丹玄口康治疗口腔黏膜下纤维性变取得良好效果。方剂由丹参、当归、红花、生黄芪、生地、玄参、白花蛇舌草及薄荷组成。该方剂通过改善微循环、降低血液黏滞度、调节机体免疫功能、抑制细胞增殖而达到改善口腔黏膜下纤维性变病损的目的。

2. 高压氧治疗

高压氧治疗每天 1 次，10 次为一疗程，治疗半年后患者症状明显改善，张口度增加。高压氧治疗能提高血氧含量，改善局部缺血缺氧，促进病损区新生血管形成和侧支循环的建立。

3. 手术治疗

口腔黏膜下纤维性变患者的重要体征之一就是纤维条索瘢痕导致的张口度变小，当张口度小于 20 mm 时，常常需要外科手术治疗来改善张口度。手术切除纤维条索，创面可通过移植带蒂或游离组织瓣进行修复。常用的组织瓣有：颊脂垫、带蒂颞浅筋膜瓣、鼻唇沟瓣、舌组织瓣、腭岛状瓣、游离前臂皮瓣和股外侧皮瓣等。这些皮瓣仅能在短期内改善张口度，术后容易复发。

该病一旦发展到张口受限就很难逆转，所以，改善患者的张口度和缓解症状，仍然是治疗口腔黏膜下纤维性变的主要目的。治疗方法取决于病变发展的阶段。由于文献存在样本量不足和缺乏双盲、对照等原因，很难评价何种方法更为有效。总之，要治疗口腔黏膜下纤维性变，首先必须戒除咀嚼槟榔的习惯；在治疗方法选择上，多种方法联合应用比单一方法治疗更为有效；局部给药因其作用直接、给药集中、用量相对较小而优于全身用药。

【口腔黏膜下纤维性变癌变的研究进展】

1. 嚼槟榔导致口腔癌前病变

嚼含烟草的槟榔与口腔黏膜病（如口腔黏膜下纤维性变、白斑）和口腔癌发生之间的关系已经得到肯定。许多实验研究已经证实槟榔含有多种致癌因子，而且在动物实验中已经显示了致癌性；同时，流行病学调查研究也发现，咀嚼槟榔地区人群的口腔癌的发病率高于不咀嚼槟榔地区的人群。因为这些理由，国际癌症研究中心已经把槟榔作为一种致癌物质。

有学者研究了 152 位咀嚼槟榔的人和 137 位不咀嚼槟榔的人。在咀嚼槟榔的 152 位中，有 84.4% 的人患口腔黏膜病变；而在不咀嚼槟榔的人中，只有 37.2% 的人患有口腔黏膜病变。咀嚼槟榔者患口腔黏膜病变的概率明显高于不咀嚼槟榔者[14]。另一组研究证实，咀嚼槟榔者有 66% 的人有口腔黏膜病变，其中患口腔黏膜下纤维性变者为 13%，白斑为 3.9%，扁平苔藓为 5.2%；而不咀嚼槟榔者患口腔黏膜病变者只有 1.5%[15]。

不含烤烟的槟榔也被国际癌症研究中心定为致癌剂。在中国台湾，槟榔咀嚼物中不含烤烟，但这些人中有许多人吸烟和饮酒。研究发现，吸烟和饮酒并同时嚼槟榔者，具有较高的发生口腔癌的危险性。

Hashibe 等的研究证实：不含烤烟的槟榔同样增加口腔癌前病变的危险性。如口腔白斑（95%CI：5.9~8.3）、口腔黏膜下纤维性变（95%CI：22.0~88.2）和口腔红斑（95%CI：9.8~40.0）[16]。Jacob 等[17]

也对咀嚼不含烤烟槟榔者进行了研究，结果同样显示可增加发生口腔白斑、口腔黏膜下纤维性变、口腔红斑等癌前病变的危险性。研究还证实了其发病率与槟榔有很明显的量效及时间依赖关系。

　　口腔黏膜下纤维性变是世界范围内常见的口腔黏膜病变。报告证实：在不同地区，口腔黏膜下纤维性变的发病率不同，为 0.04%~24.4%。在中国台湾南部的原住民中，咀嚼槟榔的流行率为 69.5%[18]；在口腔癌的患者中，口腔黏膜下纤维性变与口腔癌并存（图 4-25）。1984 年，Pindborg[19] 证实了口腔黏膜下纤维性变与口腔癌共存实际上是口腔黏膜下纤维性变恶变所致（图 4-26）。虽然要把口腔癌的发生与嚼槟榔的流行结合起来是困难的，但是，在有些国家和地区我们仍然观察到咀嚼槟榔与口腔癌发生之间密切相关的趋势。在巴布亚新几内亚，每 10 万人中有男性 41.2 人、女性 26.9 人患口腔癌，该国口腔癌的发病率居世界的第二位。咀嚼槟榔的居民在该国人群中占 57.7% 的比例。在所罗门群岛，每 10 万人中有 37.0 位男性、22.5 位女性患口腔癌。这个国家嚼槟榔习惯发生率也较高，口腔癌发病率为全世界第三位。

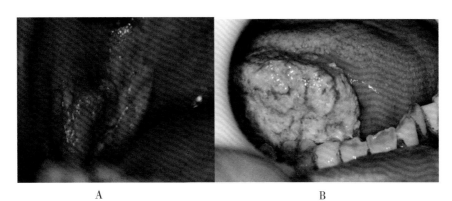

图 4-25　颊癌与舌癌和黏膜下纤维性变并存
这种在解剖部位上不同的原因是槟榔致癌因子直接与颊黏膜和舌黏膜接触

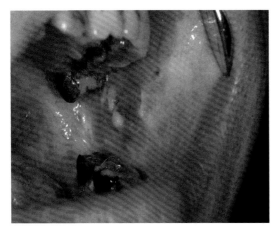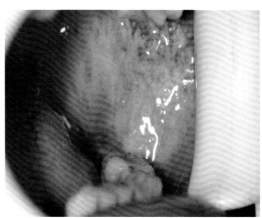

图 4-26　口腔黏膜下纤维性变癌变
A. 颊部口腔黏膜下纤维性变癌变　　　　　　　B. 下颌牙龈口腔黏膜下纤维性变癌变

　　印度是世界上槟榔消耗最多的国家。在印度孟买的一项大规模调查中，有 33.0% 的人嚼不同品牌的槟榔。因此，印度口腔癌的发病率也居世界第一位[20]。在中国台湾，口腔癌发病率亦较高，其中每 10 万男性居民中就有 27.4 人患口腔癌。

2. 槟榔咀嚼物中致癌因子暴露的生物标志物

槟榔咀嚼物中主要的致癌因子来自槟榔、石灰、丁香和烟叶[21,22]。一项研究证实了这些物质潜在的致癌性（表4-4）。

表4-4　槟榔咀嚼物中的主要致癌因子和基因毒性剂

产品	配料	基因毒性剂/致癌因子
Gutkha（印度）	烤烟+槟榔果	NNN，NNK，槟榔碱，MNPN
	槟榔果+石灰	活性氧化剂
	丁香+石灰	活性氧化剂
Pan masala(印度)	槟榔果	槟榔碱
	槟榔果+石灰	活性氧化剂
	丁香+石灰	活性氧化剂
老花槟榔（中国台湾）	新鲜未剖开的槟榔果+红色石灰	活性氧化剂
	新鲜未剖开的槟榔果+煅石灰+槟榔叶	活性氧化剂
槟榔嚼物（中国大陆）	干槟榔果壳+石灰+桂枝油	活性氧化剂

注：NNN为亚硝基烟碱；NNK为4-（N-甲基-N-亚硝氨基）-1-（3-吡啶基）-1-丁酮；MNPN为3-甲基-N-亚硝胺乙基氰丙腈

几种来自烟叶的致癌剂同样也可来自槟榔果。致癌性烟草亚硝胺、N-亚硝胺去甲烟碱、NNK和N-亚硝基烟碱（NAB）及挥发性亚硝胺、N-亚硝胺二甲胺和N-亚硝基二乙胺，在咀嚼含烟草槟榔者唾液中均能探测到。咀嚼含烟草槟榔者口腔唾液中的亚硝胺含量达到每天100μg，只吸烟而不嚼槟榔者唾液中每天只有20μg，来自槟榔碱的亚硝胺也可以在唾液中探测到[22-24]。

烟草致癌性亚硝胺（TSNA）通过细胞色素P450s和其他酶的作用进行新陈代谢。被视为烟草致癌性亚硝胺的4-N-甲基-N-亚硝胺-1-3-吡啶-1-丁酮可经由亚甲基羟基化激活形成DNA甲基化剂，导致DNA中7-甲基鸟嘌呤、6-氧甲基鸟嘌呤核苷酸和4-氧甲基胸腺嘧啶核苷经由甲基羟基化以形成巨大的DNA螯合物。

槟榔果性亚硝胺（ASNA）、N-亚硝基四氢烟碱甲酯（NG）和致癌性3-甲基-N-亚硝胺乙基氰丙腈（MNPN）也可以在咀嚼无烟草槟榔者的唾液中检测到。在中性环境中，槟榔碱的亚硝基化作用比在酸或碱性环境中产生近4倍多的N-亚硝基四氢烟甲酯。因此，在咀嚼槟榔者唾液偏中性环境下，槟榔性亚硝胺可转变成N-亚硝基四氢烟甲酯[24-26]。

研究已经证实，N-亚硝基复合物能在口腔中形成。在咀嚼槟榔者唾液中有挥发性亚硝胺和烟草性亚硝胺存在，这些物质也可在咀嚼槟榔时内源性形成。当有硫氰酸盐催化剂存在时，它能与可溶性的亚硝酸盐起反应，使槟榔和烟草中存在的二级和三级胺硝基化。研究还证实，硝基化作用在口腔卫生差的个体中最明显，这种在口腔卫生差的个体中硝基化的增强可能是由于许多硝酸盐转变为亚硝酸盐，而且细菌的多酶介导了亚硝胺的形成。

　　研究证实了活性氧化剂与多阶段致癌作用有关。Nair 等首先证实了槟榔果的提取液和丁香的水溶液在 pH > 9.5 时能生成过氧化离子和过氧化氢。Fe^{2+}、Fe^{3+} 能增加槟榔果中活性氧化剂的产生，但这个过程可以被 Cu^{2+} 所抑制。这些结果说明 pH 值的大小对自身活性氧化剂的形成有着重要的作用。当把槟榔提取液在碱性状态下与腓肠肌中的胸腺嘧啶 DNA 一起孵化时，形成 8- 氧脱氧鸟嘌呤核苷，在 Fe^{2+} 和 Fe^{3+} 存在时更是如此。在咀嚼槟榔者的口腔中，煅石灰中氢氧化钙的存在促进了活性氧化剂的形成[27-29]。

　　研究者列出了 5 点证据证实口腔黏膜下纤维性变为一种癌前状态：①口腔黏膜下纤维性变病例有时可同时观察到口腔黏膜白斑的存在（图 4-27）；②口腔癌病例中可同时观察到口腔黏膜下纤维性变的存在；③口腔黏膜下纤维性变病例中有时观察到口腔白斑、口腔癌的同时存在（图 4-28）；④口腔黏膜下纤维性变上皮细胞有时可观察到上皮异型增生；⑤口腔黏膜下纤维性变患者的上皮细胞有时可同时观察到口腔癌的组织学改变。有许多流行病学调查结果证实每天咀嚼槟榔和嚼槟榔时将其停留在口内睡觉或过夜者发生口腔癌的频率极高[30-32]。有研究发现，槟榔是导致口腔黏膜下纤维性变的主要病因诱导剂。在系列的病例研究中，口腔黏膜下纤维性变的患者均嚼槟榔（100%），嚼槟榔发生口腔黏膜下纤维性变的相关危险性在 32~109.6 倍之间[33-35]。嚼槟榔、吸烟及饮酒患口腔白斑的相对危险性是 113.57 倍，患口腔黏膜下纤维性变的相对危险性是 101.12 倍，患疣状病变的相对危险性是 45.15 倍[36]。

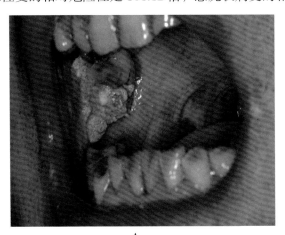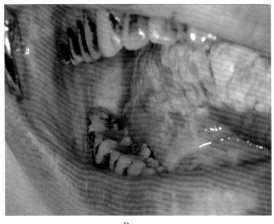

A　　　　　　　　　　B

图 4-27　颊舌口腔黏膜下纤维性变、白斑共存

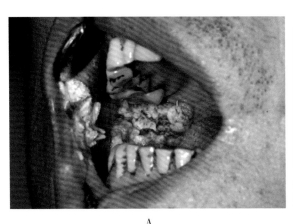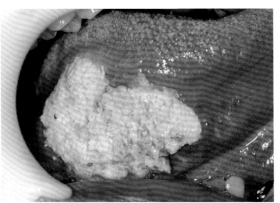

A　　　　　　　　　　B

图 4-28　口腔黏膜下纤维性变患者口腔中白斑和鳞癌同时存在

林发新[37]报道，954 个咀嚼槟榔者中，白斑患病率 2.5%；773 例嚼槟榔同时吸烟者白斑的患病率是 20.3%。在口腔黏膜下纤维性变患者口腔中白斑患病率 6.3%。另外的研究报告在口腔黏膜下纤维性变患者口腔中白斑患病率是 14.9% 和 13.3%。在湖南嚼槟榔者的口腔中，口腔扁平苔藓的患病率是 0.15%；在有口腔黏膜下纤维性变的口腔中，扁平苔藓的患病率为 3.2%。在本文作者最近报道的一组 29 个口腔癌患者中，23 例伴有口腔白斑，占全部病例的 79.31%；5 例伴有扁平苔藓，占 17.24%；有 4 例口腔癌患者的口腔中同时存在口腔黏膜下纤维性变、白斑和过角化症，白斑和过角化症占 13.79%；3 例伴有口腔黏膜下纤维性变、白斑和扁平苔藓，占 10.34%；2 例仅有扁平苔藓、口腔黏膜下纤维性变，占 6.89%[38, 39]。

综上所述，我们不难看出，在嚼槟榔的人群中，口腔黏膜会出现系列的病理改变。这些改变中上皮层主要是口腔黏膜下纤维性变、口腔白斑和口腔扁平苔藓及口腔癌；上皮固有层和黏膜下层的改变，主要是胶原纤维的代谢失调带来的功能障碍。这两方面的改变相互影响，互相依存，因此，在对嚼槟榔者进行黏膜病变的研究时，必须整体考虑，分阶段及有重点地进行研究，达到预防疾病发生和发展的最终目的。

（翦新春）

参考文献

[1] MURTI P R, BHONSLE R B, GUPTA P C, et al. Etiology of oral submucous fibrosis with special reference to the role of areca nut chewing. J Oral Pathol Med，1995，24：145-152.

[2] ARIYAWARDANA A, ATHUKORALA A D S, ARULANANDAM A. Effect of betel chewing, tobacco smoking and alcohol consumption on oral submucous fibrosis: a case-control study in Sir Lanka. J Oral Pathol Med，2006，35：197-201.

[3] HAIDER S M, MERCHANT A T, FIKREE F F, et al. Clinical and functional staging of oral submucous fibrosis. Br J Oral Maxillofac Surg，2000，38：12-15.

[4] YANG Y H, LIEN Y C, HO P S, et al. The effects of chewing areca/betel quid with and without cigarette smoking on oral submucous fibrosis and oral mucosal lesions. Oral Dis，2005，11：88-94.

[5] 翦新春, 刘蜀凡, 沈子华, 等. 口腔黏膜下纤维性变的组织病理学观察. 中华口腔医学杂志, 1988, 23（1）：11-13.

[6] RAJALALITHA P, VALI S. Molecular pathogenesis of oral submucous fibrosis—a collagen metabolic disorder. J Oral Pathol Med，2005，34：321-328.

[7] HOGABOAM C M, STEINHAUSER M L, CHENSUE S W, et al. Novel roles for chemokines and fibroblasts in interstitial fibrosis. Kidney Int，1998，54：2152-2159.

[8] CHANG C P, HSIEH R P, CHEN T H, et al. High incidence of autoantibodies in Taiwanese patients with oral submucous fibrosis. J Oral Pathol Med, 2002, 31（4）：402-409.

[9] ISHIHARA K, HIRANO T. IL-6 in autoimmune disease and chronic inflammatory proliferative disease. Cytokine Growth Factor Rev, 2002, 13（3）：357-368.

［10］中华口腔医学会口腔黏膜病专业委员会.口腔黏膜下纤维性变的诊断标准（试行稿）.中华口腔医学杂志，2009，44（3）：130-131.

［11］陈谦明.口腔黏膜病学.4版.北京：人民卫生出版社，2008.

［12］吴颖芳.口腔黏膜下纤维性变的治疗研究进展.中国实用口腔科杂志，2011，4（2）：76-80.

［13］谭劲，李元聪，陈安，等.丹玄口康治疗口腔黏膜下纤维性变的临床研究.湖南中医药大学学报，2006，26（10）：41-43.

［14］IARC. Betel-quid and areca nut chewing and some areca-nut derived nitrosamines. IARC Monogr Eval Carcinog Risks Hum，2004，85：1-334.

［15］ZAIN R B, IKEDA N, GUPTA P C，et al. Oral mucosal lesions associated with betel quid, areca nut and tobacco chewing habits: Consensus from a workshop held in Kuala Lumpur, Malaysia, November 25-27, 1996. J Oral Pathol Med, 1999，28：1-4.

［16］HASHIBE M, SANKARANARAYANAN R, THOMAS G, et al. Body mass index, tobacco chewing, alcohol drinking and the risk of oral submucous fibrosis in Kerala, India. Cancer Causes Control，2002，13：55-64.

［17］JACOB B, STRAIF K, THOMAS G, et al. Betel quid without tobacco as a risk factor for oral precancers. Oral Oncol，2004，40（7）：697-706.

［18］VECCHIA L C, TAVANI A, FRANCESCHI S, et al. Epidemiology and prevention of oral cancer. Oral Oncol，1997，33：302-312.

［19］PINDBORG J J, BHONSLE R B, MURTI P R, et al. Incidence and early forms of oral submucous fibrosis. Oral Surg Oral Med Oral Pathol, 1980，50：40-44.

［20］PARKIN D M. International variation. Oncogene，2004，23：6329-6340.

［21］THOMAS S, WILSON A.A quantitative evaluation of the aetiological role of betel quid in oral carcinogenesis. Eur J Cancer B Oral Oncol，1993，29：265-271.

［22］REICHART P A, NGUYEN X H. Betel quid chewing, oral cancer and other oral mucosal diseases in Vietnam: a review. J Oral Pathol Med，2008，37：511‐514.

［23］REICHART P A, SCHMIDTBERY W, SCHEIFELE C. Betel Chewer's mucosa in elderly Cambodian women. J Oral Pathol Med, 1996，25：367-370.

［24］FRANCESCHI S, BIDOLI E, HERRERO R, et al. Comparison of cancers of the oral cavity and pharynx worldwide: etiological clues. Oral Oncol，2000，36：106-115.

［25］NEGRI E, VECCHIA L C, FRANCESCHI S, et al. Atributable risk for oral cancer in northern Italy. Cancer Epidemiol Biomarkers Prev，1993，2：189-193.

［26］GUPTA P C. Mouth cancer in India: a new epidemic. J Indian Med Assoc，1999，97：370-373.

［27］NAIR U, BARTSCH H, NAIR J. Alert for an epidemic of oral cancer due to use of the betel quid substitutes gutkha and pan masala: A review of agents and causative mechanisms. Mutagenesis，2004，19：251-262.

［28］BOFFETTA P, HECHT S, GRAY N, et al. Smokeless tobacco and cancer. Lancet Oncol, 2008，9：667-675.

［29］PAYMASTER J C. Cancer of buccal mucosa: a clinical study of 650 cases in India patients. Cancer, 1956，9：431-435.

［30］SANKARANARAYANAN R. Oral Cancer in India: an epidemiologic and clinical review. Oral Surg Oral Med Oral Pathol, 1990, 69: 325–330.

［31］RAJENDRAN R, RAJU G K, NAIR S M, et al. Prevalence of oral submucous fibrosis in the high natural radiation belt of kerala, South India. Bullet WHO, 1992, 70: 783–789.

［32］MURTI P R, BHONSLE R B, GUPTA P C, et al. Etiology of oral submucous fibrosis with special reference to role of areca nut chewing. J Oral Pathol Med, 1995, 24: 145–153.

［33］TRIVEDY C R, CRAIG G, WARNAKULASURIYA S. The oral health consequence of chewing areca nut. Addict Biol, 2002, 7: 115–125.

［34］SINOR P N, GUPTA P C, MURTI P R, et al. A case-control study of oral submucous fibrosis with special reference to the etiologic role of areca nut. J Oral Pathol Med, 1990, 19: 94–98.

［35］MAHER R, LEE A J, WARNAKULASURIYA K A, et al. Role of areca nut in the causation of oral submucous fibrosis: a case-control study in Pakistan. J Oral Pathol Med, 1994, 23: 65–69.

［36］CHUNG C H, YANG Y H, WANG T Y, et al. Oral precancerous disorders associated with areca quid chewing, smoking, and alcohol drinking in Southern Taiwan. J Oral Pathol Med, 2005, 34: 460–466.

［37］林发新.海南岛口腔白斑的流行病学研究.中华口腔医学杂志, 1985, 20: 180–182.

［38］高义军, 凌天牖, 尹晓敏, 等.口腔黏膜下纤维性变癌变的回顾性研究.临床口腔医学杂志, 2005, 21: 119–120。

［39］刘蜀凡, 翦新春, 沈子华.口腔黏膜下纤维性变的研究.临床口腔医学杂志, 1988, 4（2）: 81–83.

第五章

鼻咽癌前病变

中国南方地区是鼻咽癌（nasopharyngeal carcinoma, NPC）高发区，尤其是广东、广西、福建及台湾部分地区。NPC 对人民身体健康造成很大危害，在高发区给经济和社会发展带来沉重负担。目前临床上主要通过血清学及影像学检查筛出可疑患者，而 NPC 患者出现引起注意的临床症状时往往已是晚期。提高对鼻咽癌前病变的认识，对 NPC 的预防、早期发现和早期治疗，提高治愈率及延长生存时间都有重要意义。

【定义及病理学改变】

1. 鼻咽癌前病变的定义

宗永生课题组通过观察、分析大样本人 NPC 旁上皮病变及随访 12 年以上 EB 病毒血清学阳性人群鼻咽组织活检切片所见，总结出 NPC 癌变过程的形态学顺序是：鼻咽黏膜上皮鳞状化生→上皮异型增生→原位癌→微小浸润癌，并将 NPC 的癌前病变定义为鼻咽黏膜上皮异型增生[1]。

2. 鼻咽癌前病变的组织病理学表现

鼻咽上皮异型增生主要表现在上皮细胞排列失序导致细胞极向消失和细胞异型增生两方面。细胞极向消失表现为鳞状化生的鼻咽上皮基底细胞异型增生或棘细胞异型增生，或角化细胞与基底细胞间仅见少数棘细胞，或增生的鳞状细胞向表面突出或向下陷入等。细胞异型增生主要表现为细胞大小不一，核质比例增加，核内染色质稀少或浓染，核仁十分明显。综合极向消失和细胞异型增生的严重程度可将鼻咽上皮异型增生分为轻度、中度和重度三级（图 5-1 至图 5-3）[1]。上皮下 1/3 有较多的异型细胞或 2/3 以下有个别散在的异型细胞为轻度，上皮下的 2/3 细胞大多呈异型性为中度，上皮全层由异型细胞占据为重度。核仁/核面积比例的增大是确定异型增生级别的主要指标之一。轻度异型增生可以在一般炎症反应中见到，炎症消退时病变细胞异型性也可消失，因此不能认为是癌前病变。只有中、重度以上的异型增生才是癌前病变[2]。而所谓鼻咽原位癌，是指在鼻咽被覆上皮中出现癌细胞，即具有分裂能力的上皮基底细胞或基底上细胞或储备细胞癌变，无论其数量多少，均应视为鼻咽原位癌（图 5-4）。有学者认为，虽然重度鼻咽上皮异型增生发展为癌的概率甚高，但仍不应与原位癌等同，后者必将发展为浸润癌。理论上来讲，鼻咽原位癌已属癌的范畴，而非癌前病变[3-5]。

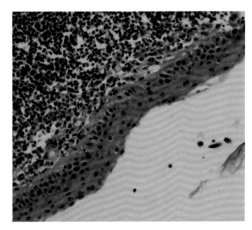

图 5-1　鼻咽上皮轻度异型增生

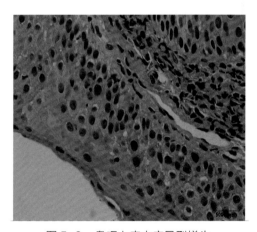

图 5-2　鼻咽上皮中度异型增生

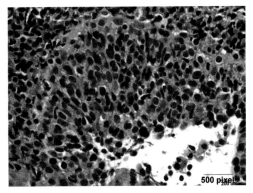

图 5-3 鼻咽上皮重度异型增生

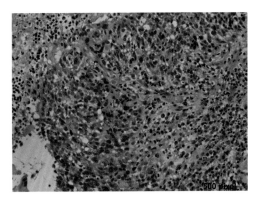

图 5-4 鼻咽上皮原位癌

【临床诊断】

鼻咽部位隐蔽，鼻咽癌前病变亦无明显临床症状，目前鼻咽内镜是发现癌前病变并进行动态观察的主要手段，并对 NPC 的早期诊断起着重要作用。

1. 纤维鼻咽镜

内镜中以纤维鼻咽镜的操作最为简单和方便。表面麻醉下患者取坐位或仰卧位，经鼻进镜，检查鼻咽顶后壁、侧壁黏膜色泽是否正常，有无新生物，咽隐窝、咽鼓管圆枕、咽鼓管咽口应两侧对照，注意比较是否对称，结构有无异常。重点观察鼻咽顶后壁及双侧咽隐窝等肿瘤好发部位[6]。

（1）**正常鼻咽**：鼻咽顶后壁及侧壁黏膜光滑红润，无隆起及新生物，双侧咽隐窝、圆枕对称，咽鼓管咽口开闭良好（图 5-5、图 5-6）。

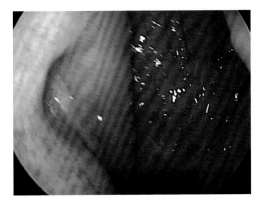

图 5-5 正常鼻咽（纤维鼻咽镜，右侧）

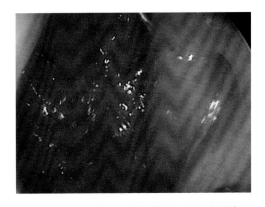

图 5-6 正常鼻咽（纤维鼻咽镜，左侧）

（2）**慢性鼻咽炎**：鼻咽黏膜不同程度充血、水肿、增生、血管扩张，部分可见到腺样体残留或肥大，有些表面粗糙，呈小滤泡状（图 5-7、图 5-8）。

（3）**鼻咽囊肿**：囊肿多位于鼻咽顶中线附近，呈淡黄色，内为潴留脓栓或豆渣样物；或呈半透明球形，内为黄色黏液或胶冻状物[7]（图 5-9、图 5-10）。

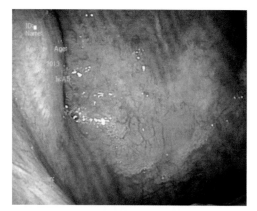

图 5-7　慢性鼻咽炎（可见分泌物）

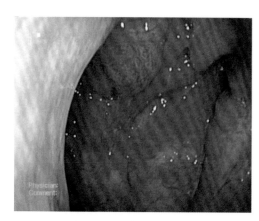

图 5-8　腺样体残留

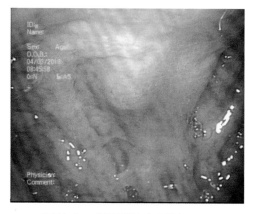

图 5-9　鼻咽囊肿（中线）

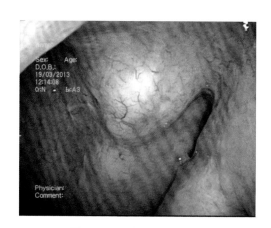

图 5-10　鼻咽囊肿（左侧）

（4）**鼻咽癌**：鼻咽顶后壁黏膜下隆起或呈菜花样新生物，或单侧咽隐窝变浅或消失或出现新生物。对高危人群进行筛查，可同时于镜下行黏膜多点活检，以明确诊断（图 5-11 至图 5-14）。

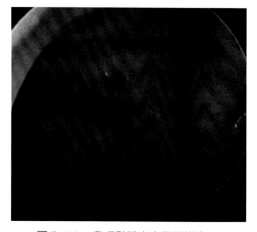

图 5-11　鼻咽黏膜中度异型增生

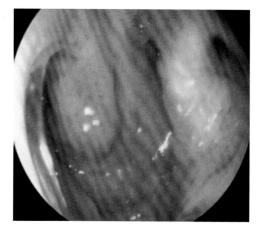

图 5-12　鼻咽黏膜重度异型增生

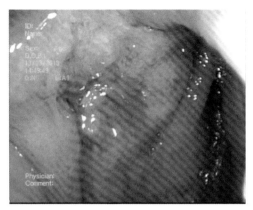

图 5-13 鼻咽癌（右侧咽隐窝消失）

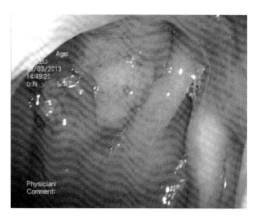

图 5-14 鼻咽癌（顶后壁隆起）

2. 接触式内镜

接触式内镜于 1979 年首次报道用于观察宫颈黏膜上皮，其主要特点是能够对活体病变的黏膜上皮细胞和微血管进行无创性的动态全景放大观察。目前接触式内镜的应用范围已经涉及女性生殖器、内脏、口腔、鼻腔、鼻咽及喉部等器官。检查步骤：①表面麻醉下以普通内镜状态全面观察鼻咽部情况。②镜面逐渐接近可疑病灶表面并提高放大倍数，扫描观察黏膜微血管。③恢复为普通内镜状态并在直视下完成亚甲蓝染色步骤。④镜面逐渐接触病灶黏膜表面，分别在放大 60 倍及 150 倍视野下观察黏膜表层细胞。主要观察鼻咽顶后壁、两侧壁、咽隐窝、可疑肿瘤表面及周围黏膜。鼻咽部接触式内镜诊断可用于不同鼻咽病变，综合文献归纳各自诊断标准如下[8-12]：

（1）**正常鼻咽柱状纤毛上皮**：梭形的上皮细胞呈放射状、栅栏状或簇状密集排列，染色深，细胞边界不易分清，细胞核大小、染色均匀一致，核质比例正常。但因细胞密集且染色深，兼之纤毛的影响，细胞核往往观察不清。微血管稀疏而光滑，检查中不易破裂出血（图 5-15）。

（2）**鳞状上皮化生**：正常柱状上皮细胞被鳞状上皮细胞替代，有时可见鳞柱交界区。化生的鳞状上皮细胞排列分布及形态正常（图 5-16）。

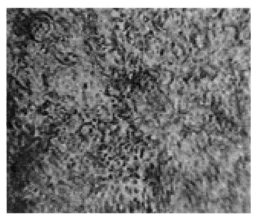

图 5-15 正常鼻咽（接触式内镜）

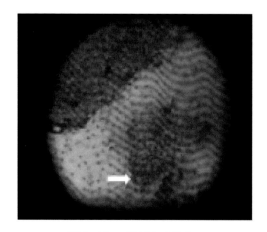

图 5-16 鳞状上皮化生

（3）**异型增生**：鳞状上皮细胞有一定程度的异型性，表现为排列不规则，细胞核稍大，染色稍深，核为圆形或卵圆形，核质比例有所增大（图5-17）。

（4）**鼻咽癌**：低倍视野下见形态和排列极不规则的鳞状上皮细胞，细胞大小极不一致，细胞核大，核深染且深浅不一，核质比例明显增大。高倍视野下细胞核异型性明显，可见裸核细胞及核边聚现象。微血管的异常现象非常普遍，血管呈逗点状、蜘蛛状或线团状，形态扭曲，管径粗细不均，常有血栓形成，管壁粗糙脆弱而极易破裂出血（图5-18至图5-20）。

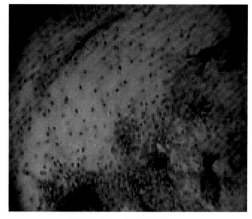

图5-17　异型增生

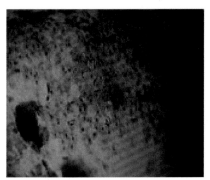

图5-18　鼻咽癌（×60）

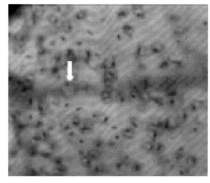

图5-19　鼻咽癌（×150）

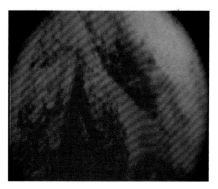

图5-20　鼻咽癌（微血管）

3. 窄带成像技术

窄带成像（narrow band imaging，NBI）技术是一种新型的无创性内镜影像强化技术。该技术采用窄带滤光器代替传统的宽带滤光器，将普通白光中波长最长的红光（中心波长为605 nm）过滤，保留窄带光谱蓝光（415nm）和绿光（540 nm）。由于血红蛋白的光学特性对蓝、绿光吸收较强，因此NBI技术能够增加黏膜上皮和黏膜下血管的对比度和清晰度，从而能较普通白光更为准确地识别肿瘤血管的增生。因其具有黏膜"染色"的功效，故又被称为电子染色内镜。另外，不同波长的光有不同的穿透深度，红光穿透深度＞300μm，绿光穿透深度约为150~300μm，蓝光穿透深度＜150μm，而鼻咽黏膜的厚度仅为100~120μm。由于保留的窄带光谱在黏膜更为浅层的部位发生反射，因此能提供黏膜表层细微结构的形态。目前，NBI广泛应用于消化道癌前病变及早期肿瘤、妇科疾病、呼吸道肿瘤及头颈肿瘤等的检查，它有利于更为准确地判断病变组织类型，提高活检的阳性率，对于疾病的早期诊断及鉴别诊断有着重要的意义。

NBI对鼻咽黏膜血管的识别明显优于传统的白光内镜。黏膜的血管包括黏膜下血管及其分支（树枝状血管与上皮内乳头状血管襻）。其中黏膜下血管最为粗大，位于黏膜下层，该血管向黏膜表面发出斜行的树枝状血管。而树枝状血管具有多条细小的分支，这些分支垂直于黏膜表面，在黏膜上皮的基底膜层形成终末毛细血管襻，即上皮乳头内毛细血管襻（intraepithelial papillary capillary loop，IPCL）[13]。研究观察发现，在 NBI 模式下鼻咽黏膜下层血管由于管径粗且位置较深，而呈隐约可见的粗大深蓝色血管；树枝状血管较为细小，呈棕褐色，边界清晰，具有多条细小分支，走行与黏膜平行。IPCL 直径仅为 10 μm，在现有的放大倍数仅为 2 倍的鼻咽喉电子内镜系统下无法观察。但是当黏膜发生癌变、炎症刺激或放疗损伤时，该血管襻增生，并可扩张至 100 μm 以上，从而被 NBI 内镜所识别。研究发现，NBI 模式下头颈癌变黏膜多表现为局部异常血管的增生扩张，包括密集排列的点状扩张或迂曲扩张，有时可发出条索状或迂曲的分支血管。在 NPC 病例中，Wen 等学者同样观察到类似

的表现，而且这种血管的变化常早于黏膜形态学异常，这就为早期发现 NPC，提高活检的阳性率提供了可能[14]。NBI 模式下鼻咽黏膜的颜色有明显差异，由淡红色向蓝黑色逐渐加深，按颜色深度分为 4 级，分别记录为 (+) 至 (++++)。其中 (+) 为淡红色, 色泽最浅 ;(++) 为暗红色 ;(+++) 为紫红色 ;(++++) 为蓝色或蓝黑色，色泽最深[10]。

（1）**正常鼻咽**：黏膜无血管区呈淡红色,黏膜下层血管较粗大，呈深蓝色，黏膜表层血管细小，呈棕褐色（图 5-21）。

（2）**鼻咽良性病变**：如乳头状瘤和鼻咽囊肿，黏膜表层血管稀少，以无血管区为主，色泽较浅，因此在 NBI 模式下色泽较浅，仅为 (+) ~ (++)，局部黏膜光滑（图 5-22、图 5-23）。

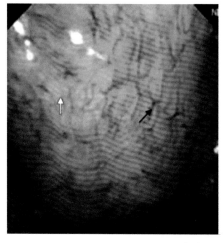

图 5-21 正常鼻咽（NBI）[13]

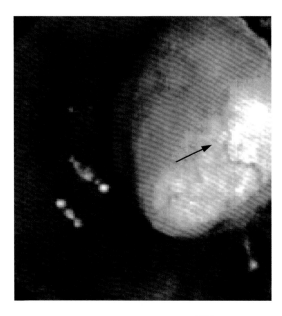

图 5-22 鼻咽乳头状瘤[13]

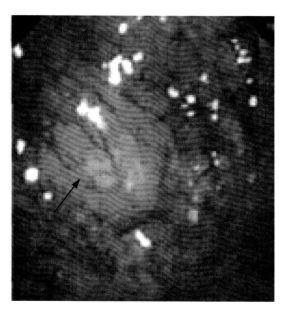

图 5-23 鼻咽囊肿[13]

（3）**鼻咽淋巴组织增生**：由于慢性炎性反应的长期刺激，局部黏膜表层血管增多，颜色加深，达(+++)。另外，由于淋巴滤泡增生堆叠，局部黏膜呈叠瓦状排列（图5-24）。

以上病变均属于良性，NBI模式下均未观察到异常血管。

（4）**鼻咽癌**：因异常血管的增生扩张，无血管区最少，因此颜色最深，为(++++)（图5-25至图5-28）。

但是炎症刺激、放疗损伤所导致的黏膜血管变化有时与癌变黏膜的血管不易鉴别，如放疗后黏膜IPCL明显增生，并迂曲扩张呈蚯蚓状外观，炎症刺激也可导致树突状血管与IPCL同时扩张增生，因此癌变、放疗、炎症刺激所导致的黏膜血管形态学变化特点需要进一步探讨[15]。

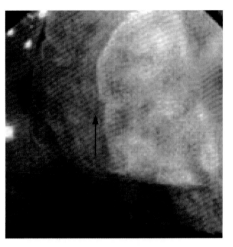

图5-24　鼻咽淋巴组织增生[13]

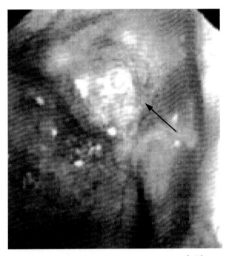

图5-25　鼻咽癌（伴异常血管）[13]

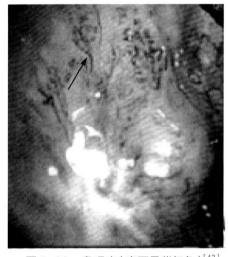

图5-26　鼻咽癌（表面呈紫红色）[13]

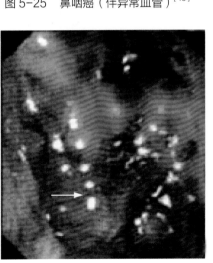

图5-27　鼻咽癌（伴溃疡形成）[13]

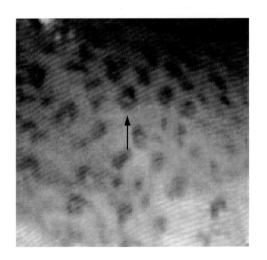

图5-28　鼻咽癌（近距离）[13]

【相关分子生物学研究】

图 5-29 显示鼻咽黏膜上皮细胞癌变的过程[16]。由图所见，正常的鼻咽上皮细胞在基因易感性及致癌因素的作用下，在 EB 病毒感染及多种基因异常的参与下，演变成异型增生、原位癌、浸润癌。这其中不同的阶段不同的基因异常起着不同的致癌作用。

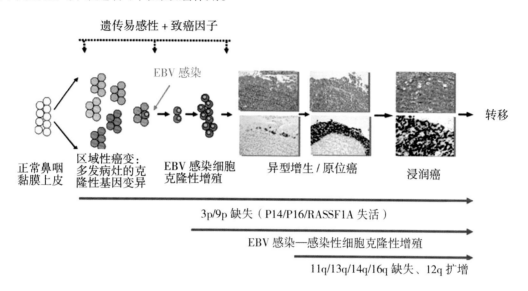

图 5-29　鼻咽黏膜上皮细胞癌变的过程

1. EB 病毒感染与鼻咽癌前病变的关系

EB 病毒是一种普遍存在的疱疹病毒，全世界约 90% 的人曾经或正在被 EB 病毒感染。EB 病毒主要感染人类 B 淋巴细胞和特殊部位的上皮细胞（如口咽部黏膜上皮细胞、胃黏膜上皮细胞），能够直接引起许多良性疾病，如传染性单核细胞增多症、口腔毛状黏膜白斑及部分多发性硬化症等。EB 病毒的感染与恶性肿瘤如 NPC、淋巴上皮样癌、Burkitt 淋巴瘤、鼻腔鼻咽 T 细胞淋巴瘤和部分胃癌密切相关[17]。切断和阻止 EB 病毒感染途径，可有效防治 EB 病毒感染相关疾病，尤其是 NPC。因为 EB 病毒感染是与 NPC 发生和发展密切相关的早期事件，预防和阻断 EB 病毒感染途径，可以显著降低 NPC 的发病率。要有效切断和阻止 EB 病毒感染，就必须详细了解 EB 病毒感染靶细胞的分子机制。目前 EB 病毒感染上皮细胞的分子机制还有待阐明，研究 EB 病毒如何感染上皮细胞的分子机制，对 NPC 及部分胃癌的预防和干预具有重要意义。

EB 病毒感染人体以潜伏感染方式持续存在于静止 B 淋巴细胞中，而非鼻咽黏膜上皮中[18]。居住在 NPC 高发区的健康成人几乎均已感染了 EB 病毒，采用巢式 PCR 法可在正常人口腔唾液中检测到 EB 病毒。口咽黏膜中有时亦可见感染了 EB 病毒的上皮细胞或浸润于此的 B 淋巴细胞。因此，EB 病毒感染并不能认为是一种癌前状态。而 EBV-DNA 扩增表明几乎所有（无论是何种类型）NPC 组织均可检测到 EB 病毒基因片段，表明不同类型 NPC 是 EB 病毒感染上皮细胞的变异型。甚至用巢式 PCR 方法在癌旁正常的鼻咽上皮也可检测到 EBV-DNA，而病毒蛋白及 RNA 却为阴性，表明鼻咽上皮可能是首个感染部位，因为

EB 病毒基因存在于鼻咽上皮细胞中，而表示恶性转化的病毒蛋白及 RNA 却并未检测到[19-21]。有研究显示，超过 90% 前期病变中可检测到 EBER 阳性的异常上皮细胞和（或）浸润性淋巴细胞。在鼻咽病变前期阶段，EB 病毒阳性的浸润性淋巴细胞可能是 EB 病毒来源，细胞与细胞接触可能是 EB 病毒由淋巴细胞进入上皮细胞的机制[1]。

EB 病毒在 NPC 中的感染属于 II 型潜伏感染，表达有限的潜伏癌基因，如 *EBNA1*、*LMP1*、*LMP2*、*EBER* 等。EB 病毒潜伏感染与 NPC 的发生发展密切相关，其中 EB 病毒的潜伏膜蛋白 1（latent membrane protein-1，LMP1）是公认的病毒致瘤蛋白之一。LMP1 在感染细胞中较常见，具有转化细胞功能。而 EBER 包括两种非编码的小 RNA，EBER-1 及 EBER-2，是很稳定的 EB 病毒转录本，在 EB 病毒感染细胞中存在的数量很大（达 10^7），因此 EBER 原位杂交广泛应用于原位 EB 病毒感染的检测[21-23]。研究发现，65%的 NPC 组织中有 EB 病毒 LMP1 的表达。LMP1 的结构及定位类似于活化的生长因子 CD40 受体，以配体非依赖的形式激活 NF-κB、AP-1、JAK/STAT 等信号通路。LMP1 对 NF-κB 的活化在于其与 TRAF 的结合。该结合可激活 IKK 促使 IκBα 磷酸化，从而使 NF-κB 转位至核内，发挥其转录因子的功能，启动促细胞增殖、永生化及抗细胞凋亡等相关基因的表达，从而在 LMP1 促进肿瘤发生中起重要作用。

表示恶性转化的 EB 病毒蛋白及 RNA 在鼻咽浸润前病变中可检测到。采用显示 EB 病毒编码的小 RNA，即 EBERs 原位杂交法，见到异型细胞核有明确的阳性信号时，则要考虑是否已经癌变了；如果这些 EBER 阳性的异型细胞质又有 EB 病毒 LMP1 的表达，则是癌细胞的概率就更高了。有时，这些 EB 病毒阳性的异型细胞可以穿破基底膜向周围组织浸润，形成微小浸润癌。所以，有 EB 病毒阳性异型储备细胞或基底细胞存在的上皮病灶，应视为癌前病变，有的甚至已发生癌变[24]。

EB 病毒 LMP1 蛋白是一种具有潜在致癌作用的膜蛋白，由 *BNLF-1* 基因（也称 *LMP1* 基因）编码，是第一个被发现具有转化细胞功能的潜伏基因。*LMP1* 在 NPC 及鼻咽浸润前病变中都可检测到，表明该病毒癌基因在 NPC 的发生中是一个关键的效应分子。LMP1 作为一种持续的活性肿瘤坏死因子受体（TNFR），以配体依赖的方式激活一系列信号传导通路。有研究也表明，它是 NF-κB 信号通路的潜在激活物，NF-κB 活化的效应是多种多样的，包括上调抗凋亡基因产物（如 BCL-2）[25]。

2. 基因表达异常与鼻咽癌的发生

在鼻咽黏膜上皮细胞癌变过程中，多种基因异常导致细胞功能的改变。通过破坏 Rb 及 P53 通路来破坏细胞周期调控机制似乎是一个重要事件。*P16* 基因是细胞周期 G1 监控点的调控子，当 *P16* 基因缺失、突变或表达不正常时，细胞分裂增殖失控，向癌变方向发展。而 P16 蛋白是一种已知的细胞周期依赖性激酶（CDK4）的抑制因子，控制细胞分裂。实验发现 P16 的缺失导致肿瘤细胞无限生长，而用 *P16* 基因转染有 P16 缺失的细胞系列则癌细胞出现生长抑制。研究发现 NPC 组织中 P16 蛋白表达率低于鼻咽非癌组织，提示 *P16* 基因在 NPC 的发生发展中起重要作用，且 P16 蛋白缺失是 NPC 形成过程中的一个早期事件，在 NPC 癌前病变中即可存在 P16 的缺失。P16 的缺失可能导致 Rb 结构性磷酸化以及 NPC 细胞的失控性增殖[26, 27]。

野生型 P53 蛋白既作用于细胞周期 G1 时相的监控点又可同时诱导受损 DNA 细胞凋亡。野生型 P53 蛋白可以直接诱导受损 DNA 细胞凋亡，也可通过上调 BAX 和下调 BCL-2 而起到促进凋亡的作用。因此 *P53* 基因的变异是许多恶性肿瘤形成过程中的一个重要分子事件，但在 NPC 中 *P53* 基因的突变率却较低，约 20%。但是，P53 蛋白的积聚率（accumulation）或称过表达（over expression）率却可达 80% 左右。P53 蛋白积聚可以是基因突变的结果，也可以是野生型 P53 蛋白与 EB 病毒蛋白如 MDM2 等结合的产物。而积聚了的 P53 蛋白在丧失了监控瘤细胞从 G1 期进入 S 期功能的同时也起不到诱导受损 DNA 细胞凋亡的功能了。在某些 NPC 旁高度鳞状化生上皮的基底细胞内经常可见 P53 蛋白的积聚[28]。因此，有 P53 蛋白积聚的高度鳞状化生上皮可以认为是一种癌前病变。

除细胞周期调控以外，还发现多种与凋亡及生长信号相关的异常。*BCL-2* 是抑制细胞凋亡的基因。*BCL-2* 在癌前病变及浸润癌中的持续上调，表明凋亡反应的改变在细胞转化过程中是早期事件。*BCL-2* 基因在 NPC 的发生发展中可能起着一定的作用。约有 95% 鼻咽非角化性癌的癌细胞有 BCL-2 蛋白的过表达，另外，NPC 旁上皮病变时可见到部分中度异型增生上皮的基底细胞也有 *BCL-2* 的表达。在鼻咽癌前病变及浸润癌中均有 *BCL-2* 持续上调，说明在鼻咽黏膜上皮恶性转化过程中，凋亡过程的异常是早期事件。有 *BCL-2* 表达的异型增生上皮也应视为一种癌前病变[1]。

3. 鼻咽癌发生的细胞遗传学改变

（1）鼻咽癌的易感基因：NPC 的地理与种族分布表明，其与特定的基因及环境因素有关。而病因学研究指出，NPC 需要遗传方面的参与。早期对中国孪生双胞胎 NPC 患者的研究表明，定位在 6p21 上的人类白细胞共同抗原（HLA）单倍体是 NPC 易感基因。后又陆续有研究表明，NPC 易感区与主要组织相容性复合物紧密相连，但与 *HLA* 基因不同，可能在 3p21、4p15.1-q12 及 5p13。具有特异性 HLA 单倍体的个体具有更高的 NPC 罹患风险。研究表明，*CYP2E1* 基因 c2 等位基因纯合子的个体有更高的 NPC 患病风险[29]。

（2）染色体缺失与鼻咽癌癌变过程：前期研究表明，NPC 的发生与 EB 病毒潜伏感染及多种基因改变有关，包括染色体 3p、9p、11q、13q 及 14q 等。其中频率最高的是 3p 及 9p 杂合性缺失（LOH），这同时表明定位在这些染色体上的肿瘤抑制基因的失活可能是 NPC 发生的早期事件。通过 NPC 细胞中单染色体转化研究证实，NPC 发生过程中，染色体 3p 上具有生长抑制功能的基因。因此 3p 缺失在 NPC 发生中起着重要作用。Anderew 等研究发现，中国华南地区及香港地区的 NPC 及 75% 的癌前病变都有 3p 的 LOH。利用微卫星标记，发现 NPC 中 3p 上许多区域出现小范围缺失，包括 3p25.2-26.1 (51.3%)、3p21.1-21.2 (51.3%)、3p14.3-21.1 (48.7%)、3p21.3 (47.4%) 和 p26.2-26.3 (45%)。Chan 等还发现，来自高发区及低发区的正常鼻咽上皮、不典型增生及浸润癌均存在 9p LOH。这表明 9p 杂合性缺失是 NPC 发生的早期事件，也提示中国华南地区 NPC 发生风险高可能与早期丢失基因物质有关[30, 31]。

（冯沿芬　江小煜　黄晓明　邵建永）

参考文献

［1］宗永生，钟碧玲，梁英杰，等.鼻咽癌变过程生物学特性研究的进展.癌症，2002，21（6）：686-695.

［2］李锦添，宗永生.上皮异型性改变和鼻咽癌发生关系的探讨.中华病理学杂志，1986，15（1）：43-44.

［3］ZONG Y S, LI Q X. Histopahtology of paracancerous nasopharyngeal carcinoma in situ. Chin J Engl，1986，99（9）：763-771.

［4］李晴雪，宗永生.癌旁原位癌——细胞分光光度学研究.中华肿瘤杂志，1987，9（1）：25-28.

［5］YEUNG W M, ZONG Y S, CHI C T, et al. Epstein-Barr virus carriage by nasopharyngeal carcinoma in situ . Int J Cancer，1993，53：746-750.

［6］张湘民，苏振忠，郭洁波.接触式显微内窥镜检查在鼻咽癌早期诊断中的应用.中国耳鼻咽喉头颈外科，1997，4（2）：117-118.

［7］周学军，张湘民，刘振.接触式内镜辅助诊断鼻咽癌.中国内镜杂志，2010，16（9）：897-901.

［8］LIN J C, JAN J S, HSU C Y, et al. Phase III study of concurrent chemoradiotherapy versus radiotherapy alone for advanced nasopharyngeal carcinoma: positive effect on overall and progression-free survival . J Clin Oncol，2003，21（4）：631-637.

［9］黄腾波.鼻咽癌早期诊断研究进展.中华耳鼻咽喉科杂志，1997，32（6）：369-371.

［10］CHUA D T, MA J, SHAM J S, et al. Improvement of survival after addition of induction chemotherapy to radiotherapy in patients with early-stage nasopharyngeal carcinoma: Subgroup analysis of two phase III trials . Int J Radiat Oncol Biol Phys，2006，65（5）：1300-1306.

［11］PAK M W, TO K F, LEUNG S F, et al. In vivo diagnosis of nasopharyngeal carcinoma using contact rhinoscopy. Laryngoscope，2001，111（8）：1453-1458.

［12］XIAO M H, HAI Q M, MAN Q D, et al. Examination of nasopharyngeal epithelium with contact endoscopy. Acta Otolaryngol，2001，121（1）：98-102.

［13］陈斌，郑亿庆，邹华，等.窄带成像技术下鼻咽癌黏膜微血管形态学变化分析.中国耳鼻咽喉颅底外科杂志，2012，18（1）：15-23.

［14］WEN Y H, ZHU X L, LEI W B, et al. Narrow-band imaging: a novel screening tool for early nasopharyngeal carcinoma .Arch Otolaryngol Head Neck Surg，2012，138（2）：183-188.

［15］陈斌，郑亿庆，张志钢，等.窄带成像内镜在鼻咽病变诊断中的应用初探.中华耳鼻咽喉头颈外科杂志，2011，46（1）：50-53.

［16］LO K W, KA F T, DOLLY P, et al. Focus on nasopharyngeal carcinoma. Cancer Cell，2004，5:423-428.

［17］COHEN J I. Epstein-Barr virus infection. N Engl J Med，2000，343：481-492.

［18］LIEBOWITZ D. Nasopharyngeal carcinoma: the Epstein-Barr virus association. Semin Oncol，1994，21:376-381.

［19］SEMPERE F, BURGOS J, BOTELLA M S, et al. Compatative analysis of Epstein-Barr virus(EBV) detection by nested-PCR and non-isotopic in situ hybridization in nasopharyngeal carcinoma (NPC) .Clin Chim Acta，1998，271:119-132.

［20］SEMPERE V F, BURGOS J, BOTELLA M S, et al. Imunohistochemical expression of Epstein-Barr virus-encoded latent membrane protein (LMP1) in paraffin sections of EBV-associated nasopharyngeal carcinoma in Spanish patients.

Eur J Cancer B Oral Oncol，1996，32:163-168.

［21］BOTELLA M S, SEMPERE V F. Analysis of EBV latency by EBER in situ hybridization in nasopharyngeal carcinoma Spanish patients . Anticancer Res，2001，21:3921-3924.

［22］GLICKMAN J N, HOWE J G, STEITZ J A. Structural analyses of EBER1 and EBER2 ribonucleoprotein particles present in Epstein-Barr virus-infected cells. J Virol，1988，62:902-911.

［23］WU T C, MANN R B, EPSTEIN J I，et al. Abundant expression of EBER1 small nuclear RNA in nasopharyngeal carcinoma. A morphologically distinctive target for detection of Epstein‐Barr virus in formalin-fixed paraffin-embedded carcinoma specimens. Am J Pathol，1991，138:1461-1469.

［24］CHEN H, LEE J M, ZONG Y S. Linkage between STAT regulation and Epstein-Barr virus gene expression in tumors . Acad J SUMS，2000，21（1）:6-9.

［25］HENDERSON S，ROWE M，GREGORY C，et al. Induction of bcl-2 expression by Epstein-Barr virus latent membrane protein 1 protects infected B cells from programmed cell death . Cell，1991，65:1107-1115.

［26］杨荣宁，邝国乾，罗元，等 . P16 和 CyclinD1 表达与鼻咽癌发生的相关性 . 中国耳鼻咽喉头颈外科, 2004, 11（5）: 323-325.

［27］GULLEY M L, NICHOLLS J M, SCHNEIDER B G. Nasopharyngeal carcinomas frequently lack the p16/MTS1 tumor suppressor protein but consistently express the retinoblastoma gene product . Am J Pathol，1998，152（4）:865-869.

［28］钟碧玲，宗永生 . 鼻咽癌中 p53 蛋白积聚对瘤细胞有丝分裂和凋亡的影响 . 癌症，2000，19（5）:432-445.

［29］SIMONS M J. The origin of genetic risk for nasopharyngeal carcinoma: a commentary on is nasopharygeal cancer really a "Cantonese cancer"？Chinese Journal of Cancer，2010，29（5）:527-537.

［30］CHAN A S, TO K F, LO K W, et al. High frequency of chromosome 3p deletion in histologically normal nasopharygeal epithelial from southern Chinese. Cancer Research，2000，60: 5365-5370.

［31］CHAN A S，TO K F，LO K W，et al. Frequent chromosome 9p losses in histologically normal nasopharyngeal epithelia from southern Chinese . Int J Cancer，2002，102（3）:300-303.

第六章

头颈部癌前病变和癌前疾病

头颈部位包括耳、鼻腔、鼻窦、鼻咽、口咽、下咽、喉、口腔、涎腺、甲状腺、颈段食管和颈段气管。发生于头颈部位的良性和恶性肿瘤在临床上都很常见，其癌前病变和癌前疾病包括鼻腔鼻窦内翻性乳头状瘤、喉白斑、喉乳头状瘤、喉角化症、慢性肥厚性喉炎、腮腺多形性腺瘤、甲状腺炎、甲状腺结节等，本章将对它们着重介绍。而口腔白斑、红斑等已在"口腔癌前病变和癌前疾病"一章中介绍。

第一节　鼻腔鼻窦内翻性乳头状瘤

鼻腔鼻窦黏膜以鳞状上皮、嗅上皮为主，其余为纤毛柱状上皮，属外胚层起源。鼻腔鼻窦良性肿瘤或病变有息肉、乳头状瘤、囊肿、错构瘤、混合瘤等。其中的乳头状瘤分为外翻性和内翻性。内翻性乳头状瘤的组织学特征为增生肥大或肿瘤样的上皮组织内翻入黏膜下的间质中，其发生与黏膜的浆液性或黏液性腺体内管道系统上皮鳞状化生有关，是一种转化的或内生的肿瘤。它在组织学上是良性的，但具有局部浸润性，可引起骨质破坏。

【病因与流行病学研究】

关于内翻性乳头状瘤的病因说法不一，主要有以下两种学说。

炎症学说——因为在肿瘤间质内可见炎性细胞浸润，有时可见包涵体和品红小体，因此多认为与病毒感染有关，是炎症的结果。也有人认为是炎性息肉组织。

肿瘤学说——内翻性乳头状瘤具有破坏性，切除后容易复发，而且具有恶性变的倾向，这些都是肿瘤的特征。

乳头状瘤是鼻腔鼻窦部位比较常见的良性肿瘤，男性多见。而鼻腔鼻窦内翻性乳头状瘤（nasal cavity or parana sinonasal inverted papilloma，NIP）则是少见的鼻腔鼻窦良性肿瘤，约占鼻腔肿瘤的 0.5%~4%。因其膨胀性发展及介于良性肿瘤和恶性肿瘤之间，恶变率高达 10%，故被视为癌前疾病，从而受到广泛重视和研究。

【临床表现】

NIP 质地较软，有破坏力，属于交界性肿瘤，也属于癌前疾病。容易发生恶变，可侵犯颅腔，手术后容易复发。临床症状一般出现较晚。主要症状有鼻塞、鼻出血，有时为血性鼻涕，有时为大量出血。此外还有嗅觉消失、头痛等。如果肿瘤过大，向前生长可脱出前鼻孔；向后可突向鼻咽部，造成软腭下塌，发音含糊不清。有的因肿瘤侵犯鼻窦，引起面部畸形。肿瘤基底较宽，较息肉质硬，触之易出血，带蒂的则能活动。多见于 40 岁以上患者；可有多次息肉手术史，常误诊为息肉。

【组织病理学改变】

一般乳头状瘤是从表面向外增殖，肿瘤上皮是类上皮细胞或复层扁平上皮细胞，其表面覆以单层柱状纤毛上皮，基膜明显，上皮层中有散在的细小囊肿，上皮层与基质中无明显的炎性细胞浸润；外观如息肉，但不透明，基底广，质地坚实，富有血管。但 NIP 肿瘤上皮为明显增厚的、内翻性或内生性的非角化上皮，内翻性区域由完整的基底膜包绕，不显示浸润性生长。随表面细胞呈扁平的方向，NIP 的上皮细胞经历了鳞状上皮的成熟过程，表面角化和颗粒细胞不常见，向内翻转生长，长入肿瘤基质。多发生于一侧鼻腔外侧壁及鼻窦，瘤体较大，常常多发，质软，粉红色，呈弥漫性生长，外观呈乳头状或息肉状，可充满于鼻腔、筛窦及上颌窦内[1,2]。

NIP 手术切除后易复发。复发肿瘤细胞异型性及核分裂象数目增多可最终导致原位癌和局部癌变[3,4]。

Krouse 对 NIP 的分期[5]：

T1：肿瘤限于鼻腔一侧壁或限于鼻腔内，无鼻窦或外鼻侵犯，不伴有囊变。

T2：肿瘤侵犯鼻道窦口复合体及筛窦和（或）上颌窦内侧壁，有或无鼻腔侵犯，无恶性细胞并存。

T3：肿瘤侵犯上颌窦外侧壁、下壁、前或后壁，以及蝶窦或额窦，上颌窦内侧壁有或无侵犯，筛窦及鼻腔有或无侵犯，但无恶性细胞并存。

T4：鼻内肿瘤侵犯鼻窦外邻近部位，如眼眶、颅内或翼颌间隙，肿瘤合并恶性细胞。

【诊断】

NIP 患者 X 线摄片可显示鼻窦密度增加，有时有骨质吸收破坏表现。CT 或 MRI 可见病变累及的范围和程度，为治疗提供精确的判断[6,7]。

CT 表现：当肿瘤主要在鼻腔内生长时，表现为软组织肿块，常引起鼻腔外侧壁向外变形移位，可以有鼻甲或窦壁骨质破坏。肿瘤若累及鼻窦，常呈匐行性生长，沿窦腔表面蔓延。注射对比剂后，肿瘤部分增强。当肿瘤堵塞鼻窦口时，容易引起黏液性囊肿；当肿瘤引起骨质破坏时，不易与恶性肿瘤区别。

MRI 表现：鼻腔外侧壁区域肿块，T1WI 显示为低至中等信号，T2WI 为中至高信号病灶。一般认为良性乳头状瘤的 T2WI 信号强度高于恶性病变，所以，当乳头状瘤 T2WI 表现为低至中等信号病变时，应考虑恶变的可能。

病理活检是明确诊断的主要手段。一旦明确 NIP，手术范围要充分，以有效避免复发。如果已经发生恶性变，需要按照恶性肿瘤治疗。

【治疗】

外科手术或内镜下手术切除为 NIP 主要治疗手段。内镜下手术切除肿瘤具有较高的治愈率，且可经鼻道切除肿瘤，避免面部切口。应用激光可以减少出血。但如果内镜手术切除后反复复发，则有必要进行外科手术。外科手术方式一般使用鼻侧壁切除术，切除鼻侧壁，刮除鼻窦黏膜，开放鼻窦。如果肿瘤侵犯周围骨质，还需要做上颌骨、颅底骨的切除，必要时辅以术后放疗。

肿瘤复发多见于初次手术切除后 2 年之内，最长可达 5~10 年。随访时不仅要注意肿瘤复发，还要注意肿瘤可以多次复发，甚至恶变。因此，手术后应长期随访，至少在 5 年以上。随访时应用内镜不仅有助于早期发现复发病变，还可以及时处理手术并发症，因此，每一位手术后复查的患者均应常规做内镜检查[8,9]。

NIP 目前没有有效的预防措施，一旦发现鼻塞、出血等症状不见好转时，应考虑 NIP 的存在，尽早进行病理活检，才能实现早期治疗目的。NIP 术后复发概率高达 40%~60%，彻底的手术切除是预防复发的关键。术后需定期复查，一旦发现复发，应尽快再次手术，再次手术范围应尽可能广泛。

【分子生物学及相关基础研究】

NIP 的病因和发病机制仍未完全明确，可能与病毒感染、慢性炎症、变态反应等有关。NIP 是否会发生恶变目前尚无统一结论。究竟是 NIP 与癌同时并存，还是 NIP 进一步发展后恶变为癌，目前存在以下几种意见：①可能是癌细胞和 NIP 发生在同一部位，还未引起明显的癌变；② NIP 中包含着一个癌灶；③ NIP 治疗后发生了癌变，但尚无 NIP 复发。癌变的相关因素很多，具体机制还不清楚。研究表明，恶性肿瘤的发生是一个复杂的多阶段、多步骤的过程，这一过程涉及多个癌基因或抑癌基因的改变。NIP 瘤细胞中 CIM4 低表达或不表达、CEA 检测阳性、HPV 感染、C-MYC 癌基因扩增、EGFR 过表达、Ki-67 阳性表达、nm23-H1 蛋白下调及抑癌基因 PTEN 表达缺失等，均与 NIP 恶变过程有密切关系[10,11]。

NIP 的发生与 HPV 感染密切相关，在病变复发或癌变组织中 HPV 的 DNA 检出率高达 100%，因此，HPV 感染被认为是 NIP 的发病原因之一。HPV 为一大组 DNA 病毒，依其核酸相关类型，目前已鉴定出 100 余种型别。不同型别 HPV 致病能力和致病机制有一定差异，依其恶性转化能力可分为低危型和高危型两大类。HPV6 和 HPV11 为最常见的低危型病毒，而 HPV16 和 HPV18 为最常见的高危型病毒。宫颈癌与 HPV16 和 HPV18 感染关系密切；口咽癌与 HPV 也有一定的关系，而 HPV 阳性者预后好。低危型 HPV 感染细胞后，大多引起皮肤黏膜的良性增生性病变。人们采用原位杂交技术已证实 NIP 组织中有 HPV6 / HPV11 存在。高危型 HPV 感染细胞后，病毒 DNA 可整合到宿主细胞基因组中,激活细胞的原癌基因和(或)使抑癌基因失活，最终导致细胞发生癌变。在 NIP 复发组的病变组织中以低危型 HPV 常见，而在 NIP 癌变组则以高危型 HPV 常见。以上研究资料说明，HPV 感染及其病毒型别与 NIP 的发病、复发、癌变有关。但是，HPV 对 NIP 的恶性转化过程可能尚不足以起直接启动作用，还需要与宿主细胞癌基因激活、抑癌基因失活协同发挥作用。例如，有研究结果提示，HPV16 可能通过相互结合、相互作用导致 P53 基因异常改变，功能失活，诱发细胞无限增殖，使鼻腔鼻窦良性肿瘤发生恶性转化。因而，感染 HPV16 同时伴有 P53 突变的 NIP 发生癌变的危险性增加，预后不良[12-15]。

（张宗敏　高燕宁）

参考文献

［1］陈寿松，柳凤轩，杨景.64例鼻腔及副鼻窦内翻性乳头状瘤及癌变的临床病理分析.肿瘤防治研究，2003，30（2）：135-137.

［2］余宏，王欢，兄永寿.鼻腔鼻窦内翻性乳头状瘤恶变因素的探讨.山西医药杂志，2009，38（2）：138-141.

［3］杨景，柳凤轩.鼻及副鼻窦内翻性乳头状瘤临床病理及其与预后的关系.第三军医大学学报，2000，22（7）：688-691.

［4］TERADA T.Malignant transformation of exophytic schneiderian papilloma of the nasal cavity. Pathol Int，2012，62（3）：199-203.

［5］郑中立.耳鼻咽喉科诊断学.北京：人民卫生出版社，2006.

［6］李祖瑞，刘光，王武.鼻腔内翻性乳头状瘤的CT诊断.医学影像学杂志，2002，12（3）：222-223.

［7］杨本涛，王振常，刘莎，等.鼻腔及鼻窦内翻性乳头状瘤的MRI诊断.中华放射学杂志，2008，42（12）：1261-1265.

［8］袁虎，王荣光.鼻腔-鼻窦内翻性乳头状瘤复发与恶变.国外医学·中国耳鼻咽喉科学分册，2002，26（1）：31-33.

［9］郑春泉，孙宝宾，刘颖，等.鼻腔鼻窦内翻性乳头状瘤手术的术式选择.中华耳鼻咽喉头颈外科杂志，2005，40（4）：283-286.

［10］王继群，王丽华，张涛，等.鼻腔鼻窦鳞癌、癌前期病变与癌基因c-myc扩增的相关性研究.中国病理生理杂志，1999，15（5）：418-421.

［11］赵文波，东野圣伊，张大良，等.Ki-67和增殖细胞核抗原在鼻腔内翻性乳头状瘤组织中的表达及意义.中国肿瘤临床与康复，2003，10（5）：413-414.

［12］卢山珊，徐纪为，黄卡特.鼻腔鼻窦内翻性乳头状瘤中人乳头状瘤病毒感染与生物学行为的关系.中华医学杂志，2007，87（19）：1342-1344.

［13］卢山珊，周韧，徐纪为.鼻腔及鼻窦内翻性乳头状瘤与人乳头状瘤病毒感染及病毒亚型的关系.中华耳鼻咽喉头颈外科杂志，2005，40（3）：195-198.

［14］KRAFT M，SIMMEN D，CAMAS R，et al. Significance of human papilloma virus in sinonasal papillomas. J Laryngol Otol，2001，115：709-714.

［15］HOFFMANN M，KLOSE N，GOTTSCHLICH S，et al. Detection of human papilloma virus DNA in benign and malignant sinonasal neoplasms. Cancer Lett，2006，239（1）：64-70.

第二节 喉癌前病变和癌前疾病

【病因与流行病学研究】

乳头状瘤、角化症、白斑、多形性腺瘤、尖锐湿疣癌变、慢性肥厚性喉炎、喉黏膜重度异型增生等都是发生于喉部的癌前疾病或癌前病变。其根本病因不清楚,但可能都与慢性炎症、吸烟、吸入刺激性物质、发声不当、HPV 感染等有关[1]。

【组织病理学改变】

喉角化症、慢性肥厚性喉炎、喉黏膜重度异型增生等可发生于喉黏膜任何部位。其组织病理学特点包括：黏膜上皮增生,并有不全角化,黏膜下组织亦有轻度增生;局部黏膜上皮角化,堆集成白色小的三棱锥形或圆锥形突起,周围黏膜有炎症反应,黏膜下层正常。而喉乳头状瘤均以上皮组织增生为主要特征,棘细胞增生增厚,可有异型性;并可见凹空细胞（koilocyte）呈单个或小灶状、片状分布,多位于棘层。而形态与喉乳头状瘤凹空细胞基本一致的尖锐湿疣的凹空细胞则可达基底层甚至全层。但小儿喉乳头状瘤与成人不同,易复发[2,3]。

【临床表现】

发生于声带的病变主要症状是声嘶,随病变发展而加重。病变发生于声门上喉组织会出现喉不适、疼痛,声嘶显著而咳嗽较轻,以干咳为主,严重时有喉鸣、呼吸困难。

诊断主要依靠间接喉镜,如果间接喉镜显示不清,则需要电子喉镜检查确诊。喉白斑在喉镜下可见声带表面或边缘有表面平整微凸起的白色扁平状斑片,范围局限,不易除去。喉黏膜慢性充血,表面有白色点状锥形突起,其周围有充血区,拭之可脱落,但易再生。慢性肥厚性喉炎可有分布不均的肥厚。如果发现声带表面呈暗红或灰蓝色,粗糙不平,呈结节状,闭合不良,室带肥厚,可部分遮挡声带,代偿性内收等,需要考虑喉黏膜发生某种病变。乳头状瘤可见声带、假声带前联合等处单发或多发苍白或灰红色、表面粗糙不平的乳头状肿物,严重者达声门下及气管。但这些病症基本不影响声带运动,有时会有关闭不严密的情况存在,很少出现声带固定。

【诊断及预后】

患者出现声音嘶哑、干咳、咽痛等症状时,需要做喉镜检查。如果不能确诊,应定期复查,根据症状的发展变化,早期发现可能的癌前病变或喉癌。通过早期诊断、早期治疗,这类癌前疾病或癌前病变大部分预后很好;但也有一些病情较重或发展迅速的患者预后不良。此外,喉癌常常合并食管同时性或异时性第二原发癌，建议治疗前行胃镜检查。

【治疗】

喉角化症对全身健康影响不大，不必手术切除，需消除刺激因素，控制口腔慢性炎症，戒烟酒，利于病灶恢复。由于部分喉角化症可有癌变倾向，需密切观察，定期随访；必要时活检，以排除癌变。若发现癌变，应立即手术[4]，局限性早期癌或癌前病灶可以行内镜黏膜切除术或内镜黏膜下剥离术。

喉白斑作为癌前疾病，应定期随访。局部禁用刺激性药物，可在喉镜下行声带黏膜切除术，仔细清除病变。对于病变不断迅速扩展的病例，可行喉裂开术。

慢性肥厚性喉炎、喉黏膜重度异型增生等需要去除各种刺激因素，适时禁声，定期复查，也可用雾化吸入、理疗等治疗。

喉乳头状瘤、多形性腺瘤、尖锐湿疣等则需要手术切除；病变广泛者行喉裂开肿瘤切除术；并发喉梗阻者，应行气管切开术。

【可能的预防措施】

消除、避免喉部黏膜的刺激，如戒烟限酒。去除鼻咽部病灶，可减轻上皮角化。控制口腔慢性炎症；及时治疗急性喉炎，防止演变成慢性。防止过度用嗓，教师、文艺工作者要采用正确的发声方法，感冒期间尤须注意。加强劳动防护，对工业生产过程中的有害气体、粉尘等需妥善处理。如有必要，需要定期复查随访。

【相关分子生物学研究】

有研究报道，*IGF-1*、*EPDR1*、*MMP-1*、*MMP-2*、*MMP-9*、*S100-A4*、*Survivin* 等基因及其产物在喉角化症、白斑等病变过程中发挥一定的作用。但因文献较少，尚不能充分说明这些基因的改变与喉癌发生的关系[5,6]。

（张宗敏　高燕宁）

参考文献

[1] 鲁孟显,王炳惠,李俊平,等.喉乳头状瘤组织中HPV16、18病毒的检测.兰州大学学报(医学版),2012,38(3): 23-26.

[2] 郭涛,孙敬武.喉癌前病变治疗方式.国际耳鼻咽喉头颈外科杂志,2007,31（1）:30-32.

[3] 于何,李笑天,王琰,等.喉白斑病74例临床及病理分析.临床耳鼻咽喉头颈外科杂志,2009,23（15）: 688-690.

[4] 张红凯,刘红刚.喉癌前病变的分类及其临床病理学研究现状.中华病理学杂志,2010,39（8）:570-573.

[5] 潘兆虎,王霞,陈银冰,等.Survivin和Caspase-3在喉白斑中的表达及意义.中国耳鼻咽喉颅底外科杂志, 2008,14（3）:185-187.

[6] BARTLETT R S, HECKMAN W W, ISENBERG J, et al. Genetic characterization of vocal fold lesions: leukoplakia and carcinoma. Laryngoscope, 2012, 122（2）:336-342.

第三节 甲状腺癌前疾病

慢性甲状腺炎和结节性甲状腺肿经常和甲状腺癌同时发生，前两类疾病是否真的为癌前疾病，目前应该是具有争议的。为了提醒临床医生和患者对甲状腺癌的重视，在此对这两类疾病进行介绍。

一、慢性淋巴细胞性甲状腺炎

此病又称桥本甲状腺炎（Hashimoto 甲状腺炎），是 1912 年 Hashimoto 首先报告的。

【病因及发病机制】

此病属自身免疫性疾病，发病机制不明，有多种学说。其发病率近年来有增多趋势，且发现此病与原发性甲状腺功能亢进有密切关系，这两种疾病可发生在同一家族成员中，也可发生在同一甲状腺腺体上。此病又可并发甲状腺癌及恶性淋巴瘤，在诊断及治疗上有一定困难，因此日益被人们重视。随着影像学技术的进步，甲状腺炎合并甲状腺癌的病例越来越常见，这种情况需要引起临床医生的注意[1,2]。

桥本甲状腺炎患者血清中存在着针对自身甲状腺成分的抗体，最常见的有抗甲状腺球蛋白抗体（TGA）、抗甲状腺微粒体抗体（TMA），以及抗甲状腺滤泡细胞膜、细胞核及胶质成分的抗体等。由于炎症的原因，此病经常在病情进展后引起甲状腺功能减退，促甲状腺激素升高，因而可能与甲状腺乳头状癌的发生有关；另一方面则因为炎症的关系可能预后较好[3]。

【组织病理学表现】

甲状腺呈弥漫性肿大，质韧，也可呈结节状肿大，切面呈黄白色。切片显示腺体有弥漫性淋巴细胞及浆细胞浸润，形成淋巴滤泡；甲状腺滤泡破坏，腺体呈不同程度的纤维化，有严重的滤泡萎缩，残余的滤泡细胞胞质嗜酸性增强。腺体可因纤维化而变小，出现甲状腺功能低下症状，表现有黏液性水肿。青少年时期的桥本甲状腺炎有时有上皮增生性改变，有些患者临床表现为甲状腺功能亢进（简称甲亢）。

【临床表现】

此病好发年龄为 30~50 岁，男女之比为 1：（4~20）。起病缓慢，常以甲状腺肿块就诊，多为双叶对称性弥漫性肿大，也可单侧肿大，质硬。大多数人无特殊症状，少数人疲乏无力，食欲减退，也可压迫气管造成呼吸困难。

【诊断】

典型的病例诊断并不困难：甲状腺弥漫性肿大、质硬，肿大之外形轮廓和原甲状腺外形一致，即均匀性地向各个方向肿大，表面光整。少部分病例甲状腺肿物呈结节状，此时应注意与结节性甲状腺肿相鉴别，结节性甲状腺肿其结节之外的区域质软。血清学检查 TGA 或 TMA 显著增高。甲状腺核素扫描呈均匀性稀疏，冷结节或凉结节少见。超声检查在甲状腺炎和甲状腺癌的鉴别诊断中起着至关重要的作用：甲状腺炎是一种均质的肿胀性改变，而甲状腺癌是在甲状腺炎的基础上出现不规则改变，例如边界不清、沙砾样钙化、血运丰富等特点[4]。这一点在甲状腺炎合并甲状腺微小癌时 CT 是不易发现的。如果超声不能排除恶性病变时，可以采用穿刺确诊，但穿刺部位需要在超声下精确定位，以免漏掉恶性病变的病例。凡临床查体体征典型，血清抗体阳性，CT 及超声检查未见结节，细针吸细胞学检查也报告为桥本甲状腺炎者，可以确诊。以往文献报道禁止手术探查怕引起甲低的说法应重新评价，以免漏掉恶性病变或合并恶性病变的病例[5]。

【治疗】

确诊后用甲状腺素治疗。有气管压迫症状者应手术切除甲状腺峡部以缓解呼吸困难。怀疑合并恶性病变的病例应手术探查[6,7]。桥本甲状腺炎的患者需要定期复查甲状腺功能和超声，以早期发现合并的甲状腺癌或淋巴瘤。桥本甲状腺炎合并甲状腺癌的机制目前仍不清楚，尽管有较多的基础研究，但还不清楚癌变的机制。

二、慢性纤维性甲状腺炎

此病又称 Riedel 甲状腺炎或木样甲状腺肿。

【病因及组织病理学表现】

病因尚不清楚。尽管早在 1896 年 Riedel 就已首次报道，但至今仍无人阐明其病因。病变常累及甲状腺两叶，也有仅为单侧的。病变为广泛的侵袭性的纤维化，导致受累的甲状腺正常结构完全破坏，炎症的纤维化过程侵入周围的肌肉组织[8]。

【临床表现】

发病年龄 23~70 岁，平均 51 岁，女性多见，男女性别之比为 1：4。临床表现为无痛性的甲状腺区肿块，病程数月或数年，肿物坚硬如木样，比癌肿硬。有时出现凹凸不平的结节，但其表面是平滑的。病变较大时可压迫气管，出现呼吸困难或声音嘶哑。有时起病开始表现为亚急性甲状腺炎症状，甲状腺区有疼痛及压痛，无发热，按亚急性甲状腺炎治疗不见效，过一段时间疼痛消失，肿块渐增大。血清甲状腺自身抗体水平一般不高[9,10]。

【诊断】

甲状腺区无痛性肿块，质坚硬，注意与甲状腺癌鉴别。CT 及超声检查见甲状腺均匀性肿大。

【治疗】

怀疑此病时应手术探查，一是除外癌症，二是切除甲状腺峡部或单侧腺叶以避免将来病变发展造成呼吸困难。术中应做冰冻切片以取得组织学确诊，万勿仅凭肉眼观察做出诊断。如有甲状腺功能低下，应长期服甲状腺素，保持 T3、T4 及 TSH 在正常范围。

三、结节性甲状腺肿

结节性甲状腺肿（nodular goiter）是甲状腺最多见的良性病变，是单纯性甲状腺肿的一种。单纯性甲状腺肿是指甲状腺没有功能性改变，分为弥漫性肿大及结节性肿大两种。前者多见于地方性甲状腺肿流行地区；后者在地方性甲状腺肿流行区或非流行区均可见，在沿海地区也可发生。非流行区病例呈散发出现。临床查体时，在甲状腺上触及的多个结节均列入结节性甲状腺肿的范畴；而单个结节在临床上相对较少，在超声明确没有其他结节的情况下可以确诊为甲状腺瘤。查体结果基本上与病理检查结果一致。少数情况下结节性甲状腺肿的腺瘤样增生和甲状腺腺瘤很难区分，临床医师不要因此而混淆了总的概念。

结节性甲状腺肿往往不断增大，在外观上给患者以精神压力并常因此而就医，因其有时合并癌以及有癌变的可能，必须重视这类患者的诊治。近年来随着超声检查的广泛应用，发现甲状腺结节可疑恶性的情况逐年增加，可能与结节性甲状腺肿的发生增加有一定关系，这也是把结节性甲状腺肿视为癌前疾病的一个主要理由。

【组织病理学表现及发病机制】

单纯性甲状腺肿的组织病理学变化主要是组织的增生退行性变。因甲状腺激素分泌不足（缺碘等因素），反馈性引起促甲状腺激素（TSH）的过度分泌，刺激甲状腺组织增生，形成一种代偿性的反应。这种增生现象不一定弥漫到甲状腺的全部，往往只限于一部分。这种变化如果及时治疗，可恢复正常组织形态。部分区域的增生原因可能是甲状腺组织的不同区域对 TSH 敏感度不一样。如不及时治疗，病变继续发展，滤泡腔内蓄积胶质体；滤泡上皮细胞变形，血管减少，上皮细胞破裂，几个滤泡合成一个大泡，里面蓄积着黏稠的胶体，四周包围粗厚的结缔组织；组织细胞继续变性、坏死，以致出现钙化、纤维化和囊性变等，使周围的滤泡受压而闭塞起来。这个大泡就是胶体结节，也叫结节，就是甲状腺内常可触到的肿块。一旦变成这样的胶体结节，就无法恢复原来的组织形态。周围细胞继续破坏，结节就继续增大；其余部位小结节又不断形成，因而甲状腺形成大小不同的结节。结节继续增多、增大，对周围器官产生各种压迫症状，即出现复杂的临床症状。*CK19*、*Gal-3*、*HBME-1*、*MCM3*、*Ki-67* 等基因及其产物在结节性甲状腺肿癌变的过程中可能起到一定的作用[11,12]。

【临床表现】

女性发病率较男性高，男与女之比为 1 :（4~7）；35 岁以下多见。结节性甲状腺肿患者大部分无症状，往往被别人发现颈前肿大或查体时才发现有肿物。甲状腺内常为多发结节，单发少见，临床查体为单发者实际上可能是多发，只不过查体时未触及而已。肿物可以在两侧或一侧，可以呈囊性或部分呈囊性。肿物巨大时出现周围器官受压迫症状：气管移位出现呼吸不畅甚至呼吸困难；食管受压移位出现吞咽不适；压迫喉返神经时可引起声带麻痹，出现声音嘶哑（少见）；胸腔入口处之肿物尤其是胸骨后甲状腺肿压迫静脉，会出现颈部及胸前静脉明显扩张（未恶变时也少见）[13-15]。

【诊断】

查体见甲状腺内多发肿物，随吞咽上下移动，有时部分呈囊性。超声检查可发现多发结节，边界清楚，形态规则，血运不丰富，可以存在较大钙化灶。超声检查还可发现临床上难以摸到的小结节。若在多个良性结节中出现边界不清、点状强回声、血运丰富等情况时，需考虑结节性甲状腺肿合并甲状腺癌的可能。如果初诊为结节性甲状腺肿，但临床上发现肿瘤在短期内生长明显加快时，应注意甲状腺滤泡状癌的可能性[16]。一般不需要 CT 检查，但是胸骨后甲状腺肿、巨大甲状腺肿必须通过 CT 判定结节大小及其与周围的关系。CT 检查可见到多个透亮区，并可观察肿物在甲状腺内所处位置及其与周围器官的关系，还可确定钙化的范围。甲状腺功能检查 T3、T4、TSH 均属正常范围，如有甲亢，则表明是继发性甲亢，应先用药物治疗甲亢，然后再手术。

如果不易确诊，还可以超声观察，每年检查一次。一旦发现可疑恶性特点，可在超声定位下穿刺活检。

【治疗】

结节性甲状腺肿是一种良性的增生性病变，一般会逐年增大，缩小的概率较低。但其生长缓慢，不易挤压气管、食管引起呼吸困难和吞咽困难。因此，一般情况下不建议手术治疗结节性甲状腺肿。如果出现以下情况，可以考虑手术：①甲状腺结节较大（最大径在 4 cm 以上），且患者有周围组织器官被挤压等不适时；②胸骨后甲状腺肿；③短期内生长速度明显加快，不能排除甲状腺滤泡状癌的可能性时；④甲状腺结节合并恶性可能。究竟多大的结节应选择手术尚无定论，每位医生宜根据自己的经验决定。如果说"术中一并摘除查体时触不到的结节"，那么随着超声的快速发展这种情况已经不存在了。经常会出现超声报告最大径 2~3 mm 的结节而术中却不易找到并切除的情况，多因结节太小，且质地和正常腺体类似，不易区分。而恶性肿块与此不同，因为大多数恶性结节较硬，术中容易探查到。"甲状腺结节肿大影响外观、工作与生活的也需要手术"，这种观点目前不宜提倡，即使不美观，但总比有手术瘢痕要好。

【手术方式的选择】

各人意见不一。笔者的观点是尽可能不做手术，因为手术切除结节后复发概率近 100%，以后结节仍然会继续生长。如果选择手术，应尽可能地把结节全部切除干净。选择手术方式时宜遵循以下原则：① 年轻患者尽可能地保留甲状腺功能。结节较小者不用手术，结节较大者在单侧时可以考虑切除一侧腺叶，双侧者可以切除对侧结节。如果双侧结节均较大且多发时，可以考虑保留正常的上极或下极正常腺体。仅在严重时考虑全甲状腺切除。② 对于双侧结节较大的老年人和反复复发的结节性甲状腺肿患者，可以考虑全甲状腺切除。③ 胸骨后甲状腺肿的手术方式：结节性甲状腺肿持续生长，有时其下极肿物向下坠入胸锁关节后及胸骨后，部分仍在颈部，现称胸骨后甲状腺肿，也称胸骨后伸延性甲状腺肿，占胸骨后甲状腺肿的 96%；单纯由胸内异位甲状腺发展而来的甲状腺肿占 4%。胸骨后甲状腺肿经颈部手术切口就可将肿物摘除，绝大多数病例可以避免劈开胸骨及开胸的手术进路。如系恶性，与周围粘连，此时需劈开胸骨或开胸与颈部联合切除[17,18]。

结节性甲状腺肿患者术后均应采用甲状腺素治疗，密切随访。随访的目的是早期发现合并甲状腺癌。发现复发或怀疑恶变时应及早治疗。结节性甲状腺肿合并甲状腺癌很常见，尽管有很多的基础研究，但其恶变机制仍不清，还需要进一步深入研究。

（张宗敏　高燕宁）

参考文献

[1] 张静，王莉.CK19、RET、Survivin 在甲状腺乳头状癌及淋巴细胞性甲状腺炎中表达的意义.新疆医科大学学报，2008，31（9）：1154-1158.

[2] 王炳淑，王莉，李依群.IL1-4、IFN-γ 在淋巴细胞性甲状腺炎合并乳头状癌中的表达及意义.山东医药，2010，50（11）：40-42.

[3] LUN Y, WU X, XIA Q, et al. Hashimoto's thyroiditis as a risk factor of papillary thyroid cancer may improve cancer prognosis. Otolaryngol Head Neck Surg, 2013, 148（3）:396-402.

[4] YE Z Q, GU D N, HU H Y, et al. Hashimoto's thyroiditis, microcalcification and raised thyrotropin levels within normal range are associated with thyroid cancer. World J Surg Oncol, 2013, 11（1）:56.

[5] 黄伟钦，薛恩生，林礼务，等.桥本甲状腺炎背景下甲状腺癌的超声表现探讨.中华医学超声杂志，2009，6（3）：531-538.

[6] 葛俊恒，姚媛，赵瑞利，等.桥本病并发甲状腺癌的诊断和外科治疗.中华耳鼻咽喉杂志，2004，39（12）：751-754.

[7] 黄新余，秦环龙，郑起，等.桥本病并存甲状腺结节外科治疗的临床分析.中华普通外科杂志，2005，20（12）：780-782.

[8] HONG J T, LEE J H, KIM S H, et al.Case of concurrent Riedel's thyroiditis, acute suppurative thyroiditis, and micropapillary carcinoma. Korean J Intern Med, 2013, 28（2）:236-241.

[9] HAO S P, CHEN J F, YEN K C.Riedel's thyroiditis associated with follicular carcinoma. Eur Arch Otorhinolaryngol, 1999, 256（9）:470-472.

[10] VIGOUROUX C, ESCOUROLLE H, MOSNIER H, et al. Riedel's thyroiditis and lymphoma, Diagnostic difficulties. Presse Med, 1996, 25（1）:28-30.

[11] 秦乐，牛建华，刘仕琪，等.MCM3 与 Ki-67 在甲状腺癌、结节性甲状腺肿中的表达及意义.石河子大学学报（自然科学版），2012，30（3）：356-360.

[12] 滕晓东，王丽君，姚洪田，等.细胞角蛋白 19、galectin-3、HBME-1 在甲状腺病变上的表达及鉴别诊断意义.中华病理学杂志，2004，33（3）：212-216.

[13] 吕英志，柳剑英，廖松林.结节性甲状腺肿与甲状腺癌关系的探讨.中华普通外科杂志，2004，19（5）：298-300.

[14] 彭向阳，黄振华，黄思辉，等.39 例结节性甲状腺肿并发甲状腺癌的临床分析.广州医学院学报，2012，40（4）：49-52.

[15] 刘黎明，吴社华.结节性甲状腺肿合并乳头状微癌的临床研究.同济大学学报（医学版），2012，33（3）：87-89.

[16] 王谷子，房世保，赵诚，等.高频及彩色多普勒超声对结节性甲状腺肿并发甲状腺癌的诊断价值.青岛大学医学院学报，2010，46（6）：495-499.

[17] LASITHIOTAKIS K, GRISBOLAKI E, KOUTSOMANOLIS D, et al. Indications for surgery and significance of unrecognized cancer in endemic multinodular goiter. World J Surg, 2012, 36（6）:1286-1292.

[18] BOTRUGNO I, LOVISETTO F, COBIANCHI L, et al.Incidental carcinoma in multinodular goiter: risk factors. Am Surg, 2011, 77（11）:1553-1558.

第四节　涎腺癌前疾病

一、多形性腺瘤

多形性腺瘤（pleomorphic adenoma）又称混合瘤（mixed tumor），因肿瘤中含有肿瘤性上皮组织、黏液样组织或软骨样组织，组织学形态呈显著的多形性及混合性，没有明显的侵袭性和生长，故而得名。多形性腺瘤是涎腺常见的一种交界性肿瘤，复发率较一般良性肿瘤高，少部分可以恶变。肿瘤仅来源于上皮组织、黏液软骨样组织，系肿瘤性肌上皮细胞形成，组织形态学具有多样性。涎腺多形性腺瘤恶变多发生于腮腺，其次为下颌下腺和腭部，这是由于唾液腺多形性腺瘤发生于上述部位的病例较多[1-4]。

腮腺混合瘤采取剜除术的复发率高达 20%~45%[5]。采取保存面神经的腮腺腺叶及肿瘤切除术，其复发率仅 0~3%，因此这一术式被认为是治疗腮腺肿瘤的标准术式[6]。但在我国由于误诊为炎症而采取剜除术者并非少见，因此复发性腮腺混合瘤临床上时有所见。

复发性腮腺混合瘤临床复发有两种表现：单发结节和多发结节。前者是由于肿瘤包膜较薄弱，有肿瘤芽似手指样突起而在手术时有残留；后者则是由于剥离时肿瘤包膜破裂致瘤组织溢出而呈种植性复发。复发性腮腺混合瘤，特别是呈多发性结节者在处理上很棘手。一是瘢痕组织，其内除有可触及的肿块外，往往还有看不见、触不到的瘤结节，常较预计的范围要广；另一个是面神经广泛粘连，再次手术时难以解剖分离，术后常致面神经麻痹。

复发性腮腺混合瘤的治疗以手术为主。采用不同术式，包括保存面神经腮腺浅叶或全腮腺及肿瘤切除、腮腺腺叶全叶切除并切除相关的某一面神经分支、根治性切除牺牲全部面神经、局部切除复发性结节等，都不能解决再次复发的问题，有的甚至再而三地复发。多次复发肿瘤有恶性变的危险[7,8]。复发性腮腺混合瘤的手术要根据不同情况具体处理，原则上采取肿块摘除术。对于首次手术采用剜出而复发的病例，我们不主张再次手术时采取保存面神经的腺叶及肿瘤切除术，因有可能将肉眼不能见到的瘤组织种植于术区。对于紧贴面神经的复发性结节，可以考虑牺牲有关面神经分支乃至全部，如果可行，再做面神经移植。至于对复发性混合瘤再次手术后是否做放射治疗，现在不能得出明确结论。

涎腺肿瘤影像学检查首选 B 超。其优点是可显示肿瘤大小，并根据其与周界关系和内部回声初步定性。良性者呈现界限清楚、回声均质、后壁反射增强的声像图，而恶性者恰呈相反表现。B 超的优点是价廉、无创、无痛、可重复，并能显示 1cm 以下的占位性病变。B 超特别适用于腮腺浅层组织病变，深层者则由于下颌支的影响而显示不足。颌下腺做 B 超检查时必须双侧对比，不要把有完整包膜的腺体以及腺内穿行的血管造成的不均质反应误认为恶性肿瘤。

CT 和 MRI 除能精确显示肿块大小外，还能显示肿块是在腺内还是在腺外，以及和周围解剖结构的关系，根据肿块周界表现可大致区分其良恶性。这种检查特别适用于腮腺深层组织病变，并用以区分肿块是否来自咽侧间隙。CT 和 MRI 都能满意地区分囊性或实质性肿块，良性病变表现为界限非常清楚的圆形肿块，而恶性者则呈弥散性不规则形。

在细胞病理学涂片上，多形性腺瘤成团的瘤细胞位于呈羽绒样丝状间质中或无羽绒样丝而似黏液软骨样区域内。Warthin 瘤瘤细胞嗜酸，呈纸片样而不成团，位于丰富的淋巴细胞间质中。腺样囊性癌的间质呈球状体，癌细胞似基底细胞，位于球体表面。

冰冻组织切片也常用于涎腺肿瘤的诊断。必须强调的是，应将肿瘤全部完整切除后送检，不允许剖开肿瘤切取瘤组织边做边等结果，除非手术切开皮肤后肿块性病变弥散而无明确周界。诊断结果和细针吸细胞学检查类似。

腮腺肿瘤中 80% 系良性。腮腺外科手术最重要的原则是保护好面神经和避免肿瘤包膜破损。肿瘤往往在某一部分或多或少地紧贴面神经，应仔细而小心地分离。

【相关分子生物学研究】

涎腺多形性腺瘤的恶变是多因素、多基因变异的综合病变过程。除细胞遗传学的改变（特别是人类染色体 17p 出现等位基因杂合性缺失）外，癌基因、抑癌基因在涎腺多形性腺瘤恶变过程中也起着非常重要的作用。对侵袭性癌和非侵袭性在多形性腺瘤中的研究均提示，P53 和 NEN 基因是多形性腺瘤恶变过程中两个非常重要的基因。此外，P16、高迁移率族蛋白基因 IC 等基因在多形性腺瘤的恶变过程中也起着一定的作用；黏附分子和细胞外基质蛋白（层粘连蛋白、IV 型胶原纤维）则与癌在多形性腺瘤中的侵袭性和转移性有一定的相关性。但目前多形性腺瘤的恶变机制尚未完全明了，尚需更多相关的研究，并在进一步认识其恶变机制基础上，为肿瘤的诊断和治疗提供相关依据[9,10]。COX-2、Cyclin D1 在癌变过程中可能也起到一定的作用[11,12]。

二、良性淋巴上皮病变

良性淋巴上皮病变（benign lymphoepithelial lesion，BLL）用来描述涎腺内特征性的淋巴细胞浸润。此名称没有指出该病的病因，而是提出了组织学表现。干燥综合征（Sjögren's syndrome）是已公认的病变，良性淋巴上皮病变也已被越来越多的临床医生认识。1888 年 Mikulicz 报告泪腺和腮腺均同时肿大的病例，多年以来都称之为 Mikulicz 病。良性淋巴上皮病变是指淋巴细胞弥漫性浸润泪腺和涎腺，导管肌上皮反应性增生。炎症不累及副泪腺，所以眼部不干燥，也不伴有全身病变[13]。

此病原因不明。现有的研究资料提示其属于一种特发性炎症，可能是局限在泪腺、涎腺的自身免疫性病变。

【临床表现】

临床上，良性淋巴上皮病变表现为涎腺或泪腺单侧、双侧或弥漫性扩张。可发生于任何年龄，以双侧多见，男女均可发生。绝大多数良性淋巴上皮病变发生在 30~50 岁的女性，与自身免疫病干燥综合征有关或是其先兆。在有些病例中该病变是涎腺黏膜相关淋巴瘤（MALT）的先兆病变。临床表现为逐渐发生的泪腺肿大，无痛，上睑皮肤肿胀，眼球外上方可扪及肿块，眼球突出。中年女性泪腺肿大，同时有口干与双侧涎腺肿大时要考虑泪腺良性淋巴上皮病变。泪腺逐渐肿大，软而有弹性，无压痛，上睑皮肤肿胀，以外侧明显，不伴有眼部红痛。泪腺肿大可致患侧眼球突出并向鼻下方移位，患眼外上转受限。部分患者可因泪腺肿物压迫眼球致屈光改变而视力下降。一般副泪腺未受累，患者可无干眼、眼痛、异物感等不适症状。由于双侧涎腺同时受累，患者可同时有双侧涎腺肿大，伴有口干、咽喉干燥不适等症状。患者有面部肿胀、耳下或耳前肿物感，进行性加重，伴或不伴有疼痛，并有口干和角结膜炎。

【诊断】

单侧泪腺肿大，伴双侧涎腺肿大，而无眼部干燥和全身其他病变，要怀疑良性淋巴上皮病变的可能。必要时可取活检，见泪腺中有淋巴细胞浸润，亦见肌上皮岛形成，就可以确诊为此病。CT 扫描可见眼眶颞上方软组织肿块，密度均匀，边界清楚，眶骨质无破坏。彩超显示：腮腺明显增大，失去正常形态，内部回声不均而偏低，呈网格状；正常腺体组织消失，内部血运丰富，可测得动静脉频谱[14,15]。

【治疗】

良性淋巴上皮病变是一种特发性炎症，与自身免疫有关，所以应使用皮质激素类药物治疗。病变内主要为淋巴细胞浸润，可局部放射治疗。肿块较为局限者也可考虑手术行腮腺浅叶或部分切除。

【预后】

良性淋巴上皮病变可以发展成淋巴瘤，这种淋巴瘤绝大部分是低级别 B 细胞淋巴瘤，类似其他黏膜相关淋巴瘤。任何因干燥综合征或持续存在的肿块而进行活检的涎腺活检组织，均应进行流式细胞学分析、免疫组织化学染色和基因重排，以排除淋巴瘤的可能。恶性淋巴上皮病变十分罕见，可在良性淋巴上皮病变基础上发展而来。关于这些恶性病变只有发生在大涎腺的报道，一般是腮腺。

良性淋巴上皮病变因受泪腺包膜的局限，炎症主要发生在泪腺内，泪腺基质内有较多的淋巴细胞浸润，导管的肌上皮增生形成所谓的肌上皮岛。该岛好像漂浮在淋巴细胞的海洋中。泪腺实质很少发生纤维化，实质内淋巴滤泡不明显，可据此与泪腺炎性假瘤相区别。在炎性假瘤中，多种炎性细胞浸润，淋巴滤泡明显，实质纤维化明显。免疫组织化学染色，淋巴细胞 κ、λ 染色阳性，表明双轻链表达。肌上皮岛 Keratin 染色阳性，说明该岛细胞为上皮来源；Desmin 染色阳性，证实这些细胞具有肌纤维的特性。肌上皮岛不是良性淋巴上皮瘤独特的病理特征，30%~50% 的干燥综合征的病例中，因残存的导管肌上皮增生也形成肌上皮岛。在泪腺活检中发现肌上皮岛的病例，再结合临床表现，约 25% 的患者可能是干燥综合征，其余患者则为良性淋巴上皮病变[16-19]。

（张宗敏　高燕宁）

参考文献

［1］胡宇华，李江，李蕾，等.涎腺恶性多形性腺瘤161例临床病理分析.临床与实验病理学杂志，2007，23（1）：43-47.

［2］袁荣涛，张志愿，胡宇华，等.唾液腺多形性腺瘤恶变108例临床病理分析.中国口腔颌面外科杂志，2006，4（1）：30-33.

［3］KIM J W, KWON G Y, ROH J L, et al. Carcinoma expleomorphic adenoma of the salivary glands: distinct clinicopathologic features and immunoprofiles between subgroups according to cellular differentiation. J Korean Med Sci，2011，26（10）:1277-1285.

［4］KASHIWAGI N, MURAKAMI T, CHIKUGO T, et al. Carcinoma expleomorphic adenoma of the parotid gland. Acta Radiol，2012，53（3）:303-306.

［5］GHOSH S, PANARESE A, BULL P D, el a1. Marginally excised parotid pleomorphic salivary adenomas:risk factors for recurrence and management. A 12.5-year mean follow-up study of histologically marginal excisions. Clin Otolaryngol，2003，28：262-266.

［6］HENRIKKSON, WESTRIN K M, CARLSOO B, et al. Recurrent primary pleomorphic adenomas salivary gland origin：intrasurgical rupture，histopathologic features，and pseudopodia. Cancer，1998，82：617-620.

［7］黄立勋，蔺新春.腮腺复发性多形性腺瘤的临床分析——附22例报告.口腔医学研究，2003，19（1）：68-70.

［8］储眉，周健，杨宏宇，等.腮腺复发性多形性腺瘤12例临床分析.中国实用口腔科杂志，2008，1（2）：92-93.

［9］胡宇华，李江.涎腺多形性腺瘤恶变机制的研究进展.国际口腔医学杂志，2007，34（6）：449-451.

［10］汤国雄，朱声荣，陈卫民，等.腮腺多形性腺瘤及其恶变中β连环蛋白、细胞周期蛋白D1的表达.临床口腔医学杂志，2009，25（3）：131-133.

［11］向国林，朱声荣，陈卫民，等.Cox-2、Cyclin D1在多形性腺瘤和癌中的表达及意义.临床口腔医学杂志，2007，23（3）：131-134.

［12］伍虹，黄洪章，王建广.Cyclin D1在多形性腺瘤和多形性腺癌中的表达.口腔颌面外科杂志，2002，12（3）：198-201.

［13］龙秀荣，石群立，孟奎，等.涎腺良、恶性淋巴上皮病变的临床病理特征及其与EB病毒的关系.诊断病理学杂志，2004，11（3）：144-147.

［14］CARBONE A, GLOGHINI A, FERLITO A. Pathological features of lymphoid proliferations of the salivary glands: lymphoepithelial sialadenitis versus low-grade B-cell lymphoma of the malt type. Ann Otol Rhinol Laryngol，2000，109（12 Pt 1）:1170-1175.

［15］HORDIJK G J, MEYER C J. Benign lymphoepithelial lesion and malignancy. Arch Otorhinolaryngol，1981，230（2）：201-207.

［16］BIGNARDI L, GRANDI E, FRANCESCHETTI F. Benign lymphoepithelial lesion of the parotid gland and its association with malignant lymphoma. Acta Otorhinolaryngol Ital，1984，4（3）:305-315.

［17］BRIDGES A J, ENGLAND D M. Benign lymphoepithelial lesion: relationship to Sjögren's syndrome and evolving malignant lymphoma. Semin Arthritis Rheum，1989，19(3):201-208.

[18] FONT R L，LAUCIRICA R，ROSENBAUM P S，et al. Malignant lymphoma of the ocular adnexa associated with the benign lymphoepithelial lesion of the parotid glands. Report of two cases. Ophthalmology，1992，99（10）：1580- 1582.

[19] SATO K，KAWANA M，SATO Y，et al.Malignant lymphoma in the head and neck associated with benign lymphoepithelial lesion of the parotid gland. Auris Nasus Larynx，2002，29（2）：209-214.

第五节 巨大淋巴结增生症

巨大淋巴结增生症即 Castleman 病（Castleman disease），是一种良性淋巴结增生，最早由 Castleman 等报告。临床比较少见，好发于中青年。因易发展成淋巴瘤，故属于淋巴瘤的癌前疾病。

此病的病因和发病机制尚不明确，研究人员发现病变中有的淋巴滤泡中心可见无定形红染物质，并在其中检测出白介素 –6，故推测白介素 –6 导致 B 细胞增生并促使 B 细胞向浆细胞转化，从而形成此型中浆细胞大量增生浸润的组织表现[1]。也可能与人类疱疹病毒 8 型感染有关，但还需要进一步研究[2]。

此病的组织病理学分型：透明血管（hyaline vascular, HV）型和浆细胞（plasma cell, PC）型。其中约 90% 为 HV 型；少数兼有 HV 型和 PC 型的特点，称为混合型。

临床表现分为局限型和广泛型，局限型多无明显的临床症状，可发生于身体内任何部位，以胸内多见，预后较好。广泛型是指多个淋巴结增生，累及多个部位，主要是外周淋巴结，临床表现可轻可重，很不典型，患者常以乏力、盗汗、发热、体重减轻或淋巴结肿大就诊，肿大的淋巴结直径一般为 3~5 cm，预后较差。

局限型可以通过手术获得较好的治疗效果；但是广泛型预后较差，中位生存期约为 14~30 个月，严重感染、多脏器功能衰竭及向恶性肿瘤（特别是非霍奇金淋巴瘤）转化是该类患者死亡的主要原因。

（张宗敏 高燕宁）

参考文献

［1］韩潇，周道斌. Castleman 病的发病机制和治疗进展. 中国医学科学院学报，2009，31（5）：639-643.

［2］KAPLAN L D. Human herpesvirus-8: Kaposi sarcoma, multicentric Castleman disease, and primary effusion lymphoma. Hematology Am Soc Hematol Educ Program，2013，2013（1）：103-108.

第七章

肺癌前病变和癌前疾病

肺癌在近年已经成为全世界最常见的癌症和首位癌症死亡原因，发病情况在经济发达国家中尤为严重。美国从 20 世纪 40 年代到 80 年代，肺癌发生率在男性提高 2.29 倍，由 27/10 万人口到 89/ 10 万人口，几乎每年增长 3%。但在 1984 年以后，由于开展戒烟运动，发病率已不再上升；而同期女性肺癌由 7/10 万人口增加到 35/ 10 万人口，并且仍在不断升高。自 1987 年以来，美国女性死于肺癌的人数已经超过乳腺癌，居常见肿瘤死亡人数排行榜的首位。日本从 1950 年到 1980 年，肺癌死亡率在男性增多 10 倍，女性增多 7.5 倍。在我国，肺癌是危害居民生命健康的主要癌症之一。2004—2005 年全国第三次死因回顾性抽样调查显示，肺癌居全部癌症死因的首位。《全球癌症报告 2014》称 2012 年全球癌症患者中，肺癌仍然是最普遍和最致命的癌症。2012 年约新增 180 万肺癌患者和致死病例 159 万，其中中国约占 1/3。肺癌发病率和死亡率均居全球第一位。男性肺癌的发病率和死亡率显著高于女性。随着我国现代化、城镇化、工业化进程的不断加快，空气污染日益严重，加上吸烟率居高不下，肺癌的发病率呈上升趋势。从 1998 年到 2005 年，我国肿瘤登记地区肺癌发病率每年以 1.63% 的速度增长，其中男性增长 1.3%，女性增长 2.3%。

由于肺癌的发病原因和机制目前仍未阐明，且缺乏敏感、有效、可靠的早期诊断方法，致使绝大多数肺癌患者在确诊时已属中晚期。除少部分早期患者经手术治疗能达到长期缓解外，大部分患者目前还缺乏有效的治疗方法，其 5 年生存率低于 15%，原因主要是肺癌的转移。可见缺乏早期检测方法以及不能有效治疗晚期转移病变，是导致肺癌预后差的根本原因[1]。因而对肺癌的研究重点应从治疗转移到早期发现及预防，已经成为许多专家的共识。

肺癌的形成是一个多因素作用、多基因参与、多阶段逐渐形成的复杂演进过程，从典型的良性病变到高度恶性病变之间有不同程度的组织病理及分子生物学改变，因此，及时发现肺癌前病变和癌前疾病，研究肺癌前病变和癌前疾病至癌早期阶段的分子机制及基因表达谱的改变，探索肺癌预防及早期诊治的措施，对最终降低肺癌发病率和死亡率，提高治愈率具有重要意义。

肺癌最常见的组织学类型是非小细胞肺癌和小细胞肺癌，其中非小细胞肺癌又主要包括鳞状细胞癌、腺癌和大细胞癌。最新的 2004 版 WHO 组织学分类中，将肺的癌前病变列为三种主要的形态学形式[2]：①鳞状上皮异型增生（squamous dysplasia）和原位癌（carcinoma in situ, CIS）；②非典型腺瘤样增生（atypical adenomatous hyperplasia，AAH）；③弥漫性特发性肺神经内分泌细胞增生。同时 WHO 将这三种病变分别作为肺鳞状细胞癌、腺癌和类癌的癌前病变。对于肺腺癌的癌前病变，2011 年肺腺癌国际多学科分类引出了原位腺癌的概念，将其癌前病变定义为异型腺瘤样增生及原位腺癌（包括黏液型、非黏液型和混合型）[3]。对于大细胞癌和小细胞癌的癌前病变尚无报道。随着分子生物学、病理学以及影像学和支气管镜技术等的不断进步，早期检测和预测肺癌将成为可能，进行早期治疗及采取干预措施必将有效降低其发病率和死亡率。

（孙　巍　林冬梅）

参考文献

[1] HIRSCH F R，FRANKLIN W A，GAZDAR A F，et al. Early detection of lung cancer: clinical perspectives of recent advances in biology and radiology. Clin Cancer Res，2001，7（1）: 5-22.

[2] WILLIAM D，BRAMBILLA E，MULLER K H，et al. World health organization of tumours: pathology and genetics of tumours of the lung，pleura，thymus and heart. Lyon:IARC press，2004.

[3] WILLIAM D，BRAMBILLA E，NOGUCHI M，et al. International association for the study of lung cancer/American thoracic society/European respiratory society international multidisciplinary classification of lung adenocarcinoma. Journal of Thoracic Oncology，2011，6（2）: 244-285.

第一节　肺鳞状细胞癌癌前病变

肺鳞状细胞癌是肺癌较为常见的组织学类型，占男性患者的44%和女性患者的25%[1]。其发生被认为是呼吸道黏膜出现一系列循序渐进的病理变化（癌前病变）后引起的。先于或伴随浸润性鳞状细胞癌发生的大气道黏膜改变包括增生、鳞状上皮化生、鳞状上皮不典型增生和原位癌。增生时上皮的基底细胞增殖，然后，在吸入剂下长期暴露和反复损伤后，增生的柱状上皮被复层鳞状上皮取代。不典型增生病变可分成轻度、中度、重度。这些病变呈现的是一个细胞学和组织学不典型性连续变化的谱系，三种类型之间可显示某些重叠。当不典型增生累及上皮全层时，即为原位癌。

鳞状上皮不典型增生和原位癌被认为是肺鳞状细胞癌的癌前病变。一旦恶性细胞突破基底膜侵入其下方的间质即演化成浸润癌。一般的白光支气管镜（WLB）或肉眼检查不易发现不典型增生病变。但是利用荧光支气管镜，如激光诱导荧光内镜（laser-induced fluorescence endoscopy，LIFE），可大大提高检测不典型增生和原位癌的敏感性[2]。

随着支气管荧光内镜技术的应用，美国科罗拉多大学的有关专家Keith等[3]通过对既往严重吸烟的肺癌易感人群的观察，发现并描述了一种新的癌前病变：血管生成性鳞状上皮不典型增生（angiogenic squamous dysplasia，ASD）。早在1949年对尸检中ASD有所描述，只是该描述出现在Wynder及Graham[4]提出吸烟与肺癌有关之前，故当时并未与吸烟联系在一起。后于1963年另一尸检报告中[5]也描述了一种伴随浸润性肺癌的"微乳头状瘤样增生"的病变。之后，Muller[6]还进一步研究了该病变的超微结构，并认识到这种病变的不典型增生可能与血管形成及癌前浸润有关。然而这些早期研究并未得到广泛认可与重视。近几年美国科罗拉多大学肺癌研究小组[3]对入组的158例肺癌高危对象进行荧光内镜检查，发现54例（34%）至少有一个部位的ASD。且1年后复查11例受试对象，45%的活检标本持续存在同样病变。10例鳞癌患者中6例有ASD（60%），1例早期浸润癌也发现邻近浸润灶有ASD改变。而在16例非吸烟正常对照组观察人群中未见ASD。该结果已引起有关专家的高度重视及认可。鉴于血管形成在肿瘤细胞生长和发展为实体瘤中起到的重要作用，如果这种新发现的癌前病变确实是肺癌早期阶段预示血管形成的关键病变，那么通过对肺癌高危吸烟人群的ASD采取抗血管形成措施，或许能达到有效的癌前预防效果。

对于从鳞状上皮不典型增生到原位癌，并最终演变成浸润性鳞状细胞癌的发生率和危险性，我们知之甚少，估计这个过程可能需要持续5~20年。由国际癌症组织（National Cancer Institute，NCI）发起，约翰·霍普金斯大学研究人员利用胸部 X 线透视和痰细胞学检查，针对肺癌进行的大规模筛查结果显示，痰涂片细胞学呈现中度不典型增生的受检查者中约有 10% 的人 9 年后发展为明确的肺癌，而 >40% 的重度不典型增生患者在同期发展为肺癌[7]。尽管已经明确这些癌前病变与随后的浸润癌之间密切相关，多项分子研究已经帮助描绘出参与不典型增生病变演进过程的一系列分子事件[8,9]，初步揭示了这些癌前病变至早期癌阶段的分子机制及基因表达谱的改变，但是，由于标本获得较为困难，对于高危人群支气管黏膜病变组织学演进以及其中更加详细和明确的致癌机制依旧了解很少。

【临床特点】

1. 临床表现及大体特点

鳞状上皮不典型增生和原位癌经常是无症状的，但常发生在有重度吸烟史（吸烟史超过 30 年）和阻塞性气道疾病的个体，男性比女性更常见。它们可以表现为气管 – 支气管树的单个或多灶性病变，可以作为一种单独的病变，或作为一种伴随侵袭性癌的支气管黏膜表面病变。

原位癌病灶通常发生在段支气管分叉处附近，随后向近端延伸至邻近的肺叶支气管，并向远端延伸至亚段支气管。病变不常见于气管。支气管镜和大体检查通常无肉眼可见的改变。当肉眼观察出现异常时，可见类似白斑的局灶性或多灶性灰色斑块样病变、非特异性红斑，甚至结节状或息肉样病变。

2. 辅助检查

（1）支气管镜检查：支气管黏膜上皮癌前病变可以在 WLB 或荧光支气管镜下发现。WLB 下，支气管黏膜上皮不典型增生通常在支气管间嵴表现为非特异性的黏膜肿胀或增厚。病变早期表现为病变处黏膜色泽改变，色红或灰暗，失去原有光泽。随着病变进展，病变处黏膜变粗糙或呈颗粒状，黏膜正常纹理消失，局部黏膜增厚，失去原有弹性。WLB 能检测大约 40% 的原位癌病变，表现为支气管黏膜正常纵嵴消失，伴黏膜增厚和红斑，所检出的约 75% 的原位癌病变表现为浅表或扁平病变，其余 25% 呈结节状或息肉样[10]。WLB 容易漏诊直径小于 5 mm 的微小病变，而这些癌前病变只有几个细胞的厚度（0.2~1mm），表面直径也仅有几个毫米，因而 WLB 在对癌前病变的诊断上有一定的局限性。借助荧光支气管镜可以大大提高对癌前病变的敏感性和检出率。

荧光支气管镜以 LIFE 为例，它利用正常组织、癌前病变和癌组织的自发荧光特性的差别来发现和定位上皮内的肿瘤性病变。当紫外线或蓝色光（波长 400 ~ 440 nm）照射支气管壁黏膜时，正常组织的荧光强度较癌组织或癌前病变的荧光强度高，特别是在绿色激发光谱区；癌前病变或癌组织的自发荧光减弱，并呈现出棕色或棕红色的自发荧光。利用癌前病变、癌组织和正常支气管黏膜间明显的光谱差异，可以检测出肿瘤性病变。对重度不典型增生病变或癌组织加用荧光支气管镜检查，其敏感性和特异性可分别达到 89.8% 和 78.4%[11]。此外，如前所述，应用 LIFE 技术还可以发现癌前病变 ASD[3]。

（2）细胞学方法：对病人的痰液进行细胞学检查，是早期发现肺癌尤其是中央型肺癌的首选诊断方法。同时，它也是目前能够检测气道癌前病变的唯一无创性检测手段。增加痰检次数可大大提高检出率。在痰涂片细胞学呈重度不典型增生的患者中，至少 40% 接下来会发展为浸润性癌[12]。除了痰涂片检查，通过支气管镜刷取、支气管肺泡灌洗或细针穿刺等技术，也可以获得细胞进行细胞学筛查。随着检测技术的不断进步，一些新的方法也逐步被应用于肺癌的早期诊断，其中包括痰脱落细胞的转化上皮细胞免疫染色、以 PCR 为基础的癌基因突变检测、计算机辅助图像分析以及高通量生物芯片技术，提高了细胞学检测的敏感性。

1）免疫细胞化学染色：Tockman 等[13] 研究发现痰细胞学检测 hnRNP（heterogeneous nuclear ribonucleoprotein）A2/B1 免疫细胞化学染色阳性可以比临床确诊提前约 2 年预测到肺癌的发生，其敏感性和特异性分别为 91% 和 88%。通过对 6 000 名有重度吸烟史和对肺癌高危的中国云南锡矿矿工的痰检随访，有 69% 的痰细胞 hnRNP A2/B1 过表达的癌前病变患者在随后 1 年的随访中发展为癌。相比于传统的胸部透视（42%）结合痰涂片细胞学（21%）筛查的方法，痰细胞学检查 hnRNP A2/B1 过表达（74%）对于肺癌检测的敏感性提高了 2~3 倍，尤其是对早期病变的鉴别更为有效[14]。

2）PCR 技术：PCR 技术已经被用于评估针对早期肺癌检测的分子标志物。但由于需要知道特定基因的特异突变序列以设计针对痰标本的引物，其应用受到限制，对于无症状个体的筛查并不适宜。有报道认为通过 PCR 扩增微卫星 DNA 重复序列[15,16] 以及 P16 等抑癌基因 CpG 岛甲基化[17] 检测，对发现早期肺癌有一定帮助，但尚需要人群及数据积累。

3）计算机辅助图像分析：该项技术最初用来检测恶性病变相关改变（malignancy-associated change，MAC）[18]。MAC 是指邻近癌前病变或浸润性癌旁的组织学形态正常的细胞，由于受到病变的影响，其核内 DNA 分布出现异常改变。这些改变组织学水平不可见，或仅在细胞器水平可见，但通过计算机辅助图像分析量化研究，有助于早期发现肿瘤性病变。回顾分析痰涂片细胞学检查，在以后发生肺鳞癌的个体中有 74% 检出了 MAC[19]。随着该项技术的进步，近来的研究报道[20] 称其对 0 或 I 期肺癌检测的敏感性和特异性分别达到了 75% 和 90%。

4）高通量基因芯片技术：该项技术可检测常见癌基因和抑癌基因所有可能的突变位点，或许对无症状患者的临床标本检测具有一定的预测可行性。

（3）**影像学诊断**：胸片、胸部 CT 及 MRI 有助于肺癌的诊断和分期，但癌前病变仅有几层或十几层细胞厚度，故影像学不易发现大气道的癌前病变，当影像学可以辨出气道增厚或有局部肿块时，常伴随早期浸润癌或浸润癌成分（图 7-1）。

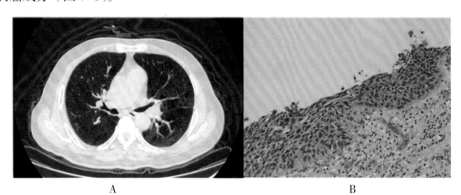

A   B

图 7-1 支气管早期鳞状细胞癌
A. CT 显示支气管管壁增厚（箭头所示） B. 病理显示早期浸润癌旁支气管原位癌

【病理学改变】

1. 组织病理学

支气管黏膜上皮癌前病变可以发生在多种表面被覆上皮细胞。在各种致癌因素的作用下，支气管黏膜上皮如何发展为癌？通过对早期肺鳞状细胞癌的观察分析，可以清楚地看到其发展过程。首先是支气管上皮的基底细胞增生，或上皮鳞状化生，在此基础上进展为鳞状上皮不典型增生，进而发展为原位癌。

鳞状上皮不典型增生表现为鳞状化生的呼吸道黏膜上皮细胞层次不同程度地增多、排列紊乱、极向消失、大小不等、核增大、深染，可见核分裂象等。它是进一步发展为肺鳞状细胞癌最常见的组织病理学基础。根据异型性的轻重，可分为轻度、中度和重度3级（图7-2）。轻度者这些变化轻微，仅基底层细胞增生，占上皮全层的下1/3，核分裂象无或较少；中度者这些变化较轻度为著，基底层细胞增生更明显，占上皮全层的下2/3，细胞核质比例增大，核垂直排列，核仁不明显，下1/3可见核分裂象；重度者细胞层次增加明显，基底层细胞扩展到上1/3，核质比例增大，核沟和皱襞突出，染色质粗且分布不均，核仁明显，在下2/3可见核分裂象。这些病变呈现的是细胞学和组织学不典型性连续变化的谱系，三种类型之间可显示某些重叠。当不典型增生累及上皮全层时，即为原位癌。此时细胞层次可能增厚，也可以不增厚，基底区扩大伴全层上皮细胞拥挤，细胞明显大小不等且有多形性，核质比例通常很高，核沟和皱襞突出，染色质粗且不均匀。鳞状上皮不典型增生和原位癌不侵犯间质，基底膜完整并有不同程度的增厚。

基底细胞不典型增生位于正常基底细胞所在位置，表现为细胞数量、层次增多，细胞增大，核深染，细胞排列极性紊乱。异型增生细胞之间不见细胞间桥，无鳞状上皮分化层次，其表面可见正常的纤毛柱状上皮。在此基础上，基底细胞可以异型性更为明显，进而发展为原位鳞癌。

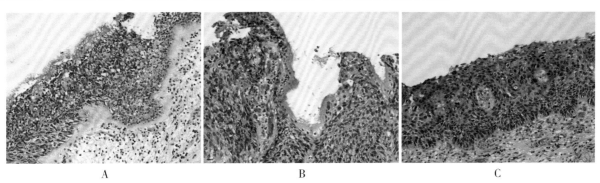

图7-2　鳞状上皮不典型增生
A.轻度不典型增生：异型细胞占上皮全层的下1/3　B.中度不典型增生：异型
细胞占上皮全层的下2/3　C.重度不典型增生/原位癌：病变累及上皮全层

在临床病理诊断中，由于不典型增生的上述各种病理学形态变化呈现的是一个连续变化的谱系，形态显示存在重叠，并且又有三个等级，因而常导致病理医师在诊断上的非"一致"性。上皮内瘤变概念的引入为解决这些诊断中的问题提供了可能。根据支气管黏膜上皮内瘤变细胞（异型增生细胞）核异型程度以及异型细胞排列紊乱程度，支气管黏膜上皮癌前病变被分为低级别和高级别上皮内瘤变。低级别上皮内瘤变者，异型增生细胞核异型程度轻，核直径增大但小于正常细胞的2倍，核染色变深，可见小核仁，细胞排列极性轻度紊乱，异型增生的细胞仅累及上皮的下1/2。高级别上皮内瘤变者，异型增生细胞核直径大于正常时的 2 倍,核大小、形态不一,染色质变粗,核仁明显,异型增生细胞排列极性紊乱明显,异型增生细胞累及上皮厚度的 1/2 以上,即高级别上皮内瘤变包括以往标准中的中 - 重度不典型增生、重度不典型增生及原位癌。

对于近年发现并描述的新的癌前病变 ASD,形态学上呈现出增生的毛细血管网向上出芽生长入不同程度不典型增生的支气管黏膜上皮内,具体表现为[3]:①黏膜上皮细胞数量增多;②基底层至表层细胞有不同程度异型性,表层细胞常呈扁平状,缺乏黏液纤毛上皮;③ 2/3 基底层细胞核垂直排列;④核质比例增高;⑤核扭曲、分叶状或不规则,可见核沟;⑥常见核仁;⑦基底层偶见核分裂象;⑧基底层增厚。这种病变可以单发,亦可多发。

2. 细胞病理学

Saccomnno 和 Frost 发表的痰细胞学癌前病变分类方案已经得到普遍应用,其显微镜下异常的分级与在吸烟者下气道组织切片中观察到的结果相似。鳞状化生在痰涂片上可表现为单个细胞,但大多数为平坦的疏松黏附的细胞簇。不典型增生的细胞学表现随着细胞学变化逐渐加重,可以从轻度、中度和重度不典型增生到原位癌。渐进性的改变包括细胞和核的大小的差异增加,核质比例不同程度增加,胞质嗜酸性细胞比例增加,染色质颗粒增粗直到浓缩的染色质达到原位癌的标准,染色质颗粒分布的不均匀增加,核膜外形的不规则增加。最后一种特征首先出现在中度不典型增生。按照 Koprowska 等的观察[21],这种偏离正常核膜外形的变化与癌的关系最为密切。

【治疗与预后】

原位癌属于癌前病变,在该阶段切除可 100% 治愈。孤立的不典型增生病灶的预后意义尚不肯定。一般而言,重度不典型增生和原位癌与同时发生的侵袭性癌关系更密切。而多灶性病变意味着可能在气道的别处出现类似病变。发现不典型增生病变,对其进行跟踪随访是目前主要的处理方法,因疾病的演进可能需要很多年,或长期稳定存在,甚至消退。对其进行化学药物的预防及治疗也有少数研究报道,已发现某些化学合成药物可以有效地降低癌前病变的发生率。Fiala 等[22]通过吸烟诱导猪支气管癌前病变的发生,给予对苯二亚甲基硒腈[1,4-phenylenebis(methylene)selenocyanate,p-XSC)]后,有效地降低了支气管癌前病变的发生率。对支气管癌前病变进展有干预作用的药物和方法还有待于进一步研究开发。

【分子生物学改变】

肺癌的形成是一个多因素作用、多基因参与、多阶段逐渐形成的复杂演进过程[23]。在肺癌发生的非常早期阶段,包括增生、化生,甚至吸烟者正常形态的支气管黏膜上皮,已经发生了多种遗传学改变和分子异常[8]。这些分子异常改变并不是随机发生的,而是序列发生的,并最终导致癌前病变形态学上连续变化的谱系,而且随着病变的演进,遗传学改变的数量和频率也不断增加。研究结果显示[24],即便是当吸烟等致癌因子去除后,病理形态学上的不典型增生病变消退后,其遗传学异常也会长期持续存在。因此,研究肺癌癌前病变至早期癌阶段的分子机制及基因表达谱的改变,寻找能够早期检测癌前病变并能预测其演进的分子标志物,进而探索针对这些早期病变的治疗靶点,对于肺癌预防及早期诊治措施的制定具有重要意义。

对于肺鳞状细胞癌癌前病变的分子生物学研究已有大量报道。在癌前病变中发现了一些与明确的鳞状细胞癌一致的遗传学改变，体现在细胞遗传学和分子遗传学两个方面，主要表现为染色体的杂合性缺失、癌基因的激活和抑癌基因的失活[8]。在癌前病变的演进过程中，这些改变通常序列发生。在吸烟者正常或增生的支气管黏膜上皮内就能够检测到的最早期的分子异常是 3p 位点［包括 3p21.3（RASSF1A 和 SEMA3B）、3p22~24、3p25］和 9p21（P16）的杂合性缺失，而且此时染色体 3p 位点的缺失是小范围的，起始于染色体臂的中央区（3p21）。此外，3p21.4、3p14.2（FHIT）和 3p12 位点杂合性缺失也经常发生。随后发生的不典型增生病变的上皮内可见 8p21-23 杂合性缺失，并且随着病变的进展，17p13（TP53）和 13q14（Rb）杂合性缺失改变增加。在原位癌阶段可见 5q21（APC-MCC）杂合性缺失，并伴随着 K-RAS 基因的突变。同时，在这一阶段，3p 位点的杂合性缺失表现为整个染色体臂的广泛缺失[25-28]。伴随着遗传物质的缺失，肿瘤抑制基因因启动子过甲基化或点突变而被抑制。$P16^{INK4a}$ 过甲基化[17]或 P53 突变[29]可以发生在肿瘤癌前病变的各个阶段，并且随着病变的演进，其甲基化频率逐渐增加。利用痰标本检测此种病变对识别向肺癌发展的高危吸烟者可能有预测意义[30]。癌基因如 MYC、RAS 和 BCL-2 的激活或表达上调也发生于上述各个阶段[31,32]。非整倍体在从不典型增生到原位癌和浸润性癌的演进过程中也逐渐增加[33]。此外，在端粒酶活性方面也检测到同样的变化[34]。正常上皮的基底层细胞和增生上皮中可检测到表达较弱的端粒酶 RNA，而随着肿瘤的演进，其表达亦随之增强，从中度表达至强表达，可遍及鳞状化生上皮的多层、不典型增生及原位癌病变中。

大量免疫组织化学研究[35-38]证实癌前病变细胞增殖活性（Ki-67）增强，并且进一步证实，随着病变的演进 BCL-2、P53、EGFR/HER2 以及细胞周期蛋白 Cyclin D1 和 Cyclin E 过表达，同时 P16 和 FHIT 表达下调。伴随 P53 过表达和 P16 低表达的不典型增生病变往往会发展为浸润性癌，而没有演进为浸润性癌的不典型增生病例则没有出现此种改变。不典型增生或原位癌病变也常见与 P53 状态无关但伴随发生 BCL-2 过表达和 BAX 的表达下调[32]。随访研究表明，这些标志物的异常表达对评估肺癌发生的风险性具有预测价值[39,40]。疾病的演变与Ⅳ型胶原蛋白染色证实的基底膜不完整性、基质金属蛋白酶 MMP-1 表达下调以及 MMP-9 表达增加相关联[41]。我们[42]利用组织芯片技术，针对 319 例肺鳞状细胞癌患者的组织样品及其相应的 114 例癌前病变组织的常规石蜡切片，对一种核增殖相关蛋白 Xklp2 靶蛋白（targeting protein for Xklp2，TPX2）进行免疫组织化学染色研究，结果显示 TPX2 蛋白的表达在肿瘤组织（64.2%）中明显高于正常组织，且与肿瘤组织病理学分级、临床分期及淋巴结转移相关。同时，研究发现，TPX2 蛋白在肺鳞癌的癌前病变中的表达显著高于正常组织，且随支气管上皮病变程度加重（鳞状化生、不典型增生、原位癌）而增高，甚至高于肿瘤组织。这一现象与细胞系 Western blot 分析结果相一致：TPX2 蛋白在作为癌前病变模型的几株人永生化支气管上皮细胞系（M-BE、Y-BE、C45 和 Tr）中的表达水平甚至高于肺癌细胞系（LTEP 和 H520）。结果表明 TPX2 过表达极可能是肺鳞癌发展过程中的早期事件，其蛋白表达有可能促进支气管上皮癌变和向肺鳞癌的演化。TPX_2 有望成为监测肺鳞癌发生发展的候选标志物之一。随着比较基因组杂交技术等分子生物学技术的发展和应用，相信会有越来越多的分子标志物有望成为检测癌前病变并能预测其病变演进的重要标志物。

在恶性肿瘤发展过程中，血管形成是肿瘤细胞生长和发展为实体瘤的必备条件，而血管形成又受促血管生成因子、血管形成调节因子及血管生成抑制因子等复杂的分子信号网络所调控[43-45]。正常组织中这种调控处于相对平衡的水平，当发生癌变时，平衡被打破，刺激新生血管形成[46,47]。最重要的血管生成因子为 VEGF[45,48]。VEGF 及其受体是生理及病理情况下血管生成的最初调节因子[49]。瘤细胞及其前体细胞对血管生成物质的分泌被视为血管生成的"开关"[50]。尽管在浸润性肺癌中瘤组织表达分泌血管生成物质，但对于癌前病变，这种"开关"发生的时限仍不清楚[50,51]。Keith 等[3]通过研究发现的新的癌前病变 ASD，表现为不典型增生的支气管上皮中含有毛细血管样突起，其在正常人中不出现，而在肺癌高危个体中高频率出现，提示在支气管上皮癌变早期可能就已出现紊乱的微血管形成。且已有初步证据证实 ASD 病变中存在血管形成"开关"，即异型上皮中存在 VEGF，或上皮下血管内皮出现 VEGF-R 复合体[45]。研究表明，ASD 上皮增生程度明显活跃于正常上皮，ASD 的这种特性可能是由呼吸道上皮受损后的反应性改变或突变所诱导的内源性增殖所致。同样，经 CD31 免疫组化标记后，ASD 中的毛细血管密度（microvessel density，MVD）与正常上皮下的 MVD 相比，前者明显高于后者（P=0.003）。但上述两项检测结果并非 ASD 所特有，不伴有 ASD 的上皮不典型增生存在同样的结果[52]，只是上皮内缺乏血管网而已。至于 ASD 上皮内为何有新生毛细血管网形成，其机制可能是该类不典型增生的鳞状上皮成分中隐藏着癌变倾向，这些已经发生基因突变的上皮会在短距离内传递血管形成信号，调节并促进血管生成[53]。进一步的分子生物学研究证实，ASD 上皮中存在与肺癌前病变相一致的一个或多个 3p 的杂合性缺失（3p14.2、3p21.31、3p21.33、3p13 和 3p12.1）。野生型 P53 基因失活可导致血管形成调节因子血栓反应蛋白 -1（thrombospondin-1）降低，以及促成血管生成表型转化，这与肺癌的血管生成有关[53,54]。但 P53 基因突变主要在肺癌形成的晚期阶段出现，在支气管上皮癌浸润前或癌前病变者少有报道，在 ASD 中 P53 检测结果亦显示无突变[3]。这些结果提示了 ASD 与不典型增生或原位癌遗传学改变上的一致性。因而，ASD 是否代表着一个新的形态实体？是否真正体现了血管形成开关？果真如此，机制如何？是否可以将不典型增生分为有或无血管形成两类？伴有 ASD 病变是否比吸烟者中发生的普通的不典型增生更具癌变倾向？这些问题均待确定。目前对于 ASD 长期存在意义的研究正在进行中，如果 ASD 确实是肺癌早期阶段预示血管形成的关键病变，那么通过对肺癌高危吸烟人群的 ASD 采取抗血管形成措施，或许能达到有效的癌前预防效果。

【演化生物学】

通过支气管镜对支气管黏膜癌前病变进行跟踪随访显示：一方面支气管黏膜上皮不典型增生可以持续进展，进一步发展为浸润性肺癌；另一方面也可以长期稳定存在，甚至消退。停止吸烟后，中度不典型增生及其以前病变可以消失，但重度不典型增生及其以后的病变通常会持续存在，而且即使上皮形态恢复正常，仍可检测到基因水平的异常改变。

Frost 等[55]和 Risse 等[56]的研究结果显示，轻度和中度不典型增生进展为浸润性鳞状细胞癌的比率 <11%，而重度不典型增生和原位癌转变成浸润性鳞状细胞癌的比率为 19%~44%。Venmans 等[57]的资

料则显示，支气管黏膜上皮不典型增生均可转变为鳞状细胞癌。Bota 等[58]对 416 个支气管黏膜上皮病灶进行了连续 2 年的支气管镜随访，结果显示 16.7%（6/36）的正常支气管黏膜上皮转变为不典型增生，30.9%（47/ 152）的化生上皮转变为轻度或中度不典型增生，其中 2 个进一步进展为原位癌，1 个转变为侵袭性癌；4.3%（6/ 139）的轻度或中度不典型增生转变为重度不典型增生或原位癌；37.0%（10/27）的重度不典型增生以及 87.5%（28/32）的原位癌持续存在或进展。Pasic 等[59]对 47 例高危个体每 4~6 个月进行支气管镜跟踪随访检查，经过 12~80 个月的随访，发现有 11 例发展为肺癌（11/46，23.9%）。其中同时存在 3 个可疑病灶的 5 个病例在 12~36 个月内全部发展为肺癌（100%）。在同时有 2 个可疑病灶的 10 个病例中，5 例在 12~48 个月内发展为肺癌（5/10，50%）。在存在单个可疑病灶的 12 个病例中，1 例在 36 个月时发展为肺癌（1/12，8.3%）。而经过 80 个月的随访，荧光支气管镜下未见可疑病灶的病例，无一发生鳞状细胞癌。

　　支气管黏膜上皮癌前病变也可以长期稳定存在，甚至消退。Breuer 等[60]的研究资料显示，54% 的支气管黏膜上皮不典型增生病变发生了消退，13.4% 进展为原位癌或浸润性鳞状细胞癌。32% 的重度不典型增生病变转变为原位癌或浸润性鳞状细胞癌，显著高于轻度或中度不典型增生病变转变为原位癌或浸润性鳞状细胞癌的比例（9%）。尽管支气管黏膜上皮癌前病变进展为原位癌或浸润性癌的时间（1~32 个月，平均 16.5 个月）较轻度或中度不典型增生病变的进展时间短（4~59 个月，平均 21.5 个月），但统计学检验分析结果显示，平均进展时间在不同级别支气管黏膜不典型增生病变之间无差异。Hoshino 等[61]对 50 例细胞学涂片显示有可疑或恶性倾向的病灶（共 99 个病灶）进行荧光支气管镜的随访检查，结果 3 个不典型增生病灶进展为鳞状细胞癌，41 个不典型增生病灶保持不变，6 个转变为化生性病变，14 个转变为单纯性增生，还有 35 个恢复正常。

　　哪些分子遗传学、生化指标以及病理形态学改变才能真正代表肺癌癌前病变？哪些改变是可以逆转的，哪些是不可逆转的？什么样的研究方法才能为我们更好地解答这些问题提供依据？总之，针对早期发现癌前病变、有效阻止病变演进的研究还需要经历漫长的探索之路。

（孙　巍　林冬梅）

参考文献

[1] WILLIAM D, BRAMBILLA E, MULLER K H, et al. World Health Organization of tumours: pathology and genetics of tumours of the lung, Pleura, thymus and heart. Lyon:IARC Press, 2004.

[2] HIRSCH F R, PRINDIVILLE S A, MILLER Y E, et al. Fluorescence versus white-light broncho-scopy for detection of preneoplastic lesions: a randomized study. J Nath Cancer Inst, 2001, 93（18）: 1385-1391.

[3] KEITH R L, MILLER Y E, GEMMILL R M, et al. Angiogenic squamous dysplasia in bronchi of individuals at high risk for lung cancer. Clinical Cancer Research, 2000, 6（5）: 1616-1625.

[4] WYNDER E L, GRAHAM E A. Tobacco smoking as a possible etiologic factor in bronchiogenic carcinoma; a study of 684 proved cases. J Am Med Assoc, 1950, 143（4）: 329-336.

［5］NASIELL M. The general appearance of the bronchial epithelium in bronchial carcinoma: a histopatholgical study with some cytological viewpoints. Acta Cytol，1963，7: 97–106.

［6］MULLER K M, MULLER G. The ultrastructure of preneoplastic changes in the bronchial mucosa. Curr Top Pathol，1983，73: 233–263.

［7］FROST J K, BALL W C, LEVIN M L, et al. Sputum cytopathology: use and potential in monitoring the workplace environment by screening for biological effects of exposure . J Occup Med，1986，28（8）: 692–703.

［8］HIRSCH F R，FRANKLIN W A，GAZDAR A F，et al. Early detection of lung cancer: clinical perspectives of recent advances in biology and radiology. Clin Cancer Res，2001，7（1）: 5–22.

［9］WISTUBA I I, MAO L, GAZDAR A F. Smoking molecular damage in bronchial epithelium. Oncogene，2002，21（48）: 7298–7306.

［10］NAGAMOTO N，SAITO Y，IMAI T，et al. Roentgenographically occult bronchogenic squamous cell carcinoma: location in the bronchi，depth of invasion and length of axial involvement of the bronchus. Tohoku J Exp Med, 1986，148（3）: 241–256.

［11］KUSUNOKI Y，IMAMURA F, UDA H, et al. Early detection o f lung cancer with laser - induced fluorescence endoscopy and spectrofluorometry. Chest，2000，118（6）: 1776–1782.

［12］FROST J K，BALL W C，LEVIN M L，et al. Sputum cytopathology : use and potential in monitoring the workplace environment by screening for biological effects of exposure. J Occup Med，1986，28（8）: 692–703.

［13］TOCKMAN M S，GUPTA P K，MYERS J D，et al. Sensitive and specific monoclonal antibody recognition of human lung cancer antigen on preserved sputum cells: a new approach to early lung cancer detection. J Clin Oncol, 1988, 6(11): 1685–1693.

［14］QIAO Y L，TOCKMAN M S，LI L，et al. A case-cohort study of an early biomarker of lung cancer in a screening cohort of Yunnan tin miners in China. Cancer Epidemiol Biomark Prev，1997，6（11）: 893–900.

［15］RUPPERT J M, TOKINO K, SIDRANSKY D. Evidence for two bladder cancer suppressor loci on chromosome 9. Cancer Res, 1993，53（21）: 5093–5095.

［16］NAWROZ H, RIET P, HRUBAN R H, et al. Allelotype of head and neck squamous cell carcinoma. Cancer Res，1994，54（5）: 1152–1155.

［17］BELINSKY S A, NIKULA K J, PALMISANO W A, et al. Aberrant methylation of p16（Ink4a）is an early event in lung cancer and a potential biomarker for early diagnosis. Proc Natl Acad Sci USA, 1998，95（20）: 11891–11896.

［18］NIEBURGS H E. Recent progress in the interpretation of malignancy associated changes（MAC）. Acta Cytol, 1968，12（6）: 445–453.

［19］PAYNE P W, SEBO T J, DOUDKINE A, et al. Sputum screening by quantitative microscopy: a reexamination of a portion of the National Cancer Institute Cooperative Early Lung Cancer Study. Mayo Clin Proc，1997，72（8）: 697–704.

［20］PALCIC B, GARNER D M，BEVERIDGE J，et al. Increase of sensitivity of sputum cytology using high - resolution image cytometry: field study results. Cytometry，2002，50（3）: 168–176.

[21] KOPROWSKA I，AN S H，CORSEY D，et al. Cytologic patterns of developing bronchogenic carcinoma. Acta Cytol，1965，9（6）：424-430.

[22] FIALA E S，SOHN O S，Wang C X，et al. Induction of preneoplastic lung lesions in guinea pigs by cigarette smoke inhalation and their exacerbation by high dietary levels of vitamins C and E. Carcinogenesis，2005，26（3）：605-612.

[23] FONG K M，SEKIDO Y，MINNA J D. Molecular pathogenesis of lung cancer. J Thorac Cardiovasc Surg，1999，118（6）：1136-1152.

[24] KERR K M. Morphology and genetics of pre-invasive pulmonary disease. Current Diagnostic Pathology，2004，10（4）：259-268.

[25] HUNG J，KISHIMOTO Y，SUGIO K，et al. Allele-specific chromosome 3p deletions occur at an early stage in the pathogenesis of lung carcinoma. J Am Med Assoc，1995（24），273：558-563.

[26] KISHIMOTO Y，SUGIO K，HUNG J Y，et al. Allele-specific loss in chromosome 9p loci in preneoplastic lesions accompanying non - small cell lung cancers. J Natl Cancer Inst，1995，87（16）：1224-1229.

[27] SUGIO K，KISHIMOTO Y，VIRMANI A K，et al. K-ras mutations are a relatively late event in the pathogenesis of lung carcinomas. Cancer Res，1994，54（22）：5811-5815.

[28] WISTUBA I I，BEHRENS C，VIRMANI A K，et al. Allelic losses at chromosome 8p21 - 23 are early and frequent events in the pathogenesis of lung cancer. Cancer Res，1999，59（8）：1973-1979.

[29] FRANKLIN W A，GAZDAR A F，HANEY J，et al. Widely dispersed p53 mutation in respiratory epithelium: a novel mechanism for field carcinogenesis. J Clin Investig，1997，100（8）2133-2137.

[30] BELINSKY S A，PALMISANO W A，GILLILAND F D，et al. Aberrant promoter methylation in bronchial epithelium and sputum from current and former smokers. Cancer Res，2002，62（8）：2370-2377.

[31] LI ZH，ZHENG J，WEISS L M，et al. c-k-ras，and p53 mutations occur very early in adenocarcinoma of the lung. Am J Pathol，1994，144（2）：303-309.

[32] BRAMBILLA E，GAZZERI S，LANTUEJOUL S，et al. p53 mutant immunophenotype and deregulation of p53 transcription pathway（Bc12，Bax，and Waf1）in precursor bronchial lesions of lung cancer. Clin Cancer Res，1998，4（7）：1609-1618.

[33] HIRANO T，FRANZEN B，KATO H，et al. Genesis of squamous cell lung carcinoma: sequential changes of proliferation，DNA ploidy，and p53 expression. Am J Pathol，1994，144（2）：296-302.

[34] YASHIMA K，LITZKY L A，KAISER L，et al. Telomerase expression in respiratory epithelium during the multistage pathogenesis of lung carcinomas. Cancer Res，1997，57（12）：2373-2377.

[35] NUORVA K，SOINI Y，KAMEL D，et al. Concurrent p53 expression in bronchial dysplasias and squamous cell lung carcinomas. Am J Pathol，1993，142（3）：725-732.

[36] SOZZI G，PASTORINO U，MOITAGHI L，et al. Loss of FHIT function in lung cancer and preinvasive bronchial lesions. Cancer Res，1998，58（22）：5032-5037.

[37] LONARDO F，RUSCH V，LANGENFELD J，et al. Overexpression of cyclins D1 and E is frequent in bronchial

preneoplasia and precedes squamous cell carcinoma development. Caner Res，1999，59（10）：2470-2476.

［38］KERR K M. Pulmonary preinvasive neoplasia. J Clin Pathol，2001，54（4）：257-271.

［39］PONTICIELLO A，BARRA E，GIANI U, et al. P53 immunohistochemistry can identify bronchial dysplastic lesions proceeding to lung cancer: a prospective study. Eur Respir J，2000，15（3）：547-552.

［40］JEANMART M，LANTUEJOUL S，FIEVET F，et al. Value of immunohistochemical markers in preinvasive bronchial lesions in risk assessment of lung cancer. Clin Cancer Res，2003，9（6）：2195-2203.

［41］GALATEAU F B, LUNA R E, HORIBA K, et al. Matrix metalloproteinases and tissue inhibitors of metalloproteinases in bronchial squamous preinvasive lesions. Hum Pathol，2000，31（3）：296-305.

［42］MA Y, LIN D M, SUN W, et al. Expression of targeting protein for xklp2 associated with both malignant transformation of respiratory epithelium and progression of squamous cell lung cancer . Clin Cancer Res，2006，12（4）：1121-1127.

［43］RAK J，ALIMUS J，FINKENZELLER G，et al. Oncogenes as inducers of tumor angiogenesis. Cancer Metastasis Rev，1995，14（4）：263-277.

［44］CHJIARUGI V, MAGNELLI L，GALLO O. Cox-2, iNos and p53 as play-makers of tumor angioge-nesis. Int. J Mol Med，1998，2（6）:715-719.

［45］BREKKEN R A，HUANG X, KING S W，et al. Vascular endothelial growth factor as a marker of tumor endothelium. Cancer Res，1998，58（9）：1952-1959.

［46］FLKMAN J. Seminars in medicine of the Begh Israel Hospital, Boston. Clinical applications of research on angiogenesis. N Engl J Med, 1995，333（26）：1757-1763.

［47］BOUCK N, STELLMACH V，HSU S C. How tumors become angiogenic. Adv Cancer Res，1996，69: 135-174.

［48］GAZDAR A F，MINNA J D. Angiogenesis and the multistage development of lung cancers. Clinical Cancer Research，2000，6（5）：1611-1612.

［49］VEIKKOLA T，ALITALO K. VEGFs，receptors and angiogenesis. Semin Cancer Biol，1999，9（3）：211-220.

［50］HANAHAN D，FOLKMAN J. Patterns and emerging mechanisms of the angiogenic switch during tumorigenesis. Cell，1996，86（3）：353-364.

［51］BERGERS G, JAVAHERIAN K, LO K M, et al. Effects of angiogenesis inhibitors on multistage carcinogenesis in mice. Science，1999，284（5415）：808-812.

［52］FONTANINI G, CALCINAI A, BOLDRINI L, et al. Modulation of neoangiogenesis in bronchial preneoplastic lesions. Oncol Rep，1999，6（4）：813-817.

［53］DAMERON K M, VOLPERT O V, TAINSKY M A, et al. Control of angiogenesis in fibroblasts by p53 regulation of thrombospondin-1. Science，1994，265（5178）：1582-1584.

［54］DAMERON K M，VOLPERT O V，TAINSKY M A，et al. The p53 tumor suppressor gene inbibts angiogenesis by stimulating the production of thrombospondin. Cold Spring Harbor Symp Quant Biol，1994，59: 483-489.

［55］FROST J K, BALL W C J, LEVIN M L，et al. Sputum cytopathology: use and potential in monitoring the workplace environment by screening for biological effects of exposure. J Occup Med，1986，28（8）：692-703.

［56］RISSE E K, VOOIJS G P, HOF M A, et al. Diagnostic significance of "severe dysplasia" in sputum cytology. Acta Cytol,

1988，32（5）：629-634.

［57］VENMANS B J，BOXEM T J，SMIT E F，et al. Outcome of bronchial carcinoma in situ.Chest，2000，117（6）：1572-1576.

［58］BOTA S，AULIAC J B，PARIS C，et al. Follow-up of bronchial precancerous lesions and carcinoma in situ using fluorescence endoscopy. Am J Respir Crit Care Med，2001，164（9）：1688-1693.

［59］PASIC A，NOORDEGRAAF A，RISSE E K，et al. Multiple suspicious lesions detected by autofluorescence bronchoscopy predict malignant development in the bronchial musoca in high risk patients. Lung Cancer，2003，41(3)：295-301.

［60］BREUER R H, PASIC A, SMIT E F, et al. The natural course of preneoplastic lesions in bronchial epithelium. Clin Cancer Res，2005，11（2 pt 1）：537-543.

［61］HOSHINO H，SHIBUYA K，CHIYO M，et al. Biological features of bronchial squamous dysplasia followed up by autofluorescence bronchoscopy. Lung Cancer，2004，46（2）：187-196.

第二节　肺腺癌癌前病变

　　肺腺癌是肺癌最常见的组织学类型，占男性病例的 28% 和女性病例的 42%。它是一种具有腺样分化或可产生黏液的恶性上皮性肿瘤。根据生长方式的不同，2011 年肺腺癌国际多学科分类[1]将浸润性腺癌进一步分为贴壁样、腺泡样、乳头型、微乳头型以及实体型五大主要亚型。大多数腺癌是异质性的，约 80% 的腺癌外科手术切除标本是上述两种或更多组织学亚型的混合。

　　由于肺腺癌多发生于肺周边部，其早期病变的取材及观察非常困难，起源问题亦众说纷纭。因大多数肺腺癌中央部出现瘢痕组织，肺腺癌的"瘢痕癌"学说曾被很多人接受[2]，即由感染、坏死等因素导致肺泡间隔破坏、坍塌及纤维化而形成瘢痕，炎症刺激使周围的肺泡上皮处于一种高度转化状态，在内外界刺激因素的作用下，肺泡上皮逐渐转化为癌。然而，由伴随的局灶性瘢痕引起的肺腺癌却是罕见的。目前观念认为，大多数伴随肺腺癌的瘢痕是由肿瘤细胞生长造成的，是肺癌发展过程中肿瘤细胞坏死的结果，瘢痕是结果而不是起因[3]。肺腺癌起源于肺泡上皮的过度增生。1982 年 Kerr[4]首次提出了肺的非典型腺瘤样增生(AAH) 的概念。这种病变常常偶然发现,伴发于已有原发性癌尤其是腺癌的周围肺组织中。Chapman 等[5]对 1989—1998 年手术切除的肺癌标本进行了系统性的研究。结果发现被研究的 554 例患者中，67 例存在 AAH 病灶（12.1%）。肺腺癌中 AAH 的发现率（23.2%）显著高于大细胞癌中 AAH 的发现率（12.5%）以及鳞状细胞癌中 AAH 的发现率（3.3%）。女性肺腺癌中合并 AAH 的比率（30.2%）高于男性肺腺癌合并 AAH 的比率（18.8%）。一个病例中 AAH 的数目从 1 个到 42 个不等,但是除少数（12 例）病例外，其余病例 AAH 病灶的数量均较少。14.9%(10/ 67)有 AAH 的病例同时存在多灶原发性癌(2~6 个)，而且均为原发性腺癌。其他诸多对肺癌手术切除标本的研究报道[6-8]，也证实了相比其他类型的肺癌，如鳞状细胞癌（3%~11%）和大细胞癌（10%~25%），AAH 在原发性肺腺癌中有更高的发生率（16%~35%）。形态上异型性显著增加的具有贴壁样生长方式的腺癌从 AAH 演变而来。流行病学、形态学、流式细胞学以及遗传学证据等都支持了这个假说。随着应用高分辨率 CT 扫描以筛查为目的的检查增多，人们已经越来越多地意识到这一病变实体，它作为外周充气病变最重要的鉴别诊断之一，X 线影像上常被描述成毛玻璃样不透光病变（ ground glass opacity，GGO ）[9,10]。此外，一些肺腺癌经常出现的分子改变也同样存在于 AAH 病变中，以及其他更进一步的证据表明 AAH 可能是真正的周围型肺腺癌的癌前病变[11]。

　　既往肺腺癌分类中的细支气管肺泡癌（bronchioloalveolar carcinoma，BAC）部分病例，由于外科手术完整切除后，其 5 年或 10 年生存率能够达到 100%，2011 年肺腺癌国际多学科分类[1]引出了原位腺癌（adenocarcinoma in situ，AIS）的概念，即直径 ≤ 3 cm 的 BAC 类型，将其定义为肺腺癌的第二种癌前病变，并分为黏液型、非黏液型和混合型三种亚型。与肺鳞状细胞癌的癌前病变相比，AAH 相当于鳞状上皮不典型增生，而 AIS 则类似于鳞状上皮原位癌的病变程度。

【临床特点】

1. 临床表现及大体特点

临床上没有发现直接反映 AAH 和 AIS 的症状和体征。这些病变通常是在对切除肺标本进行大体检查或更多是通过显微镜检查时偶然发现的，或者是在体检和临床检查中被影像学发现所提示。统计表明[12-17]，肺癌标本中 AAH 的发生率为 9.3%~21.4%，因其他原因切除的肺标本中 AAH 的发生率为 4.4%~9.6%。女性高于男性。AAH 病变多位于肺周边部，少数为中央型病变（仅占 2.03%）。更常见于接近胸膜处和肺上叶。多数情况下表现为分散、柔软的灰白或黄色病灶，与周围界限清楚。每一例肺癌患者的 AAH 数目多寡不等，约 1~13 个，平均 3.5 个。大多数直径 <3 mm，很少超过 10 mm。AIS 则类似于 2004 版 WHO 定义的 BAC，大体表现为灰白结节，细颗粒状或密集蜂窝状，界限清楚无包膜，按照新分类规定其大小 ≤ 3 cm。

2. 影像学表现

AAH 和 AIS 病变在影像学上常常表现为局部单纯性的毛玻璃样不透光结节样病灶（ground glass nodule，GGN）[9,10,18,19]（图 7-3）。AAH 病灶可通过薄层 CT 检测到，通常显示为类圆形小病灶，边界清楚，密度低至中等，直径 ≤ 5 mm 的 GGN，低度透光，不遮蔽其下的肺实质，可以单灶或多灶。AIS 病变可以通过 CT 扫描观察到，有时也可以通过胸部 X 线片发现。非黏液型 AIS 通常表现为 GGN 病变，有时部分呈实性，很少的情况下表现为实性结节。黏液型 AIS 则呈实性结节或表现为局部实变。与 AAH 模糊的 GGN 病变相比，AIS 通常在薄层 CT 扫描时透光性略增强。AIS 病灶也可以是单灶或多灶。

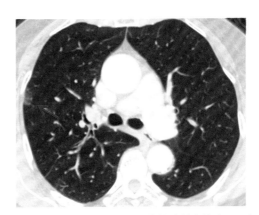

图 7-3　毛玻璃样不透光结节样病灶（箭头所示）

【组织病理学】

AAH 是一种由邻近终末性细支气管或肺泡发生的界限清楚的肺实质病变[20]，形态学显示肺泡结构保持，表面衬覆圆形、立方、低柱状或"鞋钉样"细胞，其细胞核呈圆形或卵圆形（图 7-4）。25% 的细胞显示核内包涵体。双核细胞常见，但核分裂象罕见。不存在纤毛细胞和黏液细胞。肺泡壁可因胶原或偶尔因成纤维细胞和淋巴细胞的存在而增厚，但不应该表现为明显炎症改变。细胞构成和细胞的不典型性在各个病变表现不同。多数病变显示不连续的衬覆细胞，其细胞核小并且具有轻度异型性。少数病变显示较连续的单层细胞，呈中度异型性。可出现假乳头样结构的细胞簇。有些研究根据细胞的异型程度将 AAH 分为低级别和高级别病变。低级别 AAH 细胞密度低到中等，细胞排列成单层，核中等大小，偶尔可见大核，核大小形态较一致，核染色质致密，核仁不明显。高级别 AAH 细胞排列成单排，但参差不齐，排列紧密，核异型性明显，染色质明显增粗，可见核仁。但这种分级并没有被广泛接受，而且也没有得到国际组织的推荐使用。

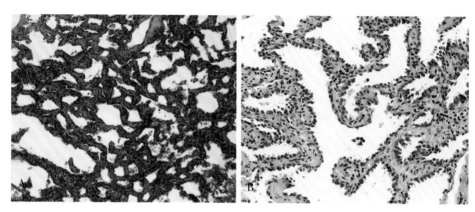

图 7-4　肺不典型腺瘤样增生
肿瘤细胞沿原有肺泡结构生长，细胞呈圆形、立方形、低柱状或"鞋钉样"，异型性不明显

AIS 即以往的细支气管肺泡癌，肿瘤细胞沿肺泡间隔贴壁样生长，属于没有间质、血管或胸膜浸润的原位肺腺癌。AIS 被分为黏液型、非黏液型和混合型，但大部分 AIS 病变均为非黏液型，由 II 型肺泡上皮细胞或 Clara 细胞组成（图 7-5）。罕见的黏液型 AIS 病变由高柱状细胞组成，其细胞核位于基底部，胞质内富含黏液，有时形态类似杯状细胞。细胞核异型性明显，核染色质增粗，核仁明显可见。肺泡间隔变宽，常伴硬化，病灶内可见小的中央瘢痕，但没有间质或血管的浸润。

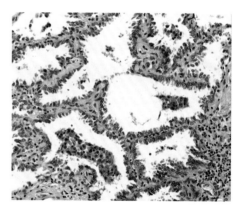

图 7-5　原位腺癌
肿瘤细胞沿原有肺泡结构生长，显示 II 型肺泡上皮细胞或 Clara 细胞分化。肿瘤细胞排列密集，异型性较不典型腺瘤样增生明显

【治疗与预后】

AIS（既往纯粹 BAC 类型肺腺癌）术后 5 年生存率为 100%[21-23]，此外大量的研究结果也表明以 BAC 为主的肺腺癌，即便有微小间质浸润也有良好的预后[24,25]。我们的研究[26]是将 91 例外科手术切除腺癌依据其 BAC 成分（贴壁样方式生长）所占的比例分为 I 型（BAC 成分 <50%）、II 型（BAC 成分占 50%~79%）、III 型（BAC 成分占 80%~99%）和 IV 型（BAC 成分占 100%）。结果显示其 5 年生存率分别为 39.29%、58.82%、81.25% 和 85.71%（P=0.000 8），这提示 BAC 成分可能是判断肺腺癌预后的独立因子。几项研究[14,27,28]比较了伴有和不伴有 AAH 肺癌患者的术后生存率，其中 Suzuki 等[14]报告了 1 360 例手术切除肺癌患者中 137 例伴有 AAH，随访结果显示，在各期肺癌中有或没有 AAH 的存在对其 5 年生存率的影响无统计学意义。其他有关研究结果类似，因而目前认为 AAH 的存在不影响肺癌手术预后。而对于偶然发现的不伴有肺癌的 AAH 患者，并无进行内科或外科治疗的指征，建议密切随访。

【分子生物学改变】

理解肺腺癌发生的分子基础对于制定有效的预防和治疗措施至关重要。尽管对于肺腺癌的发生机制众说纷纭，但在浸润性腺癌的外周通常都可见到类似于 AIS 的低级别原位病变，且有 9.3%~21.4% 伴发 AAH。因此，目前肺腺癌的发生过程仍被多数人认为类似于结直肠癌的腺瘤—腺癌序列，是一个线性演进过程，即从 AAH 经 AIS（以往的 BAC）演变成浸润性腺癌。在此过程中，伴随着一系列从基因组到染色体水平的分子改变以及相应的蛋白表达异常，并最终引起一系列细胞性状的改变。

1. K-RAS 基因

K-RAS 基因突变，尤其是 12 号密码子的突变，对于周围型肺腺癌是特异性的。约 10% ~ 15% 的肺腺癌存在 K-RAS 基因突变[29]。在 AAH 病变中也检测到了 K-RAS 基因突变[30]，表明 K-RAS 基因突变是肺腺癌线性演进过程中的早期事件。Sakamoto 等[31] 检测 114 例肺切除标本中 K-RAS 基因突变情况，结果显示 AAH 病变中 K-RAS 基因的突变率为 33%，AIS 为 12%，微小浸润性腺癌为 8%，而在分化好的腺癌中没有发现 K-RAS 基因突变。这与转基因鼠模型中的研究结果相一致：癌基因 K-RAS 突变小鼠会发生 AAH 改变，但不会演进为浸润性癌，这可能与其诱导细胞衰老有关[32]。K-RAS 基因突变可以引起 AAH，但有 K-RAS 基因突变的病变可能不会进一步演变成浸润性癌。而对于 K-RAS 基因突变的浸润性腺癌，则可能通过 P16 的表达缺失克服了细胞衰老，最终促进肿瘤演进和转移[33]。

2. EGFR 基因

近年涉及表皮生长因子受体的研究较多[17,31,34]。Yoshida 等[17] 的研究结果表明 EGFR 在 AAH 演变至浸润性腺癌的过程中均有阳性表达，且呈递增趋势，在 AAH 中的突变率为 3%（1/35），BAC 为 10.8%（4/37），浸润性腺癌为 41.9%（13/31）。提示 EGFR 可促进 AAH 演变至腺癌的过程。他们的研究还发现 EGFR 基因突变和 K-RAS 基因突变没有一例同时发生，而且伴有 EGFR 基因突变的患者较不伴突变者年龄更轻。结果表明 EGFR 突变可以更快地促进肿瘤的演进。Tang 等[35] 的研究结果发现，43%(9/21) 伴有 EGFR 突变的腺癌患者，其正常的呼吸道上皮细胞中可以检测到与肿瘤内一致的 EGFR 基因突变；但在无 EGFR 基因突变的腺癌患者，其正常细胞中也没有检测到 EGFR 基因突变（0/16）。此外，研究还发现腺癌患者 EGFR 基因突变存在场效应，即肿瘤内部的正常组织（43%）较其邻近的肺组织（24%）突变率高。结果表明 EGFR 基因突变是肺腺癌演进过程中的早期事件，腺癌患者在表观正常的呼吸道上皮阶段即存在 EGFR 基因突变和蛋白的过表达，其累积导致肿瘤的形成，在该阶段其拷贝数不断增加形成局灶性病变。之后 EGFR 基因突变、过表达以及 EGFR 拷贝数的增加在整个肿瘤病变中普遍发生，并最终导致肿瘤转移[36]。因此，EGFR 基因可能成为早期检测肺腺癌的标志物和化学预防的靶点。

3. 单克隆性生长

单克隆性生长是肿瘤细胞的生长特性，可以作为检测某一病变是否为肿瘤的可靠证据。Niho 等[37] 以 37 例 AAH 患者作为研究对象，对 AAH 细胞群进行检测，发现所有的 AAH 病变及相对照的腺癌均为单克隆性，而与之对照的正常肺组织则全部为多克隆性，提示 AAH 是一种真正的癌前病变。

　　一些免疫组化研究结果显示，从 AAH 到浸润性腺癌的演进过程中，癌胚抗原（carcinoembryonic antigen，CEA）、Cyclin D1、*P16*、C-ERBB2、hnRNP B1、*P53* 以及 MMP 等的表达都存在不同程度的差异，可能成为诊断早期肺腺癌的标志物[38-40]。此外，细胞增殖活性（如 Ki-67[16]）也随着疾病的演进而增高。

　　以上结果表明，从 AAH 到 AIS 再到浸润性腺癌的过程中存在广泛的从基因组到染色体水平的分子改变以及相应的蛋白表达异常，由此导致了病变的不断演进。但是，任何一个单独的分子生物学指标均不能提示癌前病变是否进一步进展以及进展发生的可能时间。

【演化生物学】

　　AAH 和 AIS 是肺腺癌的癌前病变，但是由于其病灶较小，难以发现，且难以对 AAH 和 AIS 病灶进行直接跟踪随访，因此有关其病灶进展、消退及持续存在等转归的研究报道极少，也缺乏对其预防和治疗的研究报道。

（孙　巍　林冬梅）

参考文献

[1] WILLIAM D, BRAMBILLA E，NOGUCHI M，et al. International association for the study of lung cancer/American thoracic society/European respiratory society international multidisciplinary classification of lung adenocarcinoma. Journal of Thoracic Oncology，2011, 6（2）：244-285.

[2] KITAMURA H, KAMEDA Y, ITO T, et al. Atypical adenomatous hyperplasia of the lung, lmplications for the pathogenesis of peripheral lung adenocarcinoma. Am J Clin Pathol，1999，111（5）：610-622.

[3] MORI M, RAO S K, POPPER H H, et al. Atypical adenomatous hyperplasia of the lung; a probable forerunner in the development of adenocarcinoma of the lung. Mod Pathol，2001，14（2）：72-84.

[4] KERR K M. Pulmonary preinvasive neoplasia. J Clin Pathol，2001，54（4）：257-271.

[5] CHAPMAN A D, KERR K M. The association between atypical adenomatous hyperplasia and primary lung cancer. Br J Cancer，2000，83（5）：632-636.

[6] WENG S Y, TSUCHIYA E, KASUGA T, et al. Incidence of atypical bronchioalveolar cell hyperplasia of the lung: relation to histological subtypes of lung cancer. Virchows Arch A Pathol Anat Histopathol，1992，420（6）：463-471.

[7] NAKANISHI K. Alveolar epithelial hyperplasia and adenocarcinoma of the lung. Arch Pathol Lab Med，1990，114（4）：363-368.

[8] MILLER R R. Bronchioloalveolar cell adenomas. Am J Surg Pathol，1990，14（10）：904-912.

[9] KAWAKAMI S, SONE S, TAKASHIMA S, et al. Atypical adenomatous hyperplasia of the lung: correlation between high-resolution CT findings and histopathologic features. Eur Radiol，2001，11（5）：811-814.

[10] KODAMA K, HIGASHIYAMA M, YOKOUCHI H, et al. Natural history of pure ground-glass opacity after long‐term follow-up of more than 2 years. Ann Thorac Surg，2002，73（2）：386-392.

[11] RISSE E K, VOOIJS G P, HOF M A, et al. Diagnostic significance of "severe dysplasia" in sputum cytology. Acta Cytol，1988，32（5）：629-634.

[12] MORANDL l, ASIOLI S, CAVAZZA A，et al. Genetic relationship among atypical adenomatous hyperplasia,

bronchioloalveolar carcinoma and adenocarcinoma of the lung. Lung Cancer, 2007, 56 (1) : 35–42.

[13] KERR K M, CAREY F A, KING G, et a1. Atypical alveolar hyperplasia: relationship with pulmonary adenocarcinoma, p53, and c–erbB–2 expression. J Pathol, 1994, 174 (4) : 249–256.

[14] SUZUKI K, NAGAI K, YOSHIDA J, et al. The prognosis of resected lung carcinoma associated with atypical adenomatous hyperplasia: a comparison of the prognosis of well–differentiated adenocarcinoma associated with atypical adenomatous hyperplasia and intrapulmonary metastasis. Cancer, 1997, 79 (8) : 1521–1526.

[15] NAKAHARA R, YOKOSE T, NAGAI K, et al. Atypical adenomatous hyperplasia of the lung：a clinicopathological study of 118 cases including cases with multiple atypical adenomatous hyperplasia. Thorax, 2001, 56 (4) : 302–305.

[16] CHAPMAN A D, KERR K M. The association between atypical adenomatous hyperplasia and primary lung caner. Br J Cancer, 2000, 83 (5) : 632–636.

[17] YOSHIDA Y, SHIBATA T, KOKUBU A, et al. Mutation of the epidermal growth factor receptor gene in atypical adenomatous hyperplasia and bronchioloalveolar carcinoma of the lung. Lung Cancer, 2005, 50 (1) : 1–8.

[18] SUZUKI K, ASAMURA H, KUSUMOTO M, et al. "Early" peripheral lung cancer: prognostic significance of ground glass opacity on thin–section computed tomographic scan. Ann Thorac Surg, 2002, 74 (5) : 1635–1639.

[19] AOKI T, TOMODA Y, WATANABE H, et al. Peripheral lung adenocarcinoma: correlation of thin–section CT findings with histologic prognostic factors and survival. Radiology, 2001, 220 (3) : 803–809.

[20] KERR K M. Morphology and genetics of pre–invasive pulmonary disease. Current Diagnostic Pathology, 2004, 10 (4) : 259–268.

[21] SAKURAI H, DOBASHI Y, MIZUTANI E, et al. Bronchioloalveolar carcinoma of the lung 3 centimeters or less in diameter: a prognostic assessment. Ann Thorac Surg, 2004, 78 (5) : 1728–1733.

[22] VAZQUEZ M, CARTER D, BRAMBILLA E, et al. Solitary and multiple resected adenocarcinomas after CT screening for lung cancer: histopathologic features and their prognostic implications. Lung Cancer, 2009, 64 (2) : 148–154.

[23] YAMATO Y, TSUCHIDA M, WATANABE T, et al. Early results of a prospective study of limited resection for bronchioloalveolar adenocarcinoma of the lung. Ann Thorac Surg, 2001, 71 (3) : 971–974.

[24] BORCZUK A C, QIAN F, KAZEROS A, et al. Invasive size is an independent predictor of survival in pulmonary adenocarcinoma. Am J Surg Pathol, 2009, 33 (3) : 462–469.

[25] YIM J, ZHU L C, CHIRIBOGA L, et al. Histologic features are important prognostic indicators in early stages lung adenocarcinomas. Mod Pathol, 2007, 20 (2) : 233–241.

[26] LIN D M, MA Y, ZHENG S, et al. Prognostic value of bronchioloalveolar carcinoma component in lung adenocarcinoma. Histol Histopathol, 2006, 21 (6) : 627–632.

[27] SEKI M, AKASAKA Y. Multiple lung adenocarcinomas and AAH treated by surgical resection. Lung Cancer, 2007, 55 (2) : 237–240.

[28] NOGUCHI M, MORIKAWA A, KAWASAKI M, et al. Small adenocarcinoma of lung histologic characteristics and prognosis. Cancer, 1995, 75 (12) : 2844–2852.

[29] GOSNEY J R, WILLIAMS I J, DODSON A R, et al. Morphology and antigen expression profile of pulmonary

neuroendocrine cells in reactive proliferations and diffuse idiopathic pulmonary neuroendocrine cell hyperplasia (DIPNECH). Histopathology, 2011, 59（4）: 751-762.

[30] WESTRA W H, BAAS I O, HRUBAN R H, et al. K-ras oncogene activation in atypical alveolar hyperplasias of the human lung. Cancer Res, 1996, 56（9）: 2224-2228.

[31] SAKAMOTO H, SHIMIZU J, HORIO Y, et al. Disproportionate representation of KRAS gene mutation in atypical adenomatous hyperplasia, but even distribution of EGFR gene mutation from preinvasive to invasive adenocarcinomas. J Pathol, 2007, 212（3）: 287-294.

[32] COLLADO M, GIL J, EFEYAN A, et al. Tumour biology: senescence in premalignant tumours. Nature, 2005, 436（7051）: 642.

[33] BENNECKE M, KRIEGL L, BAJBOUJ M, et al. Ink4a/Arf and oncogene-induced senescence prevent tumor progression during alternative colorectal tumorigenesis. Cancer Cell, 2010, 18（2）: 135 -146.

[34] SUDA K, TOMIZAWA K, MITSUDOMI T. Biological and clinical significance of KRAS mutations in lung cancer: an oncogenic driver that contrasts with EGFR mutation. Cancer Metastasis Rev, 2010, 29(1): 49-60.

[35] TANG X, SHIGEMATSU H, BEKELE B N, et al. EGFR tyrosine kinase domain mutation are detected in histologically normal respiratory epithelium in lung cancer patients. Cancer Res, 2005, 65（17）: 7568-7572.

[36] TANG X, VARELLA M, XAVIER A C, et al. EGFR abnormalities in the pathogenesis and progression of lung adenocarcinomas. Cancer Prev Res, 2008, 1（3）: 192-200.

[37] NIHO S, YOKOSE T, SUZUKI K, et al. Monoclonality of atypical adenomatous hyperplasia of the lung. Am J Pathol, 1999, 154（1）: 249-254.

[38] KERR K M, MACKENZIE S J, RAMASAMI S, et al. Expression of Fhit, cell adhesion molecules and matrix metalloproteinases in atypical adenomatous hyperplasia and pulmonary adenocarcinoma. J Pathol, 2004, 203（2）:638-644.

[39] KITAMURA H, KAMEDA Y, NAKAMURA N, et al. Atypical adenomatous hyperplasia and bronchoalverolar lung carcinoma. Analysis by morphometry and the expressions of p53 and carcinoembryonic antigen. Am J Surg Pathol, 1996, 20（5）: 553-562.

[40] TOMINAGA M, SUEOKA N, IRIE K, et al. Detection and discrimination of preneoplastic and early stages of lung adenocarcinoma using hnRNP B1 combined with the cell cycle - related markers p16, cyclin D1, and Ki-67. Lung Cancer, 2003, 40（1）: 45-53.

第三节 肺神经内分泌肿瘤癌前病变

肺神经内分泌肿瘤是一个独特的肿瘤亚群，它们具有独特的形态、超微结构、免疫组化和分子生物学方面的特征。传统上认为它们构成了一个肿瘤谱系[1]，从低级别的典型类癌（typical carcinoid，TC），经过中间级别的不典型类癌（atypical carcinoid，AC），再到高度恶性的小细胞肺癌（small cell lung cancer，SCLC）和大细胞神经内分泌癌（large cell neuroendocrine carcinoma，LCNEC）。它们之间主要的鉴别特征是核分裂活性和（或）坏死的有无。TC无坏死灶，核分裂象少于 2 个 $/2mm^2$（10HPF）；AC 的核分裂象为 2~10 个 $/2mm^2$（10HPF），和（或）伴有坏死灶；而 SCLC 和 LCNEC 的核分裂象则 ≥ 11 个 $/2mm^2$（10HPF），坏死广泛。

近来有研究根据分子和临床资料，认为肺神经内分泌肿瘤应分为明确的两大类：高级别神经内分泌癌（high-grade neuroendocrine carcinoma）和类癌类肿瘤（carcinoid tumors）[2]。研究认为这两类肿瘤是独立的生物实体，而不是一种肿瘤发展的谱系，即高级别神经内分泌癌并不是由典型类癌经过不典型类癌发展而来的。虽然它们都起源于同样的肺神经内分泌前体细胞，但是它们的发生机制却不相同。目前研究报道只观察到了与类癌类肿瘤发生相关的癌前病变——弥漫性特发性肺神经内分泌细胞增生（diffuse idiopathic pulmonary neuroendocrine cell hyperplasia，DIPNECH），而没有发现与高级别神经内分泌癌发生相关的癌前病变。同时类癌类肿瘤与肺的其他肿瘤合并发生非常罕见，而高级别神经内分泌癌则常常表现为 SCLC 与 LCNEC 成分合并发生，或者与其他非小细胞肺癌成分混合存在，这也提示它们存在不同的发生机制。组织病理学上，高级别神经内分泌癌具有更高的核分裂活性和增殖指数，而类癌类肿瘤的核分裂象至多为 2 个 $/2mm^2$（10HPF），其增殖指数很少高于 10%。高级别神经内分泌癌对化疗敏感，由于其病变广泛，容易早期转移，尤其是 SCLC，因而外科治疗不是其合适的选择；相反，类癌类肿瘤则对放疗、化疗不敏感，但通过外科手术切除可以治愈。比较基因组杂交和基因表达谱分析研究显示：多种染色体异常更常见于高级别神经内分泌癌，类癌类肿瘤仅出现 11q 缺失[3]；3p 缺失[4]是高级别神经内分泌癌的标志，很少发生于类癌类肿瘤；但肿瘤抑制基因 *MEN1*（multiple endocrine neoplasia type1）[5-8]突变仅在类癌类肿瘤发生。两者之间的病因差别很大程度上在于吸烟。在高级别神经内分泌癌者，吸烟导致 *P53* 基因突变[9]，进而导致诸如 3p 和 17p 缺失等其他早期遗传学改变的发生；此外，吸烟诱导钙粘连蛋白表达下调，促进上皮-间质转化，并且更常发生 Rb 通路异常，以及内在或外在凋亡途径的异常。而对于类癌类肿瘤的发生则认为与吸烟关系不大，某些特定遗传学异常改变可能导致了 Menin 基因或其靶分子和其相互间的作用物的异常，最终导致前体神经内分泌细胞经过弥漫性增生和"微小瘤"（tumorlets）的形成，发展为类癌。

尽管 20 世纪 50 年代的文献就报道了具有其临床和病理特征的病例[10]，但直到 1992 年，才充分认识并命名了 DIPNECH[11]。它被认为是肺类癌的癌前病变，是一种肺神经内分泌细胞（pulmonary neuroepithetial cell，PNEC）或神经内分泌小体（neuroepithetial body，NEB）的线性增生，局限于支气管或细支气管上皮内；或是"微小瘤形"，直径 2~5 mm 的局灶性腔外病变；有时伴有受累气道的腔内或腔外纤维化。它们的组织病理学特征与类癌相似。之所以认为它们是类癌的癌前病变，主要是因为类癌总是发生在有 PNEC 增生的状态下。增生的 PNEC 常局限于支气管或细支气管上皮内，在细支气管上皮基底部形成一个小巢，甚至全部取代支气管上皮，一旦增生的 PNEC 突破上皮基底膜形成局灶浸润，就会形成"微小瘤"形增生的细胞团。而增生的 PNEC 的直径一旦达到或超过 5 mm，即可诊断为类癌。早期研究认为，DIPNECH 仅与典型类癌的发生相关，但近来研究发现它与不典型类癌以及伴有 MEN1 综合征患者的发病均相关。对于高级别神经内分泌癌，其与类癌的发生机制完全不同，无论形态学及遗传学改变等方面还没有发现与其相关的癌前病变。本节主要介绍肺类癌的癌前病变——DIPNECH。

【临床与病理特征】

1. 临床特点

（1）临床表现及大体特点：DIPNECH 可发生于任何年龄，好发于中年人或不吸烟老年女性，典型者出现在 51~70 岁。临床表现为干咳和气短等气道阻塞症状，病情进展极其缓慢，常常超过许多年，有时会被误诊为轻度支气管哮喘。有些文献[12]认为干咳等症状是由于神经内分泌细胞分泌的 5-HT 等物质导致的，并可以引起严重的呼吸受限。体检通常无明显特征，但肺功能检测常显示伴有弥散能力减退的阻塞性或混合性（阻塞性/限制性）肺功能损害。

肉眼可见 DIPNECH 的早期病变，但当出现"微小瘤"或微小类癌时，只能辨别出灰白色小结节，界限清楚。通常累及一侧肺，也可以累及双侧肺。

（2）影像学表现：胸部 X 线平片常常是正常的，也可以表现为支气管扩张或肺间质性肺炎改变。CT 检查则可以显示花斑样空气滞留，有时伴有小结节及支气管或细支气管管壁增厚。

2. 组织病理学及免疫组织化学特征

组织病理学检查常显示 PNEC 的广泛增生。最早的病变常局限于支气管或细支气管上皮内，表现为细胞数量增加，形成小群、小巢，或是结节状病变；较大的病变可以凸入支气管腔内，但没有突破基底膜。细支气管壁有时可以呈现纤维性增厚。由于纤维化和（或）PNEC 的显著增生，有时可能发生细支气管腔闭塞。增生的细胞相对一致，呈短梭形或卵圆形，胞质嗜酸性，少到中等，核染色质细腻或呈细颗粒状，核仁不明显，核分裂象罕见。未见可导致继发性 PNEC 增生的特殊性炎症和纤维性病变。

一旦增生的 PNEC 突破上皮基底膜形成局灶浸润，就会形成"微小瘤"形增生（2~5mm）的细胞团，伴有明显纤维性间质（图 7-6）。"微小瘤"形的增生有时伴随受累气道管壁内外的纤维化，并导致管腔阻塞。

一旦其直径达到或超过 5 mm，即可诊断为类癌。尽管"微小瘤"被认为是一个良性病变过程，但其生物学行为与类癌相似。虽然罕见，但研究报道"微小瘤"的形成可以引起 Cushing 综合征[13-15]，可以发生淋巴结转移[14]，甚至远处转移[13]。

DIPNECH 的诊断往往依赖于免疫组织化学检测，其神经内分泌标志物嗜铬粒蛋白 A（chromogranin A）、突触素（synaptophysin）及神经细胞黏附分子 CD56 强阳性，广谱上皮标志物 CK 阳性，增殖指数 Ki-67 较低。

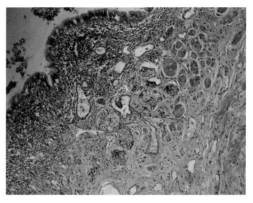

图 7-6　弥漫性特发性肺神经内分泌细胞增生
神经内分泌细胞在支气管上皮下聚集成团，
形成"微小瘤"形增生

慢性肺部疾病也可以引起反应性增生的 PNEC，甚至进展为"微小瘤"，但与 DIPNECH 相关的"微小瘤"不同，它们不会进展为类癌。研究发现[16]反应性增生的 PNEC，Ki-67 及 P53 免疫染色阴性，但 DIPNECH 相关的"微小瘤"及类癌 Ki-67 及 P53 则免疫染色阳性。此外，DIPNECH 表达非活化的 MME 蛋白（膜金属肽链内切酶，membrane metallo-endopeptidase），也称为 CALLA 和 CD10，但是增生的 PNEC 不表达。有报道认为无论是 DIPNECH，还是"微小瘤"，仅与外周部位发生的类癌相关，70% 以上的病例在其邻近的段以下支气管或细支气管黏膜内见有神经内分泌细胞的增生，但是它们与中心部位发生的类癌似乎没有关系[17,18]。但我们发现极少数情况下也可见段支气管壁内的"微小瘤"。

【分子生物学】

比较基因组杂交和基因表达谱等分析研究结果[19-22]，显示出类癌与高级别神经内分泌癌在染色体及基因异常方面存在很大差别。它们的发生机制不同，并非病变连续变化的谱系。许多研究强调了某些单个的基因或信号通路在肺神经内分泌肿瘤发生过程中的重要性，但是到目前为止，其确切的发生机制仍不清楚。越来越多的研究结果显示肺神经内分泌肿瘤的发生过程依赖于肿瘤所在的部位，不同位置发生的肿瘤来源于不同的细胞，其发生机制也有所不同。就类癌而言，外周部位发生的类癌往往与 DIPENCH 和"微小瘤"相关，而中心部位发生的类癌周围则没有伴发的 DIPENCH 和"微小瘤"[17,18]，推测其可能直接起源于 PNEC 或 NEB。对于 SCLC 的研究也发现类似的情况，转基因鼠 PNEC 只与中心部位的 SCLC 发生相关，而肺泡 II 型上皮祖细胞在出现 *Trp53* 和 *Rb1* 基因缺失状态下，可以转化为具有神经内分泌功能的细胞，既可以引起外周部位的 SCLC，也可以引起中心部位的 SCLC[23]。相比类癌而言，高级别神经内分泌癌相关的特异性癌前病变尚未明确，但其广泛的遗传学损伤可在相伴随的正常和增生支气管上皮中发生[2]。这些损伤对于高级别神经内分泌癌是特征性的，提示这些遗传学改变可能与高级别神经内分泌癌的发生相关。

由于外周部位发生的类癌总是伴随在 DIPENCH 的基础上，因而 DIPENCH 被认为是外周部位类癌的癌前病变。而且这种病变不仅仅与典型类癌相关，研究发现其与非典型类癌和 MEN1 综合征也相关[24]。

但是，PNEC 经 DIPENCH 向类癌的演进过程是如何被启动的，哪些基因在这一过程中发生了遗传学改变，这些问题有待于进一步阐明。研究者[2]结合以往分子生物学及临床病理学特征的研究结果，构建了外周部位类癌发生的分子模型：增生的 PNEC/NEB 通过凋亡逃逸机制发展为 DIPENCH，并进一步发动向"微小瘤"阶段的演进，表现为 BCL-2 水平的升高[16]。细胞周期调控机制被破坏也在类癌早期的发生过程中发挥了作用，"微小瘤"获得了更高的增殖潜能，其 Ki-67 标记指数明显增高[16]。此外，肿瘤抑制基因的表观沉默也在该阶段发挥了协同作用，RASSF1A 甲基化就发生在这个阶段[25]。在类癌的演进过程中随后的阶段包括 Menin 信号通路的异常，11q 染色体端粒区域的缺失和 CD44 表达下调[3,5,26]。该类癌发生的分子模型的建立仅仅是初步的，确切的分子机制有待进一步研究阐明。

【演化生物学】

由于此类病例罕见，关于患者发展为类癌的百分比，或需多长时间发展为类癌，均知之甚少。目前尚无关于 DIPNECH 的预测性组织病理学或遗传学方面的资料。

【治疗与预后】

DIPNECH 是一种缓慢进展的病变，可以表现为一个历经多年的良性过程，预后良好。临床处理以密切随访为主，外科治疗指征和效果尚不明确。如果阻塞性症状日益严重可以姑息性切除。若已形成类癌则可行肿瘤全切或肿瘤根治术[27,28]。

（孙　巍　林冬梅）

参考文献

[1] WILLIAM D, BRAMBILLA E, MULLER K H, et al. World health organization of tumours: pathology and genetics of tumours of the lung, pleura, thymus and heart. Lyon: IARC Press, 2004.

[2] SWARTS D R, RAMAEKERS F S, SPEEL E J. Molecular and cellular biology of neuroendocrine lung tumors: evidence for separate biological entities. Biochim Biophys Acta, 2012, 1826（2）: 255-271.

[3] SWARTS D R, CLAESSEN S M, JONKERS Y M, et al. Deletions of 11q22.3-q25 are associated with atypical lung carcinoids and poor clinical outcome. Am J Pathol, 2011, 179（3）: 1129-1137.

[4] WISTUBA I I, BEHRENS C, VIRMANI A K, et al. High resolution chromosome 3p allelotyping of human lung cancer and preneoplastic/preinvasive bronchial epithelium reveals multiple, discontinuous sites of 3p allele loss and three regions of frequent breakpoints. Cancer Res, 2000, 60（7）: 1949-1960.

[5] SEKI M, AKASAKA Y. Multiple lung adenocarcinomas and AAH treated by surgical resection. Lung Cancer, 2007, 55(2): 237-240.

[6] NOGUCHI M, MORIKAWA A, KAWASAKI M, et al. Small adenocarcinoma of lung histologic characteristics and prognosis. Cancer, 1995, 75(12): 2844-2852.

[7] DEBELENKO L V, SWALWELL J I, KELLEY M J, et al. MEN1 gene mutation analysis of high-grade neuroendocrine lung carcinoma. Genes Chromosomes Cancer, 2000, 28（1）: 58-65.

[8] HARUKI N, YATABE Y, TRAVIS W D, et al. Characterization of high-grade neuroendocrine tumors of the lung in relation to menin mutations. Jpn J Cancer Res, 2000, 91（3）: 317-323.

［9］GOVINDAN R, PAGE N, MORGENSZTERN D, et al. Changing epidemiology of small-cell lung cancer in the United States over the last 30 years: analysis of the surveillance, epidemiologic, and end results database. J Clin Oncol, 2006, 24（28）: 4539-4544.

［10］FELTON W L, LIEBOW A A, LINDSKOG G E, et al. Peripheral and multiple bronchial adenomas. Cancer,1953,6（3）: 555-567.

［11］AGUAYO S M, MILLER Y E, WALDRON J A, et al. Brief report: idiopathic diffuse hyperplasia of pulmonary neuroendocrine cells and airways disease. N Engl J Med, 1992, 327（18）: 1285-1288.

［12］GE Y, ELTORKY M A, ERNST R D, et al. Diffuse idiopathic pulmonary neuroendocrine cell hyperplasia. Ann Diagn Pathol, 2007, 11（2）: 122-126.

［13］ARIOGLU E, DOPPMAN J, GOMES M, et al. Cushing's syndrome caused by corticotropin secretion by pulmonary tumorlets. N Engl J Med, 1998, 339（13）: 883-886.

［14］LIU S M, WU H H, WU C J, et al. Adrenocorticotropin-producing pulmonary tumorlets with lymph node metastasis. Pathol Int, 2003, 53（12）: 883-886.

［15］RODGERS R F, WEILAND L H, PALUMBO P J, et al. Pulmonary tumorlets associated with Cushing's syndrome. Am Rev Respir Dis, 1978, 117（4）: 799-806.

［16］GOSNEY J R, WILLIAMS I J, DODSON A R, et al. Morphology and antigen expression profile of pulmonary neuroendocrine cells in reactive proliferations and diffuse idiopathic pulmonary neuroendocrine cell hyperplasia (DIPNECH). Histopathology, 2011, 59（4）: 751-762.

［17］GOSNEY J R. Diffuse idiopathic pulmonary neuroendocrine cell hyperplasia as a precursor to pulmonary neuroendocrine tumors. Chest, 2004, 125（5）: 108.

［18］CHURG A, WARNOCK M L. Pulmonary tumorlet. A form of peripheral carcinoid. Cancer, 1976, 37（3）: 1469-1477.

［19］INAMURA K, FURUTA R, SATOH Y, et al. Loss of chromosome 13q is associated with malignant potential in pulmonary carcinoids. Cancer Genomics Proteomics, 2006, 3: 39-46.

［20］MICHELLAND S, GAZZERI S, BRAMBILLA E, et al. Comparison of chromosomal imbalances in neuroendocrine and non-small-cell lung carcinomas. Cancer Genet Cytogenet, 1999, 114（1）: 22-30.

［21］PENG W X, SHIBATA T, KATOH H, et al. Array-based comparative genomic hybridization analysis of high-grade neuroendocrine tumors of the lung. Cancer Sci, 2005, 96（10）: 661-667.

［22］ULLMANN R, SCHWENDEL A, KLEMEN H, et al. Unbalanced chromosomal aberrations in neuroendocrine lung tumors as detected by comparative genomic hybridization. Hum Pathol, 1998, 29（10）: 1145-1149.

［23］SUTHERLAND K D, PROOST N, BROUNS I, et al. Cell of origin of small cell lung cancer: inactivation of Trp53 and rb1 in distinct cell types of adult mouse lung. Cancer Cell, 2011, 19（6）: 754-764.

［24］DAVIES S J, GOSNEY J R, HANSELL D M, et al. Diffuse idiopathic pulmonary neuroendocrine cell hyperplasia: an under-recognised spectrum of disease. Thorax, 2007, 62（3）: 248-252.

［25］TOYOOKA S, TOYOOKA K O, MARUYAMA R, et al. DNA methylation profiles of lung tumors. Mol Cancer Ther,

2001, 1（1）:61-67.

［26］GRANBERG D, WILANDER E, OBERG K, et al. Decreased survival in patients with CD44-negative typical bronchial carcinoid tumors. Int J Cancer, 1999, 84（5）:484-488.

［27］ELIZABETH C J, JOACHIM P, RALF J R, et al. Diffuse idiopathic pulmonary neuroendocrine cell hyperplasia and a typical carcinoid tumor. Thorac Cardiovasc Surg, 2006, 131（5）:1207-1208.

［28］ADAMS H, BRACK T, KESTENHOLZ P, et al. Diffuse idiopathic pulmonary neuroendocrine cell hyperplasia causing severe airway obstruction in a patient with a carcinoid tumor. Respiration, 2006, 73（5）:690-693.

第四节　肺癌前病变的内镜诊断和治疗

吸烟和日益加剧的大气污染使肺癌的发病率持续升高。尤其是在发展中国家，肺癌的发病率近三十年内激增。半个多世纪以来，人类一直在为控制和战胜肺癌而努力，但肺癌的死亡率却在不断增加，它已成为威胁人类健康与生命的"第一杀手"。

然而，患肺癌并不意味着得了"不治之症"。实际上肺癌患者的预后与肺癌的分期关系十分密切，早期肺癌有多种行之有效的治疗方法。据统计，肺癌在癌前病变、原位癌或微小浸润癌时经局部治疗，90%的患者可以彻底治愈。与之相比，晚期肺癌目前尚无有效的治疗方法。在现有综合治疗模式下，晚期肺癌患者的5年生存率不足20%。因此，治疗肺癌的一个重要策略是在癌前病变进展为浸润癌之前早期发现和治疗。

肺的癌前病变包括鳞状上皮不典型增生和原位癌、不典型腺瘤样增生以及弥漫性特发性肺神经内分泌细胞增生[1]。支气管镜下可见的肺癌前病变主要是肺鳞癌的癌前病变——鳞状上皮不典型增生及原位癌。肺癌前病变的自然进程及其进展为肺癌的风险目前并不是十分清楚。有研究表明，单个癌前病变的恶性进展风险相对较小，高级别的癌前病变（重度不典型增生和原位癌）有较高的肺癌风险。加强对高危人群的监控有利于肺癌的早期诊断和多数患者的根治性治疗[2,3]。

一、内镜诊断

支气管镜检查是将细长的支气管镜经口或鼻置入患者的下呼吸道，即经过声门进入气管和支气管以及更远端，直接观察气管和支气管的病变，并根据病变进行相应的检查和治疗。

1. 白光支气管镜

白支光气管镜检查（white light bronchoscopy, WLB）是疑诊胸部肿瘤患者的常规检查项目，在肺癌及癌前病变的诊断中发挥着重要作用。对于肺癌高危人群痰细胞学检查显示不典型细胞或可疑癌细胞而影像学检查正常的患者，或影像学检查异常但无病理证实者，都可以行WLB。肺鳞状上皮不典型增生及原位癌主要表现为支气管间嵴的改变及局灶黏膜的改变。提高对肺癌前病变内镜下形态特征的认识，对可疑病灶进行活检和刷检是提高肺癌前病变检出率的关键。早期肺癌或癌前病变可有一些非特异性的微小变化，如小结节、发红、黏膜肿胀、增厚等，而WLB易于发现位于支气管间嵴的息肉或结节样的早期肺癌或癌前病变（图7-7）。

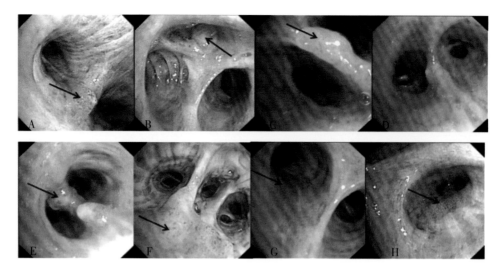

图 7-7　白光支气管镜诊断肺癌前病变

A. 鳞化　B. 轻度不典型增生　C. 中度不典型增生　D. 中－重度不典型增生

E. 原位癌　F. 原位癌　G. 原位癌　H. 原位癌

WLB 可以用于检测支气管内的癌前病变和肿瘤性病变，有效、经济。然而，多数癌前病变仅有数个细胞层厚（0.2~1 mm），表面较光整，直径仅有几毫米；而 WLB 很难发现直径小于 5mm 的浅表病变，从而使 WLB 在肺癌前病变诊断中的应用受到限制。未来，WLB 联合其他技术可以提高肺癌前病变诊断的准确性和敏感度，并将在临床医疗和研究中有更为广泛的应用[4]。

2. 荧光支气管镜

荧光支气管镜（auto fluorecence bronchoscopy, AFB）是利用细胞自发性荧光和电脑图像分析技术开发的一种新型支气管镜。目前，国外开发设计较成熟的荧光支气管镜有 3 种：①加拿大学者 Lam 与 Xillix 公司联合研制的 LIFE 系统[5,6]；②德国慕尼黑激光研究院设计的 D-light Storz 系统[7]；③日本 Pentax 公司生产的 SAFE-1000 系统[8]、SAFE-3000 系统[9,10]及日本 Olympus 公司生产的 AFI 系统[11]。

荧光支气管镜技术利用正常组织、癌前病变及浸润癌之间自身荧光的差异，提供了一个发现肺癌前病变的新方法（图 7-8）。以 Olympus 公司的 AFI 系统为例，由设置在光源灯前面的 AFI 专用旋转滤光器照射出蓝色光和绿色光。蓝色激光可激发生物体组织产生自体荧光，而绿色照明光容易受到生物体组织中血红蛋白的影响，产生绿色的反射光。内镜前端的 CCD（charge-coupled device, 电荷耦合元件）读入这些光，变换为电信号。这时，CCD 前面的阻挡滤光器可以检测出微弱的自体荧光，从而滤掉多余的蓝色激光。视频处理器把自体荧光的光作为绿色的信息，将绿色的反射光信息变换合成为红色和蓝色的信息，

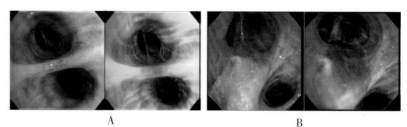

图 7-8　荧光支气管镜诊断肺癌前病变

A. 中度不典型增生　B. 原位癌

在监视器上显示出 AFI 的彩色图像。

　　AFB 术前准备同白光支气管镜，患者在接受检查时仅需比以往支气管镜检查时间延长平均 5~15min。检查过程不需要特殊用药。AFB 与传统的 WLB 相比在肺癌的早期发现和诊断方面具有明显的优势。荧光支气管镜能检测细微至表面直径 1 mm 的病变和只有数层细胞厚的病变，而传统的白光支气管镜通常容易漏诊直径 <5 mm 的浅表病变。另外，癌前病变可以表现为一些非特异的微小变化，如发红、结节、黏膜轻度增厚等，由于这些改变也可见于慢性支气管炎和气道的其他炎症疾病，在使用 WLB 时这些不特异的细微变化往往被忽略而造成漏诊。有研究表明，即使是经验丰富的内镜专家，应用传统的 WLB 只能发现不到 1/3 痰检阳性的原位癌[12]。1993 年，Lam 等[13]首先报道了应用 WLB 及 AFB 检查 94 例患者，WLB 及 AFB 对肺癌前病变的敏感性分别为 48.4% 及 72.5%，AFB 比 WLB 的敏感性高约 50%，表明 AFB 对肺癌前病变的检出率明显提高。一项较大规模的多中心研究[14]表明，AFB 联合 WLB 与单纯应用 WLB 发现肺癌前病变的敏感度比值为 6.3，再一次证实了 AFB 敏感性比 WLB 明显提高。可以肯定地说，对于支气管内早期肺癌和癌前病变的定位诊断，AFB 要比传统的 WLB 更加敏感[15-17]。2007 年美国胸内科医生协会（American College of Chest Physician，ACCP）针对支气管上皮内瘤变 / 早期中央型肺癌的临床指南[18]推荐：在条件允许的情况下，AFB 应该被用于中央气道重度不典型增生及原位癌的诊断、治疗及定期复查。可见，AFB 在中央气道早期肺癌及癌前病变的诊断中具有一定的优越性。

　　除了用于肺癌的早期发现和早期诊断之外，AFB 技术还可以用于中晚期肺癌患者。它可以用于术前，判断肺癌在支气管内的范围及发现第二肿瘤，以确定手术切除范围；还可用于术后，判断手术效果及早期发现复发等。

　　符合下列条件之一的，可接受 AFB 检查：①有症状的长期吸烟者（1 包 / d，25 年以上）；②可疑肺癌患者，包括痰细胞学查到可疑癌细胞而 WLB 及影像学检查正常的患者，或影像学检查异常但无病理证实的患者等；③已诊断肺癌的患者；④支气管肺癌患者术后的随访、监测。

　　当然，AFB 也具有一定的局限性。AFB 虽然更容易发现癌前病变及早期癌，但 AFB 存在较高的假阳性率[19]。可能使 AFB 出现假阳性结果的因素包括：瘢痕组织，镜检时摩擦和吸引造成的管壁创伤，部分炎症反应，口服抗凝药物，3 个月内服用视黄酸和致光敏药物（如血卟啉衍生物等），6 个月内接受过细胞毒性剂的化疗和胸部放疗等。与 WLB 相比，AFB 的特异性降低，但这并不会导致严重的后果，因为这些"异常"区域活检组织的病理学结果能帮助临床医师做出最终的判断。也有关于激光拉曼光谱系统（laser Raman spectroscopy，LRS）辅助 WLB+AFB 实时诊断的研究，对肺癌前病变的检出有较高的特异度，而灵敏度几乎没有下降[20]。但是这些新兴的辅助系统以及 AFB 设备均价格昂贵，还不可能在医疗机构普及推广，难以对所有肺癌患者及高危人群进行检查。

3. NBI 技术

　　NBI 是一种新兴的内镜技术，它利用滤光器过滤掉内镜光源所发出的红、蓝、绿光波中的宽带光谱，仅留下窄带光谱，利用波长 390~445 nm 的蓝光可被黏膜毛细血管吸收、530~550 nm 的绿光可被黏膜毛细血管下的血管吸收的原理，来清晰反映支气管壁上的血管变化，以此诊断支气管上皮不典型增生和原位癌（图7-9，图7-10）。

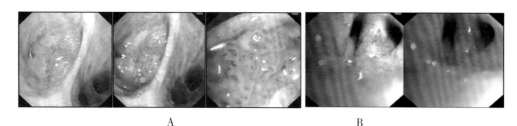

图7-9 NBI诊断肺鳞癌及中度不典型增生
A.鳞癌　B.中度不典型增生

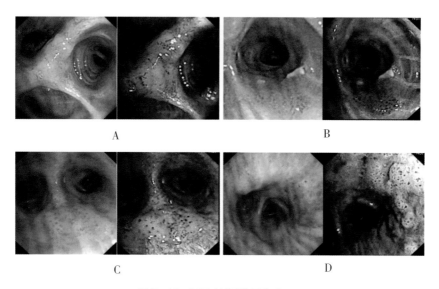

图7-10 NBI诊断肺原位癌
A.原位癌　B.原位癌　C.原位癌　D.原位癌

2001年，NBI开始应用于临床，高倍放大窄带成像支气管镜可以观察到支气管上皮内的血管网形态[21]。正常支气管上皮有较少的微血管，支气管炎可见整齐的血管网，在鳞状上皮不典型增生中可见增多的复杂的血管网及各种大小的扭曲血管，在严重吸烟的肺癌高危人群中发现鳞状上皮不典型增生是非常有价值的。NBI的优点是能够在传统内镜成像和NBI系统之间根据病情需要进行随意迅速的切换，便于对病变处反复对比观察；能强调显示内镜下所见黏膜表层的毛细血管，对黏膜微血管形态的显示具有独特的优势。ASD是在不典型增生的鳞状支气管上皮内可见突入的、明显增多的、扭曲而密集排列毛细血管。ASD是癌前病变的一个标志，而普通的鳞状上皮增生中没有毛细血管网[22]。有研究表明，对WLB检查下表现异常的病变，NBI并不提高诊断率；但对于WLB检查阴性的，NBI在发现肺癌前病变和恶性病变方面具有优势[22, 23]。将自发荧光和窄带成像统一结合于电子支气管镜成像系统上可能是未来的发展方向，可减少临床操作时间，同时可避免一些不必要的活检操作[24]。

4. 超声支气管镜

超声支气管镜（endobronchial ultrasound bronchoscopy, EBUS)将支气管镜医生的视野扩展到支气管腔外，提高了支气管镜医生对腔外病变的认识水平及诊断水平。EBUS分为环扫和纵轴两种。

环扫EBUS的探头为长条状，前端带有水囊，通过支气管镜的活检管道插入气道。环扫EBUS可用于了解气道壁各层[25-27]及气道壁外的组织结构（图7-11)，从而明确中央气道病变的浸润深度。Miyazu等[28]报道将环扫EBUS作为18例已经确诊为鳞癌或鳞状细胞原位癌的患者能否行光动力疗法（photodynamic treatment, PDT）的筛选手段，9例EBUS未发现病变侵透软骨层的患者行PDT后均达到完全缓解，其余9例PDT发现病变浸润超过软骨层的患者中6例经手术证实。因此，Miyazu等认为EBUS是迄今为止诊断中央气道早期肺癌及癌前病变浸润层次的最好手段，这类患者在进行支气管镜治疗前应常规进行EBUS检查。

环扫EBUS还可辅助判断周围型肺部病变的性质（图7-12)。Kurimoto等[29]报道周围型肺结节的EBUS影像与病变的病理改变之间有很强的关联性。笔者等根据内部回声、血管的存在及支气管的开放情况将病变分为3型，发现92.0%的Ⅰ型病变为良性病变，99.0%的Ⅱ及Ⅲ型病变为恶性病变。可见，

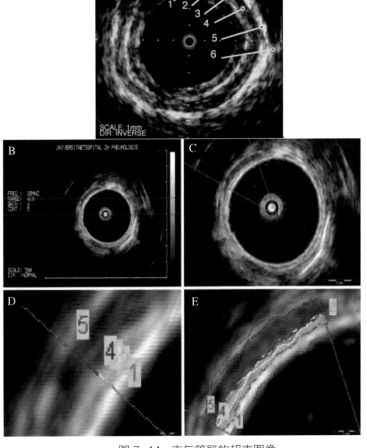

图7-11　支气管壁的超声图像
1~2：黏膜层、固有层、黏膜下层　3~4：软骨　5~6：外膜

EBUS 由于能到达大多数周围型肺结节病变处，获得病变内部结构的详细影像资料，在定性诊断方面具有辅助作用。环扫 EBUS 还可在周围型肺部病变的诊断中起到病变确认的作用，结合导向鞘应用可以早期诊断周围型肺癌。Kurimoto 等[30] 报道 EBUS 及导向鞘引导下的经支气管肺活检 (transbronchial biopsy using endobronchial ultrasonography with a guide sheath, TBLB-EBUS-GS) 对 150 例周围型肺部病变的诊断率为 77%；其中，对直径 ≤ 3 cm 病变的诊断率为 74%（92/124）。可见，EBUS 明显地提高了周围型肺部病变的诊断水平。

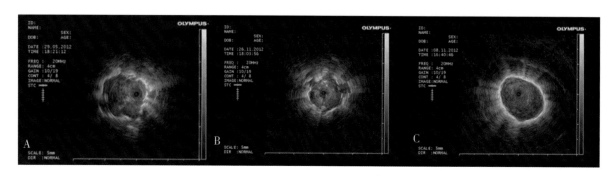

图 7-12　周围型肺部病变的超声图像

二、内镜治疗

肺癌前病变的自然进程和进展为浸润癌的风险需要更多临床资料的积累与研究。重度不典型增生或原位癌可以行内镜下治疗，但是这些治疗是否可以改善患者的预后并不是很清楚[31]。

肺癌前病变的常见内镜下治疗方法有高频电凝术（electrocautery）、氩离子凝固术 (APC)、冷冻（cryotherapy）及光动力疗法（PDT）。但这些内镜下治疗方法主要适用于不适合外科手术的患者[18]。

与现在日新月异的消化内镜腔内介入治疗技术相比，经支气管镜的介入治疗具有更高的风险及难度；但与传统的外科手术相比，创伤小，并发症及不良反应少，患者术后可以得到良好的生活质量。

（童　润　张　蕾　王贵齐）

参考文献

［1］WISTUBA I I，GAZDAR A F. Lung cancer preneoplasia. Annu Rev Pathol，2006，1:331-348.

［2］JEREMY P. Surveillance for the detection of early lung cancer in patients with bronchial dysplasia. Thorax,2007,62（1）: 43-50.

［3］RIVERA M P. Preinvasive lesions of the bronchus. Clin Chest Med, 2011, 32（4）:693-702.

［4］GAO L. Fiber-optic bronchoscope and detection of lung cancer: a five year study. Neoplasma, 2012, 59（2）:201-206.

［5］EDELL E. Detection and localization of intraepithelial neoplasia and invasive carcinoma using fluorescence-reflectance bronchoscopy: an international, multicenter clinical trial. J Thorac Oncol, 2009, 4（1）:49-54.

［6］HERTH F J，ERNST A, BECKER H D. Autofluorescence bronchoscopy—a comparison of two systems (LIFE and D-

Light ）. Respiration，2003，70（4）:395–398.

[7] WASEDA R. A novel fluorescence technique for identification of the pulmonary segments by using the photodynamic diagnosis endoscope system: an experimental study in ex vivo porcine lung. J Thorac Cardiovasc Surg，2013，146（1）: 222–227.

[8] HORVATH T. Detection of bronchial neoplasia in uranium miners by autofluorescence endoscopy (SAFE–1000). Diagn Ther Endosc，1999，5（2）: 91–98.

[9] DIVISI D. Early diagnosis of lung cancer using a SAFE–3000 autofluorescence bronchoscopy. Interact Cardiovasc Thorac Surg，2010，11（6）: 740–744.

[10] LEE P. Dual digital video‐autofluorescence imaging for detection of pre‐neoplastic lesions. Lung Cancer, 2007, 58(1): 44–49.

[11] ZARIC B. Advanced bronchoscopic techniques in diagnosis and staging of lung cancer. J Thorac Dis，2013，5(Suppl 4): 359–370.

[12] STRINGER M R，MOGHISSI K, DIXON K. Autofluorescence bronchoscopy in volunteer asymptomatic smokers. Photodiagnosis Photodyn Ther，2008，5（2）:148–52.

[13] LAM S. Detection of dysplasia and carcinoma in situ with a lung imaging fluorescence endoscope device. J Thorac Cardiovasc Surg, 1993，105（6）: 1035–1040.

[14] LAM S. Localization of bronchial intraepithelial neoplastic lesions by fluorescence bronchoscopy. Chest, 1998, 113（3）: 696–702.

[15] CHEN W. A comparison of autofluorescence bronchoscopy and white light bronchoscopy in detection of lung cancer and preneoplastic lesions: a meta-analysis. Lung Cancer，2011，73（2）:183–188.

[16] UENO K.Clinical experience with autofluorescence imaging system in patients with lung cancers and precancerous lesions. Respiration，2007，74（3）: 304–308.

[17] HANIBUCHI M. Autofluorescence bronchoscopy, a novel modality for the early detection of bronchial premalignant and malignant lesions. J Med Invest，2007，54（3–4）: 261–266.

[18] KENNEDY T C. Bronchial intraepithelial neoplasia/early central airways lung cancer: ACCP evidence-based clinical practice guidelines（2nd edition）. Chest，2007，132（3 Suppl）:221–233.

[19] LAM B. The clinical value of autofluorescence bronchoscopy for the diagnosis of lung cancer. Eur Respir J，2006，28（5）: 915–919.

[20] SHORT M A. Using laser Raman spectroscopy to reduce false positives of autofluorescence bronchoscopies: a pilot study. J Thorac Oncol，2011，6（7）: 1206–1214.

[21] SHIBUYA K. High magnification bronchovideoscopy combined with narrow band imaging could detect capillary loops of angiogenic squamous dysplasia in heavy smokers at high risk for lung cancer. Thorax，2003，58（11）: 989–995.

[22] VINCENT B D，FRAIG M，SILVESTRI G A.A pilot study of narrow-band imaging compared to white light bronchoscopy for evaluation of normal airways and premalignant and malignant airways disease. Chest, 2007, 131（6）: 1794–1799.

[23] ZARIC B, PERIN B. Use of narrow-band imaging bronchoscopy in detection of lung cancer. Expert Rev Med Devices, 2010, 7（3）: 395-406.

[24] YASUFUKU K. Early diagnosis of lung cancer. Clin Chest Med, 2010, 31（1）: 39-47.

[25] BABA M, SEKINE Y, SUZUKI M, et al. Correlation between endobronchial ultrasonography（EBUS）images and histologic findings in normal and tumor-invaded bronchial wall. Lung Cancer, 2002, 35（1）: 65-71.

[26] HURTER T. HANRATH P. Endobronchial sonography: feasibility and preliminary results. Thorax, 1992, 47（7）:565-567.

[27] IRANI S. Endobronchial ultrasonography for the quantitative assessment of bronchial mural structures in lung transplant recipients. Chest, 2006, 129（2）: 349-355.

[28] MIYAZU Y. Endobronchial ultrasonography in the assessment of centrally located early-stage lung cancer before photodynamic therapy. Am J Respir Crit Care Med, 2002, 165（6）: 832-837.

[29] KURIMOTO N. Analysis of the internal structure of peripheral pulmonary lesions using endobronchial ultrasonography. Chest, 2002, 122（6）:1887-1894.

[30] KURIMOTO N. Endobronchial ultrasonography using a guide sheath increases the ability to diagnose peripheral pulmonary lesions endoscopically. Chest, 2004, 126（3）:959-965.

[31] WISNIVESKY J P. Diagnosis and treatment of bronchial intraepithelial neoplasia and early lung cancer of the central airways: Diagnosis and management of lung cancer, 3rd ed: American College of Chest Physicians evidence-based clinical practice guidelines. Chest, 2013, 143（5 Suppl）: 263-277.

第八章

食管癌前病变和癌前疾病

食管癌的形成与食管癌前病变和癌前疾病有关。食管癌前病变不是独立疾病，主要是指食管上皮发生的病理学改变，如鳞状上皮不典型增生及原位癌等。与食管癌形成相关的独立的食管疾患称为食管癌前疾病，如 Barrett 食管等。

第一节　流行病学研究

一、食管癌前疾病

1. Barrett 食管

Barrett 食管（Barrett's esophagus, BE）是以食管下段复层鳞状上皮被化生的单层柱状上皮所替代为典型病理改变的疾病[1]。Barrett 食管往往继发于胃食管反流病，可伴肠上皮化生或无肠上皮化生（欧洲和美国标准不同，美国强调要有肠上皮化生），其中伴有特殊肠上皮化生者属于食管腺癌的癌前病变。研究发现，Barrett 食管在白种人男性发生率较高，而在黑种人、黄种人和其他人种则相对少见，提示遗传和种族因素可能与本病的发生有一定的关系。在欧美地区，食管腺癌占食管恶性肿瘤的 37%[2]，且原发性食管腺癌中有 50% 来自 Barrett 食管[3]。欧美地区食管腺癌发生率高与来自 Barrett 食管的食管腺癌多有关[4]。我国人群 Barrett 食管发生率低于欧美国家。在 Barrett 食管相关的腺癌切除标本中，不典型增生灶的检出率为 70%~100%[5]，不仅证实 Barrett 食管与食管腺癌的发生密切相关，同时提示 Barrett 食管中的不典型增生是腺癌发生的先兆，属于癌前病变[6]；并分析认为慢性胃液反流使食管黏膜鳞状上皮长期受损，在修复过程中，部分病例食管鳞状上皮被邻接的耐酸性较强、增殖更活跃的胃贲门上皮向上异位生长所代替。在长期非特异性因素及附加致癌因素刺激下，修复性增生转变为渐进性不典型增生，最终导致癌变，形成 Barrett 食管来源的腺癌[7]。

2. 贲门失弛缓症（贲门痉挛症）

贲门失弛缓症是因交感神经与副交感神经分布缺陷，造成食管蠕动和张力消失，食管贲门括约肌弛张功能减弱所致。该病理改变导致食管内食物潴留和食管扩张。

相关资料分析发现，贲门失弛缓症并发食管癌的概率差别比较大，平均为 4.1%。其中有关尸检资料分析结果更高。病程长久的贲门失弛缓症病例食管癌的发病率可达 2%~7%。有报道认为，扩张的食管比正常食管癌变风险高 25 倍。食管内食物潴留而导致的食管黏膜刺激和炎症是食管癌形成的易感因素，且食管癌发生与患贲门失弛缓症时间有关。在我国华北地区食管癌高发区，无论是食管癌普查还是食管癌手术标本分析，均未见贲门失弛缓症或其他原因导致的吞咽困难及食管排空障碍与食管癌发生有关[8,9]。

3. 食管裂孔疝

食管裂孔疝常因胃食管反流而继发食管炎和食管溃疡，从而导致食管癌形成。食管裂孔疝发展为食管癌需经较长时间，一般为7~20年。在我国，食管裂孔疝并发食管癌的概率不一致，0.32%~10% 不等。美国食管裂孔疝患者并发食管癌的概率比一般人群高1 000倍，并认为55%~70%的食管癌是由食管裂孔疝引起的，这与世界其他地区食管癌发生因素的报道不一致，可能与患病病期长短及有无相应并发症等有关[9,10]。

4. 食管憩室

国内外均有报道提示人食管憩室与食管鳞癌有关。食管不同部位憩室均可癌变，尤以咽食管憩室为多。癌变可发生于憩室内或憩室口。在河南省林州市食管癌高发区，对经过X线、细胞学和内镜活检确诊的食管中下段憩室患者5~10年的追踪观察亦发现癌变者。癌变多见于憩室内或憩室口。手术标本病理学检查见憩室底部呈明显慢性炎症改变，憩室口黏膜上皮内癌伴有早期浸润[9,11,12]。

憩室癌变是由于憩室局部食管排空缓慢，食物长时间刺激使憩室内或憩室口部发生慢性炎症，形成食管癌易发的微环境。

二、食管癌前病变

食管癌前病变主要有食管上皮不典型增生和慢性炎症。

1. 食管上皮不典型增生

细胞病理学检查发现，癌细胞阳性的涂片背景中常伴有大量增生上皮细胞，或虽未见癌细胞，但有明显上皮细胞增生，且几年随访发现其中有些病例可以发展为癌。由此，在食管癌高发地区开展了大样本人群的流行病学研究工作。

在20世纪70年代，食管癌高发区的21 581例30岁以上的居民食管脱落细胞检查发现，轻度增生、重度增生与癌的检出率分别为12.7%、1.2%和0.9%。对重度增生者5年以上追踪观察证实，有26%发展为癌；而正常对照组仅有0.19%[13]。前瞻性观察证明，食管上皮重度增生2~7年者癌变率为26.6%，无上皮增生者仅为0.19%，且重度增生癌变率随增生时间延长而逐渐增加。由此认为，上皮重度增生是食管鳞癌的癌前病变[14]。Wang对经镜检并食管黏膜活检确诊患有不同程度食管上皮改变的人群共682例随访13年，发现食管鳞癌发病率在基底细胞增生患者中为15%，在轻度不典型增生患者中为24%，在重度不典型增生患者中为74%，在原位癌患者中为75%。危险度估计：基底细胞增生 RR=2.0，轻度不典型增生 RR=2.9，中度不典型增生 RR=9.6，重度不典型增生 RR=25.7，原位癌 RR=34.5，不能定度的不典型增生 RR=11.5。提示不典型增生程度与食管鳞癌危险度高度相关[15]。对食管癌高发区内镜活检组织学确诊的158例患者随访，终点指标为中晚期食管鳞癌或食管癌死亡。结果分析显示，10年累积癌变率 81.66%，中位病变时间 59.4 个月，平均癌变时间 65.7 个月，*RR* 分别为 6.19、8.33、9.46，从平均癌变时间和中位癌变时间看，重度不典型增生与早期癌病程相似[16]。陶德明等对 11~22 年前确诊的食管上皮细胞正常、食管上皮轻度不典型增生和食管上皮重度不典型增生共 46 161 例进行癌变时间和癌变频率的追踪随访。结果：平均癌变时间的频率差异，食管上皮重度不典型增生为 3 年 7 个月，食管上皮轻度增生为 5 年 4 个月，上皮正常癌变时间为 8 年 10 个月；食管癌变率的频率差异，食管上皮重度不典型增生癌变频率为 38.9%，食管上皮轻度不典型增生癌变频率为 5.8%，食管上皮正常癌变频率为 1.4%[17]。Dawsey 对河南林州市经胃镜确诊的 683 例患者随访 3.5 年，终点指标为中晚期食管鳞癌。分析发现患食管鳞癌的风险，中度不典型增生为 *RR*=15.8，重度不典型增生为 *RR*=72.6，原位癌为 *RR*=62.5（正是因为重度不典型增生与原位癌癌变风险相似，WHO 2010 版消化系统肿瘤分类已取消食管原位癌一词，将两者统称重度不典型增生）。结果显示不典型增生与食管鳞癌发生的相关性，同时也提示重度不典型增生患者与原位癌患者等同，均属高危人群[18]。用［³H］dThd 自显影技术对林州市 206 例食管黏膜不同病变的细胞标记指数进行分析，结果分别为萎缩组 3.30，正常组 4.73，增生组 4.90，不典型增生组 5.60，原位癌组 11.76，浸润癌组 24.63。提示食管癌发生存在黏膜增生至不典型增生这样一个渐进过程[19]。陆建邦等对林州市经食管细胞学诊断的 294 例重度不典型增生、328 例轻度不典型增生和 336 例正常对照者进行了 11 年的前瞻性研究，结果表明，轻度不典型增生组与正常组之间食管癌发病无差异，重度不典型增生组年发病率为 1 178.92/10 万，是正常对照组 (494.19/10 万) 的 2.39 倍[20]。

2. 食管上皮炎症

多数调查研究显示，食管癌高发区食管炎发病率也高。Crespi 等在伊朗北部食管癌高发区、低发区对 430 例成人进行了调查，其中做了活组织检查的 418 例中 80% 患有食管炎，远远高于低发区[21]。沈琼等对 59 例食管炎患者检查发现，有 40 例（67.8%）患者食管炎发生在食管癌高发部位，即食管的中 1/3 段。食管炎发病时间较食管癌早 10 年。食管炎患者男女性别比为 1.6：1，接近食管癌的 1.14：1。同时，多数食管癌患者常伴有食管炎[9]。曹士国对食管涂片细胞学检查有炎症细胞者进行长达 10 年的随访，发现 650 例有炎症细胞者中有 35 例出现癌变，而 73 例无炎症细胞者对照组中无 1 例癌变[22]。Murphy 等通过对 2 013 例组织学诊断为非 Barrett 食管炎患者的队列前瞻性研究发现，非 Barrett 食管炎增加了食管鳞状细胞癌发生的危险。慢性食管炎在高发区的食管癌的发生、发展中可能扮演重要角色[23]。对食管癌高发区、低发区食管炎严重程度进行的分析显示，两地食管炎的严重程度明显不同。低发区食管炎患者中轻度为 54.5%，中度为 23.3%，重度仅有 1.1%；而高发区中度食管炎占多数，达 57.0%，重度为 7.5%，均明显高于低发区。且高发区食管炎有 30.7% 伴有食管上皮的不典型增生[9]。杨观瑞等应用内镜和活检对 101 例慢性食管炎进行了 32 ~ 54 个月的长期随访。结果发现，42 例伴不典型增生的食管炎中 14 例 (33.33%) 发展成早期食管癌，而 59 例单纯性食管炎或仅伴单纯性增生者中只有 3 例 (5.08%) 癌变。因而认为伴有鳞状上皮不典型增生的食管炎是食管癌前病变[24]。另对食管癌高发区 186 例慢性食管炎病例进行 30 ~ 78 个月的食管镜跟踪随访，发现轻度、中度和重度食管炎的癌变率明显不同。其中 62 例伴有不典型增生的食管炎病例中，有 33.87% 发生癌变；而 124 例单纯性食管炎只有 4.03% 出现癌变。二者有非常明显的差异（$P < 0.01$），提示伴有不典型增生的食管炎与食管癌发生有明确的相关性[25]。分析食管癌高发区 222 例有食管癌家族史及 318 例无食管癌家族史的青少年食管炎患病情况发现，有家族史者食管炎患病率为 50.2%，无家族史者患病率为 34.4%[26]。现场人群调查发现，有食管炎的食管上皮的单纯增生和不典型增生的发生概率均高于无食管炎的食管上皮[27]。郭煜等分析食管癌高发区患者食管上皮内的炎症细胞浸润数与上皮增生程度的关系发现，正常上皮、单纯增生、轻度不典型增生、中度不典型增生、重度不典型增生的上皮内浸润炎症细胞大于 10 个 /HP 的检出率分别为 7.5%（9/120）、38.7%（29/75）、43.6（17/39）、81.0%（17/21）、85.7%（6/7），表明食管上皮单纯增生及不典型增生与上皮内浸润的炎症细胞数具有明显的相关性。研究者认为食管上皮内浸润的炎症细胞来自黏膜固有层，炎症细胞突破食管基底膜到达食管黏膜上皮，通过释放大量的炎症介质促进上皮细胞的增殖，尤其是慢性炎症，对上皮长期刺激为食管上皮的增生提供了有利的微环境[28]。

食管癌高发现场人群有关食管炎与食管癌发生关系的流行病学研究发现：①在食管癌高发地区，食管癌发生率与食管炎发生率呈平行关系；②食管炎多发年龄（41~50 岁）比食管癌多发年龄（51~60 岁）早 10 年左右，与人食管癌前病变发生时间基本一致；③食管中炎症好发部位与癌症好发部位吻合，均位于食管中 1/3 段；④食管炎患者男女性别比接近食管癌的比例；⑤在食管癌高发区，有食管癌家族史的人群中食管上皮炎症发生率高于无家族史人群；⑥食管癌发生主要与伴有不典型增生的食管炎有关。这些研究结果表明人食管癌发生与食管上皮慢性炎症有密切关系。Crespi 认为，在食管癌高发区以上皮内乳头上升、基底细胞增生与炎症细胞浸润为特征的食管炎的发病率高，其中部分经上皮萎缩与间变（dysplasia）而发展成癌。由此认为食管炎是食管癌前病变[21, 29, 30]。但也有人认为食管炎应属于癌前疾病之列，在概念上不能和癌前病变相混；并指出，与食管癌关系密切的主要是伴有不典型增生的食管炎[9]。这些概念上的不一致，主要是由于分析问题的角度（临床角度和病理学角度）不同，从广义上讲都认为炎症与食管癌发生有关，并不矛盾。

3. 癌前病变的分子生物学研究

人们对有关食管癌前病变的相关基因变化也进行了研究（见本章第三节），初步揭示了食管癌前病变分子水平的改变规律，为癌前病变的分子标志、诊断、防治靶点及转归等研究提供了科学依据。

三、小结与展望

众多流行病学研究表明：①食管癌高发人群中，食管上皮重度不典型增生检出率与食管癌检出率呈平行关系。②食管上皮重度不典型增生的癌变率比正常人群要高得多。③食管上皮不典型增生的癌变率与增生的级别成正比，与随访的时间成正比，而增生的程度与癌发生时间成反比。重度增生细胞性质更接近癌细胞。④食管癌组织发生学证明，食管癌是在食管上皮增生的基础上逐渐发展形成的。⑤不是所有的食管上皮重度增生都会发展为癌，可以有不同的转归。综上所述可以看出，食管癌形成须经过食管上皮轻度不典型增生→中度不典型增生→重度不典型增生→原位癌→浸润癌这样一个病理过程。有关动物实验也证实食管癌发生发展过程中癌前病变的存在。由此，人们建立了癌前转化细胞和癌前动物模型，成功用于食管癌病因、发病机制及防治研究[9,31]。有人认为重度不典型增生时病变已比较稳定，逆转可能性小，多数可逐渐发展为癌，与原位癌性质相似，应与癌同等看待。因此，建议阻断癌前病变重点应该在轻度或中度不典型增生阶段[32]。但更多的报道根据食管癌高发现场食管重度不典型增生检出率高于食管癌检出率这一现象及相关动物实验结果，认为重度不典型增生是一个不稳定的阶段，它可以发展为癌，也可以恢复正常，也可以维持不典型增生状态不变[9,33]。因此，加强对食管上皮不典型增生，尤其是重度增生阶段不同转归机制（相关易感基因和特异性标志物）和阻断的研究，对于探讨食管癌发生机制、高危人群的筛选、早期防治，从而有效降低食管癌发生率具有极为重要的意义。目前在食管标本采集技术方面，内镜加碘染色＋活检已普遍使用，近年来开始应用的内镜技术，如 NBI 和放大内镜，有很高的敏感性和特异性。曾在现场大样本人群普查及癌前病变研究中发挥重要作用的食管拉网细胞学检查技术，主要由于患者依从性差及假阴性高而面临淘汰，但在内镜技术不发达及经济条件落后的地区，该方法在癌前病变及早期肿瘤的诊断和筛查方面可能更优越一些，只是需要在设备材质和操作技术方面进一步改进，以提高其使用的可行性。

近年来，有关肿瘤发生与炎症的关系日益受到重视，并提出炎症可以在不同阶段参与肿瘤的形成[34]。食管癌现场调查分析认为，当地食管上皮慢性炎症除与食管上皮病原性感染有关外，大多是饮食习惯（热、粗、快）及食管反流导致的非特异性刺激所致。此外，营养缺乏对慢性炎症的发生也有促进作用[35]。慢性炎症造成的食管黏膜损伤，能增加食管上皮对致癌物的敏感性，形成有利于癌变的环境。食管上皮不典型增生与慢性炎症共同促进了上皮癌变。食管慢性炎症的基本病变是反复的损伤与修复过程，其中最重要的是食管黏膜上皮的各种增生性病变。因此，在癌前病变的形成中慢性炎症也可能产生重要作用[29]。

食管慢性炎症尤其是伴有不典型增生的慢性炎症与食管癌发生关系的研究，同样为食管癌的二级预防提供了重要的依据。因此，在目前食管慢性炎症与食管癌关系研究基础上，应加强慢性炎症参与癌症形成的分子机制研究，尤其是炎症因子在癌形成的不同阶段的作用及其导致关键基因变化的研究，进而为食管癌早期诊断和干预提供分子依据和靶点(标志物)。对发现癌前疾病和癌前病变的患者，应高度重视，积极治疗，提高及巩固二级预防效果。

（杨胜利　董子明　王中玉）

参考文献

[1] BARRETT N R. Chronic peptic ulcer of the oesophagus and oesophagitis. Br J Surg, 1950, 38 : 175-182.

[2] SJOGREN R W, JOHNSON L F. Barrett's esophagus: a review. Am J Med, 1983, 74（2）:313-321.

[3] PERA M, CAMERON A T, TRASTEK V F, et al. Increasing incidence of adenocarcinoma of the esophagus and esophagogastric junction.Gastroenterology, 1993, 104:510-513.

[4] SONS H U, BORCHAND F. Cancer of the esophagus and cardia. Ann Surg, 1986, 203:188-192.

［5］HAMECTEMEN W. Barrett's esophagus: Development of elysplasia and adenocarcinoma. Gastroenterology, 1989, 96:1249-1259.

［6］刘宾，王立东．关于 Barrett's 食管．世界华人消化杂志，1999，7:921-925.

［7］金春姬，冼美生．Barrett 食管的病理本质及其与返流性食管炎、食管腺癌关系的研究．诊断病理学杂志，1996，2：73-75.

［8］BOLIVER E L. On the pathogenesis of cardiospasm. Ann Thorac Surg，1970，10:81-83.

［9］杜百廉．食管癌．北京：中国科学技术出版社，1994.

［10］KAY E B，CROSS F S. Chronic esophagitis: a possible factor in the production of carcinoma of the esophagus. A M A Arch Int Med，1956，98:475.

［11］LIBERSON W，RIESE K T. Carcinoma in a large pharyngo-esophageal diverticulum.Gastroenterology，1960，38:817-821.

［12］刘献武，张友怡．食管中段憩室恶变 3 例．中华肿瘤杂志，1991，13（2）：128.

［13］裘宋良．食管的癌前病变及其预防．癌症，1986，5（1）：77-78.

［14］林培中，陆士新，张金生．食管癌前病变（食管上皮增生）的研究概况．中华肿瘤杂志，1983，5（5）：39-41.

［15］WANG G Q，ABNET C C，SHEN Q. Histological precursors of esophageal squamous cell carcinoma: results from a 13 years prospective follow up study in a high risk population. Gut，2005，542:187-192.

［16］陈志峰，王国清，侯浚，等．158 例食管鳞状上皮重度不典型增生随访结果．中国肿瘤临床，2004，31（6）：306-308.

［17］陶德明，胥永忠，顾元凯，等．46161 例食管上皮正常、增生癌变时间、癌变率的研究．肿瘤防治研究，1997，（3）：155-156.

［18］DAWSEY S W，LEWIN K J，WANG Q Q，et al. Squamous esophageal histology and subsequent risk of squamous cell carcinoma of the esophagus: a prospective follow up study from Linxian，China. Cancer，1994，74（6）：1686-1692.

［19］刘复生，杨谷晨，王国清，等．食管癌的组织发生学研究．中国医学科学院学报，1995，14（3）：201-203.

［20］陆建邦，杨文献，桑九园，等．食管的癌前病变：食管上皮增生及有关因素的前瞻性研究．癌症，1987，6（4）：250-253.

［21］CRESPI M, MUÑOZ N, GRASSI A，et al. Esophageal lesions in northern Iran; a premalignant condition？．Lancet，1979，2(8136):217-221.

［22］秦德兴，曹士国．食管涂片中炎性细胞与食管癌的关系．中华肿瘤杂志，1986，8（2）：121-122.

［23］MURPHY S J, ANDERSON L A. Have patients with esophagitis got an increased risk of adenocarcinoma? Results from a population - based study. World J Gastroenterol，2005，11（46）:7290-7295.

［24］杨观瑞，裘宋良，黄河．早期食管癌和癌前病变的自然发展史．河南医学院学报，1983，（4）：6-9.

［25］杨观瑞，裘宋良．食管癌高、低发区人群内镜检测结果分析．河南医科大学学报，1986，21（2）：104-109.

［26］赵立群，杨观瑞，裘宋良，等．食管癌高发区青少年食管炎发病率和发病因素研究．河南肿瘤学杂志，1991，4（4）：7-11.

［27］张延瑞，刘宾，冯常炜，等．河南食管癌高、低发区人群慢性反流性食管炎患病情况比较．郑州大学学报，

2002, 37（6）: 761-763.

［28］郭煜，苏敏，刘志才，等. 食管癌高危人群食管上皮炎症细胞浸润与增生关系的初步病理学研究. 汕头大学医学院学报，2007，2（1）: 30-32.

［29］裘宋良，杨观瑞，吴庆成，等. 河南省食管癌高发区人群食管癌前期病变. 中华肿瘤杂志，1985（增刊）: 60-62.

［30］MUÑOZ N，CRESPI M，GRASSI A, et al. Precursor lesions of oesophageal cancer in high-risk populations in Iran and China. Lancet，1982，1（8277）:876-9.

［31］蔡海英，李晴雪，叶燕丽，等. 大鼠食管上皮的恶性转化及其生物学特性. 中华肿瘤杂志，1988，10（4）: 256-259.

［32］陈正言. 我国食管鳞癌癌前病变研究回顾与思考. 中国肿瘤，2006，15（10）: 653-658.

［33］王国清. 降低食管癌发病率和死亡率的现场临床防治策略与方法. 中华肿瘤杂志，1999，21（3）: 223.

［34］COUSSENS L M，WERB Z. Inflammation and cancer. Nature，2002，420:860-867.

［35］王立东，郭花芹，裘宋良等. 食管癌高发区青少年维生素营养状况. 河南医科大学学报，1992，27（2）: 126-129.

第二节　病因及发病机制研究

大量食管癌高发现场人群调查研究及相关动物实验结果提示，食管癌前病变发病因素主要有以下几个方面。

一、亚硝胺类化合物

亚硝胺类化合物具有很强的致癌性，有的一次性给药即能致癌，有的还可透过胎盘作用于胚胎。其作用广泛，可对多种动物、多种器官致癌。亚硝胺致癌的器官特异性与其结构有关。众多的研究发现，亚硝胺类化合物与食管癌发生发展有密切关系。同时，研究也证实有些亚硝胺可明显诱导动物食管上皮癌前病变[1]。

测定食管癌高发区林州市 495 口井水中亚硝胺前体物硝酸盐与亚硝酸盐含量显示，所有检测的井水中均含有硝酸盐与亚硝酸盐。其含量随季节变化而变化，以夏季含量为最高。进一步分析显示，大多数井水中的硝酸盐和亚硝酸盐含量与当地居民食管癌及上皮不典型增生的患病率呈正相关[2]。林州市 216 人的唾液中亚硝酸盐含量测定结果显示，其平均含量达 4.75mg/L。同时发现，食管上皮不典型增生患者较食管上皮正常者亚硝酸盐含量高（$P < 0.05$）[3]。

分析研究林州市居民经常食用的酸菜证实，酸菜中的 Roussin 红甲酯可与二级胺反应产生不同种类的亚硝胺[4,5]。陆士新等用特异性诱导食管癌的甲基苄基亚硝胺（N-methyl-N-benzylnitrosamine，NMBzA）作为启动剂，以 Roussin 红甲酯为促使剂，进行小鼠促癌实验。结果发现，在喂 NMBzA 和 Roussin 红甲酯组，前胃上皮乳头状瘤发生率为 22.9%，而只喂 NMBzA 组发生率仅为 14.2%，提示 Roussin 红甲酯可以明显促使小鼠前胃上皮乳头状瘤的形成[6]。

N-3- 甲基丁基 -N-1- 甲基丙酮基亚硝胺（N-3-methylbutyl-N-1-methylacetonsamine，MAMBNA）是从食管癌高发区常见真菌串珠镰刀菌、白地霉菌和土曲霉菌等污染的食物中分离出的一种亚硝胺。该亚硝胺有明确的诱导细胞突变及诱导细胞恶性转化效应[7-9]。体内分布研究表明，MAMBNA 对大鼠食管具有亲和性[10]。用 MAMBNA 的前体物 MAMBA 及 $NaNO_2$ 喂养小鼠 117~742d，发现在 26 只受试小鼠中诱发出 17 例前胃乳头状瘤，15 例食管上皮增生。另外，用合成的 MAMBNA 进行动物诱癌实验，观察 38~317 d，总剂量为 25~670 mg。结果显示，42 只受试小鼠中有 22 例出现食管下端上皮增生、30 例前胃乳头状瘤和

9 例鳞癌[11]。

NMBzA 与人胎儿食管上皮一起培养，结果发现胎儿食管上皮 DNA 中 O^6-MedG 形成，且其水平与 NMBzA 的作用量呈正相关。这表明人食管上皮可以代谢活化 NMBzA，并导致人食管上皮细胞 DNA 损伤[12]。用 NMBzA 处理体外培养的人胎儿食管上皮组织，培养 3 个月后发现食管上皮组织出现不同程度的增生性改变。进一步研究发现，将 NMBzA 作用过的人胎儿食管上皮移植到裸鼠肠系膜，同时继续通过饮水喂以 NMBzA。2 个月时，裸鼠肠系膜上出现肿瘤，并随时间推移逐渐长大。8 个月时，病理学检查为高分化鳞状细胞癌。此研究首次证实 NMBzA 可导致人食管上皮癌前病变，并且该癌前病变组织经进一步作用可形成上皮癌[13]。

在中国食管癌高发区，人与鸡在食管癌发生率及病理学特征方面有明显的一致性。由此，诱发鸡咽食管癌对探讨人食管癌病因有重要意义[14,15]。蔡海英等用亚硝胺前体物肌氨酸乙酯盐酸盐加亚硝酸盐对鸡的咽、食管和腺胃进行癌前病变和癌变诱发实验。结果显示，观察 30~300 d 时，除诱导出了咽、食管和腺胃单纯增生和不典型增生外，仅诱发出 1 例鸡腺胃癌。细胞学分析表明，致癌物诱导的鸡食管的病变不如咽及腺胃明显[16]。而李铭新等用 NMBzA 喂养鸡 988 d，部分诱导出了食管和嗉囊中上皮不典型增生和癌前病变及 1 例早期癌，但也有分析认为这些病变的发生与 NMBzA 处理的时间和总剂量不相关，可能是"自发性"癌变，提示 NMBzA 不能诱发鸡的食管癌。并由此推论，林州市食管癌高发区鸡食管癌可能是自发性肿瘤，与 NMBzA 无关[17]。程书钧等也通过体外实验研究认为，鸡食管上皮对挥发性亚硝胺基本不具代谢功能，并提出食管癌高发区林州市鸡咽食管癌可能与该地区已发现的几种挥发性亚硝胺无关。当地鸡咽食管癌可能与有直接致癌作用的不挥发性亚硝酰胺或其他因素有关[18]。

徐致祥等模拟林州市食管癌高发现场生活环境，用含有多种胺类和酰胺类前体物，以及可通过不同途径污染饮用水源的农家肥水加亚硝酸钠喂鸡，观察了其对鸡食管的作用。结果除了在实验的第 2~4 阶段诱导出了 16.3%（与对照组比较，$P<0.01$）的鸡咽食管癌外，在实验第 3 阶段还发现 25% 的鸡咽食管不典型增生（与对照组比较，$P<0.05$）。而在实验第 4 阶段鸡的咽食管不典型增生发生率高达 39.6%（与对照组比较，$P<0.001$）[19]。徐致祥等的研究结果支持了程书钧关于林州市鸡咽食管癌可能与有直接致癌作用的不挥发性亚硝酰胺有关的推论。

通常根据化学结构可将亚硝酰胺分为脲型、胍型和多肽型 3 种类型。该实验使用的农家肥中有大量人畜尿，这些尿液中含有丰富的尿素、肌酐，在农家肥中同时存在的各种烷基的作用下，它们可转化为相应的烷基脲、烷基硝基胍、烷基脲烷。这些物质进一步亚硝基化，可形成相应的直接致癌物亚硝基烷基脲、亚硝基烷基硝基胍和亚硝基脲烷，发挥致癌效应。上述研究表明，亚硝酰胺类化合物在诱导鸡咽食管癌及癌前病变中可发挥重要作用。

由此推论，食管癌及食管癌前病变与食管癌高发区居民生活环境中的亚硝胺类化合物污染和人群的高水平暴露有关。在病因方面，作为危害因素，亚硝胺类化合物参与了人食管癌及其癌前病变的形成。在这一过程中，不同亚硝胺可能发挥了协同作用。

二、真菌及其毒素

自 20 世纪 60 年代黄曲霉毒素与肝癌发生相关报道以来，肿瘤的真菌病因日益受到重视。由于中国是食管癌高发地区，有关真菌与食管癌及食管癌前病变的研究较多，并取得重要进展。

20 世纪 70 年代，中国食管癌病因综合考察队对四川西北地区 5 个县、晋冀豫交界地区 7 个县和广东 3 个县进行了对比调查，发现食管癌高发地区居民食用发酵、霉变食品比较普遍，而低发区食用霉变食物的量、种类及人数均较少。原河南医学院微生物教研室调查发现，食管癌高发区林州市粮食中串珠镰刀菌及互隔交链孢霉菌污染率显著高于低发区范县。甄应中等有关河南省 5 个高发区和 3 个低发区真菌分离培养结果显示，高发区粮食中圆弧青霉菌、互隔交链孢霉菌及串珠镰刀菌等明显高于低发区。四川高发区酸菜中主要真菌为圆弧青霉菌和杂色曲霉菌[1]。此外，人们就真菌及其毒素与食管癌及癌前病变的关系进行了一系列人群调查和动物实验研究。

1. 假丝酵母菌感染

夏求洁等对 155 例食管癌活检标本及 30 例早期食管癌及贲门癌手术标本中真菌存在情况做了分析。结果提示，真菌感染与食管上皮细胞分化异常有密切关系。食管黏膜的真菌感染可能是食管癌病因之一。后其又用免疫荧光法检测早期食管癌患者血清抗假丝酵母菌抗体滴度，且与假丝酵母菌侵犯的食管组织病理学变化进行比较，显示两者结果基本一致。同时证明食管癌高发区林州市正常人血清抗假丝酵母菌抗体阳性率（17.5%）较低发区北京正常人的阳性率（2.5%）为高。此外，食管上皮不典型增生和早期食管癌患者血清抗假丝酵母菌抗体阳性率（80%）也高于正常人。进一步应用细胞凝集法测定高、低发区的正常人、食管上皮重度不典型增生患者和中晚期食管癌患者血清抗假丝酵母菌凝集素，结果发现高、低发区人群血清抗假丝酵母菌凝集素水平有显著差异，且与食管相关病变发病率呈正相关。食管上皮重度不典型增生和中、晚期食管癌患者血清抗假丝酵母菌凝集素高滴度比例也高于正常人群。手术标本研究结果提示真菌感染可能与食管癌及食管癌前病变发生有一定关系[20-22]。但周家兴对 43 例食管癌手术标本进行了黏膜表面真菌分离，发现其优势菌主要为以白假丝酵母菌为主（32.6%）的假丝酵母属菌（37.21%）。白假丝酵母菌为腐生真菌，在食管癌手术标本上分离阳性率与正常口腔黏膜分离阳性率基本一致。因此，认为其与食管癌发生可能无直接关系[23]。甄应中等对 43 例食管癌手术标本表面及组织内真菌进行分离培养和组织切片镜检，结果未发现真菌存在，也认为真菌感染与食管癌发生可能无关[24]。食管真菌感染与人食管癌及癌前病变发生的确切关系尚待进一步证实。

2. 互隔交链孢霉毒素

系统的流行病学、病因学、分子生物学及化学分析等研究发现，互隔交链孢霉菌在食管癌高发区粮食中污染率明显高于低发区[3]，互隔交链孢霉菌主要产物交链孢酚单甲醚（alternariol monomethyl ether, AME）和交链孢酚（alternariol, AOH）有很强的诱变性、较为明确的致癌性[24]及对动物食管上皮细胞损伤的特异性[25]，提示食管癌高发区居民粮食中互隔交链孢霉菌的污染可能与当地食管癌的发生有一定关系。在互隔交链孢霉菌与食管癌前病变研究方面，刘桂亭等用从林州市粮食中分离出的互隔交链孢霉菌发霉食物进行了大鼠动物实验观察。结果发现有 25.6%（10/39）大鼠诱发出了前胃乳头状瘤，5.1%（2/39）的大鼠诱发出了食管乳头状瘤及 1 例前胃早期癌[26]。用 AME 处理体外培养的人胚胎食管，发现实验组食管上皮底层细胞层次明显增多，细胞排列紊乱，细胞核质比增大，核大小不等，核浓染，可见核分裂象，有的区域出现内生性乳头状增生。这些食管上皮的细胞学改变与阳性对照组特异性诱导食管癌的 NMBzA 诱发的上皮病变一致[27]。用 AOH 处理体外培养的胚胎食管，作用 24 h，再培养 2 周后，将该食管上皮组织小块分别接种于 3 只裸小鼠皮下及 3 只裸小鼠腹腔内。结果皮下接种的 3 只裸小鼠中，除 1 只接种的食管上皮组织形成了人食管鳞状细胞癌外，其余 2 只皮下接种的和 2 只腹腔接种的组织块均形成了明显的上皮增生或乳头状增生；而对照组的食管上皮组织未出现增生现象[28]。上述研究提示，互隔交链孢霉菌主要产物 AME 和 AOH 在体外组织培养中均可诱发人胚食管上皮癌前病变。

3. 串珠镰刀菌毒素

20 世纪 70 年代末，Bjeldances 报道了从串珠镰刀菌培养物异丙醇、氯仿的萃取物中分离出的 Fusarin C 具有诱导鼠伤寒沙门菌回复突变效应。随后从南非食管癌高发区串珠镰刀菌代谢物中也分离出了 Fusarin C[29]。我国学者用串珠镰刀菌发酵食物或其乙醇提取物诱发出了大鼠前胃和食管乳头状瘤和增生性病变[30, 31]，后又相继用串珠镰刀菌毒素 T-2 和 Fusarin C 分别诱导出了大鼠食管和前胃乳头状瘤和癌[32-34]。Hsia 等对培养的成人和胎儿食管黏膜上皮用 T-2 0.2~1.2ng /mL 作用 6 d，也均诱导出了重度不典型增生[35]。

4. 其他真菌

刘桂亭用梨孢镰刀菌（fusarium poae）发霉的玉米面长期喂大鼠，诱发出了 16.2% 的食管上皮增生和 73% 的大鼠前胃乳头状瘤，尤其是后者中有 48.6% 为癌变可能性非常大的癌前病变"脐样病灶"。此外，用该菌培养物的乙醇、乙醚和生理盐水提取物，也分别诱发出了前胃乳头状瘤[36]。Schoental 报道，用梨孢镰刀菌和拟枝孢镰刀菌粗提物诱导出受试动物食管上皮增生[37]；用拟枝孢镰刀菌（fusarium sporotricheilla）污染的玉米悬液灌喂大鼠，同时用该镰刀菌污染的饲料饲养大鼠，观察该菌对受试动物的生物学作用。结果发现，在受试的 46 只大鼠中，有 45 例发生了前胃乳头状瘤，发生率高达 97.8%。最早在实验后第一周可见到上皮增生现象[38]。

用从食管癌高发区林州市癌患者家酸菜中分离来的白地霉菌灌喂大鼠和小鼠，经过 20 个月诱发出前胃上皮不典型增生性病变（小鼠 64/75，大鼠 23/38）、乳头状瘤（小鼠 4/75，大鼠 8/38）及少数食管上皮不典型增生等癌前病变。部分乳头状瘤基底部增生活跃，且有早期"脐样病灶"，可能是上皮进一步恶变的先兆[39]。用洗霉变红薯干及萝卜干的水和发霉玉米面馍喂受试动物，均诱导出食管上皮增生和乳头状瘤[40-42]。用自然发霉玉米面馍喂 Wistar 大鼠，也同样诱导出了食管上皮增生性病变和乳头状瘤。

徐致祥等用农家肥水诱导鸡食管癌的实验发现，在不加亚硝胺前体物的单纯农家肥水组诱导出了 4 例鸡咽食管不典型增生。这提示食管癌前病变与农家肥在发酵过程中霉变产生的真菌毒素有关，并可认为如延长作用时间，也能诱发出食管癌[19]。

5. 真菌与亚硝胺协同作用

杨简等用 NMBzA 和白地霉菌液体培养物灌喂小鼠进行协同致癌观察，发现小鼠前胃上皮癌前病变及前胃癌发生率高于单独使用 NMBzA 组发生率。这说明白地霉菌有协同癌前病变及癌变发生的作用[43]。此外，用 NMBzA 加发霉玉米面馍进行诱发大鼠食管癌实验，另以单独使用 NMBzA 组作为对照。结果大鼠食管上皮增生发生率、乳头肿瘤及食管癌发生率均高于单纯给予 NMBzA 组[41]。上述实验结果提示，如果经食物摄入亚硝胺，同时又摄入霉变食物，可增加人食管上皮癌前病变及癌变的风险。

三、吸烟

早在 20 世纪 60 年代，Auerbach 对 1 202 例男性尸检资料分析就发现，79.8% 吸烟者出现食管上皮增厚，细胞表现为不典型增生，另有 1.9% 出现原位癌。且这些病变随吸烟量增加和吸烟时间增长而加重。食管上皮发生的这些病变与上呼吸道发生的病变类似。不吸烟的对照组病例中食管上皮基底细胞比较薄，只有极少数（6.6%）病例食管上皮出现不典型增生，且未见原位癌[44]。此外，一些来自食管癌高发现场及患者人群的调查研究也表明吸烟与当地食管癌发生有关[45-50]。但有关吸烟与癌前病变关系的研究资料尚不多见。在食管癌高发区，如伊朗里海沿岸、阿富汗、哈萨克斯坦的古里耶夫、南非的德班及我国林州市的相关调查资料显示，当地食管癌及癌前病变发生与当地居民吸烟没有明确相关性[1]。

四、营养与癌前病变

流行病学调查显示，食管癌高发多在贫穷地区。报道认为，世界上食管癌高发区分布的营养学特征是居民缺乏动物蛋白、维生素 C、维生素 B_2 及新鲜蔬菜摄取，这一现象说明，某些营养素缺乏也是促进食管癌发生的主要因素之一[51-54]。

1. 维生素缺乏

（1）维生素 B_2 缺乏：食管癌高发区河南辉县市 538 名 15~26 岁青少年慢性食管炎患病率和营养状况调查结果表明，男性和女性食管炎患病率分别为 37.6% 和 36%，明显高于低发区 15~24 岁的青少年人群发病率（17%）。高发区的调查人群中维生素普遍缺乏，尤其是维生素 B_2 的缺乏比较严重。湖北钟祥市食管癌高发人群调查显示，食管上皮不典型增生者尿中维生素 B_2 的缺乏比较严重[55]，不仅显著低于健康居民，而且也显著低于食管癌患者[56]。林州市居民的相关调查发现，食管上皮正常、不典型增生和癌患者人群维生素 B_2 水平都低，而增生组和癌组人群水平更低[57]。动物实验发现，维生素 B_2 缺乏组大鼠中有 73.4% 发生食管肿瘤，其中 66.7% 为食管乳头状瘤，对照组未见任何肿瘤[58]。上述结果提示，维生素 B_2 缺乏可促进癌前病变及食管癌的发生发展。其主要是在癌前病变阶段发挥作用。

（2）维生素 C 缺乏：相关动物实验表明，维生素 C 可以明显地抑制致癌物的致癌效应。对食管癌高发区居民进行的调查显示，其维生素 C 营养状况非常差[59, 60]。对 538 名食管癌高发区青少年维生素营养状况调查显示，高发区的人群中维生素 C 缺乏者男、女性分别占 23.7% 和 20.65%。进一步分析发现，维生素 C 水平与慢性食管炎的发生率呈负相关[55]。但在冬季测定另一食管癌高发区河南嵩县（食管癌死亡率 81/10 万），维生素 C 水平并不低[61]。这一结果可能与当地居民生活条件和生活习惯有关，同时也提示维生素 C 缺乏不一定是食管癌及癌前病变发生的主要因素，可能在其发生过程中发挥一定的协同作用。

（3）维生素 A 缺乏：已知维生素 A 有维持上皮正常结构和功能的作用，缺乏时可引起大鼠前胃及食管上皮增生和角化亢进，并能促进致癌物的致癌效应。Warwick 和 Hormozdiari 在食管癌高发区南非特兰斯凯和伊朗里海沿岸地区的相关人群调查显示，维生素 A 缺乏与当地食管癌发生有关[62, 63]。在动物实验中，用大量维生素 A 加 NMBzA 灌喂大鼠观察维生素 A 对 NMBzA 致癌作用的影响，并与单纯灌喂 NMBzA 组进行比较。结果显示，早期大量输入维生素 A，可使 NMBzA 诱导的大鼠食管上皮增生、癌前病变和癌变发生率受到明显的抑制。组织学观察发现，维生素 A 在抑制食管上皮癌变的同时，对伴随癌变发生的"脐样病灶"和"炎灶"等病变有显著抑制作用，提示大量维生素 A 似乎可以将亚硝胺诱发的大鼠食管上皮的增生细胞、癌前病变细胞和癌细胞"逆转"为"正常"细胞[64]。

（4）烟酸缺乏：目前已知烟酸与糙皮病有直接的因果关系。糙皮病主要病变是皮肤和包括食管在内的消化道上皮黏膜的损伤。Segal 等在南非调查了 9 例糙皮病患者，发现均并发有从轻度到重度程度不等的食管炎[65]。南非的特兰斯凯是食管癌高发区，其食管癌高发是从几十年前当地农作物改为以玉米为主后，伴随糙皮病发病率升高而升高的。玉米中烟酸含量较其他谷物低，由此推测当地食管癌发生可能与当地居民因食物改变导致烟酸缺乏，从而引起食管上皮癌前病变，增加食管上皮易感性有关[1]。

2. 微量元素缺乏

（1）锌缺乏：锌是人类生命活动必需的微量元素。机体所需的锌主要来源于肉食。食管癌高发区无论是伊朗里海沿岸地区还是中国华北地区，当地居民饮食结构都是以谷物为主，易出现锌缺乏[1]。食管癌高发区河南鹤壁市人群血清锌水平调查结果显示，食管上皮正常、轻度不典型增生、重度不典型增生和癌的不同人群中，血清锌水平呈依次降低趋势[66]。Follis 等动物实验发现，动物实验饲料中锌缺乏可以导致大鼠皮肤和食管病变，包括角化不全[67]。有研究表明，缺锌可引起大鼠胎儿食管发育不全，伴有广泛的食管上皮黏膜损伤、上皮增生、过度角化或角化不全。在缺锌的猪食管上皮也出现同样病变。这些由缺锌导致的食管上皮病变在食管癌发生早期可能有重要作用[68]。上述研究提示，锌在食管癌发生早期可能是重要的保护因素。缺锌易导致食管癌前病变可能与其影响食管上皮细胞角化和食管正常上皮组织损伤的修复有关。

（2）硒缺乏：在微量元素与肿瘤发生关系的研究中，硒已成为关注的焦点。Jaskiewicz 对南非食管癌高、中、低发区人群血样中硒存在水平的调查分析结果表明，高、中发区人群血硒水平显著低于低发区。进一步分析发现，有癌前病变或癌者血硒水平也低于正常对照人群，提示血硒水平与食管上皮细胞学改变有明确的负相关关系[69]。我国食管癌高发区居民食管上皮正常、增生及癌三种不同人群的头发中硒的含量随上皮改变及加重而减低[70]。有关亚硒酸钠对甲基戊基亚硝胺诱发大鼠食管病变影响的动物实验结果表明，亚硒酸钠可以明显地抑制致癌物甲基戊基亚硝胺诱导的大鼠食管上皮增生、癌前病变和癌变的发生[71]。食管癌高、低发区不同人群红细胞硒分布水平分析发现，高、低发区正常人群红细胞中硒水平无显著差别，而在高发区食管上皮正常、轻度不典型增生、重度不典型增生到癌患者不同人群中，红细胞硒含量随食管上皮由正常向癌变发展而逐步降低。食管上皮正常组与重度不典型增生组硒的含量有显著差异（$P<0.03$），与癌组比较则非常显著（$P<0.001$）。由此作者分析认为，这种现象可能是食管上皮癌变的结果，而不是癌变的因素[72]。动物诱癌阻断实验认为硒对致癌物诱发的动物食管癌变有抑制作用，并认为该作用主要发生在起始阶段[73]。

五、HPV 感染

通过分析人食管癌和癌旁组织，观察 HPV 与食管癌及癌前病变发生的关系，发现食管癌及癌前病变组织中有 HPV 感染，且其阳性率与高发区食管病变严重程度呈正相关，提示其有可能是食管癌及癌前病变发生的因素之一[74-76]。研究者将 HPV18 E6、E7 基因导入人胎儿食管上皮，在无任何致癌因素作用下，导致了癌前病变的发生[77]。研究认为，HPV 有高度的嗜上皮性，特异地感染自然宿主内鳞状上皮，并在基底层细胞中进行 DNA 复制，随着细胞分裂，诱发上皮损伤和侵袭性癌[78]。但也有报道否认 HPV 感染与食管癌相关[79]。这可能与不同地区 HPV 分布有关。其确切关系尚待进一步证实。

食管癌前病变的发病因素多是在食管癌发生因素的研究中发现的。无论人群现场调查还是动物实验，结果均表明，与食管癌发生密切相关的因素，也可导致食管癌前病变的发生。癌前病变发生率高于癌发生率，且在发生时间上也早于食管癌。因此，利用这一特点，进一步加强有关建立体内外癌前病变模型的研究，可为更方便、更快捷地进行食管癌发生因素的研究和针对病因的阻断研究提供实验平台。食管癌前病变的发病因素的研究为食管癌的一级预防提供了重要的依据。如同食管癌病因一样，癌前病变因素同样可分为危害因素和保护因素。通过改善环境和生活习惯，针对性地降低或阻断危害因素的暴露，同时增加保护因素的摄取，可降低癌前病变发生，从而有效降低食管癌的发病率。癌前病变因素研究的意义就在于此。

（杨胜利　曹文波　郭茂峰　莫赛军　宫亚欧）

参考文献

［1］杜百廉．食管癌．北京：中国科学技术出版社，1994.

［2］王英林．林县姚村乡饮用水中硝酸盐与亚硝酸盐含量的测定．中华肿瘤杂志，1979，1（3）：201-204.

［3］O'NEILL J. Relevance of N-Nitrosamines to Esophageal Cancer in China. In: "Relevance to Human Cancer of N-Nitroso Compounds: Tobacco smoke and Mycotoxins". Lyon：IARC Sci Publication，1991.

［4］王明耀，陆士新，季川，等．林县酸菜中亚硝基化合物（Roussin 红甲酯）及其前体物的分析．肿瘤防治研究，1983，10（1）：12-15.

［5］王明耀，李铭新，蒋原宙，等．林县酸菜中分离物——Roussin 红甲酯与二级胺反应生成致癌物的研究．肿瘤防治研究，1983，10（3）：145-148.

［6］陆士新，林培中，李凤鸣，等．林县酸菜中的 Roussin 红甲酯对小鼠前胃上皮组织的促瘤作用．中华肿瘤杂志，1985，7（4）：241-243.

［7］LU S H, CAMUS A M, JI C, et al.Mutagenicity in Salmonella typimurium of N-3-methyl butyl-N-1methyl-acetonyl-nitrosamine and N-methyl-N-benzylnitrosamine，N-nitrosation products isolated from corn-bread contaminated with commonly occurring moulds in Linshien county，a high incidence area for esophageal cancer in Northern China. Carcinogenesis, 1980, 1（10）：867-869.

［8］陈虎．一种新的亚硝胺 N-3- 甲基丁基 -N-1- 甲基丙酮基亚硝胺对 V79 细胞的致突变作用．中华医学杂志，1981，61：736-738.

［9］吴德丰，吴旻，王秀琴，等．N-3- 甲基丁基 -N-1- 甲基丙酮基亚硝胺体外恶性转化金仓鼠肺成纤维细胞的研究．中国科学，1982，（5）：429-436.

［10］陆士新，罗凤岐，沈德存，等．[³H]-N-3- 甲基丁基 -N-1- 甲基丙酮基亚硝胺在大鼠体内的分布与代谢的研究．中华肿瘤杂志，1985，增刊：17-18.

［11］李铭新．N-3- 甲基丁基 -N-1- 甲基丙酮基亚硝胺诱发小鼠和大鼠前胃鳞癌及肝癌．中华肿瘤杂志，1985，7：329-331.

［12］冯骆，陆士新．甲基苄基亚硝胺对人胎儿食管上皮 DNA 修饰的研究．中华肿瘤杂志，1987，9（4）：245-247.

［13］陆士新，崔小邢，谢建国．N- 甲基 -N- 苄基亚硝胺诱发人胎儿食管上皮癌．中华肿瘤杂志，1989，11(6):401-403.

［14］刘复生，李凌．鸡咽食管癌的流行病学和病理形态学研究．动物学报，1976，22（4）：319-326.

［15］刘复生，姚楚女．湖北省钟祥县河南移民与本地人居住区的鸡咽食管癌流行病学和病理学观察．动物学报，1976，22（4）：314-318.

［16］蔡海英，林培中，李全林．亚硝胺诱发鸡咽部、食管及腺胃的增生与癌变．中国医学科学院肿瘤医院学术论文汇编，1978，146-150.

［17］李铭新，程书钧，田贵珍．甲基苄基亚硝胺诱发鸡食管癌的实验研究．动物学报，1985，31：351-359.

［18］程书钧，李铭新，钱芳，等．甲基苄基亚硝胺与人、大鼠和鸡肝脏或食管上皮细胞混合培养的 V79 细胞的致突变作用．实验生物学报，1985，18：351-359.

［19］徐致祥，谭家驹，陈凤兰，等．农家肥料污染水源诱发鸡咽食管癌胃癌和肝癌．中华肿瘤杂志，2003，25（4）：344-347.

［20］夏求洁，赵瑛．食管癌组织内霉菌侵犯及其与食管癌的可能关系．中华医学杂志，1978，58（7）：392-393.

［21］夏求洁．免疫荧光法测定血清抗念珠菌抗体及其在食管癌研究中的应用．中华肿瘤杂志，1979，1（3）：190-192.

［22］夏求洁，曹士国，秦德兴，等．念珠菌感染和食管癌关系的研究．中华肿瘤杂志，1984，6（3）:168-172.

［23］河南省肿瘤防治研究队（周家兴）．从食管癌切除标本中分离的假丝酵母菌．肿瘤防治研究，1978，（2）：1-2.

［24］甄应中，邢一丁，徐岷，等．食管癌手术标本的真菌培养与组织中的真菌检查．中华肿瘤杂志，1985，7（增刊）：44-45.

[25] 杨胜利，王秀琳，甄应中，等.交链孢酚和交链孢酚单甲醚对大鼠不同器官细胞 DNA 损伤的器官亲和性研究.河南医科大学学报，1991，26（2）：98-100.

[26] 刘桂亭，刘作屏，于国强，等.互隔交链孢霉诱发大鼠前胃和食管乳头状瘤的实验研究.河南医学院学报，1982，17（3）：5-7.

[27] 钱玉珍，刘桂亭，杨红艳，等.交链孢酚单甲醚对人胚食管上皮的作用.河南医科大学学报，1990，25（1）：1-3.

[28] 刘桂亭，钱玉珍，杨红艳，等.交链孢酚诱发人胚食管上皮癌的研究.河南医科大学学报，1990，25（2）：115-118.

[29] BJELDANCES L F, THOMSON S.V. Mutagenic activity of Fusarium moniliforme isolated in the salmonella typhimurium assary. Appl Environ Microbiol, 1979, 37（6）:1118-1121.

[30] 王风荣，张振东.串珠镰刀菌诱发大鼠食管肿瘤的实验研究.肿瘤防治研究，1979，（3）：12-14.

[31] 刘桂亭，苗健，甄应中，等.串珠镰刀菌发霉的玉米面乙醇提取物诱癌实验研究.肿瘤防治研究，1984，11（4）：206-208.

[32] 李铭新.T-2 毒素的致癌作用.中华肿瘤杂志，1988，10（4）：315-317.

[33] 李铭新，BJEL L E.镰刀菌素 C（Fusarin C）诱发小鼠和大鼠食管癌与前胃癌.中华肿瘤杂志，1992，14（1）：27-29.

[34] 杨仕.镰刀菌 T-2 毒素诱发小鼠前胃乳头瘤.中华肿瘤杂志，1988，10（5）：339-341.

[35] HSIA C C, TZIAN B L, HARRIS C C. Proliferative and cytotoxic effects of Fusarium T-2 toxin on cultured human fetal esophagus. Carcinogenesis, 1983, 4:1101-1107.

[36] 河南省肿瘤防治研究队（刘桂亭）.我队的食管癌病因研究（1975-1978）.天津医药肿瘤学副刊，1979，3：185-187.

[37] SCHOENTAL R. Lesions induced in rodents by extracts from cultures of Fusarium poae and F.sporotrichioides. J Path, 1974, 112（1）：37-42.

[38] 张宝庚.镰刀菌菌粮长期灌喂和饲养诱发大鼠前胃乳头状瘤的观察.中华病理学杂志，1965，9：51.

[39] 杨简，高进，李宝贵，等.林县食管癌户酸菜中白地霉致瘤作用的初步观察.天津医药肿瘤学副刊，1976，6（4）：276-278.

[40] 河北医学院病理教研组.发霉食物诱癌实验.医学研究通讯，1973，56：4-5.

[41] 河北医学院病理教研组.发霉食物诱癌实验进一步研究.医学研究通讯，1974，6：4-5.

[42] 河南省肿瘤防治研究队（刘桂亭）.霉菌与食管癌关系的研究.肿瘤防治研究，1975，3：19-21.

[43] 杨简.林县食管癌户酸菜中白地霉促癌作用实验.肿瘤防治研究，1974，3：15-17，20-23.

[44] AUERBACH O, STOUT A P, HAMMOND E C, et al. Histologic changes in esophagus in relation to smoking habits. Arch Environ Health, 1965, 11：4-15.

[45] JAYANT K K, JAYANT V, BALAKRISHNAN L D, et al. Quantification of the role of smoking and chewing tobacco in oral, pharygeal and oesophageal cancers. Brit J Cancer, 1977, 35（2）：232-235.

[46] CHOI S Y, KAHYO H. Effect of cigarette smoking and alcohol consumption in the etiology of cancers of the digestive tract. Int J Cancer, 1991, 49（3）：381-386.

［47］YU M C，GARABRANT D H，PETERS J M, et al. Tobacco alcohol, diet, occupation, and carcinoma of the esophagus. Cancer Research，1988，48（13）：3843-3848.

［48］WYNDER E L, STELLMAN S D. Comparative epidemiolog of tobacco-relate cancer. Cancer Research, 1977, 37（12）：4608-4622.

［49］BRADSHAW E, SCHONLAND M L. Smoking, drinking and esophageal cancer in African males of Johannesbury South Africa. Brit J Cancer, 1974, 30（2）：157-163.

［50］刘新民，王庆生，张亚黎，等. 吸烟、饮酒与男性食管癌关系的病例对照研究. 天津医科大学学报，2000，6（3）：280-294.

［51］ZIEGLER R G. Epidemiologic studies of vitamins and cancer of the lung, esophagus, and cervix. Adv Exp Biol，1986，206：11-26.

［52］YANG C S，NEWMARK H L. The role of micronutrient deficiency in carcinogenesis. Crit Rev Oncol Hematol, 1987, 7（4）：267-287.

［53］YANG C S，SUN Y, YANG Q，et al. Vitamin A and other deficiencies in Linxian，a high esophageal cancer incidence area of northern China. J Natl Cancer Inst，1984，73（6）：1449-1453.

［54］ZHENG S E, ERSHOW A G，YANG C S，et al. Nutrition status in Linxian,China:effects of season and suplementation. Inter J Vit Nutr Res，1989，59（2）：190-199.

［55］王立东，郭花芹，裴宋良，等. 食管癌高发区青少年维生素营养状况. 河南医科大学学报，1992，27（2）：126-129.

［56］黄渭铭，梁浩材，曹扬玲，等. 不同人群尿液中抗坏血酸和核黄素排泄量与食管癌发病关系的研究. 华中科技大学学报（医学版），1979，（1）：135-138.

［57］赵承彦，李玛琍，刘雄伯，等. 食管癌高发区不同人群血浆维生素 B_2 水平与 Antipyrine 代谢的实验研究. 肿瘤防治研究，1986，13（3）：132-133.

［58］林培中. 核黄素缺乏和超量维生素 C 对大鼠的食管和肝脏癌变的影响. 中华肿瘤杂志，1985，7（3）：171-174.

［59］河南省肿瘤防治研究队（刘桂亭）. 胱氨酸、维生素丙、补骨脂对甲基苄基亚硝胺致癌作用影响的观察. 肿瘤防治研究，1975，（1）：56-61.

［60］郑素芳，刘新伏，李辉，等. 食管癌高发区林县人群维生素的营养状况. 中华肿瘤杂志，1985，增刊：49-53.

［61］油书恒，杨云虹，邢陆伟，等. 食管癌高发地区人群维生素 C 的调查. 河南医学院学报，1985，20（3）：180-182.

［62］WARWICK G P. Some aspects of the epidemiology and etiology of esophageal cancer with particular emphasis on the Transkei. South Africa. Advances in Cancer Research，1973，17：181-229.

［63］HORMOZDIARI H，DAY N E，ARAMESH B，et al. Dietary factors and esophageal cancer in the Caspian littoral of Iran. Cancer Research，1975，35（11）：3493-3498.

［64］杨简. 食管上皮癌变药物抑制的实验研究——维生素 A 抑制亚硝胺诱发大鼠食管上皮癌变的初步观察. 肿瘤防治研究，1976，1：1-7.

［65］SEGAL I，HALE M，DEMETRIOU A，et al. Pathological effect of pellagra on the esophagus. Nutr Cancer, 1990, 14(3/4)：233–238.

［66］王晓，李开密，吴予明. 食管癌及癌前患者血清锌含量变化动态分析. 河南医科大学学报，1990，25（4）：354–356.

［67］FOLLIS R H, HARRY J R, DAY H G. Histological studies of the tissues of rats fed a diet extremely low in zinc. J Nutrition, 1941, 22（3）：223–237.

［68］DIAMOND I, SWENERTON H, HURLEY L. Testicular and Esophageal Lesions in Zinc-deficient Rats and Their Reversibility. J Nutrition, 1971, 101：77–84.

［69］JASKIEWICZ K, MARASAS W F, ROSSOUW J E, et al. Selenium and other mineral elements in populations at risk for esophageal cancer. Cancer, 1989, 62：2635–2639.

［70］林英，黄梅，朱明君，等. 食管上皮细胞增生和癌症病人硒水平的观察. 河南医科大学学报，1992，27（1）：57–59.

［71］王朝俊，罗德元，邓士林，等. 硒对大鼠食管癌的阻断作用研究. 华西医科大学学报，1988，（2）：154–157.

［72］李文杰，朱明君，王德英，等. 硒和谷胱甘肽过氧化物酶在食管癌高、低发区不同人群红细胞中水平研究. 中华肿瘤杂志，1991，13（4）：265–268.

［73］NAUSS K M, YEW K, NEWBERNE P M. et al. Effect of dietary selenium levels on methylbenzylnitrosamine-induced esophageal cancer in rats. Cancer Letters, 1986, 33（1）:107–116.

［74］LU X M, MONNIER-BENOIT M S, MO L Z, et al. Human papillomavirus in esophageal squamous cell carcinoma of the high-risk Kazakh ethnic group in Xinjiang, China. Eur J Surg Oncol, 2008, 34（7）：765–770.

［75］孙瑞珍. 人乳头状瘤病毒感染与食管癌的研究. 国外医学·消化系疾病分册，2004，24（5）:279–281.

［76］ZHOU X B, GUO M, QUAN L P, et al. Detection of human papillomavirus in Chinese esophageal squamous cell carcinoma and its adjacent normal epithelium. World J Gastroenterol, 2003, 9（6）:1170–1173.

［77］CASTILLO A, AGUAYO F, KORIYAMA C, et al. Human papillomavirus in esophageal squamous cell carcinoma in Colombia and Chile. World J Gastroenterol, 2006, 12（38）:88–92.

［78］HAUSEN Z H. Papillomaviruses causing cancer: evasion from host-cell control in early events in carcinogenesis. J Natl Cancer Inst, 2000, 92（9）:690–698.

［79］KIEW A S, BLLSCHWEILER E, METZGER R, et al. Esophageal cancer in Germany is associated with Epstein-Barr-virus but not with papillomaviruses. Med Microbiol Immunol(Berl), 2003, 192（3）:137–140.

第三节　分子生物学研究

1. 聚合酶 β（polymerase beta, pol β）基因

pol β 在哺乳动物细胞中参与 DNA 的合成和修复，是一种重要的 DNA 修复酶，尤其是对 1~4 个碱基突变的切除修复（base excision repair, BER）。董子明在 1998 年首次发现食管癌中 $pol\beta$ 基因突变，阐明了食管癌组织中 $pol\beta$ 基因的突变情况，并分析出其突变的相对热点（454~466nt 和 648~670nt）[1,2]。进一步研究发现：食管癌前病变组织和癌组织中存在 $pol\beta$ 高表达现象[3]；$pol\beta$ 高表达与肿瘤化疗药物顺铂的耐药性呈正相关[4]；通过 siRNA 技术降低耐药食管癌细胞株的 $pol\beta$ 表达水平，可以降低肿瘤化疗药物顺铂的耐药性。在真菌毒素 AOH 致突变的研究中发现，真菌毒素可以导致修复基因 $pol\beta$ 突变；转染野生型 $pol\beta$ 基因的食管癌细胞株，可以显著提高细胞耐受真菌毒素 AOH 致突变作用的能力[5,6]。食管癌细胞 $pol\beta$ 基因启动子核心区存在序列变异情况，多种突变后的启动子具有更强的启动转录活性，−37 位 C → A 突变后其转录活性能达到野生型的 8 倍[7]。

2. *Egr-1* 基因

研究者证实细胞凋亡存在于整个食管癌发病过程中，在食管癌前病变期早期生长反应（early growth response-1, Egr-1）mRNA 和 Egr-1 蛋白呈现高表达，同时 Egr-1 阳性的鳞状细胞癌中凋亡率显著增加。提示 Egr-1 可能有促进凋亡作用，Egr-1 的表达对细胞凋亡的作用可能在食管癌的发生中具有重要的生物学意义[8]。

3. *P53*

P53 基因的突变和蛋白表达发生在食管癌的早期阶段，独立的体细胞突变的 *P53* 肿瘤抑制基因和表达蛋白在食管不同部位的积累可能是多发性食管癌发生的关键分子机制[9]。Parenti 等发现 *P53* 基因突变和 P53 蛋白聚集可能是食管上皮癌变的早期事件。突变型 *P53* 表达频率和强度随不典型增生加重而增加，且与吸烟和饮食中的致癌物有关[10]。

对 197 例食管内镜活检组织中 P53 蛋白进行免疫组化分析发现，正常食管鳞状上皮、炎症上皮、轻度上皮不典型增生、中重度上皮不典型增生、原位癌、浸润癌中 P53 蛋白表达率分别为 2.9%、6.7%、38.8%、52.0%、61.1%、62.5%，正常和炎症组与不典型增生组表达率比较有显著性差异。不典型增生与食管癌无显著性差异。提示 P53 蛋白是癌变过程中的早期事件，可作为早期诊断和药物预防效果评价指标[11]。

4.BCL-2

对 35 例食管癌手术标本采用免疫组化检测 BCL-2 基因表达，结果发现：正常黏膜无表达；不典型增生为 65.7%，主要发生在中度和重度不典型增生；食管癌中为 77.1%，与不典型增生差异不明显。认为其表达可能与食管癌早期发生有关[12]。利用流行病学方法及免疫组化方法研究分析 BCL-2 基因在食管鳞癌中的表达及其意义，结果表明，饮酒、吃新鲜蔬菜少、吃肉蛋鱼少是食管癌 BCL-2 基因阳性表达的危险因素，OR 值分别为 2.583、2.234 和 4.030。未发现食管癌家族史与 BCL-2 基因异常表达之间存在联系。食管鳞癌 BCL-2 基因阳性表达率为 62.4%（78/125），癌旁不典型增生阳性表达率为 56.3%（9/16），两组比较差异无显著性（$P>0.05$）。高分化鳞癌 BCL-2 阳性表达率显著高于中、低分化组（$P<0.05$）。结果提示饮酒和营养缺乏引起的食管癌变中 BCL-2 基因可能起着重要作用；BCL-2 基因异常表达可能是食管癌早期发生阶段一个重要的分子生物学标志，并与判断食管癌分化程度相关[13]。

5. 人端粒酶反转录酶（hTERT）

Amioka 等[14]分析了 51 例鳞癌、9 例不典型增生和 60 例正常黏膜共 120 例样本，每个样本中 mRNA 的完整性通过聚 -D（T）20 探针进行验证。72 个样本（65%）包含了完整的基因，其中包括 35 例鳞癌、4 例不典型增生和 39 例正常食管黏膜组织。在单细胞水平，hTERT 在细胞质和细胞核中呈现高水平表达。通常情况下，大多数细胞癌组织和不典型增生组织中 hTERT 呈现高水平的表达。在 39 个正常黏膜组织中，基底细胞表达 hTERT mRNA，这种现象也能在转移的淋巴结中观察到。hTERT 表达细胞的分布和 Ki-67 阳性细胞的分布非常相似。这些结果表明，hTERT mRNA 的过度表达可能与 Ki-67 的免疫反应所反映的增殖活性有关，可能是食管癌早期发生的一种重要机制。

6. 结缔组织生长因子（connective tissue growth factor，CTGF）

Li LY[15]分别运用免疫组化和 RT-PCR 方法检测了食管癌标本中 CTGF mRNA 和蛋白表达水平。在正常人类食管上皮细胞和癌前病变组织中，CTGF 蛋白呈现不同表达水平，并且 CTGF 蛋白在食管癌组织中呈现高表达。生存分析表明，CTGF 蛋白高表达与食管鳞状细胞癌患者存活率低显著相关（$P= 0.024$），而 CTGF mRNA 水平与食管鳞状细胞癌患者的生存率之间无关（$P=0.196$）。多因素回归分析表明，CTGF 蛋白的状态是食管鳞状细胞癌患者预后的独立因素，因此，CTGF 蛋白的高表达可能会加快食管癌的进展，对于食管癌的早期诊断具有重要意义。

7.C-MYC

王立东对食管癌高发区 58 例无症状人群和 30 例食管鳞状细胞癌患者的内镜组织病理学标本，用免疫组化染色检测 C-MYC。无症状人群共检出正常食管上皮 16 例，基底细胞增生 34 例，不典型增生 8 例，C-MYC 表达率分别为 6.3%、21%、25%，SCC 为 59%，故认为 C-MYC 是食管癌变过程中频发分子事件[16]。

8. 中性粒细胞明胶酶相关性脂质运载蛋白（neutrophil gelatinase-associated lipocalin，NGAL）

对食管癌高发区进行的食管癌发生发展分子机制相关研究证明，新炎症因子 NGAL 在食管上皮细胞恶性变或早期癌中显著异常过表达是食管癌的一种早期标志。进一步研究发现，NGAL 还能够激活 ERK1/2、

NF-κB 和 STAT3 信号转导通路,诱导炎症因子 IL-6 和 TNF-α 表达增多,启动癌细胞的侵袭转移[17]。

9. 代谢基因

林东昕等应用病例对照分子流行病学方法,以 PCR-PFLP 方法发现,*P450 2E1* 突变型基因频率在食管上皮重度增生和食管鳞状细胞癌中较低,认为携带野生型 *P450 2E1* 的个体发生食管上皮重度增生和食管鳞状细胞癌危险性较高。GST-π 是代谢外来化学物质包括化学致癌物的重要酶系,是谷胱甘肽 S-转移酶(GST)的一种同工酶。它与肿瘤发生有关,是一种重要的肿瘤标志物[18]。刘小平等用免疫组化 ABC 法检测 59 例食管鳞癌、10 例正常上皮、7 例不典型增生内镜活检标本的 GST-π 表达。结果:正常上皮无表达,不典型增生表达率为 57.14%,癌 88.14%。三者有明显差异。研究者认为细胞内 *GST-π* 表达改变起源于癌前期[19]。付保平等对 48 例食管癌手术标本进行连续切片,通过免疫组化检测 GST-π 基因表达,通过原位杂交检测 GST-π mRNA。在癌旁正常上皮、单纯增生、不典型增生、原位癌和浸润癌,*GST-π* 基因表达阳性率分别为 87.5%、95.5%、55.9%、36.4%、45.8%,*GST-π* 基因表达阳性率随病变加重呈逐渐下降趋势。原位杂交检测 GST-π mRNA 结果与免疫组化检测结果一致。*GST-π* 基因表达是食管癌发生过程中早期的酶系变化[20]。这一结果与刘小平结果不一致,其主要原因可能与食管上皮不典型增生细胞和癌旁"癌前病变"组织细胞在分子水平变化不一有关。

10. *P16* 和 *FHIT* 基因甲基化

用甲基化特异性聚合酶链反应(MSP)分析食管癌前病变组织中 *P16* 和 *FHIT* 基因启动子 CpG 岛的甲基化状态显示,轻度不典型增生、中重度不典型增生、原位癌、浸润癌中,*P16* 基因甲基化频率分别为 22.73%、50.09%、78.57% 和 64.86%;*FHIT* 甲基化频率分别为 22.73%、45.45%、64.29% 和 67.57%。二者联合甲基化也随病变加重而增加,且中重度不典型增生与原位癌和浸润癌比较无明显差异。*P16* 和 *FHIT* 均为抑癌基因,其启动子 CpG 岛的异常甲基化使其失活,在癌变早期已存在,可能是食管鳞状细胞癌发生的早期事件[21]。

11. 诱导的动物食管上皮癌前病变的相关基因分析

邹丽辉等[22]利用 NMBzA 定时口服灌喂 Wistar 大鼠,连续收取大鼠食管组织,得到正常→炎症→轻度不典型增生→中度不典型增生→重度不典型增生→原位癌→鳞状细胞癌的动态病理变化过程。选择有代表性的癌前病变的时间点,检测重要食管癌相关基因的突变和 DNA 拷贝数改变,利用 mRNA 表达谱芯片及 miRNA 芯片技术,得到差异表达基因谱。对这些基因进行深入的生物信息学分析及功能学验证,探讨其系统调控细胞恶性增殖、凋亡等过程的具体机制,并利用组织标本在蛋白水平验证食管癌相关基因的表达改变,最后整合基因组突变、扩增、芯片、蛋白水平表达的结果。结果显示:食管癌重要相关基因自炎症阶段起即发生突变;食管癌重要相关基因自炎症阶段起即发生基因组水平扩增;食管在轻度不典型增生、中重度不典型增生和原位癌阶段,众多基因在 RNA 水平差异表达;miR-651-5p 高表达促进体外细胞增殖,抑制 UV 诱导的细胞凋亡,但不影响细胞侵袭和转移能力,转化生长因子 β 诱导(transforming growth factor beta-induced, TGFBI)为其作用靶基因;DNA 水平扩增基因自炎症阶段起蛋白表达水平也上调。这种系统生物学的研究方法能为食管癌变的机制研究提供更全面、更科学和更有价值的数据。同时,对癌前病变分子机制的阐明，也将为临床的早期诊断、早期治疗提供更具实际意义的帮助。

（董子明　赵国强）

参考文献

［1］董子明,赵国强,赵勤,等.人食管癌组织中DNA聚合酶β基因突变的研究.中华医学杂志,2002,82(13):899-902.

［2］ZHAO G Q，WANG T，ZHAO Q，et al. Mutation of DNA polymerase beta in esophageal carcinoma of different regions. World J Gastroenterol，2005，11（30）：4618-4622.

［3］DONG Z M，ZHENG N G，WU J L，et al. Difference in expression level and localization of DNA polymerase beta among human esophageal cancer focus，adjacent and corresponding normal tissues. Dis Esophagus，2006，19（3）：172-176.

［4］ZHAO J，LIU K，LU J，et al. Alternariol induces DNA polymerase β expression through the PKA-CREB signaling pathway. Int J Oncol，2012，40（6）：1923-1928.

［5］赵继敏，金戈，李沛，等.互隔交链孢酚增加NIH3T3细胞中DNA聚合酶β表达.基础医学与临床,2008,28（10）：1030-1034.

［6］张文靖,赵国强,赵勤,等.转染野生型DNA聚合酶β对交链孢霉酚致突变作用的影响.郑州大学学报(医学版),2008,43（1）：50-52.

［7］李月白，于雅丽，赵国强，等.DNA聚合酶β基因启动子在食管癌组织中的突变分析.世界华人消化杂志,2008,16（23）：2649-2652.

［8］WU M Y，LIANG Y R，WU X Y，et al. Relationship between Egr-1 gene expression and apoptosis in esophageal carcinoma and precancerous lesions. World J Gastroenterol，2002，8（6）：971-975.

［9］WANG L D，ZHOU Q，HONG J Y，et al. P53 protein accumulation and gene mutations in multifocal esophageal precancerous lesions from symptom free subjects in a high incidence area for esophageal carcinoma in Henan，China. Cancer，1996，77（7）：1244-1249.

［10］PARENTI A R，RUGGER M，FRIZZERRA E,et al. P53 overexpression in the multistep process of esophageal carcinogenesis. Am J Pathol，1995，19：1418-1423.

［11］董琰滨，刘树范.食管癌及其癌前病变组织中P53蛋白表达的研究.中华肿瘤杂志，1996，18（1）：58-61.

［12］邓登豪，罗金燕，龚均，等.bcl-2基因蛋白在食管异型增生组织和鳞癌中的表达变化及其意义.中华消化杂志，1997，17（5）：280-283.

［13］罗荣，陈德荣，朱丽林.Bcl-2基因与食管癌危险因素的相关关系.中华中西医杂志,2008,9（2）：97-100.

［14］AMIOKA T, KITADAI Y, HIYAMA T, et al. Expression of human telomerase reverse transcriptase mRNA in esophageal cancers and precancerous lesions. Oncol Rep，2004，11（1）：51-55.

［15］LI L Y，LI E M，WU Z Y，et al. Connective tissue growth factor expression in precancerous lesions of human esophageal epithelium and prognostic significance in esophageal squamous cell carcinoma. Dis Esophagus，2010，1442-2050.

［16］王立东,刘宾,郭瑞锋,等.河南食管癌高发区居民食管和贲门上皮癌变过程中c-erb B2和c-myc表达的变化.郑州大学学报（医学版），2002，37（6）：739-742.

［17］ZHANG H，XU L，XIAO D，et al. Upregulation of neutrophil gelatinase-associated lipocalin in oesophageal squamous cell carcinoma: significant correlation with cell differentiation and tumour invasion. J Clin Pathol，2007,60(5):555-561.

［18］林东昕，唐永明，彭琼，等，细胞色素 P450 2E1 和谷胱甘肽转硫酶 PI 基因与食管癌易感性．中华肿瘤杂志，1998，20（3）：94-97.

［19］刘小平，姜缨，张晓智，等．食管癌及其癌前病变 GST-π 表达的免疫组化研究．中华肿瘤临床与康复，1997，4（2）：11-12.

［20］付保平，张云汉，王尧河，等．食管癌发生过程中 GST-π 基因表达的研究．中华肿瘤杂志，1999，1（1）：29-32.

［21］郭晓青，王士杰，张健慧，等．食管癌前病变组织 p16 和 FHIT 基因甲基化探讨．中国肿瘤临床，2005，32（10）：554-557.

［22］邹丽辉．化学致癌剂诱导大鼠食管癌模型的系统调控研究．北京协和医学院中国医学科学院博士学位论文，2011.

第四节 病理学研究

食管上皮的重度不典型增生（图 8-1）被视为食管鳞癌的癌前病变。我国病理工作者早在 20 世纪 50 年代末和 60 年代初期即开始在我国食管癌高发区林县（现河南省林州市）从事食管癌的病理诊断和早期食管癌、食管癌前病变的研究工作。通过 50 余年的现场普查及大协作性研究，在早期食管癌特别是食管癌前病变的研究方面，取得了重大的研究成果。这些成果对食管癌和食管癌前病变的诊断、癌前病变的阻断或逆转以及食管癌的防治具有重要意义。

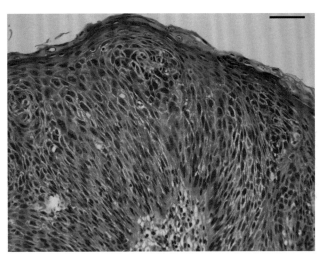

图 8-1 食管鳞状上皮重度不典型增生

近年来，随着科技水平的发展，特别是食管内镜诊断技术的不断改进和完善，内镜窄带成像、自体荧光内镜成像等对早期食管癌和癌前病变的诊断技术陆续出现[1, 2]。我国科技工作者开展的内镜下食管黏膜碘液染色技术，在食管癌前病变和早期食管癌的诊断及治疗方面已取得了巨大进展，并已广泛应用于临床[3,4]。上述食管内镜诊断技术虽可在内镜下直接发现可疑的早期食管癌和癌前病变，但最终还需经过细胞学特别是活体组织检查进一步确诊。对病变部位的准确取材及内镜医师和病理医师的密切配合是实现早期食管癌和癌前病变正确诊断的重要环节。

早在 1960 年，我国病理学家沈琼教授等即研制出了"食管细胞采取器"（双腔管带网气囊，俗称拉网），并创建了食管细胞学诊断技术。通过在食管癌高发区现场的大面积普查及探索，发现利用食管细胞采取器进行的食管细胞学检查，不仅可用于中、晚期食管癌的诊断，而且可发现一些食管癌前病变及早期食管癌。作为一种简便、易于推广的食管细胞学检查方法，至今在某些地区仍不失为食管癌前病变诊断的简便方法之一[5]。本节将围绕食管细胞学和形态定量学对食管癌前病变的诊断价值、Barrett 食管及食管癌前病变的阻断等方面进行阐述。

一、食管细胞学及其形态学特点

1. 正常食管的细胞学特点

在正常食管的细胞学涂片中，除伴有食管炎者外，涂片背景一般均较清晰，可见大量分化好的鳞状上皮细胞散在分布，部分病例因细胞采取器深达贲门处而采集到贲门上皮细胞，故涂片中有时也可见到少数成团或散在分布且分化良好的柱状上皮细胞（图8-2）。

2. 食管上皮不典型增生的细胞学特点

由于食管鳞癌的发生多呈现为正常上皮→上皮不典型增生→癌变这一逐渐演进的病变发展过程，提示食管鳞状上皮的不典型增生是食管鳞癌发生的基础和癌前病变。李才英等对食管癌高发区细胞学检出的731例食管不典型增生患者进行10年随访发现，重度不典型增生患者的癌变率明显高于轻、中度不典型增生患者，这进一步表明食管上皮的重度不典型增生应视为食管鳞癌的癌前病变[6]。

在正常人的食管细胞学涂片中，分化成熟的中层上皮细胞占绝大多数，因此可通过目镜测微尺或图像分析技术以分化成熟的中层上皮细胞核作为参照物，对细胞核增大的不典型增生细胞进行分级[7]。不典型增生上皮细胞的总体特征：比中层上皮细胞的核增大，染色质增多。依据不典型增生的中层细胞核的增大倍数，食管上皮不典型增生分为轻、中、重三级。当细胞核的平均直径≥正常中层细胞核的2倍时，为轻度不典型增生；当细胞核的平均直径≥正常中层细胞核的3倍时，为中度不典型增生；当细胞核的平均直径≥正常中层细胞核的4倍时，为重度不典型增生（图8-3）。

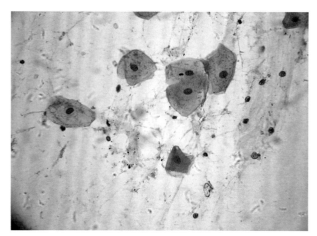

图8-2　正常食管涂片
可见分化好的中层鳞状上皮细胞

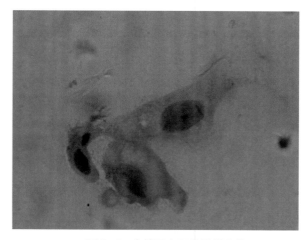

图8-3　食管重度不典型增生的
鳞状上皮细胞

食管细胞学检查在早期食管癌和食管癌前病变诊断中的价值是不容置疑的，但是由于受取材及涂片的局限性、阅片人经验等因素的影响，对于细胞学诊断阳性的患者尚需进一步做活体组织检查证实，以确定正确的治疗及观察方案。

二、计算机纹理分析在食管鳞状细胞癌癌前病变诊断中的价值

纹理分析属于检测物像不规则和紊乱程度的形态定量技术。张云汉等[8]在建立三种灰色分层关系矩阵并构建8种纹理测度的基础上，采用计算机纹理分析方法对正常食管鳞状上皮、重度不典型增生上皮和原位癌组织进行纹理分析研究，以探讨不同组织中细胞排列的紊乱程度及结构异型性的差异。结果发现，正常食管鳞状上皮纹理呈陡峭的山峰状，其底部平滑无小波出现；重度不典型增生上皮纹理较正常上皮复杂得多，呈低矮而平钝的山峰状，其底部可见一些小而紊乱的碎波且逐渐偏离对角线排列；而原位癌的纹理图像更为复杂，主峰低而平，其峰底可见众多排列紊乱的碎波，状如乱石滩样，明显失去沿对角线分布的趋势（图8-4至图8-9）。结果表明，重度不典型增生和原位癌的纹理图像与正常鳞状上皮有明显的不同，经双盲法验证其正判率高达90%以上。这提示计算机纹理分析技术可有效判别食管癌前病变组织的结构异型性，对食管癌前病变的诊断有一定的价值。

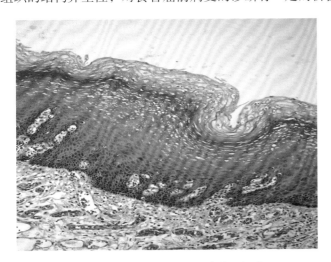

图 8-4　食管正常鳞状上皮的组织学

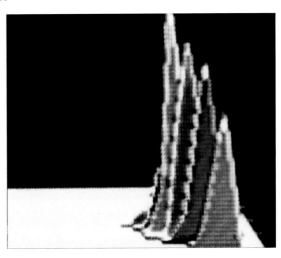

图 8-5　食管正常鳞状上皮的纹理图像

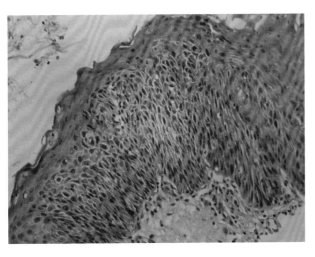

图 8-6　食管重度不典型增生上皮的组织学

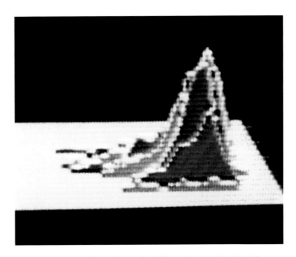

图 8-7　食管重度不典型增生上皮的纹理图像

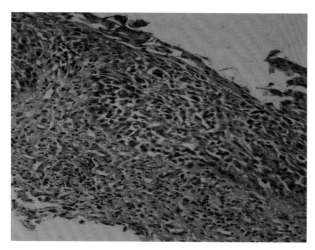

图 8-8　食管原位癌的组织学

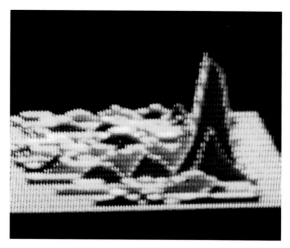

图 8-9　食管原位癌的纹理图像

三、Barrett 食管的病理学研究

Barrett 食管的病理改变表现为：病变局部的黏膜较为扁平，除可见柱状上皮化生外，部分上皮可见不完全型肠化，偶可见完全型肠化。Barrett 食管又可分为长节段和短节段两类，前者在食管远端覆盖的柱状上皮 ≥ 3 cm，后者食管远端覆盖的柱状上皮 < 3 cm[9]。有关 Barrett 食管与食管腺癌的关系，多呈现 Barrett 食管→肠上皮化生→不典型增生→食管腺癌这一演进模式。内镜检查对 Barrett 食管诊断的特异性和敏感性为 85%。多数学者认为，在内镜检查的基础上，进一步经病理活检证实并对不典型增生进行分级，才是判断 Barrett 食管进程和预后最有效的方法[10, 11]。

关于 Barrett 食管的发生机制和化生黏膜的组织起源，目前存在不同的观点：有人认为起源于邻近的胃柱状上皮，有人认为起源于食管黏膜下层的食管腺体，有人认为来源于食管鳞状上皮基底层的多潜能干细胞[12]。其中，起源于干细胞学说的证据日益增多并受到广泛的关注。作为食管腺癌癌前病变的 Barrett 食管，其引发食管腺癌的概率可达 10% 左右。

Barrett 食管的阻断及逆转治疗多采用胃酸抑制剂药物，如质子泵抑制剂（proton pump inhibitors, PPI）和 H_2 受体阻滞剂，二者可减少胃酸分泌进而逆转 Barrett 食管的进程。Srinivasan 等对 Barrett 食管使用 PPI 进行干预治疗，随访 54 个月后发现其病变明显改善[13]。此外，非甾体类抗炎药物对 Barrett 食管病变的逆转亦有一定的作用。

四、有关食管癌前病变的若干思考

食管癌的发病有明显的地区性特点，我国是世界上食管癌发病率和死亡率最高的地区之一，而食管癌前病变的早期发现对食管癌的防治具有重要的意义。我国科技人员对食管癌和食管癌前病变的研究起步较早，并取得了一定的阶段性成果。但是尚有一些问题需要进一步探讨，以使我国在该领域持续保持国际先进水平，以造福于人类。

1. 关于食管癌前病变的命名

食管黏膜上皮的异常增生是食管癌的发生基础，而国内外对此种异常增生的命名较为混乱，有不同的称谓，诸如：上皮不典型增生、单纯性增生、重度核异质、近癌细胞、异型增生等。为统一认识并与国际接轨，建议将上述不同的增生名称统称为食管上皮的不典型增生（displasia）。根据不典型增生的程度，又分为轻度、中度和重度三级。其中，轻度和中度不典型增生多可逆转，而重度不典型增生具有一定的癌变潜能，故将后者视为食管癌前病变为宜。

2. 有关食管上皮内瘤变概念的提出

食管鳞癌的发生多经过正常上皮→上皮不典型增生→癌变这一逐渐演进的病变发展过程，与宫颈鳞癌的发生十分相似。Richart 等[14]曾采用实时显微影像技术，对正常宫颈上皮、不典型增生上皮和原位癌的细胞分裂象等进行体外动态观察，发现不典型增生上皮和原位癌的细胞具有相似的特点，首次提出了宫颈上皮内瘤变（CIN）这一新概念，并将宫颈不典型增生和原位癌均归属于宫颈上皮内瘤变范畴。此后这一概念逐渐被广大病理科及妇科学者们所接受并广泛采用。由于 CIN 病变的严重程度不同，根据其病理形态又将 CIN 分为 CIN 一、CIN 二、CIN 三级。鉴于上述理由，建议将食管鳞癌由不典型增生发展为食管鳞癌这一演变过程命名为食管上皮内瘤变（esophageal intraepithelial neoplasia，EIN）。与子宫颈鳞癌一样，将 EIN 分为 EIN 一、EIN 二、EIN 三级，其中 EIN 1 级相当于轻度不典型增生，EIN 二级相当于中度不典型增生，EIN 三级相当于重度不典型增生和原位癌，可将 EIN 三级视为食管鳞癌的癌前病变。最近 WHO 将 EIN 分为低级别 EIN 和高级别 EIN 两个级别（二级分类法），其中 EIN 一级和 EIN 二级属于低级别 EIN，而 EIN 三级属于高级别 EIN。

3. 加强高发区现场和基层卫生机构的建设

食管癌前病变患者症状十分轻微或无明显症状，故很少直接到大医院就诊。前期的研究证明，许多早期食管癌和癌前病变均是在大面积普查或基层医院发现而确诊的。因此，如欲及时发现食管癌前病变并对其进行干预阻断治疗，必须加强高发区现场和基层卫生机构的建设。一方面提高基层卫生人员的相关业务水平，使之对食管癌前病变的防治意义有充分认识；另一方面加强对高发区现场和基层卫生机构的投入，配置必要的检测设备。与此同时，有关研究机构的科研人员应定期深入高发区现场，对基层卫生人员进行培训，实施高发区现场与实验室研究相结合的研究模式，以使食管癌前病变的研究取得更大进展和成果。

4. 进一步探索简便易行的食管癌前病变检测方法

虽然食管细胞学、病理活检和内镜检查已广泛应用于食管癌前病变的诊断并已取得了较好的效果，但是上述检测均需一定的条件且患者有一定的痛苦。因此，进一步探索简便易行且特异性较高的食管癌前病变检测方法十分必要。有学者[15]曾检测血清中的基质金属蛋白酶 -9 来预测食管的不典型增生和早期癌，但其特异性不甚理想。今后应围绕这一领域做进一步的深入研究，以便探索出简便易行、行之有效的食管癌前病变诊断技术。

（张　蕾　张　岚　张云汉）

参考文献

［1］KURAOKA K，HOSHINO E，TSUCHIDA T，et al. Early esophageal cancer can be detected by screening endoscopy assisted with narrow-band imaging(NBI). Hepatogastroenterology，2009，56（89）：63-66.

［2］NORIMURA D，ISOMOTO H，YAMAQUCHI N，et al. Analysis of the tumor color patterns of early esophageal cancer using an autofluorescence imaging video endoscopy. Surg Laparosc Endosc Percutan Tech，2011，21（6）：419-423.

［3］王国清，周美宏，丛庆文，等.碘染色在早期食管癌内镜诊断中的应用.中华医学杂志，1995，75（7）：417-418.

［4］杨观瑞.食管早期表浅癌的内镜诊断和治疗.中国肿瘤，2000，9（5）：218-219.

［5］LOPES A B，FAGUNDES R B.Esophageal squamous cell carcinoma-precursor lesions and early diagnosis. World J Gastrointest Endosc，2012，4（1）：9-16.

［6］李才英，张中兴，赵恒忠，等.731例食管上皮增生自然转归随访分析.肿瘤防治研究，1992，19（2）：115-122.

［7］王东煜，项芸岩，沈琼，等.食管上皮增生细胞学显微测量分级的图像分析.河南肿瘤学杂志，1993，6（4）：233-235.

［8］张云汉，黄长征，张绍敏，等.人食管不典型增生上皮与原位癌的计算机纹理分析研究.河南医科大学学报，1993，28（3）：199-203.

［9］AMERICAN GASTROENTEROLOGICAL ASSOCIATION. American Gastroenterological Association medical position statement on the management of Barrett's esophagus. Gastroenterology，2011，140（3）：1084-1091.

［10］PREISER F C. Gastrointestinal pathology.3th ed. New York：Lippincott Will & Wilkins，2007.

［11］HORNICK J L，ODZE R D. Neoplastic precursor lesions in Barrett's esophagus. Gastroenterol Clin North Am，2008，36（4）：775-796.

［12］KOAK Y，WINSLET M. Changing role of in vivo models in columnar-lined lower esophagus. Dis Esophagus，2002，15（4）：271-277.

［13］SRINIVASAN R，KATZ P O，RAMAKRISHNAN A，et al. Maximal acid reflux control for Barrett's oesophagus: feasible and effective. Aliment Pharmacol Ther，2001，15（4）:519-524.

［14］RICHART R M，LERCH V，BARRON B A. A time-lapse cinematographic study in vitro of mitosis in normal human cervical epithelium，displasia，and carcinoma in situ. J Natl Cancer Inst，1967，39（3）：571-577.

［15］CHEN W，ABNET C C，WEI W Q，et al. Serum markers as predictors of esophageal squamous dysplasia and early cancer. Anticancer Res，2004，24（5B）：3245-3249.

第五节　临床诊断、治疗和转归

一、临床诊断

食管癌前病变的临床症状往往并不明显；而癌前疾病如慢性食管炎、Barrett 食管、食管憩室、食管失弛缓症、反流性食管炎和食管良性狭窄等易出现症状，烧心、反流是最常见症状。烧心是指胸骨后或剑突下烧灼感，常由胸骨下段向上蔓延。反流是胃内容物在无恶心和不用力情况下涌入口咽部的状态，内容物含酸味时称泛酸。患者多数有咽喉部干燥或紧缩感，食管内异物感，咽下食物不利，有时伴有轻微疼痛；吐黏沫和黏液痰，剑突下或上腹部疼痛，经常有心前区刺痛或饱胀感；也有的为持续性隐痛，胸骨后闷胀不适，好叹息，嗳气等症状[1]。因临床症状的不一致性、多样性，为明确诊断，须结合 X 线检查、细胞学检查、内镜检查、组织活检等进一步明确。

（一）细胞学检查

癌前病变的细胞学检查在临床确诊中起重要作用。有关内容参见本章第四节和第六节。

（二）X 线诊断

由于食管癌前病变的病灶浅表，且仅为色彩和微细形态改变，X 线下的影像难以显示，故 X 线检查对食管癌前病变的诊断价值不大。但其对癌前疾病如食管憩室、食管失弛缓症、食管良性狭窄等可提供诊断参考[1]。

（三）内镜学诊断

食管癌前病变的诊断主要依赖于内镜检查，病理活检是金标准。但是许多癌前病变和早期癌在常规内镜下常无明显特征，使活检存在一定的随机性和盲目性。因此常规内镜检查对癌前疾病如 Barrett 食管的检出率低，忽略了将近 2/3 患者的食管轻微病变。随着技术发展，近年来出现了一些新的内镜诊断技术，如色素内镜、共聚焦内镜等，使癌前病变和癌前疾病的检测灵敏性和特异性大大提高。

1. 共聚焦内镜

共聚焦内镜是最近开发出来的新型内镜，是将共聚焦激光显微镜整合于传统电子胃肠镜的头端而成。

可获得放大1000倍的横切面图像，能清晰地显示黏膜浅层的显微结构，对细胞和亚细胞结构进行观察。如对隐窝结构、黏膜细胞和杯状细胞、上皮内炎性细胞、毛细血管和红细胞等进行高清晰度显像，显示活体胃小凹结构、上皮细胞、固有层及微血管网，可以明确区分鳞状上皮和柱状上皮，分辨上消化道不同部位黏膜的显微结构特征。因此，其对消化道早期肿瘤及癌前病变和癌前疾病的诊断准确率高[2]。详见本章第六节。

2.NBI

NBI是通过光学过滤而无需色素内镜以增强黏膜对比度的新技术，可用于观察黏膜形态及血管结构（图8-10）[3]，了解病变部位的范围、表面结构、黏膜下血管及腺管形态。NBI尤其着重显示黏膜表面毛细血管的形态结构，与放大内镜结合能提高食管病变的检出率、良恶性质识别能力，有助于判断病变深度，对病灶进行组织学靶向活检以提高活检阳性率及准确性，对指导治疗方法具有非常重要的作用，值得临床推广应用。详见本章第六节。

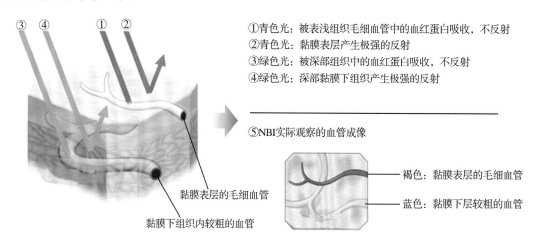

①青色光：被表浅组织毛细血管中的血红蛋白吸收，不反射
②青色光：黏膜表层产生极强的反射
③绿色光：被深部组织中的血红蛋白吸收，不反射
④绿色光：深部黏膜下组织产生极强的反射

⑤NBI实际观察的血管成像

褐色：黏膜表层的毛细血管

蓝色：黏膜下层较粗的血管

黏膜表层的毛细血管

黏膜下组织内较粗的血管

图8-10　NBI观察黏膜血管的成像原理

3.光动力学诊断技术

光动力学诊断技术（photodynamic diagnosis）是根据外源性荧光物质在肿瘤组织富集的原理，在使用外源性荧光物质后再利用激光诱导荧光光谱技术对疾病进行诊断。常用的外源性荧光物质有血卟啉衍生物、5-氨基乙酰丙酸等。研究显示：在4例Barrett食管患者中，有3例出现代表不典型增生的特异红色荧光，在无荧光区进行活检未发现不典型增生。利用5-氨基乙酰丙酸对53例Barrett食管患者进行的研究证实，其可以分辨低度不典型增生和无不典型增生的Barrett食管黏膜。该技术虽然能较好地观察恶性病变，但有一定的假阳性率[4,5]。

4.组织病理学诊断技术

Barrett食管组织病理学的最大特点是肠上皮化生。化生的上皮含有杯状细胞，分散在中等的黏液细胞中间，少见正常的含刷状缘的具有吸收功能的肠细胞。鉴于取材的误差有可能遗漏部分患者，欧美胃肠协会建议，明确Barrett食管的肠上皮化生至少应取8块活检标本。

（四）食管癌前病变和癌前疾病的分子检测

由于内镜普查尤其是反复检查仍较难被大多数人接受，血清标志物应是最方便、快捷的方法，也有利于在人群中筛查。目前关于食管癌前病变和癌前疾病研究的分子生物学指标有 P16、BCL-2、C-MYC、Ki-67、iNOS 等[6]，但是，到目前为止，还没有一种特定的分子生物学指标能代替病理学对癌前病变和癌前疾病进行明确判断，达到早诊断、快诊断、方便诊断的目标。病理学诊断依然是癌前病变诊断的金标准。随着科技的发展，分子生物学研究的深入，找到癌前病变和癌前疾病的分子诊断标志物，特别是明确的血清标志物，将为临床治疗提供极大帮助。

二、治疗和转归

降低食管癌发病率和死亡率的关键是以早期发现、早期诊断、早期治疗为主体的"二级预防"，其中癌前病变和癌前疾病的确定和观察治疗是二级预防的重中之重。目前公认食管鳞状上皮不典型增生是癌前病变，治疗重度不典型增生，即截断食管癌的储备群体，食管癌发病率自然会下降。但不典型增生的恶性转归概率不尽相同。轻度和中度不典型增生是一个基数大、状态不稳定的群体，癌变率低，癌变所需时间长，逆转可能性大，且组织学上常与炎性增生、修复性增生难以区别。因此，临床上一般采用定期复查或药物阻断干预，尽可能促使其逆向分化，达到预防目的。重度不典型增生在细胞形态学上与原位癌已很难鉴别，细胞生物学和分子生物学的表现也与癌相似，同时高发区流行病学的研究结果显示食管上皮重度不典型增生和食管癌在人群中的发现率基本保持相当（3%~5%），提示重度不典型增生与早期癌重叠，发生逆转概率很小，具备癌细胞的某些生物学特点，是癌的最早阶段，进行药物全身性阻断治疗难以奏效。基于此认识，对重度不典型增生病例，应采取积极治疗态度。治疗重度不典型增生宜采用内镜下局部微创治疗，如各种黏膜切除、氩气等离子电烧和激光等方法。一般不主张手术治疗，因为从病理学角度来看，重度不典型增生还不是癌，无转移风险。一旦外科切除标本病理报告为重度不典型增生，可能会引起误解或争论。

（一）药物干预

为了降低食管鳞癌的发病率和死亡率，我国早在 20 世纪 70 年代至 80 年代已在食管癌高发区开展了食管上皮不典型增生的阻断治疗。但早期研究由于观察时间短，疗效不太理想。1982—1991 年，中美两国科学家在河南省林县（今林州市）进行了两项随机、双盲和安慰剂对照的大规模人群干预试验。干预措施主要是补充多种维生素和矿物质。历时 6 年，受试者依从性高。结果显示，重度不典型增生患者干预后虽可使 6 年内累积食管鳞癌的发病率和死亡率下降，但差异无统计学意义。普通人群试验结果表明，补充维生素 B_2 和烟酸能显著降低食管癌的发病率，降低幅度 15.1%，差异有统计学意义[7]。

中药是我国传统医学的伟大宝库，中药防治食管癌前病变在我国，特别是林州市、磁县、涉县等食管癌高发区已有较长历史，而且疗效也是肯定的。复方苍豆丸由山豆根、绿茶、苍术构成，治疗重度不典型增生患者疗效较为明显：治疗组重度不典型增生患者 408 例，癌变率为 1.5%；对照组重度不典型增生患者 240 例，癌变率为 4.2%，前者较后者下降 64.2%，提示中药成分对重度不典型增生有一定的阻止癌变作用[8]。

丁镇伟等对食管癌高发区河南林州市重度不典型增生患者 2 531 例，轻度不典型增生患者 3 393 例，年龄 40~65 岁，进行严格的随机分层分组后做干预试验。重度不典型增生患者分为三组，即增生平组（抗癌乙）、维胺酯组和对照组（安慰剂），5 年内重度不典型增生患者癌变率在增生平组和维胺酯组分别下降了 52.2% 和 43.2%。5 年后停药改服维生素 B_2 5 mg/d，对照组继续服安慰剂。共 9 年后，增生平组和维胺酯组癌变抑制率仍保持在 42.1% 和 38.2%，与对照组差异有统计学意义，说明两药可保持远期效果。轻度不典型增生分为两组，分别服维生素 B_2 和安慰剂，5 年内维生素 B_2 组轻度不典型增生患者癌变率下降 34.8%，与对照组差异无统计学意义。继续服维生素 B_2 至 9 年，轻度不典型增生癌变率下降了 37.0%，与对照组差异有统计学意义，病变好转率提高了 17.4%。这说明癌前病变药物阻断治疗是一条有希望、切实可行的预防途径[9]。

Barrett 食管药物治疗的目的主要是控制反流所致的症状，治疗食管炎，并不会减少发生癌变的危险性。通常质子泵抑制剂 (PPI) 效果比较好。但是否所有 Barrett 食管患者都需要双倍剂量的 PPI 治疗尚有争议。Joshua 等分别给予长段 Barrett 食管、短段 Barrett 食管、胃食管连接处肠上皮化生患者标准剂量 PPI 治疗，监测 24 h 食管酸暴露时间，pH 小于 4 的总时间小于 4.3%，表明达到足量酸抑制。未达到足量酸抑制的患者，给予双倍剂量的 PPI。结果显示，76% 患者给予单剂量的 PPI 可达到足量酸抑制效果，但较多的长段 Barrett 食管患者需要双倍剂量 PPI 才可达到足量酸抑制效果。个体化给予患者 PPI 剂量可减少长期应用药物的不良反应及费用[10]。

（二）内镜治疗

详细内容参见本章第六节。

（宋　敏　臧卫东）

参考文献

[1] 陆再英，钟南山.内科学.7 版.北京：人民卫生出版社，2007.

[2] 叶晨安，戈之铮.共聚焦内镜临床应用进展.胃肠病学，2010，15（1）：53-55.

[3] KUZNETSOV K, LAMBERT R, REY J F. Narrow-band imaging :potential and limitations. Endoscopy, 2006, 38（12）：76-81.

[4] MESSMANN H, KNUCHEL R, ENDLICHER E, et al. Photodynamic diagnosis of gastrointestinal precancerous lesions after sensitization with 5-aminolevulinic acid: A pilot study. Dtsch Med Wochenschr, 1998, 123（17）：515-521.

[5] ORTNER M A, EHERT B, HEIN E, et al. Time gated fluorescence spectroscopy in Barrett's oesophagus. Gut, 2003, 52（1）：28-33.

［6］陈正言．我国食管鳞癌癌前病变研究回顾与思考．中国肿瘤，2006，15（10）：653-655.

［7］黎钧耀，布洛特，李冰，等．中国林县居民癌症和其他常见病营养预防效果初步报告．中华肿瘤杂志，1993，15（3）：165-181.

［8］侯浚，阎付荣，李绍森．复方苍豆丸治疗食管癌前病变的临床研究．河北中医，1992，14（4）：1-3.

［9］丁镇伟，高峰，林培中，等．食管癌前病变阻断性治疗的远期效果．中华肿瘤杂志，1999，21（4）：275-276.

［10］刘贞，许军英．Barrett食管的最新研究进展．临床消化病杂志，2010，22（6）：351-354.

第六节　内镜诊断与治疗

随着内镜的普及和早期诊断技术的发展，食管癌前病变和癌前疾病的检出率不断提高。同时，应用内镜下微创技术治疗食管癌前病变和癌前疾病，不仅能获得与传统外科手术同样的治疗效果，而且操作简单、安全、风险小，能够明显提高患者术后生活质量，代表了食管癌前病变和癌前疾病的诊治方向。

一、内镜诊断

1. 常规内镜检查

提高对食管癌前病变和癌前疾病内镜下形态特征的认识，对可疑病灶多点活检和刷检是提高食管癌前病变和癌前疾病检出率的关键。食管癌前病变和癌前疾病的内镜下表现有以下几种（图 8-11）[1-3]。

（1）黏膜局部颜色改变：分为红区和白区。

（2）黏膜增厚、混浊和血管结构紊乱。

（3）黏膜形态改变：

1）糜烂型：最常见，局部充血，黏膜失去正常光泽，病变周围边界清楚。

2）斑块型：多呈局灶性、灰白色，稍高出黏膜平面，表面粗糙或糜烂，有时并发微小结节或似沙粒样小颗粒。

3）结节型：表现为直径在 1 cm 左右的孤立病灶，病变表面黏膜粗糙，呈颗粒状或可见小糜烂灶，质脆，触之易出血，病变周围绕以正常黏膜。

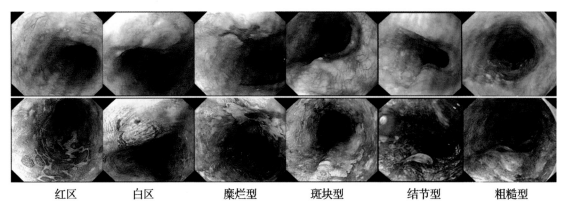

| 红区 | 白区 | 糜烂型 | 斑块型 | 结节型 | 粗糙型 |

图 8-11　食管癌前病变和癌前疾病的内镜下表现

4）粗糙型：表现为黏膜粗糙、增厚、不规则或呈颗粒样改变，失去正常黏膜组织形态。

5）隐匿型：有少数病例，食管黏膜无明显形态改变，经碘染色后发现。

2. 色素内镜检查（chromoendoscopy）

色素内镜是近年来发展起来的一项新技术，是让染色物质附于消化道黏膜以使某些病变在内镜下呈现特殊颜色的一种技术。这些染色物质多为化学染色剂，如复方碘溶液、亚甲蓝、甲苯胺蓝等，它们可与黏膜内物质发生反应或沉积于黏膜表面的某些结构。色素内镜检查能发现大量早期食管癌、微小癌和癌前病变。常用的方法有碘染色法（卢戈液）、甲苯胺蓝染色法、甲苯胺蓝－卢戈液或卢戈液－亚甲蓝双重染色法。

（1）**碘染色**：正常食管鳞状上皮细胞内含有丰富糖原，与碘液接触后可呈现棕褐色。异常鳞状上皮细胞内由于糖原含量减少或消失，遇碘液后染色较浅或不染色。根据病变着色深浅，病变范围大小，病变边缘是否清楚，病变部位是否有隆起或凹陷感，可将内镜下碘染色结果分为四个级别。碘染色阴性，正常染色（棕色）；Ⅲ级，不着色区颜色较淡，且边界不清；Ⅱ级，不着色区颜色淡，但边界清楚；Ⅰ级，不着色区明显，且边界清楚，病变有隆起或凹陷感。Ⅰ～Ⅲ级均为阳性。

王贵齐等[4]应用内镜下碘染色在我国食管癌高发区对 3 164 名高危人群进行 3 次普查，研究结果表明：所有的早期食管癌内镜下均不着色，其染色的级别大多为Ⅰ级；食管鳞状上皮重度不典型增生 96.5% 碘染色阳性，其中 91.3% 为Ⅰ级和Ⅱ级；中度不典型增生 96.6% 碘染色阳性，其中 73.3% 为Ⅱ级和Ⅲ级；92.3% 轻度不典型增生碘染色阳性，其中 86.5% 为Ⅱ级和Ⅲ级。碘染色不仅可以明确病变级别、病变范围、病灶数目，也可以初步判定病变可能的病理类型。早期食管癌内镜下碘染色辅以多点活检，其结果与病理诊断符合率为 100%，癌前病变两者的符合率在 90% 左右。

碘染色的优点：①受检者接受率高；②癌和癌前病变发现率高。缺点：①大样本人群普查有一定困难，内镜工作量较大；②不能全程喷洒，对于颈段食管及碘过敏者、肾病患者、甲亢患者、孕妇及哺乳期妇女不宜应用；③碘有很强的刺激作用，可引起胸骨后疼痛、呛咳、恶心、烧心、呕吐等不良反应；④碘染色特异性低。正常食管组织碘染色亦可能阳性，与炎症、上皮角化等相关。

（2）**甲苯胺蓝染色**：甲苯胺蓝是嗜酸性的异性染液，主要对细胞核内物质染色。肿瘤细胞由于增殖活跃，核内遗传物质增多，甲苯胺蓝染色后呈蓝色，而正常细胞核内遗传物质无增加，遇甲苯胺蓝不着色。甲苯胺蓝能对柱状上皮染色，尤其是在检测 Barrett 食管柱状上皮时，有较高的特异性与敏感性[5]。

与碘染色相比，甲苯胺蓝染色对技术要求更高，染色时间更长，假阳性率也比较高。国内此种染色方法并不多用。

（3）**双重染色法**：单一色素法有其局限性，由于染色剂浓度不一、喷洒方法不当、个体差异等因素，可出现病变处染色深浅不定、定位不准确或病变遗漏等。而双重色素染色法，可以弥其不足。

目前用于诊断早期食管癌的双重染色法主要有：亚甲蓝－卢戈液染色法和甲苯胺蓝－卢戈液染色法。亚甲蓝使食管癌染成蓝色，卢戈液则不染色，故蓝色区为恶性肿瘤，棕褐色区为正常食管黏膜，介于两种颜色之间者为癌肿浸润区；甲苯胺蓝 – 卢戈液双重染色对于评价病变的浸润深度有一定的意义。当病变局限于上皮层时染色为淡蓝色，病变浸润到黏膜肌层时染色为蓝色，病变浸润到黏膜下层或超过黏膜下层则染色为蓝黑色（图 8-12）[6]。

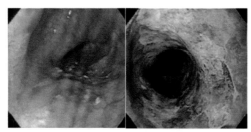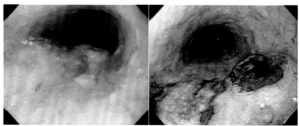

病变局限于黏膜层，染色呈蓝色　　　　　　　病变浸润至黏膜下层，染色呈蓝黑色

图 8-12　甲苯胺蓝 – 卢戈液双重染色法

邓登豪[7]等采用内镜下甲苯胺蓝 – 卢戈液双重染色法对 108 例可疑食管癌患者进行检查，结果发现 1 例上皮内癌，5 例浅表癌，2 例黏膜下层癌，15 例不典型增生。刘一品[8]等对 68 例患者行内镜下双重染色法后病理活检，确诊为食管癌 7 例 (进展期 5 例，早期 2 例)，不典型增生 14 例 (轻度 7 例，中度 4 例，重度 3 例)，Barrett 食管 3 例，溃疡 8 例，炎症 36 例。总阳性率达 70.8%。可见，内镜下双重染色法更有助于早期食管癌及癌前病变的诊断。

总的来说，色素内镜是一种安全、便宜、可反复进行且准确性较高的检查手段，虽其有一定的假阳性，但在色素内镜指导下进一步行组织活检则可提高诊断准确率。

3. 食管超声内镜检查

超声内镜检查 (endoscopic ultrasound, EUS) 是在内镜检查发现可疑病灶后采用超声探头对食管进行超声扫描，能准确地判断病变浸润深度，并可以发现病变周围肿大的淋巴结（图 8-13）。食管癌前病变的超声内镜图像表现为病变处食管壁的黏膜层增厚，其余各层次连续、完整。微探头超声 (miniprobe ultrasonography，MPS) 对癌浸润深度判断准确率为 81.8%，对区域淋巴结转移的判断敏感性为 88.9%，特异性为 77.8%[9]。

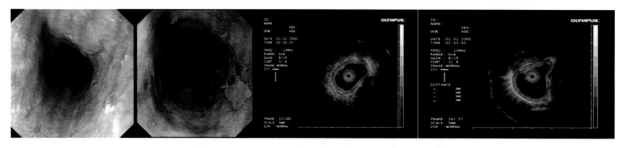

图 8-13　食管常规内镜检查 + 碘染色 + 超声内镜检查

4. 放大内镜检查及 NBI

NBI 的工作原理是通过特殊的滤光器将普通内镜氙气灯的光源窄化，留下中心波长为 415 nm 和 540 nm 的窄带蓝光和绿光。波长变窄以后，能够使照射光穿透的深度限定在组织的表层，突出对黏膜表层细微构造的观察。由于血红蛋白对光波的吸收峰也位于 415 nm 左右，蓝光可以被血红蛋白吸收，因而

能够清晰地显示出黏膜表层的微细血管结构和形态；而中心波长为 540 nm 的绿光穿透力强，对于黏膜下层的血管显示效果好。NBI 的优势在于能够使黏膜表层的毛细血管——上皮乳头内毛细血管襻 (IPCL) 在屏幕上显示为棕色，而黏膜下的小静脉显示为绿色，提高了组织表面细微构造的对比度，血管形态可清晰显示，从而有利于早期发现癌前病变。

正常食管黏膜为鳞状上皮，腺体开口很少，应用放大内镜观察时，可观察到 IPCL。而无论是癌前病变、早期食管癌，还是炎症，都伴有一定程度的血管增生，病灶表面的纹理和周边正常的组织也不相同。由于良性病变血管增生相对较少，病变区域褐色不明显或较淡，而食管癌的毛细血管异常丰富，在病变早期即出现。NBI 下显示病变区域呈明显的褐色，与周围正常黏膜有着明显对比，放大观察可以更清晰地识别界限，能够观察到在褐色区域内密集增生的异形 IPCL 的形态。NBI 依靠光谱组合来显现病变范围及IPCL 形态[10-12]，实现了内镜下"光染色"，无须药物辅助，在检查过程中无明显禁忌证和任何不适，与碘染色相比，它在一些领域具有明显的优越性，代表了生物学内镜及分子内镜的发展趋势。

NBI 检查时，根据病变边界是否清楚及黏膜表面形态来判定病变 NBI 级别。①Ⅰ级，褐色区域明显且边界清楚，病变表面粗糙不平，有隆起或凹陷感；②Ⅱ级，褐色区域淡且边界清楚；③Ⅲ级，褐色区域较淡且边界不清；④阴性，NBI 模式下未见明显褐色区域。

IPCL 形态分型的判定及内镜诊断标准 (参考井上晴洋等[13] 的分型标准)：①Ⅰ型，正常的 IPCL；②Ⅱ型，毛细血管为扩张和延长；③Ⅲ型，IPCL 为最小的变化；④Ⅳ型，具有毛细血管扩张、蛇形、口径不同、形状不均匀这 4 个变化中的 3 个；⑤Ⅴ型，毛细血管具有扩张、蛇形、口径不同、形状不均一这 4 个变化。

王贵齐等[14] 等应用 NBI 结合放大内镜观察 104 例早期食管癌及癌前病变 (图 8-14)，其中一组88.6% (39/44) 高级别上皮内瘤变 (包括原位癌及重度不典型增生) 的 IPCL 分型为Ⅳ / Ⅴ，另一组 77.8%

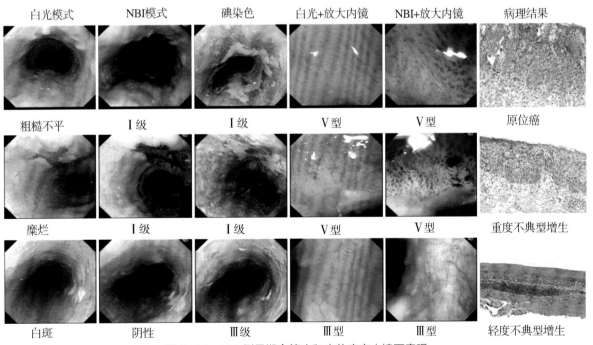

图 8-14　104 例早期食管癌和癌前病变内镜下表现

（28/36）低级别上皮内瘤变（包括中度及轻度不典型增生）的 IPCL 分型为 Ⅱ / Ⅲ。NBI 结合放大内镜能够初步判断早期病变的组织学诊断，对病变进行靶向活检具有指导意义和临床实用价值。

5.荧光内镜（fluorescence endoscopy）

低功率激光（如蓝光、紫光或紫外光）照射人体组织能诱发较照射光波长长的荧光，这种荧光称为激光诱发荧光。用于临床的荧光检测有两类：一类为静脉注射荧光光敏物质后对组织光照时做荧光检测，由于荧光光敏物质有亲肿瘤性，能选择性地集中在肿瘤组织内，故光照后可出现荧光，使病变组织清晰显示；另一类又称为自发荧光检测，即在不使用外源性荧光光敏物质的情况下，直接对组织光照亦激发病变组织出现荧光。将荧光采集后做光谱分析，由于正常组织和病变组织中的组织结构和生物成分都不一样，两者产生光谱亦不相同，从而进行鉴别。但肿瘤和正常组织不同光谱特征的本质及其产生机制尚难定论，有待进一步的研究。常用荧光光敏剂有血卟啉衍生物（HpD）、吖啶橙（AO）、甲基蓝染料等，常用激光有 Kr、N 或 Xe 等。

Mayinger[15]等报道用此法检测 9 例鳞状细胞癌、4 例腺癌，结果检测的敏感度为 97%，特异度为 95%。

6. 光学相干层析技术

光学相干层析技术（optical coherence tomography，OCT）所用探头和检查的组织间不需要特殊接触介质，它选用特殊的低聚光源，通过光束分散器将光分散，其中 50% 送到组织做检测，剩余的送到一个移动的参考镜，从镜面和组织返回的光通过干涉仪进行比较，建成横断面图像[16]，从而判定病变浸润深度（图 8-15）。OCT 能穿透大约 4 mm 组织，空间分辨率 10 μm，分辨率是超声内镜的 10~100 倍，比超声内镜更清晰地显示食管壁的各层次结构，能更为客观地区分黏膜层和黏膜下层，准确地判定黏膜下层的层次，对指导临床治疗有非常重要的意义。国外将 OCT 用于早期食管癌的研究报道较少，国内尚未见报道，有待进一步的深入研究。笔者等应用 OCT 检查 38 例早期食管癌及食管癌前病变，初步结果尚可，具体结果正在统计中。

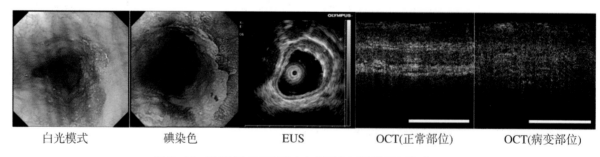

白光模式　　　　碘染色　　　　EUS　　　　OCT(正常部位)　　　　OCT(病变部位)

图 8-15　EUS 及 OCT 示病变主要位于黏膜层和黏膜下层

7. 共聚焦激光内镜

共聚焦激光内镜（confocal endomicroscope）由共聚焦激光显微镜和传统电子内镜组合而成，是检查紧邻表面下区的前景很好的一项技术。它能清晰地显示黏膜浅层的显微结构，如对隐窝结构、黏膜细胞和杯状细胞、上皮内炎性细胞、毛细血管和红细胞等进行高清晰度显像，显示活体胃小凹结构、上皮细胞、固有层及微血管网，医生借助于共聚焦激光内镜对细胞和亚细胞结构进行观察，可以明确区分鳞状上皮和柱状上皮；分辨上消化道不同部位黏膜的显微结构特征，例如，食管的梭形鳞状上皮细胞和不规则的毛细血管襻，Barrett 食管的特征——食管远端出现含有杯状细胞的特殊柱状上皮等。通过该技术能看到最大深度约 500 μm 的细胞结构及其形态特征，其分辨率是当前可获得的实时显像技术中最高的，不到 1 μm，因此其最大优点在于内镜检查时无需行活检和组织病理学检查即可获取活体内表面及表面下结构的组织学图像，对黏膜做高分辨率的即时组织学诊断，达到"光学活检"的目的，并根据组织学诊断及时采取治疗措施[17]。

Kiesslich 等[18]对长期有食管反流症状或已知有 Barrett 食管的 42 例患者行共聚焦激光内镜检查。根据细胞类型、排列、有无杯状细胞及血管的变化，制定出共聚焦激光内镜下诊断 Barrett 食管的标准。与活检组织病理学对照后显示，共聚焦激光内镜对 Barrett 食管及其相关肿瘤诊断敏感性分别为 98.1% 和 92.9%，特异性分别为 94.1% 和 98.4%，准确性分别为 96.8% 和 97.4% 。目前对早期食管鳞状细胞癌的研究报道尚较少。

二、内镜治疗

相对外科手术而言，内镜下微创治疗具有风险小、术后生活质量高、成本低等优点，已列为美国国家综合癌症网络（National Comprehensive Cancer Network，NCCN）治疗早期食管癌和癌前病变及癌前疾病的推荐指南。目前，内镜微创治疗的技术主要有微创切除技术、射频消融、激光治疗、光动力学疗法、氩离子凝固术及微波凝固治疗等。其中内镜微创切除技术主要包括内镜黏膜切除术、内镜黏膜下剥离术以及近年新发展的多环黏膜套扎切除术，每种技术各有其特色。

1. 内镜黏膜切除术

内镜黏膜切除术（endoscopic mucosal resection，EMR）是在内镜下对消化道较小的无蒂、浅表恶性病灶行切除术，是在息肉电切术、黏膜下注射术以及钛夹止血术等内镜技术的基础上逐步发展起来的。其主要原理是通过黏膜下注射等渗盐水使黏膜病变抬高，然后用高频电圈套法切除病变黏膜，达到根除黏膜层早期癌或癌前疾病的目的。因为切除率高、能为患者提供更高的生活质量等优点，EMR 已成为食管癌前病变的有效治疗方法。EMR 方法包括大块活检法 (strip biopsy) 即双管道内镜法、帽吸引式 EMR 法 (EMR-C) 即透明帽法、结扎式 EMR 法 (EMR-L)(图 8-16)。

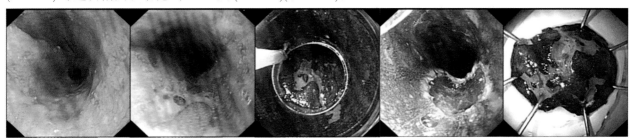

内镜下显示食管黏膜粗糙，碘染色阳性　　黏膜下注射后，安装透明帽行内镜下黏膜切除　　切除后重新碘染色，人工溃疡周围未见阳性病灶　　切除的标本

图 8-16　内镜黏膜切除术

王贵齐[19]等应用透明帽法对 53 例早期食管癌和 74 例食管鳞状上皮重度不典型增生行黏膜切除术，共切除病灶 150 块。研究结果表明应用透明帽法切除食管黏膜可简便、安全、有效地治愈早期食管癌及食管癌前病变，有较好的应用前景。

尽管内镜下黏膜切除是目前效果较好的一种早期食管癌治疗方法，但仍存在一定的局限性。如缺少判定早期食管癌病变浸润深度及淋巴结转移的客观标准，虽然超声内镜及 OCT 可以解决病变浸润深度的问题，但对于淋巴结转移的判定不够理想，这在很大程度上影响对于黏膜切除适应证的掌握。对于多发病变及大面积病变，EMR 治疗仍有一定的困难。另外，EMR 要求内镜医生有较高的技术水平，特别是对单一病变进行多块切除时，每一切除部位均要先进行黏膜下注射，然后在透明帽前端放好套圈器，而这一操作对大部分内镜医生来说可能会很困难，同时需要助手与操作者默契配合，学习周期长，广泛推广存在一定难度。

2. 多环黏膜套扎切除术

多环黏膜套扎切除术（multi-band mucosectomy, MBM）是一种新的内镜下切除技术。该技术首先在内镜下明确病变范围并标记，然后在胃镜前端安装多环黏膜套扎切除器，通过负压吸引将病变组织吸入套扎切除器帽内，切除病变（图 8-17）。这种装置运用了经改装的曲张静脉结扎器，在其顶端有个橡皮套，

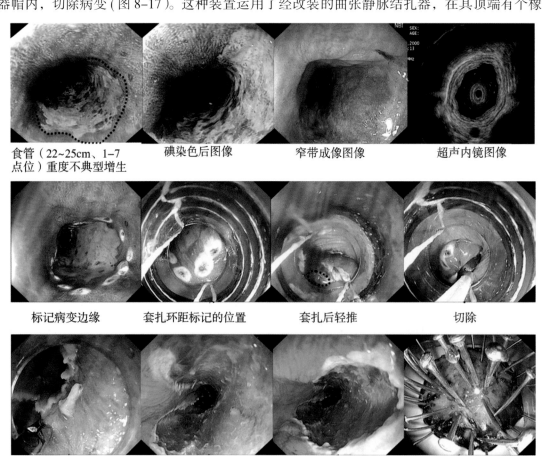

食管（22~25cm、1-7 点位）重度不典型增生　　碘染色后图像　　窄带成像图像　　超声内镜图像

标记病变边缘　　套扎环距标记的位置　　套扎后轻推　　切除

创面的处理　　切除后创面　　标本

图 8-17　多环黏膜套扎切除术

术后病理（食管 22~25 cm）：食管黏膜广泛鳞状上皮重度不典型增生 / 原位癌，伴累及食管黏膜下腺体，未见明确间质浸润，基底切缘及黏膜侧切缘未见癌及不典型增生

不需要内镜下注射，使内镜下多块黏膜切除变得相对简单、快捷。

MBM 的优点体现在以下两点：首先，与 EMR-C 相比，MBM 不需要行黏膜下注射。因为当食管肌层被橡皮圈套住时会很快回缩，而标准的 EMR-C 技术是套圈器会使肌层套在其中，因此为避免肌层被吸入到透明帽内，在 EMR-C 切除前必须进行黏膜下注射。其次，进行多块切除时，MBM 应用同一组套扎圈即可，而 EMR-C 时每次切除前均需重新安装透明帽和圈套器。使用 MBM 不仅减少了手术的时间，还降低了手术费用、减轻了患者的痛苦。

王贵齐[20]等对中国医学科学院肿瘤医院内镜科早期食管癌和癌前病变接受 EMR-C 治疗的 30 例患者和接受 MBM 治疗的 32 例患者的资料进行了回顾性分析，比较了两种技术的疗效、安全性及费用。研究结果表明：EMR-C 和 MBM 均是治疗早期食管癌和癌前病变的微创、安全和有效手段；在保证相同治疗效果的情况下，与 EMR-C 相比，MBM 具有操作简单、缩短治疗时间、成本低的优点，且操作者经过简单的培训就可以掌握并独立开展这项工作。因此，MBM 这项技术适宜广泛推广、开展，更适于经济相对落后、技术相对薄弱的基层医疗机构。

3. 内镜黏膜下剥离术

内镜黏膜下剥离术（endoscopic submucosal dissection，ESD）是在 EMR 基础上发展而来的新技术，治疗主要针对消化道早期癌和癌前病变、癌前疾病。方法是在内镜黏膜下注射基础上利用几种特殊的高频电刀将病变所在黏膜剥离而达到治疗目的。通过 ESD 可完整切除病变，达到根治的效果。与 EMR 相比，ESD 在切除病变的大小、范围和形状方面所受限制较小，对多发病变、病变直径 ≥ 3cm 及全周的早期食管病变可弥补 EMR 及 APC 的不足[21]。

ESD 的手术步骤：①对病变进行染色，使用放大内镜观察，进行超声内镜检查，确定病变范围和深度。②标记：应用针形切开刀或 APC 于病灶边缘 0.5~1.0 cm 处进行电凝标记。③黏膜下注射：于病灶边缘标记点外侧进行多点黏膜下注射，每点约 2 mL，可以重复注射，直至病灶明显隆起。④预切开：应用针形切开刀、HOOK 刀或 IT 刀沿病灶边缘标记点切开黏膜。⑤完整剥离病变：应用 IT 刀或 HOOK 刀沿预切开处对病变黏膜下层进行剥离，切除病变以大头针固定后送病理检查。⑥创面处理：对于创面可见的小血管进行预防性止血处理（图 8-18）。由于内镜黏膜下剥离术切除黏膜面积大，所需时间较长，出血、穿孔等并发症也较高，因此除了要求操作者具备熟练的 EMR 操作经验，一定数量的动物实验培训也是必需的。

4. 射频消融

射频消融（radiofrequency ablation，RFA）利用电磁波的热效应发挥治疗作用，使组织脱水、干燥和凝固坏死，从而达到治疗目的。热损伤深度可通过调整输出功率和时间来控制，在彻底治疗病灶的同时可尽量减少对正常组织的损伤；射频电流对神经、肌肉无兴奋作用，不产生疼痛、刺激心脏等不良反应；射频电极不易和组织黏结，不会产生烟雾和电火花，不影响内镜下操作。这项技术在治疗多发、病变较长或累及食管全周的早期食管癌及癌前病变和癌前疾病方面有明显的优势，且其治疗的深度控制在 1000 μm 左右，避免了治疗后狭窄、穿孔的发生。

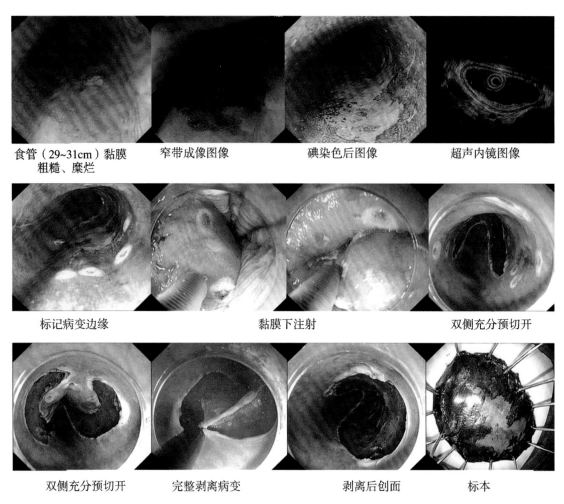

图 8-18　内镜黏膜下剥离术

术后病理（食管 29~31cm）：食管表浅平坦型低分化鳞状细胞癌，肿瘤侵达黏膜下层，侵犯黏膜下层深度 250μm（镜下所见黏膜下层厚度 650μm）。未见脉管瘤栓和神经侵犯。基底切缘及黏膜侧切缘未见癌及不典型增生

国外学者[22-24]应用电子球囊射频消融（balloon-based radiofrequency ablation）治疗伴有重度不典型增生的 Barrett 食管患者，在 6 个月随访期内，96% 的患者不典型增生病变完全消失，90% 的患者伴有肠上皮化生的 Barrett 食管黏膜消失，所有病例均无与治疗相关的食管狭窄发生，食管功能保持良好，无一例复发。王贵齐[25]等应用 HALO 射频消融系统治疗食管黏膜中、重度鳞状上皮不典型增生和早期平坦型鳞状上皮癌的国际多中心临床试验结果初步显示 97% 的患者有效（图 8-19）。

5.激光治疗

（1）Nd：YAG 激光治疗：Nd：YAG 激光照射的组织反应与输出功率、照射距离、脉冲时间及所用总能量有关，当照射病变部位产生灰白色凝固斑时，可使癌细胞产生凝固性坏死，对局限于黏膜层或黏膜下层的早期食管癌可起到有效治疗作用，又不至于发生穿孔等严重并发症。Nd：YAG 激光目前多用于晚期食管癌的姑息性治疗，用于治疗早期食管癌的报道较少。

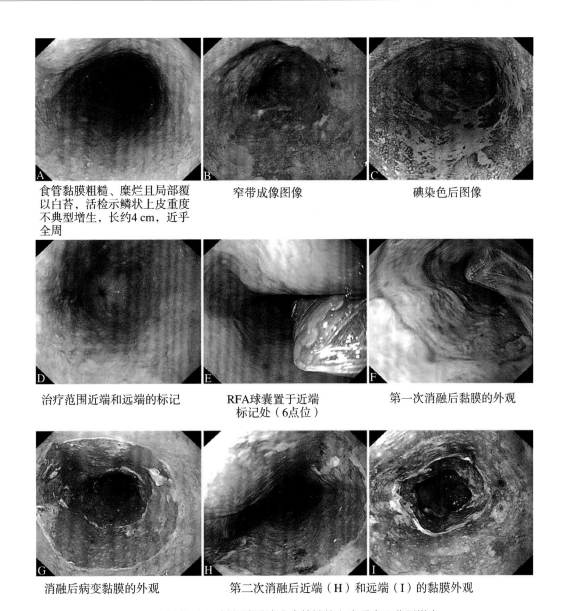

食管黏膜粗糙、糜烂且局部覆以白苔，活检示鳞状上皮重度不典型增生，长约4cm，近乎全周

窄带成像图像

碘染色后图像

治疗范围近端和远端的标记

RFA球囊置于近端标记处（6点位）

第一次消融后黏膜的外观

消融后病变黏膜的外观

第二次消融后近端（H）和远端（I）的黏膜外观

图 8-19　射频消融治疗食管鳞状上皮重度不典型增生

Wu[26]采用低能量 Nd：YAG 激光对50例胃肠道表浅癌及增生病变进行治疗，29例完全消失，1例无效，1例早期胃癌术后2年出现远处转移，1例早期食管癌出现食管气管瘘，4例术后复发。

（2）钬激光治疗：钬激光是一种新型高能脉冲固体激光，具有单脉冲汽化、穿透深度浅(0.5 mm)、热损伤宽度小（0.4~0.8 mm)的特点，对病灶可逐层汽化切除，容易控制切除范围，不易发生穿孔，且止血效果可靠，在临床上尤其适用于年老体弱无法行外科手术或不愿意接受手术的患者。

毛永平[27]等采用钬激光治疗7例早期食管癌，经过一次性对病灶进行汽化切除，对创面进行凝固，全部患者早期癌病灶均汽化切除成功。术中及术后未发生任何并发症。术后 1~3 个月全部患者均用胃镜复查，病理活检均未发现病灶残留。胃镜随访 38~56 个月，均未发现肿瘤复发。

6. 光动力疗法

光动力疗法（PDT）是利用光敏剂可选择性潴留于肿瘤组织中的特点，用特定波长的光激发光敏剂产生氧自由基或单价态氧导致细胞毒性作用，杀伤肿瘤组织，从而达到治疗肿瘤的目的。PDT 的光化学反应主要作用在肿瘤细胞，对正常组织创伤较少。因此，PDT 可使早期食管癌达到微创根治，提高患者的生活质量，目前多用于治疗食管癌前病变、癌前疾病或早期癌[28]、病变范围大却不能耐受其他治疗的患者。但对光敏药物过敏的患者及凝血功能异常、肝肾功能差者不适用本疗法。

PDT 治疗所使用的光敏剂如血卟啉衍生物 (HpD)、卟非姆钠 (porfimer sodium) 等均为血管源性光敏剂，静脉推注后，药物同时分布于肌层和肿瘤的血管结构中，治疗时容易引起食管狭窄或穿孔，而且皮肤光敏反应持续时间长。目前已有三种获得美国食品与药品管理局（FDA）批准的光敏药物，即 Photofrin、Visudyne 和 5- 氨基乙酰丙酸 (aminole-vulinie acid，5-ALA)。后两种主要用于非肿瘤性疾病的治疗，Photofrin 是应用于多种实体恶性肿瘤治疗的新型上皮源性光敏剂，它无血管损伤作用及食管狭窄或穿孔的危险，可口服或静脉推注给药，诱导的皮肤光敏反应仅持续 24 小时。

Corti[29] 采用血卟啉、氩离子激光治疗 62 例食管癌 (18 例 Tis、30 例 T1、7 例 T2、7 例术后吻合口复发)，术后随访 3~90 个月 (平均 32 个月)，单用 PDT 治疗的完全缓解率为 37% (23/62)，PDT 加放射治疗的完全缓解率为 82% (51/62)。单用 PDT 治疗时 Tis/T1 期癌的完全缓解率 (44%，21/48) 明显高于 T2 期癌的完全缓解率 (29%，2/7) 及复发癌的完全缓解率 (0%，0/7)，P=0.04。

7. 氩离子凝固术

氩离子凝固术 (argon plasma coagulation，APC) 是一种非接触性电凝固技术，主要原理是氩气在 APC 探头远端电极与组织之间的电场中产生离子化，氩气离子束可以自动导向未治疗的组织表面，一旦由于局部组织干燥导致该区域的电阻增加，氩离子束便转向电阻较低的非干燥区域发挥作用（图 8-20 ）。APC 具有不产生粘连线、可连续止血、电凝深度限于 2~3mm 的特点。早期食管癌及癌前病变、癌前疾病主要位于食管的上皮层，上皮全层的厚度仅为 0.3~0.4mm，因此采用氩离子凝固术可防止食管穿孔，且无炭化，利于组织修复。

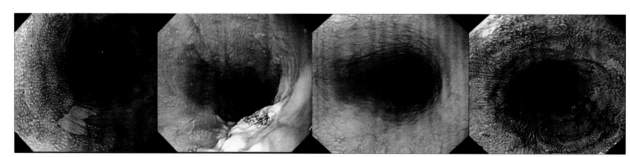

| 食管黏膜碘染色阳性 | 应用APC治疗 | APC治疗后复查,治疗局部食管黏膜呈瘢痕样改变,碘染色未见明显阳性病灶 |

图 8-20　氩离子凝固术治疗过程

王贵齐[30] 等应用氩离子血浆凝固术对 13 例早期食管癌及 114 例食管鳞状上皮不典型增生进行治疗，其对早期食管癌及食管癌前病变的成功率分别为 92.3% 和 100%，平均治疗次数分别为 3 次和 2.2 次，并发症发生率为 5.5%。并发症主要表现为出血、黏膜下血肿及发热等，经对症治疗后均治愈。无穿孔及狭窄发生。 4~12 个月内镜复查并经病理证实 3 例早期癌复发，再次应用氩离子血浆凝固术治疗，2 例治愈，1 例病变未控改为手术治疗。癌前病变无复发。术后平均随访时间为 15.3 个月，所有患者目前均无明显不适。Pereira 等以功率 65~70 W 的 APC 治疗 33 例 Barrett 食管，平均治疗 1.96 次后，病变区黏膜全部转为鳞状上皮。随访 10.6 个月，仅有 1 例复发[31]。

研究结果表明，单纯应用 APC 治疗早期食管癌的复发率和并发症发生率远远高于癌前病变，故早期食管癌首选内镜黏膜切除术，尽可能地切除癌组织。

8. 微波凝固治疗

内镜微波凝固治疗食管病变的原理是当微波天线探头接触食管病变时，病灶组织内水分子和血液分子将在频率为 2 540 MHz 的微波场作用下高速运动，互相摩擦产生热量而凝固组织。微波凝固组织的程度与微波的功率、作用时间以及天线与靶组织的密切接触程度呈正相关。

王士杰等[32]采用内镜下微波凝固治疗早期胃食管癌 12 例，其中原位癌 4 例，黏膜内癌 3 例。治疗后随访，5 年以上 3 例，3~5 年 4 例，1~3 年 2 例，不足 1 年 3 例，仅 1 例复发，全组无严重并发症发生。

9. 内镜治疗存在的问题及展望

近年来，随着内镜器械的发展和内镜技术的成熟，食管癌前病变和癌前疾病的内镜下治疗取得了一定进展，但在具体操作中仍有不少问题或难点。常见的有以下几个方面，需要在今后的临床诊疗工作中认真总结。

（1）治疗方法的选择：各种治疗方法在治疗次数、每次治疗持续时间、术后并发症和疗效维持时间上存在不同，但均能达到治疗目的。选择何种治疗方法更有效，一方面取决于患者的耐受情况，另外与操作者的技能有密切关系。

（2）切除或治疗范围的界定：明确病变范围是有效治疗的前提条件。目前有报道采用色素内镜（碘液染色等）、超声内镜、NBI 等方法确定切除或治疗的范围，然后以印度墨汁（India ink）、APC 烧灼对病灶边缘进行标记。

（3）随访期限：目前文献所报道的 Barrett 食管治疗后随访期限最长为 68 个月，无论 Barrett 食管还是鳞状上皮不典型增生，平均随访时间在 12~24 个月。多数学者建议应适当延长治疗后的随访期限，以便早期发现复发病灶。

随着我国食管癌早诊早治技术的普及和内镜医生诊治水平的不断提高，食管癌及癌前病变、癌前疾病的内镜下早期诊断和早期治疗将会得到进一步的发展。在保证医疗质量和医疗安全的前提下，需要依据我国国情，制定相应的内镜诊疗标准，规范食管癌前病变和癌前疾病的诊疗，才能推动内镜诊疗技术健康、稳步地发展。

（张月明 王贵齐）

参考文献

[1] 李益农，陆星华. 消化内镜学. 2版. 北京：科学出版社，2004.

[2] 杨观瑞. 食管早期浅表癌的内镜诊断和治疗. 中国肿瘤，2000，9（5）：218-219.

[3] DAWSEY S M, FLEISCHER D E, WANG G Q, et al. Mucosal iodine staining improves endoscopic visualization of squamous dysplasia and squamous cell carcinoma of the esophagus in Linxian, China. Cancer, 1998, 83（2）：220-230.

[4] 王贵齐，魏文强，吕宁. 应用内镜下碘染色在食管癌高发区进行普查的意义. 癌症，2003，22（2）：175-177.

[5] CHOBANIAN S J, CATTAU E L, WINTERS C, et al. In vivo staining with toluidine blue as an adjunct to the endoscopic detection of Barrett's esophagus. Gastrointest Endosc, 1987, 33：99-101.

[6] PONCHON T, MAKUUCHI H, MORITA Y, et al. Images of early cancer: esophageal squamous-cell carcinoma. Endoscopy, 2004, 36（9）:11-20.

[7] 邓登豪，朱海杭，罗金燕，等. 内镜下 Toluidine Blue 和 Lugol's Solution 双重染色在食管早期癌和浅表癌诊断中的意义. 中国内镜杂志，2001，7（2）：21-23.

[8] 刘一品，黄留业，李延青，等. 双重色素内镜在早期食管癌和癌前病变诊断中的应用. 山东医药，2005，45（20）83.

[9] 廖嘉忠，韦代林. 早期食管癌的内镜诊断及治疗. 右江民族医学院学报，2005：106-108.

[10] INOUE H. High-magnification endoscopic diagnosis of superficial esophageal cancer. Digestive Endoscopy, 2000, 12：32-35.

[11] KUZNETSOV K R, LAMBERT. Narrow-band imaging: potential and limitations. Endoscopy, 2006, 38: 76-81.

[12] GODA K I, TAJIRI H, KAISE M, et al. Flat and small squamous cell carcinoma of the esophagus detection and diagnosed by endoscopy with narrow-band imaging system. Digestive Endoscopy, 2006, 18：9-12.

[13] INOUE H, KUMAGAI Y, YOSHIDA T, et al, Y T.High-magnification endoscopic diagnosis of superficial esophageal cancer. Digestive Endoscopy, 2000. 12: 32-35.

[14] 张月明，王贵齐，张蕾，等. 窄带成像技术诊断早期食管癌及其癌前病变的临床应用价值. 中华消化内镜杂志，2007，6：410-414.

[15] MAYINGER B, HORNET P, JORDAN M, et al. Light induced autofluorescenee spectroscopy for the endoscopic detection of esophageal cancer. Gastrointest Endosc, 2001, 54（2）：195-201.

[16] ZUCCARO G, GLADKOVA N, VARGO J, et al.Optical coherence tomography of the esophagus and proximal stomach in health and disease. American Journal of Gastroenterology, 2001, 96：2633-2639.

[17] 李延青，郭玉婷. 共聚焦激光显微内镜在消化道疾病诊断中的应用. 中华消化杂志，2007，27（2）：140-141.

[18] KIESSLICH R, GOSSER L, GOETZ M, et al. In vivo histology of Barrett's esophagus and associatied neoplasia by confocal laser endomicroscopy. Clin Gastroenterol Hepatol, 2006, 4：979-987.

[19] 张蕾，王贵齐，郝长清，等. 早期食管癌及其癌前病变食管黏膜切除术. 中国消化内镜，2007，1（1）：4-6.

[20] 张月明，贺舜，王贵齐，等. 透明帽法内镜黏膜切除术与多环黏膜套扎切除术治疗早期食管癌及癌前病变的比较研究. 中华胃肠外科杂志，2012，15（9）：913-917.

［21］KODASHIMA S，FUJISHIRO，M，YAHAGI，N，et al. Endoscopic submucosal dissection using flexknife. J Clin Gastroenterol，2006，40（5）：378-384.

［22］GONDRIE J J, POUW R E, SONDERMEIJER C, et al. Optimizing the technique for circumferential ablation of Barrett's esophagus containing high-grade dysplasia using the HALO360 system. Gastrointest Endosc，2007，65:151.

［23］GONDRIE J J, PETERS F, CURVERS W L，et al. Radiofrequency ablation of Barrett's esophagus containing high-grade dysplasia. Gastrointest Endosc，2007，65:135.

［24］BEAUMONT H, BERGMAN J J, POUW R E, et al. Preservation of the functional integrity of the distal esophagus after circumferential ablation of Barrett's esophagus. Gastroenterology，2007，1（132）：255.

［25］WANG G Q, ZHANG YM，BERGMAN J J, et al. Outcomes from a prospective trial of endoscopic radiofrequency ablation of early squamous cell neoplasia of the esophagus. Gastrointest Endosc, 2011，74（6）:81-90.

［26］WU K L, TSAO W L, SHYU K Y. Lower-power laser therapy for gastrointestinal neoplasia. J Gastroenterol，2000，35（7）：518-523.

［27］毛永平. 胃镜下钬激光汽化切除术治疗早期食管癌. 中国消化内镜，2007，1（1）:7-9.

［28］BARR H，KENDALL C，STONE N. Photodynamic therapy for esophageal cancer：a useful and realistic option. Technol Cancer Res Treat，2003，2（1）：65-76.

［29］CORTI L，SKARLATUS J，BESOC，et al. Outcome of patients receiving photodynamic therapy for early esophageal cancer. Int J Radiat Oncol Biol Plays，2000，47（2）：419-424.

［30］王贵齐，魏文强，郝长青，等. 内镜下应用氩离子血浆凝固术治疗早期食管癌及其癌前病变的临床研究. 中华消化内镜杂志，2004，21（6）：365-367.

［31］PEREIRA J C, BUSNELLO J V, SAUL C, et al. High power setting argon plasma coagulation for the eradication of Barrett's esophagus. Am J Gast roenterol，2000，95（7）：1661-1668.

［32］王士杰，吴明利，王顺平，等. 内镜下微波治疗早期胃食管癌12例报道. 中华消化内镜杂志，2000，17（1）：33.

第七节 预防研究

食管癌是多因素作用、多基因参与、多阶段发展的疾病。食管的癌前病变是最终发生食管癌的重要阶段。近30年来,随着对食管癌病因学和发病机制的深入研究,研究者逐渐认识到可以通过营养及化学预防对食管的癌前病变进行干预,从而减少食管癌的发生。近年来,我国食管癌前病变的预防工作取得了显著成绩。本节主要讨论食管癌前病变的预防研究工作和存在的问题。

一、提高食管癌前病变高发人群的营养水平

在我国开展的大规模食管癌流行病学调查中发现,高发区居民食管癌前病变发病率增加,且居民膳食中维生素 A、维生素 B_2、维生素 E、维生素 C、β–胡萝卜素、叶酸,以及微量元素镁、锌、钼、硒等的含量均偏低。高发区人群的血清和尿液中也发现这些营养物质的缺乏。依据这些流行病学调查结果,在我国食管癌前病变高发区开展了大规模的维生素及微量元素对食管癌前病变的干预研究。一项在食管癌前病变高发区普通人群中开展的干预研究,将维生素和微量元素的干预分为四组:维生素 A 和锌组,维生素 B_2 和叶酸组,维生素 C 和钼组,维生素 E、β–胡萝卜素和硒组。对 29 584 位个体进行了为期 5.25年的干预研究,并在干预结束后用内镜进行了小样本(391 位个体)的检测。这项干预研究显示,四组食管和胃的癌前病变发病率均未降低,但维生素 A 加锌组患胃癌的风险降低了,而维生素 E、β–胡萝卜素和硒组食管癌的发病率(62%)降低了。但这些结果是从 391 位个体得出的,其有效性也受到了质疑[1]。沈琼等用复合维生素 B_2 营养阻断治疗食管癌前病变 536 例,15 个月后复查,实验组癌变率为 0.6 %,对照组癌变率为 2.7 %,癌变抑制率为 76.8 % ;3 年后第二次复查,癌变抑制率为 63.3 %。这表明以维生素 B_2为主的营养干预在食管癌前病变的干预中具有重要意义[2,3]。食管癌前病变高发区的流行病学资料还显示食管癌高发人群蔬菜和水果的摄入量明显不足,这可能是导致食管癌前病变发生的因素之一[4]。蔬菜和水果中不但含有大量的维生素和微量元素,还含有大量黄酮类物质,近来研究发现这些黄酮类物质具有抗炎和抗肿瘤的活性[5,6]。Wang 等 2005 年对 87 065 例食管癌死亡病例和 108 206 例食管癌患者的回顾性研究显示,蔬菜和水果的摄入量不足是导致食管癌前病变和食管癌发生的重要因素之一[7]。美国国家癌症研究所已推荐多种食物作为抗癌食品,包括花菜、洋葱、红薯等,并实施大规模的食用水果和蔬菜预防肿瘤的举措。近期使用冻干草莓的动物干预实验和人群干预表明:冻干草莓能够有效阻断甲基苄基亚硝

胺诱导的大鼠食管癌前病变的发生；同时人群中干预结果表明，使用 60 g/d 冻干草莓能有效抑制食管的炎性病变[8,9]。目前研究表明，维生素、微量元素、水果和蔬菜的摄入量减少与食管癌前病变的发生密切相关，在日常膳食中添加这些成分有助于预防食管癌前病变的发生[10]。

二、阻断致癌物诱导的食管癌前病变

1. 减少亚硝基化合物的接触

自 1972 年起，我国研究人员在食管癌前病变高发区河南林州市对亚硝胺及其前体物进行了系统的研究。林州市居民饮用水及食用的酸菜中亚硝胺及其前体物（硝酸盐、亚硝酸盐、二级胺等）含量均高于低发区，从膳食中摄入的亚硝胺及其前体也比低发区高[11]。刘桂亭、陆士新等发现高发区人群胃液中亚硝胺及其前体含量也比低发区高，而且不同病变人群胃液内的含量有显著差异，呈明显的量效关系。用亚硝基化合物诱导了大鼠的食管癌前病变模型，并在人食管癌组织 DNA 中发现 O^6-甲基嘌呤加成物。用甲基苄基亚硝胺成功地诱发了人胎儿食管鳞状上皮癌样变[12]。徐致祥等用亚硝化农家肥水成功诱发鸡咽食管癌前病变。同时流行病学资料显示，食管癌前病变高发区的亚硝基化合物主要来源于工业污水、农家肥和化肥的污染水等[13]。在发现亚硝基化合物及其前体的致病作用后，高发区积极采取改水、改厕措施，实施改良饮水工程，乡村改用深井地下水，城镇改用消毒自来水，减少和阻断亚硝胺及其前体物进入体内；同时改善居民的饮食习惯，减少食用腌制食品。通过这些方法的实施，林州市居民胃内致癌性亚硝胺的暴露水平与 1980 年相比明显下降[14,15]。

2. 阻断真菌对于食物的污染

研究发现林州市食管癌及其癌前病变发生可能与当地居民暴露于严重污染粮食的互隔交链孢霉菌及其代谢产物交链孢酚 (AOH) 和交链孢酚单甲醚 (AME) 有关[16-19]。依据这些研究资料开展了以晒粮为主、以化学防霉为辅的真菌预防措施，同时不食用霉变的馒头等受真菌污染的食物。杨胜利等人的研究结果表明，林州市小麦 2004 年互隔交链孢霉污染率明显低于 1981 年，2004 年检测小麦 AOH 阳性率明显低于 1995 年，报道说明当地居民主粮中具有显著遗传毒性效应的 AOH 污染率降低。2004 年林州市居民尿液中 AOH 和 AME 检出率，均明显低于 1992 年。林州市人群尿液中该毒素的减少，与本研究结果表明的主粮中互隔交链孢霉菌污染程度减轻和高发区食管癌前病变发病率下降的水平是一致的，提示林州市人群互隔交链孢霉菌相关毒素实际暴露水平的下降可能为近年来当地食管癌前病变发生率降低的原因之一[18]。

三、转变高发区人群的生活方式

良好的饮食习惯有助于预防食管癌前病变。我国食管癌的病因学调查发现，在食管癌前病变高发的林州市，该地区人群喜热食，而且进食很快。这种进食方式极容易伤及食管，从而引发食管炎症。南美和伊朗食管癌前病变高发区的流行病学资料也显示进食热的饮料或茶与食管癌前病变的发生密切相关。长期食用粗硬食物和进食过快、过烫易对食管黏膜造成机械性刺激与损伤。反复损伤可以造成黏膜上皮增生、间变，然后导致癌前病变，最终导致癌症的发生。同时，食管慢性损伤为致癌物质的进入创造了条件，从而促进癌前病变的发生。各种原因引起的经久不愈的食管炎，可能是食管癌的前期病变，尤其是有食管黏膜上皮细胞间变或不典型增生者癌变的危险性更大。因而，改变进食食物的温度，缓慢进食也是预防食管癌前病变发生的环节之一[20,21]。

四、基于分子水平的食管癌前病变预防研究

食管癌前病变在分子水平的事件是各种因素作用于食管细胞，使正常食管细胞向癌前病变转变的重要环节。这些事件包括基因水平的改变、表观遗传学的改变、miRNA 调控及信号转导通路激活等。针对这些分子事件发现食管癌前病变易感的分子标志物和阻断的分子靶点，对于筛选高危人群、开展靶向性预防具有十分重要的意义。食管癌前病变发生的分子事件及针对性预防主要有以下几个方面。

1. 机体营养成分代谢基因的多态性与食管癌前疾病的预防

叶酸的功能是提供甲基基团，用于细胞 DNA 的甲基化和核苷酸的从头合成。叶酸缺乏或叶酸代谢障碍可能通过扰乱正常 DNA 甲基化、DNA 合成而致癌；亚甲基四氢叶酸还原酶 (methylentetrahydrofolate reductase, MTHFR) 是催化叶酸生物转化形成甲基供体的关键酶。研究发现，MTHFR 677 C>T 和 1298 A > C 变异与食管癌发病风险显著相关，携带 677 TT 或 1298 CC 基因型者发生食管癌的风险比携带 677 CC 或 1298 AA 者分别高 6.18 倍和 4.43 倍。我国食管癌前病变高发区人群蔬菜、水果摄入量过低，导致体内叶酸不足，加之一些个体 MTHFR 变异，降低了 MTHFR 活性，两者交互作用增加了食管癌发病风险。适当改变膳食结构以补充叶酸可以克服因遗传变异引起的 MTHFR 活性低下所导致的不良后果，因此携带 MTHFR 变异基因的人增加膳食叶酸摄入量将有助于预防食管癌前病变，进而预防食管癌的发生[22]。

2. 致癌物代谢基因多态性与食管癌前病变的预防

细胞色素 P450 基因 CYP2E1、CYP2A6、CYP1A1 在低分子量致癌物 (如某些亚硝胺及苯并芘) 代谢过程中起重要作用。有报道显示，CYP2E1 cl/c1 基因型者发生食管鳞癌的风险比携带至少一个 c2 等位基因 (c1/c2 或 c2/c2 基因型) 者增高 4.8 倍。而 CYP2A6 基因多态也与食管鳞癌风险相关。谷胱甘肽 S- 转移酶 (GST) 可以代谢各种外源性和内源性亲电子物，减少亲电子物攻击 DNA 等细胞大分子的机会，是细胞的解毒剂。GSTM1 基因缺失在人群中较常见，而 GSTT1 基因缺失各种族间并不一致，GSTM1 和 GSTT1 基因缺失者缺乏相应的酶功能。GSTP1 是食管组织表达的主要 GST，该基因的 105 ne/Val 和 113 Ala/Val 多态所改变的氨基酸位于酶活性中心区域，从而有可能影响其对化学致癌物的易感性。尽管 GSTM1 和 GSTT1 缺失 / 野生型及 GSTP1 多态与食管癌发病风险的关联各研究结果并不一致[23]，但针对具有致癌物代谢基因突变的易感个体，有目的地促进致癌物质的代谢，以减少致癌物在体内的蓄积，仍是食管癌前病变的重要预防环节之一。

3. 修复基因多态性的改变与食管癌前病变的预防

致癌物可致 DNA 损伤，如果这些损伤不能及时修复，将导致基因突变，从而导致肿瘤的发生。针对

极为复杂的 DNA 损伤情况，细胞进化出复杂而精细的 DNA 修复体系来维护基因组的完整。哺乳类动物，细胞至少有四种 DNA 修复途径：碱基切除修复、DNA 双链断裂修复、错配修复和核苷酸切除修复。个体间 DNA 损伤应答基因存在的遗传差异，可能决定了个体对肿瘤易感性的差异。聚合酶 β（pol β）是参与碱基切除修复的关键酶。董子明等研究发现，在食管癌患者中存在 pol β 的多种突变和表达水平的增加。pol β 的突变会增加或降低酶的活性。此外，pol β 突变过程中，其本身也会造成损伤 DNA 新的突变[24]。其他参与碱基切除修复的 hOGG1 和 XRCC1，及参与核苷酸切除修复的 XPD 基因的多态，据报道也与食管癌风险相关。研究表明，hOGG1 326 Cys/Cys 纯合子基因型携带者发生食管鳞癌的风险比 Ser/Ser 或 Ser/Cys 基因型者高 2 倍。XRCC1 194 Trp/Trp 基因型者发生食管鳞癌的风险比 194 Arg/Arg 或 Arg/Trp 基因型者高 2 倍[25,26]。有效减少切除修复基因的突变，使用化合物干预基因切除修复酶的活性也是食管癌前病变预防的崭新思路之一。

4. 细胞增殖、周期、凋亡等信号转导通路的改变与食管癌前病变的预防

信号转导通路的活化是使正常细胞向恶性转化的关键环节之一。这些通路的活化影响下游关键分子或转录因子的活化，从而调节细胞的行为学改变。在食管癌前病变和胃 – 食管反流食管癌的动物模型中均发现了 EGFR 基因表达的增加和下游通路的活化，其可促进细胞的增殖和转化。除 EGFR 外还发现与癌症发生相关的 Hedgehog、PI3K/AKT/mTOR、JAK/STAT 等信号转导通路的活化[27]。王立东等通过全基因关联分析证实 PLCε-1 多态性与食管癌的发生相关，但其基因多态性与 PLCε-1 酶活性的关系还有待进一步深入的研究[28]。PLCε-1 可活化下游的 PI3K/AKT 信号转导通路。这些信号转导通路的活化将导致下游转录因子 AP-1、NF-κB、STAT3 等转录因子的活化，从而调控目标蛋白使其过表达或受到抑制。目前针对食管癌前病变发生过程中信号转导通路的改变，已经开展了一些阻断研究，这些阻断研究主要以化学预防为主。如使用冻干草莓能够有效预防甲基苄基亚硝胺诱导的大鼠食管癌前病变的发生和食管的不典型增生，同时能够抑制 79.5% 一氧化氮合成酶（nitric oxide synthase，iNOS)、62.9% 的环氧化酶 –2（COX–2) 以及 62.6% 的 NF-κB 磷酸化[8,29]，EGCG 联合姜黄素能够抑制食管癌细胞的生长[30]。

5. 阻断功能蛋白的化学预防

P53 基因是食管癌前病变和食管癌中最常见的有突变的基因之一。野生型 P53 具有抗细胞增生的功能。P53 基因突变可损害其 DNA 结合特性和转录因子功能，使其控制细胞周期和细胞增殖的正常功能受到抑制。研究表明，P53 72 Arg/Pro 多态与食管鳞癌相关，且 P53 –Arg 比 P53 –Pro 更易被 E6 蛋白降解[31]。此外，在 NMBzA 诱导的食管癌前病变模型中均发现参与花生四烯酸代谢的 COX–2 表达增加。此外还发现食管癌前病变中 Cyclin D1、ERBB1/2、C-MYC 等的表达增加。目前开展的使用非甾体类抗炎药阿司匹林针对 COX–2 为靶标的食管癌前病变化学预防已经取得了显著的成效。研究显示，服用阿司匹林每周 16 次，服用 1 年以上可使食管癌的患病风险减少 40%[32]。目前阿司匹林和茶多酚联合预防食管癌前病变的临床试验正在开展中。

五、中药与食管癌前病变预防研究

目前研究发现很多中药具有抑制肿瘤发生的成分。林培中等应用抗癌乙片（商品名增生平，由黄药子、拳参、北豆根、夏枯草、败酱草、白鲜皮等 6 味中药组成）预防食管癌前病变的进展，在食管重度不典型增生的患者中开展食管癌前病变的预防。通过 3 年的观察，在服用抗癌乙片的 822 例患者中，有 9 人患食管癌；而安慰剂对照组的 826 患者中，食管癌发病 24 例。二者统计学上有显著性差别。同时在另外地区开展的抗癌乙片对食管癌前病变的预防也有相同的效果。这显示中药复方对于食管癌前病变的预防具有重要应用前景。抗癌乙片已在临床上使用，主要用于食管和贲门上皮不典型增生，主要依据清热解毒、化瘀散结的中药理论，但具体的分子机制还有待进一步阐明。如果能够阐明其分子机制，对于开发新的食管癌化学预防中药具有重要的意义[33,34]。

六、食管癌前病变预防中的问题与展望

食管癌前病变是环境因素为主导，多基因相互作用以及基因与环境相互作用所引起的复杂性疾病。尽管食管癌前病变的预防工作取得了令人鼓舞的成绩，但还存在诸多问题，如食管癌前病变发生的分子机制还有待进一步阐明、如何筛选食管癌前病变发生的高危人群、化学预防的靶点确定等。针对这些问题应该加强以下几个方面的工作。

1. 加强对肿瘤发病的机制研究，确定有效的分子预防靶点

肿瘤的发生是一个极为复杂的过程，致癌物、遗传因素、表观遗传学因素、宿主免疫状态等都参与了肿瘤的发生和发展。近年来的研究表明，诸多分子过程，如遗传信息的改变、信号转导通路的异常活化、微小 RNA 失衡、DNA 甲基化、蛋白质泛素化的异常等都参与了肿瘤的发生。针对这些分子学异常改变，肿瘤的化学预防工作也逐渐从单纯的细胞生物效应研究转化为以分子靶点为基础的预防研究。目前发现有效的肿瘤化学预防药物基本上都是靶标清晰的化合物。因而进一步开展肿瘤发病机制的研究，阐明肿瘤发生过程中的关键分子，发现有效的预防靶标是开展有效的食管癌前病变预防的基础。

2. 应用高通量和生物信息学研究手段

先进的研究手段能促进食管癌预防的快速发展，目前的高通量测序、芯片技术在食管癌发病机制、高发人群筛选、食管癌前病变的有效预防化合物等研究方面都是重要的手段。同时生物信息学的发展也为食管癌前病变的预防提供了契机：生物信息学结合结构生物学预测生物学相互作用的机制，阐明食管癌前病变发病机制；应用生物信息学手段结合小分子化合物库，筛选和改造有效的食管癌前病变化学预防药物；还可针对有效的化合物筛选其可能作用的靶标，从而开发新的药物；利用生物信息学手段还可以预测分子之间的相互作用，分子通路之间的交叉对话，有益于阐明食管癌前病变发生的分子机制。

3. 寻找有效的食管癌前病变预防动物模型

目前食管癌前病变预防研究的动物模型多采用致癌物诱导的模型或是裸鼠的移植瘤模型，这种动物模型和真实高危人群有很大差异。这些差异直接导致了预防干预出现不同的结果。因而构建和选择更合适的动物模型，如环境－遗传因素致瘤模型，比单纯的移植瘤模型或致癌物诱导的模型更接近于肿瘤高危人群的发病状态。

4. 开展分子流行病学研究，筛选食管癌前病变的高危人群

早期的食管癌预防研究和临床药物实验多采用普通的实验个体。如在我国林州市开展的以维生素和微量元素为主的食管癌前病变化学预防工作，以整个地区的研究个体作为预防对象，并没有取得显著的预防效果。这可能有两个方面的原因：其一是微量元素或维生素对食管癌前病变的预防本身没有效果；其二是因为在整个受试个体中仅少数是食管癌前病变的高危者（没有开展前期的人群筛选），导致高危人群在整个受试人群中数量过少，在这种情况下，即使在高危人群中是有效的，在整个统计人群中也可能没有意义。目前在预防研究中已经开始了人群高危因素的筛选工作。如研究肺癌的化学预防时对人群进行吸烟指数的筛选，研究结肠癌前病变化学预防时选择结肠息肉高发的人群。目前个体基因测序技术的进步也可提供受试人群的遗传背景。开展高危人群的筛选，也是今后开展食管癌癌前病变预防工作的重要方面之一。

5. 发现食管癌前病变化学预防的分子标志物，开展个体化的食管癌化学预防

肿瘤高发人群有效分子标志物的发现是开展肿瘤化学预防的重要切入点之一。如能发现易患肿瘤人群的分子标志物（信号通路、遗传物质），有效界定高发人群，有的放矢，将极大减少化学预防的成本，提高效率，降低不良反应。同时发生在一个部位的肿瘤往往有多种类型，以食管癌为例，分为鳞癌、腺癌等不同类型。这些不同类型的肿瘤发病机制各不相同，个体的遗传背景也有差异，不注重个体差异和肿瘤差异而开展的预防注定无法达到良好的效果。因而在未来的食管癌前病变的预防工作中要依据个体差异开展个体化的预防[35]。

总之，开展食管癌前病变的预防是预防食管癌发病的有效手段，对于提高生命健康质量，减少社会经济负担具有十分重要的意义。以往开展的食管癌前病变研究和预防研究工作为我们提供了宝贵的经验，但也存在机制不清、靶标不明确、预防人群宽泛、研究手段受限等问题。在以后的食管癌化学预防研究工作中，要综合分子生物学、生物信息学和高通量筛选技术，阐明肿瘤发生早期的关键机制，确定关键靶点，运用有效的动物模型，筛选高效低毒的化合物，发现肿瘤的高危人群，并开展个体化的癌前病变预防工作。

（董子明　刘康栋）

参考文献

[1] TAYLOR P R, LI B, DAWSEY S M, et al. Prevention of esophageal cancer: the nutrition intervention trials in Linxian, China. Cancer Res, 1994, 54（7）:2029-2031.

[2] 沈琼, 王东煜, 项芸岩, 等. 复合核黄素阻断治疗食管癌前增生研究报告. 中国肿瘤临床, 1994, 4：250-251.

[3] 沈琼, 王东煜, 蔡祥生, 等. 复合核黄素阻断治疗食管癌前增生的效果评价（报告之四）. 中国肿瘤临床, 1997, 5：331-334.

[4] ZOU X N, TAYLOR P R, MARK S D, et al. Seasonal variation of food consumption and selected nutrient intake in Linxian, a high risk area for esophageal cancer in China. Int J Vitam Nutr Res, 2002, 72（6）: 375-382.

[5] ROSSI M, GARAVELLO W, TALAMINI R, et al. Flavonoids and risk of squamous cell esophageal cancer. Int J Cancer, 2007, 120（7）: 1560-1564.

[6] BOBE G, PETERSON J J, GRIDLEY G, et al. Flavonoid consumption and esophageal cancer among black and white men in the United States. Int J Cancer, 2009, 125（5）: 1147-1154.

[7] WANG J B, FAN J H, LIANG H, et al. Attributable causes of esophageal cancer incidence and mortality in china. Plos One, 2012, 7（8）: e42281.

[8] CHEN T, YAN F, QIAN J, et al. Randomized phase II trial of lyophilized strawberries in patients with dysplastic precancerous lesions of the esophagus. Cancer Prev Res（Phila）, 2012, 5（1）: 41-50.

[9] STONER G D, CHEN T, KRESTY L A, et al. Protection against esophageal cancer in rodents with lyophilized berries: potential mechanisms. Nutr Cancer, 2006, 54（1）: 33-46.

[10] BRAVI F, EDEFONTI V, RANDI G, et al. Dietary patterns and the risk of esophageal cancer. Ann Oncol, 2012, 23（3）: 765-770.

[11] YANG C S. Research on esophageal cancer in China: a review. Cancer Res, 1980, 40（8）: 2633-2644.

[12] 刘桂亭, 杨胜利. 河南林州食管癌病因的探索历程. 中国肿瘤, 2008, 6：454-456.

[13] 徐致祥, 谭家驹, 陈凤兰, 等. 农家肥料污染水源诱发鸡咽食管胃癌和肝癌. 中华肿瘤杂志, 2003, 4：32-35.

[14] 杨文献, 陆士新, 刘桂亭, 等. 中国林州市食管癌高发区人群病因学预防效果观察. 中国肿瘤, 2008, 7：548-552.

[15] 徐致祥, 韩建英, 谭家驹, 等. 浊漳河水及改水对林州市居民年龄别食管癌发病率的影响. 河南预防医学杂志, 2009, 1：5-10.

[16] 刘桂亭, 钱玉珍, 董伟华. 互隔交链孢霉在人食管癌病因学中的意义. 河南医科大学学报, 1992, 4：348-351.

[17] 董子钢, 刘桂亭, 钱玉珍, 等. 互隔交链孢霉提取物诱发 V_（79）细胞突变和 NIH/3T3 细胞转化作用的研究. 中国病理生理杂志, 1988,（04）：204-207.

[18] 杨胜利, 董子明, 裴留成, 等. 河南林州市居民粮食中互隔交链孢霉及其毒素污染和人群暴露状况研究. 癌变·畸变·突变, 2007, 1：44-46.

[19] 杨胜利, 王秀琳, 甄应中, 等. 交链孢酚和交链孢酚单甲醚对大鼠不同器官细胞 DNA 损伤的器官亲和性研究. 河南医科大学学报, 1990, 26（2）：98-100.

［20］赵立群，杨观瑞，裘宋良，等．食管癌高发区青少年食管炎发病率和发病因素研究．河南肿瘤学杂志，1991，4：7-11.

［21］张亚冰，赵立群，裘宋良，等．河南省林州市 2004 与 1980 年食管癌前病变和食管癌患病率的比较研究．中华肿瘤防治杂志，2006，（05）：328-330.

［22］XING D，TAN W，LIN D. Genetic polymorphisms and susceptibility to esophageal cancer among Chinese population (review). Oncol Rep，2003，10（5）：1615-1623.

［23］林东昕，谭文，陆士新，等．中国食管癌分子流行病学研究．中华流行病学杂志，2003，（10）：87-91.

［24］董子明，赵国强，赵勤，等．人食管癌组织中 DNA 聚合酶 β 基因突变的研究．中华医学杂志，2002，（13）：38-41.

［25］YIN M，TAN D，WEI Q. Genetic variants of the XRCC1 gene and susceptibility to esophageal cancer: a meta-analysis. Int J Clin Exp Med，2009，2（1）：26-35.

［26］XING D Y，TAN W，SONG N，et al. Ser326Cys polymorphism in hOGG1 gene and risk of esophageal cancer in a Chinese population. Int J Cancer，2001，95（3）：140-143.

［27］VALVERDE C M，MACARULLA T，CASADO E，et al. Novel targets in gastric and esophageal cancer. Crit Rev Oncol Hematol，2006，59（2）：128-138.

［28］WANG L D，ZHOU F Y，LI X M，et al. Genome-wide association study of esophageal squamous cell carcinoma in Chinese subjects identifies susceptibility loci at PLCE1 and C20orf54. Nat Genet，2010，42（9）：759-763.

［29］STONER G D，WANG L S. Chemoprevention of Esophageal Squamous Cell Carcinoma with Berries. Top Curr Chem，2013，329：1-20

［30］YE F，ZHANG G H，GUAN B X，et al. Suppression of esophageal cancer cell growth using curcumin，(-)-epigallocatechin-3-gallate and lovastatin. World J Gastroenterol，2012，18（2）：126-135.

［31］林东昕．遗传多态与食管癌．第三届中国肿瘤学术大会，2004.

［32］BOSETTI C，ROSATO V，GALLUS S，et al. Aspirin and cancer risk: a quantitative review to 2011. Ann Oncol，2012，23（6）：1403-1415.

［33］陈志峰，侯浚，林培中，等．增生平阻断食管癌前病变的远期效应．实用医学杂志，2011，5：15-16.

［34］林培中，张金生，戎振鹏，等．食管癌前病变的药物阻断性治疗——抗癌乙片、维胺酯和核黄素三年和五年的阻断效果．中国医学科学院学报，1990，4：235-245.

［35］BODE A M，DONG Z. Cancer prevention research – then and now. Nat Rev Cancer，2009，9（7）：508-516.

第九章

胃癌前病变和癌前疾病

据统计，胃癌是第四常见恶性肿瘤，其致死率位于各系统恶性肿瘤的第二位。虽然，近年来全球范围内胃癌发生率有明显下降趋势，但其死亡率仍然居高不下。由于早期胃癌缺乏症状，或仅仅表现为非特异性消化道症状，如腹部不适、腹胀等，较易被人们忽视。一经发现，胃癌往往已进展至中晚期，导致其治疗效果不佳及生存率较低。因此，胃癌的早期发现及早期诊断至关重要，可大大降低死亡率、提高生存率。胃癌前病变是正常胃黏膜进展为胃癌的重要病理生理环节。充分了解胃癌前病变对胃癌的早期预防、早期诊断甚至早期治疗十分重要。

胃癌前病变从广义上讲应包括正常组织到癌组织之间任何一个阶段的病变，包括慢性胃炎、胃黏膜萎缩、胃溃疡、小凹上皮增生、肠上皮化生、上皮内瘤变等病变。依据特点常常分为癌前状态（precancerous condition）和癌前病变[1]，前者多指萎缩性胃炎、胃溃疡、胃息肉等增加胃癌发生概率的疾病，又称胃癌前疾病，而后者是指那些已经出现肿瘤形态学改变的病变，即上皮内瘤变（intraepithelial neoplasia）或异型增生（dysplasia, dys）。肠上皮化生虽然是萎缩性胃炎的病理表现，但作为与癌前病变关系最密切的病理阶段备受人们重视，人们有时甚至将其与癌前病变等同对待。

（窦维佳　李增山　吴开春）

参考文献

[1] MORSON B C, SOBIN L H, GRUNDMANN E, et al. Precancerous conditions and epithelial dysplasia in the stomach. J Clin Pathol, 1980, 33（8）:711-721.

第一节　病因及流行病学

胃癌前病变和癌前疾病的病因十分复杂，包括环境和遗传在内的多种因素都在病变发生和发展过程中扮演着或多或少的角色，其中包括生活方式、幽门螺杆菌感染、吸烟、遗传易感性、放射线及这些因素的相互作用等 [1-4]。

1. 饮食

一些饮食习惯与胃癌的发生关系密切，特别是肠型胃癌。而肠上皮化生与胃癌的危险因素相同 [5]，包括长期大量食用腌制或熏制的食品 [6, 7] 以及新鲜蔬菜和水果摄入缺乏或不足等。在这种情况下如果合并幽门螺杆菌感染则会进一步提高胃癌发生的危险性 [7-11]。此外，长期大量摄入肉类饮食，尤其是经过特殊处理后长期储存的肉类，可显著增加胃癌发生的危险 [12]。上述高危因素均与其所含的亚硝酸盐成分有关，动物实验也显示亚硝基化合物可导致肠上皮化生和异型增生甚至癌变的发生 [13]，流行病学研究也显示亚硝酸盐摄入与肠上皮化生的发生关系密切 [14]。此外，高盐饮食也与癌前病变的发生有一定的关系 [14]。在日本盛行的腌制类、干鱼类食品和北半球高寒地域过冬储存的富含亚硝酸盐食品与当地胃癌及胃癌前病变高发有着密切的关系。反之，新鲜水果和蔬菜具有很好的抗亚硝基化合物作用，对外源性和内源性亚硝基化合物介导的胃黏膜损害能起到很好的保护作用，作用机制在于其中含有抗氧化物和丰富的叶酸、抗坏血酸、β–胡萝卜素和维生素 E [15]。日本的流行病学研究也显示，增加新鲜蔬菜和水果的摄入并减少腌制食品的摄入可有效降低胃癌发生的危险，即便是已经出现肠上皮化生，情况也是如此 [16]。同时，也有研究表明，二战之后西方国家胃癌发生率下降从一定程度上要归功于熏制和腌制肉类食品减少。实际上由于对摄入量缺乏精确的评估手段及其他复杂的伴随因素等缘故，饮食因素对于胃癌发生的真正影响在实际研究中很难进行评估 [10]。

2. 吸烟

从流行病学的角度来看，吸烟与相当一部分恶性肿瘤均有着密切的关系，胃癌的发生也不例外，在全球范围内大约 11% 的胃癌与吸烟有关 [10, 17, 18]。同时，吸烟尚可促进 cagA 阳性幽门螺杆菌的致癌作用 [19-21]。

3. 抗氧化添加剂（antioxidant supplements）的作用

有一项随机试验的荟萃分析，旨在比较抗氧化添加剂（诸如 β–胡萝卜素、维生素 A、维生素 C、维生素 E、硒等，单独或联合应用）与安慰剂或无干预组对于胃癌发生的保护作用是否相同，结果发现没有差别[22]。亦有人认为这种实验结果会受目标人群性状的影响，与营养良好的人群相比，那些有可能存在营养缺乏的人群更可能是抗氧化添加剂的受益者，事实也证实在后者小于 55 岁的人群中上述抗氧化添加剂可使死亡率降低 11%[23]。

4. 胃切除术和胆汁反流（bile reflux）

胃切除术（尤其是容易导致胆汁反流的 Bilroth II 术式和用于治疗肥胖的 Roux-en-Y 胃 - 空肠吻合术）后 5~10 年胃癌发生的危险性增高[24]，大部分病例可见到胃炎和增生性息肉改变，在吻合口附近更是如此[25]，其中机制可能与胆汁和胰液反流有关。在动物实验中发现十二指肠内容物可诱发胃炎、黏膜上皮增生、肠上皮化生和异型增生的序贯发生[26]。但是胆汁和胰液在其中的作用机制目前并不清楚，可以肯定的是在这种情况下幽门螺杆菌感染并非一个重要的危险因素，因为胃十二指肠反流使得细菌无法存活[27, 28]。

5. 幽门螺杆菌感染（Infection with H.pylori）

幽门螺杆菌感染在胃癌前病变发生过程中是一个十分重要的因素。感染在儿童时期便可出现[29]，如不进行治疗，细菌可长时间在胃内繁殖和存活，是远端胃癌的重要致病因素[1, 30]。高危人群中幽门螺杆菌的感染率高达 75%，大约 5% 的人可发展至胃癌，说明感染并非一个完全独立的致病因素[31]。亦有前瞻性研究显示高幽门螺杆菌抗体水平与胃癌的发生关系密切[32]，那些数十年持续感染幽门螺杆菌的患者在发生肠型胃癌之前可出现一系列的病理改变，包括慢性胃炎、胃黏膜萎缩、肠上皮化生和异型增生等[33-37]。嵌套病例对照研究（nested case-control studies）和前瞻性队列研究（prospective cohort studies）已证实幽门螺杆菌感染与胃癌发病风险增高之间的关系，而在胃癌发病之前 10 年的前瞻性研究荟萃分析结果显示 *OR* 为 5.9（95% *CI*：3.4~10.3）[32, 38-40]；当采用免疫印迹等更为敏感的检测方法时，结果显示幽门螺杆菌感染与胃癌发生高危险性之间的关系更为密切[41, 42]。在没有发生萎缩或化生的幽门螺杆菌感染患者中采用抗生素治疗可以起到很好的预防作用[43]，同时根除幽门螺杆菌感染对于异型增生的预防也具有很好的作用[44-47]。在一项随机对照研究中显示早期胃癌在黏膜切除后行幽门螺杆菌根除可使胃癌复发率从 4% 降至 1.4%[48]。

介导幽门螺杆菌植入和致病的成分包括外膜蛋白（outer membrane proteins）、毒力因子 cagA 和空泡细胞毒素 vacA[49-54]。产生 cagA 蛋白的菌株可诱导程度更重的炎症，与癌前病变的关系较其他菌株更为密切[55-57]。在欧洲和北美地区 vacA 基因型与癌前病变关系密切，但在东亚国家并未发现这一特点[58, 59]，说明在不同地理区域空泡毒素活性的作用并不相同[60]。同时幽门螺杆菌产生的尿素酶可分解尿素产生大量的氨，后者可刺激细胞进行复制，幽门螺杆菌亦可产生诱导型一氧化氮合成酶，并产生氧化剂（oxidants）和包括一氧化氮在内的活性氮中间体，继而生成的亚硝基化合物具有致癌作用[61]。而上述自由基、氧化剂和活性氮物质均可导致 DNA 破坏并诱导 DNA 修复或凋亡发生[62]。幽门螺杆菌感染还可以导致一系列癌基因和抑癌基因出现异常表达，包括 *CTNNB1*（β -catenin）、*CCND1*（Cyclin D1）、*TP73* 和 *CDNK1B*（*P27*）

等 [63-65]。

幽门螺杆菌所致胃炎的程度取决于一系列细胞因子，现有研究表明 IL-1β 和 IL-1RN（IL-1 receptor antagonist）的多态性与幽门螺杆菌的患癌易感性相关 [66]，易感患者在幽门螺杆菌感染后容易出现程度较重的炎症反应，同时胃内 IL-1β 增多，进而增加了癌变的危险性 [67-70]。

大约 1% 的幽门螺杆菌感染者可出现以胃体为主的慢性胃炎，同时伴有多灶性萎缩及低胃酸血症或胃酸缺乏，随着胃腔内 pH 值的升高，可诱导厌氧性菌株出现，并产生具有致癌作用的亚硝胺 [71]，在这种情况下骨髓来源的干细胞可在黏膜部位参与化生和癌变 [72, 73]。

6. 遗传易感性（genetic susceptibility）

大部分胃癌均为散发性病例，在病变发生和发展的过程中可检测到一系列遗传学和表观遗传学的改变，包括突变、染色体丢失、基因扩增或过表达、CpG 岛甲基化、微卫星不稳定、遗传多态性改变和端粒酶激活等 [74]。这些改变可导致癌基因、生长因子、生长因子受体的激活，以及肿瘤抑制基因、DNA 修复基因和细胞黏附分子表达基因的失活等，同时细胞周期调控的相关分子也发生改变，遗传性因素与环境因素可相互作用并增加胃癌前病变发生的危险性。

遗传性胃癌易感综合征约占所有胃癌病例的 1%~3%[75-77]，其中一部分病例的具体遗传学机制尚不清楚。目前最为明确的是由 E-cadherin 编码基因（*CDH1*）突变所致的遗传性弥漫性胃癌，最初从新西兰的 Maori 家族中发现，现在发现在全世界均有患病的家族 [78-80]。该疾病属于常染色体显性遗传的恶性肿瘤易感综合征范畴，这些患者同时容易发生乳腺小叶癌，发病率尚不明确，在一项 439 例胃癌聚集家族的研究中，*CDH1* 基因突变主要见于遗传性弥漫性胃癌的家族（36.4%），其中 *CDH1* 基因的胚系突变率仅为 12.5%[81]。在没有家族史的胃癌患者一般检测不到 *CDH1* 基因的突变，但在 35 岁以前发生弥漫性胃癌的患者中 *CDH1* 突变率可达 10%[82, 83]。有意思的是 *CDH1* 的胚系突变在不同人群的胃癌聚集家族中具有较大的差别，在胃癌低发病率的国家，*CDH1* 基因的胚系突变大于 40%，而在中高发病率国家突变率仅为 20% 左右，这一结果可能的原因在于中高发病区域胃癌聚集家族可能同时面临更多的环境因素影响，如生活方式和饮食等，同时遗传易感性亦有所不同 [76]。

另外一种遗传易感综合征是由于错配修复基因的胚系突变所致的遗传性非息肉病性结直肠癌，在遗传和环境因素的双重作用下，除了最常见的结肠癌外，胃癌发生的危险性比一般人群增高 3.2 倍 [4]，这类患者发生胃癌的年龄较结肠癌发生的时间晚 6 年左右，病变一般均为肠上皮化生到异型增生再到肠型腺癌这一发展顺序，且多位于远端胃。

家族性腺瘤性息肉病亦可累及胃，病变也是从异型增生发展至癌，异型增生可表现为扁平型或息肉状病变，亦可在增生性息肉、胃底腺息肉等病变中出现异型增生改变。与欧美人群相比，日本人群中家族性腺瘤性息肉病患者更容易出现胃腺瘤，说明环境因素在其中也扮演着很重要的角色 [84]。

在 *BRCA1/2* 突变的携带者中，乳腺癌和卵巢癌的患病风险明显增加，同时这种突变也与一少部分胃癌的发生相关。有一项研究显示 *BRCA1/2* 突变家族中男性患者 70 岁前发生胃癌的危险性是正常人群的 2

倍[85]。

Li-Fraumeni 综合征患者中 P53 蛋白的胚系突变可导致不同部位恶性肿瘤的发生，在环境因素的协同作用下，胃癌发生的危险性也相应增高[86,87]。此外，Peutz-Jegher 综合征患者中发生胃癌的 *RR* 为 213（95% *CI* : 96~368），曾有报道显示在一个日本 Peutz-Jegher 综合征家族中由于 *STK11* 基因的胚系突变导致胃黏液腺癌。

7. 辐射（radiation）

日本原子弹爆炸后的幸存者表现出剂量依赖的高胃癌风险，提示放射线在胃癌的发生中具有一定的作用[88]。此外，年轻时因为其他疾病接受上腹部放疗也可增加胃癌发生的危险性[89]。

（窦维佳　李增山　吴开春）

参考文献

［1］STEMMERMANN G N，PREISER F C. Gastric carcinoma distal to the cardia: a review of the epidemiological pathology of the precursors to a preventable cancer. Pathology，2002，34（6）:494-503.

［2］MENDALL M A，GOGGIN PM，MOLINEAUX N，et al. Childhood living conditions and Helicobacter pylori seropositivity in adult life. Lancet，1992，339（8798）:896-897.

［3］ELOMAR E M，OIEN K，MURRAY L S，et al. Increased prevalence of precancerous changes in relatives of gastric cancer patients: critical role of H. pylori. Gastroenterology，2000，118（1）:22-30.

［4］PARK Y J，SHIN K H，PARK J G. Risk of gastric cancer in hereditary nonpolyposis colorectal cancer in Korea. Clin Cancer Res，2000，6（8）:2994-2998.

［5］STEMMERMANN G N. Intestinal metaplasia of the stomach. A status report. Cancer，1994，74（2）:556-564.

［6］LEE S A，KANG D，SHIM K N，et al. Effect of diet and Helicobacter pylori infection to the risk of early gastric cancer. J Epidemiol，2003，13（3）:162-168.

［7］SHIKATA K，KIYOHARA Y，KUBO M，et al. A prospective study of dietary salt intake and gastric cancer incidence in a defined Japanese population: the Hisayama study. Int J Cancer，2006，119（1）:196-201.

［8］EKSTROM A M，SERAFINI M，NYREN O，et al. Dietary antioxidant intake and the risk of cardia cancer and noncardia cancer of the intestinal and diffuse types: a populationbased case-control study in Sweden. Int J Cancer，2000，87（1）:133-140.

［9］EPPLEIN M，NOMURA A M，HANKIN J H，et al. Association of Helicobacter pylori infection and diet on the risk of gastric cancer: a case-control study in Hawaii. Cancer Causes Control，2008，19（8）:869-877.

［10］CANCER IAFRO. Tobacco smoke and involuntary smoking. IARC monographs on the evaluation of the carcinogenic risks to humans. Lyon: IARC press，2004.

［11］PHUKAN R K，NARAIN K，ZOMAWIA E，et al. Dietary habits and stomach cancer in Mizoram，India. J Gastroenterol，2006，41（5）:418-424.

［12］GONZALEZ C A，JAKSZYN P，PERA G，et al. Meat intake and risk of stomach and esophageal adenocarcinoma within the European Prospective Investigation Into Cancer and Nutrition (EPIC) . J Natl Cancer Inst, 2006, 98 (5) :345-354.

[13] SUGIMURA T, FUJIMURA S. Tumour production in glandular stomach of rat by N-methyl-N'-nitro-N-nitrosoguanidine. Nature, 1967, 216 (5118) :943-944.

[14] AMY N. Stomach cancer // SCHOENFELD D F J. Cancer, epidemiology and prevention. 2nd ed. londun:Oxford University Press, 1996.

[15] BUIATTI E, PALLI D, DECARLI A, et al. A case-control study of gastric cancer and diet in Italy: II. Association with nutrients. Int J Cancer, 1990, 45 (5) :896-901.

[16] INOUE M, TAJIMA K, KOBAYASHI S, et al. Protective factor against progression from atrophic gastritis to gastric cancer-data from a cohort study in Japan. Int J Cancer, 1996, 66 (3) :309-314.

[17] GONZALEZ C A, PERA G, AGUDO A, et al. Smoking and the risk of gastric cancer in the European Prospective Investigation Into Cancer and Nutrition (EPIC) . Int J Cancer, 2003, 107 (4) :629-634.

[18] TREDANIEL J, BOFFETTA P, BUIATTI E, et al. Tobacco smoking and gastric cancer: review and meta-analysis. Int J Cancer, 1997, 72 (4) :565-573.

[19] BRENNER H, ARNDT V, BODE G, et al. Risk of gastric cancer among smokers infected with Helicobacter pylori. Int J Cancer, 2002, 98 (3) :446-449.

[20] SIMAN J H, FORSGREN A, BERGLUND G, et al. Tobacco smoking increases the risk for gastric adenocarcinoma among Helicobacter pylori-infected individuals. Scand J Gastroenterol, 2001, 36 (2) :208-213.

[21] ZARIDZE D, BORISOVA E, MAXIMOVITCH D, et al. Alcohol consumption, smoking and risk of gastric cancer: case-control study from Moscow, Russia. Cancer Causes Control, 2000, 11 (4) :363-371.

[22] BJELAKOVIC G, NIKOLOVA D, SIMONETTI R G, et al. Systematic review: primary and secondary prevention of gastrointestinal cancers with antioxidant supplements. Aliment Pharmacol Ther, 2008, 28 (6) :689-703.

[23] QIAO Y L, DAWSEY S M, KAMANGAR F, et al. Total and cancer mortality after supplementation with vitamins and minerals: follow-up of the Linxian General Population Nutrition Intervention Trial. J Natl Cancer Inst, 2009, 101 (7) :507-518.

[24] HOLSTEINS C C, ANDERSON H, ERIKSSON S B, et al. Mortality after remote surgery for benign gastroduodenal disease. Gut, 1995, 37 (5) :617-622.

[25] STEMMERMANN G N, HAYASHI T. Hyperplastic polyps of the gastric mucosa adjacent to gastroenterostomy stomas. Am J Clin Pathol, 1979, 71 (3) :341-345.

[26] MUKAISHO K, MIWA K, KUMAGAI H, et al. Gastric carcinogenesis by duodenal reflux through gut regenerative cell lineage. Dig Dis Sci, 2003, 48 (11) :2153-2158.

[27] KONDO K. Duodenogastric reflux and gastric stump carcinoma. Gastric Cancer, 2002, 5 (1) :16-22.

[28] SINNING C, SCHAEFER N, STANDOP J, et al. Gastric stump carcinoma-epidemiology and current concepts in pathogenesis and treatment. Eur J Surg Oncol, 2007, 33 (2) :133-139.

[29] GOODMAN K J, CORREA P. The transmission of Helicobacter pylori. A critical review of the evidence. Int J

Epidemiol，1995，24（5）:875-887.

[30] BOUVARD V，BAAN R，STRAIF K，et al. A review of human carcinogens—Part B: biological agents. Lancet Oncol，2009，10（4）:321-322.

[31] NOMURA A M，MARCHAND L L，KOLONEL L N，et al. The effect of dietary fat on breast cancer survival among Caucasian and japanese women in Hawaii. Breast Cancer Res Treat，1991，18（1）:135-141.

[32] GROUP HACC. Gastric cancer and Helicobacter pylori: a combined analysis of 12 case control studies nested within prospective cohorts. Gut，2001，49（3）:347-353.

[33] CORREA P. Human gastric carcinogenesis: a multistep and multifactorial process—First American Cancer Society Award Lecture on Cancer Epidemiology and Prevention. Cancer Res，1992，52（24）:6735-6740.

[34] CRAANEN M E，BLOK P，DEKKER W，et al. Subtypes of intestinal metaplasia and Helicobacter pylori. Gut，1992，33（5）:597-600.

[35] ELZIMAITY H M，RAMCHATESINGH J，SAEED M A，et al. Gastric intestinal metaplasia: subtypes and natural history. J Clin Pathol，2001，54（9）:679-683.

[36] RUGGE M，CASSARO M，LEANDRO G，et al. Helicobacter pylori in promotion of gastric carcinogenesis. Dig Dis Sci，1996，41（5）:950-955.

[37] WATANABE T，TADA M，NAGAI H，et al. Helicobacter pylori infection induces gastric cancer in mongolian gerbils. Gastroenterology，1998，115（3）:642-648.

[38] FORMAN D，NEWELL D G，FULLERTON F，et al. Association between infection with Helicobacter pylori and risk of gastric cancer: evidence from a prospective investigation. BMJ，1991，302（6788）:1302-1305.

[39] NOMURA A，STEMMERMANN G N，CHYOU P H，et al. Helicobacter pylori infection and gastric carcinoma among Japanese Americans in Hawaii. N Engl J Med，1991，325（16）:1132-1136.

[40] PARSONNET J，FRIEDMAN G D，VANDERSTEEN D P，et al. Helicobacter pylori infection and the risk of gastric carcinoma. N Engl J Med，1991，325（16）:1127-1131.

[41] MITCHELL H，ENGLISH D R，ELLIOTT F，et al. Immunoblotting using multiple antigens is essential to demonstrate the true risk of Helicobacter pylori infection for gastric cancer. Aliment Pharmacol Ther，2008，28（7）:903-910.

[42] SIMAN J H，ENGSTRAND L，BERGLUND G，et al. Helicobacter pylori and CagA seropositivity and its association with gastric and oesophageal carcinoma. Scand J Gastroenterol，2007，42（8）:933-940.

[43] WONG B C，LAM S K，WONG W M，et al. Helicobacter pylori eradication to prevent gastric cancer in a high-risk region of China: a randomized controlled trial. JAMA，2004，291（2）:187-194.

[44] LEUNG W K，LIN S R，CHING J Y，et al. Factors predicting progression of gastric intestinal metaplasia: results of a randomised trial on Helicobacter pylori eradication. Gut，2004，53（9）:1244-1249.

[45] LEY C，MOHAR A，GUARNER J，et al. Helicobacter pylori eradication and gastric preneoplastic conditions: a randomized，double-blind，placebo-controlled trial. Cancer Epidemiol Biomarkers Prev，2004，13（1）:4-10.

[46] MERA R，FONTHAM E T，BRAVO L E，et al. Long term follow up of patients treated for Helicobacter pylori infection. Gut，2005，54（11）:1536-1540.

［47］YOU W C，BROWN L M，ZHANG L，et al. Randomized double-blind factorial trial of three treatments to reduce the prevalence of precancerous gastric lesions. J Natl Cancer Inst，2006，98（14）:974-983.

［48］FUKASE K，KATO M，KIKUCHI S，et al. Effect of eradication of Helicobacter pylori on incidence of metachronous gastric carcinoma after endoscopic resection of early gastric cancer: an open-label，randomised controlled trial. Lancet，2008，372（9636）:392-397.

［49］JUNG S W，SUGIMOTO M，GRAHAM D Y，et al. HomB status of Helicobacter pylori as a novel marker to distinguish gastric cancer from duodenal ulcer. J Clin Microbiol，2009，47（10）:3241-3245.

［50］MAHDAVI J，SONDEN B，HURTIG M，et al. Helicobacter pylori Sab A adhesin in persistent infection and chronic inflammation. Science，2002，297（5581）:573-578.

［51］ODENBREIT S，SWOBODA K，BARWIG I，et al. Outer membrane protein expression profile in Helicobacter pylori clinical isolates. Infect Immun，2009，77（9）:3782-3790.

［52］ATHERTON J C，CAO P，PEEK R M，et al. Mosaicism in vacuolating cytotoxin alleles of Helicobacter pylori. Association of specific vac A types with cytotoxin production and peptic ulceration. J Biol Chem，1995，270（30）:1-7.

［53］BASSO D，ZAMBON C F，LETLEY D P，et al. Clinical relevance of Helicobacter pylori cag A and vac A gene polymorphisms. Gastroenterology，2008，135（1）:91-99.

［54］CENSINI S，LANGE C，XIANG Z，et al. A pathogenicity island of Helicobacter pylori，encodes type I-specific and disease-associated virulence factors. Proc Natl Acad Sci U S A，1996，93（25）:14648-14653.

［55］PALLI D，MASALA G，GIUDICE D G，et al. CagA+ Helicobacter pylori infection and gastric cancer risk in the EPIC-EURGAST study. Int J Cancer，2007，120（4）:859-867.

［56］PLUMMER M，DOORN L J，FRANCESCHI S，et al. Helicobacter pylori cytotoxin-associated genotype and gastric precancerous lesions. J Natl Cancer Inst，2007，99（17）:1328-1334.

［57］QUEIROZ D M，MENDES E N，ROCHA G A，et al. cagA-positive Helicobacter pylori and risk for developing gastric carcinoma in Brazil. Int J Cancer，1998，78（2）:135-139.

［58］FIGUEIREDO C，DOORN L J，NOGUEIRA C，et al. Helicobacter pylori genotypes are associated with clinical outcome in Portuguese patients and show a high prevalence of infections with multiple strains. Scand J Gastroenterol，2001，36（2）:128-135.

［59］HUSSEIN N R，MOHAMMADI M，TALEBKHAN Y，et al. Differences in virulence markers between Helicobacter pylori strains from Iraq and those from Iran: potential importance of regional differences in H. pylori-associated disease. J Clin Microbiol. 2008，46（5）:1774-1779.

［60］OGIWARA H，SUGIMOTO M，OHNO T，et al. Role of deletion located between the intermediate and middle regions of the Helicobacter pylori vacA gene in cases of gastroduodenal diseases. J Clin Microbiol，2009,47（11）:3493-3500.

［61］MANNICK E E，BRAVO L E，ZARAMA G，et al. Inducible nitric oxide synthase，nitrotyrosine，and apoptosis in Helicobacter pylori gastritis: effect of antibiotics and antioxidants. Cancer Res，1996，56（14）:3238-3243.

［62］CORREA P，MILLER M J. Carcinogenesis，apoptosis and cell proliferation. Br Med Bull，1998，54（1）:151-162.

［63］EGUCHI H，HERSCHENHOUS N，KUZUSHITA N，et al. Helicobacter pylori increases proteasome-mediated degradation of p27（kip1）in gastric epithelial cells. Cancer Res，2003，63（15）:4739–4746.

［64］FRANCO A T，ISRAEL D A，WASHINGTON M K，et al. Activation of beta-catenin by carcinogenic Helicobacter pylori. Proc Natl Acad Sci U S A，2005，102（30）:10646–10651.

［65］WEI J，OBRIEN D，VILGELM A，et al. Interaction of Helicobacter pylori with gastric epithelial cells is mediated by the p53 protein family. Gastroenterology，2008，134（5）:1412–1423.

［66］ELOMAR E M，CARRINGTON M，CHOW W H，et al. Interleukin-1 polymorphisms associated with increased risk of gastric cancer. Nature，2000，404（6776）:398–402.

［67］AMIEVA M R，ELOMAR E M. Host-bacterial interactions in Helicobacter pylori infection. Gastroenterology，2008，134（1）:306–323.

［68］ELOMAR E M. The importance of interleukin 1beta in Helicobacter pylori associated disease.Gut，2001，48（6）:743–747.

［69］ELOMAR E M，CARRINGTON M，CHOW W H，et al. The role of interleukin-1 polymorphisms in the pathogenesis of gastric cancer. Nature，2001，412（6842）:99.

［70］FIGUEIREDO C，MACHADO J C，PHAROAH P，et al. Helicobacter pylori and interleukin 1 genotyping: an opportunity to identify high-risk individuals for gastric carcinoma. J Natl Cancer Inst，2002，94（22）:1680–1687.

［71］SANDULEANU S，JONKERS D，BRUINE A，et al. Changes in gastric mucosa and luminal environment during acid-suppressive therapy: a review in depth. Dig Liver Dis，2001，33（8）:707–719.

［72］CORREA P，HOUGHTON J. Carcinogenesis of Helicobacter pylori. Gastroenterology，2007，133（2）:659–672.

［73］HOUGHTON J，STOICOV C，NOMURA S，et al. Gastric cancer originating from bone marrow-derived cells. Science，2004，306（5701）:1568–1571.

［74］PREISER F C M，STEMMERMANN G N，LANTZ P E，et al. Gastrointestinal Pathology: An Atlas and Text. 3rd ed.New York: Lippincott Williams & Wilkins，2007.

［75］FITZGERALD R C，CALDAS C. Familial gastric cancer-clinical management. Best Pract Res Clin Gastroenterol，2006，20（4）:735–743.

［76］OLIVEIRA C，SERUCA R，CARNEIRO F. Hereditary gastric cancer. Best Pract Res Clin Gastroenterol，2009，23（2）:147–157.

［77］PALLI D，GALLI M，CAPORASO N E，et al. Family history and risk of stomach cancer in Italy. Cancer Epidemiol Biomarkers Prev，1994，3（1）:15–18.

［78］GUILFORD P，HOPKINS J，HARRAWAY J，et al. E-cadherin germline mutations in familial gastric cancer. Nature，1998，392（6674）:402–405.

［79］GAYTHER S A，GORRINGE K L，RAMUS S J，et al. Identification of germ-line E-cadherin mutations in gastric cancer families of European origin. Cancer Res，1998，58（18）:4086–4089.

［80］KELLER G，VOGELSANG H，BECKER I，et al. Germline mutations of the E-cadherin（CDH1）and TP53 genes，rather than of RUNX3 and HPP1，contribute to genetic predisposition in German gastric cancer patients. J Med Genet，2004，41（6）:e89.

［81］OLIVEIRA C，SERUCA R，CARNEIRO F. Genetics，pathology，and clinics of familial gastric cancer. Int J Surg

Pathol，2006，14（1）:21-33.

［82］KAURAH P，MACMILLAN A，BOYD N，et al. Founder and recurrent CDH1 mutations in families with hereditary diffuse gastric cancer. JAMA，2007，297（21）:2360-2372.

［83］SURIANO G，YEW S，FERREIRA P，et al. Characterization of a recurrent germ line mutation of the E-cadherin gene: implications for genetic testing and clinical management. Clin Cancer Res，2005，11（15）:5401-5409.

［84］UTSUNOMIYA J，MAKI T，IWAMA T，et al. Gastric lesion of familial polyposis coli. Cancer，1974，34（3）:745-754.

［85］BERMEJO J L，PEREZ A G，HEMMINKI K. Contribution of the Defective BRCA1，BRCA2 and CHEK2 Genes to the Familial Aggregation of Breast Cancer: a Simulation Study Based on the Swedish Family-Cancer Database. Hered Cancer Clin Pract，2004，2（4）:185-191.

［86］VARLEY J M，MCGOWN G，THORNCROFT M，et al. An extended Li-Fraumeni kindred with gastric carcinoma and a codon 175 mutation in TP53. J Med Genet，1995，32（12）:942-945.

［87］HORIO Y，SUZUKI H，UEDA R，et al. Predominantly tumor-limited expression of a mutant allele in a Japanese family carrying a germline p53 mutation. Oncogene，1994，9（4）:1231-1235.

［88］KATO H，SCHULL W J. Studies of the mortality of A-bomb survivors. 7. Mortality，1950—1978: Part Ⅰ. Cancer mortality. Radiat Res，1982，90（2）:395-432.

［89］BRUMBACK R A，GERBER J E，HICKS D G，et al. Adenocarcinoma of the stomach following irradiation and chemotherapy for lymphoma in young patients. Cancer，1984，54（6）:994-998.

第二节　病理学改变

一、胃癌前疾病的病理学改变

1. 慢性胃炎和幽门螺杆菌感染

胃癌几乎不会从正常的黏膜成分中发生，炎症往往是病变发展的第一步，对于那些具有遗传易感性的人群来说，显著的浅表性胃炎可能是唯一的癌前组织学表现。导致炎症的原因可以多种多样，其中最为多见的是幽门螺杆菌感染，其作为胃癌的一个重要致病因素已基本得到公认。大量的流行病学资料显示，在胃癌高发区域相当一部分患者可发生幽门螺杆菌相关的慢性胃炎，并逐渐演变为萎缩性胃炎和肠上皮化生，而这些病变也正是胃癌发生的最早期阶段，特别是肠型胃癌[1, 2]。日本在早期胃癌方面的工作成绩十分显著，功劳来自大规模的人群筛查，因其可以有效地筛查到癌前病变，并进行有效的干预和治疗。正是通过这种手段，人们对癌前不同阶段的病变有了一个很好的认识和理解。这其中最早期的病变当属胃黏膜的炎症性改变，结果显示胃癌的发生通常与幽门螺杆菌感染相关。因此，在检测到伴有幽门螺杆菌感染的胃炎或其他癌前病变时，根除幽门螺杆菌感染是预防病变进一步发展最行之有效的手段。实际上幽门螺杆菌所致的炎症本身并无特异性，对于胃癌发生的危险性并无实质性影响，在幽门螺杆菌感染之后病变会进一步发展为腺体破坏和萎缩，并最终被肠上皮化生所替代，后者才是胃癌发生的危险因素。

正常的胃黏膜仅有少量散在分布的淋巴细胞和浆细胞，幽门螺杆菌感染后胃黏膜炎症的病理学改变表现为固有层浸润的淋巴细胞、浆细胞（慢性炎症）或中性粒细胞（急性炎症）数量增多。尽管这种细菌的感染十分常见，但只有其中某些特定的菌株与癌前病变的发展关系密切[3]。研究显示不同的菌株感染可导致炎症的程度轻重不等，同时可以看到上皮内淋巴细胞和中性粒细胞浸润，程度重者甚至可以在上皮内形成微脓肿。感染后的另一个重要特征就是形成淋巴组织聚集，甚至可以形成淋巴滤泡结构。淋巴细胞浸润多伴有 Th1 型的炎症介质，包括 IL-1β、TNF-α 和 INF-γ[4]。在特定的情况下，Th1 型反应可转变为 Th2 型（超敏反应或 anti-inflammatory 型），并出现 IL-4 和 IL-5 的表达。同时幽门螺杆菌可导致血清 IgE 水平和针对幽门螺杆菌的 Th2 相关的 IgG1 水平升高[5]。有研究者发现胃癌低危患者中幽门螺杆菌感染后胃黏膜中嗜酸性粒细胞浸润增多，因此提出一个假设，就是嗜酸性粒细胞对于针对幽门螺杆菌的 Th2 型免疫反应是有帮助作用的，进而改善上皮的损害，并借此降低了病变进一步发展的概率[6]。

实际上炎症的改变贯穿于整个癌前病变的进展过程中，但随着病变的进展，炎症程度呈现出逐渐减轻的态势。病变的进展取决于以下三个因素：病原体、宿主的遗传学易感性和外部的环境因素。有研究表明非萎缩性胃炎在根除幽门螺杆菌感染后可以治愈，否则的话可以向两个方向发展，即维持非萎缩性胃炎的状态或病变程度加重，导致腺体破坏、消失，进一步进展为萎缩性胃炎。病变向哪一个方向演进决定了其是否继续向癌前发展，这种情况下，幽门螺杆菌的致病因子（virulent factors）成为一个决定性的因素，cag 阳性的 vacA s1m1 株与癌前病变和癌变之间关系密切，而 cag 阴性的 vacA s2m2 株并不增加癌变的风险。众所周知，十二指肠溃疡通常都伴有由后者引起的胃窦为主的非萎缩性胃炎，并可以持续很长时间，但并无高癌变的风险 [7, 8]。目前幽门螺杆菌的 cagA 毒素被认为是一个肿瘤蛋白（oncoprotein）和新的患癌风险增高的分子标志，借此也说明了表达该蛋白的毒性菌株（virulent strains）在胃癌的发生发展中起着十分重要的作用。

2. 自身免疫性胃炎（A 型胃炎）

自身免疫性胃炎在欧美较为多见，约占所有慢性胃炎病例的 20%，可与幽门螺杆菌感染同时存在。1%~3% 的自身免疫性胃炎患者可历经肠上皮化生和上皮内瘤变 / 异型增生最终发展为胃腺癌 [9, 10]，同时自身免疫性胃炎尚可导致 G 细胞增生、多灶性胃 ECL 细胞增生，甚至发展为多灶性神经内分泌肿瘤。

自身免疫性胃炎发生的机制是壁细胞的自身免疫性损伤，因此病变局限于胃体和胃底，并有显著的低胃酸血症和相应的神经内分泌细胞增生，这类患者经常可检测到内因子自身抗体及其他自身抗体，并出现恶性贫血。有研究表明甲基多巴治疗的患者可出现抗壁细胞抗体，并出现自身免疫性胃炎 [11]，但是在停药后病变可出现转归现象。最近有研究表明幽门螺杆菌感染也是自身免疫性胃炎发生的原因之一，大部分幽门螺杆菌感染患者可出现抗壁细胞侧膜成分或者小凹上皮腔面细胞膜成分的抗体，而自身抗体和幽门螺杆菌抗体的滴度与病程长短呈负相关关系 [12]。也有证据表示，幽门螺杆菌感染和胃上皮抗原在癌发生的进程中具有一定的协同作用 [13]，其癌变的相对风险（RR）为 2.2~5.6 [14]。这种危险性升高的原因在于：①胃酸降低有利于幽门螺杆菌生长，从而将食物中的胺转化为亚硝基化合物；②长期胃酸缺乏会导致胃泌素分泌增多，高胃泌素血症可导致壁细胞和主细胞丢失后所致的细胞增殖活跃程度进一步加重；③增殖活跃的细胞同时面临炎细胞产生的活性氧自由基刺激。

病理改变的演化往往需要很长的时间，其与晚期多灶性萎缩性胃炎最大的区别就是一般见不到胃窦炎症和萎缩的表现，而主要表现为胃体和胃底的黏膜腺体减少或消失，并出现低胃酸血症或胃酸缺乏，Ⅰ型胃蛋白酶原水平下降，低于 20 mg/dL 则被认为是特征性的判断指标 [15]。同时可见黏膜内不同类型的炎细胞浸润，包括淋巴细胞（包括 T 细胞和 B 细胞）、浆细胞和嗜酸性粒细胞，最终导致腺体破坏，中性粒细胞的浸润往往不明显。壁细胞、主细胞丢失和萎缩的程度在病变的不同时期表现不尽相同。在病变早期，由于炎症成分的存在，即便是腺体有破坏，黏膜厚度并未出现明显变化，浆细胞更多在黏膜近表面处分布，而淋巴系细胞的位置相对较深一些。萎缩前期的病变中，固有层较多浆细胞浸润，可见到 T 细胞浸润至上皮内产生淋巴上皮性病变 [16]。之后腺体被逐渐破坏，腺体间距增大，随着腺体的破坏，淋巴上皮性病变逐渐减轻或消失，同时固有层的炎症反应也有所减轻。最终胃体和胃底的腺体被幽门型腺体和（或）

肠上皮化生的腺体所替代，小凹上皮可表现出增生性改变。重度萎缩时，隐窝的基底部可到达黏膜肌层的位置。有时亦可出现胰腺化生改变，如果患者持续存在恶性贫血，上皮细胞可出现巨细胞样（megaloblastic）改变，黏膜内也可出现潴留性扩张的腺体，部分重度萎缩的病变甚至出现包括肌层在内的胃壁全层萎缩。

3. 慢性萎缩性胃炎和肠上皮化生

萎缩性胃炎是指胃黏膜固有腺体因慢性炎症刺激而减少的一种病变。这种正常腺体的丢失是癌前病变序列中第一个具有特征性的组织学改变，特别是在胃癌高发的人群和区域更是如此。萎缩性胃炎可由不同的致病因素导致，但幽门螺杆菌感染是其中的首要原因。病变表现为长期慢性炎症作用下的多灶性胃黏膜萎缩，胃窦和胃体均可以见到。病变随着时间的迁移逐渐加重[17]，随着腺体的破坏，可同时出现固有层的纤维化。黏膜萎缩的同时往往伴有肠上皮化生和（或）假幽门腺化生，而萎缩性胃炎和肠上皮化生的患者正是肠型胃癌的高危人群，部分病例最终发展为上皮内瘤变和浸润癌[18, 19]。这类患者大多在儿童时期即存在幽门螺杆菌的感染，固有层浅层出现显著的炎症反应，并累及黏液颈区的上皮。之后在胃窦胃体交界处出现灶性萎缩和肠上皮化生，这种变化在青春期和青年时期就表现得比较明显，化生的腺体及其邻近的黏膜上皮表现出显著的增生反应，继而萎缩的病灶逐渐扩大，向远端和近端扩展，并相互融合。到 50~60 岁时，除了胃大弯近端少部分黏膜外，大部分区域的黏膜均被肠化生上皮替代。

由于萎缩性胃炎广泛的萎缩和化生可显著增高胃癌发生的危险性，因此在活检标本中判定病变的严重程度十分重要。 但是关于萎缩性胃炎的定义和分类却一直处于争议状态，不同阅片者之间对于病变分级的一致性较差，尤其是对轻到中度萎缩[20]。对于发生在胃窦的轻度病变较胃体而言则判定更加困难，这是因为正常情况下胃窦部小凹的长度相对较长，同时腺体排列较为疏松。当有显著炎症表现使得固有层面积增大时判断更为困难。胃体部的腺体正常时排列密集，判断起来相对容易很多。在重度萎缩性胃炎患者的标本中，腺体数量较少或消失，炎症反应亦不明显，固有层的细胞密度趋于正常水平，这种情况下萎缩程度的判断往往有较好的一致性。一般来说，小凹长度与黏膜厚度的比值、腺体的密度及每个高倍视野中腺体的数量等三个指标被认为是判断萎缩程度的重要指标。需要注意的是在判读时应注意避开淋巴滤泡形成的区域[21]。由于萎缩性胃炎往往伴有肠上皮化生和（或）幽门腺化生，因此当出现明显的化生或者腺体丢失超过 50% 的时候判断相对比较容易[22]，而对于大部分区域发生肠上皮化生的标本而言，往往提示着重度萎缩改变[21]，但是当没有肠上皮化生时，轻到中度的萎缩往往容易被漏掉。

由于萎缩性胃炎是一个重要的癌前疾病，其判定和分级有大量的文献报道[19, 21, 23]，诊断时必须遵循严格的标准，包括腺体数量减少或消失，被细胞外基质和纤维母细胞替代，或者存在肠上皮化生[23]。修订的胃炎悉尼分类系统详细描述了不同组织病理学改变的界定[19]，旨在通过慢性炎症、急性活动、腺体萎缩、肠上皮化生和幽门螺杆菌感染的程度等五个方面的综合评估，建立一个标准化的方案，以最大限度地减少不同观察者之间的差异（表 9-1）。同时需要强调的是组织块必须有一个正确的包埋方向，且必须能看到黏膜肌层，活检取材一般为 2~5 块。如取 5 块，应包括胃窦（2 块）、胃体（2 块）和胃角（1 块），标本要足够大，并达到黏膜肌层。

表 9-1　慢性胃炎不同组织病理学指标的悉尼分类系统

组织病理学分类	分级根据
慢性炎症	根据淋巴细胞和（或）浆细胞浸润的密度分为轻、中、重度
急性活动	中性粒细胞< 1/3 隐窝和限于黏膜表面为轻度；1/3~2/3 为中度；> 2/3 为重度
萎缩	根据固有腺体减少的程度分为轻、中、重度
肠上皮化生	黏膜累及< 1/3 为轻度；1/3~2/3 为中度；> 2/3 为重度
幽门螺杆菌感染	散在分布或累及 < 1/3 的黏膜表面为轻度；簇状或连续累及> 2/3 黏膜表面为重度；中度为介于两者之间者

　　萎缩性胃炎有时会出现一种特征性的未分化柱状细胞，位于胃黏膜的小凹间突出部（interfoveolar crests）[24]，这些细胞不同于正常的小凹上皮和化生的细胞，与萎缩性胃炎关系密切，特别是在分泌硫酸黏液的肠上皮化生中更容易见到，这种病变称为"gastric tip lesion"，或许是不完全型肠上皮化生和肠型胃癌之间的过渡性病变[24]。组织学表现为体积较大的假复层柱状上皮，核居中，没有小凹上皮中典型的黏液成分，成簇分布，可突然过渡到周围正常的小凹上皮。

　　另一种不同类型的萎缩局限于胃体黏膜，为恶性贫血综合征的一部分，其胃癌发生的危险性增高，这种情况在欧美相对多见，是由前述的自身免疫性胃炎或 A 型胃炎发展而来的，表现为胃体黏膜弥漫重度萎缩和低胃酸血症，胃窦黏膜相对表现正常，目前认为这种类型的萎缩性胃炎并非癌前病变。

　　如前所述，胃黏膜萎缩与肠上皮化生往往同时存在，能反映胃黏膜萎缩程度的血清胃蛋白酶原水平也同时能很好地反映出胃黏膜肠上皮化生程度，这一点在萎缩和化生的组织学观察中也得到了验证。正常情况下，胃蛋白酶原被胃酸激活后成为胃蛋白酶，其中 I 型胃蛋白酶原仅由胃底腺产生，而 II 型胃蛋白酶原可由几乎所有的胃黏膜腺体以及 Brunner 腺产生，当胃黏膜萎缩或胃底腺被肠上皮化生的上皮替代后，血清中 I 型胃蛋白酶原水平降低[25]，I 型胃蛋白酶原如低于 30 µg/mL 或者 I 型与 II 型比值小于 2，则提示患者有广泛性的萎缩和肠上皮化生，其发生胃癌的危险性显著升高[15, 26-29]，是一个很好的判定萎缩的指标，如果结合幽门螺杆菌血清抗体水平一起评估时，则具有更好的癌前病变预测价值[30]。

　　实际上，与萎缩几乎同时存在的肠上皮化生可以说是癌前病变序列中更为接近肿瘤性病变的病理改变。目前将上皮化生分为两种类型，即完全型肠上皮化生和不完全型肠上皮化生。前者与小肠黏膜上皮的形态和分子表型几乎一样，称之为小肠型肠上皮化生或 I 型肠上皮化生，化生的上皮可分泌唾液酸黏蛋白（sialomucins）和正常小肠上皮的消化性酶，包括蔗糖酶、海藻糖酶和碱性磷酸酶等。这种化生可表达肠型黏蛋白分子 MUC2，而缺乏胃型黏蛋白的表达（MUC1、MUC5AC 和 MUC6）[31]，因此认为这种上皮从胃型上皮完全分化为肠型上皮，故称之为完全型肠上皮化生。当病变进一步发展并累及更加广泛的范围时，肠上皮细胞（enterocytes）消失，被富含黏液空泡的柱状细胞替代，没有发育良好的刷状缘，缺乏潘氏细胞，并缺乏完整的消化酶表达谱，可分泌类似于结肠黏膜上皮产生的唾液酸黏液和硫酸黏液，即 II 型肠上皮化生，又称之为结肠型或不完全肠上皮化生（II A/ II 型和 II B/ III 型）[32, 33]。这种化生的上皮可表达 MUC1、MUC5AC、MUC6、MUC2、Das-1（一种结肠抗原）和 CK7，兼有胃型和肠型上皮的分化特征[31, 34]，反映了其异常的分化进程[35]。两种不同类型的肠上皮化生在形态学、组织化学和免疫组织化学方面的鉴别要点见表 9-2。萎缩性胃炎中发生肠上皮化生的机制较为复杂，CDX-1 和 CDX-2 作为肠道发育调控的重要分子[36]，在正常胃黏膜并不表达，但在化生的上皮细胞内可检测到其 mRNA 的表达，而这种表达被认为是启动了肠上皮化生的发生，这一点在表达 CDX-2 壁细胞的转基因小鼠中也得到证实，胃黏膜腺体最终全部被小肠黏膜上皮替代，包括杯状细胞和吸收细胞[37]。有学者提出了该基因被激活的可能机制[38]，在幽门螺杆菌感染所致胃炎的个体中，循环中的骨髓细胞可以到达胃黏膜的增殖区域，而这些干细胞可解释胃癌具有很大的异质性，并往往兼有肠上皮和胃黏膜上皮两种表型[39, 40]。

表 9-2　不同类型肠上皮化生的形态学、组织化学和免疫组织化学鉴别

	I	II	III
	完全型	不完全型	不完全型
组织形态	上皮成熟	结构轻度紊乱	结构更具不典型性
潘氏细胞	存在	少见	缺乏
杯状细胞	唾液酸黏液	唾液酸黏液	硫酸黏液 / 唾液酸黏液
柱状细胞	无分泌	中性 / 唾液酸黏液	硫酸黏液
免疫组织化学	MUC1/MUC5AC /MUC 6 ↓ MUC2 ↑	MUC1/MUC5AC / MUC6	MUC2 ↑

完全型肠上皮化生和不完全型肠上皮化生除了在形态、组织化学和免疫表型上的区别外，更重要的意义在于不完全型肠上皮化生的出现或比例增高均提示胃癌发生的危险升高[41-48]。此外，不完全型肠上皮化生的存在往往提示广泛性肠上皮化生和萎缩的存在，而肠上皮化生和萎缩的范围和程度与癌变的风险也具有明确的正相关关系，甚至有观点认为萎缩和化生的范围和程度是胃癌发生过程中更为重要的决定因素[28, 49]。在早期胃癌最常见的部位，即胃窦 - 胃体交界处，最初是容易见到完全型肠上皮化生，之后可进展为不完全型肠上皮化生，进而发展为异型增生甚至癌变。有些学者甚至认为不完全型肠上皮化生本身就是低级别上皮内瘤变 / 异型增生的表现[50]，但也有部分学者认为这种肠上皮化生仅仅是一个癌相关（paracancerous）病变而非癌前病变[51]。不管哪种观点，至少都说明不完全型肠上皮化生与癌发生之间具有密切的关系。关于肠上皮化生是否属于克隆性增生还是一个有争议的问题，有研究表明肠上皮化生是基因突变的结果，化生的上皮通过隐窝分裂（crypt fission）在黏膜内蔓延[52]，也有研究表明异型增生的细胞和化生细胞在克隆起源上具有一致性[53]。

在日常诊断工作中，同一标本中往往可以见到不同类型的化生，因此关于两者之间的确切关系还有待于进一步研究，甚至有观点认为不同类型的肠上皮化生与癌发生之间的确切关系还有待于进一步确证，而肠上皮化生的范围对于胃癌发生危险性的意义比组织学类型本身更为重要。

除了上述两种最常见的化生外，还有一种化生模式称为解痉多肽表达性化生（spasmolytic polypeptide-expressing metaplasia，SPEM），TFF2 解痉多肽的表达与胃体黏膜萎缩相关，这种化生多见于胃体或胃底，与假幽门腺化生有些类似，与幽门螺杆菌感染和胃癌的发生关系密切，或许代表胃癌发生的另一种不同

的途径[54]。

4. 胃溃疡（gastric ulcer）

多灶性萎缩性胃炎进展过程中，近端胃窦肠上皮化生的黏膜暴露于酸性环境，而这种上皮缺乏正常胃窦黏膜的保护性黏膜屏障，继而容易形成胃酸介导的消化性溃疡。典型的消化性溃疡表现为4层结构，即渗出层、坏死层、肉芽组织层和纤维瘢痕层。但由于内镜下活检取材深度的限制，溃疡活动期主要表现为黏膜炎症，固有层以淋巴细胞和中性粒细胞浸润为主的炎症反应或肉芽组织形成；愈合期病变可出现无上皮覆盖的肉芽组织或纤维结缔组织增生。大量病例资料表明，消化性溃疡患者发生胃癌的危险性明显升高。实际上消化性溃疡和胃癌都具有共同的危险因素，包括幽门螺杆菌感染、高盐饮食和吸烟等[55]。就平均发病年龄而言，消化性溃疡较胃癌患者年轻10岁左右，溃疡组织在修复的过程中，邻近溃疡的上皮增殖活跃，而这一部位也是早期胃癌发生最多的地方。发生在消化性溃疡基础上的胃癌占所有胃癌的不足1%。大约5%内镜下表现为良性溃疡的病变最终被证实为恶性，但往往需要多处或多次活检方能证实[56]。发生于溃疡表面愈合上皮的癌往往因为黏膜下和固有肌层纤维瘢痕化而难以判断浸润深度。

5. 胃息肉（gastric polyp）

根据组织活检，胃息肉可分为增生性息肉（hyperplasic polyp）和胃底腺息肉（fundic-gland polyp）。增生性息肉是胃内最常见的息肉，占所有胃息肉的75%~90%[57]，也可出现在胃肠吻合口的近端黏膜。增生性息肉主要为胃小凹上皮的增生，多位于胃窦部，息肉直径通常为0.5~1.5 cm，常以多发形式存在，部分腺上皮呈囊性扩张，腺上皮细胞呈高柱状，含黏液，细胞排列整齐，无明显异型性。部分可出现肠上皮化生，深层可见胃体腺或幽门腺，并有不同程度的炎细胞浸润。尽管增生性息肉被认为是胃癌的危险因素之一，但是实际上极少有癌发生于增生性息肉。此外，增生性息肉多为慢性炎症所致的结果，因此认为危险因素依旧来自于炎症本身。

胃底腺型息肉主要为胃体腺上皮的增生，含正常的胃腺细胞，多位于胃体或胃底部，息肉较小，直径多为0.1~0.5 cm。多为散发病例，也可出现家族性腺瘤性息肉病患者[58]，亦可见于局限于胃部的家族性病例，而没有结肠息肉病表现[59]，长期接受质子泵抑制剂的患者也可发生[60, 61]。散发性胃底腺息肉恶性潜能极低，几乎见不到异型增生的表现[62, 63]。而48%家族性腺瘤性息肉病患者的胃底腺息肉可出现异型增生，但癌变却极为罕见[64, 65]。无论是散发性病例还是家族性腺瘤性息肉病患者中均可检测到累及 APC/β-catenin 信号通路的遗传学改变，提示这种息肉属于肿瘤性病变[66-68]。

二、胃癌前病变的病理学改变

上皮内瘤变/异型增生（intraepithelial neoplasia/dysplasia）是所有癌前病变里唯一出现肿瘤形态学改变的病变，表现为细胞学和组织结构的变化，但没有浸润性证据。可以来自正常的胃小凹上皮，但更多是从肠上皮化生的上皮而来。

目前将上皮内瘤变按两级分类法进行分类，即低级别上皮内瘤变（图9-1）和高级别上皮内瘤变（图

9-2）。低级别上皮内瘤变的特征是胃黏膜结构基本保存，或仅有轻度的变化，包括绒毛状结构、不规则的乳头状结构或分支结构，隐窝延长呈锯齿状改变，甚至可以出现囊性扩张；细胞表现为黏液成分减少，核多为杆状，轻至中度异型，表现为体积增大和深染，排列密集。有时可见到结构不良的杯状细胞，细胞极性存在，位于基底部。对于息肉样病变，又称之为低级别腺瘤（low-grade adenoma）[69]。高级别上皮内瘤变目前认为与原位癌是一个概念，细胞多表现为立方状而非柱状；细胞核复层结构，嗜双色性核仁明显，核分裂象增多，甚至出现病理性核分裂象，核极向紊乱或消失，并到达上皮顶端；同时可见细胞排列的极向紊乱，腺体排列拥挤，形态不规则，包括腺体分支、腺体形状不规则或腺体排列拥挤（背靠背现象）[57]。此类息肉样病变又称为高级别腺瘤（high-grade adenoma）[69]。有时可以见到病变从低级别上皮内瘤变向高级别上皮内瘤变逐渐过渡的现象，也说明了病变逐渐演变的本质特征。

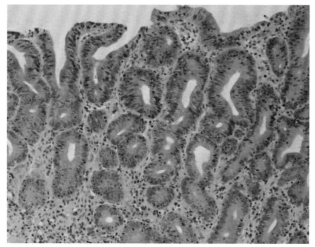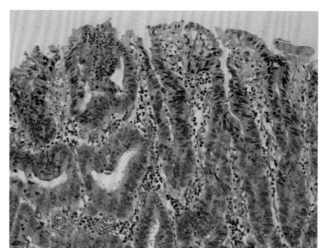

图 9-1　胃黏膜低级别上皮内瘤变　　　　图 9-2　胃黏膜高级别上皮内瘤变

这类病变的分类在日本病理界和欧美病理界之间存在一定差异，欧美病理医生诊断为高级别上皮内瘤变的病变在日本被称为非浸润性黏膜内癌[70, 71]，为解决这一问题，先后出台了 Padova 分类、Vienna 分类和修正的 Vienna 分类[69, 72, 73]，旨在解决不同国家病理医生因诊断名词所带来的差异，并明确了不同类型病变的临床处理原则。笔者在日本国立癌症中心访问学习期间也特别关注这一问题，经过对大量病例的比较分析研究，发现欧美和日本两个系统对于同样的病变仅仅是采用不同的诊断名词，如果按照Vienna 分类，则基本上是相同的。修正的 Vienna 分类见表 9-3。

表 9-3　胃癌及癌前病变的修正 Vienna 分类

分类	诊断	临床处理
1	没有肿瘤性病变	选择性随访
2	不确定肿瘤性病变	随访
3	黏膜低级别瘤变	内镜切除或随访
	低级别腺瘤	
	低级别异型增生	
4	黏膜高级别瘤变	内镜或手术切除
	4.1 高级别腺瘤 / 异型增生	
	4.2 非浸润性癌（原位癌）	
	4.3 可疑浸润癌	
	4.4 黏膜内癌	
5	黏膜下浸润癌	手术切除

上皮内瘤变的临床病理意义在于正确诊断对于后期处置的重要指导作用。但其分级具有一定的主观性，在不同的病理医生之间甚至同一病理医生在不同时间和状态下所得结论可以有很大的差异。在判读过程中，对于高级别上皮内瘤变相对容易达成共识性意见，但对于低级别上皮内瘤变或不确定的异型增生依旧存在很大的主观性差异[74]。在诊断中往往需要注意以下问题：①上皮内瘤变和反应性或再生性的不典型增生的鉴别。后者通常伴有显著的活动性炎症反应，同时没有显著的结构异常或分化异常表现。P53 和 Ki-67 免疫组织化学在鉴别诊断中有一定的作用，Ki-67 染色如果显示细胞增殖区域扩展至黏膜表面，同时出现 P53 的表达，对于鉴别高级别上皮内瘤变和反应性改变具有很重要的作用。②低级别上皮内瘤变和高级别上皮内瘤变的区别。前者组织结构往往没有明显改变，而后者同时出现组织结构的异型性和细胞学异型性的改变。③高级别上皮内瘤变与分化好的浸润癌的区别。这两者在活检标本中有时难以鉴别。

1. 上皮内瘤变 / 异型增生的临床病理分型

胃黏膜上皮内瘤变主要表现为两种生长方式：一种为扁平型或轻微凹陷型，这类病变在普通白光内镜下表现并不明显，在染色内镜（chromoendoscopy）下表现为不规则的外观，在窄带（narrow-band）图像中表现为微血管结构异常；另一种为息肉样生长方式，在欧美称为腺瘤，在日本则将这两种生长方式的胃黏膜上皮内瘤变均称为腺瘤，异型增生的细胞可以是胃黏膜上皮，也可以是肠型上皮，或者两者兼而有之。实际上大部分病例都是肠上皮表型（Ⅰ型腺瘤），与结肠腺瘤相似。大体上表面呈现分叶状或乳头状外观，被覆红色天鹅绒样黏膜；镜下见异常的上皮覆盖小凹从基底到表面的全层，假复层排列，黏液减少，并缺乏表面成熟分化的特征，腺体排列拥挤，异型的柱状细胞核杆状、深染、排列拥挤。高级别病变者细胞可出现复层或假复层排列，细胞极向紊乱或消失，核排列拥挤，细胞核出现在细胞顶部近腔面的区域。体积较大的病变可以绒毛状结构为主,表面经常出现继发性损伤的改变[75]。镜下可见到不同类型的异型细胞,包括肠上皮细胞、杯状细胞、内分泌细胞和潘氏细胞。WHO 分类中将腺瘤分为三个亚型,包括管状、乳头状和管状 – 乳头状。而日本学者仅分为两种类型,即突起型和凹陷型[76],凹陷型腺瘤体积往往显著大于突起型,更容易含有高级别上皮内瘤变成分,这种病变是否含有类似于结肠腺瘤的遗传学改变目前还不清楚。约 3/4 病例的病灶发生于胃远端 1/3 区域,其中在少部分病例中可合并存在高级别上皮内瘤变甚至是黏膜内癌的成分[77]。除此之外还有少量的病变表现为胃型腺瘤(gastric-type adenomas)(Ⅱ型腺瘤),包括幽门腺腺瘤和小凹上皮型腺瘤。表现为单层管状腺体密集排列,细胞为立方或低柱状,胞质淡染或嗜酸性,核圆形或卵圆形,异型性不明显[75],给诊断和鉴别诊断带来一定困难。小凹上皮型腺瘤在家族性腺瘤性息肉病患者中较为常见[78-80],主要表达 MUC5AC,但不表达 MUC6,该病变是否属于低危病变还存在争议[78, 79]。两种类型可通过免疫组织化学协助区别,包括黏液分子、CD10 和 CDX-2,肠型腺瘤性病变表达 MUC2、CD10 和 CDX-2,胃型或小凹上皮型表达 MUC5AC,CDX-2 低表达,不表达 CD10[58, 80-83],同时肠上皮化生等背景性病变也是一个重要的考虑因素[79],有时也可以见到具有混合性分化特征的病变[78]。恶性转化的风险与病变大小(> 2 cm)及是否含有高级别上皮内瘤变成分关系密切[77],但不同表型(肠型或胃型)与癌变的关系尚有争论[78, 79]。

2. 上皮内瘤变和异型增生概念的演变和比较

胃的恶性前体病变(premalignant lesion)一直以来都是一个备受关注的问题,正确的早期诊断和治疗具有十分重要的临床意义。2000 年版 WHO 消化系统肿瘤分类中试图用上皮内瘤变(intraepithelial neoplasia)替代异型增生(dysplasia)这一名词,之后的维也纳分类也沿袭了这一做法,意图在于统一大家对浸润癌前体病变的认识。但事实上新名词的使用并未解决不同观察者甚至同一观察者之间的诊断结果的差异,特别是对于那些处于再生和肿瘤之间的交界性改变更是如此。这并不奇怪,因为病变的发展本身就是一个连续的谱系,不同的分类之间很难有一个明确的界限。同时,不同地域的病理医生往往各行其道,欧美使用"异型增生",而大部分日本病理医生使用"上皮内瘤变",这种情况导致了名词使用上的混乱,尤其是临床医生对此有很大的迷惑。因此在 2010 年版 WHO 消化道肿瘤分类中,将异型增生和上皮内瘤变作为等同概念使用。之所以不再倡导使用统一的名词,理由:①不同类型的癌前病变其上皮形态、生物学特征以及恶性潜能不尽相同,因此发生的浸润癌前体病变的细胞学和结构异常也不尽相同。②大量有关肿瘤转化过程中分子改变的时相、类型和贯序的研究表明,细胞增殖和分化异常可以出现在形态学异常变化之前,其异倍体的出现和 TP53、CDKN2A 突变有着密切的关系。在此基础上,强调上皮内瘤变通常是(但不全部是)基于恶性转化分子改变的细胞学和结构异常,强调其肿瘤的性质,而非绝对是肿瘤的形态,即并非绝对的不典型(atypia);同时强调不同部位和类型的病变特点有所不同。而异型增生与上皮内瘤变的主要区别在于前者更强调细胞的肿瘤形态学特征。总之,随着分子机制研究的不断进展,越来越多的前体病变被人们认识,同时也认识到基因型和表型之间的非平行关系,肿瘤的形态学异常特征并不一定是判定前体病变的绝对要素。

对于原位癌而言，2010 年版 WHO 消化道肿瘤分类中建议不使用这一诊断名词，尤其是在柱状上皮病变中更是如此，而建议使用高级别异型增生或高级别上皮内瘤变。有一个例外就是本次新增的遗传性弥漫性胃癌（hereditary diffuse gastric carcinoma，HDGC），在这部分内容的描述中，原位印戒细胞癌已成为一个标准诊断术语。对于不典型性上皮（epithelial atypia）这一诊断术语，由于缺乏共识，而且容易导致临床医生误解，因此在消化系统应避免使用。WHO 建议使用"不确定的异型增生"或"上皮内瘤变"（indefinite for dysplasia or intraepithelial neoplasia）作为描述性用语，而非诊断名词，以引起临床医生的注意。

根据 2010 年 3 月举行的 IARC/WHO 委员会关于 ICD-O 编码会议讨论的结果，消化系统腺上皮的异型增生（上皮内瘤变）新增了 ICD-O 编码，低级别和高级别的生物学行为编码分别为 0 和 2，从而进一步明确了高级别异型增生（上皮内瘤变）的肿瘤生物学本质，还强调所有异型增生必须经胃肠道病理医生确认后方可实施治疗。此外，确认上消化道上皮内瘤变切除黏膜早期病变对治疗分组、预后判断等具有重要的意义。

关于印戒细胞癌是否有相应的癌前病变目前还是具有学术争议的问题。就这一问题人们在 CDH1 基因突变所致的常染色体显性遗传性癌易感综合征中进行了大量的研究。这种遗传综合征在胃表现为遗传性弥漫性胃癌，人们在这些患者的病变中观察到了印戒细胞原位癌和印戒细胞在小凹和腺体内的派杰样播散，细胞核深染，极性消失，同时发现这些细胞 E-cadherin 表达下降或缺失[84]，但这种情况在诊断中十分困难，容易与细胞固缩或其他有类似形态的肿瘤相混淆[85, 86]。甚至有人认为这种印戒细胞癌与一般的上皮内瘤变到癌的进展规律不同，或许就没有可识别的原位癌，即便有的话，数量也极少，或者也可能远离浸润癌的区域[84, 87]。临床实践中可结合形态学改变以及 E-cadherin 表达下降或消失的特点以及 CDH1 基因突变检测综合判断，同时需要有经验的专科病理医生进行确认。

（窦维佳　李增山　吴开春）

参考文献

[1] CORREA P. A human model of gastric carcinogenesis. Cancer Res，1988，48（13）:3554-3560.

[2] IMAI T，KUBO T，WATANABE H. Chronic gastritis in Japanese with reference to high incidence of gastric carcinoma. J Natl Cancer Inst，1971，47（1）:179-195.

[3] GONZALEZ C A，FIGUEIREDO C，LIC C B，et al. Helicobacter pylori cagA and vacA genotypes as predictors of progression of gastric preneoplastic lesions: a long-term follow-up in a high-risk area in Spain. Am J Gastroenterol，2011，106（5）:867-874.

[4] BLANCHARD T G，CZINN S J. Review article: Immunological determinants that may affect the Helicobacter pylori cancer risk. Aliment Pharmacol Ther，1998，12（1）:83-90.

[5] WHARY M T，SUNDINA N，BRAVO L E，et al. Intestinal helminthiasis in Colombian children promotes a Th2 response to Helicobacter pylori: possible implications for gastric carcinogenesis. Cancer Epidemiol Biomarkers Prev，2005，14（6）:1464-1469.

[6] PIAZUELO M B， CAMARGO M C， MERA R M， et al. Eosinophils and mast cells in chronic gastritis: possible implications in carcinogenesis. Hum Pathol， 2008， 39（9）:1360–1369.

[7] WROBLEWSKI L E， PEEK R M， WILSON K T. Helicobacter pylori and gastric cancer: factors that modulate disease risk. Clin Microbiol Rev， 2010, 23（4）:713–739.

[8] UEMURA N， OKAMOTO S， YAMAMOTO S， et al. Helicobacter pylori infection and the development of gastric cancer. N Engl J Med， 2001， 345（11）:784–789.

[9] ELSBORG L,MOSBECH J. Pernicious anaemia as a risk factor in gastric cancer. Acta Med Scand,1979,206(4):315–318.

[10] SOLCIA E， RINDI G， FIOCCA R， et al. Distinct patterns of chronic gastritis associated with carcinoid and cancer and their role in tumorigenesis. Yale J Biol Med， 1992， 65（6）: 793–804.

[11] FELTKAMP T E， MEES E J， NIEUWENHUIS M G. Autoantibodies related to treatment with chlorthalidone and alpha-methyldopa. Acta Med Scand， 1970， 187（3）:219–223.

[12] MA JY， BORCH K， SJOSTRAND SE， et al. Positive correlation between H， K-adenosine triphosphatase autoantibodies and Helicobacter pylori antibodies in patients with pernicious anemia. Scand J Gastroenterol， 1994， 29（11）:961–965.

[13] DELIOS M M， APPELMELK B J， AMEDEI A， et al. Gastric autoimmunity: the role of Helicobacter pylori and molecular mimicry. Trends Mol Med， 2004， 10（7）:316–323.

[14]BRINTON L A， GRIDLEY G， HRUBEC Z， et al. Cancer risk following pernicious anaemia. Br J Cancer， 1989， 59（5）:810–813.

[15] SAMLOFF I M， VARIS K， IHAMAKI T， et al. Relationships among serum pepsinogen Ⅰ， serum pepsinogen Ⅱ， and gastric mucosal histology. A study in relatives of patients with pernicious anemia. Gastroenterology， 1982， 83（1 Pt 2）:204–209.

[16] TORBENSON M， ABRAHAM S C， BOITNOTT J. Autoimmune gastritis: distinct histological and immunohistochemical findings before complete loss of oxyntic glands. Mod Pathol， 2002， 15（2）:102–109.

[17] CORREA P， CUELLO C， DUQUE E. Carcinoma and intestinal metaplasia of the stomach in Colombian migrants. J Natl Cancer Inst， 1970， 44（2）:297–306.

[17]CORREA P,HAENSZEL W,CUELLO C,et al. A model for gastric cancer epidemiology. Lancet,1975,2（7924）:58–60.

[19] DIXON M F， GENTA R M， YARDLEY J H， et al. Classification and grading of gastritis. The updated Sydney System. International Workshop on the Histopathology of Gastritis,Houston 1994. Am J Surg Pathol,1996,20(10):1161–1181.

[20] OFFERHAUS G J， PRICE A B， HAOT J， et al. Observer agreement on the grading of gastric atrophy. Histopathology， 1999， 34（4）:320–325.

[21] RUIZ B， GARAY J， JOHNSON W， et al. Morphometric assessment of gastric antral atrophy: comparison with visual evaluation. Histopathology， 2001， 39（3）:235–242.

[22] GENTA R M. Atrophy and atrophic gastritis: one step beyond the Sydney system. Ital J Gastroenterol Hepatol， 1998， 30（3）:273–275.

[23] GENTA R M. Helicobacter pylori， inflammation， mucosal damage， and apoptosis: pathogenesis and definition of

gastric atrophy. Gastroenterology, 1997, 113（6）:51–55.

［24］NEWBOLD K M, MACDONALD F, ALLUM W H. Undifferentiated columnar cells on the gastric interfoveolar crest: a previously undescribed observation. J Pathol, 1988, 155（4）:311–316.

［25］STEMMERMANN G N, SAMLOFF I M, NOMURA A, et al. Serum pepsinogen I and gastrin in relation to extent and location of intestinal metaplasia in the surgically resected stomach. Dig Dis Sci, 1980, 25（9）:680–687.

［26］URITA Y, HIKE K, TORII N, et al. Serum pepsinogens as a predicator of the topography of intestinal metaplasia in patients with atrophic gastritis. Dig Dis Sci, 2004, 49（5）:795–801.

［27］MIKI K. Gastric cancer screening using the serum pepsinogen test method. Gastric Cancer, 2006, 9（4）:245–253.

［28］OHATA H, KITAUCHI S, YOSHIMURA N, et al. Progression of chronic atrophic gastritis associated with Helicobacter pylori infection increases risk of gastric cancer. Int J Cancer, 2004, 109（1）:138–143.

［29］CORREA P, PIAZUELO M B. The gastric precancerous cascade. J Dig Dis, 2012, 13（1）:2–9.

［30］NOMURA A M, KOLONEL L N, MIKI K, et al. Helicobacter pylori, pepsinogen, and gastric adenocarcinoma in Hawaii. J Infect Dis, 2005, 191（12）:2075–2081.

［31］PIAZUELO M B, HAQUE S, DELGADO A, et al. Phenotypic differences between esophageal and gastric intestinal metaplasia. Mod Pathol, 2004, 17（1）:62–74.

［32］MATSUKURA N, SUZUKI K, KAWACHI T, et al. Distribution of marker enzymes and mucin in intestinal metaplasia in human stomach and relation to complete and incomplete types of intestinal metaplasia to minute gastric carcinomas. J Natl Cancer Inst, 1980, 65（2）:231–240.

［33］FILIPE M I, POTET F, BOGOMOLETZ W V, et al. Incomplete sulphomucin-secreting intestinal metaplasia for gastric cancer. Preliminary data from a prospective study from three centres. Gut, 1985, 26（12）:1319–1326.

［34］SIURALA M, LEHTOLA J, IHAMAKI T. Atrophic gastritis and its sequelae. Results of 19–23 years' follow-up examinations. Scand J Gastroenterol, 1974, 9（5）:441–446.

［35］REIS C A, DAVID L, CORREA P, et al. Intestinal metaplasia of human stomach displays distinct patterns of mucin （MUC1, MUC2, MUC5AC, and MUC6）expression. Cancer Res, 1999, 59（5）:1003–1007.

［36］CHIBA T, SENO H. Key molecules in metaplastic gastritis: sequential analysis of CDX1/2 homeobox gene expression. J Gastroenterol, 2002, 37（2）:147–148.

［37］MUTOH H, HAKAMATA Y, SATO K, et al. Conversion of gastric mucosa to intestinal metaplasia in Cdx2-expressing transgenic mice. Biochem Biophys Res Commun, 2002, 294（2）:470–479.

［38］HOUGHTON J, WANG T C. Helicobacter pylori and gastric cancer: a new paradigm for inflammation-associated epithelial cancers. Gastroenterology, 2005, 128（6）:1567–1578.

［39］OTA H, KATSUYAMA T, NAKAJIMA S, et al. Intestinal metaplasia with adherent Helicobacter pylori: a hybrid epithelium with both gastric and intestinal features. Hum Pathol, 1998, 29（8）:846–850.

［40］OTSUKA T, TSUKAMOTO T, MIZOSHITA T, et al. Coexistence of gastric-and intestinal-type endocrine cells in gastric and intestinal mixed intestinal metaplasia of the human stomach. Pathol Int, 2005, 55（4）:170–179.

［41］SMITH J L, DIXON M F. Is subtyping of intestinal metaplasia in the upper gastrointestinal tract a worthwhile exercise?

An evaluation of current mucin histochemical stains. Br J Biomed Sci, 2003, 60（4）:180–186.

［42］RUBIO C A, JONASSON J, NESI G, et al. Extensive intestinal metaplasia in gastric carcinoma and in other lesions requiring surgery: a study of 3 421 gastrectomy specimens from dwellers of the Atlantic and Pacific basins. J Clin Pathol, 2005, 58（12）:1271–1277.

［43］ROKKAS T, FILIPE M I, SLADEN G E. Detection of an increased incidence of early gastric cancer in patients with intestinal metaplasia type Ⅲ who are closely followed up. Gut, 1991, 32（10）:1110–1113.

［44］KANG K P, LEE H S, KIM N, et al. Role of intestinal metaplasia subtyping in the risk of gastric cancer in Korea. J Gastroenterol Hepatol, 2009, 24（1）:140–148.

［45］FILIPE M I, MUNOZ N, MATKO I, et al. Intestinal metaplasia types and the risk of gastric cancer: a cohort study in Slovenia. Int J Cancer, 1994, 57（3）:324–329.

［46］VRIES D A C, HARINGSMA J, VRIES R A, et al. The use of clinical, histologic, and serologic parameters to predict the intragastric extent of intestinal metaplasia: a recommendation for routine practice. Gastrointest Endosc. 2009, 70（1）:18–25.

［47］GONZALEZ C A, PARDO M L, LISO J M, et al. Gastric cancer occurrence in preneoplastic lesions: a long-term follow-up in a high-risk area in Spain. Int J Cancer, 2010, 127（11）:2654–2660.

［48］TAVA F, LUINETTI O, GHIGNA M R, et al. Type or extension of intestinal metaplasia and immature/atypical 'indefinite-for-dysplasia' lesions as predictors of gastric neoplasia. Hum Pathol, 2006, 37（11）:1489–1497.

［49］CORREA P, PIAZUELO M B, WILSON K T. Pathology of gastric intestinal metaplasia: clinical implications. Am J Gastroenterol, 2010, 105（3）:493–498.

［50］TOSI P, FILIPE M I, LUZI P, et al. Gastric intestinal metaplasia type Ⅲ cases are classified as low-grade dysplasia on the basis of morphometry. J Pathol, 1993, 169（1）:73–78.

［51］KAKINOKI R, KUSHIMA R, MATSUBARA A, et al. Re-evaluation of histogenesis of gastric carcinomas: a comparative histopathological study between Helicobacter pylori-negative and H. pylori-positive cases. Dig Dis Sci, 2009, 54（3）:614–620.

［52］MCDONALD S A, GREAVES L C, GONZALEZ G L, et al. Mechanisms of field cancerization in the human stomach: the expansion and spread of mutated gastric stem cells. Gastroenterology, 2008, 134（2）:500–510.

［53］GONZALEZ G L, GRAHAM T A, JUSTO R M, et al. The clonal origins of dysplasia from intestinal metaplasia in the human stomach. Gastroenterology, 2011, 140（4）:1251.

［54］GONZALEZ G L, WRIGHT N A. Biology of intestinal metaplasia in 2008: more than a simple phenotypic alteration. Dig Liver Dis, 2008, 40（7）:510–522.

［55］STEMMERMANN G N, MARCUS E B, BUIST A S, et al. Relative impact of smoking and reduced pulmonary function on peptic ulcer risk. A prospective study of Japanese men in Hawaii. Gastroenterology, 1989, 96（6）:1419–1424.

［56］GRAHAM D Y, SCHWARTZ J T, CAIN G D, et al. Prospective evaluation of biopsy number in the diagnosis of esophageal and gastric carcinoma. Gastroenterology, 1982, 82（2）:228–231.

［57］JARVIS L R, WHITEHEAD R. Morphometric analysis of gastric dysplasia. J Pathol, 1985, 147（2）:133–138.

［58］PARKDO Y，LAUWERS GY. Gastric polyps: classification and management. Arch Pathol Lab Med，2008，132
（4）:633-640.

［59］TSUCHIKAME N，ISHIMARU Y，OHSHIMA S，et al．Three familial cases of fundic gland polyposis without
polyposis coli. Virchows Arch A Pathol Anat Histopathol，1993，422（4）:337-340.

［60］FOSSMARK R，JIANU C S，MARTINSEN T C，et al. Serum gastrin and chromogranin A levels in patients with fundic
gland polyps caused by long-term proton-pump inhibition. Scand J Gastroenterol，2008，43（1）:20-24.

［61］ALLY M R，VEERAPPAN G R，MAYDONOVITCH C L，et al. Chronic proton pump inhibitor therapy associated with
increased development of fundic gland polyps. Dig Dis Sci，2009，54（12）:2617-2622.

［62］JALVING M，KOORNSTRA J J，BOERSMAVAN E K W，et al. Dysplasia in fundic gland polyps is associated with
nuclear beta-catenin expression and relatively high cell turnover rates. Scand J Gastroenterol，2003，38（9）:916-922.

［63］STOLTE M，VIETH M，EBERT M P. High-grade dysplasia in sporadic fundic gland polyps: clinically relevant or not?
Eur J Gastroenterol Hepatol，2003，15（11）:1153-1156.

［64］ABRAHAM S C，PARK S J，MUGARTEGUI L，et al. Sporadic fundic gland polyps with epithelial dysplasia : evidence
for preferential targeting for mutations in the adenomatous polyposis coli gene. Am J Pathol，2002,161（5）:1735-1742.

［65］ATTARD T M，GIARDIELLO F M，ARGANI P，et al. Fundic gland polyposis with high-grade dysplasia in a child
with attenuated familial adenomatous polyposis and familial gastric cancer. J Pediatr Gastroenterol Nutr，2001，32
（2）:215-218.

［66］ABRAHAM S C，NOBUKAWA B，GIARDIELLO F M，et al．Fundic gland polyps in familial adenomatous polyposis:
neoplasms with frequent somatic adenomatous polyposis coli gene alterations. Am J Pathol，2000，157（3）:747-754.

［67］ABRAHAM S C，NOBUKAWA B，GIARDIELLO F M，et al．Sporadic fundic gland polyps: common gastric polyps
arising through activating mutations in the beta-catenin gene. Am J Pathol，2001，158（3）:1005-1010.

［68］TORBENSON M，LEE J H，CRUZ CORREA M，et al. Sporadic fundic gland polyposis: a clinical，histological，and
molecular analysis. Mod Pathol，2002，15（7）:718-723.

［69］SCHLEMPER R J，RIDDELL R H，KATO Y，et al. The Vienna classification of gastrointestinal epithelial neoplasia.
Gut，2000，47（2）:251-255.

［70］SCHLEMPER R J，ITABASHI M，KATO Y，et al. Differences in diagnostic criteria for gastric carcinoma between
Japanese and western pathologists. Lancet，1997，349（9067）:1725-1729.

［71］LAUWERS G Y，SHIMIZU M，CORREA P，et al. Evaluation of gastric biopsies for neoplasia: differences between
Japanese and Western pathologists. Am J Surg Pathol，1999，23（5）:511-518.

［72］RUGGE M，CORREA P，DIXON M F，et al. Gastric dysplasia: the Padova international classification. Am J Surg
Pathol，2000，24（2）:167-176.

［73］RUBIO C A. Gastrointestinal epithelial neoplasia. Gut，2003，52（3）:455-456.

［74］MONTGOMERY E. Is there a way for pathologists to decrease interobserver variability in the diagnosis of dysplasia? Arch
Pathol Lab Med，2005，129（2）:174-176.

［75］JASS J R. A classification of gastric dysplasia. Histopathology，1983，7（2）:181-193.

[76] TAMAI N, KAISE M, NAKAYOSHI T, et al. Clinical and endoscopic characterization of depressed gastric adenoma. Endoscopy, 2006, 38（4）:391-394.

[77] PARK D I, RHEE P L, KIM J E, et al. Risk factors suggesting malignant transformation of gastric adenoma: univariate and multivariate analysis. Endoscopy, 2001, 33（6）:501-506.

[78] PARKDO Y, SRIVASTAVA A, KIM G H, et al. Adenomatous and foveolar gastric dysplasia: distinct patterns of mucin expression and background intestinal metaplasia. Am J Surg Pathol, 2008, 32（4）:524-533.

[79] ABRAHAM S C, MONTGOMERY E A, SINGH V K, et al. Gastric adenomas: intestinal-type and gastric-type adenomas differ in the risk of adenocarcinoma and presence of background mucosal pathology. Am J Surg Pathol, 2002, 26（10）:1276-1285.

[80] KUSHIMA R, VIETH M, BORCHARD F, et al. Gastric-type well-differentiated adenocarcinoma and pyloric gland adenoma of the stomach. Gastric Cancer, 2006, 9（3）:177-184.

[81] NOGUEIRA A M, MACHADO J C, CARNEIRO F, et al. Patterns of expression of trefoil peptides and mucins in gastric polyps with and without malignant transformation. J Pathol, 1999, 187（5）:541-528.

[82] PARK E T, GUM J R, KAKAR S, et al. Aberrant expression of SOX2 upregulates MUC5AC gastric foveolar mucin in mucinous cancers of the colorectum and related lesions. Int J Cancer, 2008, 122（6）:1253-1260.

[83] PARKDO Y, SRIVASTAVA A, KIM G H, et al. CDX2 expression in the intestinal-type gastric epithelial neoplasia: frequency and significance. Mod Pathol, 2010, 23（1）:54-61.

[84] CARNEIRO F, HUNTSMAN D G, SMYRK T C, et al. Model of the early development of diffuse gastric cancer in E-cadherin mutation carriers and its implications for patient screening. J Pathol, 2004, 203（2）:681-687.

[85] THOMPSON I W, DAY D W, WRIGHT N A. Subnuclear vacuolated mucous cells: a novel abnormality of simple mucin-secreting cells of non-specialized gastric mucosa and Brunner's glands. Histopathology, 1987, 11（10）:1067-1081.

[86] ZAMBONI G, FRANZIN G, SCARPA A, et al. Carcinoma-like signet-ring cells in gastric mucosa-associated lymphoid tissue（MALT）lymphoma. Am J Surg Pathol, 1996, 20（5）:588-598.

[87] CARNEIRO F, OLIVEIRA C, SURIANO G, et al. Molecular pathology of familial gastric cancer, with an emphasis on hereditary diffuse gastric cancer. J Clin Pathol, 2008, 61（1）:25-30.

第三节　胃癌前病变的分子生物学

　　胃癌是在包括遗传及环境在内的多因素参与、多基因改变及多阶段发生的恶性疾病，其具体机制尚不十分清楚。按照 Correa 学说，正常胃黏膜到胃癌的过程中需要经历浅表性胃炎、萎缩性胃炎、肠上皮化生及异型增生一步步发展而来，且在此过程中伴随着蛋白质、酶及基因等多种分子事件的发生。

一、蛋白质类

1. 尾型同源盒转录因子 -2（CDX-2）

　　CDX-2 基因属于同源盒基因家族，位于人第 13 号染色体，编码的 CDX-2 蛋白包含 311 个氨基酸，通过螺旋－环－螺旋结构结合于 DNA 的相应区域，并以转录因子的形式在细胞中发挥调节功能。CDX-2 蛋白表达于肠上皮细胞的细胞核中，是肠道特异性的转录因子，可激活鸟苷酸环化酶 C、蔗糖酶－异麦芽糖酶及乳糖酶等肠型细胞表型蛋白，在控制结肠和小肠上皮细胞的生长、分化和成熟中发挥重要作用。正常情况下，CDX-2 特异性表达于肠黏膜，在正常的结肠上皮细胞中呈高表达，在结肠癌细胞中呈低表达[1]。正常胃黏膜上皮中 CDX-2 不表达，当胃上皮细胞发生肠上皮化生时 CDX-2 出现表达，并随着黏膜病变的进展 CDX-2 水平逐渐升高。有研究发现[2]，CDX-2 在低级别瘤变、高级别瘤变和肠型腺癌中的检出率分别为 73.3%、85.5% 和 91.1%，其表达与细胞异型增生及癌变的程度呈明显正相关。在发生肠上皮化生的胃黏膜中，有 89.7% 呈 CDX-2 阳性，正常胃黏膜并不表达。且 CDX-2 在发生肠上皮化生细胞中的表达比异型增生和胃癌更为显著。以上结果均提示 CDX-2 是胃癌发生发展的分子标志物之一，其表达预示着胃黏膜癌变的早期事件。

　　对于不同类型的肠上皮化生，Liu 等[3] 的研究比较了完全肠化和不完全肠化中 CDX-2 的表达，发现在发生完全肠化的杯状细胞及吸收细胞中 CDX-2 表达水平明显升高，而在不完全肠化细胞中 CDX-2 显著降低。在不典型增生中 CDX-2 的表达降低，胃癌中其表达更低，此结论与 Kim[2] 的研究结果相反，Liu 认为高水平的 CDX-2 可导致完全肠化的发生，使细胞进入分化的最终状态，从而产生抗肿瘤效应。但是当 CDX-2 蛋白表达未达较高水平时，会促使上皮细胞发生不完全肠化，这种细胞仍处于未分化状态，具有不稳定性，有进一步向肿瘤细胞分化的可能，CDX-2 表达的降低可促使不完全肠上皮化生向不典型增生甚至是胃癌的转化。

2. 黏蛋白家族（mucins）

黏蛋白是一类分泌型或跨膜糖蛋白的总称，广泛分布于机体正常各黏膜细胞中，主要存在于胃肠道、泌尿生殖道、呼吸道及乳腺等多种上皮组织中，对正常黏膜组织起润滑和保护作用。近年来，研究发现某些跨膜黏蛋白在生理病理状态下其表达水平可发生显著变化，且被证实与肿瘤的发生发展密切相关。因此，黏蛋白家族成员成为肿瘤研究、诊断和治疗的热门分子。另外，黏蛋白家族中的部分成员与胃上皮细胞的恶性转化密切相关，并在胃癌的分型中发挥重要作用。正常胃黏膜中，小凹上皮表达 MUC1 以及 MUC5AC，而腺上皮则表达 MUC6，其余黏蛋白家族成员在胃黏膜中呈表达缺失。研究者[4]发现在完全肠化的细胞中可检出 MUC2 的表达，而 MUC1、MUC5AC 及 MUC6 的表达降低或缺失；而在不完全肠化的细胞中发现了 MUC2 和 MUC1、MUC5AC 及 MUC6 的共表达。MUC13 是黏蛋白家族成员之一，属于跨膜蛋白，有研究发现其在胃癌中呈异常表达[5]。对 114 例胃癌组织进行的免疫组织化学分析显示 74 例为 MUC13 阳性，占 64.9%，其中大部分为肠型胃癌。90% 的肠上皮化生和不典型增生标本中 MUC13 显著表达，而正常胃黏膜中则无表达。研究还发现，MUC13 的定位可帮助区分胃癌的不同病理类型。肠型胃癌中 MUC13 多集中在腺管的顶部，而弥漫型胃癌时 MUC13 则表达于胞质，提示 MUC13 可作为肠上皮化生和早期胃癌的分子标志物。

3. 绒毛蛋白（villin）

villin 是与 actin 结合的骨架蛋白，存在于正常小肠上皮及肾近曲小管上皮细胞中，是刷状缘微绒毛形成的重要蛋白，是小肠及肾细胞分化成熟的标志分子。该蛋白在慢性萎缩性胃炎及肠上皮中表达显著升高[6]，并且幽门螺杆菌感染可诱导 villin 的表达上调，提示 villin 与肠型胃癌的发生发展密切相关。

4. 三叶草家族短肽（trefoil factor family，TFF）

TFF 包含 TFF1、TFF2 以及 TFF3 三种可溶性短肽分子，均具有三叶草结构域和 C 端的二聚体结构域，在种间高度保守。有研究报道，TFF 家族成员在肠型黏膜的防御和修复以及肿瘤的发生发展中均发挥重要作用[7]。TFF1 主要表达于胃底及胃窦细胞中，TFF2 主要存在于胃底部颈细胞、胃窦部基底细胞和腺体中，而 TFF3 则多表达于小肠及大肠的杯状细胞中[8]。TFF1 及 TFF2 在肠型胃癌中呈低表达，发挥肿瘤抑制因子的作用。TFF3 与肠化密切相关，其表达受到 CDX-2 的调节。虽然 TFF3 在疾病中的作用目前尚不清楚，但普遍认为它是肠上皮分化的标志物之一。当胃黏膜发生肠化时，TFF3 在杯状细胞中显著表达，提示 TFF3 参与肿瘤发生的早期阶段[7]。

5. 糖蛋白 87（glycoprotein 87，GP87）

GP87 最初由单克隆抗体 GP87 测得其分子量，表达于肠道隐窝中肿瘤相关性潘氏细胞中，而正常潘氏细胞中表达缺失，在正常胃、肠、胰腺以及肝脏中 GP87 也呈不表达状态。在对正常胃黏膜、慢性萎缩性胃炎及肠上皮化生标本的研究中发现，大于 77.8% 的慢性萎缩性胃炎和肠上皮化生标本中 GP87 表达阳性，正常胃黏膜中 GP87 的阳性率为 0，具有显著差异性。研究者还发现胃癌或早期病变患者粪便中 GP87 的检出率高达 79.3%，慢性萎缩性胃炎患者中为 84%，而正常对照组中 GP87 的检出率仅为 10%，提示

GP87 可作为胃癌前病变检测的标志物[9]。

二、酶类

1. 端粒酶

端粒是位于染色体末端的重复 DNA 序列，起到保护染色体，防止其被降解或重组的功能。在正常细胞中随着细胞的复制，端粒长度逐渐变短，使细胞发生衰老进入复制停滞期。端粒酶是一种核酸蛋白酶，通过合成端粒中重复 DNA 序列而维持端粒的长度。端粒长度维持不变时细胞即拥有无限增殖能力发生癌变。目前认为肿瘤的发生发展与端粒酶活性的高低密切相关。端粒酶活性在正常黏膜、慢性胃炎、肠上皮化生及胃癌的不同阶段呈逐步增高的趋势[10]，可分别在 15% 的肠上皮化生患者、45% 的腺瘤患者及89% 的胃癌患者中检测到。在不同类型的肠上皮化生中，端粒酶在不完全肠上皮化生患者的活性明显高于完全肠化患者。

虽然目前认为幽门螺杆菌感染可在增加端粒酶活性中发挥作用，但仍存在争议。Suzuki 等[11]认为幽门螺杆菌感染并不影响细胞中的端粒酶活性，而其他学者认为在胃癌中幽门螺杆菌感染与端粒酶活性增高呈正相关[12]。但在肠上皮化生及胃炎中两者并不存在这种关系。更有研究认为在进展为肠型胃癌的肠上皮化生患者中，若存在幽门螺杆菌感染，其端粒酶活性明显增高。

2. 鸟苷酸环化酶 C（GC-C）

GC-C 是鸟苷酸环化酶家族成员之一，是分子量在 13 000~145 000 的跨膜蛋白，为 N- 连接糖蛋白受体。正常情况下，GC-C 表达于成熟肠上皮细胞表面，在食管、胃等肠外组织中不表达，当发生肠化、癌变时，细胞中可检测到 GC-C 的表达。GC-C 的水平受到肠特异性转录因子 CDX-2 的调控。研究显示，GC-C 和 CDX-2 在成熟人肠上皮细胞中呈明显相关性。分别在胃癌及癌旁组织中检测 GC-C 的表达发现其阳性率分别为 89% 及 86%[13]，而正常胃黏膜组织中 GC-C 未检出。利用免疫组织化学检测疾病不同阶段的胃黏膜组织中 GC-C 的表达情况，发现异型增生和肠型胃癌组织中均有 GC-C 的表达，提示 GC-C 可作为上消化道肠上皮化生、异型增生以及肿瘤形成的分子标志物[14]。

3. 环氧化酶 -2（COX-2）

环氧化酶是负责合成前列腺素家族的重要限速酶，当组织受到某种刺激如外伤、感染等会激活环氧化酶，使之变为活化形式。目前已知有三种同工酶即 COX-1、COX-2 及 COX-3。COX-1 被认为是有益酶类，存在于大部分正常细胞中。COX-2 在正常组织中不表达，在细胞因子、炎症介质及致癌物质等的刺激诱导下产生，通过生成前列腺素等发挥调节细胞有丝分裂，促进细胞增殖，抑制细胞凋亡及降低机体免疫功能的作用。近年来，越来越多的研究发现 COX-2 与肿瘤的发生发展密切相关，COX-2 在胃癌组织中呈高表达。Sheu 等发现幽门螺杆菌相关性慢性萎缩性胃炎、肠上皮化生、异型增生及胃癌与 COX-2 的表达强度呈明显相关性[15]。随着病程的进展，COX-2 在慢性萎缩性胃炎、肠上皮化生、不典型增生及胃癌中的表达依次递增，分别为 10%、37.8%、41.7% 及 69.5%[16]，说明 COX-2 是胃癌发生发展的关键分子，其表达差异发生在胃黏膜病变的早期阶段。

4. 胃蛋白酶原

胃蛋白酶原由主细胞合成及分泌，是胃蛋白酶的前体，在 pH ≤ 2 时，经活化切去 N 端 44 个氨基酸残基形成有活性的胃蛋白酶。胃蛋白酶原水平的变化可在一定程度上反映胃部疾病的病程进展，正常胃黏膜、浅表性胃炎、萎缩性胃炎伴肠上皮化生、异型增生及胃癌中胃蛋白酶原的阳性率依次降低，且在各组之间具有统计学差异[17]，提示其对疾病具有良好的诊断和筛选作用。

三、基因或转录因子

1. 肿瘤抑制基因 *P53*

P53 是众所周知的胃癌发生发展的抑制因子，由 *TP53* 基因编码，参与 DNA 修复、凋亡、细胞周期调节等多种病理生理过程。在许多癌症中都可见到 *P53* 生理功能的改变及 *P53* 基因的突变。*P53* 基因的突变在肠上皮化生尤其是不完全肠化中也有报道。但最近有研究发现在 92 例肠上皮化生的患者中全部存在 P53 蛋白表达的缺失[18]，同时还发现，*P53* 基因突变特异性存在于高级别瘤变样本中。以上结果均表明，*P53* 的突变经常发生在胃癌发展的晚期阶段，P53 分子也可作为检测肠上皮化生的标志物之一。

2. Runt 相关转录因子 3（Runt-related transcription factor gene 3, RUNX3）

RUNX3 是 Runt 相关转录因子家族成员之一，在胃上皮细胞的生长调节中发挥重要作用，Runt 还被认为是胃癌发生的抑制因子。Li 等[19] 发现 RUNX3 缺失的小鼠中胃上皮细胞增殖能力升高，凋亡能力降低，最终导致了胃黏膜上皮增生。同时，他们还发现在肠上皮化生及胃癌黏膜上皮细胞中 RUNX3 的 mRNA 水平常常下降，并与 RUNX3 启动子区域的高甲基化水平有关。不仅如此，RUNX3 的蛋白水平在胃癌及癌前病变中的表达也显著降低。Kitajima 等[20] 的研究显示 RUNX3 的甲基化水平与肿瘤的位置及患者的年龄密切相关，但与肿瘤的组织学类型及患者的性别没有太大关系。*RUNX3* 基因表达缺失的小鼠在肿瘤的发生过程中不经历肠上皮化生这一过程，即肿瘤不是以胃癌形成的经典模式发展。

四、表观遗传学改变

1. LOH 及 MSI

微卫星是短小重复的 DNA 序列，存在于所有生物的正常机体中。虽然其重复序列在个体中存在差异，但 MSI 同一个体的不同组织中差异较大，如肿瘤及癌旁正常组织中微卫星 DNA 序列长度差异较大。MSI 发生在细胞 DNA 损伤修复机制被破坏时，而 LOH 经常发生在一组等位基因缺失，另一组等位基因发生突变时。Hamamoto 等[21] 研究发现 47% 的胃癌患者及 27% 的肠上皮化生患者中存在 MSI，并且这些患者都属于不完全肠化。而在 15 例肠化中仅有 2 例发生 LOH。另一项研究发现在所纳入的肠化病例中，一半的患者发生 MSI。其中，39% 的病例 MSI 发生频率较低，3.9% 的患者 MSI 发生频率较高。Hamamoto 还发现在伴随肿瘤的肠上皮化生中 MSI 发生频率较高，且 MSI 只发现于肠型胃癌中，而弥漫性胃癌中 MSI 很少发生。

2. DNA 甲基化异常

甲基化是常见的 DNA 修饰方式之一，大量研究表明，DNA 甲基化能引起染色质结构、DNA 构象、DNA 稳定性及 DNA 与蛋白质相互作用方式的改变，从而控制基因表达。DNA 甲基化异常是指总基因组 DNA 甲基化水平降低、癌基因低甲基化、抑癌基因高甲基化等，DNA 甲基化异常被证实与包括胃癌在内的多种肿瘤的发生发展有关。胃癌进展过程中对 P16，hMLH1，DAP 激酶，THBS-1 及 TIMP-3 的甲基化水平分别进行检测后发现,胃癌中 P16 及 hMLH1 甲基化频率明显高于肠化，而在慢性胃炎中无甲基化发生。虽然 THBS-1 和 TIMP-3 在慢性胃炎、肠上皮化生、不典型增生及胃癌中均有发生，但在肠化组中的高甲基化频率显著多于胃炎组[22]，提示 CpG 岛的高甲基化可发生在胃癌发展的早期阶段，并随着癌症进展逐渐频繁。

除此之外，还有多种癌基因及抑癌基因参与胃癌的发生发展，在胃黏膜癌变过程中发挥重要作用。研究癌前病变相关分子机制对于早期防治及诊断胃癌具有重要意义。虽然目前对于胃癌及癌前病变的分子检测还存在一定的困难，但随着研究的深入，不久的将来一定可以发现能够早期预测胃癌的分子标志物，为临床工作提供便捷。

（窦维佳　李增山　吴开春）

参考文献

[1] ZHANG M Q, LIN F, HUI P, et al. Expression of mucins, SIMA, villin, and CDX2 in small-intestinal adenocarcinoma. Am J Clin Pathol, 2007, 128（5）:808-816.

[2] KIM H S, LEE J S, FREUND J N, et al. CDX-2 homeobox gene expression in human gastric carcinoma and precursor lesions. J Gastroenterol Hepatol, 2006, 21（2）:438-442.

[3] LIU Q, TEH M, ITO K, et al. CDX2 expression is progressively decreased in human gastric intestinal metaplasia, dysplasia and cancer. Mod Pathol, 2007, 20（12）:1286-1297.

[3] SILVA E, TEIXEIRA A, DAVID L, et al. Mucins as key molecules for the classification of intestinal metaplasia of the stomach. Virchows Arch, 2002, 440（3）:311-317.

[4] SHIMAMURA T, ITO H, SHIBAHARA J, et al. Overexpression of MUC13 is associated with intestinal-type gastric cancer. Cancer Sci, 2005, 96（5）:265-273.

[5] BOUSSIOUTAS A, LI H, LIU J, et al. Distinctive patterns of gene expression in premalignant gastric mucosa and gastric cancer. Cancer Res, 2003, 63（10）:2569-2577.

[6] LEUNG W K, YU J, CHAN F K, et al. Expression of trefoil peptides（TFF1, TFF2, and TFF3）in gastric carcinomas, intestinal metaplasia, and non-neoplastic gastric tissues. J Pathol, 2002, 197（5）:582-588.

[7] KATOH M. Trefoil factors and human gastric cancer. Int J Mol Med, 2003, 12（1）:3-9.

[8] QIAO S X, YUAN M, LIU Y L, el al. Detection of gastric cancer and premalignant lesions by novel marker glycoprotein 87 using monoclonal antibody Adnab-9. Cancer Epidemiol Biomarkers Prev, 2003, 12（10）:1095-1099.

［9］KAMESHIMA H，YAGIHASHI A，YAJIMA T，et al. Helicobacter pylori infection: augmentation of telomerase activity in cancer and noncancerous tissues. World J Surg, 2000，24（10）:1243-1249.

［10］MARUYAMA Y，HANAI H，et al. Telomere length and telomerase activity in carcinogenesis of the stomach. Jpn J Clin Oncol, 1997，27（4）:216-220.

［11］SUZUKI K，KASHIMURA H，OHKAWA J，et al. Expression of human telomerase catalytic subunit gene in cancerous and precancerous gastric conditions. J Gastroenterol Hepatol，2000，15（7）:744-751.

［12］LAN J，XIONG Y Y，LIN Y X，et al. Helicobacter pylori infection generated gastric cancer through p53-Rb tumor-suppressor system mutation and telomerase reactivation. World J Gastroenterol，2003，9（1）:54-58.

［13］PARK J，SCHULZ S，HAAF J，et al. Ectopic expression of guanylyl cyclase C in adenocarcinomas of the esophagus and stomach. Cancer Epidemiol Biomarkers Prev，2002，11（8）:739-744.

［14］BIRBE R，PALAZZO J P，WALTERS R，et al. Guanylyl cyclase C is a marker of intestinal metaplasia，dysplasia，and adenocarcinoma of the gastrointestinal tract. Hum Pathol, 2005，36（2）:170-179.

［15］SHEU B S，YANG H B，SHEU S M，et al. Higher gastric cycloxygenase-2 expression and precancerous change in Helicobacter pylori-infected relatives of gastric cancer patients. Clin Cancer Res，2003，9（14）:5245-5251.

［16］SUN W H，YU Q，SHEN H，et al. Roles of Helicobacter pylori infection and cyclooxygenase-2 expression in gastric carcinogenesis. World J Gastroenterol，2004，10（19）:2809-2813.

［17］NING P F，LIU H J，YUAN Y. Dynamic expression of pepsinogen C in gastric cancer，precancerous lesions and Helicobacter pylori associated gastric diseases. World J Gastroenterol，2005，11（17）:2545-2548.

［18］ANAGNOSTOPOULOS G K，STEFANOU D，ARKOUMANI E，et al. Immunohistochemical expression of cell-cycle proteins in gastric precancerous lesions［J］. J Gastroenterol Hepatol，2008，23（4）:626-631.

［19］LI Q L，ITO K，SAKAKURA C，et al. Causal relationship between the loss of RUNX3 expression and gastric cancer. Cell, 2002，109（1）:113-124.

［20］KITAJIMA Y，OHTAKA K，MITSUNO M，et al. Helicobacter pylori infection is an independent risk factor for Runx3 methylation in gastric cancer. Oncol Rep，2008，19（1）:197-202.

［21］HAMAMOTO T，YOKOZAKI H，SEMBA S，et al. Altered microsatellites in incomplete-type intestinal metaplasia adjacent to primary gastric cancers. J Clin Pathol, 1997，50（10）:841-846.

［22］KANG G H，SHIM Y H，JUNG H Y，et al. CpG island methylation in premalignant stages of gastric carcinoma. Cancer Res, 2000，61（7）:2847-2851.

第四节　胃癌前病变的转归与预防

目前已经得到公认的是肠型胃癌由萎缩性胃炎、肠上皮化生、上皮内瘤变逐步发展而来，病变在不同阶段之间的演变往往需要很长的时间，并可能会出现逆转现象。在胃癌高危人群中进行连续活检，第一次和第二次活检之间病变移行变化的概率（每 100 人·年）表明（表 9-4），老年患者中病变向更高级别方向发展的概率增高[1]。

表 9-4　两次胃黏膜组织活检病理学改变移行变化率（每 100 人·年）

正常或非萎缩性胃炎 → 萎缩	7.5
萎缩 → 非萎缩性胃炎或正常	1.7
萎缩 → 肠上皮化生	6.7
肠上皮化生 → 萎缩	4.4
肠上皮化生 → 异型增生	3.2
异型增生 → 肠上皮化生	5.7

游伟程等[2] 曾在胃癌高发现场——中国山东省临朐县，1989—1990 年对年龄 34~46 岁的 3 399 位胃镜及病理均表现为癌前病变的患者，监测其癌前病变进展情况。研究者在 1994 年对这些居民再次进行胃镜检查并取得病理活检，发现老年人、男性及既往存在弥漫性胃黏膜炎症损伤者较易发展为胃癌。在随访期内有 34 例胃癌新发病例。不同癌前病变进展为胃癌的危险程度不同，相较于慢性浅表性胃炎（chronic superficial gastritis，SG）或慢性萎缩性胃炎（chronic atrophy gastritis，CAG），肠上皮化生 OR 值为 17.1，轻度异型增生为 29.3，重度异型增生 OR 值高达 104.2。其中，大部分（约 68%）的 SG 或中度 CAG 在随访期间未发生变化；49% 的重度 CAG 患者变为 SG 或中度 CAG，42% 发生了进展。经过平均 4.5 年随访区间，黏膜表面发生肠上皮化生（IM）时更易进展（50%）而非逆转（37%）；然而，IM 较重时其胃黏膜病变发生进展与发生逆转的概率相当，均为 27%；异型增生（dysplasia，DYS）轻度患者约 47% 可逆转为 IM，1.6% 进展为重度 DYS，2.8% 发生癌变。然而，第一次活检呈重度 DYS 的患者，第二次活检时约有 7% 进展为胃癌。总之，胃癌尤其是肠型胃癌多是由正常黏膜→CAG→IM→DYS→GC 发展而来，随着时间推移，胃黏膜病变可以发生进展、逆转或维持原状，但已存在 DYS 者更容易发生癌变。

幽门螺杆菌（Hp）是胃癌及癌前病变发生发展的重要致病因素，因此，根除 Hp 的治疗被许多指南推荐以防止胃癌的发生。然而，近年来对于 Hp 根除在预防胃癌发生中的作用产生不少争议。在一项中国人群的大样本研究中发现根除 Hp 并不能降低胃癌的发生率。另一项研究也表明，即使成功根除 Hp，肠上皮化生仍可进展为胃癌。在几项随机干预实验中发现，Hp 根除组与安慰组相比，在防止胃癌发生方面并无明显统计学意义 [3-5]。但是，动物实验明确发现，Hp 根除治疗对胃癌有显著预防作用。在疾病的早期阶段，如未发生肠化的慢性萎缩性胃炎，Hp 根除治疗可促进胃黏膜病变发生逆转，成功根除 Hp 后可使萎缩性胃炎病程推后 1~2 年 [6]。另外，Correa 还发现，有效根除 Hp 的治疗及抗氧化物质的摄入可增加癌前病变的逆转率 [7]。因此，《2012 年胃癌前病变管理监测指南》中指出：①根除 Hp 可治疗慢性非萎缩性胃炎，并且可部分逆转萎缩性胃炎。②在肠上皮化生患者中，根除 Hp 虽不能明显逆转肠化，但可以延缓肠化进展为胃癌，所以 Hp 根除治疗仍然被推荐。③经过内镜下或手术切除的肿瘤患者，仍推荐进行 Hp 根除治疗。

多项研究发现抑制环氧化酶（COX）的作用可有效预防胃癌的发生发展，此类预防作用对于癌前病变同样有效。Wong[8] 在其研究中发现，应用 COX-2 选择性抑制剂塞来昔布或根除 Hp 治疗均可有效逆转肠化或异型增生，然而，在根除 Hp 后使用塞来昔布并无此作用。另外，抗氧化食物的摄入可显著降低萎缩及肠化的发生，从而达到预防癌前病变的作用。

由于导致胃癌前病变及癌前疾病的病因复杂，包括环境和遗传等多种因素，因此要预防癌前病变的发生或防止癌前疾病向癌的演变需要从多方面入手。首先，养成良好的生活饮食习惯。多食新鲜的蔬菜水果，少食腌制或熏制的食物。避免高盐饮食以及长期摄入粗糙或刺激性食物而造成的胃黏膜长期反复损伤。对于吸烟及饮酒的人群，主张戒烟、忌酗酒，吸烟可促进 Hp 的致癌作用，而乙醇可直接损伤胃黏膜导致黏膜屏障功能的破坏。而对于已经患有上述癌前疾病或黏膜已表现有癌前病变的患者，应积极治疗，去除病因，如清除 Hp 感染、抑制胆汁反流、切除息肉等，并定期复查，密切随访观察。某些抗氧化剂，如维生素 C、维生素 E、β－胡萝卜素和微量元素硒等可清除 Hp 感染后所产生的氧自由基和抑制亚硝酸化合物的形成，对胃癌的预防有一定作用。研究报道显示，某些中药成分对已发生病变的胃黏膜还具有一定的逆转作用 [9]。

（窦维佳　李增山　吴开春）

参考文献

[1] CORREA P, HAENSZEL W, CUELLO C, et al. Gastric precancerous process in a high risk population: cohort follow-up. Cancer Res, 1990, 50（15）:4737-4740.

[2] YOU W C, LI J Y, WILLIAM J B, et al. evolution of precancerous lesion in a rural chinese population at high risk of gastric camcer. Int J Cancer, 1999, 83：615 - 619.

[3] MERA R, FONTHMAN E T, BRAVO L E, et al. Long term follow up of patients treated for Helicobacter pylori infection. Gut, 2005, 54: 1536-1540.

[4] WONG B C, LAM S K, WONG W M. Helicobacter pylori eradiction to prevent gastirc cancer in a high-risk region of

china: a randomized controlled trial. JAMA，2004，291: 187-194.

［5］LEUNG W K，LIN S R，CHING J Y，et al. Factor predicting progression of gastric intestinal metaplasia: results of a randomized trial of Helicobacter pylori eradiction. Gut，2004，53: 1244-1249.

［6］VRIES D A C，KUIPERS E J. Review article: Helicobacter pylori eradiction for the prevention of gastric cancer. Aliment Pharmacol, 2007, 26: 225-235.

［7］CORREA P，FONTHMAN E T，BRAVO L E，et al. Chemoprevetion of gastric dysplasia: randomized trial of antioxidant supplements and anti-Helicobacter pylori thetapy. J Natl Cancer Inst，2000，92: 1881-1888.

［8］WONG B C Y，ZHANG L，MA J L，et al. Effects of selective COX-2 inhibitor and Helicobacter pylori eradication on precancerous gastric lesions.Gut，2011，61: 812-818.

［9］王冠庭. 胃癌癌前病变机制及其逆转的研究进展. 世界华人消化杂志，2000，8（1）: 1.

第五节 胃镜诊断及治疗

胃癌前期变化包括癌前状态和癌前病变两方面。癌前状态为临床概念，指癌前疾病，即造成胃癌发病率增加的疾病，如萎缩性胃炎、胃溃疡、胃息肉、残胃炎及肥厚性胃炎等；癌前病变是病理概念，主要指异型增生，或称上皮内瘤变。

一、癌前状态

1. 慢性萎缩性胃炎

胃黏膜萎缩是指胃固有腺体减少。慢性萎缩性胃炎的患者，每年有 0.5%~1% 发展为胃癌，其中胃萎缩的范围与发生胃癌的风险相关。慢性萎缩性胃炎有两种类型：一种为多灶性萎缩性胃炎（multifocal atrophic gastritis，MAG），与幽门螺杆菌感染有关，更易发展为肠上皮化生（图 9-3）。幽门螺杆菌感染可使 MAG 的发生率增加 10 倍，亚洲人群发病率为西方国家的 3 倍。根除幽门螺杆菌可预防胃黏膜萎缩、肠化生的发生，但是否可逆转萎缩、肠化生尚存在争议。另一种为胃体萎缩性胃炎，其发生与壁细胞抗体和内因子抗体相关，可导致大细胞性贫血，并增加胃癌发生的风险。慢性萎缩性胃炎所致胃癌的机制可能与胃酸分泌减少、胃内细菌过度生长、亚硝酸盐复合物增多及抗坏血酸盐减少有关，一般需 1~2 年

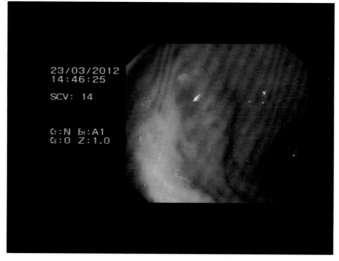

图 9-3 多灶性萎缩性胃炎
白光下胃窦黏膜红白相间，以白为主，病理证实为慢性萎缩性胃炎

行胃镜检查及病例随访一次。

肠上皮化生是慢性萎缩性胃炎常见的病理表现，指胃黏膜由于慢性炎症的长期存在，产生了不完全再生，萎缩的腺体被肠上皮所替代，出现肠上皮的杯状细胞、具有PAS阳性刷状缘的吸收细胞和潘氏细胞。

肠上皮化生在内镜下的表现见图9-4、图9-5。

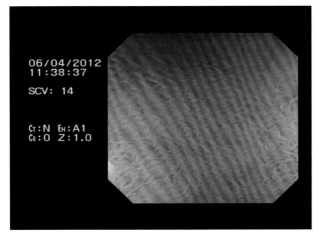

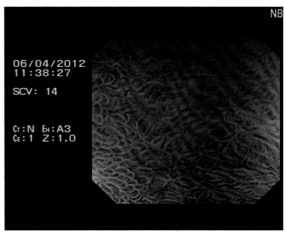

图9-4　内镜下白光显示：胃腺体呈条状扩张，排列呈羽毛状　　　图9-5　内镜下NBI显示：血管排列规则，可见LBC

浅蓝色嵴状结构（light blue crest，LBC）只在NBI中显示，常位于上皮表面，腺管小凹边缘为肠化生上皮刷状缘反光所致。Uedo报告124例LBC与胃肠上皮化生组织学的关系[1]，结果：敏感性为89%，特异性为83%，阳性预测值为91%，阴性预测值为92%，正确性为91%。

病理组织学上肠上皮化生（图9-6）有三种类型。Ⅰ型：完全型肠上皮化生，包括潘氏细胞、杯状细胞、具有完整刷状缘的吸收上皮细胞，杯状细胞分泌唾液酸黏蛋白；Ⅱ型：不完全型肠上皮化生的柱状细胞分泌中性黏液，杯状细胞分泌唾液酸黏液；Ⅲ型：不完全型肠上皮化生的柱状细胞分泌硫酸黏液。硫酸黏液和唾液酸黏液使Ⅱ型、Ⅲ型肠上皮化生发生胃癌的风险增加20倍。

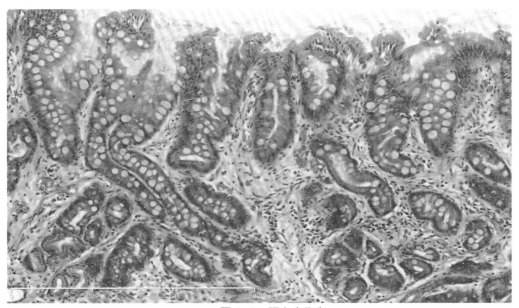

图9-6　肠上皮化生

2. 胃息肉

在接受胃镜检查人群中的检出率为3%~5%，其中以胃底腺型息肉（图9-7）为最多见，约占50%。多为良性病变，其癌变率约小于1%。

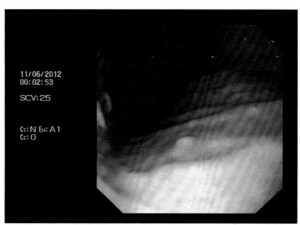

图9-7　胃底腺型息肉

其次为增生性息肉（图9-8），约占40%。绝大多数亦为良性病变，其癌变率为1%~5%。

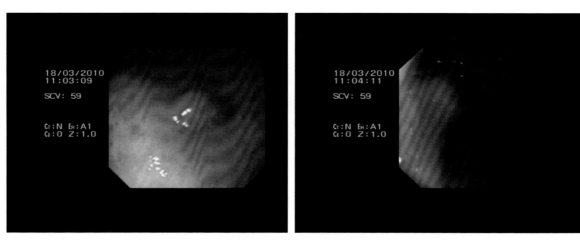

图9-8　增生性息肉

腺瘤性息肉（图9-9）约占10%，其癌变率较高。有研究对腺瘤性息肉患者随访4年，发现约11%

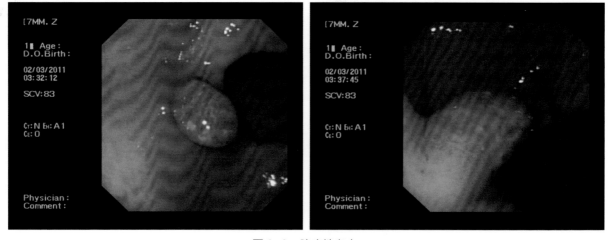

图9-9　腺瘤性息肉

进展为原位癌。

在家族性腺瘤性息肉病（图9-10）患者中，胃底腺型息肉的发病率为51%~88%，其中超过40%存在异型增生。

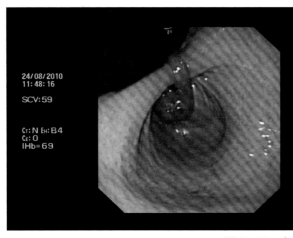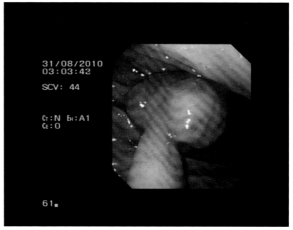

图9-10 家族性腺瘤性息肉

3. 胃溃疡

大量的流行病学资料显示：有胃溃疡病史的患者，胃癌发生概率增加。瑞典的一个队列研究对58 000名成年人进行了平均9年的随访，发现胃溃疡患者胃癌发生率为对照组的1.8倍。另有文献报道：慢性胃溃疡的癌变率约为1%。胃溃疡的内镜下表现见图9-11、图9-12。

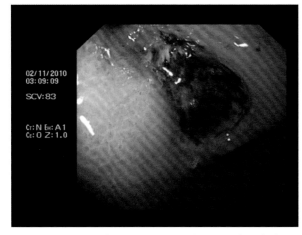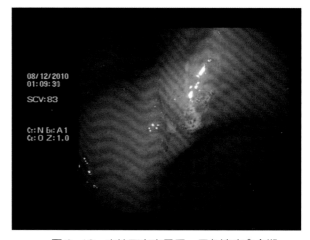

图9-11 内镜下白光显示：胃角溃疡，活动期伴陈旧性出血　　图9-12 内镜下白光显示：胃角溃疡愈合期

二、癌前病变

异型增生指细胞再生过程中过度增生并丧失正常的分化，在结构和功能上偏离正常，形态学上表现出细胞异型性和腺体结构的紊乱，是重要的胃癌前病变。轻度异型增生有80%可逆转，10%~20%发展为中、重度异型增生，大部分重度异型增生在短期内可转变成癌。历史上在实践过程中发现轻、中、重度异型增生的诊断重复性差，指导临床处理不明确，因此，从2000年开始，WHO专业工作组推荐使用上皮内瘤变的名词及两级分级标准（低级别和高级别）。

　　低级别上皮内瘤变表现为黏膜结构轻度的改变，包括芽状或分支状的管状结构等；腺体由增大柱状细胞排列而成，无或有极少黏液，圆形或卵圆形，核常排列成假复层，位于异型增生导管浅表部的增生区，相当于轻度和中度异型增生（图9-13）；高级别上皮内瘤变表现为腺体密集且结构扭曲增多，细胞也有明显的不典型性，黏液分泌缺失或仅有极少量，增生活性增强可见于整个上皮，包括重度异型增生和原位癌（图9-14）。低级别上皮内瘤变建议半年至一年复查胃镜，高级别上皮内瘤变患者需立即复查胃镜及病理组织学检查，必要时可行内镜黏膜切除术（EMR）或内镜黏膜下剥离术（ESD）。

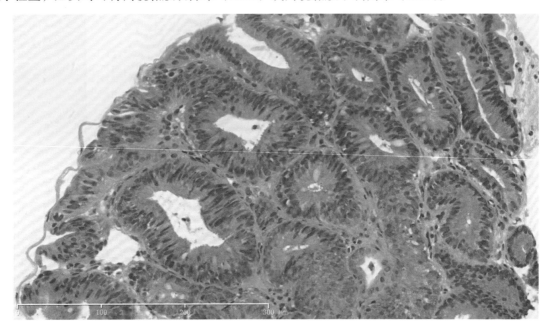

图9-13　低级别上皮内瘤变

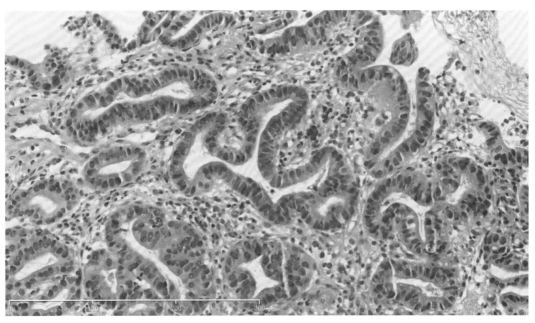

图9-14　高级别上皮内瘤变

三、临床表现及诊断

（一）临床表现

癌前病变常无全身症状，或仅有轻微乏力不适、食欲不振等。

（二）诊断

1. 普通电子内镜

普通电子内镜又名白光电子内镜（white light endoscopy，WLE），已被广泛应用于临床，检查发现局灶性病变，包括黏膜形态异常（隆起、凹陷及粗糙不平）和黏膜色泽异常（较周围黏膜发红或发白）（图9-15）。郭涛等报道[2]143例患者150处病灶中病理组织学证实非癌性病变为131处，癌性病变19处（8处病变行内镜黏膜下剥离术治疗、11处病变行手术治疗）。WLE诊断早期胃癌的敏感度、特异度、阳性预测值、阴性预测值和准确性分别为94.7%、53.4%、22.8%、98.6%和58.7%。由于WLE具有较高的敏感度和阴性预测值，我们认为其仍是早期胃癌筛查首选且重要的检查方法，这也是符合我国国情的选择。若WLE发现可疑病变，应进行组织学活检或进一步放大染色检查；若WLE未发现明显异常，则基本上无进一步检查的必要性。

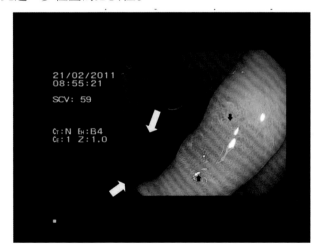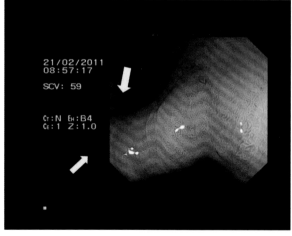

图9-15　普通电子内镜显示：黏膜异常糜烂、红晕、褪色及黏膜皱襞突然扁平的凹陷
病理证实为高级别上皮内瘤变

2. 放大内镜（magnifying endoscopy，ME）

放大内镜的放大倍数可达几十甚至上百倍，对于那些常表现为微小和浅表的高级别上皮内瘤变的诊断具有很高的价值。ME能清晰地显示观察部位胃黏膜小凹开口和微血管等细微结构的变化，可用于鉴别正常上皮、炎症、肠上皮化生、低级别上皮内瘤变及高级别上皮内瘤变。在癌前病变中，ME显示腺管开口的特征（Tanaka分型[3]）及微血管结构，如图9-16、图9-17所示。

（1）腺管开口的形态：见图9-16。

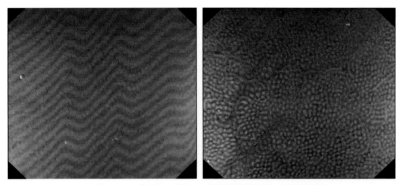

A. 白光、NBI 分别显示病变腺体呈圆点状（胃底腺）

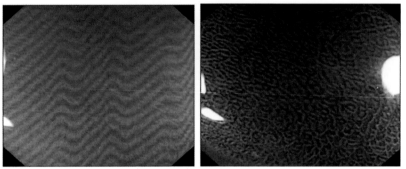

B. 白光、NBI 分别显示病变腺体呈裂缝状（幽门腺）

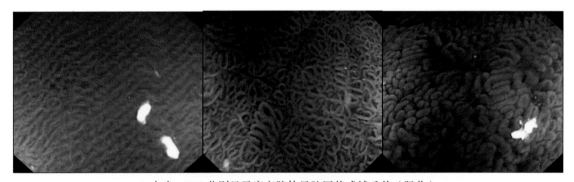

C. 白光、NBI 分别显示病变腺体呈脑回状或绒毛状（肠化）

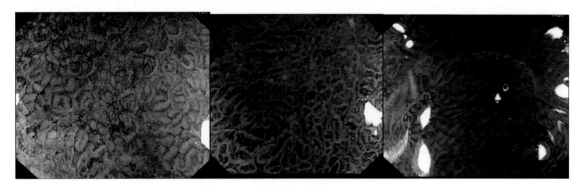

D. NBI 显示病变腺体呈不规则的 A、B、C

图 9-16　放大内镜显示腺管开口的特征及微血管结构（未完待续）

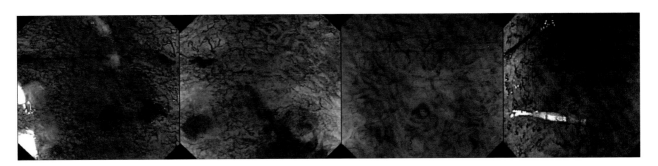

E. NBI 显示病变腺体呈破坏或消失的 A、B、C

图 9-16（续）　放大内镜显示腺管开口的特征及微血管结构

（2）微血管结构：见图 9-17。

Ⅰ：规则，形态、大小、排列一致。

Ⅱ：不规则，形态、大小、由排列不一致。

Ⅲ：上皮下毛细血管网消失，由肿瘤血管代替。

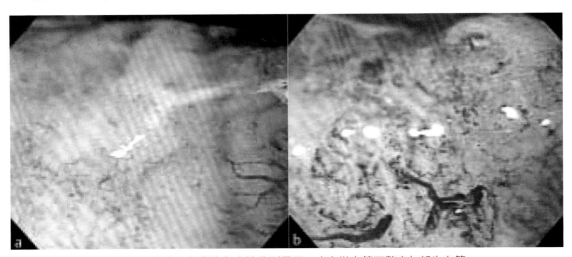

图 9-17　白光、色素染色内镜分别显示：病变微血管不整齐与新生血管

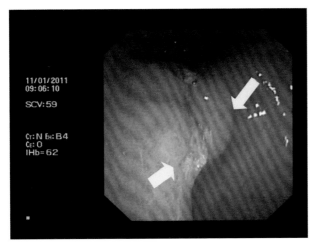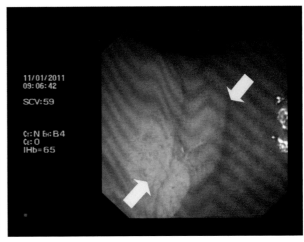

图 9-18　内镜下白光放大显示

胃角前壁可见 1.5 cm×2 cm 扁平隆起，中央凹陷，腺体开口呈管状。病理证实为高级别上皮内瘤变

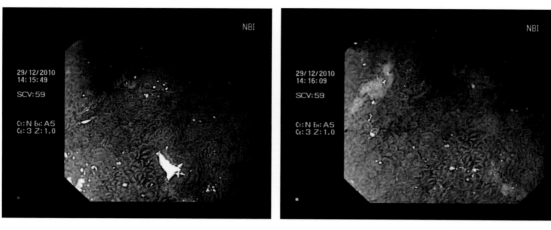

图 9-19 内镜下 NBI 放大显示
病变周围腺体呈管状或脑回样，可见 LBC，微血管形态扭曲、欠规则。病理证实为高级别上皮内瘤变

高级别上皮内瘤变在放大内镜下胃小凹常变小甚至消失，小凹开口不规则，排列紊乱，可呈分支状等改变；微血管则常出现多形性及直径的改变（图 9-18、图 9-19）。

3. 色素染色内镜（chromoendoscopy）

应用特殊染色剂后使胃黏膜细微结构较未染色时显示更加鲜明，病变部位与周围的对比度增强，黏膜轮廓更清晰。在胃部常用的染色剂有靛胭脂、肾上腺素、冰醋酸靛胭脂混合液等。

（1）靛胭脂染色：喷洒管伸出内镜 2~3 cm，呈雾状喷洒染色，旋转镜身，将 0.4% 的靛胭脂 30~50 mL 均匀喷洒在胃腔内，1~2 min 后冲去多余的染色剂。观察胃小区腺体开口形态、毛细血管网络情况，在疑似病变区取活检送病理（图 9-20）。

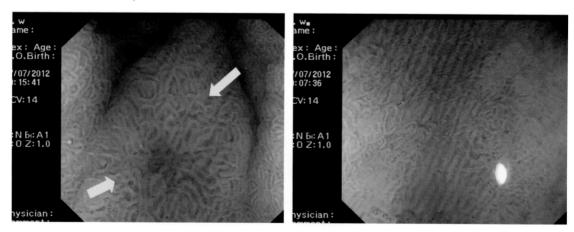

图 9-20 胃窦黏膜散在糜烂结节，分别用白光、靛胭脂染色放大后观察
病变糜烂，部分腺体开口呈管状、不规则，微血管结构不规则，胃窦后壁结节处活检。
病理证实为低级别上皮内瘤变

（2）肾上腺素染色：应用肾上腺素（0.05 mg/mL）喷雾刺激之后，通过放大内镜观察癌组织与邻近的胃黏膜微血管反应。非癌组织由红变白，没有明显微血管，而癌前病变或癌显示肿瘤微血管增强，在疑似病变区取活检送病理（图 9-21）。

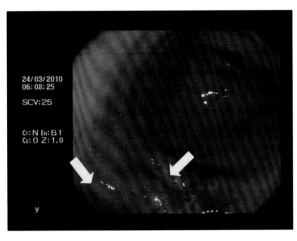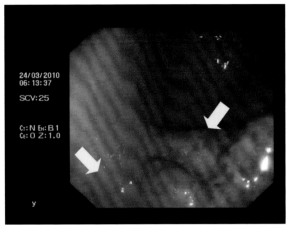

图 9-21 肾上腺素染色观察

肾上腺素染色前（左）观察：胃窦大弯侧可见隆起性病变，用肾上腺素染色后（右），
中央凹陷呈白色，周边黏膜堤样隆起，呈红色，皱襞呈杵样中断，腺体开口破坏，
正常结构消失，微血管杂乱不规则。活检及手术病理证实为高级别上皮内瘤变

（3）冰醋酸靛胭脂混合液染色：为了正确诊断早期胃癌边界，最近开发一种新的内镜染色方法。开始用白光观察（图 9-22），然后用冰醋酸靛胭脂混合液（acetic acid-indigocarmine mixture，AIM）喷雾到胃黏膜并记录图像（图 9-23）。没有一例患者用 AIM 方法后发生不良反应。这种染色内镜方法可用于画出早期胃癌的边界，且容易、安全及廉价。

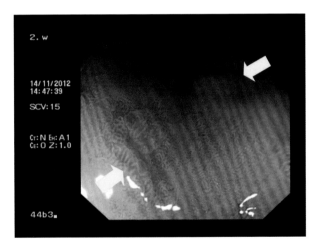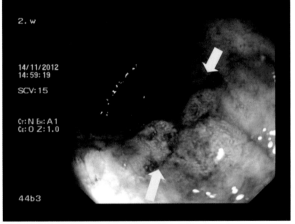

图 9-22 白光下显示

扁平样病变，中央凹陷，部分腺体消失，
病变周围腺体开口呈绒毛样改变

图 9-23 冰醋酸靛胭脂混合液显示

扁平样病变，中央凹陷，喷洒冰醋酸靛胭脂混合液后，病
变部位不着色，部分腺体开口不规则，微血管排列不整齐

4. 电子染色内镜（NBI 与 FICE）

电子染色内镜利用光源波长的不同对图像进行智能数字化处理，从而可以不通过喷洒染色剂就能在内镜下显示出不同的色彩改变。

（1）NBI：通过特殊的光学滤镜将构成白光的蓝、绿、红波段过滤成带宽较小的 3 个窄波段，分别对应黏膜的不同深度（图 9-24、图 9-25）。特别是利用血红蛋白对短波长的蓝光吸收能力较强的特性，

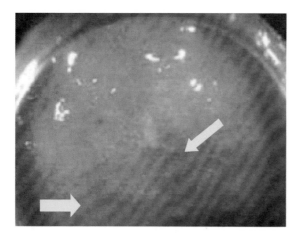

图 9-24　白光下显示
腺体开口不规则

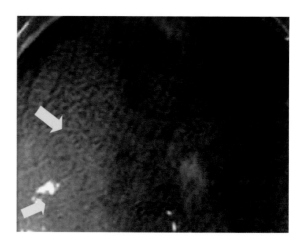

图 9-25　NBI 下显示
腺体排列不规则, 腺体开口消失, 微血管排列不规则。
病理证实为高级别上皮内瘤变

使黏膜表层的血管影像显示更加清楚。与放大功能结合可以更清楚地观察胃黏膜和微小血管的结构, 初步判断病变的良、恶性和病变范围。

（2）**智能电子分光技术（FICE）**: 根据设定的特定波长, 由浅到深设定组织反射程度, 并根据想要的波长进行图像组合重建, 从而更好地显示病灶边缘及血管等细微结构。FICE 染色放大内镜与电子放大内镜、靛胭脂染色放大内镜在观察腺管结构显示方面差异无统计学意义（$P > 0.05$）。在观察微血管形态方面, FICE 染色放大内镜明显好于电子放大内镜、靛胭脂染色放大内镜（$P < 0.05$）。

四、癌前病变诊断流程

规范癌前病变诊断流程能有效提高诊断准确性。

1. 术前准备

检查前禁食 8 h, 口服 50 mL 去黏液及去泡剂（含糜蛋白酶 8 000 u 或链霉蛋白酶 1 万 u, 碳酸氢钠 1 g, 二甲基硅油 5 mL）, 转动体位 10~15 min, 静脉注射解痉药丁溴东莨菪碱 20mg 或咪唑安定 5 mg, 发现可疑病变必要时采用二甲硅油钠 + 链霉蛋白酶 / 糜蛋白酶 + 生理盐水进行冲洗。

2. 理想的癌前病变内镜诊断流程

首先应用高分辨率电子白光胃镜（普通胃镜）用预筛查技术观察较大范围内的胃黏膜变化, 选出怀疑区域, 应用放大电子染色内镜等靶向诊断技术对病灶进行重点观察, 以明确最具代表性的活检部位, 最大程度地避免随机活检导致的漏诊。我国五家医院（北京协和医院、上海中山医院、福建省立医院、天津医科大学总医院、青海省人民医院）从 2010 年 3 月到 2012 年 6 月共对 4 075 例患者应用以上内镜诊断流程, 研究结果如表 9-5 所示。

表 9-5　不同匹配组人群人口学特征分布

	肾上腺素	靛胭脂	冰醋酸靛胭脂混合	P
n	1 443	1 450	1 182	
年龄（岁）	55.3 ± 10.5	55.4 ± 10.3	54.8 ± 10.2	0.353 4
男性（%）	55.3	54.3	53.6	0.696 5
Hp（%）				
阴性	4.4	4.8	5.8	0.000 2
阳性	72.4	73.2	69.8	0.000 2
不详	23.2	22.0	25.4	0.000 2
病变数	1 516	1 570	1 253	
早期胃癌例数及检出率（%）	119（7.9）	115（7.3）	80（6.4）	0.329 4

以病理诊断（活检或术后病理的最高级别）为金标准，利用非劣效性检验方法分别比较肾上腺素、靛胭脂及冰醋酸靛胭脂混合组与 NBI 方法对于诊断早期胃癌（早期胃癌：高级别上皮内瘤变、分化癌和未分化癌；非早期胃癌：炎症、肠上皮化生及低级别上皮内瘤变）的灵敏度、特异度及其 95% CI（差值 Δ=0.05，P=0.05），结果显示，三种方法的早期胃癌诊断灵敏度及特异度均不低于 NBI 法（P<0.05），结果见表 9-6。

参考国外最新相关文献研究结果，初步建立了一个早期胃癌诊断国内标准。该标准同时满足以下三个特征性改变：黏膜腺管开口形态紊乱不规则或消失；黏膜微血管形态紊乱不规则或毛细血管网消失；病变与周围黏膜分界。

建议：无 NBI 电子染色内镜系统时，可采用色素染色内镜（靛胭脂、冰醋酸靛胭脂混合等）筛查癌前病变，但放大内镜不可缺少。

五、治疗

内镜下治疗癌前病变或早期胃癌的报道，最早见于 1974 年。内镜下黏膜切除有两种方式：内镜黏膜切除术（EMR）和内镜黏膜下剥离术（ESD）。无论是 ESD 还是 EMR，在世界范围内已被越来越多的权威机构认可，癌前病变的治疗和预后取得了新的突破。高级别上皮内瘤变的早期发现是决定治疗的关键。内镜下如何简便地诊断始终是今后研究的方向。癌前病变治疗的新理念最为显著的特点主要集中在微创手术，临床应用更为广泛，更为合理。其次，将提高患者术后生活质量作为重要的临床指标，而非单纯地将术后存活率作为主要治疗目的。

1. EMR

EMR 是一种安全方便有效的微创操作，可以应用于癌前病变及早期胃癌，尤其是前者。方法：直接

表9-6 肾上腺素、靛胭脂及冰醋酸靛胭脂混合组与NBI方法对于早期胃癌诊断的比较

		金标准=1				非劣效性检验		金标准=0				非劣效性检验	
		NBI		合计	灵敏度（95%CI）	z	P	NBI		合计	特异度（95%CI）	z	P
		1	0					1	0				
肾上腺素	1	107	6	113	0.899（0.845~0.953）*	2.9430	0.0016	16	3	19	0.984（0.978~0.991）*	11.4621	<0.0001
	0	0	6	6	0.950（0.910~0.989）#			6	1372	1378	0.986（0.980~0.993）#		
	合计	107	12	119				22	1375	1397			
靛胭脂	1	98	9	107	0.852（0.787~0.917）*	3.1497	0.0008	15	0	15	0.988（0.983~0.994）*	13.2876	<0.0001
	0	0	8	8	0.930（0.884~0.977）§			2	1438	1440	0.990（0.985~0.995）§		
	合计	98	17	115				17	1438	1455			
冰醋酸靛胭脂混合	1	74	3	77	0.934（0.885~0.991）*	2.1800	0.0146	10	2	12	0.990（0.984~0.996）*	12.0336	<0.0001
	0	1	2	3	0.965（0.921~1.000）&			2	1159	1161	0.990（0.984~0.996）&		
	合计	75	5	80				12	1161	1173			

*: 各配比组中NBI法诊断灵敏度或特异度。

#: 肾上腺素与NBI配比组中肾上腺素法诊断灵敏度或特异度。

§: 靛胭脂与NBI配比组中靛胭脂法诊断灵敏度或特异度。

&: 冰醋酸靛胭脂混合与NBI配比组中冰醋酸靛胭脂混合法诊断灵敏度或特异度。

圈套法或透明帽负压吸引法行 EMR。用圈套器在头端距病灶源 0.3~0.5 cm 处，点状电凝标记切除范围，用内镜注射针在病灶黏膜下层注射含有靛胭脂或亚甲蓝的 1∶30 000 的肾上腺素氯化钠溶液，注射到整个病灶明显隆起需 5~30 mL，注射后若病灶抬举征阳性，能用圈套器圈套的病灶直接圈套切除，或镜端安装透明帽，负压吸引，如果能提起病变组织，则高频电凝电切切除，以电切为主，将病变组织切下，观察创面有无出血、穿孔及病变组织残留，若有渗血，应用氩离子凝固术或止血夹封闭创面止血，切除组织送病理检查。术后禁食、水，补液止血，给予抑酸黏膜保护剂等，密切观察术后病情变化，若病理结果示有病变组织，则视患者情况再次行 EMR 或行外科手术。连元等[4] 报道 40 例、60 例次 EMR 手术，包括轻度不典型增生 3 例、轻 - 中度不典型增生 3 例、中度不典型增生 6 例、中 - 重度不典型增生 16 例、重度不典型增生 12 例、早期胃癌 20 例，随访平均 28 个月。结果：复发率为 23.3%（14/60，包括轻 - 中度不典型增生 1 例、中 - 重度不典型增生 6 例、重度不典型增生 3 例、早期胃癌 4 例）。

2.ESD

ESD 于 2003 年正式命名。通过内镜下运用改良的针刀（needle knife）直接从黏膜下层对黏膜进行剥离（图 9-26），但因剥离范围大，操作难度大，出血、穿孔等风险发生率相对较高，主要应用于早期胃癌的治疗。

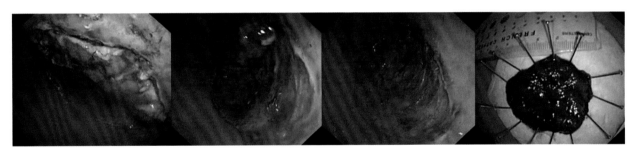

图 9-26　内镜黏膜下剥离

（陆星华）

参考文献

［1］UEDO N.NBI magnifying endoscopy and gastric intestinal metaplasia. Endoscopy，2006，38: 819-824.

［2］GUO T，LU X H. Enhanced magnifying endoscopy for differential diagnosis of superficial gastric lesions identified with white-light endoscopy.Gastric Cancer，2014，17:122-129.

［3］TANAKA K，TOYODA H，KADOWAKI S，et al. Surface pattern classification by enhanced-magnification endoscopy for identifying early gastric cancers. Gastrointest Endosc，2008，67（3）:430-437.

［4］连元,令狐恩强,王志强,等.胃癌前病变与早期胃癌内镜下黏膜切除术后复发率的调查研究.中华腔镜外科杂志（电子版），2011，4:380-382.

第十章

结直肠癌前病变和癌前疾病

第一节 流行病学

结直肠癌（colorectal cancer，CRC）是较为常见的恶性肿瘤，在发达国家其发病率一直处于较高水平。从经济发展水平来看，经济发达地区的发病率高于不发达地区。随着社会和经济的发展以及饮食结构的改变，包括我国在内的传统低发地区的发病率也呈现不断上升的趋势。在所有的结直肠癌当中，大部分属于散发性结直肠癌，另有5%~10%属于家族遗传性。散发性结直肠癌的发生是一个多因素参与的多阶段过程，是环境因素与宿主特征、遗传因素相互作用的结果。结直肠癌前病变是一个细胞病理学概念，是指一类具有细胞不典型性和分化异常的增生性改变；结直肠癌前疾病是一个临床学概念，包括病因病理、临床症状、体征和辅助检查的实际改变。两者描述角度不同，但具体意义可以等同对待，下文均称癌前病变。从正常的黏膜组织到最终发展为恶性肿瘤，一般要经历多个阶段。尽早识别和发现结直肠的癌前病变，筛查和确定其影响因素，对于结直肠癌早期预防、改善其治疗效果和预后有重要的意义。

一、结直肠的常见癌前病变及流行概况

结直肠癌的病因尚不完全明确。当前的观点认为，致癌物与遗传因素相互作用导致正常的肠黏膜细胞发生基因突变，在多种因素作用下逐渐转化形成癌前病变，最终发展为结直肠癌[1-4]。癌前病变是结直肠癌发生、发展过程中的重要阶段。

结直肠癌的癌前病变主要包括以下几类：①伴异型增生的炎性肠道疾病，如腺瘤样病变、锯齿样病变、绒毛样增生等；②伴异型增生的腺瘤，主要包括管状、绒毛状、传统锯齿状腺瘤和伴异型增生错构瘤；③家族性腺瘤性息肉病（familial adenomatous polyposis，FAP）、有遗传性非息肉病性结直肠癌（hereditary nonpolyposis colorectal cancer，HNPCC）家庭史等。

（一）结直肠癌前病变的人群分布特征

1. 年龄和发病特征

在法国人群中，1973—1996年男性结直肠腺瘤的标化诊断率为89.6/10万，女性的标化诊断率为50.3/10万，在此期间男性和女性的近端结直肠腺瘤的年增长率分别为17.1%和22.3%，远端腺瘤的增长率分别为7.5%和9.1%，晚期腺瘤的增长率分别为7.2%和8.0%[5]。

Nouraie等对1959—2004年确诊的150 000例非洲裔美国人结直肠腺瘤息肉的病理报告分析结果如

表 10-1 所示 [6]。在确诊的 5 013 例患者中，管状腺瘤 3 641 例，占所有病例的 72.6%；其次为增生性息肉（10.6%）；绒毛管状腺瘤位居第三（8.3%）。按肿瘤部位分析，升结肠和降结肠的病例数分别为 1 302 例和 1 450 例，占所有病例的 26.0% 和 28.9%；多发性腺瘤占所有病例的 12.9%，位居第三；10.1% 位于横结肠，位居第四。

表 10-1　非洲裔美国人的结直肠腺瘤息肉发病特征

特征	病例数（n =5 013）	构成比（%）
病理类型		
管状腺瘤	3 641	72.6
绒毛管状腺瘤	414	8.4
绒毛状腺瘤	151	3.0
增生性息肉	533	10.6
混合性息肉	241	4.8
其他	22	0.4
未分类	11	0.2
解剖部位		
升结肠	1 302	26.0
横结肠	504	10.1
降结肠	1 450	28.8
直肠 / 乙状结肠	256	5.1
多发性	645	12.9
未分类	856	17.1

韩国人群的研究结果见表 10-2。随着年龄的增长，结直肠腺瘤的检出率呈上升的趋势，2004 年 10 月至 2007 年 6 月，30~39 岁人群中腺瘤的患病率为 10.4%，40~49 岁的患病率为 22.2%，50~59 岁的患病率为 32.8%。此外，腺瘤的数目也呈增加的趋势，但晚期腺瘤在解剖学部位构成中的变化不大 [7]。Strul 等在 40~80 岁人群中开展的研究结果表明，结直肠腺瘤、晚期腺瘤和结直肠癌的患病率分别为 20.9%、6.3% 和 1.1%，其中 50~75 岁的患病率分别为 21.3%、6.7% 和 1.2% [8]。

表 10-2　韩国人群不同年龄组的结直肠腺瘤发病特征（%）

特征	30~39 岁	40~49 岁	50~59 岁
病理学类型			
所有腺瘤	10.4	22.2	32.8
晚期腺瘤	0.7	2.7	4.1
其他类型	0.5	1.9	2.5
腺瘤数量（个）			
1	54.0	49.4	42.8
2	31.7	25.9	26.6
3~	14.3	24.7	30.6
晚期腺瘤的部位			
结肠近端	65.1	62.9	67.6
直肠 / 乙状结肠	34.9	37.1	32.4

对美国和英国 1973—2006 年调查数据的分析结果如图 10-1 所示。从图中可以看出，无论男性还是女性，结直肠腺瘤的患病率均随年龄的增加而增加，结直肠癌的发病风险也同样呈上升的趋势，而且这一变化不受肿瘤部位的影响[9]。

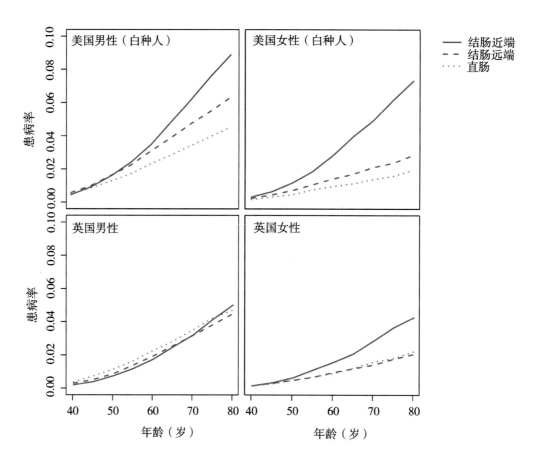

图 10-1 1973—2006 年美国和英国结直肠腺瘤患病率随年龄变化的趋势

2. 性别

Strock 等开展的调查结果表明，1994—2007 年美国结直肠腺瘤的患病率为 22.7%，其中男性的患病率高于女性（27.9% : 17.4%）。Diamond 等开展的研究发现，男性的腺瘤检出率要高于女性，超过 50% 的息肉组织在发现时已经发展为晚期腺瘤或腺癌。小于 50 岁的男、女腺瘤检出率分别为 24.7% 和 12.6%，50~59 岁的检出率为分别 27.8% 和 17.0%，60~69 岁的检出率分别为 33.6% 和 22.4%，70~79 岁的检出率分别为 34.3% 和 26.1%，80 岁以上的检出率分别为 40.0% 和 26.9%[10]。

在德国开展的研究显示，1978—2003 年结直肠息肉患者中腺瘤的检出率男性为 55.7%，女性为 46.8%[11]。2003—2006 年间，各个年龄组结直肠晚期腺瘤的检出率呈不断上升的趋势，男性的检出率由 2003 年的 7.5% 增加到 2006 年的 8.6%，女性的检出率由 4.4% 上升到 4.9%。从表 10-3 可以看出，结直肠晚期腺瘤的检出率随着年龄增加呈升高的趋势，而且不同年份男性人群的检出率均高于女性[12]。

表 10-3　2003—2006 年德国男性和女性不同年龄组的晚期腺瘤检出率（%）

年龄（岁）	年　份			
	2003 年	2004 年	2005 年	2006 年
男性				
55~59	6.0	6.2	6.6	6.7
60~64	7.0	7.6	8.3	8.2
65~69	8.1	8.4	8.9	9.4
70~74	8.7	9.1	9.7	10.0
75~79	9.1	9.5	9.8	10.6
80~	8.4	9.2	9.0	9.8
总体检出率	7.5	7.9	8.4	8.6
女性				
55~59	3.4	3.4	3.5	3.5
60~64	4.1	4.2	4.6	4.6
65~69	4.6	4.8	5.3	5.3
70~74	5.4	5.9	6.1	6.0
75~79	6.2	6.4	6.8	6.9
80~	6.6	7.2	6.8	7.3
总体检出率	4.4	4.5	4.9	4.9

3. 种族

在新西兰 40~59 岁的人群中开展的研究发现，当地毛利人的腺瘤患病率为 8.7%，而欧洲裔新西兰人的腺瘤患病率为 18.7%[13]。有分析结果表明，在 1993—2001 年期间 55~74 岁的人群中，白种人的腺瘤患病率为 54%，黑种人的腺瘤患病率为 51%，提示不同种族之间没有显著差异。

澳大利亚的一项筛检研究表明，1995—2005 年，64~66 岁人群的结直肠腺瘤检出率为 14%，晚期腺瘤的检出率为 5%，男性和女性结直肠癌的检出率分别为 0.6% 和 0.1%[14]。捷克对 2009—2010 年 40 岁以上年龄组人群的检查发现，结直肠异常新生物（包括息肉和腺瘤）、晚期腺瘤和腺癌的发病率分别为 7.8%、0.8% 和 0.2%。其中 40~50 岁年龄组的发病率分别为 41.5%、9.8% 和 1.6%，50 岁以上年龄组的发病率分别为 70.5%、31.3% 和 6.8%。40 岁以下年龄组管状腺瘤和增生性息肉的发病率分别为 23.9% 和 66.2%，50 岁以上年龄组分别为 53.1% 和 26.1%[15]。

（二）结直肠癌前病变的时间变化趋势

1. 患病率变化趋势

法国调查结果（图 10-2）表明，1976—1999 年，男性和女性晚期腺瘤患病率呈不断上升的趋势，而非晚期腺瘤的患病率 1976—1992 年呈上升趋势，1993 年后出现了下降[5]。从表 10-4 可以看出，自 20 世纪 50 年代末以来，非洲裔美国人结直肠腺瘤息肉病的确诊人数随着时间的延伸呈现不断上升的趋势，发病特征也发生了明显的改变。如在 1959—1970 年，92.8% 的患者在确诊时已发展为肿瘤，而在 2000—2006 年（岁）这一比例为 83.9%。

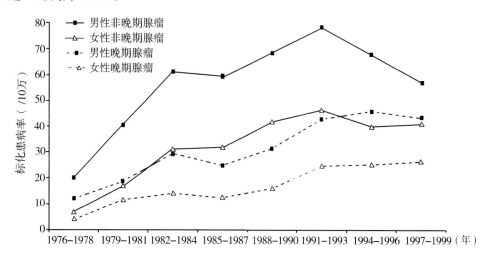

图 10-2　1976—1999 年法国结直肠腺瘤的患病率变化趋势

表 10-4　非洲裔美国人腺瘤息肉发病特征的时间变化趋势 [n（%）]

年份	肿瘤	异型增生	混合型 / 其他
1959—1970	90（92.8）	0	7（7.2）
1971—1979	178（96.7）	0	6（3.3）
1980—1989	813（97.3）	1（0.1）	22（2.6）
1990—1999	1 266（91.0）	50（3.6）	75（5.4）
2000—2006	1 859（72.2）	482（19.2）	164（6.6）
合计（总体检出率）	4 206（83.9）	533（10.6）	274（5.5）

随着时间的推移，结直肠腺瘤的病理类型构成也在发生变化。如表 10-4 所示，1959—2006 年，非洲裔美国人的结直肠腺瘤的发病病例数呈不断上升的趋势，其中肿瘤患者所占的比例则呈下降的趋势[6]。对韩国不同时期消化道疾病构成的分析结果表明，结直肠腺瘤占常见消化道疾病的 1.3%，1990 年的比例为 3.0%，到 1996 年上升为 9.6%；同期结直肠癌所占的比例分别为 11.0%、14.4% 和 19.3%[16]。2006 年，在德国巴伐利亚开展的队列（平均年龄＞ 64 岁）研究发现，在接受结肠镜检查的门诊患者中，所有腺瘤和腺癌的检出率为 25.95%，其中低级别腺瘤的检出率为 17.32%，高级别腺瘤的检出率为 7.36%，腺癌的检

出率为 1.27%[17]。

对中国广州、南京、上海及北京四座城市的多家医院（南方医院、南京大学附属鼓楼医院、上海市第一人民医院、上海仁济医院、中国人民解放军总医院）确诊的 157 943 例腺瘤息肉病患者的分析结果如表 10-5 所示，1990—2009 年结直肠晚期腺瘤的检出率增加了 1.8 倍，结直肠癌发病率增加了 0.66 倍，而且结直肠腺瘤和结直肠癌的年龄特征和组织部位也发生了显著变化[18]。

表 10-5　1990—2009 年中国人群中结直肠腺瘤的分布情况 [n（%）]

特征	1990—1999 年（ n =26 026 ）	2000—2009 年（ n =131 917 ）
年龄分组（岁）		
≤ 49	15 230（58.52）	59 296（44.95）
50~74	10 251（39.39）	64 859（49.17）
≥ 75	545（2.09）	7 762（5.88）
性别		
男性	14 982（57.57）	70 861（53.72）
女性	11 044（42.43）	61 056（46.28）
晚期腺瘤	434（1.67）	6 343（4.81）
结直肠癌	373（1.43）	3 130（2.37）

2. 结直肠腺瘤的复发风险

对于结直肠腺瘤患者来说，早期切除腺瘤性息肉可以降低结直肠癌的发病风险。对国内城市多家医院接受腺瘤性息肉切除术患者的随访结果表明，腺瘤患者术后 1 年内的复发率为 59.46%，2~3 年的复发率为 61.09%，4~5 年的复发率为 78.07%，5 年后的复发率为 87.12%[19]。中国南方人群的研究结果表明，非晚期腺瘤患者在接受腺瘤切除术后的 1~3 年、3~5 年、5~10 年和 10~20 年，晚期腺瘤的复发率分别为 0.9%、3.9%、5.8% 和 29.2%；晚期腺瘤患者术后的复发率则分别为 3.8%、13.1%、34.7% 和 52.0%。该研究还表明，年龄是结直肠腺瘤复发的危险因素[20]。

队列研究结果显示，接受息肉切除术后 1 年内结直肠腺瘤的累积复发率为 18%，5 年内的累积复发率为 69%；息肉切除术后 1 年和 5 年结直肠癌和平坦型异常病变的累积发生率分别为 2% 和 13%[21]。腺瘤患者接受腺瘤切除术后的结直肠癌发病风险仍高于一般人群（ SIR =1.26，95%CI：1.01~1.56），晚期腺瘤患者发生结直肠癌的风险显著增加（ SIR =2.23，95%CI：1.67~2.92），非晚期腺瘤患者发生结直肠癌的风险则显著降低（ SIR= 0.68，95%CI：0.44~0.99），且不接受结肠镜检查者结直肠癌的发病风险较接受检查者显著增加（ SIR=4.26，95%CI：2.89~6.04 ）[22]。

二、结直肠癌前病变的影响因素

结直肠癌及其癌前病变的发生、发展与饮食特征密切相关。同时，饮食中的一些维生素和微量元素等也会通过不同的机制参与并影响结直肠癌及其癌前病变的进程。此外，生活方式因素如吸烟、饮茶、饮酒等会通过不同的途径影响结直肠癌及癌前病变的发生风险。

环境中致癌物的暴露水平、参与致癌物代谢清除的代谢酶基因和遗传损伤修复酶基因的遗传变异及活性、细胞增殖 / 凋亡调控基因遗传变异等因素，均会影响结直肠癌及癌前病变的发病风险。在此就这些方面对结直肠癌及癌前病变的影响因素进行综合描述。

（一）环境因素

1. 环境致癌物

Ferrucci 等研究发现，不适当的烹调方式会增加致癌物的摄入，使得饮食致癌物的总致癌活性增加，进而显著增加结直肠腺瘤的发病风险[23]。研究表明，随着饮食中多环芳烃（PAHs）水平的增加，结直肠腺瘤的发生风险也显著增加[24]。Gunter 等的研究发现，评估内暴露水平的淋巴细胞中的 PAH–DNA 加合物水平与结直肠腺瘤的发生风险显著相关[25]，提示环境中的 PAH 暴露水平与结直肠腺瘤的发病风险增加有关。

2. 炎症反应

炎症反应在溃疡性结肠炎和克罗恩病患者的结直肠癌发生过程中发挥了重要作用，而且当前的研究发现一些炎症因子的改变与结直肠腺瘤的发病密切相关。Mc-Lean 等研究发现，细胞因子基因 CXCL-1、CXCL-2、CXCL-3、CCL-20、IL-8、CCL-23、CCL-19、CCL-21 和 CCL-5 等的表达异常与结直肠腺瘤的发生有关[26]。

炎症反应因子中的 C 反应蛋白（CRP）在血清中的水平与结直肠腺瘤的发病风险显著相关，血清中的 CRP 增加一个单位即可显著降低结直肠腺瘤的发病风险（$OR=0.85$，$95\% \ CI：0.75\sim0.98$）[27]。而血清中的细胞因子 IL-6 和肿瘤坏死因子 α（TNF-α）的水平与结直肠腺瘤的发生风险增加显著相关，且发病风险随其水平的增加而增加[28]。另有研究发现，IL-10-592C（$OR=2.23$，$95\%CI：1.07\sim4.66$）或 IL-10-819C（$OR=2.18$，$95\% \ CI：1.05\sim4.51$）的血清水平升高与结直肠腺瘤的复发风险增加显著相关；IL-6-174 GG 基因型和黄体酮摄入（$OR=0.14,95\%CI：0.03\sim0.66$）或 IL-6 水平的降低（$OR=0.14,95\% \ CI：0.03\sim0.65$）与结直肠腺瘤的复发风险降低显著相关[29]。

非甾体类抗炎药可以通过抑制环氧化酶（COX）的活性，以及抑制花生四烯酸最终生成前列环素、前列腺素和血栓素 A2 等，降低炎症反应的发生。阿司匹林作为代表性的非甾体类抗炎药，可以通过对 COX 通路的调控降低结直肠腺瘤的发病风险[30]。Gong 等研究发现，位于 COX-2 的 rs8473 C 等位基因携带者且接受非甾体类抗炎药者结直肠腺瘤的发病风险显著降低（$OR=0.35$，$95\% \ CI：0.16\sim0.75$）[31]。Barry 等研究发现 rs5277 的 CC 基因型和 rs4648310 的 GG 基因型均可以显著增加结直肠腺瘤的发病风险，RR 分别为 1.51（$95\% \ CI：1.01\sim2.25$）和 1.37（$95\%CI：1.05\sim1.79$），而且 rs4648319 可以改变阿司匹林在结直肠腺瘤中的作用效果[32]。

3. 饮食因素

研究表明，高纤维、低脂肪饮食可降低结直肠腺瘤的复发风险[33]。对部分发展中国家和地区来说，饮食结构改变导致的饮食中动物性食物比例增加与结直肠癌发病率上升密切相关。此外，饮食中部分维生素、微量元素和膳食纤维的比例降低也是导致结直肠癌发病率上升的重要因素。

（1）红肉摄入：Cross 等研究发现，红肉摄入增加与结直肠腺瘤的发病风险增加有关（OR=1.59，95%CI：1.02~2.49）；血清中总铁结合容量（TIBC）和不饱和铁结合容量（UIBC）与结直肠腺瘤的发生风险降低显著相关，OR 值分别为 0.57（95% CI：0.37~0.88）和 0.62（95% CI：0.40~0.95）[34]。

Sinha 等的研究证实，红肉的摄入与降结肠和乙状结肠腺瘤的发生显著相关（OR=1.26，95% CI：1.05~1.50），但与直肠腺瘤的发生风险没有关联；而摄入经过深加工的红肉则会增加结直肠腺瘤的风险（OR=1.21，95% CI：1.06~1.37）。该研究还发现降结肠和乙状结肠腺瘤发生风险与杂环胺（HCA）和 PAH 的水平显著相关[35]。Ferrucci 等研究发现，肉类的不适当烹调方式与结直肠腺瘤的发生风险有关，如烤肉（OR=1.56，95% CI：1.04~2.36）、经过充分加工的肉类（OR=1.59，95% CI：1.05~2.43）、吡啶（OR=1.75，95%CI：1.17~2.64）、苯并芘（OR=1.53，95% CI：1.06~2.20）以及总的突变活性（OR=1.57，95% CI：1.03~2.40）与结直肠腺瘤的发病风险显著相关[23]。

（2）维生素 D：维生素 D 是促进钙吸收的重要因素，补充维生素 D_3 可以降低炎症反应相关的细胞因子等生物标志物水平以及结直肠腺瘤的发生风险[36]。研究表明，血浆中的高维生素 D 水平可以降低结直肠腺瘤的发病风险[37]。meta 分析结果表明，25- 羟基维生素 D 可以显著降低结直肠腺瘤的发病风险（RR=0.93，95% CI：0.87~0.98）[38]，另一项 meta 分析的结果也证实血清 25- 羟基维生素 D 水平与结直肠腺瘤的发生和复发风险呈负相关，OR 分别为 0.82（95% CI：0.69~0.97）和 0.87（95% CI：0.56~1.35）[39]。

（3）B 族维生素：B 族维生素对结直肠肿瘤的发生也有重要影响。Marchand 等的研究发现，单用维生素 B_6 也可以降低结直肠腺瘤的发病风险（OR=0.44，95% CI：0.26~0.74）[40]。队列研究表明，增加叶酸摄入可以降低结直肠腺瘤发展为结直肠癌的风险[41]。

Wu 等通过队列研究发现，增加叶酸摄入可以降低一般人群的结直肠腺瘤复发风险（RR=0.61，95% CI：0.42~0.90），但对于血浆中叶酸水平较高的人群则没有影响（RR=1.28，95% CI：0.82~1.99）[42]。Levine 等研究发现，叶酸代谢通路基因的多态性与结直肠腺瘤的发生风险相关[43]。由此可以看出，叶酸缺乏是结直肠腺瘤发病风险增加的重要因素之一，而且这种风险受叶酸代谢酶及其代谢效率的影响。

4. 生活方式因素

当前的研究发现，除了饮食习惯外，与结直肠癌发生关系较为密切的生活方式因素主要包括吸烟、饮酒和饮茶等。

（1）吸烟和饮酒：Shrubsole 等研究发现，与不吸烟者相比，当前吸烟或吸烟持续时间与腺瘤的发生风险存在较强的剂量 – 反应关系，吸烟时间 ≥ 35 年者发生腺瘤性息肉和增生性息肉的风险均显著增加，OR 值分别为 1.9（95% CI：1.4~2.5）和 5.0（95% CI：3.3~7.3）[44]。在韩国开展的研究结果表明，与不吸烟者相比，曾经吸烟（OR=1.31，95%CI：1.04~1.65）、现在吸烟（OR=1.70，95% CI：1.37~2.11）均会增加结直肠腺瘤的发病风险，且存在剂量 – 反应关系。此外，长期饮酒者发生晚期腺瘤（OR = 2.0，95% CI：1.10~3.64）和多发性腺瘤（OR = 2.19，95% CI：1.27~3.76）的风险也显著增加[45]。Silke 等通过队列研究证实，吸烟和饮酒均会增加结直肠腺瘤息肉的发病风险[46]；而 Liao 等则发现，饮酒可以显著增加男性结直肠腺瘤性息肉的发病风险（OR=2.11，95% CI：1.47~3.04），但对女性腺瘤性息肉的发病风险没有影响[47]。

（2）饮茶：Stingl 等开展的随机对照试验结果表明，茶多酚提取物可以降低结直肠腺瘤的发生风险[48]。Shimizu 等通过队列研究也证实绿茶提取物可以显著降低结直肠腺瘤的发生（RR=0.49，95%CI：0.24~0.99）[49]。分子水平的研究结果显示，茶叶中的茶多酚可以通过 Fas 依赖的途径诱导 Caspase 活化，促进肠上皮细胞发生凋亡[50]。

（二）遗传因素

1. 家族遗传性疾病

（1）家族性腺瘤性息肉病（FAP）：FAP 是一种常染色体显性遗传性疾病，大部分是 APC 抑癌基因突变所导致的，FAP 患者约占所有结直肠癌患者人数的 1%。FAP 的主要病理变化是肠内广泛出现数十到数百个大小不一的腺瘤性息肉，这种息肉在 35~40 岁时几乎全部会发展为结直肠癌[51]。85% 的 FAP 存在 APC 基因突变，20%~30% 的 FAP 患者生殖细胞中存在 APC 基因突变。负责氧化损伤碱基切除修复的 $MUTYH$ 基因突变是 FAP 发生的第二个重要因素，10%~20% 的无 APC 突变的 FAP 患者存在 $MUTYH$ 基因的突变[52]，APC 基因在中国 FAP 人群中的突变率为 78.6%[53]。

（2）遗传性非息肉病性结直肠癌（HNPCC）：HNPCC 是常染色体显性遗传综合征，又称 Lynch 综合征。本病男性和女性基因携带者终生发生恶性肿瘤的危险率分别为 91% 和 69%，终生发生结直肠肿瘤的危险率为 60%~85%，占所有结直肠癌发患者数的 2%~5%[54]。错配修复基因先天性突变是该病发生的重要分子基础[55]。Sheng 等发现 $MLH1$ 和 $MSH2$ 在中国 HNPCC 人群中存在广泛突变[56]，Wei 等开展的研究证实，11% 的 HNPCC 患者存在 11 处基因突变，54.5% 的患者存在 6 个 $MLH1$ 突变位点，54.5% 的患者存在 5 个 $MSH2$ 突变位点[57]。

2. 代谢酶基因

代谢酶的活性和效率必然会影响致癌物的清除和转化，由此影响并改变致癌物的致癌效应和结直肠癌的发生风险。参与环境致癌物代谢的酶类主要包括细胞色素 P450（CYP450）家族、谷胱甘肽 –S– 转移酶（GST）、磺基转移酶（SULT）和 N– 乙酰转移酶（NAT）等。

（1）CYP450：CYP450 主要参与内源性物质和包括药物、环境化合物在内的外源性物质的代谢[58, 59]。

（2）GST：GST 是哺乳动物体内参与生物转化最重要的 Ⅱ 相代谢酶之一，是细胞抗氧化损伤和基因突变的主要解毒系统，主要包括 α、μ、π、θ 等亚型，其中编码 GST-π 的基因 $GSTP1$ 定位于染色体

11q13，含有 7 个外显子和 6 个内含子，外显子 5、6 存在基因多态性 [59, 60]。

（3）SULT：SULT 是人体重要的 II 相代谢酶，主要催化多种内源性和外源性复合物的硫酸化代谢 [61-63]。

（4）N- 乙酰转移酶（NAT）：肉类物质在高温加工过程中会产生大量杂环芳香胺类物质，吡啶类作为杂环芳香胺类物质中的一大类与结直肠腺瘤的发生风险显著相关（RR= 1.47，95%CI：1.13~1.93）[64]。Tiemersma 等发现，携带 NAT2 慢代谢基因且经常摄入肉类食物者的结直肠腺瘤发病风险显著增加（OR=1.6，95%CI：1.1~2.3）[65]。

（5）亚甲基四氢叶酸还原酶（MTHFR）：MTHFR 是参与叶酸代谢的主要酶类，当前的研究证实充足的叶酸摄入可降低结直肠癌的发病风险。因此，MTHFR 对于结直肠癌的遗传易感性有重要影响 [66-72]。

最近的一项研究提示，677C/T 和 1298A/C 两个基因多态性位点联合可以使 HNPCC 发病年龄至少推迟 10 年 [69]。

3. 遗传损伤修复酶基因

遗传损伤修复系统是机体维持遗传物质稳定、避免遗传突变的重要途径。DNA 损伤修复是在多种酶的作用下，生物细胞内的 DNA 分子受到损伤以后恢复结构的现象。

（1）错配修复基因（mismatch repair，MMR）：错配修复基因突变是 HNPCC 发生的重要分子基础 [72, 73]。

（2）着色性干皮病基因 D（XPD）：研究发现 $XRCC1$ $280His$ 与结直肠腺瘤的发病风险增加显著相关（OR=2.30，95% CI：1.19~4.46），$XRCC1$ $399Gln$ 可以降低高癌变风险腺瘤的发病风险（OR=0.62，95% CI：0.41~0.96）[74]。

（3）着色性干皮病基因 C（XPC）：XPC 是机体内参与核苷酸切除修复的重要基因。有研究发现 XPC 的基因多态性会改变吸烟者的晚期腺瘤发病风险 [75, 76]。

4. 全基因组关联研究

全基因组关联研究（genome-wide association study，GWAS）是在人类全基因组范围内筛选出与疾病相关的遗传学变异或特征。近年来，有多项关于结直肠癌遗传易感性的 GWAS 研究报道，但研究的结果不完全一致 [77]。

（三）疾病与体质因素

饮食结构改变导致的超重、肥胖以及由此而带来的机体糖负荷增加、血脂水平升高对结直肠癌发病风险的影响越来越明显 [78, 79]。Kim 等通过队列研究发现，肥胖是结直肠腺瘤发生的危险因素（HR=1.66，95%CI：1.05~2.62）[80]。Kang 等研究也发现，内脏脂肪与结直肠腺瘤的发生风险显著相关（OR=3.09，95% CI：2.19~4.36），稳态代谢评估指数也是影响结直肠腺瘤发生风险的因素之一（OR=1.99，95% CI：1.35~2.92）[81]。但 Tsilidis 等通过队列研究发现代谢综合征与结直肠腺瘤的发病风险无统计学关联 [82]。因此，对于代谢综合征与结直肠癌发病风险的关系有待通过进一步的研究予以确认。

此外，代谢综合征的发生与脂类、糖类等代谢密切相关。参与脂类代谢的酶主要有载脂蛋白 E（Apoliprotein E，Apo E）、载脂蛋白 A（Apoliprotein A，Apo A）、Toll 样受体 4（TLR4）等，主要参与极低密度脂蛋白（VLDL）、乳糜微粒（CM）、高密度脂蛋白（HDL）的代谢或作为脂蛋白受体的配体参与 VLDL 和 CM 的清除，调节胆固醇、脂蛋白和三酰甘油的血清水平[83]。内源性的 Apo E 主要参与调节脂肪细胞中的脂质浓度[84]。动物实验表明，Apo E-/- 缺陷型对胰岛素敏感性更高，且可以防止脂肪的蓄积，提高糖耐量水平[85]，而 Apo A5 基因过表达可以降低血清三酰甘油水平[86]。作为受体蛋白的 TLR4 可以被脂类分子激活，诱导炎症因子的生成以及胰岛素抵抗[87]。人群研究表明，这些基因的多态性与肥胖和脂类代谢密切相关[88-91]，但这些基因多态性与结直肠癌遗传易感性的关系有待研究。

（张明五　陈　坤）

参考文献

[1] BENNANI B，GILLES S，FINA F，et al. Mutation analysis of BRAF exon 15 and KRAS codons 12 and 13 in Moroccan patients with colorectal cancer. The International Journal of Biological Markers，2010，25（4）:179-184.

[2] ZIMMERMANN T，MOEHLER M，GOCKEL I，et al. Low expression of chemokine receptor CCR5 in human colorectal cancer correlates with lymphatic dissemination and reduced CD8+ T-cell infiltration. Int J Colorectal Dis，2010，25（4）:417-424.

[3] SCHIMANSKI C C，ZIMMERMANN T，SCHMIDTMANN I，et al. K-ras mutation status correlates with the expression of VEGFR1，VEGFR2，and PDGFRalpha in colorectal cancer. International Journal of Colorectal Disease，2010，25（2）:181-186.

[4] HAGGAR F A，BOUSHEY R P. Colorectal cancer epidemiology: incidence，mortality，survival and risk factors. Clinics in Colon and Rectal Surgery，2009，22（4）:191-197.

[5] COTTET V，JOOSTE V，BOUVIER A M，et al. Time trends in first-diagnosis rates of colorectal adenomas: a 24-year population-based study. Aliment Pharmacol Ther，2008，27（10）:950-959.

[6] NOURAIE M，HOSSEINKHAH F，BRIM H，et al. Clinicopathological features of colon polyps from African-Americans. Dig Dis Sci，2010，55（5）:1442-1449.

[7] CHUNG S J，KIM Y S，YANG S Y，et al. Prevalence and risk of colorectal adenoma in asymptomatic Koreans aged 40-49 years undergoing screening colonoscopy. J Gastroenterol Hepatol，2014，25（3）:519-525.

[8] STRUL H，KARIV R，LESHNO M，et al. The prevalence rate and anatomic location of colorectal adenoma and cancer detected by colonoscopy in average-risk individuals aged 40-80 years. Am J Gastroenterol，2006，101（2）:255-262.

[9] MEZA R，JEON J，RENEHAN A G，et al. Colorectal cancer incidence trends in the United States and United kingdom: evidence of right- to left-sided biological gradients with implications for screening. Cancer Res，2010，70（13）:5419-5429.

[10] DIAMOND S J，ENESTVEDT B K，JIANG Z，et al. Adenoma detection rate increases with each decade of life after 50 years of age. Gastrointest Endosc，2011，74（1）:135-140.

［11］NUSKO G，HAHN E G，MANSMANN U. Risk of advanced metachronous colorectal adenoma during long-term follow-up. International Journal of Colorectal Disease，2008，23（11）:1065-1071.

［12］BRENNER H，HOFFMEISTER M，BRENNER G，et al. Expected reduction of colorectal cancer incidence within 8 years after introduction of the German screening colonoscopy programme: estimates based on 1 875 708 screening colonoscopies. Eur J Cancer，2009，45（11）:2027-2033.

［13］DICKSON G，CUNNINGHAM C W，PARRY S. The prevalence of colorectal adenomas in Maori and New Zealand Europeans parallels colorectal cancer rates. N Z Med J，2010，123（1320）:45-49.

［14］VIIALA C H，OLYNYK J K. Outcomes after 10 years of a community-based flexible sigmoidoscopy screening program for colorectal carcinoma. The Medical Journal of Australia，2007，187（5）:274-277.

［15］SPICAK J，BENES M，HUCL T，et al. A detailed study of colon polyps. Vnitrni Lekarstvi，2012，58（1）:18-23.

［16］KWON J H，CHOI M G，LEE S W，et al. Trends of gastrointestinal diseases at a single institution in Korea over the past two decades. Gut and liver，2009，3（4）:252-258.

［17］MANSMANN U，CRISPIN A，HENSCHEL V，et al. Epidemiology and quality control of 245 000 outpatient colonoscopies. Deutsches Arzteblatt International，2008，105（24）:434-440.

［18］CHEN H M，WENG Y R，JIANG B，et al. Epidemiological study of colorectal adenoma and cancer in symptomatic patients in China between 1990 and 2009. J Dig Dis，2011，12（5）:371-378.

［19］GAO Q Y，CHEN H M，SHENG J Q，et al. The first year follow-up after colorectal adenoma polypectomy is important: a multiple-center study in symptomatic hospital-based individuals in China. Frontiers of Medicine in China，2010，4（4）:436-442.

［20］HUANG Y，GONG W，SU B，et al. Recurrence and surveillance of colorectal adenoma after polypectomy in a southern Chinese population. Journal of Gastroenterology，2010，45（8）:838-845.

［21］KISIEL J B，LOFTUS E V J R，HARMSEN W S，et al. Outcome of sporadic adenomas and adenoma-like dysplasia in patients with ulcerative colitis undergoing polypectomy. Inflammatory Bowel Diseases，2012，18（2）:226-235.

［22］COTTET V，JOOSTE V，FOURNEL I，et al. Long-term risk of colorectal cancer after adenoma removal: a population-based cohort study. Gut. 2012，61（8）:1180-1186.

［23］FERRUCCI L M，SINHA R，HUANG W Y et al. Meat consumption and the risk of incident distal colon and rectal adenoma. Br J Cancer，2011，106（3）:608-616.

［24］SINHA R，KULLDORFF M，GUNTER M J，et al. Dietary benzo[a]pyrene intake and risk of colorectal adenoma. Cancer Epidemiol Biomarkers Prev，2005，14（8）:2030-2034.

［25］GUNTER M J，DIVI R L，KULLDORFF M，et al. Leukocyte polycyclic aromatic hydrocarbon-DNA adduct formation and colorectal adenoma. Carcinogenesis，2007，28（7）:1426-1429.

［26］MCLEAN M H，MURRAY G I，STEWART K N，et al. The inflammatory microenvironment in colorectal neoplasia. PLoS One，2011，6（1）:e15366.

［27］GUNTER M J，CROSS A J，HUANG W Y，et al. A prospective evaluation of C-reactive protein levels and colorectal adenoma development. Cancer Epidemiol Biomarkers Prev，2008，20（3）:537-544.

［28］KIM S，KEKU T O，MARTIN C，et al. Circulating levels of inflammatory cytokines and risk of colorectal adenomas.

Cancer Res, 2008, 68 (1):323-328.

[29] BOBE G, MURPHY G, ALBERT P S, et al. Do interleukin polymorphisms play a role in the prevention of colorectal adenoma recurrence by dietary flavonols? Eur J Cancer Prev, 2011, 20 (2):86-95.

[30] MOREIRA L, CASTELLS A. Cyclooxygenase as a target for colorectal cancer chemoprevention. Current Drug Targets, 2011, 12 (13):1888-1894.

[31] GONG Z, BOSTICK R M, XIE D, et al. Genetic polymorphisms in the cyclooxygenase-1 and cyclooxygenase-2 genes and risk of colorectal adenoma. International Journal of Colorectal Disease, 2009, 24 (6):647-654.

[32] BARRY E L, SANSBURY L B, GRAU M V, et al. Cyclooxygenase-2 polymorphisms, aspirin treatment, and risk for colorectal adenoma recurrence-data from a randomized clinical trial. Cancer Epidemiol Biomarkers Prev, 2009, 18 (10):2726-2733.

[33] SANSBURY L B, WANKE K, ALBERT P S, et al. The effect of strict adherence to a high-fiber, high-fruit and vegetable, and low-fat eating pattern on adenoma recurrence. Am J Epidemiol, 2009, 170 (5):576-584.

[34] CROSS A J, SINHA R, WOOD R J, et al. Iron homeostasis and distal colorectal adenoma risk in the prostate, lung, colorectal, and ovarian cancer screening trial. Cancer Prevention Research, 2011, 4 (9):1465-1475.

[35] SINHA R, PETERS U, CROSS A J, et al. Meat, meat cooking methods and preservation, and risk for colorectal adenoma. Cancer Res, 2005, 65 (17):8034-8041.

[36] HOPKINS M H, OWEN J, AHEARN T, et al. Effects of supplemental vitamin D and calcium on biomarkers of inflammation in colorectal adenoma patients: a randomized, controlled clinical trial. Cancer Prevention Research, 2015, 4 (10):1645-1654.

[37] YAMAJI T, IWASAKI M, SASAZUKI S, et al. Association between plasma 25-hydroxyvitamin D and colorectal adenoma according to dietary calcium intake and vitamin D receptor polymorphism. Am J Epidemiol, 2009, 175 (3):236-244.

[38] LEE J E. Circulating levels of vitamin D, vitamin D receptor polymorphisms, and colorectal adenoma: a meta-analysis. Nutrition Research and Practice, 2011, 5 (5):464-470.

[39] YIN L, GRANDI N, RAUM E, et al. Meta-analysis: serum vitamin D and colorectal adenoma risk. Prev Med, 2011, 53 (1-2):10-16.

[40] MARCHAND L, WANG H, SELHUB J, et al. Association of plasma vitamin B_6 with risk of colorectal adenoma in a multiethnic case-control study. Cancer Causes Control, 2012, 22 (6):929-936.

[41] LEE J E, WILLETT W C, FUCHS C S, et al. Folate intake and risk of colorectal cancer and adenoma: modification by time. The American Journal of Clinical Nutrition, 2011, 93 (4):817-825.

[42] WU K, PLATZ E A, WILLETT W C, et al. A randomized trial on folic acid supplementation and risk of recurrent colorectal adenoma. The American Journal of Clinical Nutrition, 2009, 90 (6):1623-1631.

[43] LEVINE A J, LEE W, FIGUEIREDO J C, et al. Variation in folate pathway genes and distal colorectal adenoma risk: a sigmoidoscopy-based case-control study. Cancer Causes Control, 2011, 22 (4):541-552.

[44] SHRUBSOLE M J, WU H, NESS R M, et al. Alcohol drinking, cigarette smoking, and risk of colorectal adenomatous and hyperplastic polyps. Am J Epidemiol, 2008, 167 (9):1050-1058.

［45］SHIN A，HONG C W，SOHN D K，et al. Associations of cigarette smoking and alcohol consumption with advanced or multiple colorectal adenoma risks: a colonoscopy-based case-control study in Korea. Am J Epidemiol，2011，174（5）:552–562.

［46］SILKE H，ROHRMANN S，LINSEISEN J. Lifestyle factors，obesity and the risk of colorectal adenomas in EPIC-Heidelberg. Cancer Causes Control，2009，20（8）:1397–1408.

［47］LIAO K F，LAI H C，LAI S W，et al. Association between rectosigmoid adenomas and cardiovascular risk factors: a hospital-based，cross-sectional study. Annals of the Academy of Medicine，2009，38（7）:630–636.

［48］STINGL J C，ETTRICH T，MUCHE R，et al. Protocol for minimizing the risk of metachronous adenomas of the colorectum with green tea extract（MIRACLE）: a randomised controlled trial of green tea extract versus placebo for nutriprevention of metachronous colon adenomas in the elderly population. BMC Cancer，2011，11:360.

［49］SHIMIZU M，FUKUTOMI Y，NINOMIYA M，et al. Green tea extracts for the prevention of metachronous colorectal adenomas: a pilot study. Cancer Epidemiol Biomarkers Prev，2008，17（11）:3020–3025.

［50］OZ H S，EBERSOLE J L. Green tea polyphenols mediated apoptosis in intestinal epithelial cells by a Fadd-dependent pathway. Journal of Cancer Therapy，2010，1（3）:105–113.

［51］LAURENT S，FRANCHIMONT D，COPPENS J P，et al. Familial adenomatous polyposis: clinical presentation，detection and surveillance. Acta Gastro-Enterologica Belgica，2011，74（3）:415–420.

［52］CLAES K，DAHAN K，TEJPAR S，et al. The genetics of familial adenomatous polyposis（FAP）and MutYH-associated polyposis（MAP）. Acta Gastro-Enterologica Belgica，2011，74（3）:421–426.

［53］JIN P，CUI W J，SHENG J Q，et al. Detection of APC gene germline mutation in Chinese familial adenomatous polyposis by direct sequencing in combination with multiplex ligation-dependent probe amplification. Zhonghua Yixue Za zhi，2010，90（8）:535–539.

［54］STOFFEL E M. Lynch Syndrome/Hereditary Non-polyposis Colorectal Cancer（HNPCC）. Minerva gastroenterologica E dietologica，2010，56（1）:45–53.

［55］MANCEAU G，KAROUI M，CHARACHON A，et al. HNPCC（hereditary non-polyposis colorectal cancer）or Lynch syndrome: a syndrome related to a failure of DNA repair system. Bulletin du Cancer，2011，98（3）:323–336.

［56］SHENG J Q，FU L，SUN Z Q，et al. Mismatch repair gene mutations in Chinese HNPCC patients. Cytogenetic and Genome Research，2008，122（1）:22–27.

［57］WEI W，LIU F，LIU L，et al. Distinct mutations in MLH1 and MSH2 genes in hereditary non-polyposis colorectal cancer（HNPCC）families from China. BMB Reports，2011，44（5）:317–322.

［58］CHAN A T，TRANAH G J，GIOVANNUCCI E L，et al. A prospective study of genetic polymorphisms in the cytochrome P-450 2C9 enzyme and the risk for distal colorectal adenoma. Clin Gastroenterol Hepatol，2004，2（8）:704–712.

［59］NORTHWOOD E L，ELLIOTT F，FORMAN D，et al. Polymorphisms in xenobiotic metabolizing enzymes and diet influence colorectal adenoma risk. Pharmacogenetics and Genomics，2008，20（5），315–326.

［60］TIJHUIS M J，WARK P A，AARTS J M，et al. GSTP1 and GSTA1 polymorphisms interact with cruciferous vegetable intake in colorectal adenoma risk. Cancer Epidemiol Biomarkers Prev, 2005, 14（12）:2943-2951.

[61] GOODE E L, POTTER J D, BAMLET W R, et al. Inherited variation in carcinogen-metabolizing enzymes and risk of colorectal polyps. Carcinogenesis, 2007, 28（2）:328-341.

[62] COTTERCHIO M, BOUCHER B A, MANNO M, et al. Red meat intake, doneness, polymorphisms in genes that encode carcinogen-metabolizing enzymes and colorectal cancer risk. Cancer Epidemiol Biomarkers Prev, 2008, 17（11）:3098-3107.

[63] TIEMERSMA E W, BUNSCHOTEN A, KOK F J, et al. Effect of SULT1A1 and NAT2 genetic polymorphism on the association between cigarette smoking and colorectal adenomas. International Journal of Cancer, 2004, 108（1）:97-103.

[64] ROHRMANN S, HERMANN S, LINSEISEN J. Heterocyclic aromatic amine intake increases colorectal adenoma risk: findings from a prospective European cohort study. The American Journal of Clinical Nutrition, 2009, 89（5）:1418-1424.

[65] TIEMERSMA E W, VOSKUIL D W, BUNSCHOTEN A, et al. Risk of colorectal adenomas in relation to meat consumption, meat preparation, and genetic susceptibility in a Dutch population. Cancer Causes Control, 2004, 15（3）:225-236.

[66] MITROU P N, WATSON M A, LOKTIONOV A S, et al. MTHFR（C677T and A1298C）polymorphisms and risk of sporadic distal colorectal adenoma in the UK Flexible Sigmoidoscopy Screening Trial（United Kingdom）. Cancer Causes Control, 2006, 17（6）:793-801.

[67] MURPHY G, SANSBURY L B, CROSS A J, et al. Folate and MTHFR: risk of adenoma recurrence in the Polyp Prevention Trial. Cancer Causes Control, 2008, 19（7）:751-758.

[68] HUANG Y, HAN S, LI Y, et al. Different roles of MTHFR C677T and A1298C polymorphisms in colorectal adenoma and colorectal cancer: a meta-analysis. Journal of Human Genetics, 2007, 52（1）:73-85.

[69] REEVES S G, MELDRUM C, GROOMBRIDGE C, et al. MTHFR 677 C>T and 1298 A>C polymorphisms and the age of onset of colorectal cancer in hereditary nonpolyposis colorectal cancer. Eur J Hum Genet, 2009, 17（5）:629-635.

[70] ZINTZARAS E, ZIOGAS D C, KITSIOS G D, et al. MTHFR gene polymorphisms and response to chemotherapy in colorectal cancer: a meta-analysis. Pharmacogenomics, 2009, 10（8）:1285-1294.

[71] CHANG S C, LIN P C, LIN J K, et al. Role of MTHFR polymorphisms and folate levels in different phenotypes of sporadic colorectal cancers. Int J Colorectal Dis, 2007, 22（5）:483-489.

[72] LEE K H, LEE J S, NAM J H, et al. Promoter methylation status of hMLH1, hMSH2, and MGMT genes in colorectal cancer associated with adenoma-carcinoma sequence. Langenbecks Arch Surg, 2011, 396（7）:1017-1026.

[73] BALBINOTTI R A, RIBEIRO U J, SAKAI P, et al. hMLH1, hMSH2 and cyclooxygenase-2（cox-2）in sporadic colorectal polyps. Anticancer Research, 2007, 27（6C）:4465-4471.

[74] SKJELBRED C F, SAEBO M, WALLIN H, et al. Polymorphisms of the XRCC1, XRCC3 and XPD genes and risk of colorectal adenoma and carcinoma, in a Norwegian cohort: a case control study. BMC Cancer, 2006, 6:67.

[75] HUANG W Y, BERNDT S I, KANG D, et al. Nucleotide excision repair gene polymorphisms and risk of advanced colorectal adenoma: XPC polymorphisms modify smoking-related risk. Cancer Epidemiol Biomarkers Prev, 2006, 15（2）:306-311.

[76] ENGIN A B, KARAHALIL B, ENGIN A, et al. Oxidative stress, Helicobacter pylori, and OGG1 Ser326Cys, XPC

Lys939Gln, and XPD Lys751Gln polymorphisms in a Turkish population with colorectal carcinoma. Genetic Testing and molecular Biomarkers, 2010, 14 (4) :559-564.

[77] KOCARNIK J D, HUTTER C M, SLATTERY M L, et al. Characterization of 9p24 risk locus and colorectal adenoma and cancer: gene-environment interaction and meta-analysis. Cancer Epidemiol Biomarkers Prev, 2010, 19 (12) :3131-3139.

[78] KABAT G C, KIM M Y, STRICKLER H D, et al. A longitudinal study of serum insulin and glucose levels in relation to colorectal cancer risk among postmenopausal women. British Journal of Cancer, 2012, 106 (1) : 227-232.

[79] DAI Z, XU Y C, NIU L. Obesity and colorectal cancer risk: a meta-analysis of cohort studies. World J Gastroenterol, 2007, 13 (31) :4199-4206.

[80] KIM M C, KIM C S, CHUNG T H, et al.Metabolic syndrome, lifestyle risk factors, and distal colon adenoma: a retrospective cohort study. World J Gastroenterol, 2011, 17 (35) :4031-4037.

[81] KANG H W, KIM D, KIM H J, et al. Visceral obesity and insulin resistance as risk factors for colorectal adenoma: a cross-sectional, case-control study. Am J Gastroenterol, 2010, 105 (1) :178-187.

[82] TSILIDIS K K, BRANCATI F L, POLLAK M N, et al. Metabolic syndrome components and colorectal adenoma in the CLUE II cohort. Cancer Causes Control, 2010, 21 (1) :1-10.

[83] MAHLEY R W, RALL J S C. Apolipoprotein E: far more than a lipid transport protein. Annual Review of Genomics and Human Genetics, 2000, 1:507-537.

[84] HUANG Z H, REARDON C A, MAZZONE T. Endogenous ApoE expression modulates adipocyte triglyceride content and turnover. Diabetes, 2006, 55 (12) :3394-3402.

[85] GAO J, KATAGIRI H, ISHIGAKI Y, et al. Involvement of apolipoprotein e in excess fat accumulation and insulin resistance. Diabetes, 2007, 56 (1) :24-33.

[86] PENNACCHIO L A, OLIVIER M, HUBACEK J A, et al. An apolipoprotein influencing triglycerides in humans and mice revealed by comparative sequencing. Science, 2001, 294 (5540) :169.

[87] SHI H, KOKOEVA M V, INOUYE K, et al. TLR4 links innate immunity and fatty acid-induced insulin resistance. Journal of Clinical Investigation, 2006, 116 (11) :3015.

[88] TAO M H, LIU J W, LAMONTE M J, et al. Different associations of apolipoprotein E polymorphism with metabolic syndrome by sex in an elderly Chinese population. Metabolism, 2011, 60 (10) :1488-1496.

[89] ISHIHARA M. A sandwich enzyme-linked immunosorbent assay for human plasma apolipoprotein A-V concentration. The Journal of Lipid Research, 2005, 46 (9) :2015-2022.

[90] LEE J Y. Reciprocal modulation of Toll-like receptor-4 signaling pathways involving MyD88 and phosphatidylinositol 3-kinase/AKT by saturated and polyunsaturated fatty acids. Journal of Biological Chemistry, 2003, 278(39):37041-37051.

[91] CUDA C, BADAWI A, KARMALI M, et al.Polymorphisms in Toll-like receptor 4 are associated with factors of the metabolic syndrome and modify the association between dietary saturated fat and fasting high-density lipoprotein cholesterol. Metabolism, 2011, 60 (8) :1131-1135.

第二节　结直肠癌前病变临床表现与诊断

结直肠癌是我国常见恶性肿瘤，居所有肿瘤发病率的第 3 位，死亡率的第 5 位，其中城市地区发病率居第 2 位，死亡率居第 4 位[1]。如上海市结直肠癌发病率近年来平均以年 4.2% 的速度增长[2]，2009 年结直肠癌发病率（59/10 万）已接近居首位的肺癌（66/10 万）。从 2012 年刊发的《全国肿瘤登记年报》看，2009 年我国肿瘤登记地区新发结直肠癌 25 159 例，死亡 12 161 例。以肿瘤登记地区人口占全国总人口 6.40% 的比例计算，全国 2009 年新发结直肠癌和因结直肠癌死亡的人数分别达 39 万人和 19 万人。

结直肠癌可概括为散发性结直肠癌及遗传相关的结直肠癌。其癌前病变包括肠管内新生物性息肉、腺瘤以及肠道慢性炎症性息肉或溃疡，如慢性溃疡性结肠炎及克罗恩病。散发性结直肠癌常无特征性的临床表现，遗传相关的结直肠癌癌前病变则可见相关临床症状，可借以作为诊断的依据。但根据流行病学研究可明确一组结直肠癌高危因素，根据高危因素分析筛查出高危人群，进而提供早期诊断。为此，本节对结直肠癌前病变有关临床表现与诊断归纳为三部分介绍。

一、高危因素研究

1. 我国结直肠癌高危因素的确立

早期结直肠癌的诊断为无症状阶段（即在无症状的早期或癌前病变阶段）的诊断。但结直肠癌的高危因素，如家族史、个人史及一些前期病变的症状，构成了癌前病变的临床表现。约 80% 的结直肠癌由肠黏膜增生息肉和小、中、大腺瘤逐步发展而来[3]，包括畸形隐窝灶、早期腺瘤、传统腺瘤（含管状腺瘤、绒毛状腺瘤、管状绒毛状腺瘤）、锯齿状腺瘤（含传统锯齿状腺瘤、广基锯齿状腺瘤息肉、混合增生性息肉/锯齿状腺瘤）和杵状 – 微腺管腺瘤等。如无明显出血，该类病灶常缺乏特有的临床症状与体征，但可从结直肠腺瘤或腺癌病例与对照研究中发现结直肠腺瘤或癌的高危因素[4, 5]。其中早期腺癌均具有类同腺瘤的高危因素，诸如早期症状、家族史、个人疾病史，体现了癌前病变的发病症状，同时也包括了癌前病变有价值的诊断依据。大量流行病学研究，包括中国公民和美籍华人结直肠癌大样本的病例与对照问卷调查研究[6]以及中国国内六地区间的病例与对照研究[4]，并经浙江省海宁市与嘉善县的多项病例与对照研究验证，明确了我国结直肠癌的高危因素。这些高危因素包括：①丧偶；②息肉病史[7]；③慢性腹泻史；④血性粪便史；⑤精神创伤史；⑥阑尾切除术史；⑦阑尾炎史[8]；⑧慢性便秘；⑨钩虫病史；⑩家族癌症史；⑪饮不洁水史[9]；⑫吃油炸鱼等。随着近年我国经济发展，人们的生活习惯及环境有所改变，高危因素应进一步优选。如吸烟、体力活动减少、肥胖指数等均为优选高危因素的基础，非常值得进一步研究。

2. 建立基于高危因素的结直肠癌筛查方案

1989—1990 年在浙江省嘉善县将全县 11 个镇区以 1 : 1 人口比例分为筛查区和对照区，筛查技术采用了以危险因素隶属度（AD 值）为基础的数量化高危因素问卷[10]，合并应用反向血凝法大便潜血检测（采用 RFLP 分析），以 AD 值 >0.3 或（和）RFLP 阳性者为高危人群，对高危人群进行 60cm 乙状结肠镜检查的序贯技术方案筛查。通过对 30 岁以上 64 692 人的筛查，共发现高危人群 4 299 例，完成肠镜检查 3 162 例，发现息肉 331 例（其中腺瘤 75 例），结直肠癌 21 例。嘉善县人群结直肠癌筛查显示，筛查能有效发现结直肠癌前病变。筛查中使用的高危因素问卷经过反复验证[11]和统计学处理，进一步建立了"优化的数量化高危因素评估序贯筛查方案"[12]。该方案为：目标人群为 40~74 岁，对该类人群进行高危因素问卷调查和 2 次（间隔一周）免疫法大便潜血检测。技术方案中符合下列任一条者，即为结直肠癌高危人群：①大便潜血阳性；②一级亲属有结直肠癌病史；③本人有肠道息肉史或癌症史；④符合下列 6 项中任 2 项者：慢性腹泻、慢性便秘、黏液血便、慢性阑尾炎或阑尾切除史、慢性胆囊炎或胆囊切除史、长期精神压抑。对结直肠癌高危人群应予以结肠镜检查，检查发现的所有息肉样病变均取活检行病理诊断。诊断为腺瘤、结直肠癌和伴高级别上皮内瘤变的其他病变患者予以及时治疗。

该方案适合我国 13 亿以上人口而医疗资源相对不足的国情，可将 40~75 岁人群浓集为 15%~18% 的高危人群进行结肠镜筛查[13]。2007—2009 年在浙江省嘉善县农村社区的筛查[14]，由于结合简洁的高危因素问卷调查，在发现的病变中，61% 的进展期腺瘤及 28% 的结直肠癌（11/39）被问卷调查发现而被大便潜血检测遗漏，验证了该方案发现癌前病变的可行性及有效性[15]。1989—1990 年浙江省嘉善县序贯筛查后，经 8 年随访，筛查区人群直肠癌和结肠癌累积死亡率较对照区人群分别下降 31.7% 和 7.7%[16]。2007—2009 年浙江省嘉善县人群筛查中，该方案对结直肠癌筛查的灵敏度为 66.8%。

结直肠癌数量化高危因素序贯筛查方案在嘉善县和海宁市的实践中，其进展期肿瘤[17]检出率（约 5%）、筛查顺应率（大便潜血 80%，肠镜 75%）、早诊率（约 92%）、治疗率（100%）、早期发现成本系数（0.48）[18]均较为满意。但技术方案还有很大的改进空间，可归纳如下：

（1）以上高危因素源于 30 年前。近年来环境及人群生活、行为的变化，与结直肠癌发病率上升呈现出明显相关，如饮食结构变化（高动物脂肪与蛋白质饮食）、肥胖、精神紧张、睡眠障碍等因素的影响，为进一步优选结直肠癌高危因素提供了空间。

（2）初筛阳性人群进行结肠镜检查仍有 80% 未发现任何有意义的病变[19]，即 80% 结肠镜检查结果阴性。要提高结肠镜的阳性检出率，关键在于准确选择高危人群。并对大便潜血的检测方法、检测次数以及定量方法等进行优化，以减少初筛假阳性，提高结肠镜的阳性率。

（3）从该方案在大城市上海、哈尔滨及杭州的实施情况来看[20]，初筛顺应性为 45%~56%，结肠镜顺应性为 35%~50%。如何提高顺应性也是亟待研究的问题[21]。仅仅提高人群对筛查的知晓率以提高顺应率是不够的，必须进一步研究寻找简便易接受的标志物，以浓集更确切的高危人群行结肠镜复筛。

（4）在农村社区筛查近期随访中发现间期癌（interval cancer）约5.2/10 000（人·年），较国外的（人·年）高1倍多[22]，有可能为肠镜检查漏诊或未能发现扁平癌前病变，应从技术上进一步提升2.2/10 000此类病变的检出率，减少漏诊。

二、早期诊断

1.血清标志物检测

目前针对结直肠肿瘤诊断的外周血检查中，仍缺乏灵敏、特异的诊断方法。包括CEA和CA125、CA19-9等在内的外周血标志物的敏感性和特异性均有待提高。新开发的检测指标如外周血标本端粒酶活性和hTERT mRNA及miRNA和血清蛋白质质谱检测[23]均无可用于临床的成熟标志，且检测操作较复杂，临床应用价值仍需进一步评价。

2.大便潜血试验

胶体金大便潜血试纸已广泛应用于人群结直肠癌筛查，但其诊断潜血准确性的影响因素值得研究。有研究者对一个固定人群用同一种采便管收集大便样本，同时用三种大便潜血检测产品检测潜血结果。以乳胶凝集定量方法（OC-SENSOR潜血检测仪）及胶体金试纸A（阳性阈值100 ng/mL）和试纸B（阳性阈值200 ng/mL）检测，将三者结果相互比较，分析其潜血阳性率以及检验诊断结果一致性的Kappa值。结果显示：从浙江省嘉善县惠民街道的1 889位40~74岁人群中，共收到1 368人（72.42%）的1 368份大便样本。OC-SENSOR潜血检测仪测得血红蛋白浓度≥100ng/mL和≥200ng/mL的大便样本分别为76人（5.56%）和45人（3.29%），试纸A和试纸B检测阳性率分别为23.83%和3.14%。试纸A相对于OC-SENSOR潜血检测仪的诊断敏感度和特异度为100%和80.65%，试纸B为73.33%和96.75%。试纸A与OC-SENSOR，试纸B与OC-SENSOR，试纸A与试纸B，三组诊断一致性分析的Kappa值分别为0.67（P<0.001）、0.74（P<0.001）和0.118（P<0.001）[24]。因此提出，现有胶体金试纸诊断人群大便样本潜血的准确性受产品本身及其阳性判断标准影响很大，需通过质量控制和细化阳性诊断标准来提高诊断准确性，这对于以胶体金试纸大便潜血检测为基础的结直肠筛查十分必要。

免疫法大便潜血检测已广泛应用于人群结直肠癌筛查，但其在每次筛查中最佳的检测次数仍未知。嘉善县在2007—2010年共有4万余人参加了以免疫法大便潜血检测为基础的结直肠癌筛查。筛查中要求参加者分两次（间隔1周）用专用采便器采集自己的大便样本送检，大便潜血阳性者予以结肠镜检查，发现病变予以活检和病理诊断，必要时手术治疗。

3.粪便转铁蛋白的检测

转铁蛋白（transferrin，TRF）是血浆中主要的含铁蛋白质，负责运载由消化管吸收的铁和由红细胞降解释放的铁。转铁蛋白在健康人的粪便中几乎不存在，而在消化道出血患者粪便中大量存在。血液中血红蛋白和转铁蛋白的比值为51.2：1，粪便中该比值为5.4：1。血红蛋白在结直肠内受到细菌作用易变性；转铁蛋白在肠道内抗菌能力强，性质稳定，其活性持续时间较长。在检测血红蛋白的同时检测转铁蛋白，可显著提高消化道出血的阳性检出率，故能更有效地检测患者是否有消化道出血性疾病，是一种很有发展前景的方法。研究显示，粪便转铁蛋白对结直肠腺瘤的检出敏感性高于免疫法大便潜血试验[25]，而且与大便潜血试验有一定的互补性。目前尚需大样本人群筛查验证[26]。

4. 粪便分子标志物检测

粪便 DNA 检测具有取材方便及依从性好的优点，可在大便潜血检测时采样。检测 *K-RAS* 基因、*P53* 基因、*APC* 基因突变和基因甲基化等主要对结直肠癌有一定筛选作用[27]，目前尚难用于癌前病变。Exact Science 公司推出的 "Colo Guard" 粪便 DNA 检测试剂盒主要用于人群结直肠癌筛查[28]，目前已完成大样本的临床筛查试验，并于 2013 年 4 月发布了初步试验结果，其对结直肠癌的敏感性达到 92%。

德国的研究者对结直肠癌患者和正常对照者的粪便 M2PK 蛋白进行检测，发现结直肠癌患者粪便中 M2PK 明显增高[29]。我国研究者通过在人群结直肠癌筛查中患者及正常对照者的血清检测，发现 M2PK 对结直肠癌的敏感性和特异性可达 60% 和 74%[30]。

5. 内镜诊断

结直肠癌前病变的最终诊断标准即金标准为肠镜检查及相应的病理诊断，详见本章第三节。

三、遗传性结直肠癌

据 2009 年统计，全世界已有超过 100 万的人患结直肠癌，其中 20% 的患者具有家族遗传危险性。该部分患者自出生起就存在结直肠癌发展的倾向，且经过基因筛查研究发现，有更多比例的患者存在结直肠癌家族遗传倾向[31]，占结直肠癌约 1/3 的遗传性结直肠癌具有多种临床表现，因此对遗传性结直肠癌患者的早期筛查和诊断尤为重要。

遗传性结直肠癌患者在发生结直肠癌之前就存在临床表型。该表型为诊断遗传性结直肠癌综合征的一部分，诊断的关键是采集详细的癌症家族史，从而确定所患癌的类型和发病部位、癌发生时的年龄、多发的原发癌的模式、与任何癌相关表型特征的关系（如结肠腺瘤）以及病理证实所见。根据这些临床表型及家族史初步判断该家族是否为遗传性结直肠癌综合征，之后行分子遗传学基因检测协助诊断。随着分子生物学及基因检测的发展，遗传性结直肠癌的分子基因病因已有部分明确，从而对遗传性结直肠癌的分类、命名、筛查、诊治有了新的认识。遗传性结直肠癌综合征常见以下三大类。

（一）遗传性非息肉病性结直肠癌

遗传性非息肉病性结直肠癌（HNPCC）是临床最常见的遗传性结直肠癌，约占所有结直肠癌的 5%～15%[32]。HNPCC 是一种常见的常染色体显性遗传性疾病。1895 年，Adred Warthin 首次描述了这种疾病，但在当时未能引起重视[33]。直到 1966 年，Lynch 和他的同事们在重新访问了这些家系的基础上，更仔细地描述了这些家系的遗传学和临床特征，并以 Lynch 综合征命名这样一组遗传性结直肠癌。后来又引入了 HNPCC 的命名。在相当一段时间内，Lynch 综合征和 HNPCC 被作为同义词广泛应用，HNPCC 几乎替代了 Lynch 综合征。

随着人类错配修复基因（*MMR*）的发现和对 HNPCC 的深入研究，人们逐渐认识到在 HNPCC 中也存在不同的群体。首先，部分 HNPCC 家系中常伴有结直肠癌以外的恶性肿瘤如卵巢癌、子宫内膜癌等，它表现的不是单一的结直肠癌而是一种综合征。为此人们又修订了 Lynch 综合征诊断标准，并提出了检测基因的指引（表 10-6）。在广泛测定了 HNPCC 的错配修复基因后，人们发现有人类错配修复基因突变的家系只占临床诊断为 HNPCC 患者的一部分。

最近美国国家卫生局对 Lynch 综合征的定义做了重新阐述，根据原有的 HNPCC 病人中有其他恶性肿瘤高发的情况，认为更符合遗传综合征，应该命名为 Lynch 综合征。Lynch 综合征指那些具有遗传性结直肠癌并有肠外相关的恶性肿瘤发病率增高同时具有 *MMR* 突变者。另有约 50% 符合 Amsterdam Ⅰ 诊断标准的家庭，通过基因测序、糖类免疫组织化学或 MSI 检测，发现不伴有 *MMR* 基因缺陷的证据，这类患者被另命名为遗传性结直肠癌 X 型，该类病人一般不伴有肠外恶性肿瘤发病率的增高[34]。因而笔者认为，HNPCC 中存在 *MMR* 突变的为 Lynch 综合征，不存在 *MMR* 突变的为遗传性结直肠癌 X 型。后者比前者的结直肠癌发病率较低，且无增加肠外恶性肿瘤发病率的风险。

自从 1991 年 HNPCC 国际合作组织（HNPCC-ICG）制定了 Amsterdam 标准以来，该标准一直作为 HNPCC 诊断的金标准，但是随着在分子水平上对 HNPCC 的理解，Amsterdam 标准已不能适应 HNPCC 的筛选和诊断，故又制定了 Amsterdam 标准Ⅱ，将肠外肿瘤也列入了 HNPCC 的范畴。但是该标准还不能包括所有 HNPCC 患者，尽管 HNPCC 的 Bethesda 标准范围更为广泛，但是这些标准既缺乏前瞻性，又不能反映该病的本质，实用性不高[35]。

表 10-6　HNPCC 各种诊断标准

Amsterdam Ⅰ 标准	Amsterdam Ⅱ 标准	修改后的 Amsterdam 标准	Bethesda 基因筛检指引
1. 家族中至少有 3 例以上结直肠癌，其中 1 例必须和其他 2 例有直系亲属关系	1. 家族中至少有 3 例患 HNPCC 相关癌（涉及结直肠、子宫内膜、小肠、输尿管或肾盂），其中 1 例必须和其他 2 例有直系亲属关系	1. 在一个小家系中，2 个有直系亲属关系的人患结肠癌，延续两代以上，其中 1 例发病时年龄在 55 岁以前	1.Amsterdam 标准
2. 患者必须延续两代以上	2. 必须延续两代以上	2.2 个有直系亲属关系的人患结肠癌，第 3 个亲戚出现了异常早发恶性肿瘤或子宫内膜癌	2. 患有两种类型的 HNPCC 相关恶性肿瘤（包括同步结肠癌和异步结肠癌）
3. 其中 1 例患者发病年龄在 50 岁以前	3. 其中 1 例患者发病年龄在 50 岁以前		3. 患有结肠癌，其直系亲属也患结肠癌和（或）腺瘤（恶性肿瘤发病年龄在 45 岁前，腺瘤发病年龄在 40 岁前）
	4. 肿瘤须经病理证实		4.45 岁前患结肠癌或子宫内膜癌 5.45 岁前右侧结肠患有未分化癌 6.40 岁前患有结肠腺瘤

针对我国具体国情，中国抗癌协会结直肠癌专业委员会于 2003 年提出了中国人 HNPCC 家系筛查标准：家系中至少有 2 例组织病理学明确诊断为结直肠癌患者，其中 2 例为父母与子女或同胞兄弟姐妹的关系，并且符合以下中的 1 条。①至少 1 例为多发性结直肠癌患者（包括腺瘤）；②至少 1 例结直肠癌发病早于 50 岁；③家系中至少 1 例患 HNPCC 相关肠外恶性肿瘤（胃癌、子宫内膜癌、小肠癌、输尿管或肾盂癌、卵巢癌、肝胆系统癌）[36]。

Lynch 综合征的基因遗传为常染色体显性遗传，由参与 DNA 错配修复的基因（MMR）突变所致[37]。在 Lynch 综合征中，90% 的突变位点在 hMLH1 和 hMSH2，10% 在 hMSH6 和 hPMS2[38, 39]。通过免疫组织化学检测，这些基因错误积累对细胞增殖、存活造成影响，导致癌基因的产生，表现为 Lynch 综合征。单位基因突变与等位基因突变会对表型产生不同的影响[40, 41]，但后者纯合子的遗传较少见。突变的基因导致 MSI 的产生[42, 43]，可通过 PCR 检测发现。但 MMR 和 MSI 检测结果可以出现不一致的情况[44-46]，故两种方法一起测定可以增加敏感度。现在又发展了测定 MMR 蛋白的组织化学方法，有 MMR 突变的组织不再合成该类蛋白。

在一些疑似 Lynch 综合征且证实 MMR 蛋白缺失的家族中，有一半其 MMR 突变位点不确定，其遗传性不可排除。还有一部分患者存在基因组缺失，这种大缺失表现在 Lynch 综合征中约占 1/3，通过印迹杂交多元探针扩增可发现该类缺失。然而目前仍存在一些符合 Amsterdam II 标准的家族通过现有基因检测技术不能发现突变基因信息，可能是对突变源检测不够敏感，或者突变位于尚未发现的结直肠癌敏感基因所致。

Muir–Torre 和 Turcot 综合征被认为是 Lynch 综合征表型的突变，与经典的 Lynch 综合征有相同的 MMR 突变，但具备特异的临床表现（表 10-7）。Binder 等[47]通过检测患者的脑胶质瘤病灶和结肠癌病灶，发现两者有相对应的 MSH2 及 MSH6 突变，提示两者有同样的分子病因。

在散发的结直肠癌中也有大约 20% 的病例存在高频率微卫星不稳定性（microsatellite instability-high frequency，MSIH）或免疫组织化学 MMR 蛋白阴性表达。可能的原因之一是在散发性结直肠癌中，MLH1 启动区的甲基化会导致该蛋白的缺失[48]，但 MLH1 启动区的甲基化并不具备遗传性[49]。此外该散发肿瘤还存在特异性的 BRAF（V600E）突变，据此可与 Lynch 综合征相鉴别[50, 51]。因此，对于临床上 Lynch 综合征可疑且免疫组织化学 MLH1 异常缺失的，可先行 BRAF 突变检测来排除 Lynch 综合征[50, 52, 53]。

（二）家族性腺瘤性息肉病

家族性腺瘤性息肉病（FAP）的发病率占结直肠癌的 1% 左右[54]，以大肠或消化道多发息肉为特点。与 Lynch 综合征所不同的是，FAP 发展为结直肠癌的风险为 100%，且发病年龄早。NCCN 的《结直肠癌筛查指南》中经典型家族性结肠息肉病（CFAP）与衰减型家族性结肠息肉病（AFAP）的筛选诊断主要依据临床表型。AFAP 的表型特征是发生在近端结肠的少量结肠息肉（10~99 个），其结直肠癌的发病年龄（大约 55 岁）晚于 CFAP 的发病年龄（大约 39 岁）[55-57]，AFAP 的肠外肿瘤发病风险低于 CFAP。FAP 的

2 个特殊类型——Turcot 综合征（Crail 综合征）和 Gardner 综合征，合并有特殊的临床表现（表 10-7）。

表 10-7　结直肠癌家族倾向综合征的基因特点

结直肠癌家族倾向综合征	突变基因 / 比例	突变位点 / 比例	突变方式	表型特点
Lynch 综合征	MMR（3p21）	MLH1，MSH2（90%）；MSH6，PMS2（10%）；EPCAM	单等位基因突变等位基因双突变[40, 41]	癌基因产生血液病，脑部恶性肿瘤，神经纤维瘤
Muir-Torre 综合征	MMR	MSH2 最常见		易患皮脂腺肿瘤，皮肤角化棘皮瘤，内脏癌
Turcot 综合征	MMR	MLH1，MSH2 PMS2		合并肠外的脑部肿瘤，常见脑胶质瘤
遗传性结直肠癌 X 型	未知			结直肠癌发病率较低，无肠外病灶
经典型家族性腺瘤性息肉病	APC（5q21）	基因中央突变超过 800m[58-61]		先天性视网膜色素上皮肥大，胃底腺息肉，十二指肠腺瘤，甲状腺乳头状腺癌，肝母细胞瘤，肾上腺增生或癌
Gardner 综合征	APC		单等位基因突变（95%）	表皮囊肿，良性骨肿瘤，牙齿异常，硬纤维瘤[46]
Turcot 综合征（Crail 综合征）	APC			脑部肿瘤，髓母细胞瘤
衰减型家族性腺瘤性息肉病	APC	基因 3′ 端、5′ 端突变		息肉数目较少
MYH 相关性息肉病（MAP）	MYH（1p34.3-32）	Y165，G382D[62, 63]	单等位基因突变	胃底腺息肉，十二指肠肿瘤
错构瘤息肉病综合征			等位基因双突变	结直肠癌高风险
P-J 综合征	STK11/LKB1（19p 13.3）			消化道错构瘤，黏膜皮肤斑，伴肠外恶性病灶[34, 35]
幼年性息肉病	SMAD4/MADH4，BMPR1A[66-68]			
Cowden 综合征	PTEN/MMAC1/TEP1（10q23.3）[69-71]			毛鞘瘤，黏膜上皮病变，乳腺癌，非髓性甲状腺癌，胃肠错构瘤，早年发病：巨颅症，小脑发育不良性神经节细胞瘤，子宫平滑肌瘤
Cronkhite-Canada 综合征	未知	未知	未知	整个消化道息肉，外胚层病变，无家族史，成年发病
Gorlin 综合征	PTCH（9q33.1-q31）			多发皮肤基底细胞癌，牙源性角化囊肿，掌跖皮肤凹损，颅内钙化，巨颅症，髓母细胞瘤
Bannayan-Riley-Ruvalcaba 综合征（BRR）	PTEN（60%）			巨头畸形，脂肪瘤病，血管瘤病，阴茎白斑，乳腺癌，甲状腺癌
遗传性混合息肉综合征	CRAC1/BMPR1A（6q，15q13-14，10q23）[74]			混合各种类型的结肠息肉

FAP 为常染色体显性遗传病，现已明确是由 *APC* 肿瘤抑制基因突变所致。目前已经有超过 800 个 *APC* 的突变位点被报道，其中许多基因突变位点 – 表型相关性已被确定[58-61]。几乎所有突变都会导致蛋白截短变异，但有许多位点如 I1307K、E1317Q 突变会增加患结直肠癌的风险，但无 FAP 的表现，肠道未见明显息肉。如果突变的基因位于 *APC* 基因的 5′ 端、3′ 端，发病年龄延后，息肉数目减少，临床常表现为 AFAP。而位于 *APC* 基因中央的突变常表现为 CFAP，发病年龄提早，息肉数目多。但两者的癌变年龄、癌致死亡率差别不大。

近年来发现，FAP 中还存在 *MUTYH*（*MYH*）基因突变所导致的发病。该基因突变为常染色体隐性遗传方式，*MYH* 为基本的切除修复蛋白修复氧化反应后的 DNA 损伤，此类患者目前被命名为 *MYH* 基因相关性息肉病（MAP）。另有部分 *APC* 突变阳性患者中也存在 *MYH* 基因的合并突变[62]。在 *APC* 突变阴性的 CFAP 中，*MYH* 突变检出率为 7.5%，AFAP 中检出率为 33%[63]。目前常检测该基因的 2 个主要突变，Y165C 和 G382D，如果阴性，可考虑 *MYH* 基因测序[62, 63]。双等位基因突变有较高的结直肠癌发生率，但是否单位基因突变有较低的结直肠癌发生率仍存在争论。

（三）错构瘤息肉病综合征

错构瘤息肉病综合征实际上是个很广的范围，都以错构瘤息肉病和消化道及消化道外的恶性肿瘤为特点。

Peutz-Jeghers 综合征（P-J 综合征，PJS）是错构瘤息肉病综合征中最常见的，为常染色体显性遗传病，表现为消化道错构瘤和黏膜皮肤斑[64,65]。85% 为 *STK11/LKB1* 突变，其中有 63.6% 点突变，21.2% 大段缺失，增加了结直肠、乳腺、胰腺、小肠、食管、卵巢癌症的发病风险。

幼年性息肉病（juvenile polyposis）也是常染色体显性遗传病，患者在生存期患癌的概率是 70%。近 60% 的 JPS 患者基因突变发生在 *SMAD4/MADH4*（18q21.1）和 *BMPR1A*（10q22.3），其中 40.1% 为点突变，8.7% 为重排[66-68]。

Cowden 综合征（CS）和 Bannayan-Riley-Ruvalcaba 综合征（BRR）均是 *PTEN* 基因突变所致，故亦可称为 PTEN 错构瘤综合征。CS 为常染色体显性遗传病，53% 可检测到 *PTEN* 突变[69-72]，诊断标准不断更新，其中包括消化道错构瘤性息肉[73]，须与幼年性息肉病相鉴别。

遗传性混合息肉综合征（hereditary mixed polyposis syndrome，HMPS）以各种类型的结肠息肉为特点，属常染色体显性遗传病，有癌变倾向，但不同于 FAP，无肠外恶性病灶。突变位置在染色体 6q，15q，10q44[74]。

（张苏展　袁　瑛）

参考文献

［1］郝捷，陈万清.2012年中国肿瘤登记年报.北京：军事医学科学院出版社，2012.

［2］李泓澜，高玉堂，郑莹，等.上海市区居民1973—2005年结直肠癌发病趋势分析.中华预防医学杂志，2009，43（10）:875-879.

［3］房静远.关注结直肠腺瘤的诊治研究.中华消化杂志，2010，30（7）:1-3.

［4］蔡善荣，郑树，张苏展.我国大肠癌高危因素的研究.实用肿瘤杂志，2003，18（1）:68-70.

［5］蒋沁婷，陈坤，邹艳，等.随访队列的结直肠癌危险因素的病例 – 对照研究.肿瘤，2004，24（1）:6-10.

［6］郑树，蔡善荣.中国大肠癌的病因学及人群防治研究.中华肿瘤杂志，2004，26（1）:1-3.

［7］陈坤，舒国通，马新源，等.肠息肉与结直肠癌发病关系队列研究.中国公共卫生，2004，20（2）:168-170.

［8］陈坤，舒国通，马新源，等.阑尾炎史与结直肠癌发病关系的研究.浙江预防医学，2004，16（3）:6-8.

［9］陈坤，俞维萍，马新源，等.饮水类型与结直肠癌发病率关系的前瞻性队列研究.癌症，2004，23（5）:550-554.

［10］刘希永，郑树，陈坤，等.大肠癌序贯筛检方案在人群中应用的前瞻性评估.中华流行病学杂志，2000，21（6）:430-433.

［11］陈坤，蔡剑，刘希永，等.结肠癌和直肠癌危险因素的巢式病例对照研究.中华流行病学杂志，2001，22（6）:739-441.

［12］MENG W，CAI S R，ZHOU L，et al. Performance value of high risk factors in colorectal cancer screening in China. World J Gastroenterol，2009，15（48）:6111-6116.

［13］黄彦钦，郑树.浙江省大肠癌现场防治历史、现状与展望.中国肿瘤，2013，22（2）:83-85.

［14］马新源，李其龙，姚开颜，等.嘉善县大肠癌早诊早治项目进展情况.中国肿瘤，2009，18（9）:725-727.

［15］CAI S R，ZHANG S Z，ZHU H H，et al. Performance of a colorectal cancer screening protocol in an economically and medically underserved population. Cancer Prev Res（Phila），2011，4（10）:1572-1579.

［16］ZHENG G M，CHOI B C，YU X R，et al. Mass screening for rectal neoplasm in Jiashan County, China. J Clin Epidemiol，1991，44（12）:1379-1385.

［17］YANG G，ZHENG W，SUN Q R，et al. Pathologic features of initial adenomas as predictors for metachronous adenomas of the rectum. J Natl Cancer Inst，1998，90（21）:1661-1665.

［18］董志伟，乔友林，王贵齐，等.癌症早诊早治工作评价指标的探讨.中国肿瘤，2010，19（10）:633-638.

［19］黄彦钦，蔡善荣，张苏展，等.中国结直肠癌人群筛查方案应用价值初探.中华预防医学杂志，2011，45（7）:601-604.

［20］蔡善荣，郑树，周伦，等.杭州城市社区自然人群大肠癌筛查实践.实用肿瘤杂志，2006，21（2）:177-178.

［21］MENG W，BI X W，BAI X Y，et al. Barrier-focused intervention to increase colonoscopy attendance among nonadherent high-risk populations. World J Gastroenterol，2009，15（31）:3920-3925.

［22］KAMINSKI M F，REGULA J，KRASZEWSKA E，et al. Quality indicators for colonoscopy and the risk of interval cancer. N Engl J Med，2010，362（19）:1795-1803.

［23］陈益定，解磐磐，余建伟，等.血清蛋白质指纹图谱结合生物信息学在大肠癌早期诊断中的应用.浙江大学学报（医学版），2009，38（5）:470-477.

［24］YANQIN H，WEITING G，VIKTORYA L，et al. Diagnostic inconsistency of faecal immunochemical tests for haemoglobin in population screening of colorectal cancer. Clin Chem Lab Med，2013，51（11）: 2173-2180.

［25］CHEN J G，CAI J，WU H L，et al. Colorectal cancer screening: comparison of transferrin and immuno fecal occult blood test. World J Gastroenterol. 2012，18（21）:2682-2688.

［26］SHENG J Q，LI S R，WU Z T，et al. Transferrin dipstick as a potential novel test for colon cancer screening: a comparative study with immuno fecal occult blood test. Cancer Epidemiol Biomarkers Prev，2009，18（8）: 2182-2185.

［27］AHLQUIST D A，SARGENT D J，LOPRINZI C L，et al. Stool DNA and occult blood testing for screen detection of colorectal neoplasia. Ann Intern Med，2008，149（7）:441-450.

［28］AHLQUIST D A，ZOU H，DOMANICO M，et al. Next-generation stool DNA test accurately detects colorectal cancer and large adenomas. Gastroenterology，2012，142（2）:248-256.

［29］TONUS C，SELLINGER M，KOSS K，et al. Faecal pyruvate kinase isoenzyme type M2 for colorectal cancer screening: a meta-analysis. World J Gastroenterol，2012，18（30）:4004-4011.

［30］MENG W，ZHU H H，XU Z F，et al. Serum M2-pyruvate kinase: a promising non-invasive biomarker for colorectal cancer mass screening. World J Gastrointest Oncol，2012，4（6）:145-151.

［31］JEMAL A，SIEGEL R，WARD E，et al. Cancer statistics，2009. CA: A Cancer Journal for Clinicians，2009，59（4）: 225-249.

［32］SAMOWITZ W S，CURTIN K，LIN H H，et al. The colon cancer burden of genetically defined hereditary nonpolyposis colon cancer. Gastroenterology 2001，121（4）:830-838.

［33］PAPAEMMANUIL E，CARMONA L，SELLICK G S，et al. Deciphering the genetics of hereditary non-syndromic colorectal cancer. Eur J Hum Genet，2008，16（12）:1477-1486.

［34］LINDOR N M，RABE K，PETERSEN G M，et al. Lower cancer incidence in Amsterdam-I criteria families without mismatch repair deficiency: familial colorectal cancer type X. JAMA，2005，293（16）:1979-1985.

［35］SYNGAL S，FOX E A，ENG C，et al. Sensitivity and specificity of clinical criteria for hereditary non-polyposis colorectal cancer associated mutations in MSH2 and MLH1. J Med Genet，2000，37（9）:641-645.

［36］袁瑛，张苏展，郑树. 中国人遗传性大肠癌筛检标准的实施方案. 中华肿瘤杂志，2004，26（3）:191-192.

［37］JASS J R. Role of the pathologist in the diagnosis of hereditary non-polyposis colorectal cancer. Disease Markers，2004，20（4-5）:215-224.

［38］刘硕，陆萍，宫恩聪. 遗传性非息肉性大肠癌基因研究进展. 中华医学遗传学杂志，1998，15（1）:51-52.

［39］GARG K，LEITAO M M，KAUFF N D，et al. Selection of endometrial carcinomas for DNA mismatch repair protein immunohistochemistry using patient age and tumor morphology enhances detection of mismatch repair abnormalities. Am J Surg Pathol，2009，33（6）:925-933.

［40］MENKO F H，KASPERS G L，MEIJER G A，et al. A homozygous MSH6 mutation in a child with cafe-au-lait spots，oligodendroglioma and rectal cancer. Fam Cancer，2004，3（2）:123-127.

［41］WHITESIDE D，MCLEOD R，GRAHAM G，et al. A homozygous germ-line mutation in the human MSH2 gene predisposes to hematological malignancy and multiple cafe-au-lait spots. Cancer research，2002，62（2）:359-362.

［42］BOLAND C R，THIBODEAU S N，HAMILTON S R，et al. A National Cancer Institute Workshop on Microsatellite Instability for cancer detection and familial predisposition: development of international criteria for the determination of microsatellite instability in colorectal cancer. Cancer Research, 1998, 58（22）:5248-5257.

[43] KAKAR S, BURGART L J, THIBODEAU S N, et al. Frequency of loss of hMLH1 expression in colorectal carcinoma increases with advancing age. Cancer, 2003, 97（6）:1421-1427.

[44] SHIA J, KLIMSTRA D S, NAFA K, et al. Value of immunohistochemical detection of DNA mismatch repair proteins in predicting germline mutation in hereditary colorectal neoplasms. Am J Surg Pathol, 2005, 29（1）:96-104.

[45] SHIA J. Immunohistochemistry versus microsatellite instability testing for screening colorectal cancer patients at risk for hereditary nonpolyposis colorectal cancer syndrome. Part I. The utility of immunohistochemistry. J Mol Diagn, 2008, 10（4）:293-300.

[46] ZHANG L. Immunohistochemistry versus microsatellite instability testing for screening colorectal cancer patients at risk for hereditary nonpolyposis colorectal cancer syndrome. Part II. The utility of microsatellite instability testing. J Mol Diagn, 2008, 10（4）:301-307.

[47] BINDER Z A, JOHNSON M W, JOSHI A, et al. Glioblastoma multiforme in the Muir-Torre syndrome. Clin Neurol Neurosurg, 2011, 113（5）:411-415.

[48] YOUNG J, SIMMS L A, BIDEN K G, et al. Features of colorectal cancers with high-level microsatellite instability occurring in familial and sporadic settings: parallel pathways of tumorigenesis. Am J Pathol, 2001, 159（6）:2107-2116.

[49] HITCHINS M P, WONG J J, SUTHERS G, et al. Inheritance of a cancer-associated MLH1 germ-line epimutation. The New England Journal of Medicine, 2007, 356（7）:697-705.

[50] DOMINGO E, NIESSEN R C, OLIVEIRA C, et al. BRAF-V600E is not involved in the colorectal tumorigenesis of HNPCC in patients with functional MLH1 and MSH2 genes. Oncogene, 2005, 24（24）:3995-3998.

[51] WEISENBERGER D J, SIEGMUND K D, CAMPAN M, et al. CpG island methylator phenotype underlies sporadic microsatellite instability and is tightly associated with BRAF mutation in colorectal cancer. Nat Genet, 2006, 38（7）:787-793.

[52] KAMBARA T, SIMMS L A, WHITEHALL V L, et al. BRAF mutation is associated with DNA methylation in serrated polyps and cancers of the colorectum. Gu, 2004, 53（8）:1137-1144.

[53] DOMINGO E, LAIHO P, OLLIKAINEN M, et al. BRAF screening as a low-cost effective strategy for simplifying HNPCC genetic testing. J Med Genet, 2004, 41（9）:664-668.

[54] WENNSTROM J, PIERCE E R, MCKUSICK V A. Hereditary benign and malignant lesions of the large bowel. Cancer, 1974, 34（3）: 850-857.

[55] KNUDSEN A L, BISGAARD M L, BULOW S. Attenuated familial adenomatous polyposis（AFAP）. A review of the literature. Fam Cancer, 2003, 2（1）:43-55.

[56] HERNEGGER G S, MOORE H G, GUILLEM J G. Attenuated familial adenomatous polyposis: an evolving and poorly understood entity. Dis Colon Rectum, 2002, 45（1）:127-136.

[57] SPIRIO L N, SAMOWITZ W, ROBERTSON J, et al. Alleles of APC modulate the frequency and classes of mutations that lead to colon polyps. Nat Genet, 1998, 20（4）:385-388.

[58] OLSCHWANG S, TIRET A, PUIG L P, et al. Restriction of ocular fundus lesions to a specific subgroup of APC mutations in adenomatous polyposis coli patients. Cell, 1993, 75（5）:959-968.

［59］GIARDIELLO F M，KRUSH A J，PETERSEN G M，et al. Phenotypic variability of familial adenomatous polyposis in 11 unrelated families with identical APC gene mutation. Gastroenterology，1994，106（6）:1542–1547.

［60］LAKEN S J，PETERSEN G M，GRUBER S B，et al. Familial colorectal cancer in Ashkenazim due to a hypermutable tract in APC. Nat Genet，1997，17（1）:79–83.

［61］SAURIN J C，LIGNEAU B，PONCHON T，et al. The influence of mutation site and age on the severity of duodenal polyposis in patients with familial adenomatous polyposis. Gastrointest Endosc，2002，55（3）:342–347.

［62］DURNO C A，GALLINGER S. Genetic predisposition to colorectal cancer: new pieces in the pediatric puzzle. J Pediatr Gastroenterol Nutr，2006，43（1）:5–15.

［63］SIEBER O M，LIPTON L，CRABTREE M，et al. Multiple colorectal adenomas，classic adenomatous polyposis，and germ–line mutations in MYH. The New England Journal of Medicine，2003，348（9）:791–799.

［64］TOMLINSON I P，HOULSTON R S. Peutz-Jeghers syndrome. J Med Genet，1997，34（12）:1007–1011.

［65］JEGHERS H，MCKUSICK V A，KATZ K H. Generalized intestinal polyposis and melanin spots of the oral mucosa，lips and digits; a syndrome of diagnostic significance. The New England Journal of Medicine，1949，241（26）:1031–1036.

［66］GIARDIELLO F M，HAMILTON S R，KERN S E，et al. Colorectal neoplasia in juvenile polyposis or juvenile polyps. Arch Dis Child，1991，66（8）:971–975.

［67］JASS J R，WILLIAMS C B，BUSSEY H J，et al. Juvenile polyposis—a precancerous condition. Histopathology，1988，13（6）:619–630.

［68］CERQUEIRA C D，CHINNATHAMBI S，PECHMAN B，et al. The rate of germline mutations and large deletions of SMAD4 and BMPR1A in juvenile polyposis. Clin Genet，2009，75（1）:79–85.

［69］LIAW D，MARSH D J，LI J，et al. Germline mutations of the PTEN gene in Cowden disease，an inherited breast and thyroid cancer syndrome. Nat Genet，1997，16（1）:64–67.

［70］TSOU H C，TENG D H，PING X L，et al. The role of MMAC1 mutations in early-onset breast cancer: causative in association with Cowden syndrome and excluded in BRCA1-negative cases. Am J Hum Genet，1997，61（6）:1036–1043.

［71］MARSH D J，COULON V，LUNETTA K L，et al. Mutation spectrum and genotype-phenotype analyses in Cowden disease and Bannayan-Zonana syndrome，two hamartoma syndromes with germline PTEN mutation. Hum Mol Genet，1998，7（3）:507–515.

［72］NELEN M R，KREMER H，KONINGS I B，et al. Novel PTEN mutations in patients with Cowden disease: absence of clear genotype-phenotype correlations. Eur J Hum Genet，1999，7（3）:267–273.

［73］ENG C. Will the real Cowden syndrome please stand up: revised diagnostic criteria. J Med Genet，2000，37（11）:828–830.

［74］WHITELAW S C，MURDAY V A，TOMLINSON I P，et al. Clinical and molecular features of the hereditary mixed polyposis syndrome. Gastroenterology，1997，112（2）:327–334.

第三节　结直肠癌前病变的病理学

结直肠癌起源于结直肠上皮。结直肠上皮发生的良性病变假如伴有上皮内瘤变（异型增生）都可以称为结直肠的癌前病变。结直肠上皮的良性病变种类繁多，人们对其认识不足，意见也不统一。究其原因，是通科病理医生（非消化专科病理医生）没有更多时间去认识这些具有不同形态特征的病变。如果有时间深入学习和研究，正确诊断并不难。正确认识结直肠的癌前病变并实施干预，对降低结直肠癌的发生率、提高结直肠癌的早期诊断率非常重要。笔者归纳和总结结直肠的良性上皮性病变，提出了新的分类（表10-8）[1]。

表 10-8　结直肠上皮性非癌性病变的分类

息肉	腺瘤	炎症性肠病伴发病变	息肉病
增生性息肉	早期腺瘤（畸形腺窝灶）	腺瘤性病变	FAP
错构瘤性息肉	传统腺瘤	锯齿状病变	Gardner 综合征
幼年性息肉	管状腺瘤	绒毛高黏液分泌性病变	Turcot 综合征
P-J 息肉	绒毛状腺瘤		HNPCC
炎性息肉	管状绒毛状腺瘤		MUTYH 相关息肉病
淋巴性息肉	锯齿状腺瘤		锯齿状息肉病
黏膜脱垂性息肉（肛管）	传统锯齿状腺瘤		P-J 综合征
	广基锯齿状腺瘤 / 息肉（无上皮内瘤变）		幼年性息肉病
	混合增生性息肉 / 锯齿状腺瘤		Cowden 综合征
	杵状 - 微腺管腺瘤		Cronkhite-Canada 综合征
			炎症性息肉病
			淋巴性息肉病

一、几个相关术语的界定

息肉（polyp）是一个临床诊断用语，肠息肉是指肉眼所见的隆起于黏膜表面的境界清楚的病灶。这类传统上统称为息肉的病变，依据病变性质及形态特征，分为腺瘤和息肉两大类。事实上，早先临床和病理医生都没有将这两类病变区分，统称为"息肉"。现在病理医生在诊断时都已明确区分是腺瘤还是息肉，但有的临床医生不予区分。

腺瘤（adenoma）的定义目前有两种表述，经典的定义是由瘤变（异型增生）上皮构成的局灶性良性肿瘤，有肿物且界限清楚。这个定义包含肉眼形态学和组织学两方面的界定。2000 年 WHO 版肿瘤分类将结直肠腺瘤定义为无明确原因的、组织学上有上皮内瘤变存在的病灶[2]。这一概念含有两层意思：一是不论病灶是否是息肉状，而以组织学改变为标准；二是由炎症等明确原因引起的上皮内瘤变不列入腺瘤的范畴。新概念强调腺瘤的早期可以没有明显肉眼可见的病变。这些肉眼未见明显病灶但组织学上腺窝有异型增生（上皮内瘤变）的腺瘤实际上是一些具有异型增生的畸形腺窝灶。为了方便表述并能为大家所接受，这里将其定义为早期腺瘤。

目前临床上所称息肉是指腺瘤以外的、肠黏膜表面肉眼所见的隆起性病变。其组织学上一般没有上皮内瘤变，仅少数息肉可同时存在部分腺上皮的上皮内瘤变。如果按上述定义，这些病变应该诊断为腺瘤 / 息肉，这对明确其性质有意义。腺瘤可以恶变，而息肉呈良性经过。

腺瘤和息肉大多单发，可以多发，多发者一般不会超过 50 个。假如腺瘤或息肉数目超过 100 个以上，称为腺瘤性息肉病(adenomatous polyposis)或息肉病(polyposis)，如家族性腺瘤性息肉病(FAP)。息肉病时，息肉的数目相比于腺瘤性息肉病要少得多，这些息肉大多为错构瘤性质。腺瘤性息肉病或息肉病一般都有家族史，由特定基因先天性（生殖细胞来源）缺陷所引起，如 FAP 是 *APC* 基因突变所引起的。这类"息肉病"癌变发生率明显增高。当然还有一些息肉病尚不明确相关基因。另一些息肉病本身属错构瘤性质，可能是一个异质性群体，病理诊断上亦归入息肉病，但由不同的基因突变所引起。

腺瘤上皮增生活跃，总是伴有上皮内瘤变（异型增生），可以恶变成腺癌。息肉一般属单纯性增生，不恶变，但如伴有上皮内瘤变则也可恶变。单纯的幼年性息肉是一种错构瘤，不会恶变，假如合并有上皮内瘤变则可恶变。

炎症性肠病（inflammatory bowel disease，IBD）伴发的病变在形态学上可以分三类：腺瘤性病变、锯齿状病变和绒毛高黏液分泌性病变[3]。单从形态学上，这三类病变没有特别之处，但有肠道炎症的背景，显然，这些病变是由炎症所引起的，这些病变的分子特征与腺瘤和其他病变不同。近年来炎症与恶性肿瘤的关系受到大家的关注，结直肠病变是研究两者关系的很好模型。在炎症背景上发生的良性和恶性病变其分子机制不同，因此其进展和预后也不同。根据上述腺瘤的新定义，将炎症性肠病所引起的病变单列。

二、相关病变的形态学特征

（一）息肉的形态学特征

如前所述，息肉如不伴有异型增生一般是良性病变，不是癌前病变。如果这些息肉伴有异型增生，可以癌变，这类病变就是癌前病变。为节省篇幅，有关息肉的病理形态学特征不再详述。结直肠息肉主要有增生性息肉（hyperplastic polyp，HP）、幼年性息肉（juvenile polyp，JP）、P-J（Peutz-Jeghers）息肉、炎症性息肉（inflammatory polyp，IP）、淋巴性息肉、黏膜脱垂性息肉（mucosal prolapse polyp，MPP）和纤维性息肉（fibrous polyp）。

（二）腺瘤的形态学特征

1. 早期腺瘤

畸形腺窝灶（aberrant cryptal foci，ACF）是结直肠癌发生过程中光镜下观察到的最小最早期的结直肠黏膜病变。我们将这种病变定义为早期腺瘤或微腺瘤（microadenoma）。肠黏膜经甲醛固定、亚甲蓝（methyleneblue）染色，在40倍光镜下可清楚鉴别。镜下确认ACF的依据是腺管染色加深，面积扩大，管腔口呈锯齿状、裂隙状等多种形状；上皮层增厚；腺管极性消失，黏液产生减少，细胞核大多表现为不典型征象。镜下可由单个或数十个畸形腺窝构成。根据形态特征将病变分为三类，即普通型ACF、增生性病变ACF和腺瘤性ACF。

（1）**普通型ACF**：由畸形的腺窝组成，但细胞形态与正常上皮没有明显差异。该型的单腺窝鉴定比较困难。确认标准如下：①腺管大小至少是周围正常腺管的2倍；②腺管开口倾向于椭圆形；③上皮层较周围正常腺管厚。

（2）**增生性病变ACF**：由锯齿状腺窝组成的病变，似增生性息肉（图10-3）。

（3）**腺瘤性ACF**：由伴上皮内瘤变腺窝组成的病变，可由单腺窝或多腺窝构成（图10-4）。

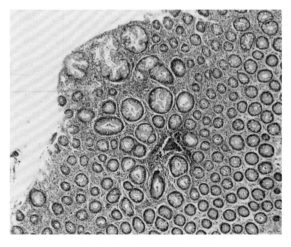

图 10-3　增生性病变 ACF

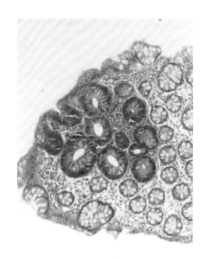

图 10-4　腺瘤性 ACF

2. 传统腺瘤

（1）**管状腺瘤**（tubular adenoma，TA）：由异型增生腺管组成（图 10-5），腺管间为正常固有膜，可有少量绒毛状结构，但腺管成分占据腺瘤的 80% 以上。大多为隆起型，有蒂；部分为扁平腺瘤。

（2）**绒毛状腺瘤**（villous adenoma，VA）：腺瘤组织呈绒毛状生长，多无蒂。绒毛中央为纤维、血管组成的中心索，外覆以上皮内瘤变的腺上皮（图 10-6）。绒毛状结构占据腺瘤组织的 80% 以上。

（3）**管状绒毛状腺瘤**（tubulovillous adenoma，TVA）：由腺管和绒毛状结构两种成分所组成，但每种成分均必须占据肿瘤的 20% 以上（80%/20% 或 20%/80%）。

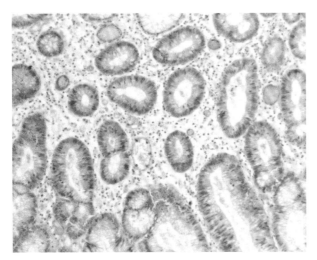

图 10-5　管状腺瘤

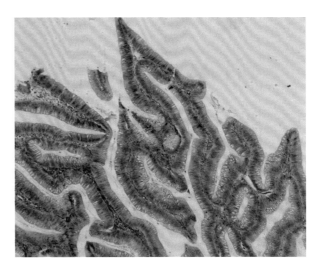

图 10-6　绒毛状腺瘤

3. 锯齿状腺瘤

（1）**传统锯齿状腺瘤**（classic serrated adenoma，CSA）：具有增生性息肉锯齿状组织结构特征和腺瘤的细胞学特征（上皮内瘤变）。低倍镜下似增生性息肉，高倍镜下腺管上皮有明显的上皮内瘤变存在（图 10-7）。锯齿状腺瘤可有管状或绒毛状成分。事实上以前诊断的绒毛状腺瘤大多是绒毛锯齿状腺瘤，单纯经典的绒毛状腺瘤很少。

（2）**广基锯齿状腺瘤**（sessile serrated adenoma，SSA）：是典型锯齿状形态腺体构成的体积较大的息肉，无蒂。腺窝扩张，有的腺窝基底部向两侧扩张似烧瓶，称水平腺窝（horizontal crypts）（图 10-8）。上皮黏液分泌增加，细胞增生活跃，内分泌细胞消失。虽然组织学上没有明显的上皮内瘤变，但认为这些息肉是肿瘤性的，故将其确定为锯齿状腺瘤。SSA 可以多发，也可散发，大约占了所有锯齿状息肉的 18%。病变多见于近端结肠，较易恶变。

（3）**混合增生性息肉 / 锯齿状腺瘤**（mixed hyperplastic/serrated adenoma）：既有增生性息肉成分，也有锯齿状腺瘤成分，故称之为混合增生性息肉 / 锯齿状腺瘤。

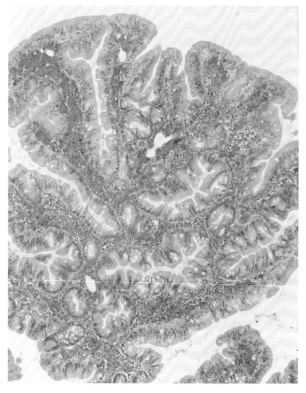

图 10-7　传统锯齿状腺瘤

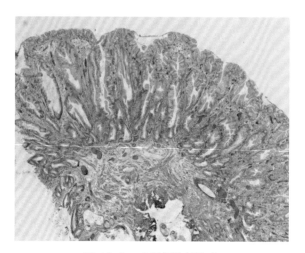

图 10-8　广基锯齿状腺瘤

4. 杵状 - 微腺管腺瘤

杵状 - 微腺管腺瘤（pestle-like microglandular adenoma）由粗大的"绒毛"样结构组成，在"绒毛"的斜切面可看到许多小腺管，间质疏松（图 10-9），我们称之为杵状 - 微腺管腺瘤，日本学者曾称其为绒毛 - 微腺管腺瘤。这种形态的腺瘤不多，以前都诊断为绒毛状腺瘤。低倍镜下除上述"绒毛"结构不一样外，杵状 - 微腺管腺瘤的"绒毛"基底部有"正常"黏膜，但这些黏膜与真正的正常黏膜不同，固有膜疏松。根据其形态学特征，笔者认为应该是一个独立的形态学类型，其性质有待进一步明确。

尽管腺瘤可以分为以上几个类型，假如多取材，认真阅片，可以发现不少腺瘤是由多种成分组成的混合型腺瘤（mixed adenoma，MA）。

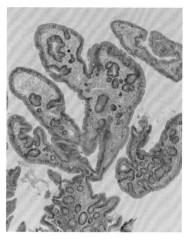

图 10-9　杵状 - 微腺管腺瘤

（三）腺瘤病 / 息肉病的临床病理学特征

1. 家族性腺瘤性息肉病（FAP）

FAP 是常染色体显性遗传性疾病，由 APC 基因（5q21–22）生殖细胞突变所引起，以在结直肠遍布无数大小不一的腺瘤为特征。组织学多为管状腺瘤，可见锯齿状腺瘤，特别是乙状结肠和直肠。该型腺瘤最终的恶变率为 100%，平均癌变年龄约 40 岁。一般统计 FAP 结直肠癌占新发结直肠癌的不到 1%。30%~50% 的新 FAP 病例是散发病例（非家族性），可能提示新的 APC 基因突变。

FAP的诊断标准如下：①100个或100个以上腺瘤；或②*APC*基因生殖细胞突变或FAP家族史和至少一个以上下列病变：表皮样囊肿、骨瘤和纤维瘤（desmoid tumor）。

腺瘤可发生于胃、小肠。FAP患者常有多发性胃底腺息肉（fundic gland polyp），纤维瘤以发生于后腹膜组织或腹壁较多见，特别是该部位外伤或外科手术后更易发生。骨瘤以下颌骨为多见。先天性视网膜色素上皮肥大见于75%~80%的病例，具特征性。

FAP有多个变异型。如结直肠的腺瘤少于100个则称为衰减型FAP（attenuated FAP）。结直肠腺瘤伴有表皮样囊肿、骨瘤、牙齿异常和纤维瘤者则称为Gardner综合征，如结直肠腺瘤伴有小脑髓母细胞瘤则称为Turcot综合征。这些变异型的出现与*APC*基因的不同突变相关联。

2.遗传性非息肉病性结直肠癌（HNPCC）

HNPCC又称Lynch综合征，是一个常染色体显性遗传性疾病。临床特征为结直肠癌伴发子宫内膜癌、小肠癌、输尿管癌或肾盂癌。严格意义上讲，HNPCC不列入息肉（腺瘤）病分类。以前认为HNPCC病例并无先期的腺瘤，但后来的一系列研究证明HNPCC有多发腺瘤存在，虽无FAP那么多。腺瘤多较小，但组织学上多为绒毛状并伴高级别上皮内瘤变，因此较早恶变为癌，癌的诊断年龄平均约45岁。HNPCC约占新诊断病例的1%~5%。近年国内外研究提示我国HNPCC发生率与西方国家类似。HNPCC因生殖细胞错配修复基因突变而发生。

HNPCC的诊断标准一直以来遵照Amsterdam标准，即两代以上，3名以上成员发病（除外FAP），且1名是直系亲属，1名发病年龄小于50岁。由于上述标准过于严格，且现在家庭越来越小，许多病例很难诊断为HNPCC。1998年HNPCC-ICG对原标准进行了修改，即Amsterdam II标准。修改的核心是将结直肠癌改为结直肠癌和HNPCC相关癌（子宫内膜癌、小肠癌、输尿管癌和肾盂癌），而其他标准不变。不同的国家和研究组织还提出了多种标准。

HNPCC在临床、病理和发生机制上均有其特征：①结直肠癌及子宫内膜癌常家族聚集；②卵巢、输尿管/肾盂、小肠、胃、脑、肝脏等器官癌以及皮肤肿瘤（皮脂腺肿瘤）发生的危险性增高；③较早发生，多为原发癌；④结直肠腺瘤数目不一，有特征（见前述）；⑤结直肠癌常位于右半结肠，多发，组织学类型为黏液腺癌或髓样癌，但预后好，常有显著的肿瘤浸润淋巴细胞和Crohn样反应；⑥肿瘤表现为MSI-H。

HNPCC如伴有皮脂腺肿瘤称Muir-Torre综合征，如伴有胶质母细胞瘤也称Turcot综合征，其分子背景与FAP变异型的Turcot综合征不同。

3.MUTYH 相关息肉病

MUTYH相关息肉病（MUTYH-associated polyposis, MAP）是2002年才认识的一种常染色体隐性遗传病，其特征是患者息肉大于10个，具有进展为恶性的倾向，发病年龄较FAP晚，平均约45岁，但是癌变率高。

多发性息肉数目一般少于100个，全结肠均可发生，15~100个腺瘤的患者*MUTYH*双等位基因突变率为16%~42%；MAP可出现结肠外表现，包括小肠（主要为十二指肠）和胃息肉、先天性视网膜色素上皮肥大，伴有乳腺癌、胃癌和骨肉瘤等肠外肿瘤亦有报道。组织病理学上无论结肠息肉还是结肠癌尚无特别的类型，常常为锯齿状息肉 / 腺瘤和黏液腺癌或富于淋巴间质的癌。

遗传学检测在欧美高加索人种的患者中，基本突变形式为 Y179C 和 G396D 两个位点，突变率约占70%，即先前报道的 Y165C-Y165C 或 G382D-G382D 纯合型突变和 Y165C-G382D 复合型杂合性突变。但突变形式与种族和地理因素相关。在亚洲，印度发现的 *MUTYH* 突变位点为 Y90X 和 E466X，巴基斯坦为 Y90X，日本报道了 R231C 纯合型双等位基因突变和一个剪切位点的单等位基因突变 IVS10-2A → G。对 *MUTYH* 基因突变位点比较明确的家族进行常见突变位点的检测，如果仅发现一个突变位点，应进行 *MUTYH* 全基因测序，由于患者同胞有 25% 的患病风险，所以对其家族尤其是一级亲属应进行预防性基因检测。同时对有突变的患者从 20 岁开始每 2 年进行全结直肠常规结肠镜检查或进行预防性结直肠切除，对于防止结直肠癌的发生非常重要。本病常常伴胃和十二指肠息肉，所以胃和十二指肠内镜检查也应列入常规检查项目。由于 MAP 是常染色体隐性遗传病，临床筛选较为困难，遗传学检测成为确定 MAP 及 *MUTYH* 突变携带者的唯一可靠方法。

4. 锯齿状息肉病

锯齿状息肉病（serrated polyposisi）又称增生性息肉病（hyperplastic polyposis）和化生性息肉病（metaplastic polyposis，MP），以近端结肠多发性增生性息肉为特征。增生性息肉病患者结直肠癌发生率增高，并有家族聚集现象。其发生可能与 hMLH1 启动子甲基化引起的基因表达缺失有关。分子学上常表现为 MSI-H，因控制 hMLH1 启动子甲基化的某个基因突变而发病。

锯齿状病变的病理形态学特征是增生的腺体上皮呈锯齿状或星芒状。该病变由增生性息肉、宽基锯齿状腺瘤 / 息肉、普通的锯齿状腺瘤和混合性锯齿状腺瘤组成。在增生性息肉中，依据黏液又分为三种：微空泡增生性息肉（microvesicular hyperplastic polyp）、杯状细胞增生性息肉（goblet cell-rich hyperplastic polyp）和寡黏液增生性息肉（mucin-poor hyperplastic polyp）[4]。普通性锯齿状腺瘤较为少见，其细胞异型增生类似腺瘤，但其腺管结构则与增生性息肉相同，具有恶变潜能。宽基锯齿状腺瘤往往体积上较大，直径大于 1.0cm，多见于右侧结肠。另一特征是往往缺乏一般的细胞异型增生，被认为是增生性息肉和普通型锯齿状腺瘤之间的中间型腺瘤，也具有恶变的潜能。锯齿状病变与新近被认识的锯齿状腺癌的发生较为密切。

增生性息肉病的诊断标准为：①至少 5 个组织学上诊断的增生性息肉，定位于乙状结肠以上的结肠，且 2 个直径 > 1cm；或②第一级亲属有增生性息肉病，有任何数目的增生性息肉；或③任意大小的 30 个以上息肉，全结肠分布。

组织病理学表现同普通的增生性息肉，可有锯齿状腺瘤或混合增生性息肉 / 锯齿状腺瘤。

5. P-J 综合征

P-J 综合征（Peutz-Jeghers syndrome）是一种常染色体显性遗传性疾病，以皮肤黏膜色素沉着和肠错构瘤性息肉病为特征。病变主要累及小肠，但可见于胃肠道的任何部位。大肠的 P-J 息肉相对较小，数目少，多无症状。肠外肿瘤可发生于卵巢、宫颈、睾丸、胰腺和乳腺，但不多见。P-J综合征发生率约为FAP的1/10，部分病例的发生与 *LKB 1*（*STK 11*）基因改变有关。P-J综合征患者胃肠道和非胃肠道癌发病率较一般人群高10~18倍，但P-J息肉是否是一个癌前病变还不明确。如有上皮内瘤变存在，恶变为癌是有可能的。

P-J综合征的诊断标准如下：①3个或3个以上组织学上证实的P-J息肉；或②P-J综合征家族史，有任何数量的P-J息肉；或③特征性明显的皮肤黏膜色素沉着，有P-J综合征家族史；或④任意数量的P-J息肉，有特征性明显的皮肤黏膜色素沉着。典型的色素沉着为口腔黏膜雀斑样斑点，其他部位包括指（趾）皮肤、颊黏膜、手掌、足和肛门区。

6. 幼年性息肉病

幼年性息肉病是一种常染色体遗传性疾病，以胃肠道有多发性幼年性息肉为特征。主要发生于结直肠，但胃和小肠也可见。除结直肠癌高发外，胃、十二指肠、胆道和胰腺发生癌的危险性也增加。幼年性息肉病发生率在西方国家也只有FAP的1/10，平均发病年龄18.5岁，2/3在20岁以前诊断。在发展中国家，幼年性息肉病可能是最常见的胃肠息肉病综合征，但人们往往没有给予足够重视并正确诊断，一些病例没有家族史。

幼年性息肉病的诊断标准为：①结直肠5个以上幼年性息肉；或②整个胃肠道幼年性息肉；或③幼年性息肉家族史，有任何数量的幼年性息肉。

幼年性息肉病的息肉大多数在50~200个，通常有蒂，但胃息肉大多无蒂。小的息肉与单发性孤立幼年性息肉组织学上没有区别。大的息肉常分叶，腺体数量明显增多，囊性改变较少。幼年性息肉发生结直肠癌的危险性为30%~40%。癌发生于合并的腺瘤或经上皮内瘤变恶变。

7. Cowden 综合征

Cowden综合征（Cowden syndrome）以累及所有三个胚层器官的多发性错构瘤为特征，以胃肠道皮肤错构瘤较常见。患者的家族成员乳腺癌和甲状腺非髓样癌发病危险性增加。胃肠道恶性肿瘤发生率一般不增加。

典型的Cowden综合征为毛鞘瘤（trichilemmoma），其他包括皮肤黏膜病变、甲状腺异常、乳腺纤维囊性病、早发性子宫平滑肌瘤、巨颅、智力低下和小脑异型性神经节细胞瘤（dysplastic gangliocytoma）。胃肠道错构瘤性息肉形态多样：有的病变类似幼年性息肉，腺体扩张、扭曲，固有膜组织过度增生；有的息肉形态似脂肪瘤样和神经节神经瘤样病变。部分病例已经证实由 *PTEN/MMAC1* 基因生殖细胞的突变所引起，发生率约1/20万。

Bannayan-Riley-Ruvalcaba综合征（BRR）：临床上以巨颅、脂肪瘤病、血管瘤病、阴茎体和头部色素斑为特征，常有肠的错构瘤息肉病。肠的息肉组织学上似典型的幼年性息肉，认为是幼年性息肉病的变异型。近年研究发现60%的BRR家族和散发病例有 *PTEN* 生殖细胞突变，因此认为两者是Cowden综合征同一疾病谱系的两个不同表型，统称为 PTEN 错构瘤综合征。

8. Cronkhite-Canada 综合征

Cronkhite-Canada 综合征（Cronkhite-Canada syndrome，CCS）在整个胃肠道呈多发性广基息肉样病变，组织学特征似幼年性息肉。一般发生在 30 岁以上成人，患者大多在 60 岁以上。该病没有明确家族史，分子机制不清。临床上常伴有脱发（alopecia）、皮肤色素沉着、指甲异常、腹泻蛋白丢失性肠病（diarrhoea protein-losing enteropathy）和严重的电解质紊乱。

9. 炎症性肠病伴发病变

炎症性肠病伴发的病变不同的文献有不同的分类，基于癌前性质的形态学可以分为以下三类。

（1）**腺瘤性病变**：长时间的炎症性病变，腺管可以发生上皮内瘤变。这种改变可以是单腺管、多腺管或瘤样结构。隆起性的病灶临床上称为异型增生相关病变（肿块）（dysplasia-associated lesion or mass，DALM）。DALM 可以是息肉样、斑块状或是稍隆起的表面不规则的斑片。不少 DALM 伴有癌的存在，所以在结肠镜活检时建议多取材，以免延误诊断。DALM 一旦确立，建议做肠切除。

（2）**锯齿状病变**：增生性腺管呈锯齿状，有增生性息肉形态的，也有锯齿状腺瘤形态的。

（3）**绒毛高黏液分泌病变**：组织学上呈绒毛状结构，上皮高柱状，核位于基底部。有比较多的黏液积聚和分泌。

三、上皮内瘤变的概念、分级及应用

上皮内瘤变（intraepithelial neoplasia，IEN）是一种以形态学改变为特征的上皮性病变，包括组织结构和细胞形态学改变，伴随细胞增殖动力学和细胞分化的异常[5]。本质上上皮内瘤变与以前所称的异型增生（dysplasia）应为同义词。按照 2000 年 WHO 结直肠肿瘤病理组织学诊断标准，可以根据程度的不同分为低级别和高级别上皮内瘤变。

低级别上皮内瘤变是一种较轻度的上皮异常，对应于Ⅰ、Ⅱ级上皮异型增生。高级别上皮内瘤变是指组织结构和细胞形态学具有恶性特征（malignancy）的黏膜病变，但没有任何浸润间质的证据，包括重度（Ⅲ级）异型增生、原位癌。黏膜内癌称为黏膜内瘤变。有研究表明，肿瘤未侵犯黏膜下层时一般不出现转移[2]。在结直肠病变，将轻、中度异常增生归入低级别上皮内瘤变，重度异型增生和原位癌归入高级别上皮内瘤变。那些形态学上难以判断的固有膜内浸润性癌，但都缺乏浸润并穿透黏膜肌层进入黏膜下层证据者宜归入高级别上皮内瘤变。黏膜内出现印戒细胞性癌细胞，一般认同应直接诊断为癌，而不应使用高级别上皮内瘤变这一名称。

（来茂德）

参考文献

[1] 来茂德. 结直肠癌定义和早期病变中的几个问题. 胃肠病学，2011，16（11）：641-643.

[2] HAMILTON S R，RUBIO C A，VOGELSTEIN B，et al. Carcinoma of the colon and rectum // HAMILTON S R，AALTONEN L A. World Health Organization classification of tumors. Pathology and genetics of tumors of digestive system.3rd ed.Lyon: IARC Press，2000：104-119.

[3] ODZE R D，KRIEKEN J H，RIDDELL R H，et al. Premalignant lesions of the digestive system // BOSMAN F T，CARNEIRO F，HRUBAN R H，et al. WHO classification of tumors of the digestive system. 4th ed. Lyon: IARC Press，2010:10-12.

[4] 来茂德.WHO 新的结肠直肠肿瘤分类的特点. 中华病理学杂志，2003，32（2）：170-172.

[5] SNOVER D C，AHNEN D J，BERT R W，et al. Serrated polyps of the colon and rectum and serrated polyposis// BOSMAN F T，CARNEIRO F，HRUBAN R H，et al. WHO classification of tumors of the digestive system. 4rd ed.Lyon: IARC Press，2010:160-165.

第四节 结直肠癌前病变形成及 进展的分子机制研究

一、结直肠癌前病变的病理形态与分子特征

结直肠癌前病变主要包括增生性病变和炎症反应性病变两大类。前者主要有畸形隐窝灶、腺瘤、锯齿状病变（serrated lesion）、幼年性息肉、P-J息肉等；后者则包括炎性息肉/假性息肉、慢性炎症性肠病如溃疡性结肠炎（ulcerative colotis，UC）和克罗恩病（Crohn's disease）。

（一）畸形隐窝灶

畸形隐窝灶（ACF）是黏膜隐窝的异常聚集灶，其数量与结直肠上皮性肿瘤发生密切相关[1]。目前认为结直肠癌的发生途径有两条：一条是外生性腺瘤至腺癌的途径，另一条是原位/扁平腺瘤至腺癌的途径。ACF被认为是经由后一条途径癌变的重要的癌前病变。ACF首先由Bird在动物实验中发现。结直肠黏膜中ACF须经甲基蓝染色后才易于被识别。ACF的腺腔上皮形态可分为三种，分别呈锯齿状、圆形扩张和裂隙状。依据上皮增生的程度，ACF可分为三种：第一种ACF呈正常黏膜上皮或增生性，似增生性息肉；第二种是ACF呈异型增生，似微小腺瘤，较为罕见，主要见于家族性腺瘤性息肉病（FAP）；第三种是混合型。

研究表明，在ACF上皮细胞中，细胞黏附分子钙黏蛋白家族中胎盘（P-cadherin）呈高表达，细胞膜和细胞质阳性着色明显，而且，从ACF到增生性息肉和腺瘤性息肉亦存在类似的免疫表型[2]。进一步研究发现，在P-cadherin蛋白表达异常发生之后，ACF出现上皮钙黏素（E-cadherin）/β-catenin表达改变。在ACF具有异型增生的病变中，β-catenin蛋白在细胞膜表达下降，而在细胞质和细胞核表达增高。β-catenin/TCF信号通路的激活靶基因如 C-MYC 和 Cyclin D1 属于癌基因，具有促进细胞增生的作用。研究证实，在家族性腺瘤性息肉病中，β-catenin 基因受到抑制。因此，免疫组织化学技术检测ACF中β-catenin蛋白的表达及其定位，对判断ACF生物学特性和转归具有显著的实用价值[3, 4]。

有研究结果显示，ACF有5个基因位点存在表观遗传学改变，它们分别是 CRBP1、CDH13、SLC5A8、SFRP1 和 SFRP2。ACF患者 K-RAS 基因突变率10%~95%，东方国家人群中 K-RAS 突变率增高尤为明显；约5%的ACF病例存在 APC 基因突变。这些结果提示ACF病变细胞存在基因克隆性改变，并可能与结直肠癌的发生、发展相关。

（二）腺瘤

腺瘤是指结直肠黏膜腺体上皮出现上皮内瘤变的病变，属于良性肿瘤，是结直肠癌最重要的癌前病变。发生上皮内瘤变的腺体可以是单个腺体或微小腺瘤，也可以累及若干个腺体，形成指状息肉、扁平状息肉或半球状息肉隆起。腺瘤的组织学类型分为三种，即管状腺瘤、绒毛状腺瘤和混合性腺瘤。腺瘤的上皮内瘤变程度判断现采用二级法，分为低级别和高级别。低级别上皮内瘤变相当于以往所称的轻度和中度异型增生，其主要特征是异型细胞核呈杆状拉长，但核高度不超过上皮的 1/2；而高级别上皮内瘤变则相当于重度异型增生、黏膜内癌和原位癌，其主要特征是细胞核异型性更为明显，极性紊乱，核分裂象增多，而且核高度超过上皮细胞的 1/2[5]。因此，研究和阐明腺瘤的发病学分子机制对结直肠癌预防、化学干预和早期诊断具有重要的科学价值。

腺瘤发生发展的分子事件研究较为深入，1988 年 Vogelstein 等提出结直肠癌发生的模式图（图 10-10），并被广泛研究证实[6]。从正常黏膜到 ACF、早期腺瘤、中期腺瘤和晚期腺瘤，主要存在 *APC*、*β-catenin*、*K-RAS*、*SMAD4/SMAD2*、*P53* 基因的异常。

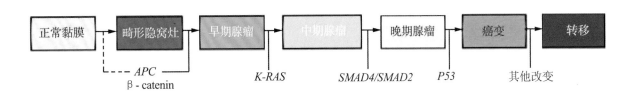

图 10-10　结直肠癌发生的模式图

1. *K-RAS*

K-RAS 编码 RAS 家族蛋白，是一种鸟嘌呤核苷酸结合蛋白，参与细胞的磷脂酰肌醇 3 激酶 / 蛋白激酶 B（phosphatidy- linositol-3-kinase and serine/threonine protein kinase B）信号传导通路，是多个下游信号级联反应的主要调控因子[7]。*K-RAS* 基因发生突变后，能直接激活下游的 BRAF 蛋白激酶及有丝分裂原激活的蛋白激酶。RAS 蛋白也能激活磷脂酰肌醇 - 3 磷酸通路，导致下游蛋白激酶 B / AKT 的激活及其下游抗凋亡因子和 mTOR 通路的激活。*K-RAS* 基因存在 3 个突变热点，分别是 12、13 和 61 密码子。在结直肠肿瘤中，约 80% 病例发生在 12 外显子，其余 15% 左右发生在 13 外显子。在 Siu 等[8] 的研究中，发现 24/32 的病例是 12 外显子存在突变，其中 14 例呈 G12D，6 例呈 G12V，3 例呈 G12C，1 例呈 G12A；6 例是 13 外显子发生突变，其中 5 例呈 G13D，1 例呈 G13C；2 例是 61 外显子发生突变，呈 Q61H。在早期腺瘤中，*BRAF* 基因突变发生的概率较低，在 2.8% 左右，突变的位点均在 V599E。进一步分析显示，*BRAF* 基因突变的概率显著低于 *K-RAS* 基因突变，V599E 突变多见于绒毛状腺瘤，而且其 *K-RAS* 基因往往呈现为野生型。现在认为，*K-RAS* 基因突变是结直肠癌发生过程中重要的事件，大部分病例从早期腺瘤、进展期腺瘤、癌变到远处转移瘤可能保持相同的突变特点。因此，*K-RAS* 和 *BRAF* 基因突变检测，可为结

直肠肿瘤的诊断和治疗提供非常重要的依据[9, 10]。

2. *P53* 基因

P53 基因是一种非常重要的肿瘤抑制基因，其重要的生理学功能是参与细胞凋亡、血管生成、细胞周期和基因组稳定[11]。在多种实体瘤中均发现 *P53* 基因的突变。研究表明，在结直肠肿瘤中，约 30%~60% 病例存在 *P53* 基因的错义突变，突变的位点主要分布在 175、248 和 273 密码子。其次，在结直肠肿瘤中也存在较高频率的 *P53* 基因的等位基因缺失现象。当 *P53* 基因发生突变或等位基因缺失后，*P53* 基因对细胞周期素依赖激酶抑制剂 P21/WAF1/CIP1 和 PCNA 复合体以及细胞周期失去调控作用，同时对促细胞凋亡基因 *BAX* 调控作用下降。在 Terry 等[12] 的研究中，腺瘤、腺瘤癌变（原位癌）和浸润性癌（T2）的 *P53* 基因过表达阳性率分别为 10.3%、21.7% 和 34.9%，并发现结直肠肿瘤中 *P53* 基因过表达的病例多位于远端结肠和直肠。结直肠肿瘤 *P53* 基因的表达水平与饮酒量呈正相关，而与吸烟时间呈负相关。突变型 *P53* 基因蛋白的半衰期延长达 6~12h，应用免疫组织化学技术和抗 P53 蛋白抗体可检测到突变型 P53 蛋白。*P53* 基因突变和蛋白水平的过表达是结直肠肿瘤发生发展过程中的重要事件，对判断腺瘤癌变具有重要的价值。

（三）家族性腺瘤性息肉病

家族性腺瘤性息肉病（FAP）是一种常染色体显性遗传性疾病，其临床病理学特征是在结直肠发生成千上万颗腺瘤性息肉，并且具有明显的癌变倾向。

在家族性腺瘤性息肉病中，*APC* 基因起到关键的作用。*APC* 基因位于染色体 5q21-22，全长 120 kb，由 15 / 21 个外显子组成，编码蛋白由 2 843 个氨基酸构成。其中 7 个外显子呈组织选择性表达。*APC* 基因是一种肿瘤抑制基因，在 Wnt 信号转导通路上起到中枢调控的作用，在细胞黏附、信号转导和转录激活等方面发挥重要的作用。目前对 *APC* 基因蛋白的结构研究表明，该蛋白有几个重要的结构区域，如寡聚体结构域、armadillo region、15 氨基酸重复区、20 氨基酸重复区、碱性结构域、EB1（end-binding protein 1）结合点和 HDLG（homologue of the drosophila discs large tumor-suppressor protein）结合点。其中 15 氨基酸重复区和 20 氨基酸重复区分别是 Axin 蛋白和 β-catenin 蛋白结合区，后者是 Wnt 信号通路的主要枢纽分子[7]。

研究显示，在 FAP 中，*APC* 基因存在 300 多种的突变类型，其中常见的类型是插入、缺失和无义突变，其次是高度异质的点突变。在 FAP 患者中约 10% 病例存在 *APC* 基因的突变，常见突变位点在 1309 密码子和 1601 密码子。当 *APC* 基因 15 外显子的 5′ 端发生突变后，会导致蛋白质截短性改变。研究显示，在典型的 FAP 病例中，95% 存在 *APC* 基因胚系致瘤性突变和（或）*APC* 等位基因染色体的缺失，主要是无义突变和移码缺失，错义突变罕见。突变缺乏一致性。突变主要分布于 5′ 端（1061~1309 密码子）区域，约占 33%。*APC* 基因结构性改变会导致 Wnt 信号通路出现异常，β-catenin 蛋白被磷酸化和降解的机制消失。β-catenin 从 GSK-3b/ AXIN/ APC/ β-catenin 复合体中释出，游离 β-catenin 进入细胞核并与 TCF/

LEF 复合体结合，进而激活 *C-MYC* 基因和 *Cyclin D1* 基因转录，从而导致细胞的过度增生。由于 *APC* 基因发生突变，导致 β-catenin 蛋白未能被磷酸化和降解，进入到细胞核与 TCF/LEF 形成复合物[13]。因此，应用免疫组织化学技术和抗 β-catenin 蛋白抗体检测肿瘤细胞 β-catenin 蛋白的分布，可间接判断 *APC* 基因有无发生突变。如果 β-catenin 蛋白呈细胞核表达阳性，提示 *APC* 基因可能存在突变。

（四）锯齿状病变

锯齿状病变的病理形态学特征是增生的腺体上皮呈锯齿状或星芒状。最近的研究表明，在锯齿状病变中，主要存在四种分子遗传学改变，包括 *K-RAS* 基因突变、*BRAF* 基因突变、CpG 岛甲基化（CpG island methylator phenotype，CIMP）和 MSI 改变。在增生性息肉中，主要的分子遗传学改变是细胞凋亡受到抑制。在微空泡增生性息肉主要是发生 *BRAF* 基因突变和 CIMP；在杯状细胞增生性息肉中，主要是发生 *K-RAS* 基因突变。研究认为，*K-RAS* 和 *BRAF* 基因突变可能通过蛋白激酶 BAKT，后者抑制 caspase-9 和 BAD 而抑制细胞凋亡，也可能通过下调细胞膜凋亡受体 Fas（CD95）而导致细胞凋亡过程的阻抑。在宽基锯齿状腺瘤/息肉中，出现较高频率的 *BRAF* 基因突变和 CIMP。进一步分析发现，在宽基锯齿状腺瘤中，*BRAF* 基因突变往往伴随着 *hMLH1* 甲基化。免疫组织化学检查常常能显示 *hMLH1* 基因呈阴性表达。在普通型锯齿状腺瘤中，主要观察到 CIMP 变化，而 *BRAF* 基因突变和 *K-RAS* 基因突变呈互相排斥，不能同时存在。与普通管状腺瘤相比较，锯齿状腺瘤的细胞增殖指数（Ki-67）较低。新近提出的锯齿状息肉病中，其分子遗传学改变类似于普通型锯齿状腺瘤。其次，在宽基锯齿状腺瘤伴有细胞异型性和锯齿状息肉病中存在错配修复基因 *MLH1* 基因的甲基化，可导致细胞 DNA 微卫星不稳定[14]。目前认为，锯齿状息肉/腺瘤是结直肠癌的癌前病变，往往存在 DNA 高甲基化（CIMP），微卫星呈高不稳定或稳定状态[15]。

（五）幼年性息肉

幼年性息肉多见于儿童。幼年性息肉和幼年性息肉病的分子病理学研究相对较少。研究表明，50%~60% 的幼年性息肉患者存在 *SMAD4* 或 *BMPR1A*（bone morphogentic protein receptor 1A）基因的突变，主要的形式是点突变、小片段缺失或一个至若干个外显子缺失。在严重的病例则是整个 *SMAD4* 或 *BMPR1A* 基因全部缺失[16, 17]。

二、结直肠癌前病变的分子机制研究

大部分结直肠癌源于腺瘤。不同形态腺瘤癌变率亦有差异，Eide 等[18]通过对挪威北部人群的尸检结果和 26 419 位肠道腺瘤患者的病变发展进行模拟分析，发现一般腺瘤患者演变为结直肠癌的年概率较低（为 0.25%），但腺瘤直径大于 1cm 者、伴有绒毛状结构者和伴重度异型增生者的年癌变概率分别达 3%、17% 和 37%。我国 Yang 等[19]通过在浙江海宁对筛查后肠道息肉患者随访 20 年，发现不同类型腺瘤的复发风险因子不一：直径 >1cm 腺瘤 *RR* 为 4.2（95%*CI* 1.8~9.9），绒毛管状腺瘤 *RR* 为 8.1（95%*CI* 4.2~15.6），重度不典型增生 *RR* 为 14.4（95%*CI* 5~41.3），直径 >1cm 腺瘤伴重度不典型增生者 *RR* 为 37（95%*CI*

18~174.7）。这类具潜在癌变风险的腺瘤，即腺瘤直径大于 1cm 者、伴有绒毛状结构者和伴重度异型增生者，应列为进展期腺瘤，这一点已成为学界共识，但其分子表型及机制尚不清楚。虽然，1988 年 Vogelstein 等提出了相应的病理发生发展与相应分子事件的模型，以及 2006 年郑树等介绍了结合文献及其研究组工作所模拟的发生发展相关的模型（图 10-11）[20]，其中归纳了癌基因如 *K-RAS*、*BRAF*、*EGFR* 等的突变，抑癌基因如 *APC*、*MCC*、*DCC* 等的沉默，错配修复基因的失活，基因启动子区域甲基化紊乱，且随发展进程 *EGFR* 及 *P53* 变异程度有增加等，但仍缺乏针对腺瘤癌变分子事件较全面的研究。

对结直肠癌早期阶段（或者说进展期腺瘤）进行基因组学与蛋白质组学的研究，揭示其分子机制，不但有助于我们找到肿瘤早期阶段的分子标志，而且对于从分子水平预测腺瘤和癌的发生发展，进一步发掘肿瘤早期阶段的分子信号通路，更深入地了解肿瘤的发生发展均有重要意义。肿瘤基因组学的研究表明，不仅是编码基因促进了肿瘤的发生和发展，非编码基因如 miRNA 也在肿瘤的发生发展中有重要调控作用。

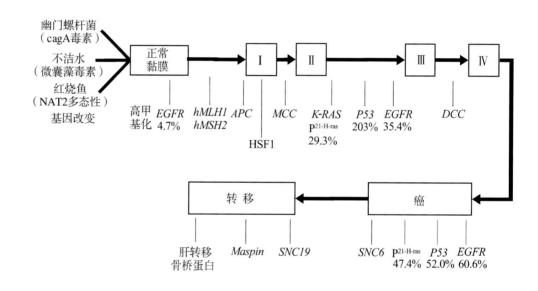

图 10-11　结直肠癌发生、发展及转移的分子事件

二代测序技术极大地推动了肿瘤基因组学的发展，随着分子生物学研究的进展，二代测序技术及生物信息学的分析技术正有力地推动着学术界去深入研究和发掘新的分子事件，希望能从分子水平对腺瘤的癌变机制有进一步认识。最近已有对腺瘤进行全外显子深度测序研究的报道[21]，发现在腺瘤逐渐转变为结直肠癌的过程中，发生了众多的分子事件，包括癌基因的激活和抑癌基因的失活，这也就是 Volgestein 提出的著名的结直肠癌的分子进化模型[22, 23]。当腺瘤还非常小的时候，通常直径小于 1cm，也就是结肠癌的最开始阶段，*APC* 基因会发生失活。当腺瘤逐渐增大，直径大于 1cm 的时候，肿瘤细胞会发生 *K-RAS* 突变[24]。而在腺瘤继续长大，逐渐成为恶性肿瘤的过程中，*PIK3CA*、*TP53* 等基因[25-28]会发生突变。以上列举的基因都是在人群中突变频率非常高的基因。而在 Zhou 等[21]的一系列研究中，发现肿瘤中所包含

的突变大多数是低频突变，每个肿瘤只含有少量的高频突变，有的甚至不含这些高频突变。这说明还有更多的突变基因在肿瘤的发生中发挥作用，有一些是还没有被发现的高频突变，而大多数则是低频突变。因此，对结直肠腺瘤进行外显子测序不但有助于进一步认识腺瘤的基因组学特征，也有助于我们找到潜在的分子标志物用来更好地预测、预防结直肠癌的发生。对结直肠癌早期阶段的分子事件的研究不但能使我们更好地理解更深层次的分子机制，也有助于进一步找到可用来干预的分子信号通路，从而更有效地预防、治疗结直肠癌。

最近报道的有关结直肠癌前病变分子事件的研究内容介绍如下。

1. 腺瘤的全外显子深度测序，寻找腺瘤相关的突变基因

Zhou 等[21]选取了一例 II 期结肠癌患者，无家族史，对其正常肠黏膜、腺瘤和腺癌组织进行了外显子捕获测序，在癌肿附近检获 2 枚高级别上皮内瘤变腺瘤。在同一个遗传背景下比较癌与腺瘤两种肿瘤，有助于发掘腺瘤和癌之间的基因组学差别，找到真正在腺瘤癌变过程中发挥重要作用的分子事件及分子信号通路。在发现的突变中，大部分突变如 *OR6X1*、*SLC15A3*、*KRTHB4*、*RBFOX1*、*LAMA3*、*CDH20*、*BIRC6*、*NMBR*、*GLCCI1*、*EFR3A* 和 *FTHL17*，在肠癌和肠腺瘤中均是第一次报道。对这些突变进行功能分析，发现 Wnt 通路、细胞黏附通路和泛素介导的蛋白降解通路同时发生在腺瘤和腺癌中，但通路中突变基因不同。如细胞黏附通路的 *CDH20* 和 *LAMA3* 在腺瘤中突变；而 *NRXN3* 和 *COL4A6* 在腺瘤中的突变数比腺癌少，但和腺癌有一个相似的突变谱。Zhou 等在腺瘤中发现的突变包括了 *APC* 基因突变，但与肠癌 *APC* 基因突变位点不同。另有 4 个基因突变在腺瘤中曾被报道，即：*LAMA3*、*CDH20*、*BIRC6* 及 *NMBR*，但均发生在其他部位的肿瘤中，而未在肠腺瘤中发现[21, 23-27]。

2. 腺瘤的全外显子深度测序，结直肠肿瘤发生过程中的信号通路

经数字表达谱分析得到的数据，比对参考基因组，比较腺瘤与正常黏膜、腺癌的差异表达基因，发现腺瘤中的差异表达基因可富集到 9 个功能通路中，比如核糖体、细胞黏附分子和过氧化物酶体增生物激活受体（peroxisome proliferator-activated receptors，PPAR）信号通路等（$P<0.01$）。而腺癌中的表达差异基因可被富集到 24 个信号通路中去。

APC/Wnt 通路已被公认为发生在结直肠腺瘤中，Zhou 等[21]的研究在基因组水平发现一些新的通路，也同时存在于结直肠腺瘤中。且这些新发现的通路也在基因组水平上存在于腺癌中，提示了这些通路可能在功能上驱动了结直肠肿瘤的发展，可能是所谓的"driver"通路。

Zhou 等的发现可概括为以下几点。

（1）腺瘤中存在的突变个数与腺癌类似，但是比腺癌少。腺瘤中的突变谱与腺癌接近，而腺瘤中的突变频率比腺癌略小，腺瘤和腺癌没有一个突变是相同的，说明这两类肿瘤起源的细胞和时间可能不同。

（2）肿瘤中高频突变很少，大多数体细胞突变是低频突变，但低频突变仍有可能在肿瘤的发生发展中发挥了重要的作用。

（3）Wnt 通路、细胞黏附通路、泛素介导的蛋白水解通路和错配修复发生在腺瘤阶段（表 10-9），与

腺癌中的一些突变共享了一些通路，可能是结直肠肿瘤发生发展的驱动通路，在结直肠癌早期阶段有着重要的作用。

表 10-9　细胞黏附、泛素介导的蛋白降解和错配修复通路在腺瘤中的基因突变

通路	基因
细胞黏附	*LAMC1*
	ITGA10
	LAMB3
	CDH1
泛素介导的蛋白水解	*HUWE1*
错配修复	*FBXW7*
	UBR5
	CDH1
	MLH1
	MSH2
	MSH6

（4）*APC* 基因的突变出现在腺瘤和腺癌中，尽管突变位点不同，说明 *APC* 基因的突变对结直肠癌的发生起了重要的作用。

总之，结直肠腺瘤的基因组学特征与腺癌很接近，但突变的数目和突变的程度都不如腺癌，细胞黏附通路在结直肠癌的早期阶段有着重要的作用。

3. 结直肠腺瘤和腺癌中的 miRNA 比较研究

目前已有多项针对结直肠癌中 miRNA 的研究。据统计[26]，有 170 个 miRNA 被报道在肠癌中表达上调，包括 miRNA-21[27, 28]、miRNA-31[27, 28]、miRNA-135b[27] 和 miRNA-183[28] 等；有 127 个 miRNA 在肠癌中表达下调，如 miRNA-145[29]、miRNA-143[29] 和 miRNA-1[30] 等。有关结直肠腺瘤中 miRNA 的研究不多，Zhu 等[31] 曾应用二代测序技术对 3 组配对的正常黏膜、腺瘤和腺癌进行测序，得到 miRNA 在结直肠癌早期的表达变化情况，其中有 3 个在腺瘤与肠癌中较正常黏膜呈低表达，5 个较正常黏膜呈高表达。

Zhu 等[31] 对在腺瘤及腺癌中低表达的 miRNA-9 进行了功能研究，发现 miRNA-9 在有无肝转移的原发性结直肠癌中表达差异明显，有肝转移者 miRNA 高表达显著（$P<0.02$）（图 10-12）。这提示了 miRNA-9 的促进转移调控功能，也提示转移的分子特征可始发于腺瘤即癌前阶段。根据该研究显示的 miRNA-9 在结直肠癌表达明显降低，与远处转移相关，且通过上皮间质转化（EMT）分子机制，进一步研究发现这是由 miRNA-9 促进区甲基化所调控的（图 10-13）。

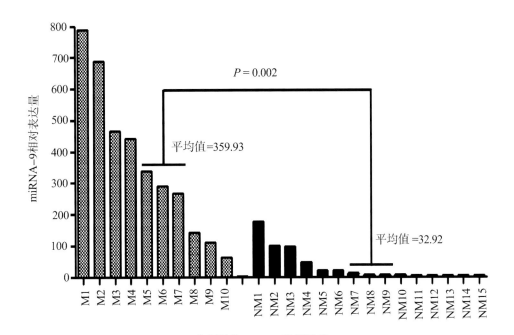

M：有肝转移　NM：无肝转移

图 10-12　miRNA 在有无肝转移的原发性结直肠癌中的表达差异

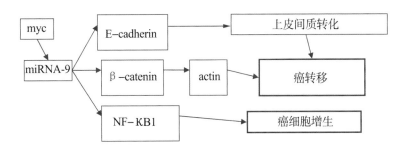

图 10-13　miRNA-9 在结直肠肿瘤中与转移相关的机制

（陈丽荣　郑　树）

参考文献

[1] RONCUCCI L, MEDLINE A, BRUCE W R. Classification of aberrant crypt foci and microadenomas in human colon. Cancer Epidemiol Biomarker Prev, 1991, 1 (1): 57-60.

[2] MILICIC A, HARRISON L A, GOODLAD R A, et al. Ectopic expression of P-cadherin correlates with promoter hypomethylation early in colorectal carcinogenesis and enhanced intestinal crypt fission in vivo. Cancer Res, 2008, 68(19): 7760-7768.

[3] ALRAWI S J, SCHIFF M, CARROLL R E, et al. Aberrant crypt foci. Anticancer Res, 2006, 26 (1A):107-119.

[4] SMITH A J, STEM H S, PENNER M, et al. Somatic APC and K-ras codon 12 mutations in aberrant crypt foci from human colons. Cancer Res, 1994, 54(21): 5527-5530.

[5] HAMILTON S R, AALTOEN L A. World Health Organization classification of tumors: pathology and genetics of tumors of the digestive system. Lyon: IARC Press: 2000.

[6] VOGELSTEIN B, FEARON E R, HAMILTON S R, et al. Genetic alterations during colorectal-tumor development. N Engl J Med, 1988, 319(9): 525-532.

[7] BOSMAN F T, CARNIRO F, HRUBAN R H, et al. WHO classification of tumours of the digestive system. Lyon: IARC Press, 2010.

[8] SIU Y T, DAVIS H, CHAN T L. Similarity of the phenotypic patterns associated with BRAF and KRAS mutation. Cancer Res, 2002, 62 (22):6451-6455.

[9] PHELPS R A, CHIDESTER S, DEHGHANIZADEH S, et al. A two-step model for colon adenoma initiation and progression caused by APC loss. Cell, 2009, 137 (4): 623-634.

[10] CHO K R, VOLGELSTEIN B. Genetic alterations in the adenoma-carcinoma sequence. Cancer, 1992, 70 (6): 1727-1731.

[11] PURDIE C A, O GRADY J, PIRIS J, et al. P53 expression in colorectal tumors. Am J Pathol, 1991, 138 (4): 807-813.

[12] TERRY M B, NUGUT A I, MANSUKHANi M, et al. Tobacco, alcohol, and p53 ovrexpression in early colorectal neoplasia. BMC Cancer, 2003, 3 (1): 29-38.

[13] HALF E, BERCOVICH D, ROZEN P. Familial adenomatous polyposis. Orphanet J Rare Disease, 2009, 4 (1): 22-45.

[14] LI L, FU X, ZHANG W, et al. Wnt signaling pathway is activated in right colon serrated polyps correlating to specific molecular form of β-catenin. Hum Pathol, 2013, 44 (6): 1079-1088.

[15] LIANG J J, ALRAWI S, TAN D. Nomenclature, molecular genetics and clinical significance of the precursor lesions in the serrated polyp pathway of colorectal carcinoma. Int J Clin Exp Pathol, 2008, 1 (4): 317-324.

[16] LANGEVELD D, HATTEM V W A, LENGE W W, et al. SMAD4 immunohistochemistry reflects genetic status in juvenile polyposis syndrome. Clin Cancer Res, 2010, 16 (16): 4126-4134.

[17] CERQUEIRA C D, CHINNATHAMBI S, PECHMAN B, et al. The rate of germline mutation and large deletions of SMAD4 and BMPR1A in juvenile polyposis. Clin Genet, 2009, 75 (1):79-85.

［18］EIDE T J. Risk of colorectal cancer in adenoma-bearing individuals within a defined population. Int J Cancer，1986，38（2）:173-176.

［19］YANG G，ZHENG W，SUN Q R，et al.Pathologic features of initial adenomas as predictors for metachronous adenomas of the rectum. J Natl Cancer Inst，1998，90（21）:1661-1665.

［20］郑树 . 结直肠肿瘤基础研究与临床实践 . 北京：人民卫生出版社 , 2006:11.

［21］ZHOU D，YANG L，ZHENG L. Exome capture sequencing of adenoma reveals genetic alterations in multiple cellular pathways at the early stage of colorectal tumorigenesis. PLoS One，2013，8（1）:e53310.

［22］CALIN G A，DUMITRU C D，SHIMIZU M，et al. Frequent deletions and down-regulation of micro-RNA genes miR15 and miR16 at 13q14 in chronic lymphocytic leukemia. Proc Natl Acad Sci U S A，2002，99（24）: 15524-15529.

［23］KERSCHER E A，SLACK F J. Oncomirs-microRNAs with a role in cancer . Nat Rev Cancer，2006，6（4）: 259-269.

［24］HE H，JAZDZEWSKI K，LI W，et al. The role of microRNA genes in papillary thyroid carcinoma . Proc Natl Acad Sci U S A，2005，102（52）: 19075-19080.

［25］CALIN G A，FERRACIN M，CIMMINO A，et al. A MicroRNA signature associated with prognosis and progression in chronic lymphocytic leukemia . N Engl J Med，2005，353（17）: 1793-1801.

［26］MAZEH H，MIZRAHI I，ILYAYEV N，et al. The diagnostic and prognostic role of microRNA in colorectal cancer-a comprehensive review. J Cancer，2013，4（3）: 281-295.

［27］BANDRES E，CUBEDO E，AGIRRE X，et al. Identification by Real-time PCR of 13 mature microRNAs differentially expressed in colorectal cancer and non-tumoral tissues. Mol Cancer，2006，5: 29.

［28］MONZO M，NAVARRO A，BANDRES E，et al. Overlapping expression of microRNAs in human embryonic colon and colorectal cancer. Cell Res，2008，18（8）: 823-833.

［29］AMBROS V. The functions of animal microRNAs. Nature，2004，431（7006）: 350-355.

［30］JONES G S. The microRNA registry. Nucleic Acids Res，2004，32（Database issue）: 109-111.

［31］ZHU L，CHEN H，ZHOU D，et al. MicroRNA-9 up-regulation isinvolved in colorectal cancer metastasis via promoting cell motility. Med Oncol，2012，29（2）:1037-1043.

第五节　结直肠癌前病变的内镜诊断与治疗

内镜（结肠镜）在结直肠癌前病变的诊断及治疗过程中占有极其重要的地位。一方面内镜检查是发现结直肠癌前病变最重要的手段之一，通过内镜的放大、色素或电子染色能够对病灶进行深入细致地观察，从而对病灶的性质做出较为准确的判断，以指导治疗方法的选择，还可以通过获取活检组织进行病理检查做出病理诊断；另一方面可以通过内镜下手术，如息肉圈套切除术、内镜黏膜切除术、内镜黏膜下剥离术等方法，对绝大部分的结直肠癌前病变进行安全的完整切除治疗，从而彻底消除癌前病变的病灶，防止癌变。对切下的标本行病理检查还可进一步充分、准确地评估病灶；内镜能够多次重复，在安全、患者痛苦较少情况下进行检查；内镜治疗是微创治疗方法，病人痛苦少、恢复快，能够维持脏器的完整性，并保留正常的生理功能。因此，内镜是目前诊断和治疗结直肠癌前病变的最好手段。

一、结肠镜检查的适应证与禁忌证

（一）适应证

一般而言，需做结肠癌、癌前病变筛查者，或临床上有消化道症状，怀疑结肠或回肠末端病变，诊断不能明确而无检查禁忌者，均可施行结肠镜检查。适应证如下：

（1）原因不明的下消化道出血。

（2）腹痛、腹胀、腹部不适、腹泻、里急后重等消化道症状怀疑结直肠病变所致。

（3）结直肠异物。

（4）钡剂灌肠造影阴性但有下消化道症状者；钡剂灌肠造影有可疑病变，不能确定诊断者；钡剂灌肠造影阳性，需进一步明确病变及性质者。

（5）需做结肠癌、癌前病变筛查者。

（6）结直肠息肉切除后随访。

（7）结直肠癌术后随访。

（二）禁忌证

结肠镜检查实际上并无绝对禁忌证，只有相对禁忌证。经过充分准备创造条件也可使禁忌证转变为适应证。在临床实际工作中，可充分权衡利弊，根据具体情况参考应用。

（1）严重的心肺功能不全、极度衰弱，不能耐受肠道准备者。

（2）怀疑有消化道穿孔者，腹腔广泛粘连者。

（3）大肠急性炎症性病变，如重症溃疡性结肠炎或中毒性巨结肠、急性憩室炎者。

二、结肠镜检查、治疗的准备和方法

（一）结肠镜检查、治疗的准备

肠腔内残留的粪水和粪块不仅会影响观察造成漏诊，还会给插镜造成困难。结肠镜检查治疗前的肠道准备极其重要，必须在肠道准备达到要求后才能行结肠镜检查和治疗[1]。

1. 饮食准备

检查前 24h 应避免进食不易消化或高残渣食物，如富含纤维素的蔬菜、水果、坚果、葡萄干等，术前 24h 内以清淡流质饮食为宜。检查当日禁食。如为麻醉内镜检查，检查前 2h 内不再饮水。

2. 肠道准备

最常用的是平衡电解质液加聚乙二醇混合清肠液（PEG 液）。PEG 液不被肠黏膜吸收，对体液几乎无影响，因而对心肾功能无明显影响，又有较强的肠道清洁能力，近年来被广泛用于肠道准备。检查前 4~5h 服用 2 000mL，一般服用后 15min 至 1h 开始排便，共 5~8 次。若大便呈透明的淡黄色，表明可以进行检查。若为混有粪块的稀糊状便且不再排便，应用温水 500mL 行清洁灌肠或追服 1 000mL 的 PEG 液。对于部分便秘和结肠切除术后的患者，通常的肠道准备往往难以达到要求，可在检查前一天使用轻泻剂，次日再进行上述准备，多可达到肠道清洁的要求。其次常用的肠道准备方法还有服用磷酸钠溶液，检查前服用 90mL，其后饮水 1 000mL。甘露醇因其在电手术时有爆炸的危险，近年已不再使用。

3. 有合并症患者的用药调整

高血压患者可按通常的方法服用降压药。糖尿病患者的准备必须个体化：仅行饮食控制的糖尿病患者没有特殊要求；服用口服降糖药的患者，准备期间通常不服药；用胰岛素的患者，准备期间应减少剂量，通常在检查前一天晚上给予常规剂量，检查当日早晨只给半量，要监测糖尿病患者血糖，发现低血糖、高血糖及时处理。糖尿病患者尽量安排在上午检查，以减少禁食造成的低血糖发生。应用抗血小板药或抗凝药的患者，是否停用药物取决于对内镜下治疗相关的出血风险和停用这些药物相关的血栓形成风险的评估，调整应个体化。如果抗凝治疗是暂时的，择期的内镜检查应被延迟至抗凝停止。应用阿司匹林等抗血小板治疗的患者通常要在检查前 5~7d 停用；用华法林的患者要改用肝素，检查前停用肝素，检查后重叠使用肝素和华法林，直到国际标准化比值（INR）达到治疗的目标范围。

4. 患者知情同意

结肠镜诊断和治疗是微创的诊疗手段，通常来说是安全的，但仍有一定的并发症发生率，可能会导致患者需要手术甚至诱发死亡，因此检查前必须取得患者书面签字同意，开具检查申请医生及内镜医生必须向患者讲明结肠镜检查的目的和必要性，检查的具体方法和过程，内镜治疗的可能性和必要性，内镜治疗的具体操作内容，并发症的可能性和发生率，并发症发生时的处理，检查后的注意事项等。医生在说明的同时还要注意消除患者对检查的恐惧感、紧张和不安。

（二）结肠镜检查的方法

双人操作法（two men method）：医生用两手行角度控制、送气、吸引等操作，助手遵从医生的指示行内镜的插入和退出。单人操作法（one man method）：检查者是一人，用左手控制角度、送气、吸引，同时用右手插入、退出和旋转内镜。两种方法如掌握熟练，插入到盲肠的成功率及并发症发生率并无太大差别。单人操作协调性较好，患者痛苦较小，能做一些较难的细微动作，有利于放大对焦等操作，并可节省人力，故提倡单人操作法。进镜过程和撤镜过程均要注意观察发现和鉴别病灶，撤镜时更要仔细观察，撤镜观察时间不能少于6min。

检查后，患者会因检查过程中送气而导致腹胀甚至腹痛现象，可嘱患者右侧卧位，充分排气后再离开。要告知患者及其家属检查、治疗后注意事项，包括禁食时间、饮食要求、用药方法、内镜治疗方法、病理检查报告时间、复诊安排等。

三、结肠镜检查、治疗的并发症

结肠镜检查、治疗通常是安全、微创的，总体来说并发症发生率很低，但仍有一定的并发症发生率，处理不及时和处理不当可造成死亡。术者要熟悉和掌握并发症的发生原因、诊断、治疗和预防方法，做到能及时发现并发症并妥善处理，最大程度减少并发症对患者健康的影响，确保患者安全。主要并发症有：

1. 肠穿孔

患者临床表现为腹痛、腹胀、发热（穿孔发生数小时后）和全身不适等。体格检查见腹部膨隆，腹部有压痛和反跳痛，穿孔部位通常更明显；叩诊为鼓音，肝浊音区消失，腹腔外穿孔者可有皮下气肿、捻发音；立位腹部平片见膈下游离气体即可确诊。后腹膜穿孔X线平片表现为后腹腔间隙如肾周间隙、腰大肌外缘透亮区。如X线平片难以肯定，腹部CT平扫可明确诊断。

根据发生时间，穿孔可分为即刻穿孔（即在结肠镜检查、治疗的同时发生）和延迟穿孔（即在结肠镜检查、治疗结束数小时至数天后发生）。根据部位，穿孔可分为腹腔内穿孔和腹腔外穿孔。乙状结肠、横结肠、盲肠、升结肠，以及降结肠的前壁、两侧壁均有腹膜覆盖，这些部位的穿孔在腹腔内；直肠、升结肠及降结肠后壁的穿孔在腹膜外。

诊断性结肠镜腹腔内结肠穿孔一旦确诊，原则上要手术治疗。手术可选择肠壁修补或肠段切除吻合术。腹腔镜手术创伤小，患者恢复快，在可能的情况下应作为首选；如穿孔较小、肠道准备好的患者，可试行内镜下钛夹夹闭穿孔，钛夹夹闭成功后给予禁食、肛管减压、应用抗生素、静脉营养治疗。要严密观察病人反应，如24h后病人症状不缓解、腹膜炎程度重，宜尽早手术。内科保守治疗时间长而不成功者再行手术治疗，因患者此时往往有较重的腹膜炎，肠壁水肿明显，进行肠吻合或修补术后还需选择回肠造瘘术，患者需 2 次手术，且恢复时间明显延长，极易引发患者不满，酿成医疗纠纷。

延迟穿孔原则上均需手术治疗，内科保守治疗多数不能成功。

腹腔外肠壁穿孔可采用保守治疗，给予禁食、肛管减压、应用抗生素、静脉营养治疗，密切观察，一般穿孔部位能愈合，后腹膜及皮下气肿能自行吸收、消失。

2. 肠出血

诊断性结肠镜检查引起肠出血非常少见，多数发生于内镜治疗如息肉切除术后。根据发生时间，出血可分为即刻出血、早期出血、迟发出血。即刻出血是指出血在检查或治疗如切下息肉同时发生，早期出血是指结肠镜诊疗后 24h 内发生的肠出血，迟发出血是指结肠镜诊疗结束 24h 以后发生的肠出血。

出血量少可无需治疗，出血量大则需要处理。先评估病人状况，如有休克或休克前期表现，先给予液体复苏治疗，以补充血容量，必要时予以输血治疗。即刻出血可立即做内镜下止血治疗，如电凝止血、钛夹止血等。保守治疗可补液，给予静脉止血药、生长抑素或生长抑素类似物等治疗，出血部位在左半结肠者可给予去甲肾上腺素、凝血酶保留灌肠治疗。保守治疗效果不佳者，首先选择内镜止血，如电凝止血、钛夹止血等。内镜止血不成功、出血量大者要及时选择手术治疗。

3. 肠系膜、浆膜撕裂

肠系膜、浆膜撕裂也称不完全性肠壁穿孔（incomplete perforation），是由于肠粘连或插镜过程中肠襻过度伸展而导致的肠系膜、浆膜撕裂，会导致腹腔内出血和延迟穿孔，明确有腹腔内出血和肠穿孔者要手术治疗。

4. 其他少见并发症

（1）**心血管系统反应**：结肠镜检查对心血管系统功能的影响是很轻微的，检查时的用药、插镜过程的疼痛、肠管牵张可导致血管迷走神经反应而出现心率增快或徐缓、低血压等，停止操作即可恢复。但极少数病人可出现心搏骤停、心律失常、心肌梗死等严重并发症。故对于有心脏疾病史及高龄患者做结肠镜诊疗时要进行心电、血压、经皮血氧饱和度监测。

（2）**脾破裂**：属极其少见的并发症。脾脏上方由脾膈韧带固定于膈，下方有脾结肠韧带与结肠相连，结肠镜过脾曲时或解襻时有时会使脾包膜撕裂出血，一旦确诊需要做修补或脾切除手术治疗。

四、结直肠癌前病变的内镜表现

结直肠癌前病变病灶在内镜下表现为形态改变（包括隆起、平坦、凹陷、糜烂、溃疡等）、黏膜色泽改变、腺管开口形态改变、血管网形态改变等方面，确诊依赖取标本进行病理检查。因此，内镜医生检查时要明察秋毫，注意发现任何微小的病灶，并准确取材送病理检查。根据内镜所见及病理检查结果制定及实施合理的内镜下治疗措施。

内镜下，大肠癌前病变如腺瘤和早期癌可分为息肉样（隆起型）和非息肉样（浅表型）两种类型。

隆起型又可分为有蒂（Ip）、亚蒂（Isp）、无蒂（Is）；浅表型可分为浅表隆起型（IIa）、平坦型（IIb）、凹陷型（IIc）。浅表隆起型大的（肿块直径＞10 mm）病变又称为侧向发育型肿瘤（laterally spreading tumor，LST），根据颗粒与结节的有无再把LST分成颗粒型（granular type，LST-G）和非颗粒型（non-granular type，LST-NG）。凹陷型可与其他类型合并存在，如IIa+IIc，IIc+IIa，Is+IIc。

利用放大肠镜和喷洒色素（通常是靛胭脂）可清楚观察到大肠腺管开口的微细结构，即黏膜细微结构（pit pattern）（图10-14）[2, 3]。黏膜细微结构与病理组织学有明显的相关性，是活体内对病灶性质进行诊断的最好方法。I型（圆形、椭圆形小凹）为正常、炎症性及增生性疾病；II型（星芒状、乳头状小凹）为增生性病变的形态；IIl型为比正常大的管状、椭圆形小凹，病理组织学为管状腺瘤；IIs型为比正常小的管状、椭圆形小凹，病理组织学多为腺瘤或早期癌；IV型为沟纹状、树枝状、脑回状小凹，病理组织学为绒毛状腺瘤；Vi型为形状不规则、散乱的小凹，小凹的数量减少，病理组织学为黏膜内癌或黏膜下微小浸润癌；Vn型为无小凹结构或几乎无小凹结构，病理组织学为黏膜下深部浸润癌。

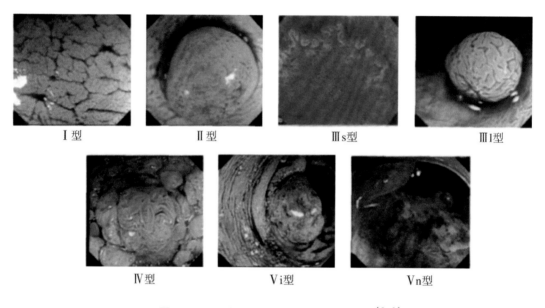

I型　　　　II型　　　　IIIs型　　　　IIIl型

IV型　　　　Vi型　　　　Vn型

图10-14　结肠黏膜隐窝形态的工藤分型[2, 3]

窄带成像（NBI）：是指为观察被血液强烈吸收的光和在黏膜表面的强烈反射光和散射光，将中心波长最优化为514nm和540nm，并将其光谱范围窄带化，强调黏膜表面的血管、黏膜细微结构和毛细血管集中区域的光学图像强调技术。在415nm的窄波光下，黏膜表层血管为茶色；在540nm的窄波光下，黏膜表层下的血管为青系列的颜色。

自体荧光成像（AFI）：蓝色激发光到达上皮下层后，产生自体荧光，通过将自体荧光图像化，病变由荧光强度或色调的差异标示，使发现和诊断病变变得容易。AFI将正常组织显示为绿色；荧光减弱的肿瘤性病变显示为洋红色；在血管丰富的部位及血管中，自体荧光减弱，且绿色的反射光减弱更多，呈深绿色的色调。

多带成像（multiple band imaging，MBI）：又称智能电子分光技术（Fuji intelligent color enhancement，FICE）或计算机虚拟色素内镜（computed virtual chromoendoscopy，CVC），通过电子分光技术将彩色CCD采集到的不同色彩元素进行分解、纯化，从白光显像的全部光谱信息中抽提出相应的信息后进行图像再合成，提供400~600nm间任意波长组合的图像处理模式，替代色素内镜用于发现扁平病变并观察黏膜细微结构，通过更清晰地观察黏膜及黏膜下血管纹理，判断病变组织类型及浸润深度。

共聚焦激光显微内镜（confocal laser endomicroscopy，CLE）：整合于内镜头端的共聚焦激光显微镜贴于消化道黏膜表面后，由浅入深逐层扫描获取显微内镜图像，可在常规白光内镜检查的同时，实时显示消化道黏膜上皮细胞、腺体和血管等细微结构，与组织学HE染色图像形态学表现一致，可实时快速判断病灶性质。

超声内镜（EUS）：可用于判断病灶的起源，病灶的累及深度和周围淋巴结情况，还可在超声内镜引导下做细针穿刺抽吸活检（EUS-FNA），以获得细胞学或组织学病理诊断。

结直肠病灶经白光内镜、放大内镜、色素内镜和NBI电子染色等观察后综合判断，有经验的内镜医生对病灶性质诊断的准确性可达90%以上。对于结直肠浅表型病灶，活检会造成粘连，给后续内镜切除带来困难，因此如结直肠病灶判断为有内镜治疗的适应证，可以不经活组织病理检查直接行内镜下切除，术后送病理检查后再视结果决定是否需要追加手术治疗。

五、结直肠癌前病变的内镜治疗

结直肠癌前病变属于非浸润性病变，多数病灶位于黏膜层，治疗的最好方法就是完整切除整个癌前病灶，彻底阻断癌变进程。只要没有粘连，在黏膜下层注射生理盐水等能使位于黏膜层的病灶充分抬起，绝大多数病灶可以在内镜下安全地切除，并发症的发生率不高，如发生并发症多数也可以在内镜下进行有效处理，因此内镜治疗是一种理想的治疗方法[4]。活组织病理检查只代表了病灶的一小部分，难以对病灶进行全面评估，切除整个病灶全瘤送检不但是一种治疗手段，同时亦是一种对病灶进行全面评估明确诊断的方法。

1. 小息肉（直径≤5mm）的治疗

单次或多次使用冷活检、热活检、冷圈套（不用烧灼的圈套）、热圈套（使用烧灼的圈套）、电灼等。小的息肉，细致观察无异，常不必强调全部切除，可以进行随访观察。

2. 圈套器息肉切除术（snare polypectomy）

圈套器息肉切除术是用圈套器套在息肉与正常黏膜的交界处正常黏膜侧，充分勒紧圈套器同时，用高频电流的热效应切除息肉的方法。适用于隆起型病变（Ip、Isp、Is）和部分表面型病变。对于粗蒂息肉，治疗前可用钛夹或尼龙绳结扎行预防性止血（图10-15）。

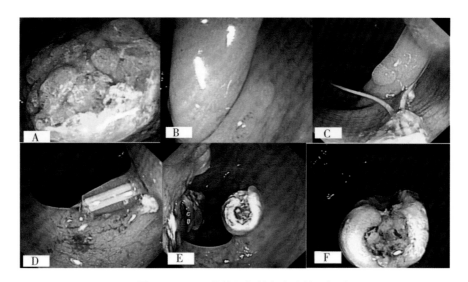

图 10-15　乙状结肠粗蒂息肉内镜下切除
A.巨大息肉　B.可见粗蒂　C、D.尼龙绳结扎粗蒂　E.圈套切除息肉　F.残蒂见粗大血管，基底尼龙绳结扎故无出血

3. 内镜黏膜切除术（EMR）

在内镜操控自如的状态下将病变置于视野的右下方，病灶基底注射生理盐水（可含少许黏膜染料），人为形成山丘状隆起，要使病变位于隆起的顶端，用圈套器套起隆起部，包括少许周围的正常黏膜，逐渐收紧至出现抵抗感为止。要注意不可将肌层卷入，仅用切割电流切下病变，注意通电时间要短，用回收装置如爪钳、网篮等回收切除的组织（图 10-16）。EMR 的主要适应证包括：①平坦凹陷型病灶；②侧向发育型肿瘤；③黏膜下肿瘤如类癌等。主要的并发症有出血与穿孔。一般出血均能在内镜下用电凝、止血夹进行止血；穿孔一般较小，用钛夹缝合多数保守治疗能够成功。

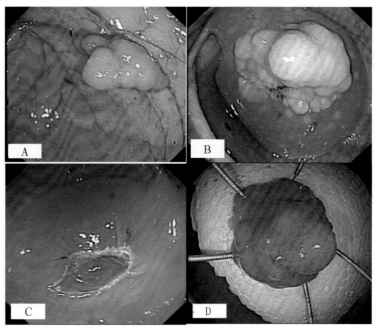

图 10-16　降结肠息肉 EMD 切除
A.降结肠息肉　B.黏膜下注射 0.9% 氯化钠注射液，病灶抬起良好　C.切除后创面，病灶无残留　D.切下的标本

4. 内镜套扎黏膜切除术（endoscopic mucosal resection with ligation，EMR-L）

黏膜下病灶要标记病变，内镜安装套扎装置后，套扎目标区域，在套扎下方行圈套切除。用透明帽代替结扎器进行的黏膜切除术称透明帽辅助黏膜切除术（EMR-C）。主要用于直肠黏膜下肿瘤如类癌等的切除，结肠壁肌层薄，容易被吸入而导致穿孔，故一般不用于结肠。

5. 内镜分块黏膜切除术（endoscopic piecemeal mucosal resection，EPMR）

对于 LST 等大型病变，一次 EMR 无法切除者，可反复进行分块切除，要注意观察切缘，务必保证切缘无病变残留，一旦有残留，病变容易复发。

6. 内镜黏膜下剥离术（ESD）

无法用 EMR 切除的大的病变适用于 ESD 治疗（图 10-17），用 ESD 可将病变大块完全切除，得到准确的病理诊断，决定之后的治疗方针[5]。方法是在病变黏膜下注射液体（可以是生理盐水、透明质酸、甘油果糖等），如病变抬起征阳性，用特殊内镜切开刀如 Hook 刀、Flex 刀、IT 刀等切开病变周缘，一般边切开周缘边黏膜下剥离（期间需要反复黏膜下注射，使黏膜层病变与肌层间间隙增大，以便能够进行电刀剥离）。切下整个病变后创面可见血管，必要时可用钛夹缝闭创面。切下标本送病理检查时必须评估周切缘和垂直切缘情况（即是否为 R0 切除）。结肠 ESD 操作难度大，穿孔危险性高，对操作医师的技术

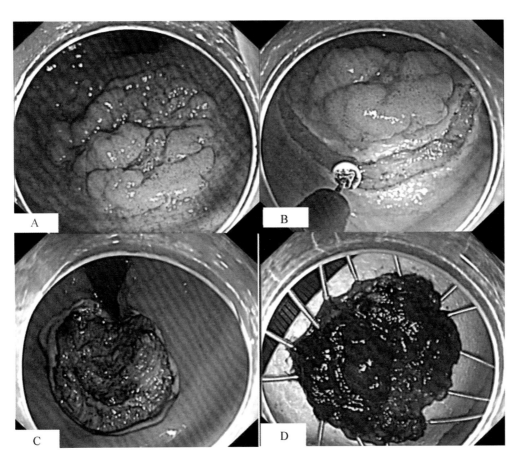

图 10-17 直肠 LST-G ESD 切除
A. 直肠侧向发育型肿瘤 B. IT 刀切开并剥离病灶 C. 剥离后创面 D. 完整切除病灶

要求很高。

六、经肛门内镜微创手术治疗

经肛门内镜微创手术（transanal endoscopic microsurgery，TEM）是一种治疗直肠肿瘤相对较新、经内镜即能完成切除、止血、缝合等系列操作的微创外科技术[6]。TEM 由德国的 Gerhard Buess 设计发明，于 1983 年首次报道，2001 年详尽描述了其设计思路和临床应用结果，之后影响日盛。

1. TEM 的手术系统

TEM 的手术系统由特殊的手术用直肠镜、专用手术器械和显像系统构成。特殊直肠镜由德国的 Richard Wolf 医疗器械公司制造，外径 4 cm，有 12 cm 和 20 cm 的轴长可供选择，利用双球关节活动臂装置（Martin 臂）固定在手术台上。特殊直肠镜上有 4 个用特制橡胶袖套密封的通道。其中一个通道供立体双目镜使用，通过双目镜可以看到清晰的放大 3 倍的三维手术视野影像。立体双目镜上还有一接口可通入摄像镜头，连接图像监视器后，犹如在普通腹腔镜手术时提供视频影像。另外 3 个通道可根据需要插入各种专用的手术器械，如针形高频电刀、特制的组织镊、持针钳、特制的剪刀、吸引器头、注射针、银夹施夹器等，也可插入 5 mm 弯头超声刀进行解剖分离。

2. TEM 的手术适应证

瘤体最大径超过 1.5 cm 的无蒂广基型良性直肠腺瘤（T_0 期），尤其是绒毛状腺瘤最适合应用 TEM 治疗[7]。一般肿瘤占据肠腔应在 3/4 周径以内。TEM 特殊器械的设计使这项技术能够治疗位于距肛缘 4~20 cm 适合局部切除的直肠肿瘤。对于直肠高级别上皮内瘤变（T_{is} 期）或 T_1 期低复发危险的直肠癌（如肿瘤高中分化，瘤体小，活动度大），TEM 提供了一个高的治愈机会[8]。虽然，T_1 期高复发危险或者更后期（如 T_2 期或以上）的直肠癌在局部切除术后有较高的复发机会，但是对于那些有高手术风险的患者，比如高龄或者有严重合并症者，TEM 仍然提供了一种理想的姑息性治疗方法。

3. TEM 的优势与不足

TEM 设计巧妙，利用人体的自然开口（肛门）插入独特的单孔内镜外科系统，在腔内直达病变完成系列操作，利用立体视镜提供三维视野也是其独到之处。TEM 集内镜、腹腔镜和显微手术三种技术特点于一身，微创，显露良好，切除精确，能切除较高部位的直肠肿瘤，并能获取高质量的肿瘤标本用于精确的病理分期，与传统的局部切除术比较具有明显的优势。TEM 无需皮肤切口，创伤小，患者恢复快，手术并发症的发生率也较低。

目前，TEM 技术在我国尚未得到普及。究其原因，首先在于 TEM 器械昂贵，治疗成本高；其次，TEM 目前仅适用于一群特殊的病人，适应证相对较窄；另外，许多医生不习惯借助于目镜来操作，相关医生必须接受专业培训才能熟练掌握操作技术。

总之，TEM 是一项值得推广的微创外科技术，为直肠肿瘤的局部切除开辟了一条新途径，在保留肛门括约肌的直肠手术中有着重要的地位。

（姚礼庆　毛建山　林国乐）

参考文献

[1] HASSAN C, BRETTHAUER M, KAMINSKI M F, et al. Bowelpreparation for colonoscopy: European Society of Gastrointestinal Endoscopy (ESGE) guideline. Endoscopy, 2013, 45 (2): 142-150.

[2] 中华医学会消化病学分会. 中国结直肠肿瘤筛查、早诊早治和综合预防共识意见（一）. 胃肠病学, 2011, 16 (11): 666-675.

[3] 中华医学会消化病学分会. 中国结直肠肿瘤筛查、早诊早治和综合预防共识意见（二）. 胃肠病学, 2011, 16 (12): 735-744.

[4] 孟尼丽. 大肠内镜治疗. 沈阳: 辽宁科学技术出版社, 2007.

[5] 周平红, 姚礼庆. 消化内镜切除术. 上海: 复旦大学出版社, 2012.

[6] 邱辉忠. 经肛门内镜微创手术. 北京: 中国协和医科大学出版社, 2011.

[7] 林国乐, 邱辉忠, 周皎琳, 等. 经肛门内镜微创手术的适应证与并发症. 中华结直肠疾病电子杂志, 2015, 4(5): 521-525.

[8] LU J Y, LIN G L, QIU H Z, et al. Comparison of transanal endoscopic microsurgery and total mesorectal excision in the treatment of T1 rectal cancer: a Meta-analysis. PLoS One, 2015, 10(10): e0141427.

第六节　结直肠癌前病变预防措施

通常意义的结直肠癌的预防大致可分为一级预防和二级预防：前者主要指预防癌前疾病结直肠腺瘤（colorectal adenoma，CRA）与溃疡性结直肠炎的发生或 / 和再发；后者系指早期发现结直肠癌而行内镜下处理或外科手术。另外，广义上的结直肠癌预防也可包括结直肠癌的综合治疗，以防复发或转移，即所谓三级预防。前述的结直肠癌的一级预防内容丰富，包括平均危险度或高危人群的筛查、针对高危人群的化学预防（预防 CRA 发生和再发）和内镜下处理 CRA 等。

一、结直肠癌与癌前病变的筛查

结直肠癌和癌前病变的筛查是现阶段最重要的预防措施，并已取得显著成效 [1, 2]。据最早开展全民性结直肠癌筛查的美国疾病控制中心发布的数据，2003—2007 年美国结直肠癌的发病率和病死率显著下降。结直肠癌的发病率从 2003 年的 52.3/10 万降到 2007 年的 45.5/10 万，每年降低 3.4%，相当于减少 6 万多例新发结直肠癌病例。结直肠癌病死率从 2003 年的 19.0/10 万降到 2007 年的 16.7/10 万，每年降低 3.0%，相当于减少 3 万多例结直肠癌死亡。据估计，成绩的取得一半要归因于结直肠癌预防性筛查工作的开展，早期发现结直肠腺瘤并摘除；35% 归因于戒烟和饮食调节使肥胖人数减少；还有 15% 归因于诊断和治疗工作质量改善。2002—2010 年，美国的结直肠癌目标筛查人数从全国计划筛查人口的 52.3% 增加到 65.4%，并计划在 2020 年将全国的结直肠癌筛查人群提高到占应查人口的 70.5%[3, 4]。

自 1973 年起，以浙江大学医学院郑树教授为首的团队即在结直肠癌高发地区浙江省嘉善县和海宁地区开展结直肠癌防治工作。从最早的简单的肛门指检和 60cm 肠镜检查，到近几年的序贯筛查，包括数量化高危因素问卷调查、粪便潜血检查和结肠镜检查。问卷调查的高危人群和粪便潜血阳性者，做结肠镜检查，进行病理活组织检查，摘除腺瘤，并给予与病情相应的治疗。嘉善县的结直肠癌标化病死率从 20 世纪 70 年代的 26.3/10 万持续下降，到 21 世纪初期降为 8.32/10 万。国家卫计委（原卫生部）在 1973—1975 年、1990—1992 年、2004—2005 年的三次全国范围调查显示，我国其他地区的结直肠癌病死率都是持续上升的，这充分表明浙江结直肠癌筛查的防治效果显著。

开展结直肠癌筛查工作的理论依据如下：无论遗传性还是散发性结直肠癌，绝大多数是由结直肠腺瘤发展而成的。结直肠腺瘤—异型增生—结直肠癌这个病变进展模式已得到共识。从 1cm 直径的结直肠腺瘤演变到侵袭性癌要经过 5~10 年。摘除结直肠腺瘤即是对结直肠癌的预防。而结直肠腺瘤和其他肿瘤性病变在一般人群中相当常见，可占受检人群的 15%~25%。发现和治疗这类癌前疾病是结直肠癌的重要预防策略[1]。

现阶段我国广泛开展结直肠癌前病变筛查的障碍有多方面因素，主要是人力和物力不足，此外，结直肠腺瘤无症状或体征，人群对结肠镜检查的依从性较差。投入预防工作的医师和检验人员亦不足。据估计，即使只筛查 60 岁以上的人群，只用最简单的、价廉的粪便潜血检查，进行全国普查也需要上百亿元。然而，不做预防性筛查，结直肠腺瘤患者会进展成侵袭性结直肠癌，治疗费用和社会损失更是难以估计。

由于不可能全部受检者都做结肠镜检查，筛查工作应先从问诊开始。中华医学会消化病学分会已制定"结直肠癌筛查高危因素量化问卷"。问诊后全部受检者都做粪便潜血检查。根据病史和条件再选择做影像学检查或内镜检查。目前，全结肠镜检查是结直肠癌前病变筛查的核心技术。

（一）结直肠癌的高危人群和问卷调查

下列人群应看作结直肠癌的高危人群。

1. 年龄 50~74 岁者

50 岁以上的人群中结直肠癌发病率增多，75~80 岁达到高峰，然后缓慢下降。建议不必将 76~85 岁的高龄人口作为结直肠癌筛查目标人群。结合国内情况，将人群筛查最高年龄定为 74 岁。我国人口众多，且结直肠癌发病率正在上升，宜采取先初筛发现高危人群，继而行结肠镜检查的筛查方法[1]。

2. 有遗传倾向的结直肠肿瘤患者的亲属

对于有遗传倾向的结直肠肿瘤患者的亲属，筛查的起始年龄应提前到 20 岁（遗传性非息肉病性结直肠癌），甚至提前到 10 岁（家族性腺瘤性息肉病）。错构瘤息肉患者及其一级亲属，如 P-J 综合征、幼年性息肉病、Gardner 综合征、息肉 – 色素沉着 – 脱发 – 爪甲营养不良综合征（polyposis-pigmentation-alopecia-onycholrophia syndrome，Cronkhite-Canada 综合征）、Cowden 综合征，应列为高危受检者。这些高危受检者接受初次筛查的年龄应比家族中发生结直肠癌患者的诊断年龄提早 10 岁。

3. 有下列病史者

有肠道肿瘤、溃疡性结肠炎、克罗恩病、胆囊切除术、输尿管乙状结肠吻合术史者，曾在血吸虫病流行区生活者。

4. 排便习惯改变和有粪便潜血阳性史者

慢性腹泻，指近 2 年来腹泻累计持续超过 3 个月，每次发作时间在 1 周以上。慢性便秘，指近 2 年来便秘每年在 2 个月以上。

虽然结直肠腺瘤一般不引起临床症状，但若受检者有下腹痛、便血（或粪便潜血阳性）、排便习惯改变、缺铁性贫血、不明原因体重减轻、体检有腹部肿块或肠梗阻表现，应考虑结直肠癌可能，宜做进一步检查。

在医院门诊或体检中心向受检者开展个体检查，虽然无提示结直肠肿瘤的症状和体征，建议受检者做粪便或肠镜检查，患者的依从性较好，可行性较高，称为"伺机性检查"，也是结直肠癌前病变的筛查工作，属预防工作的范畴[1]。

（二）粪便潜血检查

这项检查是现阶段应用最广泛的结直肠癌筛查方法。常用化学法，如联苯胺法、邻甲苯胺法、无色孔雀绿法、愈创木脂法、匹拉米洞法等，以邻甲苯胺法较为实用。而应用胶体金免疫检测技术的金标法也已在临床上广泛应用[5, 6]。

1. 愈创木脂法或联苯胺法粪便潜血试验

本法测定红细胞的过氧化酶，操作简便，可在普通临床实验室进行。缺点是诊断敏感度较低。结直肠癌患者的阳性率在 33%~73%，晚期结直肠腺瘤的阳性率在 11%~25%。最好每例查 3 次粪便标本，可提高诊断效果。

2. 粪便免疫法检查

本法测定血红蛋白分解后的球蛋白，特异性较好，不受维生素 C 的干扰。结直肠癌患者的诊断敏感度为 60%~85%，特异性是 87%。晚期腺瘤的诊断敏感度是 20%~50%。许多医院已开展这项检查。

3. 序贯检测

所谓序贯粪便潜血试验，即在前述的化学法基础上加做免疫法潜血试验。

（三）粪便 DNA 测定

本法检测脱落到粪便中的结直肠癌细胞的异常 DNA。粪便标本处理后，用 PCR 法测定。直接从粪便提取 DNA，检测 *K-RAS*、*P53* 和 *APC* 基因突变，有望成为无消化道出血情况下早期诊断结直肠癌和癌前病变的一种新手段。本法还在研究改进中。诊断结直肠癌的敏感度超过 80%，晚期腺瘤的诊断敏感度为 40%，结合粪便潜血试验结直肠癌的诊断敏感度可达到 94%。现阶段有不同的试剂版本，都不能检出全部结直肠癌，加上操作复杂，费用 – 效益未定，只适用于研究工作。

粪便检查结果阳性仅表示应进一步行结肠镜检查。粪便检查的敏感度和特异性应适当，过度敏感而特异性差的粪便初筛结果会造成过多的假阳性，从而增加筛查工作中结肠镜检查的无效工作量。

（四）影像学检查

1. X 线气钡灌肠双重对比造影

本法对结直肠癌的检出率超过 70%，但诊断价值不如内镜检查。

2. CT 结肠成像

本法属无创性检查，受检者较易接受。但本法不能取得活检组织，不能进行治疗，有阳性发现时，还是需要做结肠镜检查和治疗。

（五）内镜检查

1. 乙状结肠镜检查

本法操作方便，但只能看到脾区以远的结肠和直肠。曾应用乙状结肠镜做结直肠癌的筛查，也能降低结直肠癌的总体病死率。但近几年发现近端结肠的癌症增多，用乙状结肠镜检查已属落后的方法。

2. 结合活组织检查的全结肠镜检查

该检查是诊断结直肠肿瘤的标准方法，也是粪便潜血初筛阳性时必须采用的检查方法。人力和物力条件适合时，结肠镜检查可用作初筛方法。当前的循证研究资料已证实，粪便潜血试验可用作结直肠肿瘤的初步筛查方法。全结肠镜检查是结直肠肿瘤（包括腺瘤和癌）确诊、治疗和随访复查的诊治手段[7]。

结肠镜下黏膜染色技术已证实可显著提高微小病变尤其是平坦型病变的检出率，可更清晰地显示所见病变的边界，有利于结肠镜下初步判断病变的性质。采用染色放大结肠镜技术，结合腺管开口分型有助于判断病变的性质和浸润深度，做出与病理较为一致的诊断，从而决定可否行结肠镜下治疗。内镜窄带成像术下血管分型有助于鉴别肠道肿瘤性和非肿瘤性病变，敏感度和特异度均较高，有助于治疗方法的选择。超声内镜有助于判断结直肠癌的浸润深度，用于判断结直肠癌原发肿瘤分期的准确度较高，对判断是否适合行内镜下治疗有一定帮助。

在年龄较大的人群中开展大规模的结肠镜检查，必须注意操作的安全性。老年人中结肠憩室、结肠扭曲、梗阻等较多见，易发生肠壁穿孔。Day 等[8]荟萃分析 20 篇资料，包括诊断性和治疗性结肠镜操作，在 65 岁以上的人群中，平均每 1 000 次结肠镜检查发生 26.0 次不良反应，其中心肺并发症 19.1 次（主要是轻度的短暂低血压和低氧血症），穿孔 1.0 次，出血 6.3 次，死亡 1.0 次。在 80 岁以上老年人中每 1 000 次结肠镜检查发生不良反应 34.9 次，其中穿孔 1.5 次，胃肠道出血 2.4 次，心肺并发症 28.9 次，死亡 0.5 次。

结直肠癌的预防性筛查方案还有很大的改进空间，各地区应根据结直肠癌流行情况和人力物力条件，不断改进筛查方案。

二、内镜下处理结直肠癌和腺瘤

筛查性结肠镜检出的息肉样病变可分为隆起型和平坦型。直径大于 5mm 的腺瘤性息肉都应摘除。隆起型息肉摘除易于完成，平坦型病变的处理会有难度。中华医学会消化病学分会 2011 年制定的"共识"建议，结肠镜发现平坦型病变时，不要取活组织检查，因为单一部位取活组织检查，不能反映病变的全貌，且易致黏膜层和黏膜下层炎症反应，造成与固有肌层粘连，致内镜下病变切除困难[1]。经结肠镜切除黏膜病变的方法与经胃镜相似，包括内镜黏膜切除术（EMR）和内镜黏膜下剥离术（ESD）。

澳大利亚学者 Moss 等[9]报道了治疗较大的扁平息肉和锯齿状息肉的经验。一组 479 例平均 68.5 岁的结肠息肉患者，息肉直径平均 35.6mm。89.2% 息肉用 EMR 一次性切除。83.7% 患者可完全免除外科手术治疗。EMR 和 ESD 技术可实现病变整体性切除，使再发率大幅度降低，ESD 的效果更好。日本学者 Saito 报道，373 例直径大于 20mm 的扁平息肉用 ESD 达到 84% 的整体切除率，术后再发率仅为 2%。但

ESD 操作需专用的器具，在右侧结肠做 ESD 有一定的难度。

美国报道在 2 602 例已切除了结肠腺瘤的患者中（中位数已切除 15.8 年），1 246 例死亡（包括所有原因），其中仅 12 例死于结直肠癌。根据分析在同样数量的一般人群中预期结直肠癌死亡为 25.4 例。而这组结直肠腺瘤切除患者的结直肠癌病死亡率只是一般人群的 0.47，减少了 53%。而在结直肠腺瘤切除后的最初 10 年间，腺瘤性息肉和非腺瘤性息肉患者的结直肠癌病死率相似（相对危险度为 1.2）。上述结果表明，结直肠腺瘤切除可预防结直肠癌死亡，在切除 10 年后，预防结直肠癌的效果较明显 [7]。

结肠镜筛查对腺瘤和有癌变潜能的息肉的检出率很高，但摘除腺瘤后的再发率也很高。摘除腺瘤后 3 年的再发率可达 40%~50%。国外一组大系列的资料报道，在平均随访 4 年期间，11.2% 出现进展性腺瘤，0.6% 演变为癌。我国 5 个医疗机构的研究表明，进展性结直肠腺瘤摘除后 1 年的再发率高达 59.46%，5 年再发率是 78.07%。我国 5 个消化病中心回顾分析了 1 208 例进展性结直肠腺瘤内镜摘除后再发的情况。在随访的第 1 年内，再发率高达 59.46%，第 2~3 年再发率为 61.09%，第 3~5 年间再发率为 78.0%。整个资料显示结直肠腺瘤摘除后再发率呈逐步增高的趋势 [2]。

结直肠腺瘤摘除后的疗效评估和影响腺瘤再发的因素的研究中，可见右侧结肠的腺瘤增长较快，尤其是肠镜较难发现和识别的平坦型息肉可以发生癌变。学者们多认为右侧结肠腺瘤摘除后的获益远低于左侧，可能右侧结肠多有平坦型息肉，漏诊和摘除不彻底是重要因素。腺瘤大小不同，再发率亦不同。直径 10~30mm 的腺瘤摘除后再发率较高，达 65.93%。 从腺瘤数量来分析，单个腺瘤摘除后的再发率较低（57.24%），2 个和 3 个腺瘤摘除后的再发率分别达到 80.0% 和 83.33%。有高级别上皮内瘤变的高危腺瘤患者中，摘除后的再发率（74.74%）高于低危腺瘤摘除后的再发率（63.14%）。

由此可见，结直肠肿瘤摘除后或手术后的随访复查是重要的。腺瘤直径大于 10mm，数量多于 3 个或有高级别上皮内瘤变，列为进展性高危腺瘤，摘除后应在 3 个月和 6 个月再次行结肠镜检查。有高级别上皮内瘤变的患者应尽早做内镜下干预。检出低危性腺瘤者在 1~3 年复查。未检出腺瘤者可在 5 年后再复查结肠镜，也有学者提出未检出异常者可 10 年复查一次。

在结肠镜筛查后到计划结肠镜复查前诊断的结直肠癌，称为间歇期癌（interval cancer）。间歇期癌的发生可能与三方面因素有关：①癌快速生长；②上次筛查时漏诊（直径大于 10mm 的腺瘤漏诊率可达 2%~12%）；③上次筛查时腺瘤摘除不完全。

Kaminski 等 [10] 提出，间歇性癌是结直肠癌前病变筛查的一项质量指标。在 45 021 次结肠镜筛查和 188 788 随访人年中，在 3~5 年期间共发生 42 例间歇性癌。其中大多数是在上次未检出腺瘤的受检者中发生的，估计是上次漏诊的。只有 1 例是癌发生在上次腺瘤的同一部位，估计属于切除不彻底。不同的肠镜检查医师检出腺瘤的阳性率不同。在腺瘤检出率低的医师所检查者中，间歇性癌的发生率高。一般肠镜检查医师能做到 95% 插入回盲部。检查质量高的指标之一是在男性受检者中检出结直肠息肉 20%~25%；在女性受检者中检出 15% 以上。肠道清洁准备也是保证肠镜检查质量、避免漏诊的重要因素。

随着结直肠癌前病变筛查工作的开展，人们已注意到结直肠腺瘤有增多和年轻化的趋势。近端结肠病变有所增多，尤其要注意平坦型甚至凹陷型病变的识别和处理。由于结直肠癌前病变在摘除后的再发率较高，今后需研究结直肠癌和结直肠腺瘤的分子分型与临床疾病进展的关系。

三、结直肠癌前病变的饮食调整和化学预防

我国人口众多，广大农村地区医疗条件较差，且医务人员短缺，从事预防的人力不足，预防结直肠癌前病变的经费和设施也不能满足大面积筛查结直肠肿瘤的要求。所以，除了对试点地区和重点人群开展筛查外，在一般人群中用生活方式调整和化学药物进行结直肠肿瘤一级预防是重要的、费用较低的方法。况且，鉴于腺瘤摘除后的高再发率，也十分有必要通过化学药物的开发和应用来预防腺瘤的再发。虽然至今结直肠癌的病因和发病机制还未完全阐明，但现有的流行病学资料和临床观察提供了多种可用的化学预防方法。化学预防的效果不如筛查和摘除腺瘤那么明确，但化学预防较易实施、费用较低且不良反应少，值得广泛开展[1, 2]。

（一）调整饮食结构，减少脂肪，增加膳食纤维摄入

已有许多资料提出，摄入脂肪总量多的人群中，结直肠癌的发病率增高。在北美和欧洲等结直肠癌发病率高的地区，居民的"西方化饮食"中脂肪含量曾占总热量的40%~45%。而脂肪摄入量低的地区，居民的脂肪摄入量占总热量的10%~15%。动物脂肪摄入量与结直肠癌发病率呈正相关。而且，红色肉类的摄入量与鸡肉鱼肉的摄入量之比值，也与结直肠癌发病率成正比。烟熏或盐渍的鱼类也增加结直肠癌的危险。这提示各种动物脂肪的构成和致癌因素有所不同。

摄入脂肪多的人群，血清胆固醇和 β 脂蛋白浓度增高，其患结直肠癌危险性增加，但结果常不一致。有些结直肠癌患者的血清胆固醇浓度却降低。脂肪摄入引起结直肠癌的发生机制可能是肝脏合成胆固醇和胆汁酸增多，结肠腔内的细菌使之形成次级胆汁酸和胆固醇代谢产物，可能损伤结肠黏膜，增加上皮细胞的增殖活动。胆汁酸能引起花生四烯酸释放，后者转化为黏膜的前列腺素，增加肠上皮的增殖。

流行病学资料和动物实验提示膳食纤维有保护肠道黏膜的作用。膳食纤维由植物的细胞壁组成，在消化道不能被消化酶分解消化，对机体不起重要的能源和营养作用。膳食纤维可分为可溶性和不可溶性纤维；还分为可酵解和不可酵解纤维。可酵解纤维存在于蔬菜和水果；不可酵解的纤维见于稻和麦的糠麸。多数膳食纤维是碳水化合物，包括纤维素、半纤维素和果胶等；也有非碳水化合物的，如木质素。

膳食纤维在肠腔内能吸收水分，增加粪便的容积，促进肠道蠕动，加速粪便的排出，减少肠腔内的致癌物质与肠壁接触的时间。膳食纤维可被肠道细菌酵解，生成短链脂肪酸，降低肠腔内的 pH 值，可能抑制致癌过程。这些可能是膳食纤维降低结直肠癌发病机制的部分作用。据报道，芬兰库奥皮奥地区居民摄入脂肪量多，同时食用全小麦和黑麦面包，膳食纤维摄入量大，粪便量也增加。与同样摄入脂肪量高的纽约居民配对相比，库奥皮奥地区的居民中结直肠癌发病率较低。

也有不同的报道。Schatzkin 等[11]观察了 2 079 例 35 岁以上近 6 个月内摘除了结直肠腺瘤的患者，给

予低脂肪高膳食纤维的饮食，脂肪占总热量的20%，膳食纤维18g/1 000kcal，经3~5年复查，结直肠腺瘤的检出率在治疗组是39.7%，对照组是39.3%。然而，治疗组中直径大于10mm的腺瘤只有5%。可能低脂肪高膳食纤维饮食可以影响腺瘤的长大，但不能防止腺瘤的再发。也可能需要更长时间的观察，才能看到效果。

现在，美国防癌协会推荐每日食用30~40g膳食纤维。中国营养学会推荐居民每日摄入膳食纤维的量如下：低能量饮食（1 800kcal）25g/d，中等能量饮食（2 400kcal）30 g/d；高能量饮食（2 800kcal）35 g/d。实际上各类食物含膳食纤维量不等，谷物为3.3%~14%，豆类为0.9%~5.6%，蔬菜为2.7%~10.7%，水果为1.4%~8.7%。所以很难精确计算每日的膳食纤维摄入量。但只要注意减少脂肪，增加全谷物、蔬菜、水果的摄入量，上述推荐量容易达到。

（二）戒烟

烟草的烟雾中有许多种致癌物质。流行病学研究表明，吸烟者罹患结直肠癌的风险是不吸烟者的1.5倍，罹患进展型结直肠腺瘤的风险是不吸烟者的1.9倍。所以，戒烟是明确的预防结直肠癌的重要措施。

（三）增加叶酸摄入量

叶酸是水果和蔬菜中的水溶性物质，属B族维生素。叶酸在造血过程中起作用，在DNA甲基化过程中，能促进DNA的合成、复制和基因表达的调节，因此叶酸的缺失可能破坏这些过程，导致染色体断裂和基因表达改变、基因组不稳定和DNA异常甲基化，与结直肠癌的发生相关。缺乏叶酸可导致DNA损伤积聚，增加结直肠癌的发病危险。有关增加叶酸摄入量是否具有预防结直肠癌的作用的资料较多，但意见有分歧，大致可归纳为3种观点。

1. 增加叶酸摄入量可减少结直肠癌的发病危险

大量的病例对照研究和队列研究结果表明，与低叶酸摄入量组相比，高叶酸摄入量组（400 μg/d）可降低结直肠癌发病危险30%~40%。但多数报道的结果不恒定。2010年前19篇前瞻性研究荟萃分析估计，每日摄入100g蔬菜水果与结直肠癌发病危险呈轻度负相关（$RR = 0.98$，95% CI：0.97~0.99）。

2. 增加叶酸摄入量对结直肠癌的发生有潜在危险甚至可促进结直肠癌的进展

最具代表性的报告来自美国的一项多中心临床干预试验。1 021例结直肠腺瘤患者分为干预组516例，每日口服叶酸1mg；另505例口服安慰剂。经3年和5年随访，在结直肠腺瘤摘除后，未见叶酸有预防结直肠腺瘤再发的作用。甚至干预组中进展型腺瘤较多，达11.6%，高于对照组的6.9%。然而，也有不同的报道。Stevens等[12]观察43 512名男性和56 011名女性，在1995—2007年间诊断1 023例结直肠癌，补充叶酸不增加结直肠癌的发生（$RR = 0.81$，95% CI: 0.66~0.99）。

3. 持中立态度者

大规模前瞻性研究表明，血浆叶酸的高水平与结直肠癌的危险性增高和总死亡率不相关，并且低叶酸饮食导致小鼠尿嘧啶错掺和基因组的低甲基化，而这并不足以促进肿瘤发展。一个多中心的随机双盲试验显示，补充叶酸对于腺瘤摘除后再发没有影响；但补充叶酸可减少低叶酸者结直肠腺癌再发率。一项纳入 43 512 男性和 56 011 女性的 8 年研究提示，添加叶酸的食品与结直肠癌发生率的增加无关[13]。

学者们也评价了前述美国临床干预试验，认为此试验课题设计缺陷，无法明确叶酸是否能预防原发性结直肠腺瘤（该问题直接关系到叶酸能否预防结直肠癌问题），不能否定叶酸对结直肠癌的预防作用。试验未回答叶酸对未摘除腺瘤者有何影响，无法明确叶酸是否可以预防其癌变。对于叶酸预防结直肠癌的研究应强调分析时效性（不同时期，预防效果不同），多种化学预防剂同时应用。

4. 新进展

近来较多的研究报道倾向于叶酸可预防结直肠肿瘤。加拿大多伦多大学的学者们为处于孕期的雌性大鼠补充叶酸，发现其后代发生结直肠癌概率降低。该抑制癌症发生的作用部分是由于增加了基因组 DNA 的甲基化，降低了上皮的增殖和减少了结直肠 DNA 的损伤。一项针对 121 700 名女护士和 51 529 名男性健康志愿者 12~16 年的随访研究证明，叶酸的摄入与结直肠癌和腺瘤的发生呈负相关。女性进展型腺瘤和男女患者增生性息肉的发生率与结肠黏膜活检组织中叶酸浓度呈负相关。补充叶酸时间长于 15 年者，结直肠癌发生率降低。荟萃分析显示，无论是男性还是女性，叶酸的摄入量与结直肠癌发生率呈现负相关[14-19]。

综合现阶段的资料，可归纳如下：补充叶酸仅能预防结直肠腺瘤的发生，而不能预防结直肠腺瘤切除后的再发。而且，叶酸的预防作用仅见于血清叶酸基础水平较低者。所以，用叶酸预防的时机和剂量还值得研究。

（四）补充钙剂和维生素 D

流行病学资料提示，补充钙剂可以显著降低结直肠癌的发病率[20]。Wu 等[21]对 87 998 名女性和 47 334 名男性进行 10~16 年的随访，两组分别发生结直肠癌 626 例和 399 例。作者分析观察对象的钙摄入量发现，每日通过饮食摄入钙超过 700mg 者，患结直肠癌的可能性比每日摄入钙少于 500mg 者降低 42%。由于补充钙只在血清 25-OH-D$_3$ 水平较高患者中才能有效，因此，维生素 D 和钙剂在预防结直肠肿瘤发生过程中具有协同效应。

钙剂预防结直肠肿瘤的机制，可能是通过钙结合肠腔内的次级胆汁酸，抑制肠上皮的细胞增殖。此外，钙也能干预肠黏膜细胞的增殖、分化和凋亡，影响血管形成，调控细胞周期，从而影响结直肠癌的发展过程。摄入钙剂能增加粪便的排出量。有研究发现，细胞外钙浓度升高对分化程度高的结直肠癌细胞有抑制作用，但对低分化的结直肠癌细胞则影响很小。学者们认为，钙离子受体只能在分化较好的结直肠癌细胞中表达，而分化差的癌细胞中，钙离子受体的表达降低，因此提高钙浓度对这些低分化细胞无效。

凋亡减少是结直肠癌早期的重要特征，而钙可以促进细胞凋亡。在人的结直肠腺瘤和癌细胞中，钙与凋亡细胞呈剂量依赖的关系。补充钙剂可以使肠上皮细胞凋亡增加 3~4 倍，因此诱导凋亡是钙剂干预结直肠癌进程的重要机制之一。

维生素 D 摄入体内后，先在肝内羟化为 25-OH-D_3。然后在肾脏内再羟化成 1，25-（OH）$_2$-D_3，在体内起内分泌激素样作用，具有多能作用，能降低甲状旁腺激素血清浓度，减少骨质吸收，增加骨质形成，增强肌力，有利于钙质吸收等。

维生素 D 的抗癌作用不仅是与钙有协同作用或通过钙离子介导的。1，25-（OH）$_2$-D_3 本身具有直接对抗细胞增殖的特性，在体外可以抑制多种肿瘤的生长，如结直肠癌、乳腺癌和前列腺癌等。维生素 D 的抗癌作用可能与维生素 D 受体有关。Yamaji[20] 等观察了 737 例结直肠腺瘤患者和 703 例对照者，测定血浆 25-OH-D_3 浓度，发现浓度最高的 1/5 患者比浓度低的患者腹内结直肠腺瘤量减少。这结果可能与维生素 D 受体的多态性有关，而与钙摄入量无关。

每日补充钙 700~1 000mg 和维生素 D400~800U，可使经肠道排出的粪便量增加。本法价廉易行。根据加拿大 1 760 例结直肠癌和 2 481 例对照的分析，补充钙可使结直肠癌的相对危险度减少到 0.76，补充维生素 D 后的相对危险度减至 0.73。

（五）阿司匹林和非甾体抗炎药（NSAID）

有证据显示，长期服用 NSAID 的类风湿性关节炎患者中，结直肠癌的发病率降低。资料显示阿司匹林能预防结直肠腺瘤。Giovannucci 等 [22] 回顾性总结女性受检者，每周服用阿司匹林 2 片（325mg/ 片）以上，与不服用者相比，经 4 年时间，结直肠癌相对危险度是 1.06，差异不显著。每周服用 4~6 片以上，经 10~19 年结直肠癌减少的效果才明显，相对危险度减至 0.56，95% *CI* 为 0.36~0.90。

遗传性非息肉病性结直肠癌（Lynch 综合征）基因携带者 861 例，分为服用阿司匹林 600mg/d 组和安慰剂对照组，平均随访 55.7 个月，发生原发性结直肠癌 48 例，其中阿司匹林组 18 例，安慰剂对照组 30 例。结果显示阿司匹林组降低结直肠癌风险 37%，风险比是 0.63。在完成 2 年干预试验的亚组中，阿司匹林降低结直肠癌风险 59%。在干预过程中不良反应发生的情况无显著差异 [23]。

阿司匹林和 NSAID 都有抑制环氧化酶、减少前列腺素生成的作用。可能是通过减少前列腺素而抑制肠道上皮的增殖。环氧化酶 -2（COX-2）抑制剂可减少阿司匹林和 NSAID 的消化道不良反应。用 COX-2 抑制剂塞来昔布 400mg，每日 2 次，治疗 77 例家族性腺瘤性息肉病（几乎 100% 致癌的病种）患者，6 个月后腺瘤数减少 26%。总的腺瘤负荷，即全部腺瘤直径之和，减少 30.7%。而用 100mg 塞来昔布的亚组的效果不及 400mg 组 [24]。

虽然上述两篇报道显示阿司匹林和塞来昔布治疗结直肠肿瘤有一定的效果，但总的说来，阿司匹林和 NSAID 用于预防结直肠肿瘤还有许多问题。药物需长达数年时间才能达到预防效果，而且阿司匹林和 NSAID 都有较多的不良作用，即使不伴幽门螺杆菌感染，也可引起胃和肠道黏膜糜烂、溃疡和出血。长期服用 NSAID 的患者中，20%~65% 可有 NSAID 致小肠黏膜损害，包括溃疡、出血和狭窄。NSAID 还可能引起肠道弥漫性炎症和通透性异常，破坏黏膜的完整性，引起蛋白丢失性肠病和吸收功能不良，以及多种维生素缺乏表现。用于预防结直肠肿瘤的阿司匹林剂量（大于 600mg/d）远大于心血管疾病的预防剂量（75~100mg/d）。所以，阿司匹林和 NSAID 广泛用于人群结直肠肿瘤的一级预防，还存在争议。看来，阿司匹林、NSAID 和 COX-2 抑制剂只能选择性地用于部分已摘除结直肠腺瘤患者的二级预防。

（六）抗氧化维生素

Zauber 等[7]曾报道，751 例患者在初筛时 33% 有腺瘤，腺瘤摘除后，每日用维生素 C1.0g、维生素 E400mg 和 β-胡萝卜素 25mg，全组在 4 年后复查结肠镜，279 例至少又有一个腺瘤，占 37%。看来，抗氧化维生素对结直肠肿瘤的发生和进展无直接影响，不推荐用于结直肠腺瘤的化学预防。

（七）丁酸盐

膳食纤维在结肠内经革兰阳性厌氧菌酵解，部分生成短链脂肪酸（short chain fatty acid，SCFA），包括含 2~5 个碳原子的弱有机酸，即乙酸、丙酸、丁酸和戊酸，分别占 60%、25%、15% 和 10%。高酵解性膳食纤维来源于蔬菜和水果，产生较多短链脂肪酸。

短链脂肪酸中，丁酸具有比丙酸较强的生物活性。在动物实验和细胞培养系列中观察到，在生理环境中 99% 的短链脂肪酸以离子型存在于肠腔内，是肠道上皮细胞的能量来源，以离子交换的形式或在转运蛋白的辅助下进出细胞。单羧酸转运蛋白（monocarboxylate transporter，MCT）是与氢离子通道偶联的转运体，主要在顶端膜起作用。已有研究发现，致病性大肠杆菌感染可使大肠癌细胞株 Caco-2 表达 MCT-1 减少，从而使丁酸盐的吸收减少。这说明结直肠癌的发生与丁酸盐减少有关，同时也说明肠道菌群对丁酸盐的吸收有一定影响。增强 MCT 对丁酸盐的转运，可提高其利用度，抑制结直肠癌的发生和发展。

丁酸盐比丙酸盐能更有效地抑制组蛋白脱乙酰酶（histone deacetylase，HDAC），减少黏膜炎症。丁酸盐对角化蛋白和中间核丝的作用明显，能使细胞减少对谷胱甘肽的利用，诱导凋亡和抑制癌细胞的增殖。虽然目前丁酸盐的抗癌机制尚未完全明确，许多学者认为丁酸盐主要是通过抑制 HDAC 提高组蛋白乙酰化水平，从而抑制细胞增殖，诱导细胞分化凋亡。

上海交通大学医学院附属仁济医院的研究发现，丁酸盐可明显抑制二甲肼（dimethy lhydrazine，DMH）诱导的小鼠大肠癌的发生，且与提高组蛋白乙酰化水平有关。组蛋白乙酰化和生长抑素的作用，与特异的细胞周期调节因子有关，其中细胞周期依赖性蛋白激酶抑制剂 P21[WAF1] 与 Cyclin B1 在结肠癌发展中起重要作用。体外研究发现，在 P21[WAF1] 低表达的大肠癌 SW116 及 Caco-321 细胞系中，丁酸钠通过抑制 HDAC，改变染色体构象，导致 P21[WAF1] 表达上调，继而引起细胞周期停滞于 G1 期。

另有学者在研究人癌细胞系 HT-29 时发现，丁酸钠可以下调 Cyclin B1 的表达，从而诱导细胞分化，生长停滞，而此过程也需要 P21[WAF1] 参与。而在无 P21[WAF1] 表达的 HCT-116 细胞系中，丁酸钠对细胞增殖速率无明显改变。可见，丁酸钠致生长停滞的特性与组蛋白高乙酰化有关，同时需要 P21[WAF1] 因子的参与。

丁酸盐预防结直肠癌的作用具有多靶点多环节的特点，但是，由于体内研究甚少，其不良反应如对血压的影响，还不明确。因此发现并证实适合临床应用的药物靶点尚需时日。

丁酸钠对正常细胞的增生及破损黏膜的再生无明显作用，而在未分化的高度增生的腺癌细胞中，丁酸钠可以明显抑制细胞增生，诱导细胞分化凋亡。说明丁酸钠对细胞的作用取决于细胞表型状态，这可解释为细胞本身状态不同时对丁酸盐的利用不同。

综上所述，有关丁酸钠或高纤维食物预防结直肠癌的研究存在的问题归纳如下：①不同的结直肠癌细胞系亚型可导致不同的结果。②体内与体外的研究结果不同。③干预时间的差异，导致作用效果的迥异。④丁酸钠与不同的成分联合作用，可能会得到相反的结果。⑤不同的研究中，膳食纤维的量与成分不同，结果往往也不同。⑥流行病学研究方法、持续时间和样本的差异，导致统计结果不同。如腺瘤的再发并不是结直肠癌的实际发生率，而且观察时间通常是 3~5 年，可能从腺瘤到结直肠癌形成需要更长时间。所以，学者们关于丁酸盐对结直肠癌的预防作用所持观点不一。总结不同结果的原因，对以后做更深入的研究有一定的指导作用。随着研究的进展，丁酸盐作为新型抗肿瘤药物，将对结直肠癌的预防和治疗提供新的前景。

此外，文献中还提到硒 200 μg/d 有调节细胞周期的作用，曾用于预防腺瘤再发；熊去氧胆酸曾用于预防结直肠癌和腺瘤；铁剂摄入过多可增加结直肠癌发病率[25]。但相关资料太少，尚不能提出实用的预防建议。

（沈　镭　房静远）

参考文献

[1] 中华医学会消化病学分会. 中国结直肠肿瘤筛查、早诊早治和综合预防共识意见. 中华消化杂志，2012，32：1-10，73-81.

[2] 房静远. 关注结直肠腺瘤的诊治研究. 中华消化杂志，2010，30（7）:433-435.

[3] LIEBERMAN D A.Clinical practice. Screening for colorectal cancer. N Engl J Med，2009，361（12）：1179-1187.

[4] TORBARA N W, SLEISENGER M H. Screening for colorectal cancer. N Engl J Med，1995，332（13）：861-867.

[5] QUINTERO E, CASTELA A, BUJARDA L, et al. Colnoscopy versus fecal immunochemical testing in colorectal cancer screening. N Engl J Med，2012，366（8）：697-706.

[6] QUASEEM A, DENBERG T D, HOPKINS R H, et al. Screening for colorectal cancer: a guidance statement from the American College of Physician. Ann Intern Med，2012，156（5）：378-386.

[7] ZAUBER A G, WINAWER S J, OBREIN M J, et al. Colonoscopic polyectomy and long-term prevention of colorectal-cancer deaths. N Engl J Med，2012，366（8）：687-696.

[8] DAY W, KWON A, INADONI J M, et al. Adverse events in older patients undergoing colonoscopy: a systematic review and meta-analysis. Gastroint Endosc，2011，74（4）：885-896.

[9] MOSS A, BOURKE M J, WILLIAMS S J, et al. Endoscopic mucosal resection outcomes and prediction of submucosal cancer from advanced colonic mucosal neoplsia. Gastroenterology，2011，140（7）：1909-1918.

[10] KAMINSKI M F, REGULA J, KARASZEWSKA E, et al. Quality indicator for colonoscopy and the risk of interval cancer. N Engl J Med，2010，362（19）：1795-1803.

［11］SCHATZKIN A，LANZA E，CORLE B，et al. Lack of effect of a low fat high-fiber diet on the reccurence of colorectal adenoma. Polyp Prevention Trial Study Group. N Engl J Med，2000，342（16）：1149-1155.

［12］STEVENS V L，MCCULLOUGH M L，SUN J，et al. High levels of folate from supplements and fortification are not associated with increased risk of colorectal cancer. Gastroenterology，2011，141（1）:98-105.

［13］AUNE D，LAU R，CHAN D S，et al. Nonlinear reduction in risk for colorectal cancer by fruit and vegetable intake based on meta-analysis of prospective studies. Gastroenterology，2011，141（1）：106-118.

［14］FIFE J，RANIGA S，HIDER P N，et al. Folic acid supplementation and colorectal cancer risk: a meta-analysis. Colorectal Dis, 2011，13（2）:132-137.

［15］WU K，PLATZ E A，WILLETT W C，et al. A randomized trial on folic acid supplementation and risk of recurrent colorectal adenoma. Am J Clin Nutr，2009，90（6）:1623-1631.

［16］SIE K K，MEDLINE A，WEEL J，et al. Effect of maternal and postweaning folic acid supplementation on colorectal cancer risk in the offspring. Gut，2011，60（12）:1687-1694.

［17］LEE J E，WILLETT W C，FUCHS C S，et al. Folate intake and risk of colorectal cancer and adenoma: modification by time. Am J Clin Nutr，2011，93（4）:817-825.

［18］FLOOD A，MASON J B，LIU Z，et al. Concentration of folate in colorectal tissue biopsies predicts prevalence of adenomatous polyps. Gut，2011，60（1）：66-72.

［19］KENNEDY D A，STERN S J，MORETTI M，et al. Folate intake and the risk of colorectal cancer: a systematic review and meta-analysis. Cancer Epid emiol，2011，35（1）:2-10.

［20］YAMAJI T，TWASAKI M，SASASKI S，et al. Association between 25-hydrooxyvitamin D and colorectal adenomas according dietary calcium intake and vitamin D receptor polymorphism. Am J Epidemiol，2012，175（3）：236-244.

［21］WU K，WILLETT W C，FUCHS C S，et al. Calcium intake and risk of colon cancer in women and men. J Natl Cancer Inst，2002，94（6）：437-446.

［22］GIOVANNUCCI E，EGAN K，HUNTER D J，et al. Aspirin and risk of colorectal cancer in women. N Engl J Med，1995，333（10）：609-614.

［23］BURN J，GERDES A M，MACRAE F，et al. Long-term effect of aspirin on cancer risk in carriers of hereditary colorectal cancer: an analysis from the CAPP2 randomised controlled trial. Lancet，2011，378（9809）:2081-2087.

［24］STEINBACH G，LYNCH P，PHILIPS R，et al. The effect of celecoxib, a cycloxygenase-2 inhibitor, in familial adenomatous polyposis. N Engl J Med，2000,342（26）：1946-1952.

［25］ SUN Z，ZHU Y，WANG P P，et al. Reported intake of selected micronutrients and risk of colorectal cancer：results from a large population-based case-control study in Newfoungland，Labrador and Otario，Canada. Anticancer Res，2012，32（2）：687-696.

第十一章

肝胆系统癌前病变和癌前疾病

第一节 总 论

一、肝胆系统癌前病变和癌前疾病的研究现状

肝胆系统属消化系统范畴，其恶性肿瘤发病率较高。肝细胞癌是肝胆系统肿瘤的典型代表，也是世界上最常见的恶性肿瘤之一，近年来全球发病率呈上升趋势。每年全球报告约70万例肝癌患者，中国几乎占据总数的55%。而胆管癌及胆囊癌的发病率也逐年升高。

肝脏是人体重要的实质性器官，担负机体消化、代谢、凝血、解毒及吞噬等多种复杂的生理功能，且血供丰富，周围毗邻重要器官结构，因此，肝胆系统恶性肿瘤多具有发病隐匿、生长迅速、恶性程度高、易于扩散转移等特点，总体治疗效果尚不满意。

相比其他常见的消化系统肿瘤，比如大肠癌和胃癌，肝胆系统肿瘤有很多不同的特点，对于其癌前病变和癌前疾病的研究也较薄弱，可能的原因在于：

（1）肝胆系统多为实质性脏器，留取组织标本较为困难。胃肠肿瘤的内镜下检查、治疗目前已普遍开展，成为研究消化系统肿瘤癌前病变安全有效的方法，但肝胆系统穿刺仍存在一定的操作风险，不易取得确定标本。

（2）肝胆系统癌前病变和癌前疾病的诊断困难。目前对于肝胆系统恶性肿瘤的诊断主要依赖于影像学检查，在癌变的早期阶段，尚缺乏较好的影像诊断方法，不易发现早期病变。

（3）肝胆系统肿瘤癌变过程的追踪困难。因缺乏有效的客观判定标准，患者依从性差，难以做到长期随访追踪。

（4）对肝胆系统癌前病变和癌前疾病，尚缺乏有效的治疗方法。如肝硬化异型增生结节有较高的癌变风险，除手术切除外尚无有效方法阻断其癌变进展。

但随着近年来分子生物学研究的发展，人们对肿瘤的认识也逐步深入，与肝胆系统肿瘤癌变相关的分子标志物不断被发现，一些与发病及预后相关的分子预测模型也逐步建立，同时临床上对于一些癌前疾病也有了新的认识。目前已经能够做到：通过合理的抗病毒及护肝治疗延缓肝损害的发展，通过高危人群筛查发现早期肿瘤并早期治疗，通过对胆囊息肉及胆道系统慢性炎症的合理干预降低癌变发生率，而分子影像诊断学的发展，则有望为肝胆系统癌前病变提供新的诊断模式。相信未来在肝胆系统癌前病变和癌前疾病的基础与临床研究领域必然会有新的突破，这也将是降低肝胆系统恶性肿瘤发病率的希望

所在。

（吴健雄　余微波）

二、肝胆系统组织学特点

肝胆系统复杂的解剖组织结构也是其癌前病变和癌前疾病研究困难的原因，在实质脏器很难观察到从不典型增生到原位癌的过程。解剖学上认为肝细胞不典型增生、腺瘤样增生和肝硬化三种比较常见的形式与肝癌的癌前疾病相关。病理研究证明，在肝硬化假小叶内发现不典型增生肝细胞的频率很高，可能肝硬化向肝癌转化的过程就是由肝细胞不典型增生恶性演化而形成。瘤样增生的病理特征是肝脏呈弥漫性结节性改变，肝脏大小可以正常、增大或缩小。在腺瘤样增生肝组织中，可以发现不典型增生肝细胞。对腺瘤样增生患者的追踪调查证明，部分患者可以发展为肝癌。对不典型增生肝细胞的研究发现，其 DNA 含量、染色体核型分析、核面积、核不规则指数等趋同于肝癌细胞。肝细胞不典型增生中某些基因表达产物明显减少或消失，而癌基因产物等较正常肝细胞明显增加。简单来讲，这种类型的肝细胞已经接近于肝癌细胞。

（李文婷）

三、肝胆系统疾病恶性转化的相关病因及其分子生物学机制

（一）肝细胞癌

1. 肝细胞癌恶性转化相关病因

（1）乙型肝炎病毒（HBV）感染：全球 60%~80% 的肝细胞癌（hepatocellular carcinoma，HCC）归因于 HBV 感染。我国 HCC 患者中合并 HBV 感染者最常见。感染 HBV 以后，宿主细胞作为诱导剂，引起继发性染色体重排，并且增加基因不稳定性，产生 Pre-C/C 突变、核心启动子及 Pre-S/S 基因缺失等突变株。Pre-C 区域中 1896G 突变可以通过提前引入终止密码子，终止乙肝病毒 e 抗原（HBeAg）的产生，而HBV-DNA 仍然在合成，这就会导致肝脏损伤进而发展为肝硬化及 HCC。研究证明，1762T/1764A 双突变的 HBV 单独感染可能是 HCC 发生的高危因素。另外，Pre-S 突变通过上调端粒酶反转录及诱导端粒酶活性可能会增加人 HCC 细胞株的恶性转化[1]。乙型肝炎病毒 X 基因（*HBX*）及其编码的调节蛋白（HBX）与 HBV 的复制密切相关，HBX 蛋白具有多种功能：与 P53 蛋白相互作用；抑制 DNA 切除修复作用；具有生长因子样作用，可直接刺激细胞生长；参与细胞周期调控和细胞凋亡等。HBX 对 Wnt/β-catenin 的激活

可能直接促进肝细胞向肝癌起始细胞的转化。Kuo 等 [2] 发现，HBX 通过 P38/ 丝裂原活化蛋白激酶路径活化肝癌上调蛋白（hempatoma upregulated protein，HURP）的表达，HURP 促进 HBX 表达细胞中抗凋亡蛋白 Survivin 的表达，导致 Survivin 的积聚，进而产生抗凋亡效应。此外，HBX 通过抑制 P53 导致 P21^{WAF1} 表达降低，引起停滞在 G0~G1 期的细胞减少，导致肿瘤细胞仍能继续分裂增殖，形成恶性生长。

（2）丙型肝炎病毒（HCV）感染：我国HCC患者血清抗–HCV的活性率为6%~32%，日本、意大利、西班牙等国家HCV相关HCC占60%~75%。一般认为，HCV相关HCC的发生是通过慢性肝炎→肝硬化→HCC路径。HCV为单链RNA病毒，可通过间接的类似癌基因蛋白的作用对宿主的免疫系统加以修饰。研究显示，HCV核心基因转入小鼠可引起HCC。合并HBV感染可能会增加致癌性[3]。

（3）丁型肝炎病毒（HDV）感染：在俄罗斯肝癌患者中，HDV–Ab阳性检出率高达81%，HDV与HCC之间的关系有不同的认识。一般认为HDV与HCC无直接关联，其原因为HDV感染使患者病情迅速恶化。我国研究发现，我国肝癌中的HDV感染有赖于HBV的存在，HDV的重复感染能使原有的肝病加重，加速发展，推测HDV的感染在肝癌发生中起促进作用[3]。

（4）黄曲霉毒素 B$_1$（AFB1）：AFB1 也是 HCC 的重要诱发因子，全球 5%~28% 的 HCC 与 AFB1 有关。AFB1 作为一个强大的肝细胞毒物及诱变原，以剂量依赖方式诱发肝癌。AFB1 主要是由黄曲霉菌在食物储存于温暖、潮湿的环境下产生的毒素，一旦摄入，经代谢活化为黄曲霉毒素 M、9- 环氧化物及黄曲霉毒素 B（AFB），9- 环氧化物与 DNA 结合引起损伤。主要导致肝细胞中 P53 的特征性突变，即 P53 Ser249Arg 突变。这种突变使 P53 失去促凋亡活性而部分获得促进细胞周期 G0~G1 期转变的功能，促进 HCC 的发生及发展。此外，AFB1 可诱发肝组织发生 RAS 癌基因突变，引起 P21、C-MYC、BCL-2、Cyclin D1 表达增加。多种诱发因子间可能存在相互协同，如 HBV 与 HCV 的混合感染，以及 HBV 感染与黄曲霉毒素之间都可能有协同作用。

（5）肥胖、糖尿病与非酒精性脂肪性肝病：HCC在肥胖和糖尿病患者中发病率不断增加，非酒精性脂肪性肝病（NAFLD）是HCC与肥胖和糖尿病联系的纽带，也是肥胖和糖尿病在肝脏的表现。NAFLD已成为发达国家最常见的肝病。肥胖和糖尿病存在促肿瘤形成的微环境，这是NAFLD与病毒及其他病因在HCC发病机制中的主要区别。肥胖是一种低级别、慢性炎症反应，与人体癌症发病危险性相关。脂肪组织增加诱发的脂肪源性激素（脂联素、瘦素）及促炎细胞因子（TNF、IL-6）释放在这一过程中起关键作用。脂肪酸积聚可干扰细胞信号通路及调控基因转录，促进癌细胞转化。脂肪酸氧化产生的脂质过氧化物和自由基可诱发大分子氧化损伤、线粒体功能紊乱、内质网应激和凋亡，这些分子事件可促进肝脏炎症反应，增加肝细胞癌形成的危险。脂肪组织增加、促炎细胞因子释放和脂毒性联合可促进系统性和肝脏局部的胰岛素抵抗，由此导致高胰岛素血症。胰岛素调控代谢能力障碍导致对胰岛素作用敏感的增殖细胞信号瀑布过度激活，参与了HCC的形成过程。高胰岛素血症导致肝脏合成胰岛素样生长因子（IGF）结合蛋白–1减少和IGF–I生物利用度增加，由此可促进细胞增殖和抑制细胞凋亡。在NAFLD转化为HCC过程中，系统性胰岛素抵抗和肝组织特异性分子事件的相对贡献仍未完全阐明[4]。

（6）**酒精性肝病**（alcoholic liver disease，ALD）：欧美大部分地区60%~90%的HCC与ALD相关[5]。轻度饮酒是否导致HCC尚无可靠根据，但是长期重度饮酒已确定为HCC的危险因素。酒精相关性肝癌大多通过肝硬化再进展为HCC，促使ALD进展为HCC的因素有长期饮酒所致营养不良，肝星状细胞（hepatic stellate cell，HSC）激活，酒精及其代谢产物的促纤维化作用，肝组织氧化应激，免疫反应，以及遗传因素，如乙醛脱氢酶2（ALDH2）及细胞色素P4502E1（CYP2E1）基因多态性等。研究发现，高频饮酒且携带变异基因*ALDH2*和*CYP2E1*者HCC风险增加[6]。

（7）**肝硬化**：肝硬化是HCC的主要危险因素之一，大多数HCC患者伴有肝硬化。肝硬化就是肝脏纤维化及肝细胞破坏的过程，进而为癌结节的形成奠定了基础。目前，公认的肝硬化进展为HCC的可能机制包括：端粒酶功能障碍以及刺激细胞增殖的微观环境、宏观环境的改变。肝细胞中，端粒酶对维持端粒长度及染色体稳定性发挥着重要作用。肝细胞中持续的氧化应激通过端粒的缩短在慢性肝病及HCC产生过程中发挥作用，且随着氧化应激增强，HCC端粒缩短更明显。缩短的端粒限制了肝细胞的增殖，并且随着年龄增长及慢性肝病进程，肝脏的再生能力降低。肝硬化过程中出现肝细胞增殖能力下降被认为是加剧了肝癌形成。应用多种抑制肝细胞增殖的化学品可加速小鼠肝脏致癌物质所致肝癌的形成。肝硬化的另一特征就是肝星状细胞的活化，其可促使细胞因子、生长因子及氧化应激产物增加，而后者已经被证明可影响肝细胞增殖，并且在肿瘤形成中发挥作用。此外，大量影响DNA损伤的分子突变也可能促进肝硬化的恶变，如细胞周期调节子P27失活以及细胞周期抑制蛋白P16表达丧失[7]。

（8）**其他因素**：我国肝癌高发区江苏、上海和广西等地区流行病学调查均显示，饮用水污染与肝癌的发生密切相关。经水质分析已发现这些地区饮水中有百余种有机物质可致癌、促癌和致突变。饮用水中氨氮和亚硝酸盐含量、水藻类污染与HCC的发生率和死亡率呈正相关。有人提出HCC具有遗传易感性。一些遗传性、代谢性、变态反应性肝病也易发HCC。

2. 与肝细胞癌相关的基因及信号转导通路

已知肝细胞癌发生的相关癌基因包括：*N-RAS*、*C-MYC*、*C-ETS-2*、*C-FOS*、*P53*、*IGF-2*、*C-FMS*、*C-ERBB2*、*N-MYC*、*K-RAS*、*MDM2*、*HBX*、*NEU*、编码代谢酶的基因（包括*MAPK1*、*MAPK3*以及与细胞周期或有丝分裂相关的基因，如*CDC23*和*TUBG1*等）、*LETF*、*Rb*、*CDKN2*、*PTEN*、*TGF-β*等[8]。至少有四条主要的基因/信号传导通路参与HCC的发生，即P53通路（DNA损伤反应）、Rb通路（细胞周期调控）、TGF-β通路（生长抑制/凋亡）以及APC/β-catenin通路（细胞-细胞相互作用/信号传导）。

（1）**P53通路**：HCC存在*P53*基因249编码子突变，可能与HBV感染的同时存在AFB1污染有关。野生型*P53*与HBX结合形成复合物，改变*P53*的构象使其失活。HCV的C蛋白有调低*P53*活性的功能，在致癌过程中扮演重要角色[9]。

（2）**Rb通路**：CDK4磷酸化修饰Rb后，其构象发生改变从而释放出游离的E2F，促进基因的表达和复制过程。P16与pRb两种蛋白质在功能调节上具有十分密切的关系。*P16 INK4A*可以抑制CDK4/6两种蛋白激酶的活性，从而阻断和降低了CDK4/6对Rb的磷酸化修饰作用。另一方面，Rb作为转录调节因子，对*P16 INK4A*基因的表达具有调节作用。因此，P16 INK4A-CDK4 / 6-pRb-P16 INK4A组成了一个具有反馈作用的调节环节。HCC发生*Rb1*、*P16INK4A*的突变率分别为10%~20%和0~55%，而*Cyclin A/D*的突变率为10%~20%。虽然其单独突变率不是很高，但它们处于同一调节途径，从而使这一途径的突变率高达20%~70%[10]。

（3）TGF-β通路：TGF-β是一个超大家族，它对绝大多数上皮细胞起抑制作用。TGF-β受体是第一个被发现的具有丝氨酸/苏氨酸激酶活性的膜受体。受体的底物是近年来发现的一类SMAD蛋白。细胞静止状态时，SMAD蛋白位于细胞质。TGF-β激活TGF-β受体后，活化的TGF-β受体使其位于羧基端的丝氨酸磷酸化，SMAD蛋白形成二聚体（同源或异源），直接转移至细胞核，行使转录因子的功能。研究还表明，除TGF-β受体的激酶活性外，SMAD蛋白本身的结构对于转移进核、转录活性的功能亦有重要意义。*MP6 / IGFR*与TGF-β激活有关，它作为TGF-β R的底物激活TGF-β。De等报道HCC的*MGP / IGF2R*基因突变率为18%~33%，*SMAD2/4*的突变率少于10%，TGF-β R2则未发现有突变。由此可见，TGF-β相关的生长调节途径突变率大约占HCC发生的25%。

（4）APC/β-catenin通路：在肝癌中*β-catenin*突变率为19%~26%，其致癌机制可能是发生在氨基端的突变使变异的*β-catenin*大量积累从而激活了转录因子。虽然*APC*突变在肝癌中少见，但经常发生在肝母细胞瘤中。E-钙黏蛋白在肝癌中常发生LOH和甲基化，可见其已经失去了生物学活性。因此，*APC/β-catenin*介导的生长调节途径的突变约占肝癌总例数的30%[11]。

在肝细胞癌发生的分子抑制中，遗传学和表观遗传机制也起着重要作用。表观遗传机制包括DNA甲基化（DNA methylation）异常，这些异常导致肝细胞癌发生过程中基因表达的全面紊乱。肿瘤相关基因特别是抑癌基因的异常甲基化已成为肿瘤发病机制研究中的热点。

3. 致癌机制

肝细胞癌的发生是多因素协同作用的结果，至少包括启动和促进两步骤。启动剂包括化学、物理或生物因素，影响DNA的结构和功能，使DNA产生不可逆性变化。促进剂的效应主要是改变细胞遗传信息的表达。HBV、HCV、HDV引起的肝炎和化学物质（如AFB1）损伤均可引起坏死性炎症，坏死性炎症是肝细胞癌的促进因素。饮用水污染、酗酒、吸烟、亚硝胺、口服避孕药、微量元素、α-抗胰蛋白酶缺乏、血友病及其他遗传方面的因素均有协同致癌作用。美国学者Chisani从分子水平进行研究，提出了坏死→再生→增生→癌的发展模式。化学致癌物引起原癌基因（*C-ERBB2*、*N-MYC*、*K-RAS*、*MDM2*、*C-FOS*、*HBX*、*NEU*、编码代谢酶基因、肝炎病毒相关基因、肝浓缩转录因子等）的突变和激活，或抑癌基因（*P53*、*Rb*、*CDKN2*、*PTEN*、*TGF-β*）的失活，以及HBV感染引起肝细胞增生，类似于促癌过程，其间常经历大细胞不典型增生和异常的小细胞增生的癌前阶段，继而转入腺瘤样增生、不典型腺瘤样增生、早期肝癌细胞灶的临界性阶段，最后形成具有临床意义的肝癌病灶。肝细胞恶变不是肝癌的发展终点，癌细胞还要经历选择和优化。一些生长快速、易倾向转移的瘤细胞发生克隆性增长，最后形成肝细胞癌。

（二）胆管细胞癌

胆管细胞癌通常分为两型：外周型和肝门型。外周型是指来自肝内二级分支以下的胆管树上皮的腺癌，即通常所称的肝内胆管细胞癌（intrahepatic cholangiocarcinoma，ICC）。肝门型是指来自肝门部左、右肝管和肝总管的腺癌，因其临床病理特点与肝外胆管癌相似，故一般将其归入肝外胆管细胞癌的范畴。ICC 的确切病因尚未明了，已知许多因素与 ICC 的发生有关。

1. 胆管细胞癌的相关病因

（1）胆管结石和胆道感染：约1/3的胆管细胞癌患者合并胆管结石，而5%~10%的胆管结石患者将会发生胆管细胞癌。一般认为胆管结石对胆管壁的长期机械刺激以及所引起的慢性胆道感染和胆汁淤积等因素导致胆管壁的慢性增生性炎症，继而引起胆管黏膜上皮的不典型增生。病理学观察发现，胆管黏膜上皮的不典型增生可逐渐移行为腺癌。

（2）华支睾吸虫病：在东南亚，由于吃生鱼感染肝吸虫而导致胆道感染、胆汁淤滞、胆管周围纤维化和胆管增生，是胆管癌发生的因素之一。如果是在有吃富含亚硝酸盐食物习惯的地区，更增加诱癌的可能。

（3）胆管囊性扩张症：已有报道2.8%~28%的胆管囊性扩张症患者发生癌变。囊肿内结石形成、细菌感染，特别是由于汇合部发育异常导致胰液反流，是癌变发生的主要原因。

（4）原发性硬化性胆管炎：原发性硬化性胆管炎是一种自身免疫性疾病，是与炎症性肠病密切相关的慢性胆汁淤积性肝病。特点为肝内外胆管弥漫性炎症、狭窄和纤维化，胆管进行性破坏，最终导致肝硬化、门静脉高压症和肝功能衰竭。原发性硬化性胆管炎一般认为是胆管细胞癌的癌前疾病，大多数患者在诊断后的两年半内发现胆管细胞癌。

（5）致癌剂：放射性核素如钍，化学物品如石棉、亚硝酸胺、二噁英、多氯联苯等，药物如异烟肼、甲基多巴肼、避孕药等，都有可能是胆管细胞癌的病因。

（6）病毒性肝炎：最近研究发现，乙型肝炎、丙型肝炎与胆管细胞癌有关[12]。

（7）其他：已有报道，结、直肠切除术后，结肠炎及慢性伤寒带菌状态均与胆管细胞癌的发病有关。另外，酒精性肝硬化、肥胖、糖尿病等均与胆管细胞癌有关[12]。

2. 胆管细胞癌相关的癌基因和肿瘤抑制基因

（1）*K-RAS*基因：*K-RAS*基因是胆管细胞癌研究最为广泛的癌基因之一，胆管细胞癌患者中*K-RAS*基因的突变率最高，达到21%~100%，而*N-RAS*和*H-RAS*基因的突变率则很低。*K-RAS*基因的点突变主要发生在12密码子，GGT（甘氨酸）变为GAT（天冬氨酸）。少见突变有：13密码子，GGT（甘氨酸）变为GAT（天冬氨酸）；61密码子，CAA（谷氨酰胺）变为CAC（组氨酸）。在多数情况下，*K-RAS*激活与病期或预后无相关性，尽管胆管细胞癌中*K-RAS*基因突变频率很高，但其突变比例并不高。Hsu等[13]研究发现，*K-RAS*在ICC中突变率为31.5%，在胆管上皮内瘤变（BilIN）中的突变率为33%，其中BilIN-3是30%，BilIN-2是43.8%，BilIN-1是25%，因此认为*K-RAS*基因突变是胆管细胞癌的初始基因损伤，*RAS*基因突变参与异常增生细胞恶性变的渐进过程。

（2）*TP53*基因：发生于外显子5~8之间的*TP53*突变，最常见的是G到A的转换，突变是随机的，无特异的高发区，多为错义突变，其次为无义突变。*TP53*过表达在BilIN中不常见，在形成肿块的ICC中更明显，说明*TP53*基因突变在ICC形成过程中是一个较晚的分子改变[13]。

（3）*BCL-2*基因：*BCL-2*是一个原癌基因，其主要功能是抗细胞凋亡。研究发现，*BCL-2*基因在胆管细胞癌中过表达，说明*BCL-2*基因表达与胆管细胞癌的发生有较大关系，但在胆管细胞癌发生中的作用机制尚不明确。

（4）*APC*基因：丛文铭等[14]报道肝内胆管癌中68.8%发生*APC*基因的杂合性缺失。APC蛋白与β-catenin、E-钙黏蛋白和Wnt组成了重要的细胞-细胞间通信和信号转导通路。Wnt/Wingless家族的蛋白结合到Frizzled家族蛋白受体可激活两个不同的信号转导途径，一个是刺激细胞内钙离子释放的途径；另一个是β-catenin途径。Wnt/Wingless与其受体的结合可抑制Ubiquitin介导的β-catenin降解，使β-catenin转位至细胞核，并在核内与T细胞因子/淋巴样增强因子（TCF/TEF）共同激活靶基因。已证明由Wnt途径的正调节因子Dishevelled、丝氨酸/苏氨酸激酶GSK-3β、骨架蛋白以及APC形成的复合物调节β-catenin的水平。β-catenin是Wnt途径的下游效应因子，在胚胎发生和肿瘤发生中都发挥着重要的生物学功能，它在细胞核内的蓄积能持续传送细胞生长的信号，进而导致细胞过度增生[15]。

（5）*DPC4*基因：*DPC4*基因为胰腺癌纯合子座位4丢失基因（homozygously deleted in pancreatic carcinoma locus 4），定位于人染色体18q21.1，全长2680bp，含11个外显子，编码含552个氨基酸残基的蛋白质。Hahn等应用PCR-SSCP和序列测定法对32例胆管细胞癌的分析结果显示，5例（15.6%）存在*DPC4*点突变[16]。

3.癌变机制

ICC发生的分子机制见图11-1[17]。慢性胆道炎症中炎性介质的释放促进肿瘤发展，并且在胆汁淤积的情况下，胆汁酸信号可以通过激活生长因子促进胆管上皮细胞增生。外界刺激如肝吸虫或肝炎病毒的感染有利于局部微环境中上皮细胞和其他细胞促炎信号的产生，进而促进促生长因子和细胞因子的释放，如IL-6和TGF-β，促进胆管上皮细胞增生。这些影响连同原癌基因和抑癌基因遗传学及表观遗传学突变积累导致恶变和关键信号通路如EGFR（表皮生长因子受体）、ERBB2、HGF/MET、VEGF-R等的异常。这些导致癌症的特性，如增殖、生存、浸润和促血管生成。调节金属蛋白酶的*RECK*基因（reversion-inducing-cysteine-rich protein with Kazal motifs）等通路的改变可以促进肿瘤扩散[18]。

人类癌症可以通过启动子甲基化表现出表观遗传学的改变。ICC中可以检测到一些基因异常甲基化，包括抑癌基因如*P16*、*RASSF1A*及*APC*[7]。27%的ICC中可以发现IL-6/STAT3激活相关的*SOCS-3*基因启动子甲基化。其他异常甲基化基因包括*RUNX3*（发生在42%的ICC）、*P14ARF*（抑制TP53降解从而造成细胞周期阻滞，发生在18%的ICC）[17]。

最近数据表明，非编码RNA（如miRNA）的表达在ICC的发生过程中可能非常重要[19]。有研究评估了 miRNA 致癌的独立作用，如已经报道的 miR-214 和 miR-21。此外，一个独特的 38-miRNA 在 27 例 ICC 中被确定。最近有关 miR-200c、干细胞特性和预后不良之间的关系被提出[20]。不过，miRNA 作为 oncoMIRs（人类癌症的 miRNA）或预后标志物的确切价值还有待阐明。

ICC 是一种促纤维组织增生的癌症，常常伴有丰富的纤维间质。通过研究癌症相关的成纤维细胞在胆管细胞癌生长侵袭中的作用，认为癌症相关的成纤维细胞所释放的分子信号可能成为胆管细胞癌治疗的靶点。

ICC 中发现了一些细胞内信号通路失控，包括生长因子信号通路如 EGF、HGF/MET、VEGF 和 K-RAS/MAPK 或 IL-6/STAT[21]。其他通路，包括 Hedgehog、Wnt/catenin 和 Hippo 只是偶尔在 ICC 中发现。

IL-6 是肿瘤细胞释放的炎症信号，可以通过自分泌或者旁分泌促进恶性胆管细胞的生长。IL-6 已被证明有其他影响，如增加端粒酶、生长因子受体甲基化改变和 miRNA 变异的表达，从而促进肿瘤发生或肿瘤行为[22, 23]。胆管癌中 IL-6 过表达可能由于 SOCS-3 表观沉默[24]。

EGFR 和 ERBB2 这两种 EGFR 家族的成员同样与 ICC 发病有关。虽然 EGFR 家族成员的突变是罕见的，但 10%~32% 的 ICC 患者发生了受体过表达。其致瘤作用在一个组织特异性的转基因模型中已被证明，30% 发生了 ICC。EGFR 受体异常磷酸化激活 MAPK /ERK 及 P38，从而增加 COX-2 活性及抑制细胞凋亡和促进肿瘤生长。体外实验中，采用埃罗替尼阻断 EGFR 可以减少胆管癌细胞的增殖。另一方面，在体内试验中，拉帕替尼可以抑制肿瘤生长并同时需要阻断 ERBB1 和 ERBB2 受体[25, 26]。

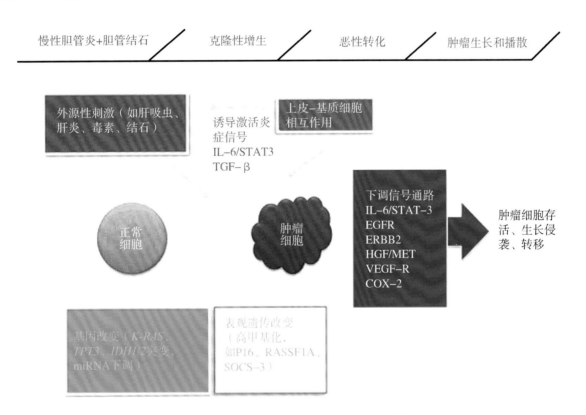

图 11-1 肝内胆管细胞癌发生的分子机制[17]

另一个不太确定但可能非常重要的是 HGF/MET 通路。MET 是浸润生长的关键控制点。HGF 及其受体 MET 的相互作用能激活许多通路,包括 MAPK、PI3K 和 STAT。12%~58 % 的 ICC 患者发生 MET 过表达,且与 EGFR 家族成员过表达相关。HGF 可以促进 ICC 转移侵袭[25]。

VEGF 和血管生成信号可能也很重要。近 50% 的 ICC 发生 VEGF 的改变且与不良预后相关[27]。抗肿瘤药索拉非尼是一种混合的激酶抑制剂,抑制 BRAF 和 VEGF。

NOTCH 信号等发展途径与胆管细胞癌相关。其他途径,如 Wnt/β–catenin 通路可能是重要的,尽管 β–catenin、axin1 及 APC 的遗传学改变很罕见,极少数研究表明 ICC 中存在 β–catenin 核定位异常[28]。因此,Wnt/β–catenin 通路对于 ICC 的发生并非像它对 HCC 那样重要。

(石素胜)

参考文献

[1] 许秀华,向晓星.肝细胞癌的病因及发病机制研究进展.医学综述,2013,19(3):832–834.

[2] KUO T C, CHAO C C. Hepatitis B Virus X peotein prevents apoptosis of hepatocellular carcinoma cells by upregulating SATB1 and HURP expression. Biochem Pharmacol,2010,80(7):1093–1102.

[3] 丛文铭,朱世能.肝胆肿瘤诊断外科病理学.上海:上海科技教育出版社,2003:132–133.

[4] 李光明.非酒精性脂肪性肝病相关性肝细胞癌.肝脏,2012,17(12):880–881.

[5] 孙晓艳,王炳元.饮酒与肝癌.现代医药卫生,2007,23(7):1007–1008.

[6] 叶新平,彭涛,刘唐威,等.ALDH2 和 CYP2E1 基因多态性及饮酒习惯与肝细胞癌易感性关系.卫生研究,2010,39(1):42–45.

[7] MATSUDA Y. Molecular mechanism underlying the functional loss of cyclindependent kinase inhibitors p16 and p27 in hepatocellular carcinoma. World J Gastroenterol,2008,14(11):1734–1740.

[8] 丛文铭,朱世能.肝胆肿瘤诊断外科病理学.上海:上海科技教育出版社,2003:38–40.

[9] MOUDGIL V,REDHU D,DHANDA S,et al. A review of molecular mechanisms in the development of hepatocellular carcinoma by aflatoxin and hepatitis B and C viruses.J Environ Pathol Toxicol Oncol,2013,32(2):165–175.

[10] ZHANG J C,GAO B,YU Z T,et al. Promoter hypermethylation of p14 ARF,RB,and INK4 gene family in hepatocellular carcinoma with hepatitis B virus infection.Tumour Biol,2013,35(3):2795–2802.

[11] NOVAK A,DEDHAR S,MORIN P J. Signaling through beta-catenin and Lef/Tcf,Cell Mol Life Sci,1999,56(5–6):523–537.

[12] PALMER W C,PATEL T.Are common factors involved in thepathogenesisof primary liver cancers? A meta-analysis of risk factors for intrahepatic cholangiocarcinoma.J Hepatol,2012,57(1):69–76.

[13] HSU M,SASAKI M,IGARASHI S,et al.KRAS and GNAS mutations and p53 overexpression in biliary intraepithelial neoplasia and intrahepatic cholangiocarcinomas.Cancer,2013,119(9):1669–1674.

[14] 丛文铭,吴孟超,陈汉.肝内胆管癌多基因变异表型分析.中华医学杂志,2001,81(5):271–273.

[15] 丛文铭,朱世能.肝胆肿瘤诊断外科病理学.上海:上海科技教育出版社,2003:41–42.

［16］HAHN S A，BARTSCH D，SCHROERS A，et al. Mutations of the DPC4/Smad4 gene in biliary tract carcinoma.Cancer Res，1998，58（6）:1124-1126.

［17］PATEL T. New insightsinto the molecular pathogenesis of intrahepatic cholangiocarcinoma.J Gastroenterol，2014，49(2):165-172.

［18］NAMWAT N，TECHASEN A，LOILOME W，et al. Downregulation of reversion-inducing-cysteine-rich protein with Kazal motifs（RECK）is associated with enhanced expression of matrix metalloproteinases and cholangiocarcinoma metastases. J Gastroenterol，2011，46（5）:664-675.

［19］CHEN L，YAN H X，YANG W，et al. The role of microRNA expression pattern in human intrahepatic cholangiocarcinoma. J Hepatol，2009，50（2）:358-369.

［20］OISHI N，KUMAR M R，ROESSLER S，et al. Transcriptomic profiling reveals hepatic stem-like gene signatures and interplay of miR-200c and epithelial-mesenchymal transition inintrahepatic cholangiocarcinoma. Hepatology，2012，56（5）:1792-1803.

［21］SIA D，TOVAR V，MOEINI A，et al. Intrahepatic cholangiocarcinoma: pathogenesis and rationale for molecular therapies. Oncogene，2013，32（41）:4861-4870.

［22］MENG F，JANEK W H，HENSON R，et al. Epigenetic regulation of microRNA-370 by interleukin-6 in malignant human cholangiocytes. Oncogene，2008，27（3）:378-386.

［23］WEHBE H，HENSON R，MENG F，et al. Interleukin-6 contributes to growth in cholangiocarcinoma cells by aberrant promoter methylation and gene expression. Cancer Res，2006，66（21）:10517-10524.

［24］ISOMOTO H，MOTT J L，KOBAYASHI S，et al. Sustained IL-6/STAT-3 signaling in cholangiocarcinoma cells due to SOCS-3 epigenetic silencing. Gastroenterology，2007，132（1）:384-396.

［25］RIZVI S，GORES G J. Pathogenesis，diagnosis，and management of cholangiocarcinoma. Gastroenterology，2013，145（6）:1215-1229.

［26］YOSHIKAWA D，OJIMA H，IWASAKI M，et al. Clinicopathological and prognostic significance ofEGFR，VEGF，and HER2 expression in cholangiocarcinoma. Br J Cancer，2008，98（2）:418-425.

［27］SETTAKORN J，KAEWPILA N，BURNS G F，et al. Fat，E-cadherin，beta catenin，HER 2/neu，Ki-67 immuno-expression，and histological grade in intrahepatic cholangiocarcinoma. J Clin Pathol，2005，58（12）:1249-1254.

第二节　肝脏常见癌前病变及癌前疾病

一、概论

肝细胞癌是一种恶性度较高的肿瘤，发现时往往瘤体较大，预后较差。随着影像学技术和穿刺活检技术的飞速发展，一些较小的肝结节性病变被检测出来，介于肝硬化与肝细胞癌之间的过渡性病变，即肝细胞不典型增生结节逐渐被认识和关注，并被广泛认为是肝细胞癌的癌前病变。

肝细胞癌癌前病变包括[1]：肝细胞变（不典型增生）、异型增生灶、低度异型增生结节、高度异型增生结节、结节内结节。

1. 肝细胞变

肝细胞变（hepatocellular change）指的是肝细胞不典型增生（liver cell dysplasia）。肝细胞变包括小细胞变（small cell change）、大细胞变（large cell change）及无铁灶（iron-free foci）。

肝细胞不典型增生这一术语最初由 Anthony 等[2] 于 1973 年提出。他们研究尸检肝样本时发现，一部分肝细胞和细胞核的体积均较大，可达正常的 2~3 倍，但核质比基本正常或轻度增大，细胞质颗粒和染色正常，核有异型性，可见核深染、多核、核膜增厚、皱缩、核仁明显，故提出了肝细胞不典型增生的概念。1983 年 Watanabe 等[3] 将这些改变称为"大细胞不典型增生（large cell dysplasia, LCD）"。他们还提出了第二种肝细胞不典型增生，即"小细胞不典型增生（small cell dysplasia, SCD）"。SCD 的形态学特征：①细胞质较少，细胞核中等程度增大，核质比增大，介于肝细胞癌与正常肝细胞之间。②细胞核有异型，染色质致密，可呈多核。细胞质嗜碱性。③局灶细胞密度增加，有形成圆形增生性结节的倾向，出现于小圆形病灶内或肝硬化结节中。④细胞核的多形性及多核现象不如 LCD 明显。

LCD 中大细胞可成群或散在出现，亦可排列成单层细胞肝板，在假小叶边缘分布居多，也可占据整个假小叶。研究显示：1% 的正常肝组织、7% 的肝硬化、65% 的伴有 HCC 的肝硬化中出现大细胞不典型增生。此组患者具有发生 HCC 的高危险性。然而不少学者认为 LCD 是一种继发性改变，理由是这些大细胞常发生在肝细胞坏死性炎症后，具有再生性肝细胞的特征，因此不能直接发展成 HCC，但是这一结果并不令人信服。

有人认为，男性患者的 SCD 比 LCD 更可能是一种癌前病变，若在癌旁肝硬化组织中发现密集或成团分布的异型增生细胞，则应高度重视，并需要长期密切随访，尤应密切关注血清 AFP 的变化。但随后

Libbrecht 等[4] 的研究发现，LCD 比 SCD 在统计学上更有预后意义。因此对这两种异型增生都应予以重视，在病理报告中均应进行描述。

一些遗传性血色病铁质沉着背景上的无铁灶也是癌前病变。

2. 异型增生灶

异型增生灶（dysplastic focus）是一组仅能在显微镜下观察到的、由不典型增生肝细胞构成的直径 ≤1mm 的病灶，细胞形态类似早期 HCC 和腺瘤样增生的异型增生区，但不形成肉眼可见的结节。这种灶性改变是指细胞水平上的，包括肝细胞和细胞核的体积、细胞质染色、细胞核异型程度与邻近肝细胞不同。Sugcitani 等[5] 发现异型增生灶的发生率与 HCC 结节的数目显著相关，提出其可能是腺瘤样增生或 HCC 的前体，可预示肝细胞癌多中心发生的危险性。

3. 低度异型增生结节

低度异型增生结节（low-grade dysplastic nodules，LGDN）又称为腺瘤样增生，常有周围纤维组织增生包绕，形成境界清楚的结节，类似于周围肝硬化结节。结节内肝细胞有轻微的异型性，密度略微增加，无明显的结构异常。可以出现大细胞变，偶尔出现小细胞变。结节内可见到汇管区，与较大的再生结节鉴别困难。大的再生结节是指直径大于 5mm 的再生结节，无细胞及结构的异型性，通常位于大的门脉分支周围。LGDN 是否是癌前病变仍在争论中。

4. 高度异型增生结节

高度异型增生结节（high-grade dysplastic nodule，HGDN）又称为不典型腺瘤样增生。肉眼观结节较大，直径一般 1~1.5cm，结节界限清楚。通常周边有致密的纤维组织包绕，有时局部可与周围肝组织融合。与低级别异型增生结节相比，结节较大，细胞异型性大，并出现组织结构的改变，出现不规则小梁状结构和较多的脂肪变区域，具有高分化 HCC 的特征，但病变程度不足以诊断 HCC。结节中除了出现低级别异型增生结节的各种改变以外，还可出现小细胞异型增生，部分肝板排列不规则，可由两排以上的肝细胞组成，形成假腺样结构，或出现纤维间质，这些细胞或组织结构的异型性可弥漫或灶状存在于结节中，出现所谓的"结节内结节"。

5. 结节内结节

结节内结节指的是高度异型增生结节内出现早期癌变灶。这些亚结节的异型性组织的增生速度比周围组织速度快，使结节周围的肝硬化组织因受挤压而形成细胞性边界或轮廓。

异型增生可伴有其他组织学改变，包括肝细胞内铁或铜的沉积、局灶性脂肪变、Mallary 小体、透明细胞灶、糖原沉积和嗜酸细胞灶等；但这些都不是癌前病变，是伴随病变。

（石素胜）

二、肝细胞癌常见癌前病变和癌前疾病

（一）肝硬化与异型增生结节

肝硬化（hepatic cirrhosis）是一种由不同病因长期作用于肝脏引起的慢性、进行性、弥漫性肝病终末阶段。病理特点为广泛的肝细胞变性坏死、再生结节形成、纤维组织增生，形成再生结节和假小叶，导致肝小叶正常结构和血液供应遭到破坏。临床表现为肝功能损害和门静脉高压，可有多系统受累，晚期出现消化道出血、感染、肝性脑病等严重并发症。

肝硬化是常见疾病，世界范围内的年发病率为（25~400）/10 万，以青壮年男性多见，发病高峰年龄在 35~45 岁，出现并发症时病死率高。随着肝硬化病程的进展，有 80% 会发生肝细胞癌，肝细胞癌是肝硬化主要的致死性因素之一。肝硬化异型增生结节作为肝脏癌前病变受到诸多学者关注。肝硬化异型增生结节是形态学概念，指再生细胞变形和组织学异常，意味着一系列基因改变引起不适当的增生。

【病因及流行病学特点】

引起肝硬化的病因很多，具有地区差异性。美国、欧洲以酒精性肝硬化多见，亚洲、非洲以肝炎后肝硬化多见。部分肝硬化可能是多种致病因素共同作用的结果。

1. 病毒性肝炎

病毒性肝炎所致肝硬化在我国最常见，约占全部肝硬化病例的 60%~80%。主要为乙型、丙型、丁型肝炎病毒及其他病毒感染引起，经过慢性肝炎阶段发展为肝硬化。

（1）乙型肝炎病毒（HBV）感染：患者，尤其是慢性感染者，15%~25% 最终将死于与 HBV 感染相关的肝衰竭、肝硬化和原发性肝细胞癌。临床研究发现，在我国肝硬化患者中，血清 HBsAg 阳性率 40.0%~85.4%，明显高于一般人群及非肝硬化患者的 10%。HBV 携带者的肝癌年发病率为 0.2%~0.6%，但肝硬化患者的肝癌年发病率可高达 2%。慢性乙型肝炎患者的 5 年肝硬化发生率为 12%~25%；肝硬化患者的 5 年肝癌发生率为 6%~15%，5 年肝功能衰竭的发生率为 20%~23%。

全球约 1/3 的人口有既往或现行感染 HBV 的血清学证据。但世界各国 HBV 流行率地区差异较大，我国属于 HBV 高流行区。但近年来，乙型肝炎流行病学特征已发生明显改变：①人群 HBV 感染率和 HBsAg 携带率明显下降：据 WHO 估计，乙型肝炎疫苗接种组的 HBV 感染率较未接种组下降 77%，一般人群 HBsAg 携带率已由 1992 年的 9.75% 降至 7.18%，15 岁以下儿童的 HBsAg 携带率下降更为明显，1~4 岁儿童为 0.96%，5~14 岁为 2.42%，15~19 岁为 7.21%。②人群 HBV 标志物模式改变：15 岁以下儿童的抗 -HBc 阳性率明显下降，而抗 -HBs 阳性率则显著上升，年龄越小，变化越明显。但 15 岁以上人群变化不显著。③ HBV 围生期传播和水平传播减少，但医源性传播、性传播和肠道外传播（如静脉内注射毒品等）明显上升。WHO 报告，全球每年新发生的乙型肝炎患者中，约有 32% 是由不安全注射引起的。④急性乙型肝炎炎发病率下降。⑤ HBeAg 阴性乙型肝炎比例上升。⑥ HBV 变异株增加。⑦肝癌发病率和病死率较未接种乙肝疫苗前明显下降。台湾省 1981—1986 年（乙型肝炎疫苗免疫普及前）6~14 岁儿童肝癌年平均发病率为 0.7/10 万，1990—1994 年（乙型肝炎疫苗免疫普及后）降至 0.36/10 万。广西隆安县于 1985 年对 1~10 岁儿童进行乙型肝炎疫苗免疫，1987 年开始实施儿童乙型肝炎疫苗常规免疫，覆盖率维持在 89.8% 左右。从该县肿瘤监测系统搜集肝癌的死亡资料，并对各出生群组乙型肝炎疫苗常规免疫前和免疫 14 年后的肝癌死亡率进行了分析，结果显示，10~19 岁人群肝癌死亡率明显下降，1969—1988 年为 5.7/10 万，1996—2001 年降至 0.4/10 万。

（2）丙型肝炎病毒（HCV）感染：流行病学调查表明，在全世界范围内，HCV 感染者达 1.7 亿人。急性 HCV 感染者只有 15%~25% 可彻底清除病毒，其余（75%~85%）感染者形成慢性化；在慢性感染者中有 20% 发生肝硬化。临床研究表明，感染 HCV 7~50 年后肝硬化发生率为 0.3%~55%，肝癌发生率为 0~23%，平均感染 20 年后，肝硬化发生率约为 10%~15%。HCV 是输血后肝炎的主要病因，占 80%~90%。HCV 也是欧美及日本等国家和地区终末期肝病的最主要原因。据 WHO 统计，全球 HCV 感染率约为 3%，我国一般人群抗 –HCV 阳性率为 3.2%。各地抗 –HCV 阳性率有一定差异，以长江为界，北方（3.6%）高于南方（2.9%）。随着社会生活水平进展，HCV 传播方式发生改变，但主要还是经血液传播。

20 世纪 90 年代前及 90 年代初期 HCV 主要经输血和血制品传播，我国自 1993 年对献血员筛查抗 –HCV 后，该传播途径得到了有效控制。但由于抗 –HCV 存在窗口期、抗 –HCV 检测试剂的质量不稳定及少数感染者不产生抗 –HCV，因此，无法完全筛出 HCV 阳性者，大量输血和血液透析仍有可能感染 HCV。HCV 目前最主要的传播方式是经破损的皮肤和黏膜传播。但在某些地区，因静脉注射毒品导致 HCV 传播可占 60% ~90%。使用非一次性注射器和针头、未经严格消毒的牙科器械和内镜、侵袭性操作和针刺等也是经皮肤传播的重要途径。一些可能导致皮肤破损和血液暴露的生活习俗也是 HCV 潜在的经血传播方式，如共用剃须刀、牙刷，文身和穿耳孔等。

与 HCV 感染者性交及有性乱行为者感染 HCV 的危险性较高。同时伴有其他性传播疾病者，特别是感染人免疫缺陷病毒（HIV）者感染 HCV 的危险性更高。

抗 –HCV 阳性母亲将 HCV 传播给新生儿的危险性为 2%，若母亲在分娩时 HCV RNA 阳性，则传播的危险性可高达 4% ~7%；合并 HIV 感染时，传播的危险性增至 20%。HCV 高载量可能增加传播的危险性。

2. 酒精性肝病

酒精性肝病是指由于长期大量饮酒导致的肝脏疾病。初期通常表现为脂肪肝，进而可发展成酒精性肝炎、肝纤维化和肝硬化；严重酗酒时可诱发广泛肝细胞坏死甚至肝功能衰竭。美国《酒精性肝病指南》指出，美国人群44%的肝硬化死亡原因与酒精有关，而在35~44岁的肝硬化人群中占60.2%。据统计，我国酒精性肝硬化占同期住院肝硬化患者总数的10%。近年来我国酒精性肝病和脂肪肝的发病率迅速上升，占肝硬化病因的15%~20%。

3. 非酒精性脂肪性肝炎

约 70% 的原因不明的肝硬化可能由非酒精性脂肪性肝炎引起，危险因素包括肥胖、糖尿病、高甘油三酯血症等。研究证明，非酒精性脂肪性肝炎使肝硬化和肝细胞癌发病率及其相关死亡率明显增加。

4. 血吸虫病

在我国流行的为日本血吸虫病，主要分布在长江流域，由于虫卵及其毒性物质的刺激引起肝汇管区周围结缔组织增生，导致肝纤维化和门脉高压症。晚期肝血吸虫病表现为以巨脾为特征的肝硬化门静脉高压症。

5. 胆汁性肝硬化

长期慢性胆汁淤积者由于胆酸及胆红素的作用引起肝细胞变性、坏死及肝纤维化，最终可以发展为肝硬化，病理学上称为胆汁性肝硬化。胆汁性肝硬化确切的发病机制仍不清楚。

引起胆汁性肝硬化的病因主要包括：①肝实质细胞间淤胆。主要病因有病毒性肝炎、药物性肝病、酒精性肝病及一些代谢性肝病引起慢性长期高胆红素血症，是继发性胆汁性肝硬化常见原因之一。②慢性肝外胆管阻塞。它是引起继发性胆汁性肝硬化最常见的病因。成人最常见阻塞原因是胆结石、手术后胆道狭窄、反复发作感染性胆管炎、慢性十二指肠乳头炎、慢性胰腺炎或胆管周围炎。

临床引起慢性胆汁淤积的疾病有：①原发性胆汁性肝硬化（primary biliary cirrhosis，PBC）：病因及发病机制不清，主要病理改变为肝内胆管分支阻塞或节段性非化脓性炎症，造成小叶间胆管胆汁淤积。多发于中年女性，早期没有肝硬化黄疸，中晚期临床以难消退的黄疸、皮肤瘙痒、碱性磷酸酶（ALP）增高、γ-球蛋白增高等为特点。少数患者伴有其他系统的自身免疫性疾病。90% 以上患者血清中可检测出抗线粒体抗体，50% 患者类风湿因子呈阳性。②原发性硬化性胆管炎（primary sclerosing cholangitis，PSC），其特征为肝内外胆管炎症和纤维化，进而导致多灶性胆管狭窄。大多数患者最终发展为肝硬化、门静脉高压和肝功能失代偿，肝移植为终末期 PSC 的唯一有效治疗手段。③ Caroli 病：又称为肝内胆管囊性扩张症或交通肝内胆管囊状扩张症，发病机制不清。患者胆管壁先天性发育不良及胆管末端狭窄或闭锁，晚期可出现胆汁性肝硬化及门脉高压症表现。④肝内胆管消失综合征：指多种因素导致肝内胆管树结构破坏而致肝胆管局灶或弥漫性消失，临床上出现胆汁淤积综合征表现，晚期出现胆汁性肝硬化及门脉高压症表现。⑤黏膜黏液病（mucoviscidosis）：肝脏内小胆管被黏液堵塞，引起多小叶性肝硬化、门静脉高压和肝功能损害，并可并发脾功能亢进。

6. 自身免疫性肝病

病因及发病机制不十分清楚。临床以女性多见，肝功能损害轻，ALP 与 γ-球蛋白增高明显；伴有其他系统自身免疫性疾病，如系统性红斑狼疮，可出现多种自身抗体及异常免疫球蛋白血症。

7. 药物性或中毒性肝损害

许多药物和化学毒物可损害肝脏，如长期服用异烟肼、四环素、双醋酚汀、甲基多巴、辛可芬等，或长期反复接触某些化学毒物，如四氯化碳、磷、砷、氯仿等，均可引起药物性或中毒性肝炎及慢性活动性肝炎、脂肪肝、慢性胆汁淤积、肝血管性损伤、肝脏肿瘤而导致肝硬化。甲氨蝶呤、无机砷和维生素 A 过多症可引起肝内胶原沉积、肝纤维化、肝硬化，而肝内炎症和坏死反应可不明显。不同地区之间的药物性肝损害的发病率存在差异，可能是由于药物性肝损害没有统一的诊断标准、不同地区人群用药种类不同及不同种族人群因遗传所致的药物代谢学差异所致。常见的引起药物性肝损害的药物为抗生素、中枢神经系统药物、非甾体抗炎药。抗生素是非对乙酰氨基酚类药物中致药物性肝损害的主因，而阿莫西林/克拉维酸是导致药物性肝损害高发病率的独立危险因素。国外药物性肝损害原因主要为抗炎镇痛药。国内中草药所致肝损害发生率呈逐年上升趋势，占所有药物性肝损害的 20%~30%，甚至有国内文献报道超过 40%，目前居药物性肝损害病因的首位。中药制剂治疗银屑病等皮肤病及乳腺增生等增生性疾病时最易引起肝损害，而慢性肝病、肾功能不全、营养不良的患者对药物毒性的易感性增加。

8. 先天性代谢性疾病

（1）**血色病**：目前认为血色病与组织相容性抗原 A3 有关，是一种较常见的常染色体隐性遗传病。主要原因是由于肠道黏膜缺陷导致肠道吸收食物中的铁增加，引起肝细胞内弥漫性过度铁沉积伴组织损伤；如不及时治疗，进行性肝损害可导致肝硬化。临床以肝硬化、肝脾肿大、关节炎、糖尿病及性功能减退为特点。

（2）**肝豆状核变性**：又称 Wilson 病，是一种常染色体隐性遗传性铜代谢障碍性疾病，其主要原因是第 13 对常染色体 q 位点突变所致。血浆铜蓝蛋白含量减少，血清铜含量低下，尿铜含量增加及铜过量沉积于肝脏、角膜、脑基底核。临床及病理特征为震颤、强直、抽搐、构音困难、肝硬化及角膜色素环（Kayser-Fleischer 环，K-F 环），肝脏和脑基底神经节组织内铜沉积过量。

（3）**α1- 抗胰蛋白酶缺乏症**：α1- 抗胰蛋白酶缺乏症的遗传学机制尚不完全清楚。血清蛋白电泳见 α1 球蛋白缺乏常提示该病，直接测定 α1- 抗胰蛋白酶可确诊。凝胶电泳能准确地确定各种基因表现型。

（4）**Ⅳ型糖原累积病**：此病又称 Anderson 病，因分支酶缺陷所致。正常肝脏含糖原 1%~5%，血糖控制不佳的糖尿病患者，糖原可以在肝细胞内聚集引起肝脏肿大，而酮症酸中毒和大剂量胰岛素治疗可进一步加重肝脏肿大和肝脏糖原累积。Ⅳ型糖原累积病伴有糖原结构异常并可有肝硬化，属于常染色体隐性遗传病，极罕见，临床表现为消瘦、肝脏肿大、进行性肝功能损害。诊断该病需进行肝脏组织的酶分析和化学分析。

（5）**半乳糖血症**：是一种罕见的常染色体隐性遗传性疾病。未能及时诊治的半乳糖血症患者常伴有肝脏损害，数月或数年可发展成肝硬化。其病理特征为肝脏脂肪浸润和肝内胆汁淤积。

（6）**肝脏淀粉样变性**：常合并其他脏器淀粉样病变，临床表现为多系统器官功能损害。无论是原发性还是继发性淀粉样变，肝脏均可受累。临床最突出的表现为巨肝，而肝功能仅轻度异常。

（7）**其他遗传代谢性疾病**：如先天性酪氨酸血症、遗传性果糖不耐受症也可引起肝硬化。

9. 肝静脉回流受阻

长期肝静脉回流受阻，导致肝脏被动充血（淤血），病理特点为肝实质细胞肿胀、肝脏肿大、肝小叶中心性坏死及纤维化；外观为槟榔肝（dnuting liver）。常见病因有：

（1）**缩窄性心包炎及慢性心功能不全**：由于各种原因所致的严重、长期、反复发作的右心衰竭或缩窄性心包炎导致肝脏长期淤血、缺氧，肝细胞萎缩、消失和结缔组织增生，最终演变为肝硬化。肝脏肿大且质地中等硬度，也称心源性肝硬化。

（2）Budd-Chiari 综合征：肝静脉或下腔静脉狭窄或阻塞。包括两种类型：①原发性肝静脉狭窄，多见于日本女性，其病理特点为肝静脉内膜下微血栓形成、血管壁增厚。既往多认为原因不明，目前认为可能与口服避孕药及抗肿瘤药、X 线放射治疗有关。②肝静脉或下腔静脉血栓，临床多见，常见病因有真性红细胞增多症、骨髓纤维化、阵发性睡眠性血红蛋白尿及肝细胞肝癌、肾癌等恶性肿瘤。

10. 隐源性肝硬化

隐源性肝硬化指由于病史不详、组织病理辨认困难等原因而未能明确病因的肝硬化。30% ~80% 隐源性肝硬化可能仍为病毒感染所致。

11. 其他病因

（1）印度儿童肝硬化：该病主要分布在印度，可为先天性或获得性。病理特点为肝脏局部或弥漫性纤维化，几乎没有肝细胞坏死。在印度，15% 左右门脉高压症患者是由于门静脉特发性纤维化所致。

（2）梅毒所致肝硬化：主要见于三期梅毒。临床表现为脾肿大、肝硬化及类白血病反应等。

其他尚有营养不良、溃疡性结肠炎、囊性纤维化等所致肝硬化。

肝异型增生结节多发生于多种原因引起的肝硬化，甚少见于非硬化肝。有文献报道多发生在广泛应用口服避孕药的女性及有慢性酗酒史的肝硬化男性，以及病毒性肝炎、胆管疾病及中毒性肝病等患者。

【病理】

1. 肝硬化

大体形态上，早期肝脏体积可正常或增大，质量增加，晚期明显缩小、质地变硬、质量减轻，外观呈棕黄色或灰褐色，表面有弥漫性大小不等的结节和塌陷区，边缘较薄而硬，肝包膜增厚。切面可见肝正常结构消失，被圆形或近圆形的岛屿状结节代替，结节周围有灰白色的结缔组织间隔包绕。在组织学上，正常肝小叶结构消失或破坏，被假小叶所取代。假小叶内的肝细胞排列紊乱，可有变性、坏死及再生的肝细胞，中央静脉常阙如、偏位或 2 个以上。也可见再生的肝细胞结节（也可形成假小叶），其特点是肝细胞排列紊乱，再生的肝细胞体积增大，核大且深染，或有双核。汇管区因结缔组织增生而增宽，其中可见程度不等的炎症细胞浸润，并有小胆管样结构（假胆管）。根据结节形态，1994 年国际肝病信息小组将肝硬化分为 3 型：①小结节性肝硬化：结节大小相仿，直径小于 3mm。②大结节性肝硬化：结节大小不等，直径一般大于 3mm，最大结节直径可达 5cm 以上。③大小结节混合性肝硬化：肝内同时存在大、小结节两种病理形态。肝硬化时其他器官亦可有相应病理改变。脾因长期淤血而肿大，脾髓增生并可见大量结缔组织形成。胃黏膜因淤血而见充血、水肿、糜烂，若见呈马赛克或蛇皮样改变时称门脉高压性胃病。睾丸、卵巢、肾上腺皮质、甲状腺等常有萎缩和退行性变。

2. 肝硬化异型增生结节

（1）根据增生肝细胞形态分类：①大细胞性增生：细胞增大，胞质丰富，细胞核大，呈多形性以及多核，可以表现出一定异型性但核质比维持正常。这种细胞类似于肝硬化结节中的肝细胞，但也有人认为是反应性改变。②小细胞性增生：肝细胞胞质缩小，细胞体积变小，胞核中等程度增大，核质比增大，细胞核比较一致，核深染不明显，胞质嗜碱性。肝细胞没有明显的多形性，由于细胞体积缩小导致细胞密度增加，是识别小细胞性增生的关键。

（2）**根据异型增生程度分类：**①低度异型增生结节：常有周围纤维组织增生包绕，形成境界清楚的结节，类似于周围肝硬化的结节。结节内肝细胞有微小的异型性，密度略为增加，可出现大细胞变，偶尔出现小细胞变，肝板1~2层，无假腺样排列，无增厚。可见汇管区，非配比小动脉较少见。②高度异型增生结节：需要与高分化肝细胞癌鉴别。高度异型增生结节不仅表现为细胞异型，还伴有组织结构异型，结节直径比低度异型增生结节略大，达到1.0~1.5cm，境界清楚，可见致密纤维结缔组织包绕或局部与周围肝组织融合。结节内除了低度异型增生结节中出现的大细胞性不典型增生、脂肪变、透明细胞改变等形态改变外，还可出现肝细胞密度明显增加，胞质嗜碱性增强，并出现由二排以上肝细胞组成的肝板甚至出现局灶肝细胞腺样排列，汇管区仍可存在，而非配比小动脉更易见到，与高分化肝细胞癌没有明显分界，成为病理诊断的难点，需要综合组织病理学、临床影像学检查及免疫组织化学标志物（包括GPC3、CD34等）染色结果进行综合判断。

诊断肝癌的标准主要有：①明显的核异型性。②核质比增大。③核密度比正常高2倍。④肝板厚度超过3个细胞。⑤汇管区阙如。⑥网状纤维减少或阙如。⑦大量非伴行动脉。⑧有丝分裂活性增强。

【临床表现】

肝硬化通常起病隐匿，病程发展缓慢，病情亦较轻微，可隐伏3~5年甚至10年以上，少数因短期大片肝坏死，3~6个月便发展成肝硬化。临床上将肝硬化分为肝功能代偿期和失代偿期，但两期界限常不十分清楚。

1. 代偿期肝硬化

10%~20%的早期肝硬化无症状，或症状较轻，缺乏特异性，常在影像学、组织学检查时发现。以乏力和食欲减退出现较早，且较突出，可伴有腹胀不适、恶心、厌油腻、上腹隐痛、轻微腹泻等。上述症状多呈间歇性，因劳累或伴发病而出现，休息或治疗后可缓解。患者营养状态一般或消瘦，肝轻度肿大，质地结实或偏硬，无或有轻度压痛，脾轻或中度大。肝功能检查结果正常或轻度异常。

2. 失代偿期肝硬化

患者症状显著，主要为肝功能减退和门静脉高压所致全身多系统症状。

肝硬化异型增生结节是肝细胞再生的一种形态，其临床表现与肝硬化的临床表现相同，在发生癌变时病情进展迅速，出现肝癌的临床表现。

【与肝癌的关系】

原发性肝癌患者中合并肝硬化者占50%~80%，二者关系密切。HBV及HCV感染、酒精性肝病和非酒精性脂肪肝是肝硬化常见病因，同时也是肝癌形成的常见条件。肝硬化引起肝细胞恶变可能是在肝细胞反复损害、增生或异型增生的基础上，经多种病因、多个阶段的损害，引发多基因突变事件而发生。肝硬化结节的形成是对严重肝实质损害的基本修复反应，这些结节的存在是否预示着可直接转化为肝癌？

临床观察发现：并非所有的肝硬化都会恶变，不少肝癌可发生于非硬化肝脏。肝硬化时肝细胞结节的性质不同，某些结节可能是肝细胞癌的癌前病变。近年来随着影像技术的快速发展，肝脏小的结节性病变检出率不断增高，其中多数属于早期高分化肝细胞癌，但也发现一些形态近似的异型增生结节。

【防治措施】

乙型肝炎疫苗免疫是预防 HBV 感染的最有效方法，它不仅可预防急性 HBV 感染，还可降低慢性肝病包括肝硬化和肝癌的发病率和死亡率。乙型肝炎疫苗的接种对象主要是新生儿，其次为婴幼儿和高危人群（如医务人员、经常接触血液的人员、托幼机构工作人员、器官移植患者、经常接受输血或血液制品者、免疫功能低下者、易发生外伤者、HBsAg 阳性者的家庭成员、男同性恋或有多个性伙伴者和静脉药瘾者等）。据 WHO 估计，HBV 疫苗接种组的乙型肝炎感染率较未接种组下降 77%。于新生儿时期感染 HBV，约 90% 以上将发展为慢性乙型肝炎；成年时期感染 HBV，约 5%~10% 将发展成慢性乙型肝炎。自 1992 年起，我国实施对新生儿乙型肝炎疫苗的计划免疫管理，2002 年起正式纳入计划免疫，自 2005 年 6 月 1 日起，新生儿接种乙型肝炎疫苗完全免费。2009 年 6 月 18 日卫生部宣布，计划用 3 年时间对 15 岁以下人群实施乙型肝炎疫苗补种，进一步降低该人群 HBV 感染率和 HBsAg 携带率。近 10 年来，我国儿童乙型肝炎疫苗免疫取得了很大成绩。但目前我国乙型肝炎疫苗免疫还存在如下问题：①新生儿乙型肝炎疫苗免疫各地发展不平衡，东部和中部地区覆盖率高，西部地区覆盖率较低；出生 24h 内及时接种率和 3 针全程接种率较低；HBsAg 阳性母亲所生的新生儿未用乙型肝炎免疫球蛋白（HBIG）和乙型肝炎疫苗联合免疫，且乙型肝炎疫苗的剂量也偏低。②对高危人群及意外暴露者未进行免疫。③应研制用于不同人群的新剂型乙型肝炎疫苗，以及免疫针次少、效果好的新型乙型肝炎疫苗。④建立标准化乙型肝炎疫苗体液免疫和细胞免疫检测体系，以科学评价我国乙型肝炎疫苗接种的保护效果及其免疫持久性。

目前丙型肝炎没有疫苗。因此，对于病毒型肝炎患者应定期进行相关实验室检查，及早给予合理规范、足量、足疗程的抗病毒治疗。

乙型肝炎抗病毒治疗的目的及时机：2010 年版《中国慢性乙型肝炎防治指南》中指出，慢性乙型肝炎治疗的总体目标是，最大限度地长期抑制乙肝病毒，减轻肝细胞炎症坏死及肝纤维化，延缓和减少肝脏失代偿、肝硬化、肝细胞癌及其并发症的发生，从而改善生活质量和延长存活时间。简而言之，乙肝抗病毒治疗的总体目标是降低肝硬化、肝癌的发生。并不是所有感染乙肝病毒的人都需要治疗，抓住抗病毒治疗时机十分关键。慢性乙型肝炎抗病毒治疗的一般适应证包括：HBeAg 阳性者，乙肝病毒载量 ≥ 10^5 拷贝 /mL；HBeAg 阴性者，乙肝病毒载量 ≥ 10^4 拷贝 /mL，且转氨酶 ≥ $2 \times$ ULN。如果转氨酶 < $2 \times$ ULN，但有肝组织学指征（炎性坏死 ≥ G2，或纤维化 ≥ S2），也需要抗病毒治疗。代偿期乙型肝炎肝硬化 HBeAg 阳性者的治疗指征为 HBV DNA ≥ 10^5 拷贝 /mL，HBeAg 阴性者为 HBV DNA ≥ 10^4 拷贝 /mL，丙氨酸氨基转移酶（ALT）正常或升高。治疗目标是延缓和降低肝功能失代偿和 HCC 的发生。失代偿期乙型肝炎肝

硬化患者治疗指征为 HBV DNA 阳性，ALT 正常或升高。对于因其他疾病而接受化疗、免疫抑制剂（特别是肾上腺皮质激素）治疗的 HBsAg 阳性者，即使 HBV DNA 阴性和 ALT 正常，也应在治疗前 1 周开始应用核苷类抗病毒药物，疗程视病情而定。

常用抗 HBV 药物分两大类：

（1）干扰素（普通干扰素、长效干扰素）：该类药物的优点是有固定疗程，不产生病毒耐药，HBeAg、HBsAg 血清转换率高且应答持久，具有调节免疫和抗病毒双重功效。缺点：需皮下注射、价格较高、不良反应较多等（流感样症候群、骨髓抑制、精神异常等），有妊娠、精神病、酗酒、失代偿期肝硬化、甲状腺疾病等禁忌证。适用患者群为：病毒载量低于 10^9 拷贝 /mL、高 ALT 水平、HBeAg 低滴度、女性、非母婴传播、病程短的患者。

（2）核苷（酸）类似物（拉米夫定、阿德福韦酯、替比夫定、恩替卡韦、替诺福韦酯等）：其优点是有效、易行、安全，但是也有疗程不固定、易发生病毒耐药、停药后易复发等缺点。

临床研究显示，核苷类似物耐药患者改用干扰素治疗也是有效的治疗方法。每种抗病毒药物都有其适合（也就是疗效最佳）的人群，药物选择除考虑强效快速的病毒抑制外，对 HBeAg 阳性患者，更应该考虑能否尽早实现 HBeAg 血清学转换，以及停药后持续应答。中医中药优点是调节阴阳平衡，梳理经脉，具有抗病毒、调节免疫、抗炎、抗肝纤维化等多重作用，但起效慢，作用机制复杂，抗病毒的速度难以和西药相比。

丙型肝炎感染后 HCV-RNA 持续阳性 6 个月以上成为慢性感染，慢性化率为 60%~85%。慢性丙型肝炎的后果是进展为肝纤维化，并发展成为肝硬化、终末期肝病。来自 6 个国家的 11 项研究表明，感染 HCV 7~50 年后肝硬化发生率为 0.3%~55.0%，肝癌发生率为 0~23%，平均感染 20 年后，肝硬化发生率为 10%~15%。丙型肝炎抗病毒治疗的目的是清除或持续抑制体内的 HCV，以改善或减轻肝损害，阻止进展为肝硬化、肝功能衰竭或 HCC，并提高患者的生活质量。ALT 轻度升高是丙型肝炎活动的重要指标，如果同时血清 HCV-RNA 阳性，是抗病毒治疗的适宜时机，常用药物为干扰素联合利巴韦林。

疑似发展为肝硬化者应及时进行全面体检及有关实验室检查，包括：全血细胞分析、肝功能、血生化、乙肝五项或丙型肝炎抗体、乙肝病毒定量或丙型肝炎病毒定量、甲胎蛋白、肝纤维化、B 超等，争取在代偿期得到合理积极的治疗，防止向失代偿期发展。已经确诊为肝硬化失代偿期的患者也应该积极治疗。要重视对各种原发病的病因治疗，积极防治腹水、消化道出血、肝性脑病、肝肾综合征等并发症，改善肝功能，进行长期抗纤维化治疗。若发现患者存在肝硬化异型增生结节时，应视为癌前病变信号，尤其是具有肿瘤家族史的患者，应定期检测结节大小、数量、形态变化，周围脏器及淋巴结情况等，监测肿瘤标志物，条件准许下行结节活体组织病理检测，警惕发生癌变。

肝病患者应注意情绪稳定，营养合理，避免饮酒，避免应用对肝脏有损害的药物，避免与血吸虫、疫水接触，加强劳动保健，避免工农业生产中的各种慢性中毒。

肝硬化失代偿期出现并发症患者以卧床休息为主，每日记录出入液量，每周测量体重、腹围 1~2 次，以便于观察腹水消退情况，及时调整利尿剂用量；详细观察尿液颜色及内容物，观察呕吐物颜色及大便颜色，警惕消化道出血；注意患者神志改变，有无行为、情绪异常等，警惕肝性脑病。饮食方面宜进低盐饮食。腹水较多而尿量少者，宜控制盐摄入量。血氨偏高或肝功能极差者，应限制蛋白质摄入。一般应进食易消化、富于营养的食物及水果，饮食有节，进食不宜过快、过饱。禁忌辛辣刺激、过硬、过热食物。吐血者，暂禁饮食。

【肝硬化异型增生结节预后追踪】

肝硬化异型增生结节易发生癌变，有肿瘤家族史的患者癌变风险更大，尤其是高度异型增生结节与高分化肝细胞癌很难鉴别，需要每 2~3 个月动态监测超声、血清肿瘤标志物，必要时结合腹部增强 CT、MRI 与肿瘤穿刺活体组织病理检查，需要长期随访监测，及早发现肝癌，及早治疗。

（董金玲　孟庆华）

（二）局灶性结节性增生

局灶性结节性增生（focal nodular hyperplasia，FNH）是一种少见的肝脏良性增生性非肿瘤病变，在肝脏良性病变中发病率仅次于肝血管瘤，居第二位。FNH 由 Endmondson 在 1958 年最先报道。

【流行病学特点】

FNH 临床较少见，目前尚无其发病率的准确报道，一项 2 270 例的尸检结果显示，FNH 的发生率为 0.31%[6]。国外学者报道 FNH 多见于女性，男女发病比例为 1∶8[7]。但国内多数文献报道男性发病多于女性[8-13]。FNH 常见的发病年龄为 30~40 岁；国外文献报道女性发病年龄较男性低[14]。临床上，多数患者为单发病灶，有报道约 20% 的病例可为多发病灶，有学者报告了一例患者有 30 个病灶。

【病因学】

目前 FNH 的病因尚不明确，多年来，国外多数学者认为 FNH 的发病同激素的摄入，特别是口服避孕药物密切相关。但 Mathieu 等调查 216 位女性 FNH 患者发现口服避孕药物对 FNH 病灶的数目、大小和生长速度均无明显影响，而且妊娠并不影响 FNH 的变化[15]。笔者认为口服避孕药物在 FNH 的发病中作用有限。目前的观点认为 FNH 并非真正意义上的肿瘤性病变，而是由肝实质对先天或后天存在的肝内血管畸形反应性增生所致[9]，肝实质内血液氧含量的改变引发肝细胞的增生性反应，从而形成 FNH，基因组学研究亦证明了血管畸形在 FNH 形成中的重要作用。亦有学者报道了 FNH 的发病同血管性疾病相关，例如遗传性出血性毛细血管扩张症和先天性门静脉缺失等[16]。值得注意的是，笔者曾统计 34 例 FNH 患者，其中 12 例患者存在脂肪肝，据此推测脂肪变性可能同 FNH 的形成有关，但这需要更多基础及临床研究进一步证实[17]。

【临床表现及影像学表现】

多数患者无明显临床表现，有报道仅 1/3 的患者可有临床症状[18]。临床表现缺乏特异性，多为剑突下或右侧上腹部不适。

FNH 可由 B 超、CT、MRI 进行诊断。FNH 在 B 超下有约 75.9%~80% 的病例表现为低回声或等回声。FNH 典型的 B 超表现为肿物呈现分叶状的轮廓和低回声的晕环，仅 20% 病例可见中央瘢痕，为轻度高回声。彩色多普勒分析可见中央供血动脉，四周有呈星状或放射状排列的分支，中央动脉舒张期流速高且阻力低，提示 FNH 内部动脉畸形改变。超声造影可见肿物动脉期强化，门脉晚期或血窦期呈稍高或低回声，中央瘢痕在动脉期及门脉期均不强化。CT 平扫 FNH 为低密度或等密度，中央瘢痕组织为相对低密度改变，增强扫描可有 89%~100% 的病例病灶实质部分呈动脉期明显均匀强化改变，门脉期等密度，中央瘢痕呈逐渐强化，延迟期其密度高于实质部分。MRI 对 FNH 的诊断价值高于 B 超及 CT 检查，如选用严格的 MRI 诊断标准可使诊断准确率达 100%[18]，94%~100% 病灶在 T1WI 呈等或稍低信号，T2WI 呈等或稍高信号，中央瘢痕在直径 >3cm 病灶内的发现率为 50%~70%，T1WI 呈低信号，T2WI 呈明显高信号[7]，增强扫描病灶的强化表现和 CT 相同。

【实验室检查】

FNH 患者检查肿瘤标志物无异常升高，多不合并病毒性肝炎感染，血清 AFP、CEA、CA19-9 多为正常，但亦有报道 FNH 患者 AFP 升高的病例[19]。如伴有 AFP 升高，则临床做出 FNH 诊断愈发困难。

【病理学和组织学】

FNH 典型的镜下表现为边界清楚、无包膜、由正常肝细胞组成的结节，结节内存在 Kupffer 细胞，可见中央瘢痕及轮辐状的纤维条索，纤维区域可见扩张的小动脉和增生的小胆管，常有淋巴细胞浸润[20]，中心坏死及出血少见。周围肝组织可见脂肪性改变、胆管结构或 Mallory 小体。文献报道病灶直径为 0.1~19cm，多数为 4~5cm[16, 21]；男性患者病灶直径多小于女性[18]。FNH 免疫组织化学上可表现为 CD34、CD68、CK7、CK19 阳性[22]。术中冰冻检查可初步明确肿物性质，但往往难以最终诊断。

【治疗的选择和预后】

FNH 为良性非肿瘤性病变，不恶变[23, 24]，一些学者对病理诊断为 FNH 的患者进行长期随访亦未发现恶变出现。但亦有学者报道 FNH 合并 HCC 的病例，但仍无法鉴别是 FNH 发生了癌变，还是包含癌[25, 26]。FNH 合并出血少见，仅有零星报道[27]。如超声造影、肝脏增强 CT 及增强 MRI 等影像学检查提示典型的 FNH 影像学表现，结合无肝炎病史，查肿瘤标志物 CA19-9、AFP 正常，临床上可诊断 FNH，可定期随访复查。推荐复查模式为发现病灶的 3 年内每半年进行一次 B 超检查[9]，并根据病灶变化情况调整随访方案。一项纳入了 30 例患者（34 个病灶）的研究显示，应用超声进行随访，中位随访时间 42 个月，其中 70.6% 的病灶稳定，2.9% 的病灶增大，26.5 的病灶缩小[28]。

临床上，如出现以下情况可手术治疗：

（1）诊断不明确，可疑恶性病变。

（2）合并有明显临床症状、病灶较大（直径 >10cm）或有出血征象。

（3）短期内快速增长[24]。

如诊断明确且无明显临床症状，可建议患者临床随访；如患者心理负担较重或不愿随访，可根据实际情况选择手术治疗。此外，随着外科手术的进步，特别是腔镜肝切除技术的发展，FNH 接受外科治疗的风险也不断下降[30]。也有学者报道，如诊断不明确，可影像学引导下行肿物穿刺活检进行鉴别诊断[22]，然而穿刺活检的诊断准确率仅 24%，因此临床上对影像学不典型的 FNH 是否行穿刺活检以明确诊断持谨慎态度。FNH 行手术治疗预后良好，但亦有术后复发的病例。

总之，目前对 FNH 的病因尚不十分清楚，随着影像学的发展，FNH 能通过超声造影、增强 CT 和 MRI 等手段确诊，从而避免了患者接受活检和手术的风险。此外，对 FNH 的深入认识还需要进行更多临床观察研究。

（刘立国　吴健雄）

（三）肝腺瘤

【病因】

肝细胞腺瘤（hepatocellular adenoma，HCA）简称肝腺瘤，是一种临床较少见、多发生于年轻女性的肝脏良性肿瘤，常无典型临床表现。1958 年 Edmondson 最早将肝腺瘤定义为不含胆管且有包膜的肝脏肿瘤。20 世纪六七十年代随着口服避孕药的广泛应用，肝腺瘤逐渐被认识[31]。文献报道，避孕药中所含的乙烯雌二醇甲酯与 HCA 发病相关[32]。也有研究发现肝腺瘤的发生与肥胖、酒精摄入、糖尿病、糖原累积病及使用雄性激素等有关[33]。

【流行病学特点】

长期使用口服避孕药的女性肝腺瘤每年发病率为（3~4）/10 万，而不使用口服避孕药或使用时间少于两年的女性每年发病率仅为 0.1/10 万[2]。但近期有系统性文献回顾提示，中国肝腺瘤发病在性别比例上（男 / 女：119/72）与欧美有所差别。

【病理】

肝腺瘤多发生于无肝硬化的肝叶，多为单发圆形或椭圆形肿瘤，肿瘤境界清楚，直径在 1~30 cm，与邻近肝组织之间多有完整或不完整的纤维包膜分隔。切面呈灰黄或黄绿色。显微镜下可见瘤细胞与正常肝细胞相似，少量肝细胞体积可增大，但总体上细胞异型性不明显；细胞可出现程度不一的透明变性、脂肪变性及胆汁淤积，但细胞质染色无异常；细胞排列成片状或梁索状，局部可出现假腺管结构，但肝窦无明显扩张，梁索不增宽；瘤细胞间可见较多管壁厚薄不等的扩张血管，局部可见紫癜样改变，但无胆管和巨噬细胞。43%~75% 的病灶内可见瘤内出血坏死。

近年来，研究者根据基因表型的不同将肝腺瘤分成不同的亚型，包括：①肝细胞核因子 1（hepatocyte

nuclear factor-1，HNF-1）阴性的肝腺瘤（H-HCA）；② β-catenin 阳性的肝腺瘤（b-HCA）；③炎性肝腺瘤（I-HCA）；④不确定型 [34-36]。

炎性肝腺瘤和 HNF-1 阴性的肝腺瘤占据较大比例，共约 80%，β-catenin 阳性的肝腺瘤为 10%~15%。10% 的炎性肝腺瘤同时伴有 β-catenin 突变。

HNF-1 阴性的肝腺瘤由基因突变失活所致，其组织学特征包括显著的肝细胞脂肪变性、无细胞异型性和缺乏炎症细胞浸润。此型几乎只见于女性，并和成年期发作的 3 型青年糖尿病（MODY3）有关 [35]。

β-catenin 阳性的肝腺瘤典型组织学特征为细胞核异型性及腺泡状结构，和男性、雄激素治疗、糖原累积病有关。免疫组织化学表现为 β-catenin 异常核染色，谷氨酰胺酶强染色。本亚型恶性转化风险增高，研究发现，恶性转化的肝腺瘤 20%~30% β-catenin 为阳性表达 [37]。

炎性腺瘤占所有腺瘤的比例达 40%~50%，是与口服避孕药相关最常见的亚型，肥胖和酒精摄入已经确认为危险因素。组织学特征包括肝窦扩张、炎性浸润、紫癜、动脉增厚而无静脉和胆管的假肝门管道结构。免疫组织化学血浆淀粉样蛋白 A2（SAA2）和 C 反应蛋白表达。胆道反应明显，尚未发现此型可恶变。

【临床表现】

肝腺瘤发病率较低，无典型临床表现，多为意外发现而就诊。随着肿瘤增大患者，可出现右上腹胀痛、腹胀或右肋下肿物等表现。发生瘤内出血，患者常有阵发性右上腹疼痛、伴有畏寒、发热。此病有破裂出血风险，肿瘤破裂后大量出血破入腹腔可有急性腹痛、失血性休克表现。CT、MRI 增强扫描和超声造影等具有一定诊断价值。肝腺瘤的影像学表现与其病理密切相关，CT 及 MRI 表现具有一定特征性。典型的肝腺瘤 CT 表现为等密度或略低密度，可能与肝腺瘤的瘤细胞和正常肝细胞相似、仅体积略增大有关。病灶边缘光滑整齐，有包膜，周围可见"透明环"影，这一特异性表现常可提示肝腺瘤。其病理基础一般认为是由瘤周被挤压的肝细胞内脂肪空泡增加所致。肝腺瘤易出血、坏死及脂肪变，急性出血呈高密度影，陈旧性出血及坏死为不规则低密度影。增强扫描表现为动脉期明显强化，并可见供血动脉，门脉期强化减退，延迟期呈等密度或稍高密度影，这与肝腺瘤主要由动脉供血及对比剂代谢较慢有关。动态增强扫描时在门静脉期及延迟期可见包膜强化。典型肝腺瘤 MRI 均能显示完整包膜，瘤体表现为 T1WI 等或稍高信号、T2WI 以稍高信号为主的混杂信号，与肝腺瘤易出血、坏死及脂肪变有关 [38-40]。

Ronot 等研究肝腺瘤的 MRI 影像学表现与病理亚型的相关性，由 2 名放射学专家对 61 个病灶（48 例患者，中位年龄 36 岁）分别进行 MRI 分析。2 名观察者就病变的形态和信号特点的影像特征达成共识。所有病灶均根据病理学特点和免疫组织化学分析进行亚型分类。研究发现 HNF-1 阴性肝腺瘤、炎性肝腺瘤和 β-catenin 阳性的肝腺瘤分别与 MRI 征象中的弥漫性瘤内脂肪沉积、环岛征及典型的边界模糊的瘢痕有相关性。鉴于 β-catenin 阳性的肝腺瘤属于癌前病变，应密切进行 MRI 随访或进行病灶切除 [41]。

【与肝癌的关系】

肿瘤短期内迅速生长且出现胀痛为恶变的征兆。目前文献中已有多例肝腺瘤癌变的报道。有研究发现，肝腺瘤恶变率近 4.2%，男性肝腺瘤发生恶变的风险是女性患者的 10 倍 [42, 43]。β-catenin 阳性的肝腺瘤恶性转化风险增高，研究发现，恶性转化的肝腺瘤中 20%~30% 为 β–catenin 阳性表达[43]。

【防治措施】

随着影像学技术的发展和进步，多数肝腺瘤因意外发现而引起注意，也有部分患者表现为腹痛、腹部可触及肿物。对于无症状的孤立性腺瘤，一般认为直径大于 5 cm 者应手术切除，以减少出血和癌变风险；直径小于 5 cm 且无症状者可定期行影像学检查，如继续增大则行手术[44]。一项纳入 1 176 例患者的文献系统回顾分析发现，27.2% 的患者可出现腺瘤出血。由于肝腺瘤缺乏典型的临床及影像学表现，难以与肝细胞癌鉴别，且肝腺瘤有出血及癌变的可能，因此建议无手术禁忌的患者均应行肝切除术[45]。

根据肿瘤的数目、大小、分布范围及位置深浅等具体情况采取肝段切除、肝叶切除、半肝切除或不规则切除等肝切除手术方式。肿瘤未被完整切除时术后易复发，因此主张将肿瘤周围的部分正常肝组织一并切除。腹腔镜肝切除具有创伤小、术后恢复快等优势[46]。对弥漫性多发性肝腺瘤或超过半肝的巨大肝腺瘤，可根据情况行肝移植手术[47]。

研究发现射频消融可治疗肝腺瘤，尤其适用于不适合手术治疗的患者[48]。有研究者应用血管栓塞治疗肝腺瘤，使用三丙烯醛明胶微球栓塞肝动脉，成功率 100%，随访 10~40 个月，所有病灶未见生长，而且多数病灶（13/16）已经退变[49]。

与雌激素有关的肝腺瘤在停药后部分可自然消退，故有口服避孕药史且肿瘤较小的病人可停服避孕药观察肿瘤变化。

（安松林　吴健雄）

三、肝内胆管细胞癌癌前病变

肝内胆管细胞癌（ICC）的癌前病变主要包括胆管上皮内瘤变和胆管内乳头状肿瘤。

（一）胆管上皮内瘤变

胆管上皮不典型增生，其特征为胆管上皮平坦或微乳头状生长，伴有不同程度的异型性，过去常称为轻、中、重度不典型增生及原位癌。现在研究认为，胆管上皮增生→不典型增生→癌是一个连续过程，因此，根据 WHO 肿瘤分类中有关癌前病变的定义，把这个反映胆管上皮不典型增生→癌的癌前病变统称为胆管上皮内瘤变（billiary intarepithelial neoplasia，BilIN）。

【病因学】

BilIN 的发生与慢性刺激引起胆管上皮增生有关，刺激因子包括肝石症、肝脏寄生虫病、原发性硬化性胆管炎（PSC）以及病毒性肝炎等。慢性刺激引起胆管上皮反复发生溃疡和修复，刺激胆管上皮及周围腺体增生，最终发展为癌。

1. 肝石症

在西方非常少见，但在亚洲相当普遍，大约10%肝石症将发生胆管癌。在日本，切除的肝胆管癌标本中6%~18%伴有肝石症。在台湾，接近70%切除的肝胆管癌标本中伴有肝石症。肝石症能引起胆汁淤积和反复的细菌感染，导致胆管上皮增生及不典型增生。

2. 溃疡性结肠炎和PSC

溃疡性结肠炎患者胆管癌的发病率高且发病年龄早，这是因为溃疡性结肠炎患者门静脉菌血症导致胆管感染上皮增生所致。PSC患者一生中发生胆管癌的危险性为9%~23%。原因是慢性炎症及胆汁淤积导致胆管上皮增生及胆汁内内源性诱变剂产生所致。

3. 华支睾吸虫感染

华支睾吸虫引起胆管扩张伴不同程度的急、慢性炎性细胞浸润，胆管上皮脱落、再生以及纤维化。胆管内潜伏的华支睾吸虫引起胆管内腺体腺瘤样增生及不同程度的细胞异型性，周围大胆管常常见到杯状细胞化生及黏液分泌增加，这种结果引起上皮增生，最终导致上皮内瘤变和癌。

4. 胆道系统先天性畸形

胆道系统先天性畸形包括Caroli病、先天性肝纤维化和胆总管囊肿等。囊性扩张的胆管由于胆管上皮细胞的先天异常、胆汁流动分布异常以及狭窄胆管树引起的感染，常常引起胆管上皮增生、不同程度的上皮内瘤变，最后发展为癌。

5. 病毒性肝炎和非胆汁性肝硬化

已有一些报道ICC来自非胆汁性肝硬化，尤其是病毒性肝炎相关的肝硬化，在这些病例中，HCV很常见。美国、中国及日本的研究表明，慢性HCV感染被认为是ICC的危险因素之一。韩国病例对照研究显示，12.5%的胆管癌患者HCV检测阳性和13.8%的乙肝表面抗原阳性，对照组分别为3.5%和2.3%。日本一项前瞻性对照研究显示，HCV引起的肝硬化患者10年发生胆管癌的风险达3.5%，比一般人群高100倍。HCV刺激有多向分化功能的卵圆细胞增生，如果卵圆细胞向胆管上皮分化就可能发展为ICC，在增生的胆管上皮中用免疫组织化学法可检测到丙型肝炎病毒核心抗原，而正常胆管上皮没有。HCV与胆管癌发生的形成关系已明确确定。

【病理学特征】

1.大体改变

BilIN在大体上除胆管结石、肝脏寄生虫病等引起的胆管扩张，黏膜糜烂、粗糙外，本身没有特异的肉眼特征。

2.组织学改变

WHO消化系统肿瘤病理学及遗传学分类（2010年）将肝内BilIN分为低级别上皮内瘤变和高级别上皮内瘤变[50]。

2005年Zen等[51]将肝内BilIN分为3级：BilIN-1级（上皮内瘤变，低级别）、BilIN-2级（上皮内瘤变，高级别）、BilIN-3 级（原位癌）。标准如下：

（1）BilIN-1 级：增生上皮呈非乳头状病变时细胞单层或假复层排列，细胞或细胞核呈轻度或中度异型，极性轻微紊乱，细胞核变大，染色深，核膜不规则。若为微乳头病变，局灶细胞假复层排列，细胞或细胞核呈轻度异型，细胞极性相对存在，细胞核稍大，深染，但核膜不规则，并可见各种上皮化生改变。

（2）BilIN-2 级：增生上皮呈非乳头状病变时，细胞或细胞核异型性较 BilIN-1 级明显，可见细胞核增大，核质比增高，核膜不规则，细胞极性可明显紊乱甚至细胞核上移至细胞顶部。微乳头病变时细胞或细胞核异型性明显，但细胞极性相对存在或灶性紊乱，细胞多形，细胞核增大，核膜不规则。

（3）BilIN-3 级：编码为 2，相当于原位癌。细胞核更大，染色质粗糙，核仁更明显，核分裂象常见，细胞极性弥漫紊乱，并可见从黏膜表面沿着周围腺体向下生长（累及腺体）。

3. 免疫组织化学特征

CEA 局灶性阳性，CA19-9 阳性，Ki-67 增殖指数较正常增生胆管上皮明显增高。核心抗原及角蛋白表达模式和胰腺导管上皮内瘤变（Pan IN）相似，为 MUC2⁻/CK7⁺/CK20⁻。MUC1 随着 BilIN 级别增高、恶性变而表达增加，MUC5/6 和 MUC3 常常广泛表达[52-56]。有关 G-S 期调节因子 P53、P16、Cyclin D1 在胆管异型增生上皮有异常表达。半乳糖蛋白 galectin-3 不典型增生时强阳性表达。TFFI 在胆管上皮不典型增生和原位癌时同 MUC5AC 都有明显强表达[56-58]。

（二）胆管内乳头状肿瘤

胆管内乳头状肿瘤（intraductal papillary neoplasm，IPN）包括胆管内乳头状瘤和胆管内乳头状瘤病（biliary papillomatosis）。胆管内乳头状瘤病是指胆管内多发或弥漫的乳头状瘤，胆管内充满乳头状或绒毛状赘生物。

本病 1959 年由 Caroli 首先加以详细描述，病因及发病机制尚不清楚，有文献报道与胆道结石、炎症、先天性胆总管囊肿、胰胆管合流异常等有关，并推测由结石、感染、胰液长期刺激导致胆管上皮增生所致。

男女比例约为 2：1，平均发病年龄 63 岁。主要临床表现为急性胆管炎、黄疸及上腹部疼痛，可伴有发热。晚期可出现胆汁性肝硬化、门脉高压及肝功能衰竭，常常有转氨酶升高。影像学主要显示胆管扩张，胆管内软组织影，常可见有蒂与管壁相连或无蒂。

大体检查：乳头为多发性、广泛性，可以弥漫性分布于整个胆道系统，也可以局限于某一特定部位（但肝内胆管内乳头状瘤病罕见）。由于阻塞相应胆管引起区域性胆管扩张，切除肝组织断面上为多发扩张胆管，一部分病人含有黏液样胆汁。病变边界清楚，没有周围浸润表现，不浸润管壁或周围肝组织。质软，灰白或灰红色，易碎。

显微镜检查：肝组织切片见肝组织内散在分布着扩张的胆管，大小不一，内含乳头状肿物。肿物为真性乳头状结构，含有纤维血管轴心，位于扩张的胆管内，乳头纤细，有分支。被覆上皮细胞为高柱状，胞质略嗜酸性，核呈卵圆型，位于细胞中央或基底。形态与胰腺的导管内乳头状黏液性肿瘤（IPMN）相似，分为胰腺胆管型、嗜酸细胞型、肠型和胃型。根据上皮细胞异型程度，分为低级别、中级别和高级别异型增生。病变胆管周围可能有纤维组织增生、炎性细胞浸润、周围小灶性肝细胞内淤胆。局部肝组织可能有轻度肝硬化。

高级别异型增生极易恶变，胰腺胆管型往往恶变为管状腺癌，肠型常恶变为胶样癌。胆管内乳头状瘤病术后复发率高，约 70%，恶变率 64%。因此胆管内乳头状瘤病应视为具有恶性潜能的交界性病变，术后应加强随诊，以防复发和恶变。

胆管内乳头状瘤病恶变与胆管乳头状癌等恶性肿瘤的鉴别尚有待探讨。一般认为，胆管内乳头状瘤病恶变的病人，应当有良性乳头状瘤的形态存在。胆管乳头状癌的病人可能大体形态上与胆管内乳头状瘤病有类似之处，但组织学上乳头应均为恶性，并有周围组织浸润。胆管内乳头状瘤病应与胆管内黏液性囊腺瘤 / 囊腺癌鉴别，胆管内黏液性囊腺瘤 / 囊腺癌有卵巢样间质可以鉴别。

IPN 可以伴有 *GNAS* 和 *K-RAS* 突变，突变率分别为 29% 和 32%。有 *GNAS* 突变的病例，往往是肠型，伴有黏液的过分泌 [59]。免疫组织化学染色 *P53* 有过表达 [60]。

参考文献

[1] 中国抗癌协会肝癌专业委员会 . 原发性肝癌规范化病理诊断方案专家共识 . 中华肝脏病杂志，2011，19（4）：254-256.

[2] ANTHONY P，VOGEL C L，BARKER L F. Liver cell dysplasia: a premalignant condition. J Clin Pathol，1973，26:217-223.

[3] WATANABE S，OKITA K，HARADA T，et al. Morphologic studies of the liver cell dysplasia. Cancer，1983，51:2197-2205.

[4] LIBBRECHT L，CRANINX M，NEVENS F，et al. Predictive value of liver cell dysplasia for development of hepatocellular carcinoma in patients with norrcirrhotic and cirrhotic chronic viral hepatitis. Histopathology，2001，39（1）:66-73.

[5] SUGCITANI S，SAKAMOTO M，TCHIDA T，et al. Hyperplastic foci reflect the risk of multicentric development of human hepatocellular carcinoma. J Hepatol，1998，28（6）:1045-1053.

[6] WANLESS I R，MAWDSLEY C，ADAMS R. On the pathogenesis of focal nodular hyperplasia of the liver. Hepatology，1985，5（6）:1194-1200.

[7] VENTURI A，PISCAGLIA F，VIDILI G，et al. Diagnosia and management of hepatic focal nodular hyperplasia. Journal of Ultrasound，2007，10:116-127.

[8] 严茂林，王耀东，田毅峰，等 . 肝局灶性结节性增生 265 例诊治分析 . 中华肝胆外科杂志，2011，17（5）:423-425.

[9] 于国，侯宁，陈玲红，等 . 肝局灶性结节性增生 18 例病理诊断和鉴别诊断 . 诊断病理学杂志，2002，9:210-212.

[10] 黄俊，李斌奎，元云飞，等 . 肝脏局灶性结节性增生 38 例临床分析并文献复习 . 癌症，2005，24:1241-1245.

[11] 沈英皓，樊佳，吴志全，等 . 肝脏局灶性结节性增生 60 例临床分析 . 中华普通外科杂志，2005，20:397-399.

[12] 李爱军，周伟平，吴孟超 . 114 例肝脏局灶结节性增生的诊断和治疗 . 中华外科杂志，2006，44:321-323.

［13］SHEN Y H，FAN J，WU Z Q，et al. Focal nodular hyperplasia of the liver in 86 patients. Hepatobiliary Pancreat Dis Int，2007，6:52–57.

［14］LUCIANI A，KOBEITER H，MAISON P，et al. Focal nodular hyperplasia of the liver in men: is presentation the same in men and women? Gut，2002，50:877–880.

［15］MATHIEU D，KOBEITER H，MAISON P，et al. Oral contraceptive use and focal nodular hyperplasia of the liver. Gastroenterology, 2000, 118（3）:560–564.

［16］REBOUISSOU S，COUCHY G，LIBBRECHT L，et al. The beta-catenin pathway is activated in focal nodular hyperplasia but not in cirrhotic FNH-like nodules. J Hepatol，2008，49（1）:61–71.

［17］刘立国,荣维淇,王黎明,等 . 肝脏局灶性结节性增生 34 例诊治分析 . 中华普通外科杂志,2011,26（6）:464–466.

［18］VILGRAIN V. Focal nodular hyperplasia. Eur J Radiol，2006，58:236–245.

［19］MNEIMNEH W，FARGES O，BEDOSSA P，et al. High serum level of alpha-fetoprotein in focal nodular hyperplasia of the liver. Pathol Int，2011，61（8）:491–494.

［20］SAGE B P，BALABAUD C，BEDOSSA P，et al. Pathological diagnosis of liver cell adenoma and focal nodular hyperplasia: Bordeaux update. J Hepatol，2007，46（3）:521–527.

［21］NAHM C B，NG K，LOCKIE P，et al. Focal nodular hyperplasia—a review of myths and truths. J Gastrointest Surg，2011，15（12）:2275–2283.

［22］MAKHLOUF H R，ABDULAL H M，GOODMAN Z D. Diagnosis of focal nodular hyperplasia of the liver by needle biopsy. Hum Pathol，2005，36:1210–1216.

［23］NAULT J C，SAGE B P，ROSSIZ J. Hepatocellular benign tumors-from molecular classification to personalized clinical care. Gastroenterology，2013，144（5）:888–902.

［24］PERRAKIS A，DEMIR R，MÜLLER V，et al. Management of the focal nodular hyperplasia of the liver: evaluation of the surgical treatment comparing with observation only. Am J Surg，2012，204（5）:689–696.

［25］LANGREHR J M，PFITZMANN R，HERMANN M，et al. Hepatocellular carcinoma in association with hepatic focal nodular hyperplasia. Acta Radiol，2006，47（4）:340–344.

［26］PETSAS T，TSAMANDAS A，TSOTA I，et al. A case of hepatocellular carcinoma arising within large focal nodular hyperplasia with review of the literature. World J Gastroenterol，2006，12（40）:6567–6571.

［27］DEMARCO M P，SHEN P，BRADLEY R F，et al. Intraperitoneal hemorrhage in a patient with hepatic focal nodular hyperplasia. Am Surg，2006，72:555–559.

［28］KUO Y H，WANG J H，LU S N，et al. Natural course of hepatic focal nodular hyperplasia: a long-term follow-up study with sonography. J Clin Ultrasound，2009，37（3）:132–137.

［29］HSEE L C，MCCALL J L，KOEA J B. Focal nodular hyperplasia: what are the indications for resection? Hepato Pancreato Biliary，2005，7:298–302.

［30］BIEZE M，BUSCH O R，TANIS P J，et al. Outcomes of liver resection in hepatocellular adenoma and focal nodular hyperplasia. HPB（Oxford），2014，16（2）:140–149.

［31］SHANBHOGUE A，SHAH S N，ZAHEER A，et al. Hepatocellular adenomas: current update on genetics， taxonomyand management. Comput Assist Tomogr，2011，35（2）：159-166.

[32] WEIL RIII，KOEP L J，STARZL T E. Liver resection for hepatic adenoma. Archives of Surgery，1979，114（2）：178-180.

[33] JEANNOT E，MELLOTTEE L，SAGE B P,et al. Spectrum of HNF1A somatic mutations in hepatocellular adenoma differs from that in patients with MODY3 and suggests genotoxic damage. Diabetes，2010，59（7）：1836-1844.

[34] SAGE B P，REBOUISSOUS，THOMAS C，et al. Hepatocellular adenoma subtype classification using molecular markers and immunohistochemistry. Hepatology，2007，46（3）：740-748.

[35] ROSSI Z J，JEANNOT E，NHIEU J T，et al. Genotypephenotype correlation in hepatocellular adenoma: new classification and relationship with HCC. Hepatology，2006，43（3）：515-524.

[36] SAGE B P，CUBEL G，BALABAUD C. Pathological diagnosis of hepatocellular adenoma in clinical practice. Diagnostic Histopathology，2011，17（12）：521-529.

[37] CHEN Y W，JENG Y M，YEH S H，et al. p53 gene and Wnt signaling in benign neoplasms: β–catenin mutations in hepatic adenoma but not in focal nodular hyperplasia. Hepatology，2002，36（4 Pt 1）：927-935.

[38] KUME N，SUGA K，NISHIGAUCHI K，et al. Characterization of hepatic adenoma with atypical appearance on CT and MRI by radio nuclide imaging. Clin Nucl Med，1997，22（12）：825-831.

[39] KATABATHINA V S，MENIAS C O，SHANBHOGUE A K，et al. Genetics and imaging of hepatocellular adenomas: 2011 update. Radiographics，2011，31（6）:1529-1543.

[40] CHUNG K Y，SMITH M W W，SAINI S，et al. Hepatocellular adenoma: MR imaging features with pathologic correlation . AJR Am J Roentgenol，1995，165（2）：303-308.

[41] RONOT M，BAHRAMI S，CALDERARO J，et al. Hepatocellular adenomas: accuracy of magnetic resonance imaging and liver biopsy in subtype classification. Hepatology，2011，53（4）:1182-1191.

[42] STOOT J H，COELEN R J，JONG D M C，et al. Malignant transformation of hepatocellular adenomas into hepatocellular carcinomas: a systematic review including more than 1600 adenoma cases. HPB，2010，12（8）：509-522.

[43] FARGES O，FERREIRA N，DOKMAK S，et al. Changing trends in malignant transformation of hepatocellular adenoma. Gut，2011，60（1）:85-89.

[44] 安松林，王黎明，荣维淇，等.肝腺瘤的临床诊治及文献复习.肝胆胰外科杂志，2013，25（6）:448-451，455.

[45] AALTEN A S M，MAN D R A，IJZERMANS J N，et al. Systematic review of haemorrhage and rupture of hepatocellular adenomas. Br J Surg，2012，99（7）：911-916.

[46] HERMAN P，COELHO F F，PERINI M V，et al. Hepatocellular adenoma: an excellent indication for laparoscopic liver resection. HPB（Oxford），2012，14（6）：390-395.

[47] SANDRO D S，SLIM A O，LAUTERIO A，et al. Liver adenomatosis: a rare indication for living donor liver transplantation. Transplant Proc，2009，41（4）：1375-1377.

[48] VLEDDER M G，AALTEN S M，TERKIVATAN T. Safety and efficacy of radiofrequency ablation for hepatocellular

adenoma. J Vasc Interv Radiol, 2011, 22（6）:787-793.

［49］DEODHAR A, BRODY L A, COVEY A M. Bland embolization in the treatment of hepatic adenomas: preliminary experience. J Vasc Interv Radiol, 2011, 22（6）:795-799.

［50］BOSMAN F T, CARNEIRO F, HRUBAN R H, et al. WHO classification of tumours of the digestive system. Lyon: IARC Press, 2010: 217-224.

［51］ZEN Y, AISHIMA S, AJIOKA Y, et al. Proposal of histological criteria for intraepithelial atypicalproliferative biliary epithelial lesions of the bite duct in hepatolithiasis with respect to cholangiocarcinoma : preliminary report based on interobserver agreement. Pathol Int, 2005, 55（4）: 180-188.

［52］NAKANUMA Y, HARADA K, ISHIKAWA A, et al. Anatomic and molecular pathology of intrahepatic cholangiocarcinoma. J Hepatobiliary Pancreat Surg, 2003, 10（4）: 265-281.

［53］HANSEL D E, MEEKER A K, HICKS J, et al. Telomere length variation in biliary tract metaplasia, dysplasia, and carcinoma. Mod Pathol, 2006, 19（6）: 772-779.

［54］SASAKI M, NAKANUMA Y, KIM Y S. Characterization of apomucin expression in intrahepatic cholangiocarcinomas and their precursor lesions : an immunohistochemical study. Hepatology, 1996, 24（5）: 1074-1078.

［55］ZEN Y, SASAKI M, FUJII T, et al. Different expression patterns of mucin core proteins and cytokeratins during intrahepatic cholangiocarcinogenesis from biliary intraepithelial neoplasia intraductal papillary neoplasm of the bile duct—an immunohistochemical study of 110 cases of hepatolithiasis. J Hepatol, 2006, 44（2）: 350-358.

［56］KANG Y K, KIM W H, JANG J J. Expression of G1-S modulators（P53, p16, p27, cyclin D1, Rb）and Smad4 / Dpc4 in intrahepatic cholangiocarcinoma. Hum Pathol, 2002, 33（9）: 877-883.

［57］HARADA K, ZEN Y, KAAEMORI Y, et al. Human REG I gene is up—regulated in intrahepatic cholangiocarcinoma and its precursor lesions. Hepatology, 2001, 33（5）: 1036-1042.

［58］SBIMONISHI T, MIYAZAKI K, KONO N, et al. Expression of endogenous galectin-1 and galectin-3 in intrahepatic cholangiocarcinoma. Hum Pathol, 2001, 32（3）: 302-310.

［59］TSAI J H, YUAN R H, CHEN Y L, et al. GNAS is frequently mutated in a specific subgroup of intraductal papillary neoplasms of the bile duct.Am J Surg Pathol, 2013, 37（12）: 1862-1870.

［60］TERADA T. Non-invasive intraductal papillary neoplasms of the common bile duct: a clinicopathologic study of six cases. Int J Clin Exp Pathol, 2012, 5（7）:690-697.

第三节 胆囊胆管常见癌前病变及癌前疾病

一、胆囊常见癌前病变

胆囊癌是一种起病隐匿、进展迅速、预后极差的恶性肿瘤，发病率居胆道恶性肿瘤的第 1 位，消化系统恶性肿瘤的第 5~6 位 [1]。胆囊癌发病具有地区差异，全球范围内在印度、日本、拉丁美洲及欧洲东部高发，亚洲以印度、日本较高，印度德里曾报道最高，当地女性发病率达到 21.5/10 万。发病具有明显性别差异，国外报道男女之比约为 1∶3，国内报道约为 1∶2.54。发病率随着年龄升高而增加，发病平均年龄国外报道为 65 岁，国内报道为 57 岁。由于胆囊癌发病早期症状不特异，故而早期诊断困难。目前认为，胆囊癌的危险因素包括年龄、性别、种族、饮食、肥胖、胆囊腺瘤、先天性胆胰管结构异常、长期反复的慢性胆囊炎，女性行经时间长、绝经时间晚、生育次数多等也与胆囊癌发病相关 [1-3]。

胆囊癌的发病机制目前尚不清楚，普遍认为与细胞凋亡、癌基因和抑癌基因的突变有关，是多基因、多通路发生的网状复杂机制。经过多年的临床实践和研究积累，尤其随着分子病理学的发展，人们认为胆囊癌的发生过程经历了胆囊黏膜上皮的增生、不典型增生、原位癌和浸润癌 [4]。一般认为，不典型增生尤其中重度不典型增生是具有恶变可能的，可以称为癌前病变。因此识别癌前病变对于理解胆囊癌的病因和发病机制，以及胆囊癌的早期治疗、早期预防等，具有重要临床意义。

在国外文献中，胆囊的"癌前病变"被描述成 precancerous conditions 或者 premalignant lesion，反映的是胆囊癌发生过程的一种状态，或早期癌的病变表现。具体就是胆囊黏膜上皮细胞异常增生、失控增殖的一种状态或病变，未经过干预而自然发展，可以进展为重度不典型增生，甚至进展为胆囊腺癌。由于胆囊癌中绝大多数病理类型为胆囊腺癌，因此本文探讨的胆囊的癌前病变就仅仅针对胆囊腺癌而言。

同所有的上皮恶性肿瘤一样，胆囊腺癌的前身为原位癌和重度不典型增生，这就是通常病理学所称的"癌前病变"。实际上，这种病变或者状态已经在细胞学和组织学上具备了与胆囊癌相延续的基本特征。

胆囊在胚胎第 5~6 个月时由胆管末端膨大形成，因此胆囊与胆管具有发育的同源性 [5]。胆囊癌的研究可以部分借鉴胆管癌的研究成果。现有研究认为，胆道系统的癌前病变分为两种类型：平坦型和乳头型 [6]。平坦型就是显微镜下较"平坦"或"微乳头状"的病变，也就是"胆管上皮内瘤变"（BilIN）。相反，乳头型就是大体可见的，块状、乳头状或管状的具有浸润性的"胆管导管内乳头状瘤变"（IPNB）。而在胆囊中，分别称为"胆囊上皮内瘤变"和"胆囊内乳头状瘤变" [5-7]。另外，还有更少见的黏液性囊性肿瘤也可能进展为胆管腺癌和胆囊癌。

胆囊上皮内瘤变是由多层不同程度核异型的柱状上皮凸向管腔形成的。按照细胞类型和核异型程度可分为 3 型[6]，方便临床实践中应用。1 型相当于轻度不典型增生，2 型相当于中度不典型增生，3 型包括重度不典型增生和原位癌。1 型和 2 型常常于切除胆囊良性疾病后意外发现。3 型常常合并浸润性腺癌。3 型的瘤变有时见于幽门腺、肠化生的胆囊上皮中。瘤变的异型细胞表型可为胆管的、肠道的、胃的印戒细胞等。有报道认为，那些"其他细胞"来源的 BilIN 的恶性可能性高。

胆囊上皮内瘤变发生的分子机制目前知之甚少，近年研究发现，上皮内瘤变可以分泌产生 CEA、CA19–9、P53、S100A4 等分子[8]。胆囊上皮内瘤变的基因突变的研究尚缺乏，有报道 K-RAS 的突变可能存在于癌前病变中[6]。

胆囊内乳头状瘤（ICPN），也是可以发展成具有侵袭性的胆囊上皮癌的病变，曾经有一系列的名字用以描述它，如"乳头状腺瘤""管状乳头状腺瘤""胆道腺瘤""转换腺瘤""乳头状癌"等。

ICPN 多数表现为成块的外生性病变，多数直径大于 1cm，且为实性。ICPN 可分为乳头为主型、管状为主型和管状乳头型。报道认为，在乳头为主型和管状乳头型中，ICPN 的细胞异型性更高，合并侵袭性胆囊癌的比例也更高。乳头为主多见于胆道表型，管状为主多见于胃表型。分子机制方面，ICPN 研究处于起步阶段，基本认为复杂的管状生长模式、幽门腺分化和 MUC6 的高表达是其可能的特征[6, 8]。K-RAS 的突变可能也起到一定作用。

（杨志英）

二、胆囊常见癌前疾病

（一）胆囊腺瘤

【胆囊腺瘤的基本概念】

胆囊腺瘤是最常见的息肉样病变，属于胆囊黏膜上皮细胞肿瘤性增生疾病，发生率 0.2%~0.5%。胆囊腺瘤多发生于女性，发病年龄多在 30~55 岁。

胆囊腺瘤发病原因不清，现有研究认为可能与多种基因共同作用、胆囊上皮的慢性炎症有关。学者普遍认为胆囊腺瘤属于胆囊癌的癌前疾病。

从组织学上讲，胆囊腺瘤是病理诊断，不同于临床诊断的"胆囊息肉"。其实它是胆囊中最常见的肿瘤性息肉，也是胆囊良性肿瘤中最常见的上皮来源肿瘤。它和其他肿瘤性息肉不同，来源于腺上皮，同时有自己的组织病理学特征。2010 年 WHO 将胆囊腺瘤重新命名为胆囊内乳头状瘤（ICPN），并认定其为胆囊癌的癌前疾病，大体分型分为乳头状腺瘤、管状腺瘤和乳头状管状腺瘤三类[9]，并认为乳头状成分的比例和合并胆囊癌的机会呈正相关。

【胆囊腺瘤与胆囊癌的相关性】

一般认为 10mm 的胆囊腺瘤直径大于恶变率较高。不久前有学者将胆囊腺瘤分成两组，以直径 10mm

为界限，研究直径小于 10mm 的胆囊腺瘤生长速度和恶变之间的相关性。结果发现：体积较小的胆囊腺瘤也有快速生长的特点和恶变的潜能，虽然相比体积较大的腺瘤恶变属于少见 [10]。但是卫生经济学分析发现，对于直径小于 10mm 的胆囊腺瘤做 B 超复查并不值得推荐。无独有偶，Sarkut 等针对胆囊腺瘤的特征如何影响外科医师决策的回顾性研究发现，年龄大于 50 岁和腺瘤体积大于 $1cm^3$ 的，恶变比例显著升高，推荐外科医师进行胆囊切除术。采用了新定义的胆囊腺瘤（即 ICPN）概念后，有研究发现 ICPN 与胆囊结石的并发率并不高，大约 20% 的 ICPN 病例中合并胆囊结石。然而 6% 的胆囊腺瘤与 ICPN 共存，情况非常类似胰腺的 IPMN [9]。

目前大多数学者认同胆囊腺瘤存在一定的恶变可能，各地报道的胆囊腺瘤发生癌变的比例为 18%~55%，各不相同 [11]。但是胆囊腺瘤癌变成浸润性胆囊癌的具体分子机制、病理过程依旧不清，很多学者也正在以及将要进行这方面的探索。中南大学的研究认为，PTEN 和 Ki-67 在胆囊腺瘤癌变的通路中发挥作用。他们研究了 14 例胆囊腺瘤癌变的病理标本，用原位杂交技术检测发现，PTEN 的低表达参与了胆囊腺瘤癌变过程，并且胆囊腺瘤的大小、异型性、纤维间质的致密程度可能和恶性相关。更多的研究认为，胆囊腺瘤—胆囊癌的发展序列可能是癌基因和抑癌基因的突变、微卫星不稳定、黏附分子和黏附作用、复杂的生长因子突变和募集等互相作用的结果。

【胆囊腺瘤的鉴别诊断技术】

（1）超声造影：超声造影可以反映组织和病变的微血流情况，作用类似于增强 CT 和增强 MRI。有研究发现，急性胆囊炎超声造影多表现为高增强，慢性胆囊炎多表现为低增强。有人对 80 例疑似胆囊癌病例进行对照检查，以术后病理为主 [12]。发现相对于常规超声，超声造影诊断胆囊癌更为准确。国内有学者对 28 例胆囊腺瘤和胆囊腺瘤癌变患者进行回顾性研究，结果提示：①腺瘤组超声造影开始增强时间、达峰时间均早于腺瘤癌变组，而腺瘤癌变组降低时间早于腺瘤组。②腺瘤组胆囊床开始增强时间早于腺瘤癌变组。这预示着达峰时间可能可以作为鉴别胆囊腺瘤和胆囊腺瘤早期癌变的参数之一。

（2）增强 CT 检查：胆囊腺瘤多由胆囊动脉或其分支供血，增强后可以有中到高的强化，而且胆囊腺瘤多为结节样，肿瘤边界清晰；而胆囊癌多数为凸向腔内或有分叶状，与胆囊壁的界限不清等 [13]。此外，晚期胆囊癌可能合并肝转移、器官浸润及胆总管周围淋巴结肿大，这可以与胆囊腺瘤相鉴别。但很多情况下胆囊腺瘤和胆囊癌的鉴别仍有困难，需要手术病理明确。

【胆囊腺瘤的处理原则】

胆囊腺瘤作为一种"肿瘤性息肉"，治疗原则目前仍然借鉴胆囊息肉的手术指征。如：年龄较大患者的单发息肉、息肉直径超过 1cm 并且位于胆囊颈部、广基息肉、有症状的息肉（不论大小）、短期增大的息肉、超声探测到明显血流信号的息肉、合并胆囊结石或胆囊炎的息肉等，主张择期手术。同时，胆囊腺瘤符合癌前病变甚至符合癌变的，更加主张尽早手术。这些恶变风险包括：胆囊腺瘤位于颈部时容易导致出口梗阻、损害排泄功能；基底宽大的胆囊腺瘤，超声检查中若发现腺瘤内血流丰富，或发现胆囊黏膜中断或不连续，超声造影中发现达峰时间延迟而降低时间提早，增强 CT 发现明显高强化或有邻近肝脏强化、肝门部淋巴结肿大等情况，需要警惕癌变可能，积极手术治疗。

【胆囊腺瘤的未来研究】

胆囊腺瘤可能是不同于胆囊腺上皮不典型增生的一种病理状态，它与胆囊癌的关系密切相关，在胆囊癌发生机制的研究中得到足够重视。然而，作为独立的发展通路，它的分子机制仍未阐明。在胆囊腺瘤的分子特点、病理特征方面将有更多的研究。胆囊腺瘤的诊治流程也会更加规范，并为胆囊癌的早期诊断、治疗和预防提供有益的借鉴。

（杨志英　谭海东　周文颖）

（二）胆囊腺肌增生症

胆囊腺肌增生症（adenomyomatosis of gallbladder，GBA）又名胆囊腺肌瘤病（gallbladder adenomyomatosis）、胆囊憩室病（diverticular disease of the gallbladder or intramural diverticulosis）。GBA 这一名称由 Jutras 等于 1960 年提出，是非炎症性、非肿瘤性良性病变，病理上以胆囊黏膜上皮过度增生、黏膜上皮陷入或穿过肥厚肌层并形成罗 – 阿窦（Rokitansky–Ashoff sinuse，RAS）为特征[14]。该病相对较少见，临床表现缺乏特异性，常合并胆囊炎及胆囊结石。本病过去一直被认为是一种获得性良性增生性病变，近年来部分学者认为其有潜在的恶变可能，是一种癌前疾病[15]。

【病因与流行病学】

GBA 的病因目前尚不十分清楚，多数学者认为其由胆囊黏膜增生面积加大和平滑肌增生致胆囊壁肥厚，加上胆囊壁的神经纤维异常增生，在胆囊胚芽囊化不全的基础上逐渐演化的结果；也有人认为本病的发生可能是在慢性炎症的基础上，胆囊神经源性功能障碍，由此使胆囊动力异常，特别是胆囊颈部括约肌痉挛性收缩，使胆汁排流受限，囊内压力异常升高，使黏膜伸入肌层和浆膜下而形成 RAS 和诱导肌层增生肥厚。但有学者持不同意见，认为胆囊压力增高是胆囊腺肌增生症导致的结果而不是病因。近来有人提出胆囊皱襞位置异常可能是发病原因之一，他们认为胆囊皱襞位置异常影响了胆汁的排泄及胆囊收缩功能，导致胆汁淤积，胆盐过度浓缩，刺激囊壁毛糙、增厚，影响囊壁静脉回流，进而加重黏膜及肌层肥厚，导致其发病率增高，且位置越接近底部或皱襞横贯性越大，发病率越高；胆囊内压力升高也可能继发于胆囊分隔及胆总管远端狭窄，或与胆囊壁内神经结构增生相关的神经肌肉活动亢奋有关。部分学者研究认为胰胆管汇合畸形、胰液反流刺激与 GBA 的发病有关，亦有学者认为胆囊结石及胆囊慢性炎症的长期刺激是导致 GBA 发生的重要因素[15]。

本病最终确诊依靠病理结果，因此确切的流行病学资料很难获得，大多数资料来源于影像学的筛查。国内外所报道的发病率相似，约为 2.5%~5%，男女比例约 1∶3，好发年龄为 35~65 岁，偶可见于儿童。GBA 在胆囊切除术后标本中检出率约 1%~8.7%[16]。

【病理基本特点、大体病理形态与分型】

1. GBA 的病理特点

（1）胆囊黏膜上皮和腺体不同程度增生。

（2）增生黏膜或腺体陷入肌层甚至深达浆膜下形成许多细小窦状结构，即 RAS，位置较深或窦口狭窄的 RAS 易造成胆汁淤积、胆固醇结晶或小结石形成。

（3）RAS 周围绕以数量不等的增生平滑肌组织，肌层明显增厚、结构紊乱或被增生的腺体分隔，如多数集中在一处形成结节则成为腺肌瘤。

2. 大体病理形态

大体病理标本检查可发现胆囊壁呈不同程度的弥漫性或局限性增厚，黏膜面不规则，可伴有慢性炎症改变及胆囊结石（60%~80%），切面可见病变胆囊壁内存在大小不等的腔隙或囊腔，其内充满胆汁，部分可存在小结石。

3. 分型

病变可分为 3 型：

（1）局限型。最常见，病变多发生在胆囊底部，呈结节状、帽状局限性隆起，其内 RAS 表现为囊状或脐样窦道，可与胆囊腔相通，也可以不相通。RAS 内可有胆汁淤积、胆固醇沉积或小结石。

（2）节段型。为发生于胆囊体部或体颈交界部的环状管壁增厚及管腔狭窄，胆囊有时被分割成相互通连的两个腔隙，远端称基底腔室，近侧称颈部腔室，基底部囊腔内常伴发胆汁淤积、胆固醇结晶或胆囊结石形成。

（3）弥漫型。整个胆囊壁呈弥漫性增厚，导致胆囊腔变小[17, 18]。

【临床表现】

GBA 临床病程一般较长，症状轻重不一，起病隐匿，病程缓慢。主要表现为消化不良及上腹饱胀感，伴有右上腹隐痛、食欲减退、恶心、呕吐，部分患者在进食油腻食物或饮酒后加重。本病常合并慢性胆囊炎及胆囊结石[17]。

【影像学诊断技术进展】

GBA 临床症状与胆囊炎、胆结石相似，无特殊表现，且常与上述疾病同时存在，术前诊断较困难。对术前影像学提示胆囊壁弥漫性或局限性增厚的病例，应考虑到本病，选择合适的影像学检查，采用有效的检查技术发现该病的特征性表现，提高诊断率[19]。

1. X 线胆囊造影

口服胆囊造影（oral cholecystography，OCG）曾被认为是最佳检查手段之一。局限型可于胆囊底部见对比剂充盈缺损或"脐眼征"，胆囊底部黏膜明显增厚。节段型可见胆囊腔内单个或多个环形狭窄，将胆囊分为多个腔隙，胆囊扭曲变形，可呈葫芦状。弥漫型主要表现为胆囊壁弥漫性增厚，胆囊腔狭窄变小，壁内可见多发的圆形或串珠状小憩室样致密影突出，即 RAS。GBA 较特异性的表现是进食脂肪餐后胆囊的收缩功能明显亢进（高浓缩、高激惹、高排空）。RAS 在 OCG 上描述为 GBA 的特征表现，但其显示率相对较低（约 5%），因为胆囊不可能总被充盈。尽管有人报道在胆道造影时服脂肪餐稍微提高了 RAS 的显示率，但这种改进对胆囊造影上 RAS 的常规检查来说是远远不够的。再者，用于胆囊造影检查的对比剂常导致过敏反应，偶尔导致致死性的过敏性休克。随着近些年影像学无创诊断技术的应用，目前 OCG 已不作为影像诊断 GBA 的常规检查。

2. 腹部超声检查

目前，腹部超声作为一种方便且非创伤性的方法，是评价胆囊疾病的首要选择。但由于它依赖于检查者的技术而有较高的诊断差异性，且小视野、肠道气体线性干扰、肥胖或并发结石等原因，也使得其在胆囊壁的评价上产生困难，其诊断的准确性不高。

GBA 腹部超声的声像图表现为：

（1）局限型。胆囊底部囊壁局限性增厚，囊壁内回声不均匀，可探及较小无回声区（代表 RAS），RAS 内常有胆固醇结晶或微小结石形成，呈现斑点状回声灶伴彗星尾征，部分患者胆囊腔内可见高回声的胆泥。

（2）节段型。好发部位在胆囊中部，形成局限性环状缩窄，呈葫芦状改变，增厚壁内可见小无回声区及壁内小结石。

（3）弥漫型。胆囊壁普遍增厚，胆囊腔变小，在囊壁内可见多个不规则或小圆形的无回声区，有时在囊壁内可见小结石回声，表现为强回声灶伴后方声影，脂肪餐试验时胆囊收缩功能亢进。总之，增厚壁内显示有小囊样结构（无回声区、液性暗区、RAS）及壁内小结石是超声诊断 GBA 的依据[20]。

近年来，超声造影通过显示病变的血流灌注情况，提供了更多鉴别诊断信息。特别是在恶性病变浸润程度的判断上，超声造影可以观察病灶附着处胆囊壁及周围肝实质的增强特点，提高了诊断的准确率，对于指导临床制订治疗方案非常重要。

3. 多排螺旋 CT 检查

多排螺旋 CT（multi-slice CT，MSCT）对 GBA 的诊断及鉴别诊断有较高的价值，薄层重组及多平面重组有利于对 RAS 的显示，而 RAS 的显示具有定性诊断的价值。GBA 有如下 MSCT 表现：

（1）局限型。胆囊底部帽状、乳头状增厚，多向外凸出，部分向腔内隆起，腔内面多较光滑整齐，中心常可见一脐样凹陷，此为特征性表现。

（2）节段型。胆囊壁节段性增厚，胆囊缩窄变形，呈葫芦状改变，远侧囊腔内可伴胆汁淤积、多发小结石形成；部分病例体底部囊壁增厚、囊腔消失，呈条索状改变；少部分病例囊壁明显增厚呈肿块状，如壁内见多发囊状改变及微小结石可明确诊断。

（3）弥漫型。胆囊壁增厚欠均匀，腔内面轮廓不整，浆膜面境界不清，壁内见多发 RAS，部分与囊腔相通。

CT 动态增强扫描动脉期，增厚的胆囊壁表现为黏膜层和黏膜下组织明显强化，门脉期及延迟期胆囊壁强化范围逐渐向黏膜层和黏膜下肌层扩展，呈均匀或不均匀强化，这种强化模式在其他胆囊疾病中少见，反映了胆囊黏膜及肌层增生、肥大的病理特征。弥漫型者在囊壁广泛增厚的基础上，增强扫描见到光环征，此为特征性表现。各型增厚壁内可见点状、小囊状低密度无强化区（代表 RAS）；部分病例平扫于增厚壁内可见微小结石，有定性诊断价值，具有较高特异性。

随着 MSCT 设备的飞速发展及 CT 检查技术的不断改进，CT 诊断 GBA 的准确性不断提高。多期增强扫描＋薄层重建结合多平面重建（MPR）图像可显著提高其诊断准确率，并可更直观地显示 RAS 的特征。CT 检查前的胆囊充盈状态、肠道准备、扫描过程中的呼吸配合以及选择合适的检查技术对 RAS 的清晰显示及 GBA 的正确诊断起到至关重要的作用[21-23]。

4. MRI 检查

国内外学者们通过比较研究发现，MRI 对 GBA 的诊断具有优势，由于 MRI 具有较高的组织密度分辨率，可以多序列、多层面、多参数成像，在显示 RAS 方面较 CT 敏感。

GBA 的 MRI 主要影像表现为增厚胆囊壁内单发或多发的大小不等的异常信号灶，直径约 2~8mm，为圆形、囊状、串珠状等。在 T2WI、T2WI 脂肪抑制序列，增厚的胆囊壁呈等信号或等低信号，RAS 表现为增厚的胆囊壁内点状、小囊状高信号，当 RAS 在 T2WI 显示为等或低信号时，则脂肪抑制序列意义更为重要，可显示为高信号。在 T1WI，RAS 边界不清，显示不佳，多表现为低信号，极少数为等信号或高信号，可能与胆汁的浓缩程度有关。增强扫描示增厚的胆囊壁轻度强化，其内 RAS 无强化，呈低信号，较平扫 T1WI 显示敏感度有所提高。

还有作者研究 GBA 的磁共振胰胆管造影（MRCP）表现，发现 RAS 表现为串珠样小圆形高信号，称为珍珠项链征或花环征，此征对区别胆囊腺肌增生症和胆囊癌具有高度特异性，平均特异性高达 92%，而且 MRCP 在鉴别胆囊癌中的作用大于动脉期增强 CT 扫描及 MRI。Yoshimitsu 等的研究证实 MRI（采用半傅立叶快速采集弛豫增强序列，RARE）、螺旋 CT 增强（3mm 层厚）和 B 超对于 GBA 诊断的敏感性分别为 93%、65% 和 43%，特异性分别为 93%、85% 和 89%，准确性分别为 93%、75% 和 66%[20, 22]。

【鉴别诊断】

各种影像学检查在鉴别 GBA 和胆囊癌方面有一定局限性，但在增厚胆囊壁内见到囊状扩张之 RAS 时做出 GBA 的诊断是相当准确的，未显示 RAS 者则需与其他胆囊增厚性病变，尤其是胆囊癌进行鉴别。胆囊癌多表现为囊壁不均匀增厚伴明显强化，持续时间一般较长，内壁凹凸不平或结节状突出，外侧壁与周围境界不清，肝胆界面消失，常可直接侵犯肝脏并在肝内形成转移灶，常伴有肝内外胆管梗阻征象，周围可见淋巴结转移。

若在胆囊壁普遍增厚基础上发现局限性不规则增厚伴明显强化则要提示胆囊炎伴胆囊癌可能。本病还应与其他胆囊疾病相鉴别：弥漫型应与慢性胆囊炎、黄色肉芽肿性胆囊炎鉴别；局限型应与胆囊转移瘤、胆囊息肉等鉴别；节段型应与分隔胆囊、胆囊扭曲、折叠胆囊相鉴别[23]。

【对病变性质的认识】

既往多认为 GBA 为胆囊良性疾患，无恶变潜质，但近年来国内外均有较多关于胆囊腺肌增生症癌变的报道。Kawarada 及 Katoh 于 20 世纪 80 年代各报道了 1 例起源于 GBA 的非侵袭性胆囊癌。Aguirre 等报道了一组 GBA 患者中 6% 合并胆囊癌。Kawarada 曾报道 1 例在节段型 GBA 区域发生非侵袭性癌，肿瘤来源于囊样 RAS 的覆盖上皮。Ootaili 等回顾了 279 例经手术确诊的 GBA，其中 188 例节段型 GBA 有 12 例（6.4%）恶变，且都发生于环形狭窄末端的基底部黏膜区域，而在 91 例基底型和弥漫型 GBA 中却无胆囊癌发生，故认为节段型 GBA 与胆囊癌发生有明确相关性[23]。

国内外病理学家们做了一系列的工作。1990 年 Aldridge 认为个别 GBA 可能是癌前期病变，理由有二：① GBA 的局限区域覆盖的黏膜含有黏液细胞化生区，表明有癌前期病变的可能。②胆囊结石的患者易罹患胆囊癌，而本病 74%~92% 的患者合并有结石。Nabatame 的研究亦表明节段型 GBA 癌变率较高，明显高于弥散型、局限型以及非腺肌增生性胆囊，尤其是 >60 岁的老年患者。国内张胜泉也证实 1 例胆囊底部局限型 GBA 即有黏液腺癌并存，在一囊状 RAS 内可见癌变细胞侵入乳头状间质内，而 GBA 外胆囊无类似变化，提示 GBA 具有恶变潜能。但也有学者持不同意见，他们认为 GBA 之所以会产生恶变是因为其多合并胆囊结石，而胆囊结石是胆囊癌的高危因素。

【治疗进展】

药物治疗只能缓解症状，彻底治疗需行胆囊切除术。关键在于手术指征的选择，目前无统一标准。有学者认为胆囊腺肌增生症为胆囊癌的癌前病变，而且易并发胆囊结石，因此一经诊断应立即手术。鉴于本病的进展快、术前性质不明、与恶性病变鉴别困难，且对判断 GBA 是否恶变缺乏特异性，对那些病程较长且反复发作者或合并胆囊结石者（尤其胆囊壁内结石）、胆囊壁不规则增厚而难以排除恶变者以及 60 岁以上节段型者应尽早行手术切除，术中应行快速冰冻病理切片排除恶变可能。

（杨志英　马　仁　孙永亮）

（三）黄色肉芽肿性胆囊炎

【基本特点及发病机制】

黄色肉芽肿性胆囊炎（xanthogranulomatous cholecystitis，XGC）又称为纤维性黄色肉芽肿性胆囊炎、胆囊蜡样色素肉芽肿等，是一种少见的、特殊类型的胆囊慢性炎性疾病。最早由 McCoy 等报道并加以命名，在临床上发病率低，仅占所有胆囊炎性疾病总数的 0.7%~13.2%，以中老年人为多见，平均发病年龄为 44~52 岁[24]。文献中曾有胆囊蜡样质（ceroid）肉芽肿、蜡样质组织细胞肉芽肿、胆囊假瘤、纤维黄色肉芽肿性炎、胆汁肉芽肿性胆囊炎等多种名称，目前 XGC 一词已被国内外学者普遍接受[25]。

由于本病临床表现无特异性，B 超及 CT 检查又无公认的特征表现，患者主要表现为急慢性胆囊炎特点，随着病情进展可出现胆囊肿大、变形、壁厚、形成内瘘及右上腹局部纤维组织增多，与肝脏及周边器官粘连广泛致密呈块状，有类似恶性肿瘤的局部浸润，使影像学检查时易误诊为胆囊癌。

XGC 的发病机制尚不十分清楚，多数学者认为由急性炎症和梗阻综合作用引起。胆囊壁形成微小脓肿病灶，胆汁沿着破裂的 RAS 或黏膜溃疡病灶不断渗入至胆囊壁，巨噬细胞聚集，吞噬胆汁中的胆固醇和磷脂，形成富含脂质的泡沫样组织细胞。随着病程发展，病灶扩大，纤维组织大量增生，形成炎性肉芽肿块，使胆囊壁不断增厚，并与肝脏或邻近器官粘连、浸润。其发病机制类似于慢性黄色肉芽肿性肾盂肾炎，后者多有慢性肾盂感染和肾盂结石等病史。有研究者对胆囊肉芽肿病变组织进行免疫组织化学分析，结果发现其中有细菌抗原成分，从而说明胆道细菌感染引起胆囊内组织细胞的聚集，引发细胞免疫反应，从而导致亚急性 XGC 的形成。另有研究发现，Ecoli 抗原与 XGC 的发病存在一定关系。从发病因素上分析，本病并非少见，其低发病率可能与临床和病理医师对本病认识不足有关。

【与胆囊癌的鉴别要点】

由于 XGC 临床较为少见，而其生长方式可有浸润性、破坏性，不易与胆囊癌相区别[26]，因此早诊断显得尤其重要，可避免手术范围的扩大和治疗过度，从而减轻患者及其家属的负担。

从病史上分析，胆囊癌恶性程度高，往往进展快，可浸润胆管，出现肝转移，表现为腹痛、黄疸、恶心呕吐、体重减轻、腹部包块、腹水等症状。而 XGC 无特异性症状和体征，临床表现基本与慢性胆囊炎、胆囊结石相似，患者常主诉右上腹反复疼痛，可有急性发作，伴有恶心、呕吐。文献报道 XGC 的临床表现主要包括：右上腹痛（97%）、梗阻性黄疸（23%）、发热（23%）、胆管炎三联征（发热、腹痛、黄疸）（2%）、胆囊炎急性发作（17%）、右上腹包块（4%）。XGC 合并胆囊结石的占 85%~100%。70% 的 XGC 合并有 Mirizzi 综合征，此外还可引起胆管炎性狭窄致胆道梗阻，故而可能产生阻塞性黄疸，黄疸发生的比例较高，约占 37%。XGC 的慢性炎症过程会导致胆囊与周围组织脏器之间形成内瘘，如Ⅳ型 Mirizzi 综合征（合并胆囊胆总管瘘）、胆囊结肠瘘等。此外，XGC 还可并发胆囊壁坏疽、胆囊穿孔等。

超声检查可反映黄色肉芽肿性胆囊炎的病理改变。XGC 超声检查有其特点：①胆囊壁增厚以弥漫性增厚为主；②增厚的胆囊壁可见稍强不均质回声结节；③超声多普勒下 XGC 结节往往少血供；④胆囊内壁光整；⑤ XGC 肝脏未浸润[27]。

如超声检查不能确定，可进一步行 CT 检查。CT 有如下表现者有助于 XGC 与胆囊癌鉴别：①胆囊癌以局限性胆囊壁增厚为多见；XGC 以弥漫性增厚为多见。②胆囊癌常见胆囊黏膜破坏，向腔内生长；XGC 的增生结节局限在胆囊壁，且黏膜线连续。③胆囊壁间低密度结节占据增厚的胆囊壁较大的比例，且在增强后胆囊壁内低密度结节强化不明显，呈现"夹心饼干征"和"环形强化"。④胆囊腔虽会变小，但不至于闭塞；胆囊癌常致胆囊腔闭塞。⑤肝－胆界限较为清晰，对肝脏"浸而不连"，胆囊轮廓存在；而胆囊癌常见肝转移。⑥ XGC 少见有胆囊引流区域淋巴结增大，而胆囊癌常见区域淋巴结增大。⑦ XGC 未见胆总管浸润，胆囊癌常见胆总管浸润，肝内胆管呈枯树枝样改变[28-30]。

由于长期、慢性炎症刺激，XGC 常与周围网膜粘连；术中探查胆囊壁增厚处质地较软，胆囊壁剖面见较有特色的浅黄色、棕黄色结节，结节多呈局限性分布；胆囊黏膜完整，肝－胆界面清，所触及区域淋巴质软等。而胆囊癌标本的切面灰白，质硬且脆，常伴坏死、出血；区域淋巴结多且硬。以上特点有助于术中鉴别诊断。一些学者认为术前在 B 超引导下行细针穿刺检查（FNAC）对明确 XGC 诊断、排除胆囊癌可能有一定的帮助作用。然而另有学者认为，术前 FNAC 在诊断 XGC 中是存在矛盾的，因为倘若是胆囊癌，细针穿刺的针道有可能会造成肿瘤的医源性种植转移，而且若穿刺部位不准确，未采集到病变部位样本，阳性率会大大降低，因此不赞成术前行 FNAC[31, 32]。

【XGC 与胆囊癌的关系】

大部分学者认为 XGC 本身不能直接导致胆囊癌的发生，两者之间没有直接关系，虽然两者在病因上有一定的相似性，都有胆囊结石和反复炎症刺激等因素。在病理学上，肉芽肿内的细胞无异型性和核分裂，还没有确切证据证明 XGC 与胆囊癌发生有直接关系。

目前认为胆囊癌的发生、发展与细胞凋亡有关，是多基因改变、多阶段的复杂过程。细胞凋亡是机体重要的生理过程，起着维持内环境稳定的关键作用。而肿瘤细胞通过各种机制逃避这种自主性的死亡过程，延长突变基因积累的时间，但具体分子生物学机制尚不十分清楚。凋亡抑制蛋白 c-FLIP 与 Caspase 8 具有同源性，能同 FAS 相关死亡域蛋白 FADD 强效结合，阻止 Caspase 8 与 FAS 的死亡诱导信号复合体 DISC 结合，防止了功能性的 DISC 的形成，导致 Caspase 8 保持失活状态，从而阻断 FAS、TNFR、TRAIL、DR3 介导的外源性凋亡通路。有许多学者进行动物实验，以 c-FLIP 作为靶标开展恶性肿瘤的反义基因治疗，降低了 c-FLIP 基因的表达水平，加强 FAS 和 TRAIL 介导的肿瘤细胞凋亡，取得了良好的效果[33]。

P53 基因是 20 世纪 80 年代发现的一种抑癌基因，也是胆囊癌中研究最多的基因。P53 基因有野生型和突变型两种亚型。存在于正常细胞中的野生型 P53 蛋白是细胞生长的负调节因子，可引起细胞周期阻滞、诱导凋亡和促进分化，属抑癌基因；突变型 P53 蛋白由于其空间构象发生改变，失去了对细胞生长、凋亡和 DNA 修复的调控作用，而具有癌基因活性，可引起细胞恶性增殖且具有抗凋亡作用，导致细胞的转化和肿瘤的发生。有研究显示，胆囊癌中 c-FLIP 和 P53 的表达均显著高于胆囊炎中，而 c-FLIP 和 P53 的表达与胆囊癌患者性别、TNM 分期、分化程度及有无淋巴结转移之间的关联无统计学意义。因而可以推论 c-FLIP 和突变型 P53 的高表达在胆囊癌的发生中起着重要作用，可能是细胞癌变的一个重要环节，可能属于早期事件。有学者报道，对比 69 例胆囊癌患者与 65 例 XGC 患者的 P53、PNCA 和 β - 连环蛋白表达发现，两组之间有显著差异，而 XGC 的 P53、PNCA 和 β - 连环蛋白的表达与慢性胆囊炎患者极为相似，不支持 XGC 是一种癌前病变[34]。

【治疗原则】

XGC 的首选治疗是胆囊切除术，包括完全和部分胆囊切除术，有内瘘者兼行内瘘修补术，如胆囊向肝面浸润或与周围脏器粘连致密不易剥离，可尽量切除胆囊壁，残壁黏膜用电刀烧灼或碘酒涂擦使之失活，不宜强行分离或盲目扩大切除，以免造成肝外胆管及周围脏器损伤。文献报道，65% 的 XGC 完全胆囊切除有困难，有 35% 行部分胆囊切除。XGC 与周围脏器粘连较重，术中应注意防止邻近脏器的损伤，特别是并存内瘘、Mirizzi 综合征时要防止胆道的损伤。由于 XGC 与胆囊癌难以鉴别，而两者所要采取的手术方式在临床上大相径庭，故需强调术中冰冻切片检查的重要性。有学者指出，即便术前及术中正确诊断为 XGC，但由于 XGC 造成的胆囊与周围组织脏器的紧密粘连，若要完整切除病变组织，就有可能要扩大切除范围[35-38]。

以往 XGC 是腹腔镜胆囊切除术（LC 术）的禁忌证之一。当 LC 术作为许多医院切除胆囊的常规术式后，XGC 行 LC 术具有较高的中转率。Valdivia 等报道了 41 例 XGC 患者行 LC 术，仅有 8 例完成手术，33 例（80%）中转开腹，其中 12 例（36%）完全胆囊切除，21 例（64%）不能完全切除胆囊，而行部分胆囊切除术[39]。中转开腹的原因主要是胆囊与周围组织脏器的粘连难以分离，其次是术中高度怀疑胆囊癌。作者还指出，若术前诊断不能排除胆囊癌，应选择直接开腹手术，而不考虑 LC 术；若术前高度怀疑 XGC 的可能性，是否可选择 LC 术，鉴于该疾病的中转率甚高，仍是值得商榷的问题。有部分学者认为，尽管 XGC 行 LC 术具有相对较高的中转率，但只要术者对胆囊及周围组织有熟悉的解剖定位和腹腔镜手术经验，以及术中可行冰冻活检，仍应考虑 LC 术的实施，毕竟 LC 术较开腹胆囊切除术有更多的优点[40, 41]。

XGC 本身是一种良性的胆囊疾病，与其相关的死亡率几乎为零。XGC 手术并发症主要发生于行部分胆囊切除术的患者中。Valdivia 等报道 10.7% 的部分胆囊切除患者出现并发症，而完全胆囊切除患者的手术并发症发生率为 2.8%[39]。并发症主要有胆漏、胆汁性腹膜炎、胆囊出血、肝脓肿、切口感染等，主要原因在于胆囊剥离的困难和患者本身的健康状况，而不在于疾病本身。

（杨志英 谭海东 刘笑雷）

（四）陶瓷样胆囊或胆囊壁钙化

陶瓷样胆囊（porcelain gallbladder，PG）是胆囊壁钙化的一种形式，表现为胆囊增大、坚硬、椭圆形，表面苍白无血运[42]。1929 年文献中首次报道了 PG。据统计，PG 约占胆囊切除病例的 0.06%~0.8%[43]。胆囊壁钙化病因并不明确，因 PG 患者 60%~100% 合并有胆囊结石，多数学者认为是结石导致的慢性炎症引起钙沉积而形成。

目前认为 PG 是胆囊的癌前疾病。PG 临床多无明显表现，常在检查时发现。Kane 等阐述了 PG 在 B 超下的表现：Ⅰ型是弧形高回声；Ⅱ型是椭圆形回声伴后方声影，Ⅲ型是不规则回声伴后方声影。其中Ⅱ型易合并癌变[44]。

PG 发展为癌的组织学进程为组织化生—不典型增生—癌变[45]。1951 年 Kazmierski 首次报道了 PG 和胆囊癌间存在关联性[46]。20 世纪五六十年代，一些回顾性的研究显示 PG 患者发生胆囊癌的风险较高，发病率是 12%~61%[12, 47-49]。但是近来也有文献发现两者之间的关联性并不像以往认为的那样强[45]。Towfigh 等分析了 1955—1998 年在加州大学洛杉矶医学中心治疗的 10 741 例胆囊结石病例，结果共发现了 88 例的胆囊癌和 15 例 PG，但并未发现两者之间存在关联[50]。类似的研究还有 Khan 等总结了 1 200 例胆囊切除病例，结果发现 13 例胆囊壁钙化患者，但均未发现癌变[49]。Stephen 总结了 1962—1999 年麻省总医院 25 900 例胆囊切除标本发现，其中有 150 例胆囊癌及 44 例胆囊钙化。44 例胆囊壁钙化者中有 17 例为 PG，27 例为黏膜散在钙化。胆囊壁散在钙化与胆囊癌密切相关，两者相对危险度为 13.89，胆囊壁散在钙化者中患胆囊癌的比例约为 7%，但发病率低于既往报道，而且未发现 PG 和癌相关。2013 年

Schnelldorfer 总结了既往发表的关于 PG 和胆囊癌相关性的文献，将存在选择偏倚的研究去除后，结果共纳入 13 项研究，发现胆囊壁钙化患者罹患胆囊癌的比例为 6%（0~33%），而无胆囊壁钙化人群罹患胆囊癌的比例为 1%（0~4%）[51]，胆囊壁钙化与胆囊癌的相对危险度为 8.0（95% CI：1~63）。

学者认为 PG 和胆囊癌之间的关联性由最初的明显相关转变为近来的弱相关，甚至不相关。这种研究结果的变迁可能是由于以下几点造成的：①人们的饮食习惯和环境的改变造成疾病自然史的变化；②影像学技术的进步，如超声和 CT 等，使得许多无症状的患者早期得以发现；③随着腹腔镜胆囊切除技术的进步，许多患者在胆囊癌出现之前便已行胆囊切除[49]。

但由于胆囊癌预后不良，尽管 PG 和胆囊癌之间的关系并非如最初大家所认为的那样密切，多数专家目前仍建议对于 PG，尤其是临床出现症状或可疑癌变者行预防性胆囊切除。而对于无症状且未发现胆囊占位的 PG 患者是否行预防性胆囊切除尚存在争议。Kane 等将 PG 列为腹腔镜胆囊切除术的禁忌证，由于 PG 有癌变风险，推荐开腹胆囊切除术。

（杨志英　司　爽　徐　力）

三、肝外胆管常见癌前病变及癌前疾病

肝外胆管癌常见癌前病变与肝内胆管细胞癌相似（见第二节），此处不再赘述。现将肝外胆管癌相关癌前疾病介绍如下。

（一）胆管囊性扩张症

胆管囊性扩张症（cystic dilatation of bile duct，CDBD）是指胆总管的一部分呈囊状或梭状扩张，有时可伴有肝内胆管扩张的一种先天性畸形病变。该病又称胆总管囊肿、先天性胆总管扩张症、原发性胆总管扩张或巨胆总管症等。Vater 于 1723 年进行首例报道，早期认为病变局限于胆总管，后发现病变可发生在肝内外胆管的任何部位，是一种临床常见的先天性胆道畸形。其特点是胆管的囊性改变，扩张胆管的形态基本上是囊状扩张和梭状扩张两种类型。胆总管囊肿囊壁癌变已被认识，癌变率为 2.5%，所以该病被认为是胆管癌的癌前疾病之一。

【病因】

CDBD 的病因及发病机制至今尚不明确，在 CDBD 发病机制中，究竟是先天性还是获得性因素占主导地位仍没有定论。目前主要有以下几种学说。

1. 胰胆合流异常学说

最早由 Babbitt 于 1969 年提出此学说，之后多位学者通过临床和基础研究证实这一观点，目前已成为比较公认的病因之一。该学说认为患者的胰胆管汇合部位不在十二指肠乳头，而在十二指肠壁外汇合并且超出 Oddi 括约肌的控制范围，从而导致分泌压较高的胰液逆流到分泌压较低的胆总管内，逆流胰液中的胰蛋白酶被激活，致使胆总管黏膜损伤。长期炎性反应使管壁变薄弱，从而形成囊肿。有约 44% ~ 91% 的 CDBD 患者存在胰胆合流异常[52]。

2. 神经分布异常学说

有些学者通过检测患儿胆总管的神经分布，发现本病患儿狭窄段神经纤维束与神经节细胞数均较对照组明显减少，故认为胆总管扩张与胆总管远端神经丛及神经节细胞分布异常有关[53]。但神经节细胞减少、神经发育异常是先天性病变还是后天继发性病变需深入研究。

3. 胆管发育异常学说

1936 年 Yotsu-Yanagi 首先提出此学说。由于胚胎早期胆管发生过程中胆管上皮增殖速度不一，空泡化不均匀，造成远端狭窄，致使胆管内压升高，近端胆管管壁薄弱，形成 CDBD。胚胎时期肝憩室向远端异位，导致 Vater 开口至肝脏和胰的距离增加，相应的胆总管和共同管拉长，形成胰胆合流的异常病理改变。因此胚胎时期肝憩室发生远端异位可能是 CDBD 的发病原因，而胰胆合流异常、胆总管远端狭窄通常是 CDBD 并存的病理改变。

4. 遗传学说

以肝内胆管囊性扩张而形成肝脏内的胆管囊肿为特征的 Caroli 病，已经明确是常染色体隐性遗传的多囊肾疾病的肝脏表现，即位于染色体 6p12 的 *PKHD1* 基因变异，所以遗传因素很可能为 CDBD 的致病因素之一[54]。但 CDBD 的发生并不是由某个特定基因所决定的，而且在胚胎发育过程中，CDBD 发生的环境因素要比遗传因素更为重要。

目前胆管囊性扩张症的病因难以用一种学说来解释，普遍认为它的发生是多种因素共同作用的结果。

【癌变机制】

1. 胰液反流破坏学说

由于存在胰胆合流异常，胰液反流入胆道，各种胰酶在胆道被激活，对胆道黏膜产生破坏作用。在胆道黏膜的破坏、修复、再破坏的过程中发生化生而致癌。

2. 胆汁中的致突变物质致癌学说

在胰胆合流异常的胆汁中检测到有效突变性物质，由于致突变性和致癌性有极强的相关性，因此这种物质可能是导致癌变的原因。动物实验证明，胆汁中的反流胰液可以使已被肝脏解毒排至胆汁中的失去致突变性的致突变物质重新恢复活性而致癌。

3. 胆汁酸致癌学说

胆汁酸的代谢物胆酸、脱氧胆酸和石胆酸的化学结构与已知的甲基胆蒽和脱氧络脂胆酸致癌物质的结构相似，几种胆汁酸可能变性而成为致癌物质。在胰胆合流异常的胰液反流情况下，这几种胆汁酸含量明显增多，具有潜在致癌作用。

【流行病学特点】

本病可见于任何年龄及性别，但好发于女性，女性患者约占 62%~74%。大多数在小儿期出现症状，

10 岁以下儿童占全部病例的 60%，30 岁以内发病者占 90%。而国内报道绝大多数患者是在长期胆汁淤积形成肝内胆管结石及胆道感染后，于成年才出现症状，故国内报道以成人多见。本病也曾在胚胎、早产儿及初生儿中发现。

【病理】

1. 大体病理

胆管囊性扩张症可发生于肝内和肝外，典型的形态学特征是囊肿下端狭窄。可呈球形囊肿或梭形扩张，扩张程度不等，直径从 2~3 cm 至 20~30 cm，管壁厚度从 2~3 mm 至接近 0.5 cm。囊内含有深绿色浓稠胆汁，如合并感染，致病菌常为革兰阴性菌，偶可发生囊内结石或癌变。胆汁淀粉酶水平明显增高。由于长期慢性胆汁梗阻，可引起不同程度肝硬化，肝呈棕绿色，较硬。反复感染可引起慢性肝内胆管炎，导致进行性胆汁性肝硬化，门静脉压力增高，继发脾大，脾功能亢进，食管下段静脉曲张，曲张静脉破裂引起大量呕血、便血。

2. 镜下病理

囊壁结构多不能保持胆总管的黏膜及肌层组织，表现出黏膜脱落炎性浸润的变化，而肌层多为变性肥大的肌纤维，夹杂大量纤维结缔组织。狭窄段肌层增厚，以纵肌为主。电镜下可见平滑肌细胞间有胶原纤维增生。长期慢性炎症刺激胆管，使局部结缔组织增生，瘢痕形成。

【分型】

1. 分型方法一

对于胆管囊性扩张症的临床分型目前尚无统一的国际标准，Alonso-Lej 将胆总管囊肿分为 Ⅰ、Ⅱ、Ⅲ 型，之后，Todani 进一步依据对胆道造影的分析将其分成 5 个主要类型及其他亚型。

Ⅰ型：胆总管囊肿扩张

Ⅰa型：囊肿型

Ⅰb型：节段型

Ⅰc型：梭状型

Ⅱ型：胆总管憩室

Ⅲ型：胆总管末端囊肿

Ⅳa型：肝内及肝外胆管多发囊肿

Ⅳb型：肝外胆管多发囊肿

Ⅴ型：肝内胆管单发或多发囊状扩张

2. 分型方法二

Todani 分型方法未能区分复杂的肝内胆管囊状扩张病变的病理类型，对肝外胆管囊状扩张病变的分型显得繁复且易于混淆，有一定的局限性，影响了对治疗的指导作用。董家鸿等根据胆管囊状扩张病变累及胆管树的部位及范围，结合其临床病理特征将其分为 5 种类型和 9 个亚型 [55]。

A型：周围肝管型肝内胆管囊状扩张。A1型：囊状扩张局限分布于部分肝段。A2型：囊状扩张病变弥漫分布于全肝。

B型：中央肝管型肝内胆管囊状扩张。 B1型：单侧肝叶中央肝管囊状扩张。B2型：病变同时累及双侧肝叶主肝管及左右肝管汇合部。

C型：肝外胆管型胆管囊状扩张症。C1型：病变未累及胰腺段胆管。C2型：病变累及胰腺段胆管。

D型：肝内外胆管型胆管囊状扩张症。D1型：病变累及单侧肝叶中央肝管和肝外胆管。D2型：病变累及双侧肝叶中央肝管和肝外胆管。

E型：壶腹胆管型胆管囊状扩张。

董氏分型方法对于胆管囊状扩张症的临床治疗策略和手术方法的选择具有明确的指导作用。

【临床表现】

1. 症状

疼痛、黄疸及腹部肿块被认为是胆管囊性扩张症的经典三联症状，但并非所有患者在其病史中或就诊时均具有此三联征全部表现。疼痛可位于上腹部、右肋腹部或腰背部，多为钝痛，能忍耐，但也可有剧烈的胆绞痛。腹痛实际上是继发感染的表现。黄疸是最常见的症状，可为间歇性或进行性；黄疸重者可有皮肤刺痒、白陶土样大便、浓茶样小便的表现，黄疸程度与胆道梗阻和感染程度有直接关系。如果是十二指肠内胆总管膨出，则同时有十二指肠梗阻症状。也可出现恶心、呕吐、厌食、腹泻以及体重减轻等，发生感染则有寒战、发热、白细胞计数增加。病变迁延日久还可出现肝硬化及门脉高压的症状和体征。

2. 体征

存在黄疸患者表现为皮肤及巩膜黄染，皮肤因瘙痒多可见挠痕。肝外胆管囊性扩张者右上腹部常可触及包块，上界为肝边缘所覆盖。包块巨大者可占据全右腹部并超越腹中线，肿物表面光滑，呈球状，可扪及囊性感，固定不活动，小型囊肿因位置较深，不易扪到。发生感染后，肿物可明显增大，并出现明显触痛和反跳痛，好转后又可缩小。

3. 实验室检查

仅靠实验室检查并不能确诊胆总管囊肿，但可以提示患者的临床状况。由于胆总管囊肿最常见的表现是黄疸，合并黄疸时可有肝功能的损害，表现为胆红素尤其是血清结合胆红素升高，血清碱性磷酸酶及梗阻性黄疸的血清学标志物水平升高。合并感染时血常规检查可有白细胞升高。如胆道梗阻已持续相当一段时间，患者可出现凝血功能异常。若合并胰腺炎，血、尿淀粉酶及血脂肪酶水平升高。

【影像学检查】

1. 超声检查

超声是首选的辅助检查方法。超声表现为肝下方界限清楚的低回声区，可确定囊肿的大小、胆管远端的狭窄程度，并可获得肝内胆管扩张的程度和范围及是否合并胆管内结石。超声不仅能够对患儿及成年患者进行诊断，对产前检查发现胆管囊性扩张症也有一定帮助。超声检查无创，费用低，可反复检查并获得初步诊断。

2. ERCP 和 MRCP

ERCP和MRCP能够清晰反映出胆管扩张的形状、范围、大小及有无胆胰管的合流异常。MRCP相对于ERCP来讲，具有以下几个优点：①操作的无创性，避免了感染等并发症。②无须注射造影剂，避免了过敏反应。③不依赖于操作者，成功率较高。目前MRCP基本已取代ERCP，广泛应用于临床。

3. PTC

PTC能够显示肝内外胆管的形态和扩张情况，但为有创性检查，现已很少应用。

4. CT

CT检查可以明确胆管扩张的范围，胆总管末端的狭窄情况，以及是否有肝硬化存在等情况。随着技术的发展，现在可以进行胆管的三维重建，以显示扩张胆管的立体影像，但尚未广泛应用于临床。

【治疗】

保守治疗对于胆管囊性扩张症被认为是无效的，只有手术治疗才是根本有效的方法。

手术原则：①手术的主要目的是恢复胆汁向肠道内排泄，尽量防止消化液向胆管内反流而发生逆行性胆管炎。②消除胆胰合流的病理状态，使胆胰分流。③切除扩张的胆总管，以防日后癌变。④预防吻合口狭窄。

手术时机：对于婴幼儿患者的手术时机，目前仍缺乏共识，有人考虑新生儿手术耐受性较差，提出无症状的婴幼儿最好在出生后3个月左右进行手术。但也有人认为在患儿出生后3个月内手术可能更理想，因在出生后1个月内手术较超过1个月手术的患儿肝纤维化发生率更低。也有人提出选择患儿出生后2周内或2周左右进行手术治疗，因为胆总管囊肿的新生儿大约2周可出现泥沙样结石，临床会出现相应的黄疸症状，同时早期治疗亦可避免胆总管囊肿穿孔的发生。对于胆管囊性扩张症的成年患者，一方面胆总管囊肿胆汁排出不畅，易合并感染，形成胆石；另一方面，时间越长，恶变概率越大，因此应尽早择期手术治疗。对于伴发胆管炎的患者，应先积极抗感染治疗，以避免因胆道炎症所致的炎性粘连，降低手术难度。但若发生囊肿破裂、胆道出血等急性并发症，应随时进行急症手术治疗。

【手术方式】

1. 胆管囊肿切除、胆道重建术

此为根治性手术，首先切除囊肿，然后进行胆道重建。胆道重建建议采取肝管空肠 Roux-en-Y 吻合术。胆管十二指肠吻合因术后易发生反流性胆管炎，应尽量避免采用。

2. 胆总管囊肿切开、T 管引流术

适用于急性重症胆管炎、囊肿穿孔所致泛发型胆汁性腹膜炎等急性重症患者，或全身状态不佳、重要器官功能不能耐受根治手术的危重患者。手术以减压、引流为目的，待患者状态恢复后需行二次手术切除囊肿。

3. 胆总管囊肿内引流术

曾经是20世纪60年代风靡一时的首选术式，包括囊肿十二指肠吻合、囊肿空肠吻合、囊肿空肠

Roux-en-Y 吻合等方法。由于胆总管囊肿的排空能力很差，其并发症较多，包括胆汁淤滞形成胆泥、结石、胆管炎、慢性炎性纤维化、吻合口狭窄、未切除的囊肿恶变等。虽然这种手术方法简便、费时短、创伤小，但是术后癌变率高，并能够加速囊肿癌变的发生，所以是一种应该被废弃的术式，如在之前曾行此术式，应果断二次手术切除囊肿。

4. 肝叶切除术

对于剩余肝脏功能允许的董氏分型 A1 型患者，可通过选择病变肝段切除术清除囊状扩张胆管。对于 B 型和 D 型患者，若病变累及三级或以上肝管时，需要行受累肝或肝段切除术去除病变胆管，并做胆管空肠吻合术。总之，规则性、量体裁衣式切除受累肝脏区段及病变肝管，能够最大化保留功能性肝实质，剩余功能性肝体积不足时可保留柱状扩张胆管。

5. 肝移植术

适用于董氏分型 A2 型，以及广泛累及双侧三级以上肝管的 D 型患者，或合并广泛结石形成继发胆汁性肝硬化的 C、B、D 类型的患者。但肝脏移植术后存在急性排异反应、肝断面胆瘘、胸腔积液、肝衰竭等并发症。有回顾性分析[56]说明 Caroli 病患者经肝脏移植治疗后受者和移植物 5 年存活率分别为 86% 和 71%，10 年存活率也能达到 76% 和 68%，具有良好的治疗效果。

（二）反流性胆管炎

反流性胆管炎（reflux cholangitis，RC）是肝内无病变、无肝胆管结石、无硬化或肝萎缩等疾病，或肝内病变已经彻底解决，而食物及胃肠液逆流进入胆道系统诱发的急性或慢性胆道逆行感染，常发生于胆肠吻合术后或 Oddi 括约肌切开术后。此外，尚有因胆囊（包括胆道）胃肠内瘘、Oddi 括约肌松弛麻痹等所致的反流性胆管炎。前者属于医源性反流性胆管炎，后者可称为自发性反流性胆管炎。有研究发现[57]，对良性疾病行胆肠吻合术后发生胆管癌的概率高达 5.5%，且发生癌变的患者均存在反流性胆管炎，所以反流性胆管炎可能为胆管癌的诱发因素。

【病理生理】

胆道末端为壶腹部，围绕壶腹部为壶腹括约肌，当括约肌松弛时，胆汁、胰液流入十二指肠，因此壶腹部可称为胆管的总阀门，可保持胆汁、胰液的单向流动。当胆肠吻合或 Oddi 括约肌切开后，因其单向阀门的作用消失，可出现不同程度的胆道上行感染。胆肠吻合术后，胆支肠襻均有运动功能的改变，缺乏向前推进的蠕动而致肠内容物淤滞，细菌繁殖，是造成胆道感染的主要原因。反复大量胃肠内容物进入胆道，可引起胆管炎，胆管壁明显增厚，管壁僵硬，肝内胆管呈枯树枝状[58]，最终可导致胆汁性肝硬化、门静脉高压症，甚至诱发胆管癌变。有报道称癌变发生的时间多在胆肠吻合术后 11~19 年[1]。

【病因】

1. 医源性因素

Oddi 括约肌切开术后其单向阀门作用消失，胃肠道内容物极易反流进入胆管；胆肠吻合术后可发生不同程度的胆管炎，胆总管十二指肠吻合术较胆管空肠吻合术后反流性胆管炎发生率为高（10.9%）[57]。

国内报告，胆总管十二指肠吻合术后胆道逆行感染率高达 75%[59]。胆管十二指肠吻合术后，十二指肠液可直接通过吻合口进入胆道；空肠吻合术后胆支肠襻运动功能发生改变，缺乏向前推进的蠕动，胆支肠襻内胆汁与肠液的淤滞或胆支空肠襻较短，肠管的逆蠕动使有菌肠内容物反流进入胆管，导致细菌在肝管内生长繁殖而发生感染。因此，胆管十二指肠吻合术后胆管癌变率最高。

2. 自发性因素

胆囊（包括胆道）胃肠内瘘、Oddi 括约肌松弛麻痹等可导致消化道液进入胆道，进而引发反流性胆管炎。

【临床表现】

患者多有胆道手术病史，术后出现反复发作的寒战、高热。一般表现为弛张热，体温高者可达 39~40℃。上腹或右上腹疼痛，可为间歇性绞痛或持续性隐痛。多数患者有食欲欠佳、厌油及恶心等消化道症状。部分患者有轻或中度黄疸，病情随发作频率增高而加重。反复逆行感染，可发生肝内多发小脓肿。病史较长者可合并不同程度的肝硬化、门静脉高压等。病情严重者可表现为感染性休克，出现神志改变。手术探查过程中胆总管下段和 Oddi 括约肌能顺利通过 10 号胆道探子[60]。药物或手术控制胃肠反流后，患者症状明显减轻甚至消失。体格检查可有体温升高、心率增快，重症患者血压降低，呼吸浅快；剑突下区压痛和肌紧张，肝区叩痛，有时可扣及肝大。

【实验室检查】

血常规检查可见白细胞计数及中性粒细胞升高；肝功能检查可见血清转氨酶、γ-GT、胆红素升高；碱性磷酸酶升高；病情严重者可出现代谢性酸中毒；寒战高热时血培养阳性，以大肠杆菌为多见，也可见厌氧菌感染。

【影像学检查】

B 超、MRCP、PTC 可显示肝内胆管扩张；超声或 CT 可见胆囊或胆管积气；消化道钡餐造影可显示对比剂流至胆囊或胆管内。

【预防】

反流性胆管炎的根本病因是消化道内容物向胆道内反流，所以防止肠内容物向胆道内反流是预防反流性胆管炎最为重要的措施。胆肠吻合术后，胆管与胃肠道间缺少括约肌的控制，胃肠道内容物极易反流进入胆管而引起胆管炎。防止反流性胆管炎的措施有以下几项。

1. 尽量采用保留 Oddi 括约肌的手术治疗方式

Oddi 括约肌切开术或胆肠吻合术后，Oddi 括约肌的单向阀门作用丧失，容易导致肠内容物向胆道的反流。

2. 对于胆管空肠吻合，应适当延长旷置空肠襻的长度（＞50cm）

但应注意失功能肠襻过长会发生一系列的病理生理改变：一是失功能肠襻肠液细菌数明显增加，而且以厌氧菌占优势；二是胃肠道内分泌调节紊乱，胃酸分泌增加，可能与肠抑胃肽的减少有关，手术后十二指肠溃疡的发生率增加。

3. 避免胆肠吻合口狭窄

胆肠吻合口通畅无阻时，即使存在反流也不容易造成逆行胆道感染。因胆总管十二指肠吻合有较高的胆管炎发生率（10.9%）[57]，应废弃行此类胆肠吻合。

【治疗】

对于怀疑反流性胆管炎的患者，术前应进行多种、多方位的胆系和胃肠道影像学检查，对既往有胆道手术史的病例要复习不同时期的胆道造影摄片，结合术中探查结果，以排除肝内胆管结石、狭窄等其他引起胆管炎的疾患，明确反流性胆管炎的诊断。

根据本病的基本病变和胆管壁缺损等决定手术方法：①胆囊胃肠内瘘一般只要切除病变的胆囊，单纯修补胃肠瘘口即可。②胆管胃肠内瘘的胆管壁缺损直径一般大于 0.5 cm，主张用带蒂生物瓣修补以避免医源性胆管狭窄。③ Oddi 括约肌松弛麻痹和医源性反流性胆管炎的基本术式是 Roux-en-Y 胆管空肠吻合术，但应避免胆肠吻合口狭窄和术后肠胆反流。④若肝门部致密粘连，无法进行胆道探查等手术操作，可行胃大部切除术。

（三）华支睾吸虫病

华支睾吸虫病（clonorchiasis）又称肝吸虫病，是因生食或半生食含有华支睾吸虫幼虫的淡水鱼虾而感染的一种重要的人畜共患寄生虫病。目前全世界有将近 2 500 万人感染华支睾吸虫，主要分布在东亚和东南亚地区，如中国、朝鲜、韩国、越南及菲律宾等国家。我国除青海、甘肃、宁夏、内蒙古、新疆及西藏外，其余省市均有本病传播或流行。国家卫计委（原卫生部）于 2001 年 6 月至 2004 年底对部分蠕虫病进行调查的结果显示，华支睾吸虫的人群感染率为 2.4%，感染者达 1 200 多万。由于华支睾吸虫成虫轻度感染不会产生明显临床症状，使患者长期带虫，虫体的分泌代谢产物及虫体本身的机械刺激对肝胆系统造成慢性损害，可引起胆管炎、胆管肝炎和肝硬化，甚至诱发胆管癌等。

【病原学】

华支睾吸虫前端较尖细，后端钝圆，外形似葵花子仁状 [（10~25）mm×（3~5）mm]，雌雄同体，寄生于多种哺乳动物的肝内胆小管内，虫数量多时，亦可移居于较大的胆管至胆囊内，偶可在胰管内发现。华支睾吸虫的生活史大致如下：虫卵随粪便排出体外，在水中被第一中间宿主某些淡水螺吞食，在其消化道内孵出毛蚴，经胞蚴、雷蚴的无性增殖产出许多尾蚴；尾蚴侵入第二中间宿主，即鱼、虾体内发育为囊蚴。人和多种哺乳动物因食入有囊蚴的鱼、虾而被感染。囊蚴在十二指肠内脱囊，脱囊后的童虫进入胆总管，沿胆汁的逆流方向移行到肝内二级分支的小胆管。动物实验表明，部分囊蚴也可经血管或穿肠壁进入肝脏内胆管，发育为成虫，但是在人体尚无直接证据。一般认为成虫寿命长达 20~30 年。

【流行病学】

该病的流行与居住地河流、坑塘、鱼虾的多少以及吃鱼虾的方式、方法有关，如江苏省扬州市猫和犬的华支睾吸虫感染率达 70% ~97%，而居民很少生食鱼虾，故居民的感染率仅为 0.56%。国内各地人群感染率差异较大，多呈点状、片状和线状分布。国内有两大地区人群感染率较高，一个是南方的广东、广西、台湾、四川和江西省区的部分县、市，另一个是北方的东北三省朝鲜族居民聚集的地方。这些地方的居民普遍有生食鱼片习惯，故造成人群感染率较高，而且感染以成年人为主，一般男性高于女性。

该病传染源以人、猫、犬、猪等较重要，第一中间宿主常见的有纹绍螺、长角涵螺和傅氏豆螺等，第二中间宿主以草鱼、青鱼、鳊鱼等特别重要，麦穗鱼、棒花鱼等小鱼与儿童华支睾吸虫病的传播有关。除淡水鱼外，淡水虾，如洗足米虾、巨掌沼虾等也可有囊蚴寄生，甚至在某些特定的条件下，尾蚴在螺内也可发育为囊蚴。

【发病机制】

发病机制有：①虫体机械性阻塞。大量华支睾吸虫寄生在肝胆管内可引起阻塞。②虫体以肝胆管的上皮细胞为食并且吸血，从而导致胆管的局部损害和黏膜脱落。③虫体代谢产物（分子量为 2 4000 的半胱氨酸蛋白酶）和虫体直接刺激均能引起局部胆管的炎症，前者并能导致全身反应。④继发性细菌感染，多数由大肠杆菌引起。⑤宿主的功能状况如年龄、营养、抵抗力以及其他疾病的存在等，均能影响病理过程。

【病理】

病变主要位于肝内胆小管。早期或轻度感染可无明显病理变化，感染较重时，胆管可发生囊状或圆柱状扩张，管壁增厚，周围有纤维组织增生；严重感染时，管腔内充满华支睾吸虫和淤积的胆汁，镜检可见胆管上皮细胞增生重叠，形成腺瘤样组织，向腔内突起，管壁内凹凸不平，并可有憩室形成。急性反应时，汇管区小胆管周围有大量嗜酸性粒细胞浸润，而肝实质细胞一般无明显改变。病变以肝左叶较明显，可能与左叶胆管较平直，童虫易于侵入有关。一般不引起肝硬化。但是严重感染的病例，肝细胞可有变性坏死，儿童尤甚，如同时合并营养不良，可发展为肝硬化，成为死亡的原因。大量成虫移居于胰管时，可引起胰管扩张，管壁增厚，上皮细胞增生，甚至鳞状化生。胰腺实质一般无明显改变，但有时也可诱发急性胰腺炎。

【与胆管癌的关系】

华支睾吸虫病同胆管细胞癌的相关性经流行病学研究证实，根据为胆管细胞癌发生率与华支睾吸虫抗体效价、粪便中虫卵数量之间呈显著的相关性[61]。华支睾吸虫成虫寄生于肝脏、小胆管内，早期引起水肿、胆管上皮脱落、胆管增殖及炎性反应，胆管上皮细胞分裂增殖被认为是胆管癌发生过程中的一个重要环节[62]。晚期在腺样增生边缘出现鳞状化生，产生腺瘤样增生、管壁增厚、嗜酸性粒细胞浸润[63]，且炎性细胞释放的细胞因子及成虫分泌的排泄物，可能进一步刺激胆管的分裂增殖[62]，最后产生明显的胆管周围纤维化，胆管上皮细胞恶变[63]。临床病理学上可见因虫体梗塞胆管导致的胆汁淤积和胆管及其周围组织的慢性炎症。因而认为华支睾吸虫具有作为胆管细胞癌启动因子的可能性[61]。

【临床表现】

华支睾吸虫主要寄生在人或脊椎动物的肝胆管内，严重时也可在胆囊内寄生，潜伏期一般为 1~2 个月，临床表现在很多方面与其他肝胆疾病相似。

轻度感染者仅表现为肝大（以左叶大为主），无明显症状或仅在食后上腹部有重压感、饱胀感、食欲不振或轻度腹痛，容易疲劳和精神欠佳。中度感染者除了肝大，还有不同程度的乏力、食欲不振，腹部不适、肝区隐痛、腹泻也较常见。部分患者伴有贫血、营养不良和水肿等全身症状。重度感染者多由长期反复感染所致。上述症状普遍加重，还可出现脾大、腹痛、腹泻和营养不良等，少数反复出现黄疸及发热。晚期患者则可出现肝硬化腹水、上消化道出血或肝昏迷等症状，甚至可引起死亡。此外，本病还可诱发原发性肝癌或胆管上皮癌；若虫体寄生于胰管，还可致急性胰腺炎；儿童时期感染大量华支睾吸虫，可引起发育障碍，甚至导致侏儒症。

本病的主要临床类型有：①隐匿型或无症状型往往在体检时才被发现，主要体征是肝大，而无其他华支睾吸虫病明显症状。②肝炎型最多见，除肝大外，主要表现为肝区隐痛及压痛，食欲不振，乏力无神；其中约有25%病例的血清ALT水平升高。③胃肠炎型或消化不良型较为常见，主要表现为腹痛、腹胀、腹泻、恶心、呕吐等消化不良等症状。④胆囊炎、胆管炎型常以右上腹阵发性疼痛、发热（高热或不规则性低热）为主要症状，且往往并发胆囊炎和（或）胆石症。⑤营养不良型主要表现为贫血、全身水浮肿及血浆蛋白减低等。⑥肝硬化腹水型主要表现为食欲不振、肝脾大、脾功能亢进以及腹水、肝功能异常等。⑦类侏儒型或发育迟缓型较为少见，主要见于儿童时期的慢性感染者。除肝大和身材矮小外，还可有华支睾吸虫病的其他表现。

本病可并发急性胆管炎和胆囊炎、胆结石、胰腺炎、肝胆管癌并出现相应症状。

【实验室检查】

1. 血常规

白细胞总数及嗜酸性粒细胞皆有轻、中度增加，嗜酸性粒细胞一般在 10%~40%。个别病例出现粒细胞类白血病反应。

2. 肝功能试验

ALT 一般变化不大，在重度感染者及有肝、胆并发症者，特别是儿童营养不良时，碱性磷酸酶升高。

3. 超声检查

可见肝脏轻度增大，光点不均匀，呈弥漫性增粗，回声强弱欠均匀；胆管扩张，管壁增厚，回声增强，有的合并胆结石；胆囊可轻度增大，囊壁增厚且粗糙，囊内透声不清。晚期脾脏增大。

4. 肝 CT

肝内胆管呈弥漫性扩张为其主要表现。

5. 虫卵检查

粪便和十二指肠引流胆汁检查，发现虫卵是确诊华支睾吸虫病的直接依据。曾有研究比较了多种粪检方法的检出率，结果表明，甘油透明法、醛醚法、氢氧化钠水洗沉淀法检出率较高。甘油透明法和倒置沉淀法经济有效。十二指肠引流胆汁发现虫卵机会多于粪检，但不如粪检易行。

6. 免疫学检查

主要用于感染程度较轻者，或用于流行病学调查。常用的方法有成虫纯 C 抗原皮内试验（ID）、间接细胞凝集试验（IHA）、酶联免疫吸附试验（ELISA）。IHA 和 ELISA 敏感性大多在 90% 以上，但有一定的假阳性和交叉反应。有人采用双抗体夹心法 ELISA 检查华支睾吸虫病患者血清循环抗原，并用于进行疗效考核。

除上述方法外，还有免疫酶染色试验（IEST）、斑点免疫金银染色试验（DOT-IGSS）、酶标记抗原对流免疫电泳（ELACIE）、放射免疫沉淀 - 聚乙二醇测定法（RIPEGA）、单克隆抗体检测血清中循环抗原（DOT-ELISA）等。这些方法尽管提高了检测血清抗体的敏感性，但特异性方面仍不理想，且大多停留在试验室研究上。

【诊断】

居住或到过流行区，有生食或半生食鱼虾史者，当出现腹胀、腹泻等消化不良及头昏、失眠等神经衰弱的症状，并伴有肝脾大或其他肝胆系统表现时，应考虑本病的可能。确诊有赖于粪便或十二指肠引流胆汁中找到虫卵。IHA、ELISA 等免疫学诊断方法可提供辅助诊断。

【预防】

（1）应加强卫生保健知识宣教，使人们了解华支睾吸虫病的传播途径及其危害，增强自我保护意识，不吃生的或未煮熟的鱼虾。

（2）积极普查并治疗患者与感染者，在以人为主要传染源的疫区能取得较好的效果。

（3）治理保虫宿主，对有病（受感染）的犬、猫、猪给予治疗或宰杀，以及捕杀老鼠等，能更广泛、更彻底地消灭传染源，防止或减少这些保虫宿主作为传染源给人带来的感染。

（4）对粪便进行无害处理，不用人粪喂鱼等，可以防止带有虫卵的人粪或动物粪便污染水源。

（5）清理鱼塘水坑或用药物杀灭螺类，使华支睾吸虫没有第一中间宿主，这样即便虫卵污染水源也无法继续发育和繁殖，从而阻止本病流行传播。

【治疗】

1. 支持疗法

对重症感染并伴有较重营养不良和肝硬化的患者，应先予以支持疗法，如加强营养、护肝、纠正贫血等，待全身情况好转时再予以驱虫治疗。

2. 病原治疗

（1）**吡喹酮（praziquantel）**：是一种新型广谱抗蠕虫药，现已广泛用于各种血吸虫病、华支睾吸虫病和囊虫病等的治疗，是治疗血吸虫病的首选药物。

（2）**丙硫苯咪唑（albendazole）**：又名阿苯达唑、肠虫清，是一种广谱、跨纲抗蠕虫新药，现已用于临床治疗各种蠕虫病，均取得良好疗效。

（3）**外科治疗**：患者并发急性或慢性胆囊炎、胆石症、胆道梗阻或继发胆管癌变时，立即予以手术治疗。继发细菌感染者，同时加用抗菌药物，术后应继以病原治疗。

【预后】

轻症患者经过治疗预后较好。重度感染和病程较长的重症患者，或出现肝硬化、腹水或伴有病毒性肝炎等夹杂症时，治疗比较困难，如延误治疗或治疗不当，可引起严重后果，甚至死亡。因华支睾吸虫病继发癌变病程较长，患者肝损害多较为严重，预后较差。

（四）胰胆管合流异常

胰胆管合流异常（anomalous junction of pancreaticobiliary ductal system，AJPBDS）是指解剖学上在胰胆管共同开口于十二指肠乳头部之前，形成一长的共同管，在十二指肠壁外合流的畸形；功能上由于十二指肠乳头部 Oddi 括约肌的作用不能控制合流部而发生胰液与胆汁互相混合与逆流，最终导致胆道与胰腺的一系列病理改变。1916 年 Kizumi 首先提出胰胆管合流异常这一概念，自从 1969 年 Babbitt[64] 提出胆胰管合流异常与胆总管囊肿有关的学说后，胆胰管合流异常始受到外科医生的重视。胆胰管合流异常在多种胆胰疾病的发病机制中起重要作用，业已证明其与先天性胆管囊肿、胆道结石、胆道肿瘤、非结石性胆囊炎及胆源性胰腺炎等疾病关系密切[65]。除先天性胰胆管合流异常外，某些原因也可导致胰胆管合流异常，如十二指肠乳头炎，胆管或胰管结石、肿瘤等，这些疾病所致胰胆管合流异常称为后天性胰胆管合流异常。

【病理及病理生理】

胆胰管在十二指肠壁内近乎平行走行，在十二指肠黏膜下成锐角合流成一共同通道。Oddi括约肌大部分位于十二指肠固有肌层内侧的黏膜下层，正常时该括约肌围绕胆总管末端（胆总管括约肌）。括约肌可调节胆汁的流向，防止胰液、胆汁的交流。AJPBDS时汇合方式发生了下列异常现象：①胆总管和主胰管在十二指肠壁外过早汇合；②二者汇合后所形成的共同通道（CC）的长度大大超过正常人，目前把诊断标准定在15mm以上；③Oddi括约肌不随CC的延长而延长，仍然只限于十二指肠壁内，故汇合处失去括约肌的约束，胰管内压力高，高压的胰液逆流入胆道内。胆管内各种胰酶被激活，导致胆管上皮弹力纤维断裂、破坏脱落，平滑肌纤维减少乃至消失，使管腔扩张导致胆总管囊肿形成，胆管壁在胰胆混合液刺激下发生慢性炎症、上皮增生、管壁增厚纤维化，甚至发生癌变。进入胆道的胰液消化酶随胆汁一起进入胆囊并得到浓缩，长期作用于胆囊壁黏膜使之发生了细胞变性及增生，最终导致癌变[66]。另外，进食后胆囊收缩，胆总管压力增加，亦可使胆汁流向胰管，使其内压增高，损害胰小管和腺泡，使胰液渗入胰腺实质激活胰酶，后者又可激活蛋白酶及磷脂酶A2等而引发胰腺炎。

【流行病学】

AJPBDS多见于东方人，有研究回顾了 5 年内接受 ERCP 检查的患者，AJPBDS 发现率约0.74％（49/6 639），以女性多见。该研究中并发胆囊癌者 16 例，达32.65％（16/49），发生率明显高于无 AJPBDS 人群（3.23％）[67]。Ohuchida 等 [68] 报道 196 例 AJPBDS 患者，随访 9 年，44 例无胆管扩张中 19 例（43.2％）发生胆囊癌；而合并胆管扩张的 152 例患者只有 9 例（5.9%）发生胆囊癌。

【临床表现】

AJPBDS 本身多无任何症状，出现的临床症状多为其并发症的表现，如胆总管囊性扩张症、胆管炎、急性胰腺炎、胆道肿瘤等。但伴发胆总管囊性扩张症时出现右季肋痛、右上腹肿块、黄疸症状；有一过性发热，应考虑胆管感染；腹痛伴呕吐者与胰腺炎有关；消瘦伴黄疸多提示胆道肿瘤的存在。对原因不明的黄疸、发热、腹痛患者，应考虑到胰胆管汇合异常，及时进行影像学检查。

【影像学检查】

AJPBDS 目前基本认同的诊断标准：①胰胆管汇合位于十二指肠壁外，共同管长度＞15mm；②胰胆管汇合所形成的角度正常是 26.8°±9.3°，AJPBDS 时可有 96.5°±19.2° 和 38.8°±13.6° 两种，前者是胆管进入胰管型，后者是胰管进入胆管型。

目前，对胰胆管合流异常的诊断方法较多，如 B 超、CT、MRCP 及 ERCP 等。MRCP 因其无创且可清楚显示胆总管与主胰管的关系可作为首选方法，但对小儿的 AJPBDS 检查具有一定的限制。ERCP 不仅可以清楚显示肝内外胆管影像，而且可以显示胆胰管二者间的汇合关系，共同管长度、直径及胰管形态等，对胰胆管的汇合异常可提供较为客观可靠的依据，但因其具有一定的创伤，可作为明确诊断的选择。

术中可根据病变情况选择胆道造影、全胆胰造影，选择性胰胆管造影，不仅可证明合流异常，又可观察肝门部以及肝内胆管的形态，指导手术方式的选择。尽管 B 超和 CT 检查可以诊断胆系疾病，但因其图像为断层，故对胆系及胰管的全貌不能在一张图像上完全显示，特别是对胆总管远端、胆管及胰管是否有异常汇合不能做出诊断。

一般认为，根据影像学检查，成人共同通道长度≥15 mm，儿童≥5 mm，即可诊断为胆胰管合流异常。但部分共同通道较长的人，也可因胆胰管末端括约肌健全而不发生胆胰合流异常。部分胆胰管正常汇合者，则可因胆胰管末端括约肌薄弱出现胆汁和胰液的合流异常。对于这种胆胰管合流异常，单纯依据共同通道的长度难以准确判断胆胰管末端括约肌功能状态和胆胰液合流情况而容易造成误诊或漏诊，尚须寻找胆汁中胰酶含量增高、胰泌素刺激下动态 MRCP 显示肝外胆管增粗、副乳头胰管造影时肝外胆管异常显影等胰胆反流的直接证据[69]。

【酶学检查】

酶学检查包括测定血清和尿中胰淀粉酶，术中测胆汁中胰淀粉酶。正常胆汁中不含消化酶，胆汁中淀粉酶显著高于血清淀粉酶正常值是胰液反流入胆道的重要标志，也是诊断胰胆管汇合异常的客观标准之一。AJPBDS 本身不会造成血和尿淀粉酶增高，但若伴有急性胰腺炎，血和尿淀粉酶会异常升高。

【治疗】

AJPBDS 一般不需要立即手术，只有出现并发症如胆囊炎、胆道穿孔、胆管癌、肝内结石等，才有手术适应证。但因其具有很高的胆囊恶性肿瘤发生率，也有学者建议，AJPBDS 无合并胆管扩张的患者，在成人早期（<40 岁）行预防性胆囊切除[70]。

对 AJPBDS 应遵循的手术治疗原则为重建胆肠通道，使胆胰管分流。纠正 AJPBDS 的手术方法包括胆囊切除、胆总管切除、肝管空肠吻合术和十二指肠乳头成形术两种。

1. 胆囊切除、胆总管切除、肝管空肠吻合术

术中先经胆囊插管行胆道造影，然后将胆囊自肝床剥离，结扎和切断胆囊动脉。胆总管后壁常因慢性炎症难以剥离，又与门静脉关系密切，常需先切断胆总管，再向汇合处剥离。胆总管位于十二指肠后进入胰腺处可仅切除黏膜以免出血。为了不残留胆管，又能防止胰管狭窄，可用肠线贯穿缝合，然后距 Treitz 韧带 15~20 cm 处切断空肠，Roux-Y 脚长约 40 cm，空肠与肝管做端侧单层吻合。

2. 十二指肠乳头成形术

造影时显示乳头部胰管，胰管呈蛇形弯曲，胰管有扩张、狭窄、中断等应行十二指肠乳头成形术。

（董家鸿）

参考文献

[1] WOOD R，FRASER L A，BREWSTER D H，et al.Epidemiology of gallbladder cancer and trends in cholecystectomy rates in Scotland，1968—1998. Eur J of Cancer，2003, 39（14）：2080-2086.

[2] RANDI G，FRANCESCHI S，VECCHIA C L. Gallbladder cancer worldwide: Geographical distribution and risk factors. International Journal of Cancer，2006，118（7）：1591-1602.

[3] 邹声泉，张林，王竹平 . 全国胆囊癌临床流行病学调查报告 . 中国实用外科杂志，2000，20（1）：43-46.

[4] ALDRIGE M G, BISMUT H. Gallbladder cancer: the polyp-cancer sequence. Br J Surg, 1990, 77（4）:363-364.

[5] STRINGER D M，CEYLAN H. Gallbladder Polyps in Children—Classification and Management. J Pediatr Surg，2003，38（11）：1680-1684.

[6] KLÖPPEL G，ADSAY. Precancerous lesions of the biliary tree. Best Practise & Research Clin Gastroent，2013，27（2）：285-297.

[7] SPAZIANI E，PETROZZA V. Gallbladder polypoid lesions. Three clinical cases with difficult diagnosis and literature. Giornale di chirurgia，2010，31（10）：439-442.

[8] WIEDMANN M，SCHOPPMEYER K，WITZIGMANN H，et al. Current diagnostics and therapy for carcinomas of the biliary tree and gallbladder. J Gastroenterology，2000，45（3）:305-315.

[9] LEE S H，LEE D S，YOU I Y, et al, Histopathologic analysis of adenoma and adenoma related lesions of the gallbladder. Korean J, Gastroenterol，2010，55（2）：119-126.

[10] GALLAHAN W C，CONWAY J D. Diagnosis and management of the gallbladder polyps. Gastoenterol Clin North Am，2010，39（2）：359-367.

[11] CHA B H，HWANG J H，LEE S H，et al. Preoperative factors that can predict neoplastic polypoid lesions of gallbladder. World J Gasterol，2011，17（17）：2216-2222.

[12] 孙丽萍，徐辉雄，刘琳娜，等 . 超声造影在胆囊腺瘤及腺瘤癌变鉴别诊断中的应用价值 . 中华肝胆外科杂志，2013，19（3）：204-207.

[13] 万磊，刘健，刘磊 . 胆囊腺瘤及腺瘤样病变的 CT 表现与病理分析 . 中国实用医药，2013，8（10）:124-125.

［14］JUTRAS J A，LONGTIN J M，LEVESQUE H P. Hyperplastic cholesteroloses: hickeylecture. A J R，1960，83
（5）:795-827.

［15］ALDRIDGE M C，BISMUTH H. Gallbladder cancer : the polyp cancer sequence. Br J Surg，1990，77（4）: 363-
364.

［16］MUKHOPADHYAY S，LANDAS S K. Putative precursors of gallbladder dysplasia: a review of 400 routinely resected
specimens. Arch Pathol Lab Med，2005，129:386-390.

［17］KIM J H，JEONG I H，HAN J H，et al. Clinical/pathological analysis of gallbladder adenomyomatosis; type and
pathogenesis. Hepatogastroenterology，2010，57:420-425.

［18］盛敏，陈正光，高萍，等. 罗-阿氏窦诊断胆囊腺肌增生症的价值.实用放射学杂志，2008，24（5）:639.

［19］MARIANI P J，HSUE A. Adenomyomatosis of the gallbladder: the "good omen" comet. J Emerg Med，2011，40:415-
418.

［20］YOSHIMITSU K，HONDA H，AIBE H，et al. Radiolagic diagnosis of adenomyomatosis of the gallbladder: comparative
study among MRI，helical CT，and transabdominal US. J Comput Assist Tomogr，2001，25（6）:843.

［21］BOSCAK A R，ALHAWARY M，RAMSBURGH S R. Best cases from the AFIP: adenomyomatosis of the gallbladder.
Radiographics，2006，26（3）:941-946.

［22］靳二虎，盛蕾，马大庆. CT 和 MRI 诊断胆囊腺肌瘤病的比较研究. 中国医学影像技术，2006，22:80-83.

［23］张胜泉.胆囊腺肌瘤病——附 30 例（包括 1 例恶变）临床病理观察. 诊断病理学杂志，2000，7: 186-188.

［24］LAILSON C L E，GOMEZ T B，SANCHEZ M S，et，al. Epidemiology of xanthogranulomatous cholecystitis. Cirugia
Cirujanos，2005，73（1）: 19-23.

［25］KWON A H，MATSUI Y，UEMURA Y. Surgical procedures and histopathologicfindings for patients with
xanthogranulomatous cholecystitis. J Am Coll Surg，2004，199（2）: 204-210.

［26］LEE H S，JOO K R，KIM D H，et al. A case of simultaneous xanthogranulomatous cholecystitis and carcinoma of the
gallbladder. Korean J Intern Med，2003，18（1）: 53-56.

［27］KIM P N，HA H K，KIM Y H，et al. US findings of xanthogranulomatous cholecystitis. Clin Radiol，1998，53（4）:
290-292.

［28］CHUN K A，HA H K，YU E S，et al. Xanthogranulomatous cholecystitis : CT features with emphasis on
differentiation from gallbladder carcinoma. Radiology，1997，203（1）: 93-97.

［29］SHUTO R，KIYOSUE H，KOMATSU E，et al. CT and MR imagingfindings of xanthogranulomatous cholecystitis :
correlation withpathologic findings. Eur Radiol，2004，14（3）: 440-446.

［30］PARRA J A，AEINAS O，BUENO J，et al. Xanthogranulomatous cholecystitis : clinical，sonographic，and CT
findings in 26 patients. Am J Roentgenol，2000，174（4）: 979-983.

［31］SUPERVIA A，MINGUEZ S，AGUIRRE A，et al. Xanthogranulomatous cholecystitis : preoperative diagnosis by
fineneedle aspiration. Med Clin（Barc），2000，114（7）: 278-279.

［32］KRISHNANI N，SHUKLA S，JAIN M，et al. Fine needle aspiration cytology in xanthogranulomatous cholecystitis，
gallbladder adenocarcinoma and coexistent lesions. Acta Cytol，2000，44（4）: 508-514.

［33］ERIGUCHI N，MATSUNAGA A，TOKUNAGA S，et al. Xanthogranulomatous cholecystitis mimicking gallbladder cancer : report of acase. Kurume Med J, 2001, 48（4）: 321–324.

［34］TAKADA M, HORITA Y, OKUDA S, et al. Genetic analysis of xanthogranulomatous cholecystitis : precancerous lesion of gallbladdercancer?Hepatogastroenterology, 2002, 49（46）: 935–937.

［35］VALDIVIA G G. Xanthogranulomatous cholecystitis : 15years experience. World J Surg, 2004, 28（3）: 254–257.

［36］SINGAL R, GUPTA S, PANDE P, et al. Xanthogranulomatouscholecystitis : case series in a rural area, clinicopathologicalstudy and review of literature. Acta Gastroenterol Latinoam, 2011, 41（4）: 33l–334.

［37］SHERRY G S, ABBEY P, PRABHU S M, et al. Xanthogranulomatous cholecystitis : sonographic and CT features and differentiation from gallbladder carcinoma : a pictorial essay. Jpn J Radiol, 2012, 30（6）: 480–485.

［38］OGAWA T, HORAGUCHI J, FUJITA N, et al. High b-value diffusion-weighted magnetic resonance imaging for gallbladder lesions : differentiation between benignity and malignancy. J Gastroenterol, 2012, 47（12）: 1352–1360.

［39］VALDIVIA G G. Xanthogranulomatous cholecystitis in laparoscopic surgery. J Gastrointest Surg, 2005, 9（4）: 494–497.

［40］CUI Y, ZHANG H, ZHAO E, et al. Differential diagnosis and treatment options for xanthogranulomatous cholecystitis. Med Princ Pract, 2013, 22（1）: 18–23.

［41］MARTINS P N, SHEINER P, FACCIUTO M. Xanthogranulomatouscholecystitis mimicking gallbladder cancer and causing obstructivecholestasis. Hepatobiliary Pancreat Dis Int, 2012, 11（5）: 549–552.

［42］CORNELL C M, CLARKE R. Vicarious calcification involving the gallbladder. Annals of Surgery, 1959, 149（2）:267–272.

［43］PALERMO M, NUNEZ M, DUZA G E, et al. Porcelain gallbladder: a clinical case and a review of the literature. Cirugia Espanola, 2011, 89（4）:213–217.

［44］KANE R A, JACOBS R, KATZ J, et al. Porcelain gallbladder: ultrasound and CT appearance. Radiology, 1984, 152（1）:137–141.

［45］PUIA I C, PUIA A. Porcelain gallbladder and cancer-an association to be revised. Journal of Gastrointestinal and Liver Diseases : 2013, 22（3）:358–359.

［46］KAZMIERSKI R H. Primary adenocarcinoma of the gallbladder with intramural calcification. American journal of Surgery, 1951, 82（2）:248–250.

［47］STEPHEN A E, BERGER D L. Carcinoma in the porcelain gallbladder: a relationship revisited. Surgery, 2001, 129（6）:699–703.

［48］POLK H C Jr. Carcinoma and the calcified gallbladder. Gastroenterology, 1966, 50（4）:582–585.

［49］KHAN Z S, LIVINGSTON E H, HUERTA S. Reassessing the need for prophylactic surgery in patients with porcelain gallbladder: case series and systematic review of the literature. Archives of Surgery, 2011, 146（10）:1143–1147.

［50］TOWFIGH S, MCFADDEN D W, CORTINA G R, et al. Porcelain gallbladder is not associated with gallbladder carcinoma. The American Surgeon, 2001, 67（1）:7–10.

［51］SCHNELLDORFER T. Porcelain gallbladder: a benign process or concern for malignancy? Journal of Gastrointestinal Surgery, 2013, 17（6）:1161–1168.

［52］TANEJA S, NAGI B, KOCHHAR R, et al. Intraductal pancreatic calculi in patients with choledochal cyst. Australas Radiol, 2004, 48: 302–305.

［53］SHIMOTAKE T，IWAI N，YANAGIHARA J，et al. Innervation patterns in congenital biliary dilatation. Eur J Pediatr Surg，1995，5: 265–270.

［54］CLIFTON M S，GOLDSTEIN R B，SLAVOTINEK A，et al. Prenatal diagnosis of familial type I choledochal cyst. Pediatrics，2006，117: 596–600.

［55］董家鸿，郑秀海，夏红天，等.胆管囊状扩张症：新的临床分型与治疗策略.中华消化外科杂志，2013，12: 370–377.

［56］YAMAGUCHI M. Congenital choledochal cyst. Analysis of 1 433 patients in the Japanese literature. Am J Surg，1980，140: 653–657.

［57］TOCCHI A，MAZZONI G，LIOTTA G，et al. Late development of bile duct cancer in patients who had biliary-enteric drainage for benign disease: a follow-up study of more than 1 000 patients. Ann Surg，2001，234: 210–214.

［58］龙运志，杨国栋，聂绍良，等.反流性胆管炎的外科治疗.中国普通外科杂志，2004，13: 114–116.

［59］王曙光，蔡景修，王敖川，胆总管十二指肠吻合术疗效评价及再手术原因分析.第三军医大学学报，1993，15: 366–368.

［60］汤甫秋.反流性胆管炎的病因分析及诊治研究.中外医学研究，2012，10: 17–18.

［61］相野田隆雄，肖宇平.寄生虫与肝细胞癌、胆管癌.日本医学介绍，1999，20: 208–209.

［62］LEE J H，RIM H J，SELL S.Heterogeneity of the 'oval-cell' response in the hamster liver during cholangiocarcinogenesis following Clonorchis sinensis infection and dimethylnitrosamine treatment. J Hepatol，1997，26: 1313–1323.

［63］王友顺，陈保华，余力，等.肝吸虫病合并胆管癌 29 例报告.中华肝胆外科杂志，2009，2003，9: 611–613.

［64］BABBITT D P. Congenital choledochal cysts: new etiological concept based on anomalous relationships of the common bile duct and pancreatic bulb. Ann Radiol（Paris），1969，12: 231–240.

［65］KAMISAWA T，TAKUMA K，ANJIKI H，et al. Pancreaticobiliary maljunction. Clin Gastroenterol Hepatol，2009，7: 84–88.

［66］胡冰，周岱云，吴萍，等.先天性胆胰管合流异常与胆囊癌的关联.中华消化内镜杂志，2004，21: 225–228.

［67］周玉保，潘亚敏，王田田，等，先天性胆胰管合流异常的内镜诊断与治疗.中华消化内镜杂志，2009，10: 509–512.

［68］OHUCHIDA J，CHIJIIWA K，HIYOSHI M，et al. Long-term results of treatment for pancreaticobiliary maljunction without bile duct dilatation. Arch Surg，2006，141: 1066–1070.

［69］董家鸿.胆胰肠结合部外科——一个值得重视和研究的领域.中国实用外科杂志，2010，5: 332–333.

［70］KOBAYASHI S，OHNUMA N，YOSHIDA H，et al. Preferable operative age of choledochal dilation types to prevent patients with pancreaticobiliary maljunction from developing biliary tract carcinogenesis. Surgery，2006，139: 33–38.

第十二章

胰腺、小肠及壶腹癌前病变和癌前疾病

第一节　胰腺癌前病变和癌前疾病

胰腺癌一般指胰腺导管腺癌，是一种恶性程度较高、预后较差的肿瘤，位居美国肿瘤死亡原因第 4 位，在我国胰腺癌的发病率居第 9 位，但死亡率居第 6 位 [1, 2]。胰腺癌早期诊断困难，80% 的患者首诊时已有扩散及转移。传统的放疗、化疗对胰腺癌患者治疗效果不好，手术是现今唯一有效的治疗方式。即使患者可以手术治疗，术后仍有很高的复发及转移率。胰腺癌患者的 1 年生存率约 20%，5 年生存率小于 5%。近几十年来胰腺癌的治疗尚没有大的进展。但胰腺癌早期浸润患者手术切除后 5 年存活率可达 25%~30%。而胰腺癌前病变及非浸润性癌患者经手术切除后甚至可痊愈，因此，提高胰腺癌患者存活率最重要的措施是尽早发现胰腺肿瘤，并尽量在肿瘤广泛浸润前手术切除。在寻找胰腺癌早期病变的过程中，病理学家逐渐认识了一些胰腺的癌前病变，并在生物学行为及分子遗传学上进行了深入研究。依据 2010 版 WHO 胰腺肿瘤分类，胰腺主要的癌前病变包括胰腺导管上皮内肿瘤 3 级（Pan IN 3）、胰腺导管内乳头状黏液性肿瘤（IPMN）、胰腺导管内管状乳头状肿瘤（ITPN）、胰腺黏液性囊性肿瘤（MCN）等 [3]。

一、胰腺导管上皮内肿瘤

胰腺导管上皮内肿瘤（pancreatic intraepithelial neoplasia，Pan IN）是发生在胰腺小导管的非浸润性上皮性肿瘤，伴有结构和细胞的异型性。Pan IN 定义为病变直径 < 0.5 cm，胰腺主导管一般不发生 Pan IN 病变。Pan IN 是一个显微镜下的诊断，不能在大体标本和影像学中诊断。胰腺正常的导管上皮细胞呈立方形或矮柱状，细胞核位于基底，无异型性及核分裂。根据导管上皮结构和细胞异型性可将 Pan IN 分为 3 个级别，即 Pan IN 1、Pan IN 2 和 Pan IN 3。Pan IN 1 的导管上皮细胞黏液化生伴轻度异型性，上皮细胞呈高柱状，细胞核圆形或椭圆形，核长轴与基底膜垂直。根据是否有乳头此级可再分为 1A 及 1B 型。Pan IN 2 时病变可呈扁平或乳头状，上皮中度异型性，细胞部分极性消失，核重叠，核仁增大，染色质增粗，核分裂少见。Pan IN 3 又可称为原位癌，病变多为乳头状或微乳头状，扁平病变少见，上皮重度异型性，管腔内上皮出芽或呈筛状排列，可见坏死及异常核分裂。在浸润性胰腺癌的癌周及慢性胰腺炎时经常可以看到导管上皮的不典型增生，胰头部多于胰体尾，这与胰腺癌的好发部位相符合。

【组织病理学特点】

正常的胰腺导管上皮细胞呈立方形或矮柱状，胞质具有双嗜性、黏液性。在正常上皮中看不到核拥挤、上皮异型性。

Pan IN 1A 包括幽门腺化生、杯状细胞化生、黏液细胞肥大、无异型性的导管上皮病变、黏液性导管增生、单纯增生、黏液细胞增生、导管上皮增生和非乳头状上皮肥大。表现为扁平上皮病变，即上皮细胞变成高柱状，核位于基底部，核上有丰富的黏液；细胞核小，圆形或椭圆形，椭圆形的胞核与基底膜垂直。可以看出非肿瘤性上皮增生与无异型性的肿瘤性扁平病变有相当大的组织学重叠。Pan IN 1B 过去有多种命名，如乳头状增生、无异型性的导管乳头状病变、导管增生，黏液化生和幽门腺化生且有小管状分支或延伸到环绕 Pan IN 的小叶内，此种形态如为主要成分并成为 Pan IN 中的一部分时，被称为腺瘤样增生。其表现为上皮的乳头状增生和假复层结构，其他方面与 Pan IN 1A 一致（图 12-1）。

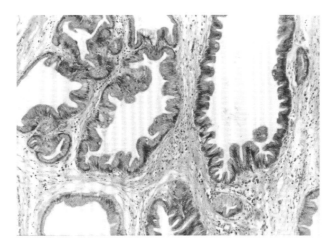

图 12-1　Pan IN 1
左侧表现为扁平上皮病变，右侧表现为上皮的乳头状增生和假复层结构

Pan IN 2 曾被命名为不典型增生，伴有不典型增生的乳头导管病变、轻/中度异型性。从结构上看，这些黏液上皮病变可为扁平的，但多有乳头形成。根据细胞学定义，这些病变必有核异常，包括核极性消失、核拥挤、核增大、假复层、核染色质增加等。核分裂少见，没有病理性核分裂（图 12-2）。在 Pan IN 2 中一般看不到典型的筛状结构伴有管腔坏死和显著的细胞异型性，如果见到此种病变应考虑诊断为 Pan IN 3。

Pan IN 3 曾被命名为原位癌、导管内癌、重度不典型增生。从结构上看，这些病变通常为乳头状或微乳头状，很少为扁平改变。凡出现典型的筛状结构，管内有小簇上皮细胞呈"出芽"改变和管腔坏死，均应诊断为 Pan IN 3。从细胞学上看，病变特点为核极向消失，杯状细胞异常（核靠近管腔，黏液性胞质朝向基底膜），可见核分裂且偶有病理性核分裂，核排列不规则，核仁（大）明显（图 12-3）。这些病变在细胞核水平上类似癌，但没有越过基底膜。

【分子病理学特点】

从 Pan IN 发展到胰腺浸润性癌的组织学进展过程通常伴随着基因及表型基因的改变，单个基因遗传的发生率在高级别癌前病变中增高。例如，K-RAS 基因在 Pan IN 1A、Pan IN 1B、Pan IN 2/3 中的突变率分别为 36%、44% 和 87%[4,5]。尽管尚无准确的基因测序资料，但不是每一个突变都能在 Pan IN 病变中找到。某些基因异常，如 K-RAS 基因活化突变和端粒缩短是"早期"改变，似乎在疾病初始就有作用；中级别

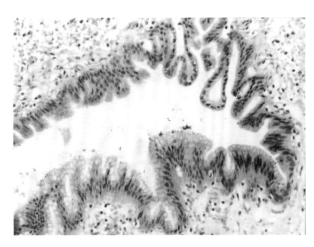

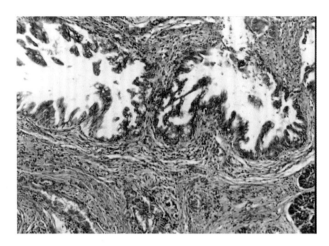

图 12-2　Pan IN 2
多表现为伴有不典型增生的乳头导管病变

图 12-3　Pan IN 3

病变（Pan IN 2）可发生 CDKN2A 突变；而 TP53、BRCA2、SMAD4（DPC4）失活可见于高级别病变（大部分 Pan IN 3）或浸润性癌中，提示这些基因改变是"晚期"事件。

Pan IN 与非肠型 IPMN 不同，前者表达 MUC1，不表达 MUC2。一些基因改变，如 PIK3CA 基因活化性突变，编码癌基因 AKT 信号通路中的蛋白，似乎仅局限在 IPMN 内。IPMN 相关浸润性癌比 Pan IN 发展所形成的浸润性癌预后好，尽管出现了新的共识：二者发展到浸润性癌的主要通路不同。一种更有侵袭性（Pan IN 和胰胆管型 IPMN），另一种更具"惰性"（肠型 IPMN）。

染色体异常几乎存在于每一例胰腺癌患者中，包括结构异常（如染色体易位）及数量异常（如单倍体）；染色体大片段丢失、基因突变均较常见。LOH 是最常见的异常，Pan IN 时染色体 9p、18q 及 17p 是最常见的缺失部位，与胰腺导管腺癌完全吻合。LOH 是肿瘤抑制基因两次打击失活中的第 1 次打击，优先于基因突变，提示 LOH 是 Pan IN 发生的早期事件。

端粒缩短也是 Pan IN 导管上皮基因不稳定性的重要原因。完整的端粒就像是胰腺导管上皮染色体的管理员，端粒完整性丢失意味着染色体开始异常改变，并导致肿瘤的发生。胰腺导管腺癌发生最早期的事件包括端粒长度缩短，超过 90% 的 Pan IN，甚至低级别 Pan IN 可出现明显的端粒长度缩短。

基因启动子 CpG 岛甲基化导致的表观基因改变引起基因转录沉默，使一些抑癌基因失活，也是胰腺癌常见的基因改变。CDKN2A/INK4 是最常累及的基因，在 Pan IN 中存在失活现象，在 Pan IN 2 和 Pan IN 3 中失活发生率较高，在癌旁 Pan IN 中其发生率高于无癌标本中的 Pan IN。PDX1 和 Plectin-1 等作为新的研究点，在胰腺癌和高级别 Pan IN 中也有表达，但表达没有统计学差异，对诊断帮助不大 [6, 7]。

Pan IN 的基因改变还有很多，在此不一一赘述。众多研究者的主要目的除了要更多地了解 Pan IN 的基因改变及将其与胰腺导管腺癌进行比较外，还希望能找到 Pan IN 发展到胰腺导管腺癌的必要通路并能阻断它，找到发生胰腺癌最早改变的基因并预测其发展方向，找到基因治疗药物以补充现有的化疗方案等。目前，转基因小鼠已能复制人胰腺导管腺癌的发生及进展，为各种化疗及基因治疗药物的研究提供了便利条件。

【治疗及预后】

临床病理学、分子生物学等手段充分证明，Pan IN 是胰腺癌重要的癌前病变，是人类攻克胰腺癌的有效通路，但将其应用到现实的诊断和治疗还要走很远的路。首先，Pan IN 的发生率及其进展为胰腺癌的概率还不是很清楚。如果所有的Pan IN 均可进展为胰腺癌，那么诊断为Pan IN 的患者就必须进行及时而积极的临床干预；但倘若仅有很少的 Pan IN患者进展为胰腺癌，那么过度治疗所导致的危害将远大于Pan IN 的危害。另外，如前所述，Pan IN是一个显微镜下的诊断，目前还没有可行的方法能在手术前明确诊断Pan IN；某些分子生物学方法，如 K-RAS基因突变检测还不能作为临床治疗的充分证据。Pan IN呈多灶存在，即使能准确提前诊断，治疗方法也很有限。手术切除是目前唯一可选择的方案，但手术切除胰腺的范围难以确定：胰腺部分切除不能完全消除Pan IN进展为胰腺癌的危险性；而全胰切除后并发症多、死亡率高，术后生活质量很差。Pan IN 进展为胰腺癌的危险性与术后极差的生存状态需要权衡抉择。未来的发展方向寄希望于非手术治疗，放疗、化疗、基因治疗都是有效的手段。

二、胰腺导管内乳头状黏液性肿瘤

胰腺导管内乳头状黏液性肿瘤（intraductal papillary mucinous neoplasm，IPMN）自 1982 年首次报告以来，各国病理学家及外科医师进行了广泛的探讨和研究，直到 2003 年才有了相对统一的病理学认识并被认可。WHO 将其定义为黏液上皮来源的、位于大体可见的导管内的上皮性肿瘤，主要发生在胰腺的主胰管及分支内。肿瘤上皮通常呈乳头状生长，黏液分泌及导管扩张程度不等，伴有不同程度的上皮异型增生。根据细胞及结构异型增生的最高程度，非浸润性 IPMN 可分为 3 类：伴轻度异型增生的 IPMN、伴中度异型增生的 IPMN 及伴重度异型增生的 IPMN；出现了浸润癌的成分时，则称为"IPMN 相关浸润性癌"[3]。过去把 IPMN 分为良好的腺瘤、交界性 IPMN、非浸润性导管内乳头状黏液腺癌和浸润性导管内乳头状黏液腺癌。

【流行病学特点】

一般人群的IPMN发病率很难统计，因为大部分IPMN没有症状。文献报道中IPMN的发病率增高，主要是由于影像学的发展及医生对IPMN认识的提高。许多患者因为其他原因检查身体时偶然发现小的IPMN。IPMN发病年龄宽泛，30~94岁均有；老年人更常见，诊断中位年龄约66岁[8]。不伴发癌的IPMN平均年龄比伴发癌的患者小3~5岁，提示从可治愈的非浸润性肿瘤发展到浸润性癌需要几年时间。IPMN患者男性略多于女性。

【临床表现】

临床上，IPMN 的患者常有慢性胰腺炎样的症状，血清CA19-9 及CEA阳性率低于20%，术前诊断价值不大。ERCP 可见十二指肠乳头肿胀，开口部扩张，有浓稠黏液溢出；影像学及超声显示胰管扩张，导管内有黏液及乳头。临床症状包括上腹痛、慢性胰腺炎、体重减轻、糖尿病和黄疸。许多病例因其他原因偶然发现。同步或随后发生其他肿瘤较常见。部分患者有多年慢性胰腺炎的病史，提示IPMN可能潜伏多年。血清淀粉酶和脂肪酶水平常升高。血清肿瘤标志物，如CEA、CA19-9通常没有价值，伴发浸润性癌时可升高。

IPMN的影像学表现是胰管及分支扩张。典型表现是主胰管扩张伴囊性灶，与胰管系统相连，伴有不同程度的黏液分泌并从壶腹部流出黏液。主胰管型IPMN病灶位于主胰管内，CT常表现为主胰管弥漫性或节段性扩张，常伴有壁结节，扩张的主胰管周围胰腺由于受压迫，常伴有胰腺实质萎缩（图12-4）。分支型IPMN病灶生长在分支导管内，CT表现为病变处或相邻部位导管扩张，呈囊状。常常可以看到并发的主胰管扩张（图12-5）。混合型IPMN组织同时累及主胰管和分支导管，CT表现类似于分支型，两者很难区分。超声内镜可增加正确诊断率，准确评估胰腺实质状况。若内镜下在肝胰壶腹部发现黏蛋白分泌可以确诊IPMN。ERCP被认为是诊断IPMN的金标准，ERCP和MRCP可发现胰腺主胰管及分支扩张，在相应导管内肿瘤结节部位出现充盈缺损，可以明确胰管的扩张程度、壁结节的大小以及囊性病变是否与胰管沟通等，并不受稠厚黏液的影响。IPMN伴有癌变的指标包括：①存在壁结节；②实性肿块；③肿瘤体积较大（直径>30 mm）；④胰管扩张明显（直径>10 mm）。

【组织病理学】

1. 大体所见

正确的大体检查和取材对于本病的诊断非常重要。从主胰管内插入探针，沿探针平行于长轴切开胰腺是最好的打开方式，这样可以观察导管累及情况。尽管IPMN可发生在整个胰腺，但大部分位于胰头部。分支型IPMN通常在钩突形成囊性包块。主胰管型IPMN分布弥漫，累及整个胰腺。多中心发生者可达40%以上。一些局限在胰头部的主胰管型IPMN梗阻可导致整个胰管扩张，此时并不是整个胰管都受肿瘤累及。IPMN可蔓延至肝胰壶腹部，甚至进入胆总管。

根据影像学研究，IPMN可分为分支型和主胰管型，大体检查可以证实；另外，有些IPMN可同时累及主胰管和分支胰管，称为混合型。由于混合型IPMN的临床生物学行为类似于主胰管型，把这一类归入主

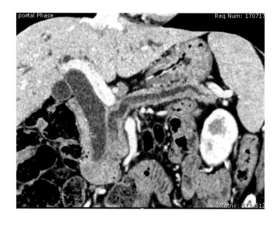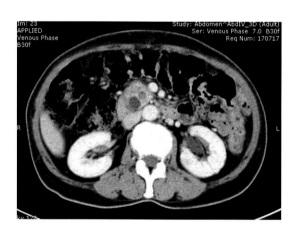

图12-4　主胰管型IPMN CT图像
病灶位于主胰管内，CT常表现为主胰管弥漫性或节段性扩张，常伴有壁结节，扩张的主胰管
周围胰腺由于受压迫，常伴有胰腺实质萎缩。伴有胆道梗阻

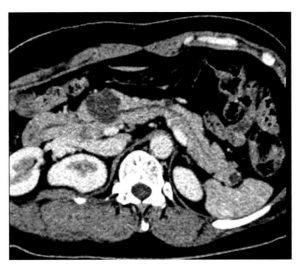

图 12-5　胰颈部分支型 IPMN CT 图像
囊性占位与胰管相通

胰管型是可行的。

（1）**主胰管型IPMN**：主胰管弥漫扩张，导管内经常充满黏液，迂曲，形状不规则。通常发生在胰头部，沿主胰管蔓延，部分病例整个胰腺均可累及，甚至侵及大、小乳头，导致黏液从壶腹部溢出。主胰管累及有重要的临床意义，因为该类型伴发重度不典型增生和浸润癌的危险性高。未累及的胰腺组织通常灰白质硬，符合广泛慢性梗阻性胰腺炎的改变。

（2）**分支胰管型IPMN**：分支胰管型IPMN多见于钩突，形成多囊、葡萄样结构。囊性扩张的导管直径从正常的1cm扩张到8~10 cm，内部充满黏稠的黏液。囊壁薄，光滑或乳头状。囊之间可见正常胰腺实质间隔，切面上给人以多个囊肿的印象。乳头数量和大小在不同病例及不同区域均不相同，仔细检查时，大部分病例有肉眼可见的乳头存在。邻近胰腺一般都是正常的。

（3）**嗜酸性细胞型IPMN**：以嗜酸性细胞为主的IPMN，又称为导管内嗜酸性乳头状肿瘤（IOPN），大体形态不同，一般都较大（直径5~6 cm），呈灰褐色易碎的结节，在大胰管内呈乳头状生长。

（4）**IPMN相关性浸润性癌**：目前，浸润性癌时囊壁增厚，形状不规则，管腔内可见结节状乳头状突出物，或凝胶样肿块。凝胶样肿块是胶样癌的特点。小的浸润性癌大体不易观察到，要仔细检查全部切片以避免漏诊。大的伴浸润性癌的IPMN可与邻近器官形成瘘（小肠、胆管、胃），肿瘤乳头沿瘘管蔓延。形成瘘是否能作为诊断浸润癌的指征尚有争议。

2. 肿瘤扩散和分期

IPMN 导管内生长的肿瘤可沿导管系统蔓延进入邻近胰腺和壶腹部。偶尔 IPMN 可形成瘘，肿瘤沿瘘管蔓延。IPMN 伴上皮重度异型增生分期定为 Tis 期。浸润性癌小而隐匿，需仔细检查。文献报道 Tis 分期肿瘤预后不同，取材和评估差异是主要原因。IPMN 相关浸润性癌扩散方式与经典导管腺癌相同。无论浸润性癌是哪种类型（导管腺癌或胶样癌），都可出现神经侵犯。淋巴结转移最常见，在切除的 IPMN 相关浸润性癌中占 30%，在经典导管腺癌中占 75%[9]。肝是最常见的远处转移部位。

IPMN 相关浸润性癌根据浸润成分分期，分期标准与胰腺导管腺癌相同。

3. 组织病理学

IPMN以导管内柱状黏液细胞增生为特点，导管分支系统均可受累。IPMN导管周围缺乏增生的间质，即"卵巢样间质"，此点不同于黏液性囊性肿瘤（MCN）。结构上，IPMN上皮扁平或形成有纤维血管轴心的乳头，乳头大小不等，小者如显微镜下可见的褶皱，大者为大体可见的直径几厘米的指状突起；可以为单纯乳头或绒毛状乳头，也可以是复杂乳头，有分支。病变可局限，亦可多灶（高达40%），或弥漫性生长。一般来说，IPMN边界不清，显微镜下范围大于大体所见。肿瘤上皮可延伸至小胰管，类似胰腺上皮内肿瘤。

肿瘤上皮分化方向不同，根据主要结构和细胞分化方向，IPMN 分为胃型、肠型、胰胆管型和嗜酸性细胞型（图 12-6 至图 12-9）。

（1）胃型IPMN：胃型是分支胰管型IPMN的主要类型，此型被覆高柱状上皮细胞，细胞核方向一致，

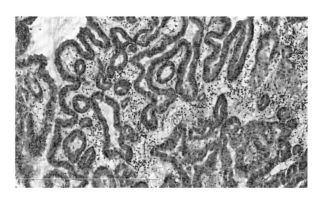

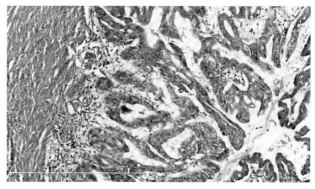

图 12-6　胃型 IPMN
被覆高柱状上皮细胞，细胞核方向一致，位于基底，胞质丰富浅染，富于黏液，类似于胃腺窝上皮

图 12-7　肠型 IPMN
主要累及主胰管，形成长乳头，乳头被覆假复层高柱状上皮，细胞核雪茄烟样，胞质嗜碱性，尖部有多少不等的黏液，类似于结肠绒毛状腺瘤

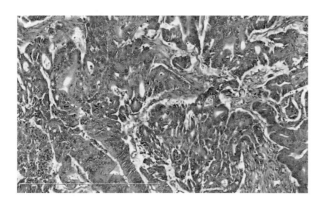

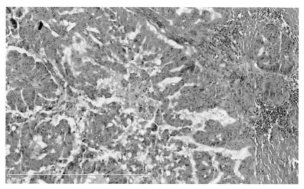

图 12-8　胰胆管型 IPMN
通常累及主胰管，形成纤细有分支的乳头，上皮重度不典型增生。被覆上皮立方形，核圆形，染色质粗，核仁明显，胞质中度双嗜性，黏液较少

图 12-9　嗜酸性细胞型 IPMN
为树枝状复杂增生的纤细乳头，乳头被覆 2~5 层立方或柱状嗜酸性细胞，胞质丰富而嗜酸，核大而圆，形态一致

位于基底，胞质丰富浅染，富含黏液，类似于胃腺窝上皮。病变导管周围常见幽门样腺体，部分病例幽门样腺体增生明显，一些作者将之命名为"幽门腺腺瘤"。通常胃型IPMN仅有上皮轻度或中度异型增生，可见散在杯状细胞。

（2）肠型IPMN：主要累及主胰管，形成长乳头，乳头被覆假复层高柱状上皮，细胞核呈雪茄烟样，胞质嗜碱性，尖部有多少不等的黏液，类似于结肠绒毛状腺瘤。部分病例上皮主要是杯状细胞，有微乳头。肠型IPMN上皮多呈中度或重度异型增生。

（3）胰胆管型IPMN：最少见，特点不典型。通常累及主胰管，形成纤细有分支的乳头，上皮多呈重度不典型增生。乳头被覆上皮呈立方形，核圆形，染色质粗，核仁明显，胞质中度双嗜性，黏液较少。部分病例可与嗜酸性细胞型或导管内管状乳头状肿瘤重叠。

（4）嗜酸性细胞型IPMN：通常为树枝状复杂增生的纤细乳头，乳头被覆2~5层立方或柱状嗜酸性细胞，胞质丰富而嗜酸，核大而圆，形态一致，有一个明显的偏心核仁。杯状细胞散在分布。肿瘤细胞形成上皮内管腔。部分病例上皮内管腔呈筛状。有时一例IPMN可见多个分化方向。所有IPMN乳头较少的区域均可见胃型上皮被覆。事实上，许多作者认为胰胆管型是胃型重度不典型增生转化而来。当然，肠型和胰胆管型很少同时出现。

4. 异型增生程度

非浸润性IPMN根据结构和细胞异型增生的程度分为轻度、中度、重度异型增生。IPMN伴轻度异型增生被覆单层上皮，细胞核小，极向一致，仅有轻度异型增生，核分裂罕见。IPMN伴中度异型增生的细胞核复层，拥挤，极性消失；核大，中度异型性；乳头有纤维轴心。IPMN伴重度异型增生有明显的结构和细胞异型性，乳头不规则分支，有时可见筛状结构。上皮细胞极性消失，核复层，染色质粗，细胞多形性；核分裂常见，甚至可出现在靠近管腔的上皮内。

5. 相关浸润性癌

在切除的IPMN中，约30%可发现一灶或多灶的浸润性癌。随着早期病变和偶然发现病变数量的增多，伴浸润性癌的数量呈下降趋势。大部分浸润性癌发生在主胰管型IPMN伴上皮重度异型增生的病例。浸润性癌包括两种类型：浸润性胶样癌通常发生在肠型IPMN；导管腺癌形态与经典非IPMN相关腺癌相同，主要发生在胰胆管型和肠型IPMN。IPMN发生的浸润性癌病理报告需包括浸润性成分的类型、分级、大小及分期，其他参数包括血管或神经浸润也应报告。

6. 免疫组化

大部分IPMN CK7、CK19、B72.3和CEA强阳性，MUC染色有助于形态学分类（表12-1）。胃型MUC5AC阳性，MUC1和MUC2阴性，散在杯状细胞MUC2阳性；肠型MUC2和CDX-2、MUC5AC弥漫强阳性，MUC1阴性；胰胆管型表达MUC5AC和MUC1，不表达MUC2和CDX-2；嗜酸性细胞型IPMN强阳性，标记线粒体成分，同时表达MUC6和MUC5AC，大部分不表达MUC2和CDX-2。MUC6是幽门黏液黏蛋白，所有IPMN中的轻度异型增生和囊性成分均分为幽门型腺体，可表达MUC6，另外，MUC6主要在胰胆管型IPMN

表达，肠型和胃型中不表达。表皮生长因子受体（EGFR）经常表达，尤其是高级别异型增生时更常见。*ERBB2*常呈过表达。随着上皮异型增生程度增高，Ki-67系数阳性率增高，*CDKN2A*缺失表达比例增高。少许高级别IPMN（5%~19%）有*P53*的异常表达，低级别不表达[10]。大部分*IPMN*表达*SMAD4*（DPC-4），而高级别上皮内肿瘤及导管腺癌有较高的缺失率。

表 12-1　外分泌胰腺导管内肿瘤的鉴别标志物

	组织学类型	MUC1	MUC2	MUC5AC	MUC6	CDX-2
IPMN	肠型	–	++	++	–	++
	胰胆管型	++	–	++	+	–
	胃型	–	–	++	–	–
	嗜酸性细胞型	+	–	+	++	–
ITPN		+	–	–	++	–
– 阴性；　+ 可能阳性；　++ 通常阳性						

【鉴别诊断】

大的IPMN鉴别诊断包括其他大囊性病变，特别是黏液性囊性肿瘤和大囊性浆液性囊腺瘤。小的IPMN主要与上皮内肿瘤及潴留囊肿鉴别。MCN类似于分支型IPMN。MCN见于妇女，平均年龄50多岁，多位于胰体尾部，与导管系统不相通。MCN有富于细胞的卵巢样间质，免疫组化表达雌激素或孕激素。IPMN男性略多于女性，患者年龄较大，胰头部多于胰尾部，与导管系统相通，没有卵巢样间质。大囊性浆液性囊腺瘤形成大而边界不清的囊肿，类似于分支型IPMN；上皮细胞呈立方形，胞质透明，有丰富的糖原，细胞内无黏液，细胞异型性不明显。

Pan IN与小IPMN鉴别：大部分Pan IN最大直径<0.5cm。目前规定IPMN为大体可见的囊性病变，直径一般≥1cm。直径0.5~1cm的黏液上皮囊肿是中间病变。Pan IN乳头较短；IPMN的乳头通常细长，呈指状突起。丰富的管腔内黏液及MUC2染色阳性提示IPMN。当然，直径0.5~1cm病例具有组织学重叠，二者难以区别。

潴留囊肿通常为单囊，被覆单层扁平导管上皮，细胞无异型性，胞质内无黏液。部分潴留囊肿局灶可见 Pan IN。

ITPN 类似于胰胆管型 IPMN，二者均表达 MUC6，但 IPMN 具有更复杂的乳头结构，管状结构较少，有明显细胞内黏液。

一些腺泡细胞癌具有明显的导管内生长方式，具有乳头，类似于 IPMN。这些癌细胞上皮腔缘侧有丰富的嗜碱性酶原颗粒，免疫组化可标记胰腺外分泌酶，有助于鉴别。

嗜酸细胞型 IPMN 有极少见的实性肿瘤，偶尔需要与胰腺其他肿瘤的嗜酸性细胞亚型鉴别，如嗜酸性细胞型神经内分泌肿瘤、嗜酸性实性假乳头瘤等。多取材，找到病变的典型结构有助于鉴别。

IPMN 相关浸润性癌与假浸润鉴别很重要。后者受累导管扩张，黏液挤入间质中，类似于浸润性胶样癌；这些溢出的黏液插入间质内，黏液池内无细胞，可伴明显的急性炎症表现。浸润性癌的黏液内有肿瘤细胞，一般无炎症。总之，间质内出现黏液需仔细检查，以免漏诊。另外，IPMN 沿分支导管蔓延，给人以浸润的假象。分叶结构清楚，导管外形光滑，导管内肿瘤细胞形态类似于大导管内肿瘤的特点有助于鉴别。

【分子病理学】

30%~80% 的 IPMN 报道有 *K-RAS* 癌基因 12 密码子点突变，发生率随上皮异型程度增加而升高[11]。多中心 IPMN 具有不同的 *K-RAS* 基因突变，证实它们有多个克隆来源。嗜酸细胞型 IPMN 未发现该突变。*PIK3CA* 突变率约 10%，不同于导管腺癌的无突变。少部分 IPMN 可出现 *BRAF* 基因突变，*CDKN2A*、*TP53*、*SMAD4* 等肿瘤抑制基因出现等位基因缺失的比例可达 40%，并随上皮异型程度增加而升高。但 *CDKN2A* 突变不常见。有报道称高级别 IPMN 中可出现 *TP53* 基因突变。SMAD4 位点的等位基因缺失较常见，但 *SMAD4* 基因突变罕见，大部分非浸润性 IPMN 表达 SMAD4 蛋白。

ATM-Chk2-P53 通路的 DNA 损伤检验点激活，可以阻止肿瘤的发生。磷酸化的 Chk2 在所有的 IPMN 中均表达，并随着细胞异型性的增大而表达明显降低，$P^{21\ WAP1}$ 的表达也呈现出相同的下降趋势，提示 DNA 的损伤检验点激活只发生在 IPMN 的早期阶段，并随着肿瘤的恶性进展而失活，同时 P53 的表达逐渐上升，在恶性 IPMN 中积聚。炎症通路在肿瘤的发生发展中起了重要的作用，BLT2（白三烯 B4 受体新亚型）在胰腺癌、IPMN 及所有的胰腺癌细胞系中均过表达，刺激了胰腺癌细胞的增殖。

另外一些单基因的研究也很多。*Fascin* 在胰腺导管内乳头状黏液性肿瘤中过表达，并随着异型性的增高，阳性表达增强；交界性病变和腺癌的过表达程度与腺瘤之间的差别具有统计学意义，但交界性病变与腺癌之间的表达没有统计学差异。不同上皮类型之间的表达也不尽相同，肠型的过表达强于胃型。肿瘤抑制基因 *Maspin* 很少在正常的胰腺导管上皮中表达，随着 IPMN 上皮异型性级别的增加，从腺瘤到非浸润性癌，*Maspin* 的表达逐渐上升。到浸润性癌时，*Maspin* 的表达突然降低。*Maspin* 的表达与上皮类型及分泌黏液的程度无关。

【治疗及预后】

通常认为所有的主胰管型 IPMN 均需要手术切除，因其发生高级别 IPMN 和浸润性癌的危险性高。分支型 IPMN 发生高级别 IPMN 和癌的比例较低。目前指南推荐有症状的 IPMN 患者，有主胰管扩张，分支胰管直径大于 30mm 或有附壁结节者，建议手术治疗。小的分支型 IPMN，没有以上特点，需进行 CT 和 MRI 影像学随诊。该治疗原则经数个回顾性和前瞻性研究证实。大部分 IPMN 见于已有各种疾病的老年人。

IPMN 另一个与预后相关的分类方法的依据是肿瘤细胞的特点。胃型 IPMN 多为低级别的非浸润性病变，大部分分支型归入此类。肠型 IPMN 病变较大，多为主胰管型，常为高级别病变，发展为浸润性癌也大部分是胶样癌。胰胆管型 IPMN 是最少见的类型，多为高级别病变，发展为浸润性癌多是导管腺癌。能手术切除的 IPMN 其预后取决于是否有浸润性癌。没有浸润性癌的 IPMN 常可治愈，5 年生存率 90%~95%，死因多为其他原因，或是切缘可见肿瘤残余[12]；如行全胰切除，生存率几乎达100%。这也证明肿瘤多灶发生是危险因素。因此，非浸润性IPMN的患者手术后即使切缘干净，亦需密切随访。要注意的是，有时浸润性癌大体上可与IPMN不在一处，需仔细检查标本。伴有浸润性癌的IPMN预后明显差于无浸润者，5年生存率27%~60%，取决于浸润癌的范围和组织学类型。胶样癌的预后明显好于导管腺癌；浸润深度<5mm预后良好，进展期（有淋巴结或远处转移）预后与经典导管腺癌预后相同。

三、胰腺导管内管状乳头状肿瘤

胰腺导管内管状乳头状肿瘤（intraductal tubulopapillary neoplasm，ITPN）是一类新近才认识的类型，2010年WHO胰腺肿瘤分类对其定义为：导管内生长并大体可见的上皮性肿瘤，小管状结构伴上皮重度异型增生，无黏液过度分泌[3]。可见局灶管状乳头状生长方式。如伴有浸润性癌成分则命名为"胰腺导管内管状乳头状肿瘤伴浸润性癌"。

【流行病学特点】

胰腺导管内管状乳头状肿瘤罕见，发病率不足胰腺外分泌肿瘤的1%，仅占导管内肿瘤的3%。目前对其认识不足，文献报道病例数亦有限。男女比例均等，35~84岁均可发生，平均发病年龄56岁[13]。

【临床表现】

患者常无特异症状，常表现为腹痛、恶心、体重减轻、脂肪泻、糖尿病等。梗阻性黄疸少见。部分患者无症状，为体检时偶然发现。血清肿瘤标志物检查等实验室检查无特异性。影像学检查，如CT、超声内镜、经内镜逆行胰胆管造影（ERCP）等有助于发现导管内病变。目前手术前无法鉴别ITPN和IPMN。约半数ITPN位于胰头，1/3弥漫累及整个胰腺，15%位于胰尾[13]。

【组织病理学特点】

1. 大体所见

ITPN多形成实性结节状肿物，位于扩张的胰管内。结节较大（直径可达9cm），实性，质中等或韧，囊不明显。扩张的导管内黏液很少。ITPN平均直径6cm（0.8~15cm），病变导管周围的胰腺组织通常质地较实，有硬化。

2. 镜下所见

ITPN结节内小管状腺体背靠背排列，偶可见乳头结构，在扩张的大胰管内呈筛状（图12-10）。黏液很少或没有。大部分ITPN以小管结构为主，甚至仅有小管结构，少许病例可见乳头。实性区可见杂乱的腺体。部分肿瘤结节梗阻管腔，形成表面被覆纤维间质的边界清楚的细胞巢。ITPN结构复杂，有重度不典型增生。肿瘤结节内可见小的致密排列的腺泡样腺体，细胞呈立方形，胞质中等，嗜酸性或双嗜性。管腔内可见分泌物。有较多乳头状结构时比较复杂。细胞核圆形、卵圆形，中重度异型性，核分裂易见。部分病例管腔内息肉样肿瘤结节之间可见局灶坏死。一般来说，囊形成不如IPMN明显。典型的ITPN病变形态相对一致，各区域之间差别不明显。约40%的ITPN可见浸润性癌，且浸润性成分通常较局限。由于单个肿瘤结节周围缺乏非肿瘤性导管上皮边缘，与浸润性癌鉴别困难。边界清楚的瘤结节周围间质中可见细条索状细胞浸润，提示浸润性癌。浸润性癌的细胞学特点与非浸润性癌相同，也呈管状生长。

3. 免疫组化

ITPN 的免疫组化提示其来自于导管上皮。CK7 和 CK19 及 Pan CK 阳性。腺泡标记物如胰蛋白酶，内分泌标志物如 Syn、CgA 等，均为阴性。黏蛋白表达水平低于黏液腺癌；CA19-9 局灶阳性，B72.3、CEA 和 CA125/MUC16 阳性率不足一半，多为局灶阳性。MUC5AC 和 MUC2 不表达。MUC1 阳性率 90%，MUC6 阳性率 60%，大部分病例表达 SMAD4/DPC4。P53 和 CDKN2A/P16 阳性率分别为 20% 及 54%。Ki-67 指数为 6%~43%。在不足 10% 的病例中可以看到 β-catenin 阳性表达及 E-cadherin 的表达缺失。

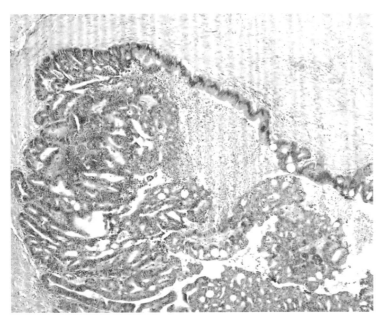

图 12-10　ITPN 的组织病理学特点

结节内小管状腺体背靠背排列，偶可见乳头结构，在扩张的大胰管内呈筛状

【鉴别诊断】

ITPN 主要与 IPMN 相鉴别。二者均发生在导管内，呈囊实性肿物。ITPN 患者年龄倾向于更年轻（平均年龄比 IPMN 小 10 岁）。IPMN 黏液更丰富，囊性变更明显。显微镜下，胃型和肠型 IPMN 较易鉴别，黏液多，MUC5AC 和 MUC2 表达，肿瘤细胞形态略有差异等。部分胰胆管型 IPMN 与 ITPN 难以分开。黏液相对较多，上皮有低级别形态，MUC5AC 表达等倾向于胰胆管型 IPMN。以管状结构为主的 ITPN 有时与导管内生长的腺泡细胞癌鉴别困难。腺泡细胞癌胞质顶端含有嗜酸性颗粒，PAS 染色阳性，偶尔有管腔内结晶（酶原凝聚体），免疫组化可标记外分泌酶（如糜蛋白酶）以助于鉴别。

【治疗及预后】

有限的数据显示 ITPN 是相对惰性的肿瘤，患者预后明显好于胰腺导管腺癌。文献报道生存 5 年以上者超过 1/3。约 1/3 患者有复发、淋巴结转移或肝转移，即使如此，这些患者生存期也超过 2 年[13]。有研究显示，浸润和生存期无关联。大部分 ITPN 显微镜下可见浸润，应充分取材，不可遗漏小浸润灶，以免误诊为非浸润性。

四、胰腺黏液性囊性肿瘤

2010年WHO胰腺肿瘤分类对胰腺黏液性囊性肿瘤（mucinous cystic neoplasm，MCN）的定义为：囊性上皮性肿瘤，与胰腺导管系统不相通，上皮呈柱状，产生黏液，周围有卵巢样间质[2]。非浸润性黏液囊性肿瘤上皮可分为低度、中度、重度异型增生。如有浸润性癌成分，则为黏液性囊性肿瘤伴相关浸润性癌。

【流行病学特点】

MCN 少见，约占胰腺手术切除囊性病变的 8%[14]。近年来，其发病率有所升高，这可能是由于影像学及其他诊断技术的进步所致。绝大多数 MCN 患者为 40~50 岁的女性，男女比例大约为 1∶20[5]。MCN 发病率无人种差异。伴浸润性癌的 MCN 患者比无浸润性癌患者年龄高出 5~10 岁[14]。

【临床表现】

多数MCN患者通常在行腹部超声或CT时偶然发现，并无临床症状。MCN表现的临床症状与病变阻塞胰腺导管或囊肿与胰腺导管相通有关。当MCN发生癌变时，患者可表现为腹痛、体重减轻及黄疸等。当病变位于胰头时，黏液性囊腺癌比较多见。临床表现多取决于肿瘤的大小。较小的肿瘤多为偶然发现；较大的肿瘤因压迫周围器官而出现继发症状，且腹部可触及包块。罕见情况下，患者可出现癌侵犯胆总管、胃、结肠、腹腔或肝转移相关症状。一些患者以新发糖尿病为首发症状。血清及囊内液检测肿瘤标志物对MCN的诊断有帮助，但不能区分黏液性及非黏液性囊肿，也不能预测恶性成分是否存在。MCN相关浸润性癌时，相关标志物水平升高。

【影像学表现】

CT 表现为分界清楚的厚壁多腔的囊性肿块，囊腔内含有黏蛋白和（或）血性液体。囊腔通常与胰腺导管不相通，此点可与 IPMN 相区别。侵袭性囊肿常见有附壁结节。MRI 在诊断 MCN 时较 CT 具有优势，MRI 中黏液性囊性肿瘤通常表现为多房或单房，轻度分隔囊性厚壁肿物。另一重要特点是延迟强化后囊壁可见强化，囊壁弧形钙化或囊内容物的不定型钙化是胰腺 MCN 的典型改变。在无慢性胰腺炎病史的年轻或中年女性，内镜超声（EUS）、CT、MRI 发现胰体尾囊性病变时，考虑诊断 MCN。放射和 EUS 显示 MCN 单囊或多囊，囊壁厚并可见小腔，边界清楚，与主胰管不通（图 12-11）。若肿瘤较大，且囊壁呈不规则增厚，有附壁结节，囊腔内出现乳头状突出物时，提示有癌变的可能。

【组织病理学特点】

1. 大体所见

典型的 MCN 为一圆形肿物。表面光滑，有纤维性假包膜，包膜厚度不等，偶有钙化。肿物最大直径

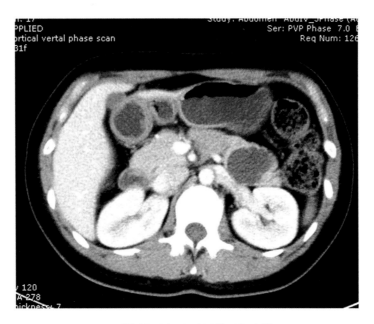

图 12-11　MCN 的 CT 表现
显示分界清楚、厚壁多腔的囊性肿块

2~35cm，平均 6~10cm。切面为单房或多房囊肿，囊腔直径从几毫米到数厘米不等，腔内含浓稠黏液和出血坏死物的混合物。单房性囊肿内壁通常光滑、有光泽，而高级别病变常见乳头状突出物（图 12-12）。

2. 光镜所见

MCN 有两种明显的成分：附壁的上皮和其下的卵巢样间质（图 12-13）。上皮细胞高柱状，产黏液，PAS 染色及阿尔辛蓝染色阳性，假幽门腺、胃小凹、小肠、大肠甚至更少的鳞状细胞分化均可见到。同一个肿块内柱状细胞的异型性差别很大，可以从无异型性或轻微的异型性到高度异型性。根据结构和细胞异型性的轻重程度，非浸润性 MCN 分为低度、中度、重度异型增生。

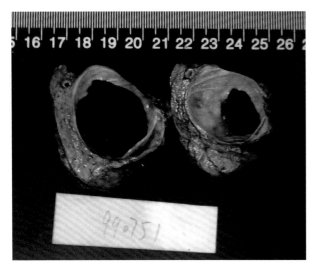

图 12-12　MCN 大体改变
圆形肿物，有纤维性假包膜，切面为单房，囊肿内壁光滑、
有光泽

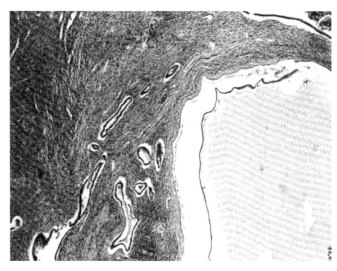

图 12-13　MCN 镜下改变
由两种明显的成分构成：附壁的上皮和其下的卵巢样间质

MCN 伴低级别异型增生的柱状上皮仅有轻度结构改变和细胞异型性，细胞核轻度增大，位于基底，无核分裂。MCN 伴中度异型增生有结构和细胞的轻中度异型性，有乳头状突起或隐窝样凹陷，细胞假复层排列，核拥挤，轻度增大，偶见核分裂。MCN 伴重度异型增生时结构改变和细胞异型性均较明显，乳头杂乱分支，出芽，细胞核复层，极性消失，多形性，核仁明显，核分裂常见，并可见不典型核分裂。

高达 1/3 的 MCN 伴有浸润性癌。浸润成分有时比较局灶，因此要仔细检查。诊断黏液性囊性肿瘤时，应仔细检查标本和认真取材，因为常常发现肿块的一部分分化很好，而另一部分则出现明显的癌变，甚至出现间质的浸润。促纤维间质增生有助于鉴别浸润性癌和陷入的非肿瘤腺体。浸润成分类似导管腺癌，形成管状和管样结构。当然也可有其他亚型，包括腺鳞癌、未分化癌、未分化癌伴破骨细胞样巨细胞等。

上皮下特征性的卵巢样间质由紧密排列的梭形细胞组成，细胞呈圆形或长形，胞质少。MCN 定义中描述了该改变，即存在卵巢样间质是诊断 MCN 的必要条件。当有些病例囊壁被覆的上皮剥脱时，间质改变可以帮助诊断。间质常有不同程度的黄素化，特点为单个或成簇的上皮样细胞，圆形或卵圆形核，并有丰富的透明或嗜酸性胞质。随着上皮异型性增加，间质黄素化呈减少趋势。体积大的 MCN 间质纤维化，细胞少，局灶类似白体。少数情况下，卵巢样间质超过上皮成分，占据肿瘤主体，形成实性结节。

3. 免疫组化

MCN 的肿瘤上皮标志物 CK7、CK8、CK18、CK19、EMA 和 CEA，胃型黏液 MUC5AC 和胰腺型黏液 DUPAN-2、CA19-9 均阳性。散在杯状细胞表达肠型黏液 MUC2。个别上皮内 CgA 阳性的神经内分泌细胞表达 5- 羟色胺、生长抑素、胰多肽和胃泌素。随着上皮异型程度增加，分泌的黏液由硫酸性黏液变为唾液酸或中性黏液，P53 核阳性。大部分 MCN 表达 SMAD4（DPC4），不表达 MUC1；伴发浸润性癌时，SMAD4 可表达缺失，MUC1 阳性。

上皮下卵巢样间质表达 SMA、PR（60%~90%）和 ER（30%）。黄素化细胞标记酪氨酸羟化酶、Calretinin 和 a-inhibin。另外，类固醇激素合成急性调节蛋白（STAR）、3-β-hydroxysteroid dehydrogenase（3-β-HSD）和 17-α- 羟化酶（17-α-H）在黄素化细胞中偶尔阳性，提示这些细胞具有生成类固醇的能力。

【分子病理学特点】

非浸润性及浸润性 MCN 中均发现有 K-RAS 基因 12 外显子点突变，且该突变随着细胞异型性程度增加而升高。与 MCN 相比，TP53、CDKN2A（P16）及 SMAD4（DPC4）等肿瘤抑制基因的改变在伴发的癌组织中更加常见。在约 15% 的 MCN 伴低 – 中级别异型增生病例中有 CDKN2A 异常甲基化[16]。

【诊断与鉴别诊断】

获得正确诊断的最好方法就是临床症状、血清学检查、放射学检查及病理形态学检查相结合。MCN 的鉴别诊断包括胰腺其他囊性肿瘤和假囊肿。其他囊性肿瘤中，不产生黏液的肿瘤与 MCN 容易鉴别，如浆液性囊性肿瘤、腺泡细胞囊腺癌、实性假乳头瘤及囊性神经内分泌肿瘤。MCN 有时不易与假囊肿鉴别。一些 MCN 有明显的退行性改变，上皮剥脱，囊内容物有出血，这时需要广泛取材寻找证据。MCN 有时需与黏液性非肿瘤性囊肿相鉴别，后者镜下无细胞异型性，缺乏卵巢样间质，男女发病率均等，胰头更常见。此外，MCN尚需与IPMN相鉴别，鉴别点有两个：①MCN不是在导管内生长；②MCN有卵巢样间质。

【治疗及预后】

目前认为所有胰腺黏液性囊性肿瘤都有可能恶变而发展为黏液性囊腺癌，后者切除率低，且预后差。因此所有确诊患者若无手术禁忌证时，均应该手术切除。对于偶然发现的直径 < 3cm 的囊性肿物，无特殊影像学表现时，仍有 3% 发生恶变，因此应定期随访观察。当肿瘤体积增大或出现临床症状时，应及时手术干预。对于体积小的肿瘤（直径 < 5 cm）可以行腹腔镜手术。大样本调查显示，对于位于胰体尾部的肿瘤，行腹腔镜下远端胰腺切除是安全可行的。腹腔镜下远端胰体尾切除术后并发症发生率为 15%~20%，未见有术后死亡病例。未发生恶变的肿瘤完全切除后患者预后通常良好，总体生存率为 100%，尚未发现有复发病例。对于胰腺囊性腺癌，可行术后化疗，5 年生存率为 20%~60%。吉西他滨联合奥沙利铂比单用吉西他滨效果好，可以延长肿瘤无进展生存期。

（陈　杰　孙　健　戴梦华　刘尚龙）

参考文献

[1] JEMAL A，MURRAY T，WARD E，et al. Cancer statistics. CA Cancer J Clin, 2005, 55（1）: 10–30.

[2] CHEN W Q，ZHENG R S，PETER D B，et al. Cancer statistics in China, CA Cancer J Clin, 2016, 66（2）: 115–132.

[3] BOSMAN F T，CARNEIRO F，HRUBAN R H，et al. WHO classification of tumouts of the digestive system. Lyon : IARC Press, 2010 : 132–145.

[4] LAGHI L，ZERBI A，BOLAND C R，et al. Common occurrence of multiple KRAS mutations in pancreatic cancers with associated precursor lesions and in biliary cancers. Oncogene, 2002, 21（27）: 4301–4306.

[5] SHI C，HONG S M，LIM P，et al. KRAS2 mutations in human pancreatic acinar-ductal metaplastic lesions are limited to those with Pan IN: implications for the human pancreatic cancer cell of origin. Mol Cancer Res, 2009, 7（2）: 230–236.

[6] BAUSCH D，THOMAS S，BAUER T W，et al. Plectin-1 as a novel biomarker for pancreatic cancer. Clin Cancer Res, 2011, 17（2）: 302–309.

[7] PARK J Y，HONG S M，MAITRA A，et al. Pdx1 expression in pancreatic precursor lesions and neoplasms. Appl Immunohistochem Mol Morphol, 2011, 19（5）: 444–449.

[8] ADSAY N V，CONLON K C，SUI Y Z，et al. Intraductal papillary-mucinous neoplasms of the pancreas: an analysis of in situ and invasive carcinomas in 28 patients. Cancer, 2002, 94（1）: 62–77.

[9] CHARI S T，YADAV D，SMYRK T C，et al. Study of recurrence after surgical resection of intraductal papillary mucinous neoplasm of the pancreas. Gastroenterology, 2002, 123（5）: 1500–1507.

[10] FURUKAWA T. Distinct progression pathways involving the dysfunction of DUSP6/MKP-3 in pancreatic intraepithelial neoplasia and intraductal papillary-mucinous neoplasms of the pancreas. Mod Pathol, 2005, 18（8）: 1034–1042.

[11] SCHONLEBEN F. BRAF and KRAS gene mutations in intraductal papillary mucinous neoplasm/carcinoma（IPMN/

IPMC）of the pancreas. Cancer Lett, 2007, 249（2）: 242-248.

［12］SOHN T A, YEO C J, CAMERON J L, et al. Intraductal papillary mucinous neoplasms of the pancreas: an updated experience. Ann Surg, 2004, 239（6）: 788-797.

［13］YAMAGUCHI H. Intraductal tubulopapillary neoplasms of the pancreas distinct from pancreatic intraepithelial neoplasia and intraductal papillary mucinous neoplasms. Am J Surg Pathol, 2009, 33（8）:1164-1172.

［14］KOSMAHL M.Cystic neoplasms of the pancreas and tumor-like lesions with cystic features: a review of 418 cases and a classification proposal. Virchows Arch, 2004, 445（2）: 168-178.

［15］CRIPPA S. Mucinous cystic neoplasm of the pancreas is not an aggressive entity: lessons from 163 resected patients. Ann Surg, 2008, 247（4）: 571-579.

［16］KIM S G, WU T T, LEE J H, et al. Comparison of epigenetic and genetic alterations in mucinous cystic neoplasm and serous microcystic adenoma of pancreas. Mod Pathol, 2003, 16（11）: 1086-1094.

第二节　小肠癌前病变和癌前疾病

小肠上皮性肿瘤的癌前病变包括腺瘤（管状腺瘤、绒毛状腺瘤、管状绒毛状腺瘤）和异型增生（低级别、高级别上皮内瘤变）。这些病变的诸多特点与结直肠癌的癌前病变相似，在此仅做简述，详情请参见结直肠癌章节。

一、腺瘤

研究表明，与大肠癌相同，小肠腺癌也经历了腺瘤→腺癌的发展顺序[1]。42%~65% 的手术切除标本中，在十二指肠腺癌周边可见残余的腺瘤组织[2]。随着内镜技术的进步，可对十二指肠及壶腹周围区腺瘤恶变情况进行跟踪随访。对家族性腺瘤性息肉病（FAP）患者随机进行的回肠黏膜活检发现，一些患者存在灶状异型增生隐窝，与结肠病变类似。这提示，至少在 FAP 患者中，寡隐窝型腺瘤可以发展成小肠上皮肿瘤[3]。FAP 患者与散发性腺瘤患者相比，早期浸润灶周围异型增生程度增加。

全小肠均可发生腺瘤，但最常见的部位是壶腹部及其周围。腺瘤可多发，但需评估是否为家族性腺瘤性息肉病。小肠腺瘤组织学表现与结肠腺瘤相似，但绒毛状或管状绒毛状结构更多见。腺瘤细胞与结肠腺瘤相似，存在不同程度的异型增生。多数腺瘤出现杯状细胞，有时还有潘氏细胞和内分泌细胞。

二、异型增生（上皮内瘤变）

在小肠慢性炎症性疾病中，例如克罗恩病或者乳糜泻，腺癌的发病率增高。克罗恩病患者发生腺癌前有上皮内瘤变或异型增生，内镜下表现为平坦或息肉状病变。近 75% 的克罗恩病相关型小肠腺瘤伴异型增生[4]。在组织学上，小肠的异型增生与结肠的类似。

（陈　杰　孙　健）

参考文献

[1] KAISER A，JUROWICH C，GEBHARDT C，et al. The adenoma-carcinoma sequence applies to epithelial tumours of the papilla of Vater. Z Gastroenterol，2002，40（11）：913-920.

[2] TAKASHIMA M，UEKI T，NAGAI E，et al. Carcinoma of the ampulla of Vater associated with or without adenoma: a clinicopathologic analysis of 198 cases with reference to p53 and Ki-67 immunohistochemical expressions. Mod Pathol，

2000, 13（12）: 1300-1307.

[3] BERTONI G, SASSATEUI R, NIGRISOLI E, et al. Dysplastic changes in gastric fundic gland polyps of patients with familial adenomatous polyposis. Ital J Gastroenterol Hepatol, 1999, 31（3）: 192-197.

[4] SIGEL J E, PETRAS R E, LASHNER B A, et al. Intestinal adenocarcinoma in Crohn's disease: a report of 30 cases with a focus on coexisting dysplasia. Am J Surg Pathol, 1999, 23（6）: 651-655.

第三节 壶腹部癌前病变和癌前疾病

壶腹部上皮性肿瘤的癌前病变和癌前疾病包括肠型腺瘤、胰胆管型非浸润性乳头状瘤及壶腹部上皮的扁平上皮内瘤变（异型增生）。肠型腺瘤为良性上皮性肿瘤，表现为管状、绒毛状或混合性结构，形态类似于小肠腺瘤和大肠腺瘤。非浸润性乳头状肿瘤为外生性肿瘤，类似于胆管系统乳头状肿瘤的细胞学特征，结构复杂，常常伴有细胞异型性。扁平上皮瘤变（异型增生）大体上较小，呈非外生性生长，浸润前病变由异型性细胞组成，这些细胞沿着正常壶腹上皮排列。

一、肠型腺瘤

【流行病学】

小肠腺瘤少见，但80%见于十二指肠近壶腹区域[1]。壶腹部腺瘤在尸检中的检出率为0.04%~0.12%[2]。直到目前，大部分报道的壶腹部腺瘤在诊断时已伴有浸润性腺癌[3]。随着内镜检查应用增多，腺瘤的检出也就更为常见，从而也避免了这些腺瘤进展为浸润性癌。

壶腹部腺瘤既可散发，也可见于家族性腺瘤性息肉病（包括其亚型Gardner综合征）。家族性腺瘤性息肉病患者壶腹部腺瘤的发生率为50%~95%，一生患该病的可能性几乎达100%[4]。散发性壶腹部肠型腺瘤大部分患者年龄为33~81岁（平均61岁），女性多于男性，比例为2.6：1。家族性腺瘤性息肉病患者出现壶腹部腺瘤的平均年龄为41岁，男女比例大致相当[5]。

【临床特征】

壶腹部腺瘤通常表现为胆管阻塞的症状和体征，包括黄疸、腹痛、体重下降，偶尔伴发胰腺炎，还可出现血清中胆红素、天冬氨酸氨基转移酶、丙氨酸氨基转移酶和碱性磷酸酶升高。某些患者也可有胆囊结石或胆管结石。有些患者没有症状，内镜检查偶尔发现壶腹部腺瘤。内镜超声有助于判断息肉大小以及病变有无浸润。

家族性腺瘤性息肉病和无症状性息肉患者，为防止结直肠癌的发生而进行了预防性结肠切除术之后，通过内镜检查常常发现有壶腹部腺瘤，一般在结肠切除后10~15年才出现症状[5]。

【组织病理学特点】

1. 大体所见

散发性壶腹部肠型腺瘤直径一般为1~3cm，管状腺瘤通常比绒毛状腺瘤要小。肠型腺瘤通常发生在十二指肠乳头表面的小肠上皮，突向十二指肠腔，为灰白色质软的息肉或斑块。此类腺瘤很少局限于壶腹内。绒毛状腺瘤表现为羽毛样外观，而管状腺瘤更加圆凸。伴有家族性腺瘤性息肉病进行内镜检查时壶腹部呈颗粒状或未见明显异常，但活检显示腺瘤性改变。

2. 组织病理学改变

肠型腺瘤可以发生在壶腹部任何部位，包括乳头表面的十二指肠型黏膜、壶腹内过渡性黏膜及胰胆管终末端黏膜。腺瘤性上皮通常累及数个超微解剖区域。在息肉样病变的周围，扁平腺瘤性改变（扁平上皮内瘤变/异型增生）可以延伸到胰腺和胆总管或肝胰壶腹括约肌内胰腺周围导管。

管状腺瘤常常比绒毛状或管状绒毛状腺瘤小，具有息肉样生长模式。管状腺体成分类似于肠隐窝基底部。绒毛状腺瘤通常有多个蒂，肿瘤细胞呈长的单一或分支乳头排列，比十二指肠正常绒毛丰富得多。绒毛状腺瘤比管状腺瘤可能更容易出现高度异型性，或伴有浸润性癌。根据定义，管状绒毛状腺瘤含有超过25%的管状和绒毛状两种成分。

在所有肠型腺瘤中，细胞核呈卵圆形，深染，假复层。伴轻度异型增生的腺瘤细胞核主要位于腺体基底部，顶部胞质呈双嗜性。假复层腺体全层细胞核可以出现中度核异型性、轻度腺体复杂结构，但在轻度异型增生中不能见到明显核异型性和显著的复杂结构（如筛状结构）。核分裂象不常见，主要位于基底部。

重度异型增生腺体结构更加复杂，常常出现筛状腺体。细胞核呈中度到明显异型性，不仅存在于基底部。核分裂象在上皮全层均可见到，某些可以是病理性核分裂象。个别细胞难以与浸润性癌相鉴别，这些细胞还处在黏膜基底膜之内，没有间质反应，没有浸润，呈膨胀性生长。重度异型增生在概念上包括原位癌。大部分构成腺瘤的柱状细胞在胞质顶部含有适量的黏液。真正的杯状细胞亦可见到，常常出现在轻度异型增生区域。潘氏细胞和神经内分泌细胞在肠型腺瘤中显而易见 [6]。

和大肠腺瘤一样，壶腹腺瘤的息肉样基底部腺体中的黏液可以溢出进入间质，酷似浸润性黏液腺癌。这种假性浸润常具有对黏液产生炎症反应的特征，伴有新鲜或陈旧性出血。黏液中没有肿瘤细胞。

3. 免疫组化

肠型腺瘤的标记抗体有 CK7 和 CK20。肿瘤表达肠型标志物，如 MUC2 和 CDX-2，但不表达 MUC1[7]。癌胚抗原（CEA）和 CA19-9 主要分布于伴有轻度异型增生腺瘤的细胞膜表面。但细胞质强阳性可能出现在重度异型增生的区域。嗜铬粒蛋白和突触素染色可以将散在的神经内分泌细胞标记出来。

【鉴别诊断】

1. 反应性不典型增生

反应性不典型增生是最类似于腺瘤的病变，任何导致壶腹炎症的因素（如结石、壶腹狭窄、曾进行过仪器检查等）都可能会引发显著的反应性上皮不典型性。反应性不典型增生细胞的胞核增大，核膜增厚，核仁突出，一般不出现全层假复层结构。壶腹腺瘤具有更加拉长的细胞核，伴有明显的假复层结构，核深染。如果患者没有家族性腺瘤性息肉病的病史，当缺乏内镜可以识别的息肉样病变时，一般不诊断为壶腹腺瘤，因此，内镜检查是有助于诊断的。

胆管和胰管的导管内乳头状肿瘤（导管内乳头状黏液性肿瘤）可能沿着导管生长，继而累及壶腹上皮。此类肿瘤具有肠上皮形态学特征，当累及壶腹时，根据活体组织检查，几乎不能与原发性壶腹腺瘤相鉴别，结合放射学与内镜检查，可能会有所帮助。

2. 浸润性胰腺和胆总管腺癌

浸润性胰腺和胆总管腺癌有明显的迁徙至壶腹或十二指肠黏膜基底膜的倾向，所以当此类肿瘤侵及壶腹时，也可能与壶腹腺瘤相混淆。癌细胞显示出良好的分化，黏膜内的恶性细胞在形态上比黏膜下间质内的浸润性癌更加温和，与肠型腺瘤十分相似。免疫组化有助于诊断，大部分胰腺导管腺癌迁徙至壶腹黏膜表达 CK7 和 MUC1，而肠上皮标志物 CK20、MUC20 和 CDX-2 阴性，壶腹腺瘤则呈阳性表达。

壶腹腺瘤上皮细胞蔓延至肝胰壶腹括约肌平滑肌组织内壶腹周围的小导管，可能会误诊为浸润性癌。腺瘤显示重度异型增生，或深部内镜活体组织检查不能明确定位时，尤其难以鉴别。不典型腺体周围缺乏间质反应，以及识别良性导管上皮的连续性有助于确定这些病灶的非浸润性本质。

【遗传易感性】

家族性腺瘤性息肉病 /Gardner 综合征的患者属于常染色体显性遗传，由位于 5 号染色体（5q21-22）上的 *APC* 基因发生胚系突变所致，具有罹患壶腹腺瘤和壶腹周围十二指肠腺瘤的高危险性。家族性腺瘤性息肉病患者腺瘤常常多发[8]，几乎 100% 的患者一生中总会发生壶腹腺瘤。如果腺瘤未能查出或没有及时治疗，病变会进展为壶腹腺癌。

【分子病理学】

壶腹腺瘤内腺癌的发生发展经过了连续性的分子遗传学改变，与异型增生腺体的增加一致。尽管 *APC* 基因的突变促使了壶腹腺瘤的进展，但只有 17% 的散发性壶腹腺瘤发生了 *APC* 基因的突变[9]。细胞核 β-catenin 的蓄积在不伴有 *APC* 基因突变的腺瘤中比较常见。大约 40% 的壶腹腺瘤 *K-RAS* 癌基因 12 密码子（少数为 13 密码子）发生突变，这在低度和重度异型增生中大致相当[10]。家族性腺瘤性息肉病相关的腺瘤显示具有低频率的 *K-RAS* 突变。壶腹腺瘤罕见 *BRAF* 基因异常。*TP53* 基因突变和 P53 蛋白在细胞核中的蓄积可以出现在腺瘤中，通常伴有重度异型增生。壶腹腺瘤很少（9%）有 DNA 错配修复蛋白的异常或出现微卫星不稳定。

【预后及预测因素】

壶腹肠型腺瘤是浸润前驱性肿瘤，与进展为浸润性腺癌的危险性密切相关[11]。绒毛状腺瘤比管状腺瘤更具恶性转换的危险性。壶腹腺瘤发生浸润性癌的可能性比同样大小的结肠腺瘤或壶腹外十二指肠腺瘤大得多。有 30%~50% 的壶腹肿块在活检标本中只有腺瘤成分，但在手术切除标本中发现了浸润性癌的存在。如果因肿瘤过大而不能进行内镜切除，可以通过外科行胰头十二指肠切除术或十二指肠壶腹切除术来处理。

目前尚不清楚壶腹腺瘤发展成为浸润性癌需要多长时间。家族性腺瘤性息肉病患者的壶腹腺瘤的自然病程可能与散发性腺瘤不同。如果能及早发现，那么伴有家族性腺瘤性息肉病患者壶腹和壶腹周围腺瘤往往较小（直径＜0.5cm），活检时没有重度异型增生。虽然彻底的内镜切除不太可能做到，但是必须密切随访患者。在3年以上的随访中发现，大部分肿瘤在大小和异型增生程度上进展缓慢。如果存在家族病史，壶腹腺瘤活检证实存在重度异型增生，提示应该进行彻底的外科切除术（包括胰和十二指肠切除术）。

二、胰胆管型非浸润性乳头状肿瘤

虽然大部分非浸润性壶腹肿瘤为肠型腺瘤，但有些更类似于胆管和胰腺导管内乳头状肿瘤的亚型，命名为壶腹胰胆管型非浸润性乳头状肿瘤。非浸润性乳头状肿瘤可能发生于正常或远处胰胆管黏膜上皮，因此常常位于壶腹内。

胰胆管型非浸润性乳头状肿瘤的乳头复杂、分支，常常出现中度到显著的不典型细胞。显著的结构复杂性可以导致上皮内管腔结构和筛状结构形成，应根据异型性的最高级别详细说明异型增生程度。几乎所有的胰胆管型非浸润性乳头状肿瘤至少有局灶性的重度异型增生，但是有些病例还伴有浸润性癌。被覆上皮由立方形细胞构成，细胞核呈圆形，单层排列。免疫组化标记可以证实内分泌细胞的存在，但没有潘氏细胞。伴有并起源于胰胆管型非浸润性乳头状肿瘤的浸润性癌常呈管状生长模式，虽然为肠型腺癌，但通常也可归类于胰胆管型腺癌。

三、扁平上皮内瘤变（异型增生）

大部分浸润性壶腹癌起源于腺瘤或胰胆管型非浸润性乳头状肿瘤，但有些却来自于非息肉性前驱病变，命名为扁平上皮内瘤变（异型增生）。此类病变可以出现在壶腹部，也常发生在壶腹内或导管上皮，几乎总是邻近浸润性癌[12]。扁平上皮内瘤变不形成肿块，但可以表现为黏膜粗糙呈颗粒状，常毗邻浸润性癌。由于扁平上皮内瘤变不形成肿块，因此在发展成浸润性癌前一般均无症状。正因如此，仅有少数单纯性扁平上皮内瘤变被查出来。镜下，异型增生上皮可能是真正的扁平上皮或为缺乏纤维血管轴心的微乳头。不明显的假复层细胞呈立方形或柱形，核圆形或卵圆形，伴有明显的核异型性和分裂象，核极性消失。胰胆管型非浸润性乳头状肿瘤表达CK7和MUC1，除散在的杯状细胞外，不表达MUC2。

（陈 杰 孙 健）

参考文献

[1] ATTANOOS R，WILLIAMS G T. Epithelial and neuroendocrine tumors of the duodenum. Semin Diagn Pathol，1991，8（3）：149-162.

[2] SOBOL S，COOPERMAN A M. Villous adenoma of the ampulla of Vater. An unusual cause of biliary colic and obstructive jaundice. Gastroenterology，1978，75（1）：107-109.

[3] ROSENBERG J，WELCH J R，PYRTEK LJ，et al，Benign villous adenomas of the ampulla of Vater. Cancer，1986，58

（7）: 1563–1568.

［4］ BJORK J, LSELIUS L, BERGMAN A, et al. Periampullary adenomas and adenocarcinomas in familial adenomatous polyposis: cumulative risks and APC gene mutations. Gastroenterology, 2001, 121（5）: 1127–1135.

［5］ ODZE R, GALLING E R S, SO K, et al. Duodenal adenomas in familial adenomatous polyposis: relation of cell differentiation and mucin histochemical features to growth pattern. Mod Pathol, 1994, 7（3）: 376–384.

［6］ FERRELL L D, BECKSTEAD J H. Paneth-like cells in an adenoma and adenocarcinoma in the ampulla of Vater. Arch Pathol Lab Med, 1991, 115（9）:956–958.

［7］ CHU P G, LAU S K, SCHWARZ S, et al. Immunohistochemical staining in the diagnosis of pancreatobiliary and ampulla of Vater adenocarcinoma: application of CDX2, CK17, MUC1, and MUC2. Am J Surg Pathol, 2005, 29（3）: 359–367.

［8］ ALEXANDER J R, BUCHI K N, LEE R G, et al. High prevalence of adenomatous polyps of the duodenal papilla in familial adenomatous polyposis. Dig Dis Sci, 1989, 34（2）: 167–170.

［9］ ACHILLE A, SCUPOLI M T, MAGALINI A R, et al. APC gene mutations and allelic losses in sporadic ampullary tumours: evidence of genetic difference from tumours associated with familial adenomatous polyposis. Int J Cancer, 1996, 68（3）: 305–312.

［10］ HOWE J R, PATY P B, PARK P Y, et al. K-ras mutation in adenomas and carcinomas of the ampulla of vater. Clin Cancer Res, 1997, 3（1）: 129–133.

［11］ BENEDIKTSDOTTIR K, LUNDELL L, THULIN A. Premalignant lesions of the periampullary region. Report of two cases. Ann Chir Gynaecol, 1981, 70（2）: 86–89.

［12］ KIMURA W, OHTSUBO K. Incidence, sites of origin, and immunohistochemical and histochemical characteristics of atypical epithelium and minute carcinoma of the papilla of Vater. Cancer, 1988, 61（7）:1394–1402.

第十三章

乳腺癌前病变和癌前疾病

第一节　乳腺的癌前病变

乳腺的癌前病变（precancerous lesion of the breast）主要是指乳腺导管上皮的增生性病变，其中一部分病例可发展为乳腺癌。乳腺导管上皮增生性病变包括导管内增生性病变（intraductal proliferative lesion）和小叶瘤变（lobular neoplasia）[1]。2012 年 WHO 乳腺肿瘤分类明确提出前驱病变（precursor lesion）这一概念，将导管原位癌（ductal carcinoma in situ，DCIS）和小叶性肿瘤（lobular neoplasia）也包括在内 [2]。

一、导管内增生性病变

导管内增生性病变是一组细胞形态和组织结构各不相同的增生性病变，通常起源于终末导管小叶单位（terminal duct lobular units，TDLU），少数发生于大导管和输乳管，病变限于乳腺导管小叶系统内。这些病变包括普通型导管增生（usual ductal hyperplasia，UDH）、柱状细胞病变（columnar cell lesion，CCL）、非典型导管增生（atypical ductal hyperplasia，ADH）和导管原位癌。它们与发生浸润性乳腺癌的危险性相关，但风险系数各不相同 [1, 2]。

UDH 是良性导管内增生性病变，虽然现在还不能一概认定它是导管原位癌甚至浸润性导管癌的前期改变，但不能排除有一部分 UDH 是 ADH 的前驱病变。传统的分类方法因观察者的主观差异大而受限，特别是在鉴别 ADH 和低级别 DCIS 时，因此 2003 年 WHO 乳腺肿瘤组织学分类建议用"导管内上皮肿瘤（ductal intraepithelial neoplasia，DIN）"一词取代传统命名来对导管内增生性病变进行分类，并在其后附上数字以表明增生或不典型增生的程度。表 13-1 列出导管内增生性病变的传统分类及相对应的 DIN 分类 [1, 3]。但在 2012 年 WHO 乳腺肿瘤分类中，专家组已不推荐使用 DIN，并认为导管内增生性病变的分类应作为一个发展的概念，须随着分子生物学及遗传学新资料的获得而不断充实和修正 [2]。

表 13-1　导管内增生性病变分类

传统分类	导管内上皮肿瘤（DIN 分类）
普通型导管增生（UDH）	普通型导管增生（UDH）
平坦型上皮不典型性（FEA）	导管上皮内瘤 1A（DIN 1A）
非典型导管增生（ADH）	导管上皮内瘤 1B（DIN 1B）
导管原位癌Ⅰ级（DCIS Ⅰ级）	导管上皮内瘤 1C（DIN 1C）
导管原位癌Ⅱ级（DCIS Ⅱ级）	导管上皮内瘤 2（DIN 2）
导管原位癌Ⅲ级（DCIS Ⅲ级）	导管上皮内瘤 3（DIN 3）

与浸润性乳腺癌发生相关的因素也与导管内增生性病变的发病风险上升有关[4, 5]，涉及饮食、生育及激素失调等方面，如摄入富含动物脂肪和蛋白质的高热量饮食、缺乏身体锻炼等。特殊的环境接触对其发生所起的作用已被证实，但致病风险较低。此类病变容易表现出家族聚集性，目前已经证实两个基因（*BRCA1* 和 *BRCA2*）与发病风险上升有显著关系。

患者年龄分布很广，月经来潮前极少发生。当婴幼儿及儿童发生此类病变时，通常是受外源性因素或异常内分泌激素刺激的影响。DCIS 的平均发病年龄为 50~59 岁，大部分患者发生于单侧，约有 22% 的DCIS 患者发生对侧性原位癌或浸润性癌[2]。

绝大部分导管内增生性病变在肉眼外观上无明显特征，特别是那些通过乳腺 X 线摄影检测出的病例。少数高级别的 DCIS 病变范围大，伴有广泛的腔内坏死或相关的间质反应，呈灰白色的粉刺样坏死或实性沙砾样包块。

临床随访研究结果显示，各种导管内增生性病变具有不同的发展为浸润性乳腺癌的风险：UDH 是参照人群的 1.5 倍，ADH 是参照人群的 3~5 倍，DCIS 是参照人群的 8~10 倍[2]。最新的免疫表型和分子遗传学研究对这些病变提出了新的见解，认为长期被公认的"乳腺的正常上皮—增生—不典型增生—原位癌—浸润性癌"的线性发展模式太过简单化，各种不同的导管内增生性病变与浸润性乳腺癌之间的内在关系要复杂得多。简而言之，总结为：①UDH 与大多数 ADH、DCIS 或浸润性癌之间共同之处很少；②ADH 与低级别 DCIS 具有许多的共同之处；③低级别 DCIS 和高级别 DCIS 通常代表导致不同类型的浸润性乳腺癌的病变，进一步强调它们的异质性；④至少有部分伴平坦型上皮不典型性（flat epithelial atypia，FEA）的病变是肿瘤性的。以上结果支持了 FEA、ADH 和所有类型的 DCIS 同属于"上皮内肿瘤"的观点[2]。

（一）UDH

UDH 是以裂隙形成和中心区增殖细胞如流水状排列为特征的良性导管内增生性病变。虽然不能一概认定是癌前病变，但长期随访结果提示 UDH 进一步发展成浸润性癌的风险呈轻度上升趋势。

【临床表现】

除一些伴有微钙化灶的罕见病例外，UDH 无明显的临床症状和 X 线影像表现。

【组织病理学】

如图 13-1、图 13-2 所示，UDH 以形状不规则和大小不等的裂隙形成为特征，常分布于导管周围，中心区可见增殖细胞如流水状排列，上皮形成细而长的桥状，核分布不均匀。在一些病例中可见细胞增殖呈实性，无明显裂隙形成。细胞学方面病变表现为细胞轮廓不清，胞质染色特征和核形状大小各不相同。少数情况下，上皮细胞、肌上皮细胞和化生性大汗腺细胞等可混合存在，罕见坏死。UDH 通常以弥漫状或拼花状形式表达高分子量细胞角蛋白（cytokeratins，CK）[6, 7]。UDH 中 ER 表达阳性细胞比例要比正常乳腺组织高[8]。

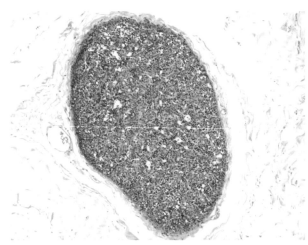

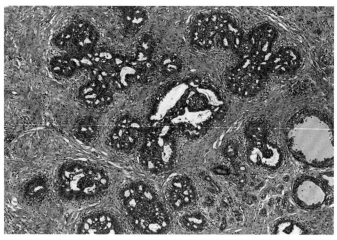

图 13-1　普通型导管增生
细胞增生形成形状不规则和大小不等的裂隙样结构

图 13-2　普通型导管增生
上皮形成细而长的桥状、乳头状，
并见大汗腺化生的导管（图右侧）

【遗传学变异】

大约 7% 的 UDH 显示一定程度的染色体非整倍性。在 1/3 的 UDH 中至少可证实一处 LOH 的存在。10%~20% 的 UDH 中发生的 LOH 位于 11p[9, 10]。最近一些比较基因组杂交技术（comparative genomic hybridization，CGH）研究提示，部分 UDH 为单克隆病变，并且有一组病例显示发生的细胞遗传学改变与不典型增生一致。在 UDH 或其他任何一种良性增生性病变中未证实存在 P53 蛋白的表达[10]。

（二）FEA

FEA 是 2003 年 WHO 乳腺肿瘤组织学分类[1]中首次提出的病变。这一概念的提出，是对多年信奉的"乳腺的正常上皮—增生—不典型增生—原位癌—浸润性癌"发展模式的一种补充。

FEA 被认为属于导管内肿瘤性病变，以单层或 3 ~ 5 层轻度不典型细胞取代原有的上皮细胞为特征。在概念统一前，该病变曾经有 DIN1A、单形性贴壁型癌（clinging carcinoma，monomorphous type）、不典型囊性小叶（atypical cystic lobules）、不典型囊性导管（atypical cystic duct）、A 型不典型小叶（atypical lobules，type A）、不典型柱状改变（atypical columnar change）等别称。

【流行病学】

有关 FEA 的流行病学方面文献非常少。Eusebi 等[11]研究了 25 例低度恶性单形性贴壁型原位癌（现归为 FEA）的患者，其平均患病年龄为 44 岁。

【临床表现】

单纯 FEA 的患者一般没有临床症状，其临床症状往往是其所伴随的腺纤维瘤、乳腺癌等的临床表现。单纯 FEA 临床触诊不能扪及肿物，这是因为 FEA 是一种导管内增生性病变，不像浸润性导管癌那样会破坏乳腺小叶结构或引起间质反应。Oyama 等[12]发现，56% 的不典型囊性小叶（ACL，现归为 FEA）伴有微小钙化，这可以解释为何许多 FEA 是先通过钼靶发现乳腺内多发的微小钙化灶进而行手术切除或穿刺活检才被发现。

【组织病理学】

如图 13-3 至图 13-7 所示，低倍镜下 FEA 病变区不很明显，仔细观察可发现，病变以单层常伴胞质顶突的轻微不典型柱状或立方状细胞取代原有的扁平上皮细胞为特征，或是表现为 3~5 层以上大小均匀的立方状或柱状细胞层状排列形成形态单一的不典型细胞增殖群，偶尔可向管腔突起，桥状连接和微乳头结构缺乏或罕见。病变涉及的终末小管小叶单位呈不同程度的扩张，可含有絮状分泌物，其中常有微小钙化灶。FEA 应该与柱状细胞变（columnar cell change，CCC）、柱状细胞增生（columnar cell hyperplasia，CCH）、DCIS、大汗腺化生（apocrine metaplasia）相鉴别。

低倍镜下很难区分柱状细胞变是否伴有不典型增生，二者表现为终末小管小叶单位的管腔侧衬有伴顶突的柱状细胞。高倍镜下可以明显区分柱状细胞变是否伴有不典型增生。单纯柱状细胞变细胞核呈椭

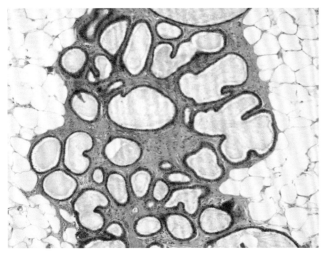

图 13-3　柱状细胞变
细胞核方向与基底膜垂直，细胞保持极性

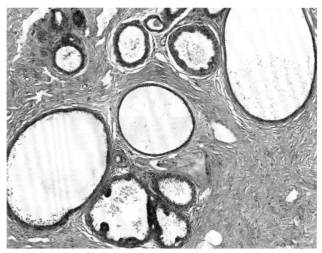

图 13-4　柱状细胞变伴 FEA
柱状细胞变（三个大导管）伴 FEA（图中下）

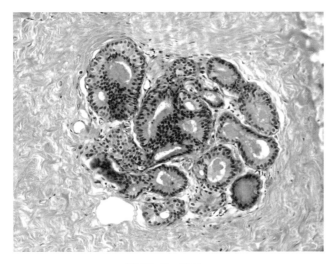

图 13-5　FEA
细胞核失去极性，核较大，呈单形性，排列成内腔面平坦的结构

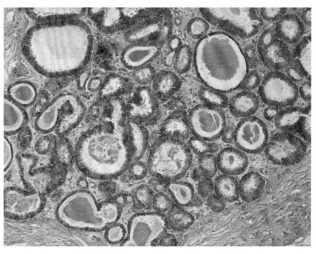

图 13-6　FEA
部分呈柱状细胞变，部分呈 FEA，灶性细胞呈乳头状凸起

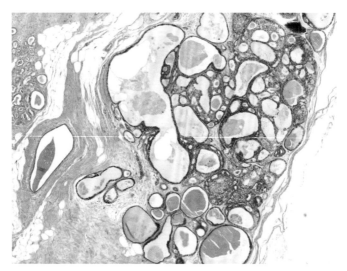

图 13-7　低级别 DCIS
可见 FEA 的结构，但大部分细胞排列呈筛状、桥状连接和拱桥样结构

圆形或长圆形，方向与基底膜垂直，且细胞保持极性。伴有不典型增生的柱状细胞变细胞核失去极性，核相对更大、更圆，呈单形性。顾名思义，FEA在结构上是平坦的，这意味着这类病变缺乏微乳头突起、桥状连接和拱桥样结构。当出现上述复杂结构时，可以考虑诊断为ADH或DCIS。2012年WHO乳腺肿瘤分类指出，只有出现肿瘤细胞核异型（高级别）方可诊断为DCIS[2]。细胞形态学在鉴别FEA与平坦型导管原位癌时十分关键：FEA的细胞仅有轻度异型；而平坦型导管原位癌有高度的细胞异型性，即便在低倍镜下也能观察到。而大汗腺化生HE染色有明显的粉染，说明这些细胞有大量的特异性嗜酸性胞质。这种表现与FEA明显不同，FEA管腔内衬细胞的胞质相对较少，有特征性的顶突，并且由于核质比增加，呈嗜碱性。

【病情进展风险】

有些 FEA 病变可发展成浸润性乳腺癌，但目前没有定量的流行病学研究资料可用于风险评估。迄今为止，仅有两项有关 FEA 临床意义的随访研究。在一项对 9 000 多例最初认为是良性病变的乳腺活检病理切片的复习研究中，Eusebi 等[11] 鉴定出 25 例平坦型（低核分级）单形性贴壁型癌。经过平均期限为 19.2 年的随访后，25 例患者中仅有 1 例（4%）报告有局部复发。局部复发的病灶在组织学上与原发灶相似，为贴壁型癌，但不能确定此复发病例是原始病灶切除不充分造成的病灶残留还是真正意义上的复发。值得注意的是，25 例患者中没有 1 例在随访期间内发展成浸润性乳腺癌。

在另一项"欧洲癌症研究与治疗"组织的 10 853 例临床试验中，59 例确诊为伴低核分级的贴壁型癌患者被纳入，随机进行切除加放疗与单纯切除治疗导管原位癌的疗效比较。经过 5.4 年（中位时间）的随访，59 例患者中没有 1 例复发或发展成浸润性乳腺癌[13]。到目前为止，非常有限的资料表明，低核分级 / 单形性的贴壁型导管内癌常常伴发于小管癌、ADH、DCIS 以及小叶性肿瘤（不典型小叶增生 / 小叶原位癌）。Kusama 等[14] 对 200 例术前未行活检的乳腺癌切除标本行全乳腺切片检查后发现，不典型囊性导管（ACD，现归为 FEA）的局部复发或发展成浸润性乳腺癌的可能性非常小。然而，要更好地理解 FEA 与之后发生的乳腺癌之间的关系，需要更多的临床随访研究。

【遗传学和免疫表型改变】

关于 FEA 的遗传学资料很有限。Moinfar 等[15]对13例FEA病变的8个位点进行检测，发现70%的病例至少存在1个位点的LOH。位于11q上的LOH最常见，在50%的FEA病变中被证实；而在7例与浸润性癌相关的FEA中，位于11q上的LOH发生频率为57%。Dabbs 等[16]对10例含有柱状细胞变的石蜡包埋标本（其中7例与导管内癌和浸润性导管癌相伴随）行纤维微切，发现柱状细胞增生、不典型柱状细胞增生、导管内癌、浸润性导管癌的LOH频率分别为67%（2/3）、67%（10/15）、100%（10/10）和100%（8/8）。

付丽等 [17] 通过免疫组织化学研究发现，伴有 ACD 的乳腺癌和不伴有 ACD 的乳腺癌在 ER、PR、P53、HER2 和 Ki-67 表达上无明显差别。而 44 例 ACD 的 HER2 染色均为阴性，Ki-67 标记指数也明显低于其所伴有的乳腺癌。Oyama 等 [18] 对 21 例 ACL 行 ER、PR、CK19 和 Cyclin D1 免疫组织化学检测后发现，ACD 各项指标的表达不同于正常的乳腺组织和乳腺良性病变，而与低级别导管内癌很相似。齐立强等 [19] 通过 miRNA 原位杂交技术发现，miR-21（一种在乳腺癌中高表达的 miRNA）在从正常乳腺上皮到 FEA，再到 DCIS，直至浸润性导管癌中的表达逐步增高。

【治疗】

对 FEA 的治疗策略主要取决于对这类疾病的生物学行为和自然史的认识。有限的资料表明，通过粗针吸取活检发现的 FEA 患者大约 1/3 在随后的切除中显示进展性疾病 [20, 21]。如此高的频率提示这样的患者应该常规做病变切除。切除的活检标本中发现有 FEA 时，提示应在蜡块的其他切面或制作蜡块后剩余的组织中仔细寻找 ADH 或 DCIS。

有资料表明，FEA 可能是肿瘤性病变，代表了低级别 DCIS 的最早期形式。尽管如此，有限的可获得的临床随访资料表明，这类病变局部复发或进展为浸润性癌的危险性相当低，将 FEA 归为贴壁型癌并且认为这类病变一定会发展为 DCIS，会导致对许多患者的过度治疗。因此，到目前为止，对乳腺活检显示 FEA 而没有明显的 ADH 或 DCIS 的患者应给予何种治疗，仍然是不清楚的，需要今后对临床结果做进一步的研究评估。

随着乳腺钼靶筛查的广泛普及，FEA 将会被越来越多地发现。最近开始有人研究这类病变的生物学和临床意义。由于缺乏严格的诊断标准，有时可能会将 FEA 与其他一些疾病混淆，给我们评价这类疾病带来困难。这需要更多的形态学、免疫表型和遗传学研究来阐释 FEA 与 DCIS 和浸润性导管癌的关系。

（三）ADH

ADH 也称非典型导管内增生（atypical intraductal hyperplasia，AIH），是一种肿瘤性导管内病变，以单形性细胞增生、细胞均匀分布为特征，进展为浸润性乳腺癌的风险为中度。

【流行病学】

2012 年 WHO 乳腺肿瘤分类中介绍了美国病理学家学院癌症委员会公布的 ADH 具有发展成浸润性乳腺癌的中度风险（*RR* 为 3.0~5.0）[2]。活检诊断 ADH 后，3.7%~22% 的病例发展为浸润性癌。另外，有 22% ~10.5% 的患者不发展为浸润性癌。从活检到后来发生浸润性癌的平均间期为 8.3 年，而 UDH 为 14.3 年 [22, 23]。

【组织病理学】

如图 13-8 和图 13-9 所示，病变最明显的特征是均匀分布的单形性细胞（特征性细胞）增生，通常细胞核呈卵圆形至圆形，细胞排列呈微乳头状、簇状、拱桥状、实体状和筛状。细胞学表现与低级别 DCIS 相符。当特征性细胞和 UDH 的组织构型共存时，或 / 和 TDLU 仅部分被典型病变累及时，则诊断为 ADH。关于采用量化指标以区分 ADH 和低级别 DCIS 的问题，目前尚未达成共识。一些学者主张将 ADH 的上限定为 1 个或 1 个以上完全被病变侵犯的导管其横切面总面积 ≤ 2mm² [24]；而其他学者主张上限为细胞学和组织学特征充分表现于 2 个管腔 [25]。微小钙化、灶性或广泛的管腔内病变扩展都不是诊断的绝对指征。

【遗传学变异】

50% 的 ADH 具有与同侧乳腺浸润性癌相同的 LOH 模式，有力支持了 ADH 是浸润性癌前驱病变的观点。LOH 经常发生的位点有 16q、17p 和 11q13[26]。

【免疫特性】

ADH 罕有 C-ERBB2 蛋白过表达 [21, 27]。27%~57% 的 ADH 中 Cyclin D1 表达水平升高 [27, 28]。ADH 和低级别 DCIS 没有 P53 蛋白的蓄积。近 90% 的 ADH 不表达高分子量细胞角蛋白如 CK34 β E12 等，这是区分 ADH 和 UDH 的重要标记 [6, 7]。

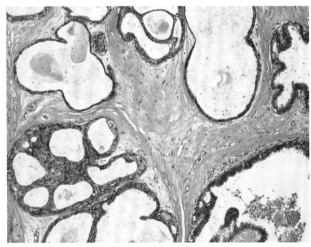

图 13-8 ADH
部分导管上皮细胞呈单一细胞增生，排列呈筛状（诊断导管内癌量不足）

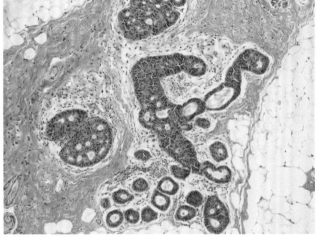

图 13-9 ADH
多个导管上皮细胞呈不同程度的单一细胞增生（诊断导管内癌质不足）

【治疗】

ADH 是一种肿瘤性病变，一经发现应手术完全切除，必要时辅以适当的内分泌治疗。

（四）DCIS

DCIS 是一组肿瘤性的导管内病变，特征为上皮增生明显，轻度至重度的细胞异型，具有发展为浸润性乳腺癌的趋势，但此趋势并非不可避免。2012 年 WHO 乳腺肿瘤分类明确将其归入癌前病变[1, 2]。

【流行病学】

自 1983 以来，由于乳腺钼靶检查的广泛使用以及人们对乳腺癌认识的提高，DCIS 病例的发现数目明显上升。1983—1992 年 DCIS 发病率每年平均增长 17.5%，而 1973—1983 年每年平均增长 3.9%。所有种族女性的 DCIS 发病率从 1973 年的 2.4/10 万到 1992 年的 15.8/10 万，总计增长 557%。在美国，来自国家癌症研究所的数据显示，DCIS 诊断率从 1973 年的 2.8% 上升到 1995 年的 14.4%，其中近 90% 在乳腺钼靶检查前被诊断的病例多为高级别粉刺型 DCIS，而近 60% 通过乳腺钼靶检查诊断的 DCIS 多为非粉刺型，而且该比例仍在持续上升。依据 10 年随访资料分析，DCIS 本身似乎并不是一种威胁生命的疾病，死亡原因与首次确诊 DCIS 时未观察到的浸润性癌、残留的 DCIS 病灶发展成浸润性癌以及乳房其他部位浸润性癌的发生有关[1-3, 29]。

DCIS 发展为浸润性乳腺癌的风险 RR 为 8~11。有证据表明，行肿瘤局部完全切除手术通常可治愈 DCIS。

【临床表现】

综合进行人群筛查的国家的数据发现，绝大部分（＞85%）DCIS 是仅仅通过影像学检查发现的，只有约 10% 的 DCIS 具有一些临床表现，另有 5% 是从由于其他原因而进行手术切除的标本中偶然发现的。DCIS 可能的临床表现有：①可触及的异常包块；②病理性的乳头溢液；③与派杰病相关的乳头病变。

【影像学表现】

迄今为止乳腺钼靶检查是检测 DCIS 最重要的方法，目前人群筛查中被诊断为"恶性"的患者有 10%~30% 是 DCIS[30]。其中大部分病例乳腺钼靶检查显示微细钙化灶[31]。

与高分化 DCIS 相关的钙化灶通常为层状结晶性，类似沙砾小体，存在于肿瘤分泌物形成的裂隙内，似珍珠样颗粒。X 线表现为许多簇状的细小颗粒状微钙化灶，多发性簇状阴影反映了该型 DCIS 中的小叶结构排列。与低分化 DCIS 相关的钙化灶通常存在于肿瘤的坏死区，X 线表现为线形，通常有分支，或是粗糙的颗粒状微钙化灶。与中度分化 DCIS 相关的钙化灶既可是非结晶性小体，也可表现为层状。大约 17% 的 DCIS 组织学检查见不到微钙化灶，这些病例的 X 线表现既可能无明显特征，也可能表现为结构异常，如结节性包块或非特异性致密阴影。

【大小 / 范围和分布】

病变的大小 / 范围对于 DCIS 的治疗非常重要。DCIS 范围的评估很复杂，最佳方法是将乳腺 X 线检测、标本 X 线检查和组织切片相结合。因大部分 DCIS 病变不可触及，术前最好结合乳腺 X 线检查与病理检查结果确定范围。乳腺 X 线检查确定的病变是在最外围的微钙化灶簇状阴影之间，而组织学的病变最大范围是在最外围的形态各异的 DCIS 局部病灶之间。通过对切薄的标本进行 X 线检查而做出的组织学评估能提供任何一个 DCIS 病变精确且可重复的范围。整个器官的标本全切片研究表明，以明显的微钙化灶为基础的乳腺 X 线检查结果比组织学的即"真正的"DCIS 病变大小平均低估了 1~2cm。即在乳腺 X 线检查最大径 3cm 以上的一组病例中，80% 以上病例的组织学与影像学肿瘤大小差异在 2cm 内 [32]。

由于二维平面图像上可见多发性肿瘤局部病灶，DCIS 似乎是一种多灶性病变，但这些肿瘤灶并不代表单独的局部病灶。在三维图像研究中，导管内肿瘤生长表现为连续性而不是非连续性分布。更特殊的是，分化差的 DCIS 显示明显的连续性生长；而分化好的 DCIS 与之相反，可表现为非连续性（多灶性）分布。这一结果直接说明了手术标本切缘评估的可行性。从理论上讲，分化差的 DCIS 比分化好的 DCIS 切缘评估更为可靠。而在非连续性生长的多灶性病变中，如果手术标本切缘恰好位于肿瘤两个病灶之间，就可造成切缘阴性的假象。

乳腺 DCIS 的分布并不是典型的多中心性，而是呈典型的节段状分布 [33]。多中心性（多发性）是指两个或两个以上的肿瘤病灶，彼此之间由未被肿瘤累及的最大径 5cm 的腺体组织分开。有时 X 线检查显示的两个明显分开的"恶性"微钙化灶，并不代表该 DCIS 是两个真正分开的病灶。比如，在一些大的肿瘤中，两个可在 X 线上辨认的乳腺病灶由 DCIS 连接，而该 DCIS 病变因缺乏可检查到的微钙化灶而不能在 X 线中表现；而最大径 <80μm 的单个钙化颗粒，在常规乳腺 X 线照片上也无法看到，这些都可造成两个中心性的假象。

【分级】

大多数现代分级方法单独采用细胞核分级或与坏死和（或）细胞极性联合应用，建议病理医生在报告中加上坏死、结构、增殖、切缘、肿瘤大小和钙化等附加信息 [34]。2003 年及 2012 年 WHO 乳腺肿瘤分类均强调肿瘤细胞核分级的重要性 [1, 2]。

以核异型程度为主，结合管腔内坏死、核分裂及钙化等特征，通常将 DCIS 分成三级。前两项特征是分级方法的主要标准。虽然不多但有时可见到不同级别的 DCIS 混合存在，或在同一活检组织或同一管腔中存在不同级别的 DCIS 结构，诊断时应注意各种级别的 DCIS 所占比例 [35]。需要指出的是，三级分级法并不提示 DCIS 的病情进展程度。

【组织病理学】

1. 低级别 DCIS

低级别 DCIS 由小的单形性细胞组成，呈拱桥状、微乳头状、筛状或实性等排列（图 13-10）。细胞核大小一致，染色质均匀，核仁不明显，核分裂象罕见。管腔内偶可见脱落细胞。与其他 DCIS 亚型相比，微乳头状的 DCIS 往往在乳腺的多个象限内分布 [36]。

2003 年 WHO 分类小组提出一个诊断低级别 DCIS 的最低标准：

（1）**细胞学特征**：单形性、一致的圆形细胞，核质比增加，等距离或高度器官化的细胞核分布，细胞核圆形，核深染或不明显。

（2）**组织学特征**：呈拱桥状、筛状、实性和（或）微乳头状排列。

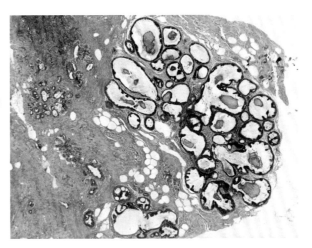

图 13-10　低级别 DCIS
肿瘤细胞异型性小，排列呈低乳头状

2. 中间级别 DCIS

中间级别 DCIS 通常由类似低级别 DCIS 的细胞构成，排列呈实性、筛状或微乳头状等，但有些导管腔内有大量坏死致管腔扩张，有些则显示有中间级核（图 13-11 至图 13-13），偶见核仁，染色质粗，坏死可有可无。可有无定形或板层状微小钙化（类似低级别 DCIS），或同时有低级别和高级别 DCIS 的微小钙化。

3. 高级别 DCIS

高级别 DCIS 病灶直径通常大于 5mm。但是即使病变直径 <1mm，却呈现典型的形态特征，也可以确诊为高级别 DCIS。由排列成单层的高度异型细胞构成，或呈微乳头状、筛状或实性。具有高级细胞核，明显多形性，分化差，外形及分布不规则，染色质呈粗凝块状，核仁明显。通常核分裂象多见（并非必需条件）。管腔扩张，管腔内有特征性的伴有大量坏死碎屑的粉刺样坏死，其周围绕以大而多形性的肿瘤细胞（图 13-14 至图 13-17）。但腔内坏死也不是必需条件，甚至可仅见单层高度间变的细胞平坦地衬覆管壁。常有无定形的微小钙化。

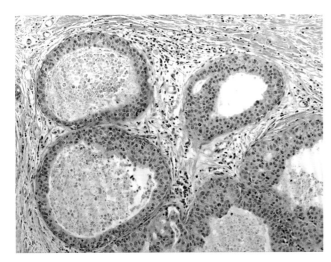

图 13-11　中间级别 DCIS
肿瘤细胞显示中间级核，排列呈平坦型

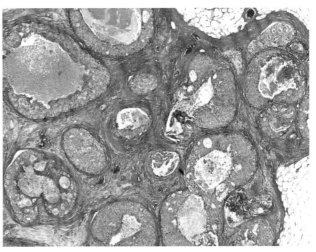

图 13-12　中间级别 DCIS
肿瘤细胞显示中间级核，以平坦型排列为主，管腔内有坏死和分泌物

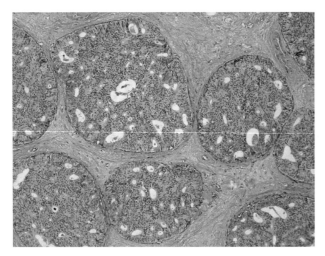

图 13-13　中间级别 DCIS
肿瘤细胞显示中间级核，以筛状排列为主

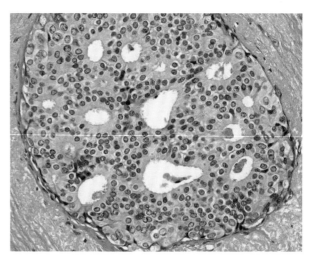

图 13-14　高级别 DCIS

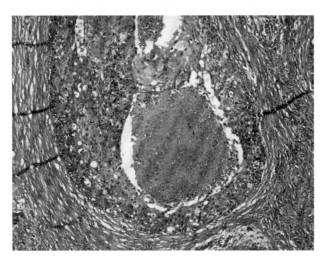

图 13-15　高级别 DCIS
细胞高度异型，管腔内有粉刺样坏死物

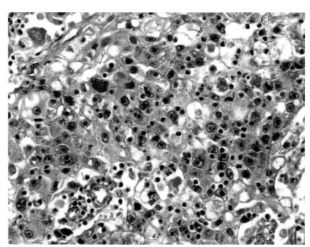

图 13-16　高级别 DCIS
图 13-15 的放大像，细胞高度异型

4. 少见的变型

少数 DCIS 可由梭形细胞[37]、大汗腺细胞[38]、印戒细胞、神经内分泌细胞、鳞状或透明细胞组成。对于这些特殊变型无统一的或一致的分级方法。一些学者认为细胞核特征和坏死可用于评估这些特殊病变的分级。采用这种方法，大多数大汗腺型 DCIS 可归为高级别 DCIS。有时可发现透明细胞和梭形细胞共存，可归为低级别 DCIS。但是如果细胞核呈中间级不典型，就可将其列为中间级 DCIS。具有高级别细胞核的梭形或透明细胞型 DCIS 特别罕见。绝大

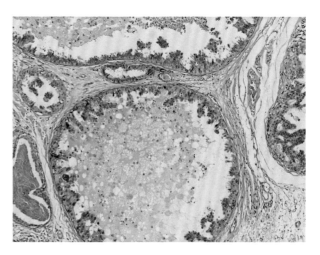

图 13-17　高级别 DCIS
细胞高度异型，呈低乳头状排列

部分大汗腺型 DCIS 呈 ER、PR 和 HER2 阴性，但雄激素受体 (androgen receptor，AR) 表达阳性。

【免疫特性】

DCIS 的增殖细胞指数明显增高。采用 Ki-67 抗体进行检测发现粉刺型 DCIS 中有 13% 的病例达到最高增殖指数，筛状型和低级别的 DCIS 较低，低乳头状型最低 [39]。30%~72% 的低至高级别 DCIS 中分别存在染色体非整倍性 [40-42]。

ERPR 的表达不仅是临床内分泌治疗的指标，也是判断预后的标志物 [43]。目前只有几项研究评估了导管内增生性病变的 ER 表达情况，大约有 75% 的 DCIS 显示 ER 阳性 [44]。有的研究还对 ER 表达与病变分化程度的关系做了阐述 [44]，研究结果显示几乎所有 ADH 病例的全部细胞均表现为 ER 高表达 [45]。和正常乳腺上皮一样，ADH 中 ER 阳性细胞数与患者年龄无关，提示 ER 表达或表达 ER 的细胞存在着自我调节能力。

【鉴别诊断】

1. 与小叶性肿瘤鉴别

实性的低级别 DCIS 可被误诊为小叶性肿瘤，E- 钙黏蛋白（E-cadherin，E-CD）和 CK34βE12 免疫组织化学染色可对二者进行鉴别。低级别的 DCIS 表达 100% 的 E-CD 阳性和 92% 的 CK34βE12 阴性，而几乎所有的小叶性肿瘤都表现为 E-CD 阴性和 CK34βE12 阳性。

2. 鉴别有无浸润

围绕 DCIS 周围的间质中见到的单个或簇状的癌细胞间质浸润被称为微浸润，通常较难诊断。当导管周围同时有大量的淋巴细胞和浆细胞浸润时会使诊断变得更加困难。这种情况下腺上皮和肌上皮标志物双重染色对鉴别诊断最有帮助：腺上皮细胞标志物染色可显示癌细胞杂乱分布，而肌上皮层的缺乏可确定这些癌细胞浸润到了间质。

【基因表达谱】

基因表达谱已经成为肿瘤分子学分类的有效工具。目前，有关 DCIS 微阵列技术的可行性和可重复性得到了证实 [46]。与对照转录模式相比，已有 100 多个 DCIS 基因表达突变被确认。以前发现的几个与人类乳腺癌进展有关的基因被证实在 DCIS 中存在不同表达，如乳清蛋白（雌激素刺激标志物）、PS2（雌激素反应标志物）和 S1X1（通常在转移性乳腺癌中上调的类似蛋白）的上调，及催产素蛋白的下调 [47]。冯玉梅等通过比较乳腺原发癌与配对癌旁正常组织的基因表达谱差异，筛选得到了一组与乳腺癌发生相关的基因群。基于该组基因群，可以较准确地区分正常乳腺组织和乳腺癌组织，可资发现早于病理形态学改变的分子水平异常病变 [48]。

【遗传学变异】

有关乳腺癌前病变的体细胞基因变异的研究大多是小样本研究，还没有大样本研究进一步证实，除 P53 抑癌基因、癌基因 HER2/NEU 和 Cyclin D1 外，癌基因 C-MYC、FES、C-MET 和抑癌基因 Rb1 也在乳腺癌的发生中起着重要的作用 [49]。

1. 细胞遗传学改变

乳腺癌前病变的传统细胞遗传学研究已经在一小部分病例中进行。两项研究结果显示与浸润性乳腺癌一样，在 DCIS 中存在着 1 号和 16 号染色体异常[50]。采用针对全染色体序列的 DNA 探针进行 FISH 分析的研究结果显示，在 DCIS 中存在 3 号、10 号和 17 号染色体的多体性，及 1 号、16 号、18 号染色体缺失。

2. 染色体失衡

DCIS 的比较基因组杂交技术（CGH）研究证实了许多染色体异常，包括 1q、6q、8q、17q、19q、20q 和 Xq 频繁的遗传物质获得以及 8p、13q、16q、17q 和 22q 的缺失[51-53]。这些染色体的失衡大部分与在浸润性导管癌中所证实的一致，进而为 DCIS 是浸润性癌的前驱病变的理论增加了依据。

3. 杂合性缺失

DCIS 中 LOH 被证实发生在 1 号染色体及 3p21、8p、13q、16q、17p、17q 和 18q 上的几个位点[54, 55]。DCIS 中 LOH 的最高发生率在 50%~80%，涉及 16q、17p、17q 的几个位点，提示这些染色体区带中发生变异的基因对 DCIS 的发展可能非常重要。迄今为止，对 17 号染色体进行了 100 多个位点的研究，发现几乎所有的 DCIS 至少存在一处 LOH（39、40、82、84、86）。通过 CGH 和 FISH 分析，发现低级别和中间级别的 DCIS 以及浸润性小管癌表现出 16q 缺失，其中包含黏附素基因簇的一个；而一些中间级别和高级别 DCIS 及几乎所有的 II 级和 III 级浸润性导管癌均未发现该位点上遗传物质的丢失，但是存在其他染色体的改变（−13q、+17p、+20q）。这些资料可为今后提出遗传进展模式奠定基础。

4. *HER2/NEU*

由于 *ERBB*2 癌基因与淋巴结转移、疾病复发间期短、生存差和乳腺癌患者对内分泌及化疗反应性差等方面有关，使 *HER2/NEU* 的研究受到了重视。采用 FISH 技术确认 *HER2/NEU* 基因扩增和通过免疫组织化学染色来检测 *HER2/NEU* 基因的过表达，结果显示二者具有高度相关性。在平均 30% 的 DCIS 中观察到了 *HER2/NEU* 基因的扩增和（或）过表达，并且与肿瘤的分化相关，60%~80% 见于具有高级别核的 DCIS，而在低级别的 DCIS 中并不常见。

5. *Cyclin D1*

Cyclin D1 过表达与预后良好的两项指标即 ER 表达及低级别病变相关[56]。大约有 20% 的 DCIS 发生 *Cyclin D1* 扩增，并且在高级别 DCIS 中比低级别 DCIS 更常见（32% 与 8%）[57]。50% 的病例检测到 Cyclin D1 蛋白，且在低级别 DCIS 中的表达水平要比中间级别至高级别 DCIS 为高。尽管目前没有证实 20q13 染色体上癌基因的存在，但在 DCIS 病例该区的基因扩增却频繁发生[58]。

6. *P53* 基因突变

三种级别的 DCIS 发生 *P53* 突变的频率不同，依次排列为低级别 DCIS 罕见、中间级别 DCIS 5%、高级别 DCIS 常见[59]。

【预后及预测因素】

导致复发的最重要因素是手术切除后癌细胞的残存。复发后的 DCIS 通常与其原发的 DCIS 有相同的 LOH 模式,后来再获得其他改变 [60]。手术标本切缘状况可帮助证实肿瘤是否切除彻底。在随机临床实验中,粉刺样坏死被认为是局部复发的一个重要预示因素 [61]。两项研究结果显示,手术切缘残留的实性和筛状型 DCIS 也是局部复发的预示因素 [62]。另外,回顾性研究结果显示,病理检查保乳手术切除的 DCIS 标本时,发现高级别的细胞核特征、病变范围大、粉刺样坏死和手术切缘阳性等情况均可作为局部复发的预示因素。

尽管乳房切除术是长期以来 DCIS 的传统治疗方法,但部分患者,特别是那些仅经乳腺 X 线检查发现的小病变患者,可能接受了过度的治疗。仔细的乳腺 X 线和病理检查对帮助评估患者是否适合保乳手术治疗是必需的。对 DCIS 的手术切除和放射治疗(同时给予或不给予他莫昔芬)可明显减少局部复发,有些通过乳腺 X 线检查出的小病变患者适合单纯肿瘤切除术,而那些具有广泛病变的患者最好实施乳房切除术。目前还需要获得更好的预后指征来评估 DCIS 在保乳手术治疗后是否复发或发展成浸润性癌。随着各种前瞻性研究资料的积累,DCIS 的治疗也在不断地改善。

二、小叶瘤变

小叶瘤变(lobular neoplasia,LN)是指以松散的小细胞增殖为特征,起源于末梢导管 – 小叶单位(TDLU)的所有不典型增生,伴或不伴有末梢导管的派杰样浸润扩展。部分长期随访资料显示,LN 具有发展成同侧或对侧浸润性导管癌或浸润性小叶癌的趋势,但此趋势并非不可避免。

根据病变程度的不同,此类病变曾被命名为小叶不典型增生(atypical lobular hyperplasia,ALH)和小叶原位癌(lobular carcinoma in situ,LCIS)。为避免过度治疗,Haagensen 提出了小叶瘤变的命名。为了强调此类病变的非浸润性和避免过度治疗,2003 年 WHO 乳腺肿瘤分类提出了小叶上皮内瘤(lobular intraepithelial neoplasia,LIN)的概念,并指出 ALH 和 LCIS 均属癌前病变;同时依据形态学改变和预后,将 LIN 分为 3 级 [1, 3, 53]。2012 年 WHO 乳腺肿瘤分类明确将小叶不典型增生和小叶原位癌归为癌前病变,并进一步将小叶原位癌分为经典型小叶原位癌(classic lobular carcinoma in situ)和多形型小叶原位癌(pleomorphic lobular carcinoma in situ)[2]。

【流行病学】

LN 的发生率占所有乳腺癌的 1%~3.8% [1],在 0.5%~4% 的其他良性乳腺病变活检组织中也发现了 LN 的存在 [63]。年龄分布在 15~90 岁 [63],大多为绝经前妇女。

【临床特征】

85% 的 LN 表现为多中心发生 [43],30%~67% [64] 接受过双侧乳房切除术的患者被发现伴有双侧 LN。除少数病变中心坏死区发生钙化的病例外,乳腺 X 线表现均无异常 [65, 66]。LN 无任何肉眼可识别的特征。

【组织病理学】

如图 13-18 至图 13-20 所示,LN 病变位于末梢导管小叶单位,75% 的病例可见伴有末梢导管的派

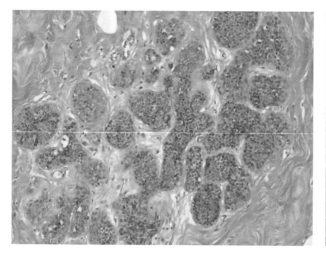

图 13-18　小叶不典型增生
病变仅一个小叶，小叶腺泡内细胞呈不同程度的增生

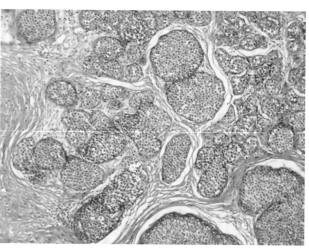

图 13-19　小叶原位癌（经典型）
小叶腺泡内细胞增生致扩张膨大

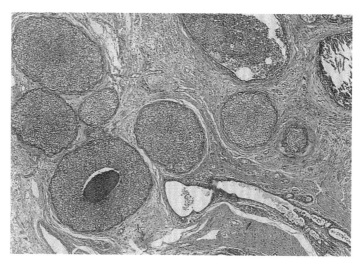

图 13-20　小叶原位癌（粉刺型）
小叶原位癌的中央部分肿瘤细胞坏死形成粉刺样改变

杰样浸润扩展[43]。低倍镜下见小叶结构存在，一个或多个小叶的腺泡由于细胞的增殖导致不同程度扩张。常见类型（经典型）的增殖细胞单一，体积小；核圆形、大小均匀，核仁不清楚，染色质均匀分布；胞质稀少，细胞轮廓不清，排列松散。可见细胞内腔（intracytoplasmic lumens），但并非 LN 的特征性表现[67]。可有粉刺型、大细胞型、多形细胞型、印戒细胞型、大汗腺细胞型等变异型[2, 67]。

【分级】

分级标准：根据细胞增殖范围、程度及细胞学特征进行分级。

小叶性肿瘤Ⅰ级（LN Ⅰ级）：相当于原来的 ALH。

小叶性肿瘤Ⅱ级（LN Ⅱ级）：相当于原来的 LCIS。

小叶性肿瘤Ⅲ级（LN Ⅲ级）：包括 LCIS 的粉刺型、印戒细胞型、多形细胞型及大汗腺细胞型等变异型。

LN Ⅲ级常与浸润性癌相伴[43]。

【免疫特性】

60%~90% 的 LN 表达 ER，PR 的阳性率稍低[1, 53, 68-70]，二者的阳性率在普通型往往高于多形细胞型[71, 72]。与高级别的导管内癌不同，LN 的经典型很少表达 C-ERBB2 和 P53[53, 68, 73, 74]，而在细胞型其二者的阳性表达就比较常见[72, 75]。细胞质内可见酪蛋白（casein）的表达[76]。E-CD 在 LN 和浸润性小叶癌均表达缺失，此特性可用来与导管性病变进行鉴别[77, 78]。

【鉴别诊断】

（1）组织保存欠佳可造成细胞松散分布的假象，易误诊为 LN。

（2）LN 需与导管内癌鉴别。仅凭形态学特征鉴别二者存在一定的困难，尤其导管内癌仅限于小叶内的病变时（所谓的小叶癌化）。次级腺腔结构及细胞呈玫瑰花样的排列提示导管性病变。鉴别困难的病例可借助于免疫组化染色，LN 的 E-CD 和 CK5/6 表达阴性，但高分子量细胞角蛋白（CK34βE12）表达阳性[53]。与之相反，导管内癌的 E-CD 表达阳性，CK34βE12 表达阴性。在 LN 中偶见 E-CD 和 CK34βE12 同时表达，但目前对这种具有导管和小叶双重特征的生物学行为还不能确定，有待进一步的研究[53]。

（3）小叶性病变累及硬化性腺病或其他的硬化性病变时，易误诊为浸润性癌。肿瘤细胞周围肌上皮细胞的存在可排除浸润性癌，可选用肌上皮细胞标志物如 P63、actin 等免疫组织化学染色来帮助鉴别诊断。

（4）鉴别 LN 病灶周围间质内的散在细胞性质。免疫组织化学染色（最好采用双重免疫组织化学染色方法）若显示这些上皮性肿瘤细胞的周围没有肌上皮细胞的存在，即可证实这些细胞是浸润的肿瘤细胞。

【分子遗传学】

浸润性癌中的常见位点 LOH 可在 LN 中表现。17q 占 50%，17p 占 8%[79]；16qE-CD 基因位点大约占 30%。LOH 存在于单纯的 LN 及伴有浸润性癌的 LN 中，提示 LN 可能是浸润性小叶癌的直接前驱病变。一项研究报道进一步证实了这个可能，在 50% 伴有浸润性癌的 LN 中发现 11q13 存在 LOH[80]。10% 的 ALH 和 41% 的浸润性小叶癌中存在着 LOH。采用 CGH 研究发现，14 例 ALH 和 31 例 LCIS 中存在 16p、16q、17p 和 22q 的遗传物质丢失，以及 6q 的遗传物质获得，提示两种病变均为"肿瘤性"，并处于同一基因进化阶段[81]。

证明 LN 为前驱病变的最直接的证据来自于 *E-CD* 基因突变分析[82, 83]：有报道在 48 例浸润性小叶癌中有 27 例（56%）存在 *E-CD* 基因突变，而 50 例其他类型的乳腺癌中无 1 例存在[84]，进一步证实了浸润性小叶癌中发生的基因改变也可发生于其周围的 LN 病变，为 LN 是癌前病变的论点提供了直接证据[85]。

【预后及预测因素】

LN 患者进一步发展为浸润性癌的相对危险度是非 LN 患者的 6.9~12 倍[1]。回顾性研究显示，两侧乳房发生浸润性癌的概率几乎相同，在 1 174 例 LN 患者中 181 例（15.4%）发展为浸润性癌，其中 102 例（8.7%）发生于患侧乳腺，79 例（6.7%）发生于对侧乳腺[1, 53, 63]。但前瞻性研究结果则显示，对 100 例 LN 患者进行了 10 年随访，发生浸润性癌的 13 例中有 11 例发生在患侧[86]。另一项研究通过广泛的随访发现，那些最初被诊断为 LN 并生存了 35 年的患者进一步发展成浸润性癌的风险上升到 35%；相对危险度也明显增加，第一次活检时相对危险度为 4.9，第二次活检时相对危险度上升到 16.1[87]。

早期的研究认为，LN 病变中不存在与进一步发展成浸润性癌的风险上升有关的临床及病理特征[53, 63]。但是，最近一项采用 3 级分级法并随访 5 年的研究显示，LN Ⅲ级及一部分的 LN Ⅱ级病变与浸润癌发生风险上升有关，LN Ⅰ级与风险上升无关[88]。另外一项研究还显示，与 LN Ⅲ级相关的浸润性癌均为小叶癌，而与浸润性小叶癌相关的 LN Ⅱ级病变占 47%，LN Ⅰ级病变仅占 11%[53]。

【治疗】

随着对 LN 了解的不断深入，治疗方法也有很大的改进[89]。由于 LN 作为"一种具有发展成同侧或对侧浸润性导管癌或浸润性小叶癌风险的前驱病变"，仅在少数接受长期随访的妇女中发现，所以目前推荐的治疗包括：终身随访；进行或不进行他莫昔芬治疗；对大腺泡型、多形细胞型、印戒细胞型及粉刺型的 LN 变异型要进行再次手术治疗。

（冯玉梅　齐立强　付笑影　付　丽）

参考文献

［1］TAVASSOLI F A, DEVILEE P. World Health Organization classification of tumors. Pathology and genetics of tumors of the breast and female genital genital organs. Lyon: IARC Press，2003.

［2］LAKHANI S R, ELLIS I O, SCHNITT S J, et al.WHO classification of tumors of the breast.Lyon:IARC Press，2012.

［3］付丽.乳腺小叶内瘤及导管上皮的增生性病变.中华病理学杂志，2006，35（1）：4-7.

［4］HEIM S, TEIXEIRA M R, DIETRICH C U, et al. Cytogenetic polyclonality in tumors of the breast. Cancer Genet Cytogenet, 1997, 95:16-19.

［5］MURPHY D S, HOARE S F, GOING J J, et al. Characterization of extensive genetic alterations in ductal carcinoma in situ by fluorescence in situ hybridization and molecular analysis. J Natl Cancer Inst, 1995, 87:1694-1704.

［6］SHOKER B S, JARVIS C, SIBSON D R, et al. Oestrogen receptor expression in the normal and pre-cancerous breast. J Pathol, 1999, 188:237-244.

［7］HEFFELFINGER S C, YASSIN R, MILLER M A, et al. Cyclin D1, retinoblastoma, p53, and Her2/neu protein expression in preinvasive breast pathologies: correlation with vascularity.Pathobiology，2000, 68:129-136.

［8］ZHU X L, HARTWICK W, ROHAN T, et al. Cyclin D1 gene amplification and protein expression in benign breast disease and breast carcinoma . Mod Pathol, 1998, 11:1082-1088.

［9］BOECKER W, BUERGER H, SCHMITZ K, et al. Ductal epithelial proliferations of the breast: a biological continuum? Comparitive genomic hybridization and high-molecular-weight cytokeratin expression patterns. J Pathol, 2001, 195:415-421.

［10］CUMMINGS M C, AUBELE M, MATTIS A, et al. Increasing chromosome 1 copy mumber parallels histological progression in breast carcinogenesis . Br J Cancer, 2000, 82:1204-1210.

［11］EUSEBI V，FEUDALE E，FOSCHINI M P，et al．Long-term follow-up of in situ carcinoma of the breast．Semin Diagn Pathol，1994，11（3）：223-235．

［12］OYAMA T，SANO T，HIKINO T，et al．Microcalcifications of breast cancer and atypical cystic lobules associated with infiltration of foam cells expressing osteopontin．Virchows Arch，2002，440（3）：267-273．

［13］BIJKER N，PETERSE J L，DUCHATEAU L，et al．Risk factors for recurrence and metastasis after breast-conserving therapy for ductal carcinoma-in situ：analysis of European Organization for Research and Treatment of Cancer Trial 10853．J Clin Oncol，2001，19（8）：2263-2271．

［14］KUSAMA R，FUJIMORI M，MATSUYAMA I，et al．Clinicopathological characteristics of atypical cystic duct（ACD）of the breast：assessment of ACD as a precancerous lesion．Pathol Int，2000，50（10）：793-800．

［15］MOINFAR F，MAN Y G，BRATTHAURER G L，et al．Genetic abnormalities in mammary ductal intraepithelial neoplasia-flat type（'clinging ductal carcinoma in situ'）：a simulator of normal mammary epithelium．Cancer，2000，88（9）：2072-2081．

［16］DABBS D J，CARTER G，FUDGE M，et al．Molecular alterations in columnar cell lesions of the breast．Mod Pathol，2006，19（3）：344-349．

［17］付丽，付笑影，草间律，等．乳腺交界性病变不典型囊性导管的临床病理学特征．中华病理学杂志，2004，32（2）：155-157．

［18］OYAMA T，MALUF H，KOEMER F．Atypical cystic lobules：an early stage in the formation of low-grade ductal carcinoma in situ．Virchows Arch，1999，435（4）：413-421．

［19］QI L Q，BART J，TAN L P，et al．Expression of miR-21 and its targets（PTEN，PDCD4，TM1）in flat epithelial atypia of the breast in relation to ductal carcinoma in situ and invasive carcinoma.BMC Cancer，2009，28（9）：163．

［20］BROGI E，TAN L K．Findings at excisional biopsy（EBX）performed after identification of columnar cell change（CCC）of ductal epithelium in breast core biopsy（CBX）．Mod Pathol，2002，15：19．

［21］SCHNITT S J．The diagnosis and management of pre-invasive breast disease：flat epithelial atypia-classification，pathologic features and clinical significance．Breast Cancer Res，2003，5：263-268．

［22］OTTERBACH F，BANKFALVI A，BERGNER S，et al．Cytokeratin 5/6 immunohistochemistry assists the differential diagnosis of atypical proliferations of the breast．Histopathology，2000，37:232-240．

［23］MARSHALL L M，HUNTER D J，CONNOLLY J L，et al．Risk of breast cancer associated with atypical hyperplasia of lobular or ductal types．Cancer Epidemiol Biomarkers Prev，1997，6:297-301．

［24］TAVASSOLI F A，NORRIS H J．A comparison of the results of long-term follow-up for atypical intraductal hyperplasia and intraductal hyperplasia of the breast．Cancer，1990，65（3）:518-529．

［25］PAGE D L，ROGERS L W.Combined histologic and cytologic criteria for the diagnosis of mammary atypical ductal hyperplasia.Humman Pathology，1992，23（10）:1095-1097．

［26］EVANS A J，PINDER S E，ELLIS I O，et al．Screen detected ductal carcinoma in situ: overdiagnosis or an obiligate precursor of invasive disease．J Med Screen，2001，8:149-151．

［27］OCONNELL P，PEKKEL V，FUQUA S A W，et al．Analysis of loss of heterozygosity in 399 premalignant breast lesions at 15 genetic loci. J Natl Cancer Inst, 1998, 90:697–703.

[28] ALLRED D C, MOHSIN S K, FUQUA S A. Histological and biological evolution of human premalignant breast disease. Endocr Relat Cancer, 2001, 8:47–61.

[29] IDVALL I, ANDERSSON C, FALLENIUS G, et al. Histopathological and cell biological factors of ductal carcinoma in situ before and after the introduction of mammographic screening. Acta Oncol, 2001, 40:653–659.

[30] KOBRUNNER S H, DERSHAW D D, SCHREER I. Diagnostic breast imaging. 2nd ed. New York: Thieme, 2000.

[31] HOLLAND R, FAVERLY D. Whole organ studies in: Ductal carcinoma in situ of the breast (MJ Silverstein edition). Baltimore: Williams & Wilkins, 1997.

[32] FAVERLY D R, BURGERS L, BULT P. Three dimensional imaging of mammary ductal carcinoma in situ: clinical implications. Semin Diagn Patho, 1994, 11:193–198.

[33] RECHT A, RUTGERS E J, FENTIMAN I S, et al. The fourth EORTC DCIS Consensus meeting (Chateau Marquette, Heemskerk, The Netherlands, 23–24 January 1998) conference report. Eur J Cancer, 1998, 34:1664–1669.

[34] TAVASSOLI F A. Pathology of the breast.2nd ed. Hartford: Appleton & Lange, 1999.

[35] FARSHID G, MOINFAR F, MEREDITH D J, et al. Spindle cell ductal carcinoma in situ: an unusual variant of ductal intraepithelial neoplasia that simulates ductal hyperplasia or a myoepithelial proliferation. Virchows Archiv, 2001, 439:70–77.

[36] TAVASSOLI F A, NORRIS H J. Intraductal apocrine carcinoma of the breast. Modern Pathol, 1994, 7:813–818.

[37] TAVASSOLI F A, PURCELL C A, BRATTHAUER G L, et al. Androgen receptor expression in benign and malignant apocrine lesions of the breast: implications for therapy. Breast Jour, 1996, 2:261–269.

[38] ALBONICO G, QUERZOLI P, FERRETTI S, et al. Biological heterogeneity of breast carcinoma in situ. Ann NY Acad Sci, 1996, 784:458–461.

[39] CRISSMAN J D, VISSCHER D W, KUBUS J. Image cytophotometric DNA analysis of atypical hyperplasia and intraductal carcinoma of the breast. Arch Pathol Lab Med, 1990, 114:1249–1253.

[40] ERICKSSON E T, SCHIMMELPENNING H, ASPENBLAD U, et al. Immunohisto-chemical expression of the mutant p53 protein and nuclear DNA content during the transition from benign to malignant breast disease. Hum Pathol, 1994, 25:1228–1233.

[41] BECKMANN M W, NIEDERACHER D, SCHNURCH H G, et al. Multistep carcinogenesis of breast cancer and tumour heterogeneity. J Mol Med, 1997, 75:429–439.

[42] KARAYIANNAKIS A J, BASTOUNIS E A, CHATZIGIANNI E B, et al. Immunohistochemical detection of oestrogen receptors in ductal carcinoma in situ of the breast. Eur J Surg Oncol, 1996, 22:578–582.

[43] IQBAL M, DAVIES M P, SHOKER B S, et al. Subgroups of non-atypical hyperplasia of breast defined by proliferation of oestrogen receptor positive cells. J Pathol, 2001, 193:333–338.

[44] BRATTHAUER G L, MOINFAR F, STAMATAKOS M D, et al. Combined E-cadherin and high molecular weight cytokeratin immunoprofile differentiated lobular, ductal, and hybrid mammary intraepithelial neoplasia. Hum Pathol, 2002, 33:620–627.

［45］GUPTA S K, JONES A G, JASANI B, et al. Cadherin (E-Cad) expression in duct carcinoma in situ (DCIS) of the breast. Virch Arch, 1997, 430:23-28.

［46］WALKER R A, JONES J L, CHAPPELL S, et al. Molecular pathology of breast cancer and its application to clinical management. Cancer Metastasis Rev, 1997, 16:5-27.

［47］HARRISON M, MAGEE H M, OLOUGHLIN J, et al. Chromosome 1 aneusomy, identified by interphase cytogenetics, in mammographically detected ductal carcinoma in situ of the breast. J Pathol, 1995, 175:303-309.

［48］FENG Y, LI X, SUN B, et al. Evidence for a transcriptional signature of breast cancer. Breast Cancer Res Treat, 2010, 122 (1) :65-75.

［49］BUERGER H, MOMMERS E C, LITTMANN R, et al. Ductal invasive G2 and G3 carcinoma of the breast are the end stages of at least two different lines of genetic evolution. J Pathol, 2001, 194:165-170.

［50］BUERGER H, OTTERBACH F, SIMON R, et al. Comparative genomic hybridization of ductal carcinoma in situ of the breast evidence of multiple genetic pathways. J Pathol, 1999, 187:396-402.

［51］KUUKASJARVI T, TANNER M, PENNANEN S, et al. Genetic changes in intraductal breast cancer detected by comparative genomic hybridization. Am J Pathol, 1997, 150:1465-1471.

［52］WALDMAN F M, DEVRIES S, CHEW K L, et al. Chromosomal alterations in ductal carcinoma in situ and their in situ recurrences. JNCI, 2000, 92:313-320.

［53］MAITRA A, WISTUBA I I, WASHINGTON C, et al. High resolution chromosome 3p allelotyping of breast carcinoma and precursor lesions demonstrates frequent loss of heterozygosity and a discontinuous pattern of allele loss. Am J Pathol, 2001, 159:119-130.

［54］VOS C B, HAAR N T, ROSENBERG C, et al. Genetic alterations on chromosome 16 and 17 are important features of ductal carcinoma in situ of the breast and are associated with histologic type. Br J Cancer, 1999, 81:1410-1418.

［55］ROYLANCE R, GORMAN P, HANBY A, et al. Allelic imbalance analysis of chromosome 16q shows that grade I and grade III invasive ductal carcinomafollow different genetic pathways. J Pathol, 2002, 196:32-36.

［56］FICHE M, LOISEAU H, MAUGARD C M, et al. Gene amplifications detected by intraductal breast cancer-related genes. Int J Cancer, 2000, 89:403-410.

［57］DONE S J, ESKANDARIAN S, BULL S, et al. P53 missense mutations in microdissected high-grade ductal carcinoma in situ of the breast. J Natl Cancer Inst, 2001, 93:700-704.

［58］LININGER R A, FUJII H, MAN Y G, et al. Comparison of loss of heterozygosity in primary and recurrent ductal carcinoma in situ of the breast. Mod Pathol, 1998, 11:1151-1159.

［59］TALAMONTI M S. Management of ductal carcinoma in situ. Semin Surg Oncol, 1996, 12:300-313.

［60］BIJKER N, PETERSE J L, DUCHATEAU L, et al. Histological type and marker expression of the primary tumour compared with its local reccurence after breast-conserving therapy for ductal carcinoma in situ. Br J Cancer, 2001, 84:539-544.

［61］BIJKER N, RUTGERS E J, PETERSE J L, et al. Variations in diagnostic and therapeutic procedures in a multicentre, randomized clinical trial (EORTC 10853) investigating breast conserving treatment for DCIS. Eur J Surg Oncol, 2001,

27:135-140.

[62] FISHER E R, CONSTANTINO J, FISHER B, et al. Pathologic findings from the National Surgical Adjuvant Breast Project(NSABP)Protocol B-17: Intraductal carcinoma(ductal carcinoma in situ). Cancer, 1995, 75:1310-1319.

[63] PAGE D L, KIDDTE J, DUPONT W D, et al. Lobular neoplasia of the breast: higher risk for subsequent invasive cancer predicted by more extensive disease. Hum Pathol, 1991, 22:1232-1239.

[64] NEWMAN W. Lobular carcinoma of the female breast: r eport of 73 cases. Ann Surg, 1996, 164:305-314.

[65] OTTESSEN G L, GRAVERSEN H P, BLICHERT T M, et al.Lobular carcinoma in situ of the female breast: short-term results of a prospective nationwide study. Am J Surg Pathol, 1993, 17:14-21.

[66] SAPINO A, FRIGERIO A, PETERSE J L, et al. Mammogrophically detedted in situ lobular carcinomas of the breast. Virchows Surg, 2000, 436:421-430.

[67] EUSEBI V, AZZOPARDI J G. Lobular endocrine neoplasia in fibroadenoma of the breast.Histopathology, 1980, 4:413-428.

[68] ALBONICO G, QUERZOLI P, FERRETTI S, et al. Biological profile of in situ breast cancer investigated by immunohistochemical technique. Cancer Detect Prev, 1998, 22:313-318.

[69] BUR M E, ZIMAROWSKI M J, SCHNITT S J, et al. Estrogen receptor immunohistochemistry in carcinoma in situ of the breast. Cancer, 1992, 69:1174-1181.

[70] PALLIS L, WILKING N, CEDERMARK B, et al.Receptors for estrogen and progesterone in breast carcinoma in situ. Anticancer Res, 1992, 12:2113-2115.

[71] BENTZ J S, YASSA N, CLAYTON F.Pleomarphic lobular carcinoma of the breast: clinicopathologic features of 12 cases. Mod Pathol, 1998, 11:814-822.

[72] SILVER S A, TAVASSOLI F A. Pleomorphic carcinoma of the breast: clinicopathological analysis of 26 cases of an unusual high-grade phenotype of ductal carcinoma. Histopathology, 2000, 6:505-514.

[73] RAMACHANDRA S, MACHIN L, ASHLEY S, et al. Imunohistochemical distribution of cerbB-2 in situ breast carcinoma: a detailed morphological analysis. J Pathol, 1990, 161:7-14.

[74] ASOMERVILLE J E, CLARKE L A, BIGGART J D.CerbB-2 overexpression and histological type of in situ and invasive breast carcinoma. J Clin Pathol, 1992, 45:16-20.

[75] MIDDLETON L P, PALACIOS D M, BRYANT B R, et al. Pleomorphic lobular carcinoma: morphology, immunohistochemistry, and molecular analysis. Am J Surg Pathol, 2000, 24:1650-1656.

[76] PAGE D L, DUPONT W D.Anatomic markers of human premalignancy and risk of breast cancer. Cancer, 1990, 66:1326-1335.

[77] MOLL R, MITZE M, FRIXEN U H, et al.Differential loss of E-cadherin expression in infiltratiog ductal and lobular breast carcinomas. Am J Pathol, 1993, 143:1731-1742.

[78] RASBRIDGE S A, GILLETT C E, SAMPSON S A, et al. Epithelial(E)and placental(P)cadherin cell adhesion molecule expression in breast carcinoma. J Pathol, 1993, 169:245-250.

[79] LAKHANI S R, COLLINS N, SLOANE J P, et al. Loss of heterozygosity in lobular carcinoma in situ of the breast.

Jounal of Clinical Pathology: Molecular Pathology, 1995, 48:74–78.

[80] NAYAR R, ZHUANG Z, MERINO M, et al. Loss of heterozygosity on chromosome 11q13 in lobular lesions of the breast using tissue microdissection and polymerase chain reaction. Hum Pathol, 1997, 28:277–282.

[81] LU Y J, OSIN P, LAKHANI S R, et al. Comparative genomic hybridization analysis of lobular carcinoma in situ and atypical lobular hyperplasia and potential roles for gains and losses of genetic material in breast neoplasia. Cancer Res, 1998, 58:4721–4727.

[82] BERX G, BECKER K F, HOFLER H, et al. Mutations of the human E-cadherin (CDH1) gene. Hum Mutat, 1998, 12:226–237.

[83] BERX G, JANSEN A M, NOLLET F, et al. E-cadherin is a tumor/invasion suppressor gene mutated in human lobular breast cancers. EMBO J, 1995, 14:6107–6115.

[84] BERX G, JANSEN A M, STRUMANE K, et al. E-cadherin is inactivated in a majority of invasive human lobular breast cancers by truncation mutations throughout its extracellular domain. Oncogene, 1996, 13:1919–1925.

[85] VOS C B, JANSEN A M, BERX G, et al. E-cadherin inactivation in lobular carcinoma in situ of the breast: an early event in tumorigensis. Br J Cancer, 1997, 76:1131–1133.

[86] OTTESEN G L, GRAVERSEN H P, BLICHERTTOFT M, et al. Carcinoma in situ of the female breast: 10 year follow-up results of a prospective nationwide study. Breast Cancer Res Treast, 2000, 62:197–210.

[87] BODIAN C A, PERZIN K H, LATTES R. Lobular neoplasia: long term risk of breast cancer and relation to other factors. Cancer, 1996, 78:1024–1034.

[88] FISHER E R, CONSTANTINO J, FISHER B, et al. Pathologic findings from the National Surgical Adjuvant Breast Project (NSABP) protocol B-17: five-year observations concerning lobular carcinoma in situ. Cancer, 1996, 78:1403–1416.

[89] GUMP F E. Lobular carcinoma in situ: pathology and treatment. Surg Clin N, 1990, 70:873–883.

第二节 乳腺的癌前疾病——乳腺外周型乳头状瘤伴不典型增生

导管内乳头状瘤（ICD-O 编码 8503/0）被认为是一种良性病变，以腺上皮和肌上皮细胞层被覆于指状纤维血管轴心（也称为纤维脉管束）为特征。2003 年 [1] 和 2012 年 WHO 乳腺肿瘤分类 [2] 中均将导管内乳头状瘤主要分为两组：中央型（单发）和外周型（多发）[3]。中央型乳头状瘤起源于大导管，通常位于乳晕下，不累及终末导管小叶单位；外周型乳头状瘤（peripapilloma, peri-PM) 主要起源于终末导管小叶单位，可以延伸到小叶外导管。外周型乳头状瘤在 2003 年之前的教科书或病理学专著中常被命名为导管内乳头状瘤病 (papillomatosis)，被描述为一种增生性病变，常呈多发性，发生于乳腺外周带的中、小导管或末梢导管，可累及多个乳腺小叶的不同导管。

【病理特征与临床表现】

外周型乳头状瘤可由成簇的乳头状肿瘤形成一个包块或多发小结节，也可以乳头溢液为唯一症状。但外周型乳头状瘤更常常是临床隐匿的，故其还有一个名称为显微镜下乳头状瘤。乳腺钼靶 X 线片未显示异常或可观察到乳腺外周带有微小钙化、结节状导管及多发小结节。微小钙化可位于外周型乳头状瘤，或位于邻近非乳头状导管内增生性病变如 ADH 中 [4,5]。

2012 年 WHO 乳腺肿瘤分类中描述，上皮细胞不典型增生灶或 DCIS 常伴发于外周型乳头状瘤 [6]，导管内乳头状瘤伴不典型增生的 ICD-O 编码仍为 8503/0。乳头状瘤伴导管上皮不典型增生的组织学特征是：乳头状瘤内局部存在形态和结构的不典型性，细胞呈同质性（即形态单一），类似于低级别 DCIS 的细胞。该局部肌上皮细胞稀少或缺失。其免疫表型的特征为：不典型的腺上皮细胞高分子量角蛋白如 CK5/6、CK14 表达缺失，ER 均匀弥漫强阳性 [7,8]。一些作者建议病变受累范围的临界点设为 3mm，如果不典型上皮细胞病灶最大径小于 3mm，诊断为乳头状瘤伴导管上皮不典型增生；如果病灶最大径大于等于 3mm，可诊断为乳头状瘤伴导管原位癌 [9]。虽然 WHO 工作组推荐将病变范围 3mm 作为标准，但也警示用病灶大小来确定该诊断尚缺少科学依据 [10]，只能作为一种实用性指南。当增生的上皮具有中高核级时，诊断乳头状瘤伴 DCIS 可不考虑受累范围。

不伴有不典型性的良性中央型乳头状瘤继发浸润性乳腺癌的风险仅增加 2 倍，而外周型乳头状瘤的此类风险则增加 3 倍。有研究显示，当外周型乳头状瘤伴不典型增生（peri-PM with ADH）时继发同侧浸润性乳腺癌的风险提高到 7.5 倍，故进一步证实其为癌前病变，临床上需要给予足够的重视 [11]。当手术切除标本病理报告为外周型乳头状瘤伴不典型增生，应嘱密切随诊或适当进行早期干预。当粗针穿刺活检标本病理报告可见外周型乳头状瘤伴不典型增生病变片段时，应建议手术取材进一步做详尽病理检查，以查找范围更大或程度更重的病变并及时给予处理。

【有关克隆性研究】

研究发现不典型增生与乳腺癌关系密切[12,13]。不典型增生或外周型乳头状瘤伴不典型增生（图 13-21 至图 13-24）的一些病例甚至在组织学呈现病变之前，可能已发生了分子水平的癌变。为了证实这个假说，需要探讨在形态学所见的增生性病变中，是否存在着分子水平上的基因变化。

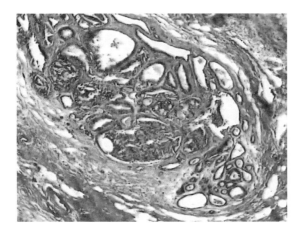

图 13-21　外周型乳头状瘤

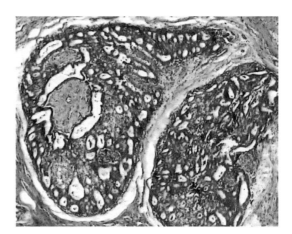

图 13-22　外周型乳头状瘤

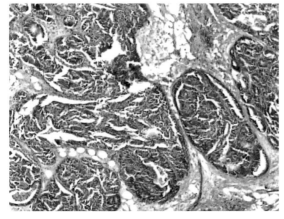

图 13-23　外周型乳头状瘤伴不典型增生

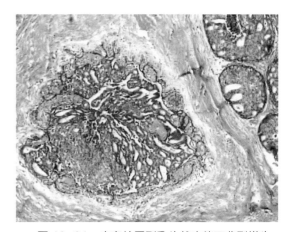

图 13-24　癌旁外周型乳头状瘤伴不典型增生

目前有研究认为，来源于单个细胞的增生即单克隆性是肿瘤的重要特征之一；而以修复为目的的反应性增生涉及多个克隆，增生形成的细胞群体属于多克隆性[14-16]。因此，确定一个病变的克隆性是区别肿瘤性增生和反应性增生的关键，这一检测技术被称为克隆性分析 (clonality analysis)。在相应的实验研究中，采用了基于女性 X 染色体基因失活多态性的克隆性分析技术。AR 基因的杂合性比率高，可分析女性体细胞构成的组织，该类克隆性分析技术的检测基础正是女性体细胞组织的 X 染色体失活嵌合性和 AR 基因的限制性长度多态性[17]。

　　研究选用外周型乳头状瘤、外周型乳头状瘤伴不典型增生、癌变至导管原位癌以及导管原位癌的病例样本，并用正常乳腺组织作对照。提取基因组 DNA，限制性核酸内切酶 Hha I 消化，巢式 PCR 扩增，变性聚丙烯酰胺凝胶电泳后银染显示单股 DNA 片段，根据带型的不同判断各种样本的克隆性。

　　研究结果显示，外周型乳头状瘤中具有 AR 位点多态性的样本占 92.30%；导管原位癌的样本均属于单克隆性增生；在外周型乳头状瘤伴不典型增生样本中，40% 显示 AR 位点长度多态性丢失，属于单克隆性增生。将外周型乳头状瘤伴不典型增生、癌变至导管原位癌样本中两种病变组织分开，分别提取 DNA，导管原位癌组织与外周型乳头状瘤伴不典型增生组织也均显示单克隆性增生。

　　研究结果提示[18-20]，乳腺外周型乳头状瘤属于多克隆性增生，伴有不典型增生的乳腺外周型乳头状瘤部分属于多克隆性，部分属于单克隆性，属于单克隆性者是癌前疾病，而且属于可能是乳腺细胞增生至导管原位癌过程中的一个重要阶段。这种形态学上的癌前疾病中部分病例、部分病变是单克隆性增生，可能已经属于肿瘤早期。这种基于女性 X 染色体基因失活多态性的克隆性分析技术，可避免仅从形态学上鉴别不典型增生与导管原位癌的主观性，有助于从乳腺增生性病变和外周型乳头状瘤中筛选出有癌变潜能的高危病例，有利于早期诊断、早期治疗。

（牛　昀　付　丽）

参考文献

[1] TAVASSOLI F A，DEVILEE P. The WHO classification of tumors of the breast and female genital organs . Lyon: IARC Press, 2003.

[2] LAKHANI S R, ELLIS I O, SCHNITT S J, et al. The WHO classification of tumors of the breast. Lyon: IARC Press, 2012.

[3] OHUCHI N, ABE R, TAKAHASHI T, et al. Origin and extension of intraductal papillomas of the breast: a three-dimensional reconstruction study. Breast Cancer Research and Treatment, 1984, 4(2): 117–128.

[4] FEHMI R, CAROLIN K, WALLIS T, et al.Clinicopathologic analysis of breast lesions associated with multiple papillomas. Hum Pathol, 2003, 34(3):234–239.

[5] ELLIS I O. Intraductal proliferative lesions of the breast: morphology, associated risk and molecular biology. Mod Pathol, 2010, 23(2):1–7.

[6] OHUCHI N, ABE R, KASAI M. Possible cancerous change of intraductal papillomas of the breast. A 3-D reconstruction study of 25 cases. Cancer, 1984, 54(4):605–611.

[7] OMI Y, YAMAMOTO T, OKAMOTO T, et al. A useful immunohistochemical approach to evaluate intraductal proliferative lesions of the breast and to predict their prognosis. Histol Histopathol, 2011, 26(1):79–86.

[8] COSTARELLI L, CAMPAGNA D, MAURI M, et al. Intraductal proliferative lesions of the breast-terminology and biology matter: premalignant lesions or preinvasive cancer? Int J Surg Oncol, 2012, 2012:501904.

[9] PAGE D L, SALHANY K E, JENSEN R A, et al. Subsequent breast carcinoma risk after biopsy with atypia in a breast papilloma. Cancer, 1996, 78(2):258–266.

[10] SCHNITT S J, COLINS L C.Biopsy interpretation of the breast. 2nd ed. Philadelphia:Wolters Kluwer/Lippioncott

Williams&Wilkins，2012

[11] MACGROGAN G, TAVASSOLI F A. Central atypical papillomas of the breast: a clinicopathological study of 119 cases. Virchows Arch, 2003, 443(5):609-617.

[12] JEFFREY S S, POLLACK J R. The diagnosis and management of pre-invasive breast disease: the promise of new technologies in understanding pre-invasive lesions. Breast Cancer Res，2003, 5:320-328.

[13] PINDER S E, ELLIS I O. The diagnosis and management of pre-invasive breast disease: ductal carcinoma in situ (DCIS) and atypical ductal hyperplasia (ADH)—current definitions and classification. Breast Cancer Res，2003,5(5):254-257.

[14] GOING J J, MONEM H M, CRAFT J A. Clonal origins of human breast cancer. J Pathol，2001, 194(4):406-412.

[15] KRISTIANSEN M, HELLAND A, KRISTENSEN G B, et al. X chromosome inactivation in cervical cancer patients.Cancer Genet Cytogenet, 2003,146(1):73-76.

[16] MASUDA S, KADOWAKI T, KUMAKI N, et al. Analysis of gene alterations of mitochondrial DNA D-loop regions to determine breast cancer clonality.Br J Cancer, 2012,107(12):2016-2023.

[17] BANELLI B, CASCIANO I, VINCI D A, et al. Pathological and molecular characteristics distinguishing contralateral metastatic from new primary breast cancer.Ann Oncol, 2010,21(6):1237-1242.

[18] YU Q, NIU Y, YU Y, et al. Analysis of the progression of intraductal proliferative lesions in the breast by PCR-based clonal assay. Breast Cancer Res Treat，2009, 114(3):433-440.

[19] NIU Y, YU Q, YU Y, et al. Clonality of the peripheral papilloma and cancerous cells of breast.Zhonghua Yi Xue Za Zhi, 2007,87(8):542-545.

[20] LI H L, CHEN Q, ZHU R, et al. Clonality analysis of intraductal proliferative lesions using the human androgen receptor assay. Neoplasma, 2007, 54(6):490-494.

第十四章

宫颈、阴道及外阴癌前病变和癌前疾病

第一节　宫颈癌前病变和癌前疾病

目前一些国家已报道宫颈癌发病率及死亡率明显下降。据我国 2004 年癌症基金会数据，我国宫颈癌的年龄调整死亡率由 20 世纪 70 年代的 10.28/10 万下降至 90 年代的 3.25/10 万，下降了 69%。这得益于宫颈防癌筛查的规范和广泛应用，从而使癌前病变得到及时发现和干预。但由于我国人口基数大，每年宫颈癌新发病例占全世界的 1/5，有些地区的资料显示发病率甚至有所增长，并有年轻化趋势[1]。

宫颈上皮内瘤变（cervical intraepithelial neoplasia，CIN）是连续性发展的宫颈癌前病变的统称，分为三级，即 CIN1、CIN2 和 CIN3（包括原位癌）。

【流行病学】

因在研究设计和疾病确认等方面存在差异，针对全球宫颈癌前病变负担的报道仍然有限。以 2010 年美国北卡大学实施的一项 Meta 分析为例，该研究最初计划对全球 103 项基于人群的研究进行宫颈癌前病变患病率数据的汇总，但最终只选择呈现年龄别数据，而未能实现对总患病率的汇总[2]。我国的荟萃分析显示，我国女性 CIN1、CIN2 和 CIN3+ 的年龄调整患病率依次为 3.1%、1.3% 和 1.2%，其中农村负担略高于城市（表 14-1）。全球范围的 meta 分析也显示，宫颈低度癌前病变患病高峰在 20~30 岁，高度癌前病变在大部分地区的高发年龄段为 25~40 岁；当比较组织学和细胞学结果时也发现，CIN1 和 CIN2/3 的年龄别患病率分别低于同一研究内低级别和高级别鳞状上皮内病变的患病率[2]。与国际报道的年龄分布数据不同，荟萃分析显示我国人群无论是所有女性人群亦或高危型人乳头瘤病毒阳性女性中，CIN3 患病率均随着年龄增长而升高，并在 45~49 岁达到高峰[3]。这在相当程度上也呼应了我国女性 HPV "双峰" 感染的特殊模式，即早期的 HPV 感染高峰，在若干年后引发了 CIN 患病高峰的出现。

表 14-1　中国女性宫颈癌前病变患病率 *

	高危型 HPV 感染率（%）	CIN1（%）	CIN2（%）	CIN3+（%）
全国	16.8 （16.5~17.1）	3.1 （2.9~3.2）	1.3 （1.2~1.3）	1.2 （1.1~1.2）
农村	16.3 （16.0~16.6）	3.4 （3.2~3.5）	1.5 （1.4~1.6）	1.2 （1.2~1.3）
城市	16.0 （15.7~16.3）	2.1 （2.0~2.2）	0.7 （0.7~0.8）	0.6 （0.5~0.7）

* 改编自参考文献 [3]，所示数据为年龄调整率（括号内为 95%CI）

CIN 的发病率无确切数据。中国医学科学院肿瘤医院 5 年（1999—2003 年）中收治了 CIN318 例，按年平均数计算为之前 15 年（1984—1998 年）收治 CIN 数量（150 例）的 6.4 倍，并逐年增加，分别为 10.7%、13.7%、13.8%、21.4% 及 40.6%[4]。

【病因及发病机制】

宫颈癌的危险因素也通常被认为是宫颈癌前病变的危险因素。目前已确认的可导致宫颈癌及其癌前病变发生风险增加的因素主要为高危型 HPV 感染。如前所述，高危型 HPV 持续感染已被公认为宫颈癌及其癌前病变发生的必要病因[5]。其他协同危险因素主要包括妇女产次、吸烟、口服避孕药及初育年龄等[6,7]，但这些因素在我国妇女的暴露水平相对较低[8]。因此，下文将重点讨论 HPV 感染这一与宫颈癌前病变的发生发展密不可分的因素。

HPV 是球形无包膜双链闭环小分子 DNA 病毒，包含一个长控制区（LCR）、6 个早期表达基因（E6、E7、E1、E2、E4、E5）和 2 个晚期表达基因（L1、L2），在病毒生命周期的不同阶段起着重要作用[9]；作为 mRNA 剪接的结果，这些基因编码大量的基因产物，如图 14-1 所示。HPV 感染主要通过性行为传播，90% 以上会两年内自动清除，60% 会出现型别特异性的抗 HPV 血清抗体；处于增殖性病毒感染期的宫颈细胞可能会出现低度病变[4]。目前已确定的 100 多种 HPV 亚型中，有 15 种被归入高危型，可导致宫颈癌和高度癌前病变。

学者们将宫颈病变的发生发展归纳为四个主要阶段：宫颈交界处化生上皮 HPV 感染，病毒持续存在，上皮持续感染进展为宫颈癌前病变，突破上皮基底膜进展为癌[10]。至此确立了 HPV 持续感染是癌前病变发生中的必要条件，并指出：任何年龄段的新发 HPV 感染或一过性感染都不具有威胁力，但持续性感染有很大风险发展成宫颈癌前病变[4]。宫颈病变的发展过程在相当一段时间内乃至今天仍被广泛认为是图 14-2[11] 所示的概念。

2005 年底国内学者在山西襄垣开展了国内首次基于人群的宫颈癌筛查队列长期随访研究：对 1999 年基线入组时诊断为宫颈正常或 CIN1 的 1 612 名当地女性进行了 6 年随访，最终确认 6 年间共有 20 例 CIN2+ 发生，其中基线 HPV 阳性妇女发生 CIN2+ 的粗相对危险度为 52（95% CI：12~226），基线和随访时 HPV 持续阳性妇女与 HPV 持续阴性的妇女相比，发展为 CIN2+ 的粗相对危险度为 167（95% CI：22~1 265）[12]。2010 年该人群完成了第 11 年的追踪随访，

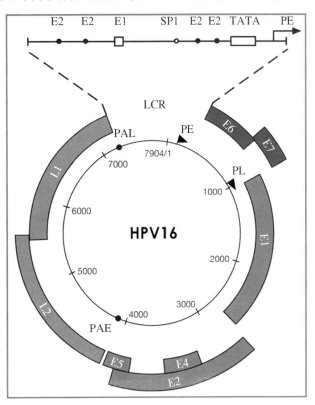

图 14-1　HPV 基因组结构示意图
（以 HPV16 为例，改编自参考文献 [9]）

初步数据显示：与连续三次 HPV 检测阴性人群相比，连续三次 HPV 阳性的妇女发展为 CIN2+ 的调整相对危险度更是高达 356（95% *CI*：78~1 619）[13]。这些国内随访数据和国际上的随访研究共同提示着高危型 HPV 持续感染在宫颈癌前病变病因学方面的重要性。

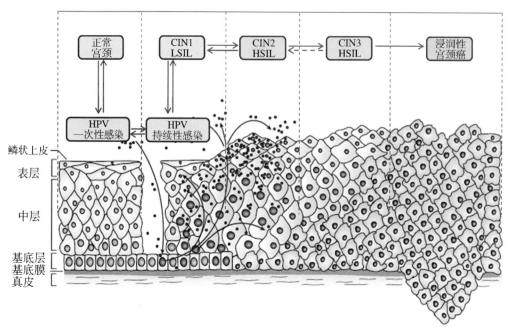

图 14-2 宫颈癌前病变转归过程和疾病自然史示意图
（改编自参考文献 [11]）

人们对于宫颈癌前病变自然转归的认识，主要来自于诸多前瞻性队列随访研究。对于 HPV 感染的自然转归，国际上已有多项前瞻性研究发表，可能因为各研究间的随访间隔、随访时间、基线特征、感染确认和沾染程度等方面的差异，这些研究发表的转移概率差别较大[14]。但概括而言，HPV 阳性女性自然发展为 CIN3 的概率在 3.1%~26.7%，HPV 阴性者的发病风险则相对低很多（0.17%~3.0%）。部分研究也报道了 HPV 型别特异性转归数据，其中以 HPV16 发病概率最高[14]。

CIN1 被认为是宫颈上皮内低度病变，在较短时间内可自行消退或持续存在，其在传统宫颈癌前病变中较常见[11]（图 14-2）。有学者基于山西襄垣 1999 年建立的宫颈癌自然史随访队列的 6 年前瞻性数据，使用指数分布模型和微积分方法对 CIN1 进展和退化的年转移概率进行评估，结果提示该人群 CIN1 患者中，疾病保持不变、发生进展和发生退化的年转移概率分别为 65.8%、2.0% 和 32.2%，相应 6 年的累积转移概率分别为 8.1%、5.4% 和 86.5%[15]。近期有模型研究在健康状态设置时将 CIN1 和 HPV 感染合二为一[16]，而新近的模型框架理念则跨越 CIN1 与 CIN2，由 HPV 感染直接进展为广义的 CIN3[17]。随着新数据的不断涌现，CIN1 在宫颈癌前病变发生发展链条上的独立性似乎日渐模糊。当然，最精准的宫颈癌前病变自然史和转归模型依然有赖于学者对病变生物学特性的更深入理解。CIN2 的进展风险介于 CIN1 和 CIN3 之间。我国目前发表的最早的一项基于人群的前瞻性研究是在山西襄垣开展的 6 年随访研究，该研究以 CIN2+ 为随访终点指标，发现基线 HPV 阳性和阴性人群 6 年的 CIN2+ 累积发病率分别为 5.65% 和

$0.15\%^{[12]}$。在相当长一段时间内 CIN2 与 CIN3 一起被认为是宫颈癌变疾病自然史进程中的高度癌前病变，但近些年越来越多的流行病学家在选择人群长期随访终点指标时将 CIN2 排除在外[14]，主要原因是考虑到其与 CIN3 相比有较大的消退概率，CIN3 进展为浸润癌的可能性更大[18]。现行的临床诊疗或筛查阳性管理方案中，一般都建议对检出的 CIN2+ 给予相应的随访或治疗干预，因此 CIN3 的转归研究存在较大的伦理问题，自然转归数据极其有限。世界范围内唯一一项 CIN3 自然史研究出现在新西兰，研究对象为当地上千名 30~50 年前被诊断为 CIN3 的女性。随访数据显示，当初仅接受宫颈活检的 143 名妇女，其宫颈或邻近阴道穹隆部癌的 30 年累积发病率为 31.3%（95% CI：22.7~42.3），而其中 2 年内 CIN3 持续存在的 92 人，其累积发病率更是高达 50.3%（95% CI：37.3~64.9）；作为对比，593 名接受过治疗干预的 CIN3 患者，其癌变累积发病率仅为 0.7%（95% CI：0.3~1.9）[19]。

【病理学改变】

1. CIN

（1）**定义**：CIN 是宫颈鳞状细胞癌的癌前病变。2006 年美国阴道镜及宫颈病理学会（ASCCP）循证医学共识指南又进一步将 CIN2、CIN3 归属于宫颈癌前病变[20, 21]。

（2）**同义词**：不典型增生 / 原位癌；鳞状上皮内病变（squamous intraepithial lesion，SIL）。

（3）**组织学特征**：

1）细胞核的异常：核质比增高；核染色质增多；核的多形性，大小不均匀增多；核极性不规则增多；核膜皱缩增多。

2）核分裂活性：核分裂数量增多；在上皮内的位置上移增多；异常核分裂象增多。

3）分化程度：分化程度下降；分化型上皮所占比例下降；单位面积细胞核所占比例上升。

CIN1：相当于轻度不典型增生。上皮上 2/3 成熟，表层细胞可出现挖空细胞，全层细胞可有较轻微的细胞核异型性，诊断性特征主要集中在上皮下 1/3，核分裂象不多，见于下 1/3，异常核分裂象罕见。

CIN2：相当于中度不典型增生。上皮上 1/2 成熟，细胞核异型性比 CIN1 明显，核分裂象（包括异常核分裂象）局限于上皮下 2/3。

CIN3：相当于重度不典型增生和原位癌。上皮无成熟或仅表浅 1/3 成熟，细胞核的异型性更加明显，核分裂象增多，上皮全层可见异常核分裂象。

（4）**LAST Project**：2012 年 3 月美国病理医师学会（CAP）和 ASCCP 与相关专家在研讨会上提出"LAST Project"概念。

1）与 HPV 感染有关的，包括所有的肛门生殖道组织鳞状上皮疾病（外阴、阴道、宫颈、阴茎、肛周及肛门）的组织学二级分类法。

2）术语"低级别鳞状上皮内病变（low-grade squamous intraepithial lesion，LSIL）"与"高级别鳞状上皮内病变（high-grade squamous intraepithial lesion，HSIL）"，优势是临床医师熟悉，同时也与细胞学 TBS 诊断系统一致。SIL 使"intraepithial neoplasia（IN）"更具有可操作性。

LAST project 推荐诊断方式：LSIL（CIN1）（图 14-3、图 14-4），HSIL（CIN2）（图 14-5），HSIL（CIN3）（图 14-6、图 14-7）。

2. 宫颈腺上皮内瘤变

（1）定义：宫颈腺上皮内瘤变（cervical glandular intraepithelial neoplasia，CGIN）是指发生在宫颈腺上皮内的不同程度的不典型增生性病变，可能是宫颈腺癌的癌前病变。

（2）组织学特征：

1）低度CGIN（腺上皮不典型增生）：细胞内黏液较少；核质比中等，或较高；核分裂象不多；核增大，核多形性无或轻度。

2）高度CGIN（原位腺癌）：细胞内黏液极少或无；核质比高；核分裂象多少不等；核增大，高度核多形性。

3）其他有关的宫颈腺癌癌前病变：有学者认为一种幽门腺体化生的叶状宫颈腺体增生也属于腺癌

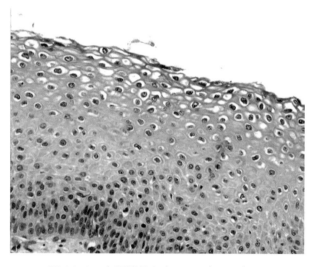

图 14-3　宫颈鳞状上皮 CIN1（LSIL）
显示表层上皮内有特征性的挖空细胞

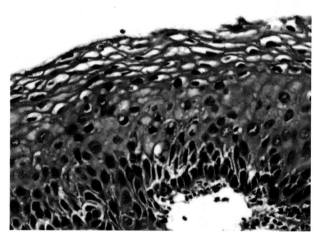

图 14-4　宫颈鳞状上皮 CIN1（LSIL）

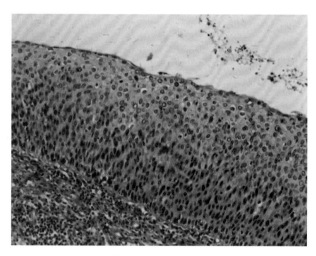

图 14-5　宫颈鳞状上皮 CIN2（HSIL）

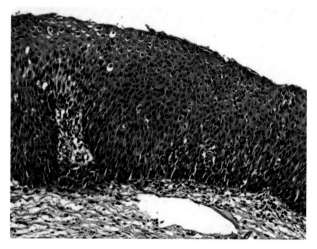

图 14-6　宫颈鳞状上皮 CIN3（HSIL）

癌前病变。

【临床表现】

癌前病变可无任何症状。部分患者可有接触性阴道出血，白带异常如血性白带、白带增多，不规则阴道出血或绝经后阴道出血等症状。部分患者有长期慢性宫颈炎病史。临床妇科检查视诊中病变宫颈可表现为不同程度糜烂样外观。而相当一部分患者宫颈外观正常，仅通过肉眼检查不能发现或诊断此病。

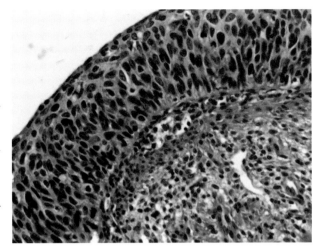

图 14-7　宫颈鳞状上皮 CIN3（HSIL）

【诊断】

细胞学检查 + 阴道镜检查 [镜下多点活检，必要时行宫颈管内膜刮术（endocervical curettage，ECC）+ 病理检查确诊] 是 CIN 有效的联合早诊方法，也是目前标准的诊断宫颈癌前病变的"三阶梯"程序。

1. 宫颈细胞学

宫颈涂片作为宫颈癌的筛查方法始于 1943 年，已在全世界广泛应用，大规模的防癌筛查在多国多地区成功降低了宫颈癌的发生率及死亡率。巴氏五级细胞学诊断核异质细胞是对癌前病变的最初模糊认识，半个多世纪后其已不能诠释细胞形态学的内涵和范畴。1988 年 NCI 提出的 TBS 诊断系统（The Bestheda System）首次将宫颈癌前病变细胞学诊断明确分为 LSIL 和 HSIL，对应于组织病理学的上皮内瘤变（CIN）；对腺细胞的癌前病变也做了进一步的细致分类，制定了相应的形态学标准。经过 1991 年、1994 年的两次较大规模的讨论，1994 年美国细胞病理医生 Robert J Kurman 和 Diane Solomon 发表了"子宫颈 / 阴道细胞学诊断报告"（The Bethesda System for Reporting Cervical/Vaginal Cytologic Diagnoses）[22]，2001 年和 2004 年先后两次讨论修改补充后进一步推广应用，得到临床妇科医师和细胞病理学工作者的普遍认可。

（1）TBS 诊断系统：TBS 诊断系统将宫颈癌前病变分为鳞状细胞癌前病变和腺细胞癌前病变两部分。

1）鳞状上皮细胞癌前病变：主要包括 ISIL 和 HSIL。

Ⅰ. LSIL：对应于组织病理学上诊断的 CIN1、CIN1-2 级。细胞学涂片中主要表现为中表层鳞状上皮细胞异常，核比正常中层细胞核面积增大 3 倍以上，核质比轻度倒置，核形态轻度至中度不规则，染色质轻度增多，分布均匀，可见双核或多核[23]。出现典型空穴细胞提示伴有 HPV 感染（图 14-8 至图 14-10）。储备细胞或不成熟化生来源的低度病变细胞表现为中深层或外底层样细胞大小，核增大仍约为中层鳞状细胞核的 3 倍，形态轻度不规则，核膜略不光滑，核染色质轻度至中度增多，分布均匀，胞质仍较丰富，胞界尚清晰，胞质内可见空泡，核质比轻度倒置，可见双核或多核，核仁不明显（图 14-11、图 14-12）。LSIS 细胞常表现为角化异常或不正常角化珠，其角化细胞核出现核增大，核大小形态不一致，核膜不规则，染色质深，巴氏染色中胞质出现嗜橘黄色；角化异常细胞往往比中表层细胞小，细胞多样性，可有纤维形或梭形细胞，常见成小片出现（图 14-13、图 14-14）。文献报道 LSIL 随诊不稳定，病变可自然消退、持

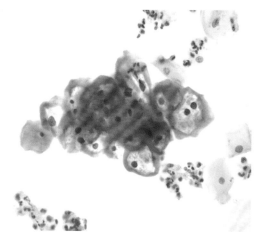

图 14-8　LSIL（挖空细胞）

图 14-9　LSIL（核增大，胞质丰富）

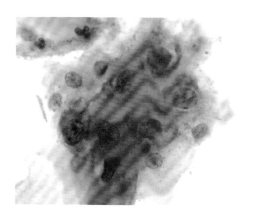

图 14-10　LSIL（核增大，核型不规则）

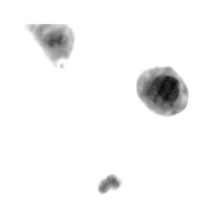

图 14-11　LSIL（底层鳞状细胞，核增大）

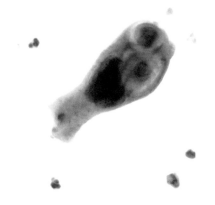

图 14-12　LSIL（不成熟细胞，核增大）

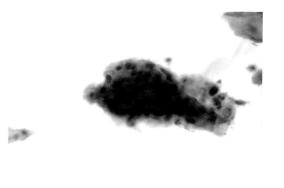

图 14-13　LSIL（角化细胞，核大小形态不一致）

续存在或进展成高度病变。用 P16（INK4a）和 Ki-67 免疫细胞化学双染色对 LSIL 预测进展，发生 CIN2+
的阳性预测值和阴性预测值分别为 51.4% 和 96.1%。细胞学异常结合 HPV-DNA 检测、P16（INK4A）和
Ki-67 双染色在临床管理宫颈病变中已起到积极有效的作用[24]。

　　需要强调的是，由于细胞学检查的局限性，涂片中的病变细胞可能并不具备代表性，完全可能存在
一个更重的病变甚至癌。LSIL 与活检病理诊断的一致性较低，为 30%~50%，可能与病变小、病变隐藏深、
阴道镜及病理检查医生经验等有关，临床应根据细胞学涂片报告、HPV 检测或 P16 等方法结合临床其他
信息综合分析，采取随诊观察或阴道镜检查和活检等方式管理患者，筛选可能的进展病例，采取适时措施，
阻断癌前病变的进一步发展。

　　Ⅱ. HSIL：对应病理学上诊断的 CIN2、CIN3 和原位癌。细胞学涂片上主要表现为中底层细胞或储备
细胞或不成熟化生细胞的异常。最主要特征为核质比高度倒置，核形态多样、不规则，可呈花瓣状，核
膜不光滑，核深染，染色质分布均匀，核仁无或不明显，胞质少或无，可出现大小形态不一致的裸核。
HSIL 细胞常呈合胞体出现（图 14-15 至图 14-17）。许多研究表明，HSIL 高危型 HPV 感染关系密切，在

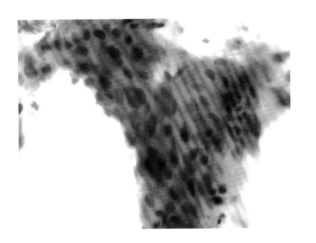

图 14-14　LSIL（成片角化异常细胞）

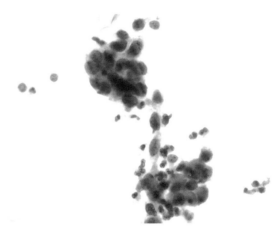

图 14-15　HSIL（合胞体细胞，核质比倒置）

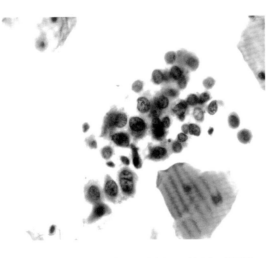

图 14-16　HSIL（核质比倒置，核型不规则）

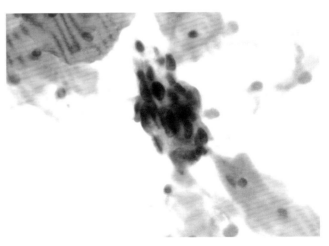

图 14-17　HSIL（成片细胞核深染）

HSIL 中高危型 HPV-DNA 的检测阳性率为 80%~90%[25]。

细胞学诊断 HSIL 与组织病理诊断具有较好的一致性。但亦有少数的假阳性，其发生主要与细胞学诊断医生的经验不足有关。良性反应性改变如储备细胞、修复细胞以及宫内节育器等引起的细胞变化常需要与 HSIL 相鉴别。对一些位置较深、较高且较小的病变，阴道镜及组织活检也易漏诊，细胞学诊断 HSIL 而组织病理为阴性者，首先应复阅涂片（由至少两位高年资医生进行），如果仍然认为是 HSIL，应重视，必要时需做 LEEP 治疗或锥切。

Ⅲ. 非典型鳞状上皮细胞（atypical squamous cell，ASC）：为细胞学不能明确诊断的一类，细胞形态表现超出良性反应细胞的范畴，但又达不到 LSIL 或 HSIL 和癌的诊断标准。主要包含有以下几类细胞变化：第一类为极度的良性反应性细胞改变，此类可能伴有某种明显感染如细菌、滴虫或霉菌感染，或某种明显反应如宫内节育器引起的改变、萎缩、LEEP 治疗或锥切术后等。其鳞状上皮细胞形态变化不能完全解释为由炎症或反应引起（图 14-18）。此类 ASC 可于消除感染或引起反应的因素后复查。第二类为介于良性反应性改变与上皮内低度病变之间的一种过渡细胞变化，如低危 HPV 感染所致或 HPV 感染早期细胞形态变化（图 14-19），此类细胞变化需要随诊观察，可能部分为癌前病变的高危人群。第三类 ASC 为由于病变本身因素如分泌物多、易出血等或临床医生取材方法不当等所致标本不满意，涂片中仅出现少量异常细胞，难以准确诊断归类（图 14-20、图 14-21）。此类 ASC 可通过重新取材获得满意标本而明确诊断。它可以是癌前病变甚至癌。

图 14-18　ASC-US（双核细胞，核增大）　　　　图 14-19　ASC-US（角化异常细胞，核大小不一）

ASC 在 2001 年的 TBS 诊断系统中分为两类：一类为非典型鳞状上皮细胞意义不明（atypical squamous cells of undetermined significance，ASC-US），另一类为非典型鳞状上皮细胞不能除外高级别病变（atypical squamous cells cannot exclude high-grade squamous intraepithelial lesion，ASC-H）。ASC-US 诊断标准为细胞核增大至正常中层细胞核的 2.5~3 倍，核有轻度不规则或 / 和深染，包括角化异常细胞或 HPV 诊断证据不足的细胞变化，如一些轻微核变化的角化珠。与萎缩有关的 ASC 可做局部增生实验加以区别。ASC-H 包括未成熟非典型化生细胞、储备细胞非典型改变、非典型小细胞诊断高度病变证据不足，非典型修复细胞和一些不规则形态排列紊乱、拥挤的组织片段细胞群。ASC-H 诊断标准：①核质比（N/C）高的小细胞("非典型不成熟化生")单个出现或呈少于 10 个细胞的小群,细胞大小近似不成熟化生细胞,核大约为正常化生细胞核的 1.5~2.5 倍,N/C 接近 HSIL(图 14-22)。②拥挤成片型为核拥挤的小细胞片,核极性消失或分辨不清(图 14-23)。

图 14-20 ASC-US(角化珠,核大小不一)

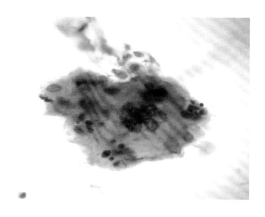

图 14-21 ASC-US(多核细胞,核增大)

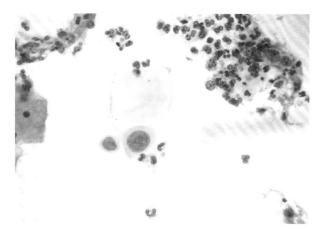

图 14-22 ASC-H(核质比高)

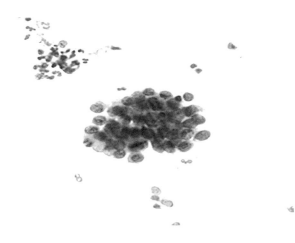

图 14-23 ASC-H(成群未成熟细胞,核拥挤)

实验室 ASC 的诊断数据为判断实验室诊断水平高低的重要指标之一,原则上其诊断数量不能超过同期该实验室上皮内病变和癌诊断数量的 3 倍。

ASC 是宫颈细胞学异常诊断中最多的一类,ASC-US 占 ASC 诊断的 90% 以上;有 10%~20% 的患者有潜在的 CIN2/3。ASC-H 转变为 CIN2/3 和癌的潜在风险为 30%~40%;ASC-H 妇女感染高危 HPV 的比例比 LSIL 者高,检出 CIN2/3 和癌的风险亦远高于 ASC-US。不同地区、不同人群 ASC 的检出率和预测 CIN2/3 及癌的风险是有差异的。中国宫颈癌高发区普查 2 万余例妇女,ASC 总检出率 10.3%(6.3%~14.9%),ASC-US 和 ASC-H 患者中检出 CIN2+ 比例分别为 3.2% 和 30.7%。美国 Elsheikh 对 12 万余例细胞学检查回顾研究,ASC-US 和 ASC-H 的检出率分别为 3.19% 和 0.24%,其中 ASC-US 和 ASC-H 随访活检的患者中分别检出 8.5% 和 44.6% 的 HSIL+。巴西 Scapulatempo 在液基细胞学诊断中 ASC-US 和 ASC-H 的检出率分别是 3.4% 和 4.6%。北京地区王建东对 6 339 例女性的宫颈癌筛查中 ASC-US 发生率 6.5%,其中

7.0% 的女性病理确诊为 CIN2+。土耳其 Cetiner 对近 10 万例宫颈细胞学涂片随访研究，ASC-H 的女性中有 41% 患 CIN2/3。

2）腺细胞癌前病变：腺细胞的癌前病变相关研究较少，不及鳞状细胞的研究深入。在TBS诊断中腺细胞癌前病变进一步分为非典型腺细胞意义不明（atypical glandular cells, not otherwise specified，AGC-NOS）和非典型腺细胞倾向瘤变（atypical glandular cells, favor neoplasia，AGC-FN）两类，又根据来源分为颈管腺细胞、宫内膜腺细胞和其他来源类。

Ⅰ．非典型腺细胞意义不明（AGC-NOS）：非典型颈管或宫内膜腺细胞的诊断主要根据细胞和核的形态变化、细胞异型程度及排列来判断。通常核增大至正常颈管腺细胞的 3~5 倍，染色质轻至中度增多，核拥挤重叠，极性保持或消失（图 14-24、图 14-25）。

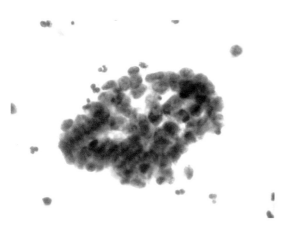

图 14-24　AGC-NOS（核增大，细胞排列拥挤）

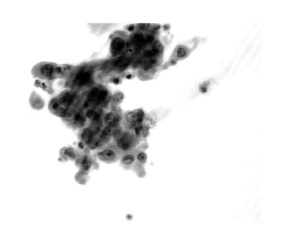

图 14-25　AGC-NOS（核仁明显）

AGC-NOS 检出率低，为 0.2%~1.8%。中国宫颈癌高发区宫颈癌普查 AGC-NOS 检出率为 0.2%，随诊 CIN2+ 病变占 14.8%。巴西 Scapulatempo 的一项研究中 AGC-NOS 的检出率为 0.3%。美国 Chhieng 报道在 43 456 例细胞学检查中 AGC-NOS 的检出率为 0.5%，其中 24.8% 病理证实有癌及癌前病变，CIN2/3 占 13.5%，腺癌占 5.3%。美国 Castle 观察 1422 例 AGC-NOS 中有 16.7% 的患者被确诊为 CIN2+、宫内膜癌和其他癌。Saad 的 25 727 例细胞学诊断中 AGC-NOS 占 0.34%，随访 90 例子宫内膜来源的 AGC-NOS 患者，60% 为正常或良性病变，40% 为子宫病变（15% 为子宫内膜增生、18% 为子宫内膜癌、7% 为 HSIL/ 鳞癌）。10%~40% 的 AGC-NOS 患者随访结果为 HSIL。多项研究表明 AGC-NOS 的诊断中组织病理检查鳞状细胞病变多于腺上皮的病变，可能的原因是宫颈高度上皮内病变与非典型腺细胞在形态上有许多相似处，诊断者经验不足易将二者混淆。也有腺细胞病变与鳞状细胞病变同时存在的可能，从细胞形态学角度识别腺细胞异常较困难，AGC-NOS 诊断的重复性较低，有文献对细胞学 AGC-NOS 诊断随诊未发现病变的细胞学样本进行复阅，诊断一致性不足 40%[26, 27]。

Ⅱ．非典型腺细胞倾向瘤变（AGC-FN）：非典型腺细胞倾向瘤变目前主要指的是原位腺癌（AIS）。颈管原位腺癌发生率远比原位鳞癌少，可发生于浸润腺癌的相邻部位。通常无症状，阴道镜检查无特殊表现，少数可有接触性出血或阴道流血。组织学上诊断难度比原位鳞癌大，强调其病变局限于宫颈内膜层和表层腺体。报道细胞学诊断的文献不少，但需要有可靠的具重复性的诊断指征。细胞学涂片诊断原位腺癌，最具诊断特征的是细胞和核的排列形式。异常腺细胞拉长呈高柱状，细胞核亦拉长呈雪茄样，过度拥挤重叠，呈假复层，细胞呈片状、条索状或玫瑰花样排列，细胞核朝向细胞群周边甚至突出于胞质外，呈指突状，细胞质朝向中心形成羽毛状外观（图 14-26、图 14-27）。单个瘤细胞少见，核染色质深，核仁不明显，常伴有鳞状上皮细胞的不典型改变，涂片背景干净。

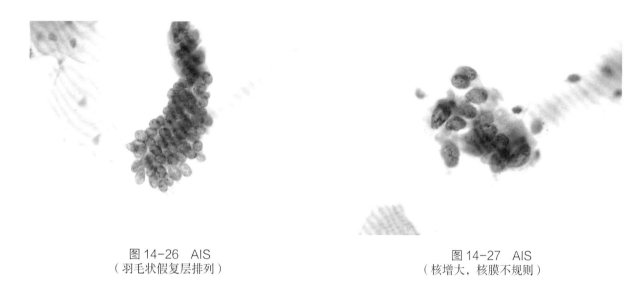

图 14-26　AIS
（羽毛状假复层排列）

图 14-27　AIS
（核增大，核膜不规则）

（2）**现代细胞学检测技术**：传统细胞学涂片质量差，阅片存在较大主观差异。现代细胞学技术在传统图片基础上进行了大量改进，不断更新，提高了临床诊断的敏感性及特异性，保证了结果的可重复性和稳定性。

1）计算机辅助细胞检测（computer-assisted cytologic test，CCT）：也称为细胞电脑扫描，1995 年经美国 FDA 批准用于临床。该技术对发现宫颈异常细胞具有高度敏感性，准确性达 97% 以上，还能从微生物病原学方面做出诊断，如滴虫、假丝酵母菌、疱疹病毒和 HPV 感染等。CCT 系统记忆了大量正常与异常细胞，对每百张涂片为一组的宫颈涂片进行自动扫描。目前 CCT 已把可疑检查范围减少到 8~15 个区域，大大缩短了检查时间。计算机将可疑的异常细胞进行彩色图像处理，并以数字化形式存入数码磁带中备检，然后再复验。病理医生先复查每张涂片上磁盘记录的数字化图像，再重点观察筛出的异常细胞图像，最后，按 TBS 分类法做出诊断报告。

2）液基薄层细胞学技术：因涂片上存在着大量红细胞、白细胞、黏液及脱落坏死组织等而影响正确诊断，传统涂片阅片法可能出现多达 50% 的假阴性率。液基薄层细胞学技术可以去掉涂片上的杂质，制出可以清晰观察的薄层涂片，使阅片者更容易观察。目前临床主要有两种系统：①薄层细胞学检测系统（thinprep cytologic test，TCT）：1996 年经美国 FDA 批准用于临床。刮片毛刷取材后将宫颈脱落细胞洗入有细胞保存液的小瓶中，再通过高精密度过滤膜过滤后，将标本中的杂质分离，取过滤后的上皮细胞制成直径为 20mm 薄层细胞于载玻片上，95% 乙醇固定，经巴氏染色、封片，由细胞学专家用肉眼在显微镜下阅片，按 TBS 法做出诊断报告。此法对异常细胞诊断率提高了 13%，对低度鳞状上皮以上病变的检出率提高了 65%。但该设备一次只能处理一份标本，并在制成薄片后再染色。②液基细胞学检测(liquid-based cytologic test，LCT)：1999 年经美国 FDA 批准用于临床，是一种高通量的检测技术。将收集的细胞保存液通过比重液离心后，经自然沉淀法将标本中的黏液、血液和炎性细胞分离，收集余下的上皮细胞制成直径为 13mm 超薄层细胞于载玻片上。该技术每次可同时处理 48 份标本，同时完成细胞染色。这种技术将阅片范围缩小到直径 13mm，同时阅片最低时间减少到几分钟，可明显降低假阴性率[28]。

2. 阴道镜检查

宫颈细胞学检查结果 ≥ ASC/AGC 或 ASC-US 伴高危型 HPV-DNA 检测阳性，或临床发现高度可疑宫颈病变时可进行阴道镜检查。另外，2013 年 ASCCP 颁布的新的修正指南认为[28]，对于 30 岁以上女性，尽管细胞学结果阴性，如果高危型 HPV16 或 18 型阳性，也推荐进行阴道镜检查。阴道镜检查的四要素是：醋酸上皮的颜色、透明度，醋白区的边界、表面轮廓，血管特征，用碘后颜色变化。检查中应全面观察宫颈，确认宫颈鳞柱交界及移行区，注意病变是否伸入宫颈管及移行区之外是否有上述异常表现。即联合醋酸实验和放大镜肉眼观察指示病变的部位并活检[29-31]。各级 CIN 病变阴道镜图示见图 14-28 至图 14-31。

为提高阴道镜诊断的正确率，应注意以下几点。

（1）仔细观察病变内外边缘，内缘不清时，注意是否存在宫颈管病变。

（2）仔细观察醋酸反应，增厚醋白上皮的颜色随病变级别升高而愈加污浊。同一病变区域存在不同级别的病变时，按级别高者评分。

（3）血管的变化常有醋白上皮衬托。宫颈上皮无醋酸反应区中血管变粗多为纳囊挤压，致使血管改变。

（4）不能忽视缺乏血管的厚醋白上皮，同样不能忽视同时存在的形状不一的腺体开口，特别是腺体

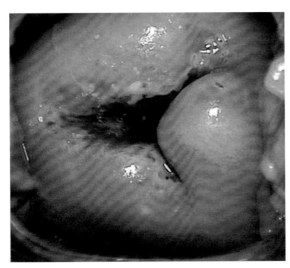

图 14-28　阴道镜下 CIN1 级病变

转化区内薄层醋白上皮，边界模糊，可见细小点状血管

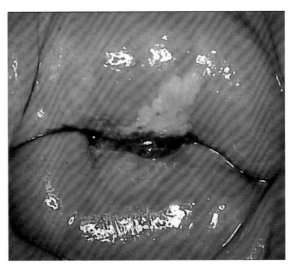

图 14-29　阴道镜下 CIN2 级病变

邻近鳞柱交界处的中度致密醋白上皮，边界清楚，中央可见点状血管及细小镶嵌

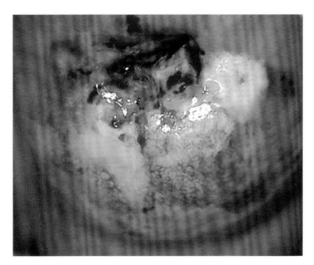

图 14-30　阴道镜下 CIN3 级病变
后唇致密醋白上皮，粗大不规则镶嵌

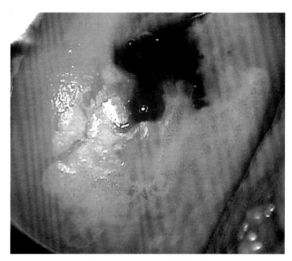

图 14-31　阴道镜下 CIN3 级病变
宫颈外口可见宫内节育器尾丝，后唇致密醋白上皮，
边界清楚，粗大点状血管及镶嵌

开口外有高而宽的醋白上皮时，往往提示存在高度病变。

（5）用醋酸前一定要肉眼观察是否有白斑和湿疣，它们有可能与癌并存。

3. 宫颈活检

宫颈活检是确诊癌前病变的必要手段，有盲取活检（肉眼下直接活检）、5% 醋酸肉眼观察（VIA）后活检、碘试验后活检、阴道镜下活检、锥切活检等方法。对于 CIN 不推荐采用盲取活检。文献报道阴道镜下活检病理与术后病理比较，病变升级率为 9.8%~30%。中国医学科学院肿瘤医院 2006 年统计 318 例 CIN，手术治疗后病理升级 16.4%（52/318），其中 30 例 CIN1-2 升级为 CIN2-3（32.6%），20 例 CIN3 升级为微小浸润癌（8.8%），2 例 CIN3 升级为浸润癌（0.9%）。前瞻性研究显示，阴道镜诊断 CIN 的敏感性为 69%~93%，特异性达 67%~93%[32]。HPV 感染时的变化常与 CIN 相混淆，但不能就此否定阴道镜检查（多点活检 +ECC）在 CIN 诊断中的作用，因为阴道镜检查是目前尚不能被替代的进一步评价异常细胞学的简易方法，关键在于必须重视阴道镜检查的规范操作。同时，对于细胞学发现异常腺细胞、CIN 深入颈管或阴道镜检查不满意时，应注意对颈管病变组织充分取材，即行 ECC。ECC 结果异常时，应做进一步诊断检查，必要时行环形电刀切除术（loop electro surgical excision procedure，LEEP）或冷刀锥切术（cold knife conization，CKC），以除外腺癌、浸润癌。有研究表明，ECC 有异常发现时，出现浸润癌或微小浸润癌概率高[33, 34]。另外，由于 HPV 对下生殖道鳞状上皮的易感性，还应注意同时检查排除阴道上皮内瘤变（VAIN）并存。

4. VIA

用 5% 的醋酸溶液涂于宫颈表面，1 min 后在 100 W 的白炽灯光（地灯）下，观察宫颈的颜色及形态，初步判断病变及程度，阳性者行进一步检查。

目前国内宫颈癌筛查取得了显著的成效，但由于经济及技术力量的不均衡，存在地区差异性大等问题。在借鉴国外筛查经验和指南的同时，我们还需要更多的实践、思考和总结，根据中国的国情不断完善适合中国女性宫颈癌筛查的纲领和指南。在我国，一些经济落后地区或一些基层医疗卫生单位，开展技术性较强的筛查项目如细胞学检查、阴道镜检查等尚存困难；并且技术性强的项目增加也许并不能提高疾病的检出率。自 1982 年以来的国内多项研究提示，对 CIN2 级及其以上病变，醋酸涂抹法和阴道镜检查具有相似的特异性，对于各级病变和各年龄段人群筛查效果较为一致，县级医院的医生经培训后能够达到与市级医院医生一样的诊断水平。由于醋酸涂抹法简便、费用低廉，更适合中国国情，对于经济落后地区不失为一种有效可行的宫颈癌初筛方法。

【HPV 检测】

目前已经确定高危型人乳头瘤病毒（high risk human papilloma virus，HR-HPV）是引起 CIN 及宫颈癌的重要因素。

由于 HPV 有严格的嗜上皮性，不能在体外细胞培养，故不能通过简便的血清检测进行 HPV 的诊断和分型。临床上用于检测 HPV 的方法包括细胞学方法、免疫组化、原位杂交、斑点杂交、核酸印迹和 PCR 等，其中以 PCR 方法的敏感性最高，具备简便、高效和价廉的特点，目前应用最多。

HPV 的型别、含量、感染持续时间决定病变的发展与预后，这些也是 HPV 检测的主要内容。目前主要是应用分子生物学方法进行 HPV-DNA 的检测。

1. 现有的 HPV 实验室主要检测手段

（1）PCR：该法有较高的敏感度，可进行 HPV 分型；缺点是对实验室环境要求较高，容易发生样本间的交叉污染，从而导致假阳性。

（2）**核酸杂交检测**：有较好的特异性和敏感度，还可以进行 HPV-DNA 的分型。各种核酸杂交检测方法有一定的优缺点。

1）核酸印迹原位杂交：适用于 HPV 分型和 HPV-DNA 分子量鉴定，虽然灵敏度高，但因操作复杂，需要新鲜组织标本，不便在临床上大规模使用。

2）斑点印迹：其敏感度和特异性均低于核酸印迹原位杂交法。虽然经济实用，但实验过程存在放射性污染，是不能轻视的环保问题。

3）原位杂交（in situ hybridization）：一种核酸杂交技术，可用来测定基因或特定核苷酸序列在核酸分子中的所在部位，检测重组体 DNA，通过非放射性探针对石蜡组织进行检测，能做定位检测。假阳性率低，但灵敏度不高，大大降低了临床使用价值。

4）杂交捕获法（hybrid capture）：杂交捕获试验是利用化学发光对抗体捕获的信号加以放大。首先使 DNA 双链释放并分解成为可以杂交的核苷酸单链，DNA 单链与 RNA 组合探针结合为 RNA-DNA 杂合体，特异性抗体将 RNA-DNA 杂合体捕获，偶联有碱性磷酸酶的第二抗体与 RNA-DNA 杂合体结合，碱性磷酸酶使酶底物发光，根据光的强弱可确定碱性磷酸酶的含量，从而确定 RNA-DNA 杂合体的含量。这种方法能检测 13 种高危型 HPV，包括 HPV 中的 16、18、31、33、35、39、45、51、52、56、58、59、68 型别。

2. 检测 HPV-DNA 的意义

（1）**作为初筛手段可滤出高危人群**：研究表明，在细胞学检测的同时进行 HR-HPV 检测可以增加 CIN 的检出率。另外，两种方法共同检测也可增加子宫颈原位腺癌和浸润性子宫颈腺癌的检出率。尽管一些临床试验表明，与标准的细胞学筛查比较，HR-HPV 检测可以增加 CIN2/3 的检出率，但仍缺乏经验和不够成熟，且对 HPV 阳性者缺乏肯定一致的处理方案。另外，年轻且性活跃年龄阶段女性 HPV 感染率较高，但绝大多数为一过性感染。因此，在现阶段用 HR-HPV 检测不能取代细胞学检测。

（2）**对于细胞学为 ASC-US 或 LSIL 者，HPV 是一种有效的再分类指标**：细胞学检测为 ASC-US 时则可行反馈性 HPV 检测，根据 HPV 检测结果进行分类。如果 HPV 阳性，ASC-US 或细胞学为 LSIL 或更严重者进行阴道镜检查；如果 HPV 阴性，则继续随访。

（3）**细胞学和 HPV 检测结果不一致时的特别说明**：ASCCP 联合多个专业机构共同对《宫颈癌的筛查指南》（以下简称《指南》）每年进行更新，2013 年更新后的《指南》中对于细胞学和 HPV 检测结果不一致时的处理做出特别说明，细胞学阴性而 HR-HPV 阳性的两种处理方案如下。

1）在 12 个月后重复细胞学和 HR-HPV 检测，如果 HPV 阳性或细胞学检测为 LSIL 或以上，则应行阴道镜检查；如果检测为双阴性（包括细胞学为 ASC-US）时，则应转为常规筛查。

2）立即做 HPV 基因分型检测 HPV16 或 HPV16/18。HPV16 或 HPV16/18 阳性的 30 岁以上的女性应直接行阴道镜检查；HPV16 或 HPV16/18 阴性，则应在 12 个月时重复细胞学和 HR-HPV 检查。根据检查结果参照第一种方案处理。HPV 阴性而细胞学为 ASC-US 者，子宫颈癌和癌前病变的危险非常低，与双阴性女性没有明显的差别，可继续常规筛查 [28, 35, 36]。

（4）**用于 CIN 病变治疗后的监测**：对宫颈高度病变手术治疗后的患者，HPV 检测可作为判断疗效和随访监测的手段，预测其病变恶化或术后复发的风险。有研究表明，子宫颈锥切术后应用 HPV-DNA 检测对于预测残余 CIN 及复发，有较高的灵敏度和阴性预测值 [37]。

【治疗】

1. CIN2 病变治疗选择

各级 CIN 病变有逆转为正常、持续不变和进展三种归宿。随着病变级别的上升，逆转的可能性降低，详见表 14-2 [38]。

表 14-2　各级 CIN 病变的转归（%）

病变级别	病变消退 / 逆转	病变持续	进展为 CIN3	进展为浸润癌
CIN1	60	30	10	1
CIN2	40	40	15	5
CIN3	33	55	N / A	> 12

CIN 的治疗选择主要取决于如下因素：病变级别及范围；年龄和对生育的要求；HR-HPV 感染状态；治疗后是否具有随访条件；就诊医院的设备技术条件等。治疗前必须做病理检查予以证实[39-41]。

治疗的手段主要为切除性治疗和破坏性治疗两种。前者为切除受累的宫颈组织，包括 CKC、物理治疗或 LEEP、激光、LLETZ 等手段，并获得病变组织病理。破坏性治疗为损毁受累的宫颈组织，包括冷冻、激光消融、电灼、冷凝等手段，适用于阴道镜检查满意、活检排除浸润癌、宫颈管诊刮无异常、无腺体细胞异常者，但无法获得组织学标本。

CIN1 有约 60% 的病变可自行消退，30% 的病变保持不变，只有不到 10% 的病变会进展。因此 CIN1 的处理趋于保守。如之前细胞学检测结果为 ASC-US、ASC-H 或 LSIL，应进行定期细胞学（每 6 个月）和 HPV（每 12 个月）检测随访观察，如连续两次 HPV-DNA 检测阴性，或细胞学无异常，继续常规筛查；若 HPV-DNA 阳性，或细胞学检测结果提示至少为 ASC，进行阴道镜检查。CIN1 持续 2 年以上，可行物理治疗或切除术。如之前细胞学提示为 HSIL 或 AGC-NOS，可行诊断性切除术，或每半年进行细胞学和阴道镜检查，如连续 2 次阴性，进入常规筛查。

CIN2 有约 40% 的病变可自行消退，30% 的病变保持不变，20%~30% 的病变会进展为 CIN3。对阴道镜下观察满意、病变较局限者可选择 LEEP。病变广泛或伸入宫颈管，超出阴道镜检查范围，宜采用 CKC 或 LEEP 治疗。

CIN3 中有不到 30% 的病变自行消退，而超过 12% 的病变会进展为浸润癌，故对于其处理不建议仅行物理治疗[42]，可选择 LEEP 或 CKC。当合并其他疾病需切除子宫者，不宜直接进行全子宫切除术，必须行宫颈锥切及病理检查排除浸润癌等。

2. 物理治疗与切除治疗的疗效比较

CIN 治疗后的复发率为 1%~25%，复发多在治疗后 2 年内。多数研究认为破坏性治疗和切除性治疗对于 CIN 的治疗疗效相当。与物理治疗相比，宫颈锥切可提供组织病理检查，反映宫颈病变程度及宫颈管的情况，也包括切缘评估，防止了浸润癌的漏诊。对于复发性 CIN2-3 或 CIN2、CIN3，阴道镜检查不满意者推荐进行切除治疗，不进行破坏治疗。

3. LEEP 与 CKC 的治疗比较

二者同为外科切除技术，且手术指征基本一致。对于 CIN3 且病灶面积较大患者，怀疑颈管内病变或高度怀疑有微灶浸润癌及浸润癌存在的患者，因对病理诊断及切缘判定要求精确度更高，采用 CKC 可进行更大范围病变的切除。LEEP 治疗是否影响病理标本切缘的病理诊断准确率仍存争议。LEEP 的手术治愈率（90%~94%）与 CKC（91%~98%）类似。锥切的疗效主要决定因素为宫颈病变程度和标本切缘是否阴性。而两者对于妊娠影响方面，Kyrgiou 进行了荟萃分析[43]，发现 LEEP 对妊娠的影响在大部分指标中（如早产、剖宫产分娩、围生儿死亡及低体重出生儿发生率）均优于 CKC。

4. 锥切术后切缘阳性者的处理

CIN3 锥切后切缘阳性率为 4.1%~41.0%，对于切缘阳性患者是否需要再次手术仍存在争议。有研究认为切缘阳性是 CIN 复发和持续性存在的高危因素，60%~82% 切缘阳性者仍有病灶残留，尤其是宫颈管组织的切缘阳性者，复发率达 25%~50%。中国医学科学院肿瘤医院 2008 年在一组 316 例 CIN3 患者中，发现 CKC 切缘阳性 22 例（7.0%），7 例为 CIN3，3 例为 CIN2，12 例为 CIN1 [44]。其中 2 例切缘 CIN3 患者 CKC 术后拒绝保守处理，行再次手术，术后随访无异常发现。但也有学者认为切缘 CIN3 病灶可自行消退，主张密切随诊，无须再次手术。上述切缘为 CIN1-2 者和 4 例切缘 CIN3 患者随访 CIN 病灶自然消退，随访 4~64 个月未复发。有研究提出对于切缘 CIN3 且强烈要求生育者可不补充手术，但需密切随访；如随访宫颈细胞学及 HPV 检查、阴道镜和组织学检查异常者，需再次手术治疗，以减少复发或进展为宫颈浸润癌的风险。对切缘为 CIN1、CIN2 的患者可通过细胞学阴道镜随访进行病情监测，无须补充手术 [16]。

5. 腺上皮病变的处理

2013 年更新的 ASCCP《指南》建议 [28]，如细胞学提示为倾向于腺上皮内瘤样病变（AGC favor neoplasia）或宫颈管原位腺癌的非典型腺细胞行阴道镜检查、取颈管内膜检查，大于 35 岁或不明原因阴道出血的女性还应行子宫内膜检查。各级别 CIN 合并腺上皮病变者宜选择诊断性切除，注意明确切缘病变及颈管内膜情况。如果细胞学为 AGC-NOS，组织病理学排除 CIN2 以上病变者，可在 12 个月和 24 个月时复查细胞学及 HPV，结果均阴性者可在 1 年后继续随诊，有异常者进行阴道镜检查；组织病理学为 CIN2 或 3 级，但没有腺细胞病变者按照 CIN 病变处理原则治疗。原位腺癌病变常深入颈管，病变多灶、跳跃，锥切术难以切净，切缘阴性不代表完全切除。排除浸润癌后，如无生育要求，首选全子宫切除术，有生育要求者可先行 CKC。

6. 特殊人群 CIN 的治疗

（1）青少年（< 21 岁）：CIN1，可观察，每年复查细胞学；CIN2，阴道镜检查满意，进行治疗或每 6 个月复查细胞学及阴道镜至 2 年，阴道镜检查不满意无随诊条件者可治疗；CIN3，不宜观察应治疗。对于 21~24 岁的年轻女性，ASCCP 2013 年更新《指南》中提到，细胞学为 ASC-US 或 HSIL 的 CIN1 患者，不建议直接行环形电切术，按照 CIN1 常规原则治疗。

（2）妊娠期：75% 的 CIN 病变在妊娠结束时可能消退。CIN1，不予治疗；CIN2/3，每 12 周复查细胞学及阴道镜，除非病变明显进展或细胞学提示浸润癌，否则不建议进行活检。无组织浸润癌证据，不可进行切除治疗。产后 6 周复查。

7. 随诊

建议 CIN 治疗后应至少随诊 10 年，CIN2、CIN3 随访 20 年。可于治疗后每 6 个月进行一次细胞学检查，6~12 个月进行一次 HPV 检测；或每 6 个月进行一次细胞学及 HPV 检测，持续 2 年阴性即可进行常规普查。如细胞学结果 ≥ ASC-US，或 HPV 阳性，推荐行阴道镜检查及宫颈管活检。

【预防】

宫颈癌被认为是人类历史上第一个可以预防的恶性肿瘤，宫颈癌及其癌前病变的预防技术和方案也是当前癌症防控领域最热门的方向之一。目前全球范围内已推行的或正在被研究的预防方案主要包括：

HPV 疫苗接种（宫颈癌一级预防）、人群筛查（二级预防）、疫苗接种与筛查相结合（在同一人群中开展一、二级预防）。

1. HPV 疫苗

目前 HPV 疫苗主要包括预防性疫苗和治疗性疫苗两大类，主要针对高危型 HPV。

（1）**预防性疫苗**：主要通过诱导有效的体液免疫应答，诱发机体产生特异性的中和抗体和有效的局部免疫反应，使特异性抗体与病毒的包膜抗原结合，破坏病毒，阻止病毒进入宿主细胞，从而达到预防感染的目的，以阻止 HPV 的长期感染和再感染。预防性疫苗一般以 HPV 主要衣壳蛋白 L1 和次要衣壳蛋白 L2 为靶抗原。这两种蛋白可自我装配或经体外包装折叠形成病毒样颗粒（virus-like particles，VLP），其空间结构和抗原表位与天然病毒颗粒十分相似，且不含 HPV DNA，无感染性和致癌性，被认为是有前途的宫颈癌预防性疫苗。预防性疫苗的初步研究结果表明，疫苗可被安全耐受，且能够降低 HPV16/18 持续感染以及 HPV 相关细胞学异常及 CIN 发生率，最终降低宫颈癌的发生率[45]。

但由于 HPV 有多种亚型，使得不同型别的 HPV VLP 疫苗之间不能产生交叉反应，这给此类疫苗的市场应用增加了困难。2006 年 6 月，美国 FDA 正式批准美国默克公司的 Gardasil——第一种人类宫颈癌四价预防性 VLP 疫苗，用于预防由 HPV6、11、16、18 型病毒引起的宫颈癌、外阴肿瘤和阴道癌，并已在欧美及亚太地区近 80 个国家上市。葛兰素史克（GSK）公司针对 HPV16 和 18 的二价预防性 VLP 疫苗 Cervarix，于 2007 年 3 月向 FDA 递交上市申请。2014 年 12 月美国默克公司的九价疫苗 Gardasil 获批上市。目前全球范围内 140 多个国家都在开展政府主导或自费的 HPV 疫苗接种。我国已有多家研究中心及医药企业正式申请了 HPV 疫苗临床试验，2015 年已有部分研究的 III 期临床试验完成，疫苗在国内上市应用指日可待。

关于疫苗的应用人群，根据研究结果，HPV 流行的年龄特异性曲线为双峰[46]，第一个高峰为开始有性生活到性活跃的 25 岁；第 2 高峰出现在 50 岁左右。2006 年 6 月 29 日，美国疾病预防控制中心建议：女性应于 11~12 岁接受 HPV 预防性疫苗的注射接种，女童可从 9 岁开始接种。

在 HPV 疫苗方面仍存在许多问题尚待解决，如疫苗使用的临床终点（endpoint）的设定、对颗粒性病毒反应的一致性和持续时间、疫苗作用的最佳年龄、在男性中的免疫作用、所涉及的 HPV 亚型及筛查和疫苗的联合应用等[45]。

（2）**治疗性疫苗**：主要通过刺激细胞免疫应答，消灭表达 HPV 抗原的被感染细胞。由于 E6、E7 两种基因产物是 HPV 阳性的肿瘤细胞表达的癌蛋白，而这种持续表达是肿瘤细胞转化和维持恶性特征所必需的；并且，正常组织中不存在这两种蛋白，它们是完全的外来病毒蛋白，具有比突变细胞蛋白更多的抗原决定簇，因此，E6 和 E7 蛋白就成为 HPV 相关宫颈癌及癌前病变治疗性疫苗的理想靶抗原，可诱导针对 E6、E7 蛋白的细胞毒性 T 细胞（CTL）的产生。目前各种不同形式的治疗性疫苗已进入临床 I、II 期试验阶段，如肽类或蛋白类疫苗（peptide/protein-based vaccine）、病毒 / 细菌载体重组疫苗（viral/bacterial-based vaccine）、DNA 疫苗、以树突状细胞为基础的治疗性疫苗（dendritic cell-based vaccine）。临床各项研究结果初步显示这些疫苗是安全的，并具有不同的免疫原性，尽管尚没有发现免疫应答与临床结果之间具有相关性[47-50]。

2. 筛查

早期筛查，定期随访，必要时干预，是预防宫颈癌发生的重要原则。筛查可以发现癌前病变和早期癌症并进行早期干预。宫颈细胞学检查联合 HPV 检测及阴道镜的规范应用是目前宫颈癌前病变及宫颈癌筛查的主要手段（详见本节诊断部分）。根据 ASCCP《指南》，宫颈癌筛查应在有性生活 3 年后开始，最迟应从 21 岁起接受筛查。但是，对于既往未接受筛查的女性或无法得到既往筛查记录的女性，推荐一旦发现即开始进行筛查；若既往有宫颈癌或 CIN 病史、宫内应用己烯雌酚史或存在免疫缺陷状态（如 HIV 感染），应尽量延长筛查时间。21~30 岁女性，应每 3 年筛查 1 次细胞学。年龄 ≥ 30 岁的女性，除每 3 年进行一次细胞学检测外，还要联合使用高危型 HPV 检测进行筛查，当两者均未发现异常时，可至少 5 年后再进行筛查。有宫颈癌或 CIN 病史、宫内应用己烯雌酚史或存在免疫缺陷状态（如 HIV 感染者）除外，这些高危人群应按各自随访时间要求进行随诊。不推荐单独进行 HPV 检测。已接种了 HPV 疫苗的女性，筛查方法与未接种者相同。对于年龄 ≥ 65 岁的女性，如果宫颈结构完整，10 年内至少连续 3 次正规细胞学检查结果无异常，或全子宫切除且 20 年内无 CIN2 级以上病史者，可考虑终止筛查。对于有 CIN2 级以上病变的患者应至少随诊 20 年。

（吴令英　乔友林　张　询　曹　箭　安菊生　常柏峰）

参考文献

［1］董志伟.中国癌症筛查及早诊早治指南（试行）.北京：北京大学医学出版社，2005.

［2］TING J，KRUZIKAS D T，SMITH J S. A global review of age-specific and overall prevalence of cervical lesions. Int J Gynecol Cancer，2010，20（7）:1244-1249.

［3］ZHAO F H，LEWKOWITZ A K，HU Y，et al. Prevalence of human papillomavirus and cervical intraepithelial neoplasia in China: a pooled analysis of 17 population-based studies. Int J Cancer，2012，131（12）:2929-2938.

［4］GRAVITT P E. The known unknowns of HPV natural history. J Clin Invest，2011，121（12）:4593-4599.

［5］乔友林，张林琦.人乳头瘤病毒引起子宫颈癌机理和人免疫缺陷病毒的发现：2008 年诺贝尔生理学 / 医学奖评述 // 中国科学院.2009 科学发展报告.北京：科学出版社，2009：112-119.

［6］International Collaboration of Epidemiological Studies of Cervical Cancer. Cervical carcinoma and reproductive factors: collaborative reanalysis of individual data on 16 563 women with cervical carcinoma and 33 542 women without cervical carcinoma from 25 epidemiological studies. Int J Cancer，2006，119:1108-1124.

［7］International Collaboration of Epidemiological Studies of Cervical Cancer. Cervical cancer and hormonal contraceptives: collaborative reanalysis of individual data for 16 573 women with cervical cancer and 35 509 women without cervical cancer from 24 epidemiological studies. Lancet，2007，370:1609-1621.

［8］SHI J F，CANFELL K，QIAO Y L，et al. The burden of cervical cancer in China: synthesis of the evidence. Int J Cancer，2012，130（3）:641-652.

［9］DOORBAR J, QUINT W, BANKS L, et al. The biology and life-cycle of human papillomaviruses. Vaccine, 2012, 30 （5）:55-70.

［10］SCHIFFMAN M, CASTLE P E, JERONIMO J, et al. Human papillomavirus and cervical cancer. Lancet, 2007, 370 （9590）:890-907.

［11］WOODMAN C B, COLLINS S I, YOUNG L S. The natural history of cervical HPV infection: unresolved issues. Nat Rev Cancer, 2007, 7（1）:11-22.

［12］SHI J F, BELINSON J L, ZHAO F H, et al. Human papillomavirus testing for cervical cancer screening: results from a 6-year prospective study in rural China. Am J Epidemiol, 2009, 170（6）:708-716.

［13］ZHAO F H, HU S Y, ZHANG X, et al. Long-term protective effects of high-risk human papillomavirus testing and cytology: results from a Chinese 11-year cervical cancer screening cohort study. 28th International Papillomavirus Conference, Abstracts Book-Epidemiology / Public Health. Puerto Rico :［s.n.］2012.

［14］MOSCICKI A B, SCHIFFMAN M, BURCHELL A, et al. Updating the natural history of human papillomavirus and anogenital cancers. Vaccine, 2012, 30（5）:24-33.

［15］慈璞娲, 赵方辉, 乔友林. 宫颈上皮内瘤变自然史转移概率的研究. 中国肿瘤, 2011（9）:694-698.

［16］CANFELL K, CHESSON H, KULASINGAM S L, et al. Modeling preventative strategies against human papillomavirus-related disease in developed countries. Vaccine, 2012, 30（5）:157-167.

［17］CANFELL K, SHI J F, LEW J B, et al. Prevention of cervical cancer in rural China: evaluation of HPV vaccination and primary HPV screening strategies. Vaccine, 2011, 29（13）:2487-2494.

［18］SELLORS J W, SANKARANARAYANAN R. Colposcopy and treatment of cervical intraepithelial neoplasia : a Beginner's manual. Lyon : International Agency for Research on Cancer Press, 2003.

［19］MCCREDIE M R, SHARPLES K J, PAUL C, et al. Natural history of cervical neoplasia and risk of invasive cancer in women with cervical intraepithelial neoplasia 3: a retrospective cohort study. Lancet Oncology, 2008, 9:425-434.

［20］MALPICA A, MICHAEL T, EUSCHER D E. Biopsy interpretation of the uterine cervix and corpus. Philadelphia : Wolters Kluwer Health Lippincott Williams & Wilkins, 2015.

［21］WAXMEN A G, DAVID CHELMOW D, DARRAGH T M, et al. Revised terminology for cervical histopathology and its implications for management of high-grade squamous intraepithelial lesions of the cervix. Obstetrics & Gynecology, 2012, 6 : 120.

［22］KURMAN R J, SOLOMON D. The Bethesda system for reporting cervical/vaginal cytologic diagnoses. New York: Springer-Verlag, 1994.

［23］CETINER H, KIR G, KAYGUSUZ E, et al. Is the low-grade squamous intraepithelial lesion/atpical squamous cells cannot exclude high-grade squamous intraepithelial lesion category associated with cervical intraepithelial neoplasia 2 ? Acta Cytol, 2013, 57（6）:581-584.

［24］ZIEMKE P, MARQUARDT K, GRIESSER H .Predictive value of the combined p16 and Ki-67 Immunocytochemistry in low-grade squamous intraepithelial lesions. Acta Cytol, 2014, 58（5）:489-494.

［25］ROSSI P G, CAROZZI F, COLLINA G, et al. HPV testing is an efficient management choice for women with inadequate liquid-based cytology in cervical cancer screening. Am J Clin Pathol, 2012, 138（1）: 65-71.

［26］CASTLE P E, FETTERMAN B, POITRAS N, et al. Relationship of atypical glandular cell cytology, age, and human papillomavirus detection to cervical and endometrial cancer risks. Obetet Gynecol, 2012, 115（2 Pt 1）: 243-248.

［27］AJIT D, GAVAS S, JOSEPH S, et al. Identification of atypical glandular cells in pap smears: is it a hit and miss scenario? Acta Cytol, 2013, 57（1）:45-53.

［28］MASSAD L S, EINSTEIN M H, HUH W K, et al. Updated consensus guidelines for the management of abnormal cervical cancer screening tests and cancer precusors. J Low Genit Tract Dis, 2013, 17 : 1-27.

［29］KYRGIOU M, TSOUMPOU I, VREKOUSSIS T, et al. The up-to-date evidence on colposcopy practice and treatment of cervical intraepithelial neoplasia:the Cochrane colposcopy and cervical cytopathology collaborative group（C5 group）approach. Cancer Treat Rev, 2006, 32:516-523.

［30］EDEBIRI AA. The relative significance of colposcopic descriptive appearances in the diagnosis of cervical intraepithelial neoplasia.Int J Gynaecol Obstet, 1990, 33（1）:23-29.

［31］JAVAHERI G, FEJGIN M D. Diagnostic value of colposcopy in the investigation of cervical neoplasia. Am J Obstet Gynecol, 1980, 137（5）:588-594.

［32］章文华, 李淑敏, 李楠, 等. 318 例宫颈上皮内瘤变的临床分析. 临床肿瘤学杂志, 2006, 11（9）: 666.

［33］DRESCHER C W, PETERS W A, ROBERTS J A. Contribution of endocervical curettage in evaluating abnormal cervical cytology. Obstet Gynecol, 1983, 62（3）:343-347.

［34］DABH E A, ROGERS R E, DAVIS T E. The role of endocervical curettage in satisfactory colposcopy.Obstet Gynecol, 1989, 74（2）:159-164.

［35］KYRGIOU M, KOLIOPOULOS G, HIRSCH M P. Obstetric outcomes after conservative treatment for intraepithelial or early invasive cervical lesions: systematic review and meta-analysis. Lancet, 2006, 367（9509）:489-498.

［36］COLGAN T J. The 2006 consensus guidelines for the management of women with abnormal cervical screening tests: challenges remain. Cancer Cytopathol, 2010, 118（5）:233-237.

［37］PARASKEVAIDIS E, ARBYN M, SOTIRIADIS A, et al.The role of HPV DNA testing in the follow-up period after treatment for CIN: a systematic review of the literature. Cancer Treat Rev, 2004, 30:205-211.

［38］SASLOW D, SOLOMON D, LAWSON H W, et al .Premalignant lesions of the cervix.American Society for Colposcopy and Cervical Pathology(ASCCP). （2012-01-04）［2015-03-20］http://www.asccp.org/practicemanagernment/cervix/premalignantle sionsofthecervix/tabid/7504/default.aspx.

［39］NUOVO J, MELNIKOW J, WILLAN A R, et al.Treatment outcomes for squamous intraepithelial lesions. Int J Gynaecol Obstet, 2000, 68:25-33.

［40］KALLIALA I, NIEMINEN P, DYBA T, et al. Cancer free survival after CIN treatment:comparisons of treatment methods and histology. Gynecol Oncol, 2007, 105:228-233.

［41］吴令英, 安菊生. 宫颈上皮内瘤变的诊治. 实用妇产科杂志, 2013, 29（3）, 10-12.

［42］SHUMSKY A G, STUART G C, NATION J. Carcinoma of the cervix following conservative management of cervical intraepithelial neoplasia. Gynecol Oncol，1994，53（1）:50-54.

［43］KYRGIOU M, ARBYN M, SIMOENS C，et al. Perinatal mortality and other severe adverse pregnancy outcomes associated with theatment of cervical intraepithelial neoplasia:meta-analysis.BMJ，2008，18（337）：1284.

［44］吴令英，李楠，章文华，等.醋酸涂抹法在宫颈癌筛查中的应用价值.癌症，2003，22: 1096-1098.

［45］CATHY, J B, CHARLES W G, CARALEE R. Health care disparities and cervical cancer. Am J of Public Health，2004，12（94）：2098.

［46］郭洁，朱中元，王海波，等.宫颈癌的成因、检测及预防的研究进展.中国热带医学，2007，7（9）：1695.

［47］蒿艳蓉，甘浪舸，阮林，等.年轻妇女子宫颈癌发病因素分析.现代肿瘤医学，2006，14（2）：211-215.

［48］MORENO V, BOSCH F X, MUÑOZ N.Effect of oral contraceptives on risk of cervical cancer in women with human. Lancet，2002，359（9312）:1085-1092.

［49］MUÑOZ N, FRANCESCHI S, BOSETTI C，et al. Role of parity and human papillomavirus in cervical cancer : the IARC muhicentrie case control study. Lancet，2002，359（9312）:1093-1010.

［50］LIMA S V, MESQUITA A M, CAVALCANTE F G，et a1. Sexually transmitted infections in a female population in rural northeast Brazil : prevalence morbidity and risk factors. Trop Med lnt Health，2003，8（7）：595.

第二节　阴道癌前病变和癌前疾病

阴道上皮内瘤变（vaginal intraepithelial neoplasia，VAIN）是阴道浸润性癌的癌前病变，1933年由Hummer首次报道[1]。VAIN由轻到重分为1、2和3级。与CIN类似，VAIN3级包括阴道原位癌。在组织学上，阴道上皮内没有腺体，故阴道上皮内瘤变均为鳞状上皮病变。阴道非典型腺病是异位或迷走的腺体发生的病变，与个体在胚胎时期暴露于雌二醇有关，可能是阴道透明细胞癌的癌前病变。

在胚胎发生学上，阴道上皮与宫颈上皮具有相同的起源，均来自于泌尿生殖窦，而且在女性体内，阴道与宫颈处于相似的生理环境中，因此，VAIN与CIN在病因学、病理学、临床诊断、治疗和转归等方面具有一定的相似性。但由于解剖结构、生理功能等的不同，VAIN仍然具有一定的特点，尤其是治疗方面值得探讨。

【流行病学】

VAIN的发生率明显低于CIN及外阴上皮内瘤变（VIN），约占所有下生殖道癌前病变的0.4%[2]。原因可能是阴道上皮缺少宫颈上皮的转化区，缺少HPV首先作用并"突破"的靶区域，导致对致病因素的敏感性较低，发生病变的风险亦下降。另一方面，临床进行妇科检查时，窥具会遮挡部分阴道壁，且肉眼难以发现病变，而阴道镜检查时可能过于关注宫颈病变而忽略对阴道的检查，这些可导致VAIN的检出率降低，从而低估了其发病率。

近些年来，随着人们对VAIN认识的不断增加、细胞学筛查的广泛应用以及阴道镜检查的规范化使用和普及，其发病率逐渐上升。但到目前为止仍然缺乏具体的发病率数字，据估计，美国的发病率为（0.2~0.3）/10万[3]。

【病因】

目前认为，VAIN的发病原因与CIN类似，HPV感染是非常重要的危险因素。阴道上皮不存在类似于宫颈上皮的转化区，HPV致病的"导火索"可能是各种原因导致的阴道黏膜损伤。研究表明，接近100%的VAIN患者具有HPV感染[4]。与CIN类似，HPV16、18型仍是常见的感染型别。具体发病的分子机制仍有待研究。

另外，过早的性生活、多个性伴侣、梅毒和淋病等性传播疾病、吸烟、吸毒等导致宫颈病变发生风险上升的因素也是VAIN发病的高危因素。临床研究表明，大约70%以上的VAIN患者具有CIN病史，另外，约70%的VIN患者同时或者先后发生VAIN[5]。这些研究提示既往曾患CIN或VIN的患者发生VAIN的风险升高，尤其是 CIN 或宫颈癌治疗后 HPV 感染持续存在或一度转阴又再次出现持续性或多重 HPV 感染者。有研究对因 CIN2-3 或宫颈癌行全子宫切除术的患者进行 10 年随访，发现 VAIN 的发病率为 2%~7.4%，发生 VAIN 的平均时间是全子宫切除术后的第 3~8 年[6]。除此以外，阴道放疗史、宫内胚胎发育期间雌激素暴露史等可能也是发生 VAIN 的危险因素。

【临床表现】

1. 症状

多数患者无自觉症状，往往是在 CIN、宫颈癌或外阴癌的随访中或查体时发现。回顾性临床研究表明，约 94% 患者无症状，阴道少量出血、分泌物增多及少量排液者约占 5%[7]。VAIN1-2 级的发病年龄主要分布在 40~60 岁[8]。

2. 体征

随着 VAIN 病变的由轻到重，阴道检查时肉眼观阴道黏膜可以无改变，或者轻度糜烂，或黏膜表面粗糙感。借鉴 CIN 的检查所见，可以采用局部涂 5% 醋酸的方法，使病变更加清晰。随着病变的加重，醋白上皮会更加明显。

3. HPV 检测

用毛刷或拭子取阴道分泌物进行检测，可查出是否有高危 HPV 感染。检测方法与 CIN 相同，目前美国 FDA 批准的方法是第 2 代杂交捕获（HC2），此外，还有 PCR 扩增法等。

4. 细胞学检查

HPV 联合细胞学检查是 VAIN 重要的筛查手段，尤其是既往有宫颈癌前病变、宫颈癌或外阴癌前病变、外阴癌病史者。因非宫颈病变切除子宫者也应酌情行细胞学检查，因为 20%~40% 的 VAIN 患者既往因为其他良性病变而切除子宫[6]。

从 20 世纪 40 年代的巴氏脱落细胞涂片检查到液基薄片细胞学检查，细胞学检查已经为降低宫颈癌的发生率发挥了极大的作用。VAIN 的细胞学检查方法同 CIN。注意取材前 24h 内避免阴道冲洗和性生活，防止病变细胞脱落而影响检出率；取材时应全面刷取阴道各壁，尤其应多次刷取阴道上 1/3 及残端阴道皱褶等 VAIN 好发的部位。

根据 HPV 和细胞学的检查结果，决定是否需要进一步行阴道镜检查。总的来说，细胞学检查提示非典型意义的鳞状上皮细胞同时合并 HPV DNA 阳性者，以及细胞学检查提示有鳞状上皮病变，均为阴道镜检查的指征。

5. 肿瘤标志物

VAIN 属于鳞状上皮细胞病变，但绝大多数患者鳞状细胞癌抗原（SCC）没有变化，如有升高应警惕发生浸润癌的可能。

6. 阴道镜检查

阴道镜检查的目的在于发现肉眼难以看到的病变，并在异常部位直接取活检，提高活检的准确性。

另外，阴道镜检查对明确病变范围具有非常重要的意义。具体检查指征和检查步骤可参考本章第一节相应内容。先低倍镜、后高倍镜观察，先整体再对可疑区域重点观察，并根据需要采用绿光观察血管变化。涂 5% 醋酸后，阴道上皮的改变与 CIN 相似，表现为醋白上皮、血管变化、镶嵌等。发生这些变化的机制与 CIN 相同：由于病变上皮细胞的核容量增加，涂醋酸后细胞出现暂时性脱水现象，异常的核质比显现出来，细胞核妨碍光线传导，表现为白色上皮。上皮白色程度和特点与病变程度相关，是诊断的重要依据。而涂卢戈碘液后，因柱状上皮细胞和化生的鳞状上皮细胞以及发生恶性转化的细胞内不含糖原，不被碘染色，表现为不着色，呈芥末黄色、土黄色或香蕉黄色。

对于 VAIN 的阴道镜检查，需要特别注意的有以下几点。

（1）全面检查阴道的每一个部分。VAIN 的好发部位为阴道上 1/3，有报道称此部位病变占全部 VAIN 的 70%~90%[9]，其中子宫切除术后的患者，约一半以上发生于阴道残端缝合处[10]。而且大多数患者为多灶性，故阴道镜检查时应全面检查阴道各壁，避免遗漏。病变累及范围对于治疗手段的选择有重要意义，所以不容忽视。具体的方法是：进窥具的时候由阴道外口逐渐向内推进，至阴道顶端，仔细观察穹隆全周的变化。对于已经切除子宫者，有时残端的凹陷皱褶较多，应不断调整窥具的开合度，或者借助长钳、棉签等展开阴道黏膜皱褶，避免漏诊。窥具退出的过程应缓慢，同时转动窥具，再次观察阴道各壁的变化。如需要，上述过程可重复，观察确定病变范围。涂醋酸时同样要注意，阴道各壁尤其是皱褶之内均应浸泡到醋酸。

（2）宫颈癌放疗后的患者阴道狭窄，弹性下降，部分患者甚至发生阴道壁粘连，导致暴露困难，大大增加了阴道镜检查的难度。可分开粘连后细致观察，或采用小号窥具，尽量暴露阴道上端至宫颈，因为阴道上 1/3 是发生 VAIN 的最常见部位。放疗后阴道上皮变薄，糖原含量减少，涂醋酸或卢戈碘液后变化可能不十分显著，所以即使是较薄的醋白上皮也应重视，予以活检。

（3）绝经后的女性阴道上皮萎缩，皱褶少，上皮细胞层数减少，上皮变薄，细胞内糖原也相应减少，表现为碘淡染，不利于观察，可考虑用雌激素软膏阴道局部涂抹 2~4 周后再检查[1]。

在没有阴道镜检查条件的地区，可以通过涂 5% 醋酸或卢戈碘液后肉眼观察结果，明确大致的病变范围。涂醋酸后出现醋白上皮的区域以及碘不着色区被认为是可疑病变累及范围。

7. 病理学检查

在阴道镜指导下取活检，行组织病理学检查，获得最终诊断。与 CIN 类似，细胞学、阴道镜检查、组织病理学检查是 VAIN 的三阶梯检查方法。

8. 影像学检查

超声、CT、核磁共振等影像学检查上 VAIN 均无明显表现，辅助诊断的意义不大。

【诊断】

根据患者的症状、体征、病史，结合阴道镜检查所见，临床可以初步诊断。VAIN 的诊断应包括两方面内容，即病变的范围和病变的严重程度。病变范围的判断依靠仔细全面的阴道镜检查，病变严重程度的诊断依靠组织病理学检查。

病理学定义：VAIN为阴道鳞状上皮癌前病变，可原发于阴道，或者为宫颈原发病变蔓延至阴道。VAIN经常是所谓的下生殖道肿瘤综合征表现之一。VAIN的组织学表现与CIN相同，也分为三级。

同义词：不典型增生/原位癌；鳞状上皮内病变。

组织学特征：

VAIN1：相当于轻度不典型增生。上皮上2/3保持分层成熟的正常结构。细胞异型性轻，异型细胞主要分布于上皮下1/3或分散于上中层并常伴随挖空细胞等病毒感染改变。核分裂象可见于上皮的下1/3，但数量不多。不典型分裂象很少见（图14-32）。

VAIN2：相当于中度不典型增生。上皮上1/2或1/3保持成熟。细胞异型性明显加重，主要位于上皮下1/2或下2/3，个别可散入上1/3。细胞核染色明显增粗，核型不规则，核质比相等或倒置，极性紊乱。核分裂象增多，但一般限于下2/3，可见不典型分裂象（图14-33）。

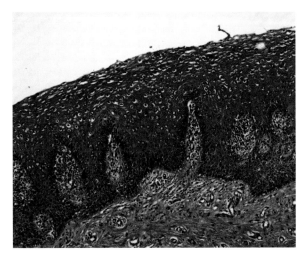

图 14-32　阴道鳞状上皮 VAIN1

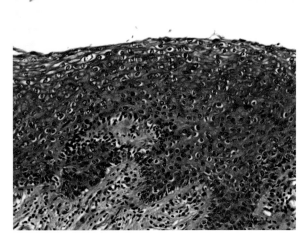

图 14-33　阴道鳞状上皮 VAIN2

VAIN3：相当于重度不典型增生和原位癌。上皮2/3以上或全层均为异型细胞所替代。核质比可完全倒置并出现核重叠。全层可见较多核分裂象，不典型分裂象常见。

非典型腺病（atypical adenosis）：其特征为腺细胞分层，细胞核多形性、深染，核仁明显。因透明细胞癌而切除的阴道组织经连续切片，可发现非典型腺病出现在透明细胞癌附近，提示透明细胞癌可能与非典型腺病有关，但这仅仅是一种假设，因为尚未见到经显微镜证实的非典型腺病进展为癌的病例。

【治疗】

由于VAIN少见，对其自然病程知之甚少。阴道的特殊解剖结构以及VAIN病变的多灶性特点，导致该病的治疗较为困难。目前为止，尚无公认的治疗VAIN指南。绝大多数研究认为，VAIN1级病变多数会自然消退，故可以观察随诊，暂不需要治疗。而10%~20%的VAIN2级和3级可能进展为浸润癌，应予以治疗[2]。治疗方法有手术、局部药物治疗以及放射治疗等，可根据患者的年龄、既往病史、手术史，病变的范围与严重程度，并结合患者意愿，选择具体的治疗方法。

1. 手术切除

根据病变范围可行部分或全阴道切除。术前采用卢戈碘液再次显示病变范围，以免遗漏病灶。如为子宫切除术后位于阴道上 1/3 的病变，可行腹腔镜或开腹阴道部分切除。如病变位于阴道下 1/3，可行经阴道的部分阴道切除术。切除范围应包括病变外 0.5~1cm。如病变广泛分布于全阴道，则需行全阴道切除术。切除过程中应注意不要损伤膀胱后壁、尿道及直肠。可于阴道黏膜下方注射水垫，降低损伤膀胱、尿道及肠道的风险。由于阴道解剖及功能的独特性，单纯手术切除，尤其是病变范围广，需行全阴道切除时，发生直肠阴道瘘、膀胱阴道瘘或尿道阴道瘘的风险相对较高，而且对患者的生理、心理均会造成较大的影响，降低生活质量。目前可采用腹膜、结肠、回肠等代阴道，改善生活质量。文献报道，手术的治愈率达 68%~88%[6, 11]。对于可疑浸润癌的病变最好采用手术切除，以获得准确的病理诊断，避免漏诊。

除了传统手术刀即冷刀切除外，还有报道采用 LEEP 或激光切除。两种切除方式可完整切除病灶，并送病理检查。另一种 CO_2 激光汽化切除法则无法获取组织标本，不能进行病理评价。激光技术的优点在于方法相对简单，如能熟练运用该技术，则可比较浅表地去除病变组织，损伤膀胱或直肠的风险较小，对术后阴道功能及性生活的影响较小。缺点是对于残端难以暴露处的病变不易切除干净，容易残留病灶。另外，CO_2 激光汽化切除法没有组织标本供病理评价，对于可疑浸润癌者应慎用。文献报道，激光治疗 VAIN 的复发率为 14%~57%，差异较大[12-14]。

2. 药物局部治疗

药物治疗的优势在于使用方便，无须麻醉，而且可最大限度地保留阴道的功能。常用的药物有 5- 氟尿嘧啶软膏、咪喹莫特乳膏等，二者的作用机制不同。5- 氟尿嘧啶是一种细胞毒药物，广泛用于多种恶性肿瘤的治疗。其作用机制在于干预 DNA 的合成与代谢，从而抑制病变细胞分裂、生长。软膏制剂使用方便，涂于患处即可，每周 1 次，使用 10~12 周。但不良反应较大，常伴阴道黏膜的烧灼、不适感，甚至可导致黏膜溃疡，出现阴道疼痛、分泌物增多、阴道流血等。如上述不良反应较大，可暂停治疗 1 周，待症状好转后再继续用药。治疗后多数患者可获缓解，但约 40% 以上患者可能出现复发。

咪喹莫特乳膏属于免疫调节剂，可诱导细胞因子如干扰素、白介素 -6 等表达，刺激细胞免疫反应，发挥抗病毒及抗肿瘤的作用。主要用于 VAIN1-2 的治疗。该药同样使用简单，每周 1~3 次涂于患处，使用 8~12 周。不良反应主要为阴道烧灼感及疼痛。目前报道的疗效与复发率相差较大，病变完全消退者占 26%~100%，部分消退者 0~60%，复发率为 0~37%[2]。

2013 年安德森癌症中心曾报道了一项回顾性研究结果，对于 72 例 VAIN2/3 患者采用单纯雌激素软膏外用或切除联合外用雌激素，每周 2~3 次，应用 2~3 个月，平均随访 47.6 个月后，病变治愈率为 86.1%，而且应用方便，不良反应小。因此，笔者认为外用雌激素不失为 VAIN 的一种治疗选择[15]。

3. 腔内近距离放疗

应针对病变分布范围,使用不同阴道容器进行近距离腔内放疗。高剂量率腔内治疗 VAIN3 的黏膜表面剂量为 40~60Gy,治愈率较高。一篇来自英国的报道中,22 例 VAIN3 的患者接受中剂量率近距离放疗(参考点:施源器表面旁开 0.5cm,剂量 48Gy),中位随访 77 个月,3 例复发,复发率为 13.6%,其中 2 例发展为浸润癌[16]。还有应用高剂量率或低剂量率放疗的报道,复发率约 10%[17, 18]。但放疗的不良反应主要是阴道狭窄、弹性下降,少部分严重者可能出现阴道溃疡,甚至阴道瘘等。因腔内放疗剂量较低,产生放射性膀胱炎或直肠炎的比例较低。需要指出的是,放疗后复发病变的治疗比较棘手,由于周围器官的剂量限制,难以再次放疗。而放疗野内再次手术存在伤口长期不愈合的风险,药物治疗的效果也难以预测。

此外,国外还有使用聚焦超声抽吸术(cavitational ultrasonic surgical aspiration,CUSA)治疗 VAIN 的报道。该方法的原理是采用超声共聚焦破坏组织,并将其抽吸去除。该方法对周围组织有很好的保护作用。据报道,随访 1~4.5 年,治愈率 70%~80%[19, 20]。

【随诊】

治疗后患者需定期复查,主要是 HPV-DNA 检测和阴道脱落细胞学检查,可参照 CIN 治疗后的随诊方案。即使是已行全阴道切除者,仍应注意发生 VIN 的可能。表 14-3 总结了不同治疗方式的疗效和随访时间等[2]。

表 14-3　VAIN 患者不同治疗方式的疗效报道总结

治疗方法	文献出处	共计病例数	随访期的治愈率	随访时间(月)
病灶局部切除	文献[21-23]	129	69%~85%	44~61
激光切除	文献[7, 14, 22, 24, 25]	152	68%~87.5%	12~60
CUSA	文献[19, 20]	138	74%	21~53
阴道切除	文献[1, 7, 26]	55	80%~100%	23
放疗	文献[16-18, 27]	68	86%~100%	6~90
5-FU 软膏	文献[7, 22, 28, 29]	89	45%~100%	3~60

CUSA:聚焦超声抽吸术

【转归与预后】

与 CIN 相似,部分 VAIN 患者可以自然消退,病变程度越轻,消退的概率越大。经不同方法治疗后,大部分患者能够达到治愈(表 14-3),但仍有少部分患者复发或进展为浸润癌,所以仍需长期随访。

多灶性是病变复发的高危因素,治疗后持续 HPV 感染而不消退也提示应警惕复发。Fehr 等回顾性分析了 411 例外阴和阴道癌前病变患者的治疗结局,发现在 123 例(29.9%)复发患者中,复发的高危因素包括免疫抑制状态、多灶性病变和吸烟,而治疗方式并不是复发的高危因素,并建议吸烟的患者应尽早戒烟[30]。

【预防措施】

HPV 感染在 VAIN 发生中的作用堪比在 CIN 中的作用，所以预防 HPV 感染也是预防 VAIN 发生的有效措施。HPV 疫苗已被证实可以降低宫颈癌及癌前病变的发生率，FUTURE Ⅰ和Ⅱ研究中 42 个月的随访结果证实，HPV 6，11，16 和 18 的 4 价疫苗对于预防宫颈、阴道和外阴的低度病变都有作用[31]。与预防 CIN 相似，注意性生活卫生、少产、忌烟、提高机体免疫力等均有助于降低 HPV 感染的概率，达到预防下生殖道癌前病变的目的。

（吴令英 李 宁 张 询 宋 艳）

参考文献

[1] DIAKOMANOLIS E, STEFANIDIS K, RODOLAKIS A, et al. Vaginal intraepithelial neoplasia: report of 102 cases. Eur J Gynaecol Oncol, 2002, 23:457-459.

[2] GURUMURTHY M, CRUICKSHANK M E. Management of vaginalintraepithelial neoplasia.J Low Genit Tract Dis, 2012, 16（3）:306-312.

[3] HENSON D, TARONE R. An epidemiologic study of cancer of the cervix, vagina, and vulva based on the Third National Cancer Survey in the United States. Am J Obstet Gynecol, 1977, 129:525.

[4] FREGA A, FRENCH D, PIAZZE J, et al. Prediction of persistent vaginal intraepithelial neoplasia in previously hysterectomized women by high-risk HPV DNA detection.Cancer Letters, 2007, 249（2）:235-241.

[5] TSENG J Y, BASTU E, UGURLUCAN G F. Management of precancerous lesions prior to conception and during pregnancy: a narrative review of the literature. Eur J Cancer Care（Engl）, 2012, 21（6）:703-711.

[6] ATAY V, MUHCU M, CALISKAN A C, et al. Treatment of vaginal iintraepithelial neoplasia. Cancer Therapy, 2007, 5:19-28.

[7] DODGE J A, ELTABBAKH G H, MOUNT S L, et al. Clinical features and risk of recurrence among patients with vaginal intraepithelial neoplasia. Gynecol Oncol, 2001, 83（2）:363-369.

[8] WATSON M, SARAIYA M, WU X. Update of HPV-associated female genital cancers in the United States, 1999-2004. J Womens Health（Larchmt）, 2009, 18:1731.

[9] LAPOINTE A P, BODY G, VAUCLAIR R, et al. Vaginal intraepithelial neoplasia. Gynecol Oncol,1990,36（2）:232-239.

[10] KALOGIROU D, ANTONIOU G, KARAKITSOS P, et al. Vaginal intraepithelial neoplasia（VAIN）following hysterectomy in patients treated for carcinoma in situ of the cervix. Eur J Gynaecol Oncol, 1997, 18（3）:188-191.

[11] INDERMAUR M D, MARTINO M A, FIORICA J V, et al. Upper vaginectomy for the treatment of vaginal intraepithelial neoplasia. Am J Obstet Gynecol, 2005, 193:577-580.

[12] HOFFMAN M S, ROBERTS W S, LAPOLLA J P, et al. Laser vaporization of grade 3 vaginal intraepithelial neoplasia. Am J Obstet Gynecol, 1991, 165:1342-1344.

[13] PETRILLI E S, TOWNSEND D E, MORROW C P, et al. Vaginal intraepithelial neoplasia, biologic aspects and treatment with topical 5-fluorouracil and the carbon dioxide laser. Am J Obstet Gynecol, 1980, 138:321-328.

[14] DIAKOMANOLIS E, RODOLAKIS A, BOULGARIS Z, et al. Treatment of vaginal intraepithelial neoplasia with laser

ablation and upper vaginectomy. Gynecol Obstet Invest，2002，54:17-20.

[15] RHODES H E，CHENEVERT L，MUNSELL M. Vaginal intraepithelial neoplasia（VAIN2/3）：comparing clinical outcomes of treatment with introvaginal estrogen. J Low Genit Tract Dis，2014, 18（2）：115-121.

[16] GRAHAM K，WRIGHT K，CADWALLADER B，et al. 20-year retrospective review of medium dose rate intracavitary brachytherapy in VaIN3. Gynecol Oncol，2007，106:105-111.

[17] OGINO I，KITAMURA T，OKAJIMA H，et al. High-dose-rate intracabitary brachytherapy in the management of cervical and vaginal intraepithelial neoplasia. Int J Radiat Oncol Biol Phys，1998，40:881-887.

[18] BLANCHARD P，MONNIER L，DUMAS I，et al. Low-dose-rate definitive brachytherapy for high-grade vaginal intraepithelial neoplasia. Oncologist，2011，16:182-188.

[19] MATSUO K，CHI D S，WALKER L D，et al. Ultrasonic surgical aspiration for vaginal intraepithelial neoplasia. Int J Gyneacol Obtet，2009，105:71-73.

[20] ROBINSON J B，SUN C C，BEVERS B D，et al. Cavitational ultrasonic surgical aspiration for the treatment of vaginal intraepithelial neoplasia. Gynecol Oncol，2000，78:235-241.

[21] CHENG D，NG T Y，NGAN H Y，et al. Wide local excision（WLE）for vaginal intraepithelial neoplasia（VAIN）. Acta Obstet Gynecol Scand，1999，78:648-652.

[22] ROME R M，ENGLAND P G. Management of vaginal intraepithelial neoplasia: a series of 132 cases with long-term follow-up. Int J Gynecol Cancer，2000，10:382-390.

[23] CURTIS P，SHEPHERD J H，LOWE D G，et al. The role of partial colpectomy in the management of persistent vaginal neoplasia after primary treatment. Br J Obstet Gynaecol，1992，99:587-589.

[24] SOPRACORDEVOLE F，PARIN A，SCARABELLI C，et al. Laser surgery in the conservative management of vaginal intraepithelial neoplasms. Minerva Ginexol，1998，50:507-512.

[25] YALCIN O T，RUTHERFORD T J，CHAMBERS S K，et al. Vaginal intraepithelial neoplasia: treatment by carbon dioxide laser and risk factors for failure. Eur J Obstet Gynecol Reprod Biol，2003，106:64-68.

[26] FANNING J，MNAHAN K J，MCLEAN S A，et al. Loop electrosurgical excision procedure for partial upper vaginectomy. Am J Obstet Gynecol，1999，181:1382-1385.

[27] WOODMAN C B，MOULD J J，JORDAN J A，et al. Radiotherapy in the management of vaginal intraepithial neoplasia after hysterectomy. Br J Obstet Gynaecol，1988，95:976-979.

[28] SANCHEZ J L，MURRIETA F G，BRAMABILA C J，et al. Topical 5-fluorouracil for treatment of vaginal intraepithelial neoplasms. Ginecol Obstet Mex，2002，70:244-247.

[29] CAGLAR H，HERTZOG R W，HRESHCHYHYN M M. Topical 5-fluorouracil for treatment of vaginal intraepithelial neoplasia. Obstet Gynecol，1981，58（5）:580-583.

[30] FEHR M K，BAUMANN M，MUELLER M，et al. Disease progression and recurrence in women treated for vulvovaginal intraepithelial neoplasia. J Gynecol Oncol，2013，24（3）:236-241.

[31] FUTURE Ⅰ/Ⅱ STUDY GROUP，DILLNER J，KJAER S K，et al. Four years efficacy of prophylactic human papillomavirus quadrivalent vaccine against low grade cervical, vulvar, and viginal intraepithelial neoplasia and anogenital warts: randomized controlled trial. BMJ，2010，341:3493.

第三节 外阴癌前病变和癌前疾病

外阴上皮内瘤变（vulvar intraepithelial neoplasia，VIN）是一组少见的外阴上皮内病变，有进展为外阴癌的潜能。近年来 VIN 发病率有所增加，患者年龄也趋年轻化。80% 的 VIN 患者表现为多发病灶。约50% 的 VIN 患者可同时伴有 CIN 或 VAIN。

历史上 VIN 的诊断一度缺乏统一的标准，对于该类病变曾有多种不同命名，包括外阴不典型增生、鲍文病（Bowen disease）、鲍文样丘疹病（Bowenoid papulosis）、Querat 增殖性红斑（Qllerat erythroplasia）、外阴单纯性原位癌、外阴派杰病（Paget's disease of the vulva）等。1986 年，国际外阴疾病学会（International Society for the Study of Vulvar Disease，ISSVD）建议统一使用 VIN 这一术语，并根据病变部位的细胞成熟度、核异型性、成熟障碍及有丝分裂活跃性分为 VIN Ⅰ、VIN Ⅱ 及 VIN Ⅲ。在 VIN Ⅰ，上皮过度增生及细胞异型性改变局限于上皮的下 1/3；在 VIN Ⅱ，上述变化局限于上皮的下 2/3；在 VIN Ⅲ，细胞有丝分裂活跃，不成熟细胞占据上皮超过 2/3 甚至达上皮全层。此外，ISSVD 在 1986 年还增加了一个分化型 VIN 的定义，将其也归于 VIN Ⅲ 病变[1]。

然而，VIN Ⅰ~Ⅲ 的分级标准并不能很好地反映 VIN 的自然病程发展。与 CIN 不同，目前并无证据表明 VIN 在病程中也是经历由 VIN Ⅰ 至 VIN Ⅲ 的发展过程。VIN Ⅰ 在临床上虽然少见，但仍反映了一种疾病的状态，其病变范围局限于上皮最基底部分。目前发现，并无证据表明 VIN Ⅰ 是一种癌前病变，其多数为一种反应性改变或是 HPV 感染的影响，因此对 VIN Ⅰ 要避免过度治疗。另外，有研究发现，不同观察者之间对于 VIN Ⅰ 的诊断有明显差异，而将 VIN Ⅱ 和 VIN Ⅲ 统一合并为高级别 VIN 则具有良好的组织学诊断一致性[2]。此外，近年来研究已证实，VIN 也分为 HPV 感染相关型和 HPV 感染不相关型，二者在流行病学、临床表现、组织病理学以及分子生物学特性上均有所不同。因此，2004 年，ISSVD 对 VIN 分类定义进行了重新修正[3]。VIN Ⅰ 的定义不再使用，新的 VIN 定义仅指高级别 VIN 病变（即 VIN Ⅱ 及 VIN Ⅲ），其中，与 HPV 感染相关者命名为普通型 VIN，并根据其病理表现进一步分为疣型、基底细胞型及混合型；与 HPV 感染不相关者命名为分化型 VIN；外阴派杰病等其他不能归入上述两类的 VIN 病变归入未分类型 VIN[3]。普通型 VIN 与基底细胞型或疣型外阴癌相关，而分化型 VIN 与外阴角化型鳞癌相关。详见表 14-4。

表 14-4　VIN 分类（ISSVD，2004）

分类	英文名	描述
普通型 VIN	VIN，usual type	与 HPV 感染相关的 VIN
疣型 VIN	warty type	病理表现具有湿疣状改变，镜下见挖空细胞、角化不全细胞及角化过度细胞，细胞异型性明显，上皮棘层肥厚，表皮网脊宽且深，常可达上皮表面；表皮呈"钉突"样改变
基底细胞型 VIN	bassaloid type	病变特点为上皮层增厚且表面平坦，表皮内见大量增殖的、形态相对一致、呈现基底细胞样表现的未分化细胞从基底层向上扩展，可达上皮全层
混合型 VIN	mixed type	兼有上述疣型与基底细胞型两种病理表现
分化型 VIN	VIN，differentiated type	与 HPV 感染不相关的 VIN
未分类型 VIN	VIN，unclassified type	其他不能归入普通型或分化型的 VIN，以及罕见的外阴派杰病

【病因及流行病学】

普通型 VIN 是 VIN 最常见的类型，国外研究显示，其发病率由 1992 年的 1.2/10 万增至 2005 年的 2.1/10 万[4]。该型 VIN 好发于年轻女性（30~40 岁）。持续性高危型 HPV 感染在普通型 VIN 的发生中起重要作用。普通型 VIN 患者 HPV 阳性的检出率约为 85%，最常见为 HPV16 及 HPV18 亚型。文献报道，从感染 HPV16 至发展为 VIN 的平均时间为 18 个月[5]。吸烟和免疫抑制（如 HIV 感染，器官移植后或因患慢性自身免疫性疾病而使用免疫抑制剂等）也是导致普通型 VIN 的高危因素[6, 7]。HIV 感染女性的普通型 VIN 发病率为 0.5%~37.0%，较正常女性增加 4 倍；使用免疫抑制剂女性发生普通型 VIN 的风险，则较正常女性增加 3~10 倍。此外，宿主免疫应答状况与 HPV 相关性 VIN 的清除或持续密切相关；普通型 VIN 呈表皮免疫抑制状态，真皮层对高危型 HPV 感染的免疫应答亦不足或缺乏[8]；VIN 自然消退患者的血中可检测出 HPV 特异性 T 细胞应答反应，而 VIN 持续患者则不能检出[9]。分化型 VIN 占所有 VIN 的 2%~5%，发病率呈不断上升趋势，已由 1992 年的 0.013/10 万增至 2005 年的 0.121/10 万[4]，多见于绝经后妇女（平均发病年龄为 67 岁），病因迄今尚不清楚。

分化型 VIN 常发生于有外阴苔藓样硬化病史女性[10]，HPV 感染少见。

【病理】

普通型 VIN 的典型表现为表皮层增厚伴角化过度和（或）角化不全；镜下特征包括细胞排列紊乱、极性消失、核质比增高、核深染、核膜不规则、核分裂象增多及 DNA 核型为非整倍体等。其中，普通型 VIN 疣样亚型大体表现为受累皮肤高低不平或呈粗短刺状及湿疣样外观，镜下表现为核多形性显著，多核细胞和挖空细胞常见。普通型 VIN 基底细胞样亚型大体外观则较平坦，镜下表现为正常表皮细胞被弥漫性未分化角化细胞所取代。普通型 VIN 中的混合型，则表现为上述特征交错或混合存在。

分化型 VIN 的特征为表皮层增厚伴角化不全，因病灶较小而不易辨认，易被误诊为良性皮肤病变或上皮过度增生。其镜下表现为细胞高度分化，异型性严格限于表皮基底层及副基底层，故确诊困难。基底层常可见散在核分裂象，异型细胞核大小较一致，染色质粗大且核仁明显，嗜伊红胞质显著增加，上皮表层细胞的成熟度正常且无挖空细胞，在其下方或相邻真皮乳头内可见慢性炎症细胞浸润，包括淋巴细胞、浆细胞，偶见嗜酸性粒细胞。

未分类型为外阴派杰病等不能归入上述两类的VIN病变。既往常用的外阴鲍文病这一名称主要由皮肤科医师使用，用于外阴时，其与VIN3/原位癌意义相同。而鲍文样丘疹病为HPV感染相关性病变，组织病理学特点为皮肤原位鳞癌样改变。包括：①表皮角化过度和角化不良；②贯穿表皮的异型角朊细胞伴有角化不良细胞；③异型核分裂象，特别是表皮的上1/3~1/2区域；④多核巨细胞，有的似空泡样细胞；⑤同鲍文病和皮肤原位癌一样，表皮基底膜完整；⑥真皮乳头层有弯曲、扩张的小血管；⑦真皮内有淋巴细胞和组织细胞浸润。皮肤科医师常使用该名词，但多数病理医师已放弃此术语。乳腺外派杰病的细胞来源不明，主要表现为沿基底层分布的表皮内细胞具有丰富的胞质，黏液染色阳性。与乳腺派杰病不同，在妇科病理学中，难以确定其细胞来源。免疫学研究显示，可能存在两种形式的派杰病：一种为CK7阳性，几乎90%表达GCDFP-15，这是一种主要类型，最初为皮肤原发性上皮内肿瘤形成；另一种类型（10%）表现为CK20阳性，细胞遗传学研究显示，至少有一部分派杰病多发性起源于表皮内多潜能干细胞，有别于外阴其他常见恶性上皮性肿瘤。

【临床表现】

VIN发病部位可以位于外阴任何区域，包括尿道口及肛周部位，以大小阴唇、阴蒂周围、外阴后部等无毛发区域较为常见。其症状无特异性，主要为外阴瘙痒或烧灼感，程度轻重不一，多可持续数月甚至数年。部分患者无任何症状，仅在妇科检查时被发现。病灶可表现为表皮隆起、丘疹、斑点或乳头状，表面颜色多变，可呈白色、灰色、红色、棕色或黑色素沉着。病变可为单发或多发，病灶可分散存在或融合成片，严重者可呈弥漫状覆盖整个外阴。

普通型VIN体征常表现为突出于皮肤表面、界限清楚的不对称性白色或红色斑片或色素沉着；最常见受累部位是大阴唇、小阴唇及阴唇系带，也可累及阴蒂、阴阜、会阴体及肛周；病灶可为孤立性，也可为多性。超过40%普通型VIN为多灶性，可呈单中心性，也可呈多中心性，除累及外阴外，还同时累及宫颈、阴道或肛门；多中心性病灶的HPV阳性率高于单中心性者。普通型VIN的多中心性病灶呈年龄相关性：20~34岁普通型VIN患者中，59%为多中心性；而在>50岁患者中，则仅约10%为多中心性。

分化型VIN病灶常为孤立病灶，多见于邻近LS或外阴鳞状细胞癌区域，可表现为粗糙、色素剥脱的灰白区域溃疡及隆起的红色或白色斑片，不易与LS相区分。

【诊断】

VIN的诊断主要依赖组织活检，对任何可疑病变均应进行多点组织活检。为避免遗漏浸润癌，取材时应深取，但一般不需达皮下脂肪层；对合并坏死的病灶取材时，应足够深，并于坏死组织边缘取材，而避免仅取坏死组织。阴道镜下病变部位涂抹3%~5%醋酸染色可有助于该病诊断，但外阴上皮角化者，异常血管可致染色不明显。1%甲苯胺蓝染色对该病诊断也有一定作用，然而灵敏度、特异度不高，角化过度病变即使有肿瘤病变，也可能因着色轻而呈假阴性；而对于良性病变，当有溃疡或擦伤时，也可出现假阳性。由于部分 VIN 病灶可呈多中心性，故对 VIN 患者除需仔细检查外阴、肛周、阴道及宫颈外，均应行宫颈组织刮片检查以避免漏诊。分子生物学检测有助于 VIN 的分型诊断。80% 普通型 VIN 患者合并高危型 HPV 感染，MIB1 蛋白及 P16 蛋白表达呈阳性，P53 蛋白表达呈阴性；而分化型 HPV 患者中，MIB1 和 P53 蛋白表达阳性率分别为 96% 和 84%，但高危型 HPV 感染及 P16 蛋白表达均呈阴性[11]。

【治疗】

对 VIN 进行治疗前，首先需排除浸润癌。VIN 的治疗目标主要包括缓解症状，预防癌变，尽量减小对局部组织解剖结构的破坏，并保留功能，减小疾病本身及治疗对患者的负面心理影响。目前对 VIN 尚无非常有效的治疗方法，选用治疗方法时需综合考虑患者的年龄、病变范围、病灶深度、组织病理学类型、能否坚持随访、心理状态及治疗措施本身的优缺点等，采用个体化的治疗措施。可选用的治疗方法包括手术治疗、局部药物治疗和物理治疗。

1. 手术治疗

手术治疗是 VIN 的主要治疗方式，其疗效最肯定。可选用的术式有单纯外阴切除术、病灶局部扩大切除术和外阴皮肤切除术。

（1）**病灶局部扩大切除术**：适用于局灶性病变，对于切缘范围目前尚无统一标准。多数学者认为，切缘至少距病灶边缘 5mm 较为适宜[12, 13]；手术切除深度一般不超过 2mm，在有毛发生长区域由于病变可侵蚀毛囊组织需适当加大切除深度，但一般不超过 4 mm[14]。手术应尽可能保留未受累的重要结构如阴蒂、尿道及肛门等。如这些结构已受累，可先手术切除其他部位病灶，保留这些重要结构，术后对该处病灶采用激光治疗，这样既能达到治疗效果，又能保留重要结构的解剖和功能。另外 Terzakis 等[15]尝试采用 LEEP 治疗 55 例 VIN，1 年的复发率为 0，4 年的复发率为 20%。笔者认为该术式更简单易学，而且效果也不错。

（2）**外阴皮肤切除术**：适用于年轻的、病变范围广泛的多病灶患者。该术式保留了外阴皮下组织，从而保持了外阴轮廓。切除后的皮肤缺损部位需行皮肤移植。

（3）**单纯外阴切除术**：切除范围包括外阴皮肤及部分皮下组织，适用于不能采取保守性手术的病变。单纯外阴切除术多用于治疗老年、广泛性 VIN 病变患者，因为在这些患者的病灶中隐蔽的浸润性病变更为多见。

van Seters 等[16]进行的一项荟萃分析，总结比较了既往报道的 3322 例 VIN Ⅲ 患者的治疗和预后，其中 1 921 例采取手术治疗或者激光治疗，结果显示，治疗后的复发率，单纯外阴切除术为 19%，部分外阴切除术为 18%，病灶局部扩大切除术为 22%，激光治疗为 23%，4 种治疗方式的复发率比较无显著差异。故笔者认为，VIN 患者不宜盲目追求扩大手术范围。

2. 局部药物治疗

（1）**5% 咪喹莫特（imiquimod）**：咪喹莫特是一种免疫调节剂，可减少 HPV 病毒负荷。Le 等[17]

使用咪喹莫特治疗 39 例 VIN Ⅱ、Ⅲ患者，中位随访时间 16 个月，总有效率为 77%，复发率为 25%，显著低于采用激光和手术切除患者（40 例，复发率 55%；$P < 0.05$）。Mathiesen 等[18] 进行了一项前瞻性随机、双盲、对照研究，包括治疗组 21 例（咪喹莫特治疗持续 16 周）、安慰剂组 10 例。治疗后 2 个月，病理检查证实治疗组完全缓解率为 81%，部分缓解率为 10%，而安慰剂组缓解率为 0。Terlou 等[19] 用咪喹莫特治疗 26 例 VIN 患者，其中 35%（9/26）达到完全缓解，46%（12/26）达到部分缓解，而达到完全缓解的 9 例患者在中位随访 7.2 年（5.6~8.3 年）后，仅有 1 例出现复发。故笔者认为咪喹莫特治疗后如果达到完全缓解，其效果是长期的。目前的研究显示，咪喹莫特治疗 VIN 有效率很高，但现有的研究样本量均很小，而且该药的最佳用量、治疗持续时间及如何与其他治疗方式联合均需进一步研究。

（2）5- 氟尿嘧啶软膏：局部应用疗程需 6~10 周，但是用药约 2 周后局部可能会发生较严重的炎症反应，包括水肿、蜕皮、痛性溃疡等，因此难以保证治疗的延续性。Sillman 等[20] 回顾性分析既往文献后发现，氟尿嘧啶软膏治疗的总有效率为 34%，改善者占 7%，总失败率为 59%。故目 5- 前氟尿嘧啶软膏主要用于病灶小、数目少的患者。

（3）HPV 疫苗：目前尚处于探索阶段，尚未广泛用于临床。多数 HPV 疫苗的作用机制为产生针对 HPV E6、E7 蛋白的特异性免疫。一项对 20 例 HPV16 亚型呈阳性的高级别普通型 VIN 患者接种针对 HPV16 亚型 E6、E7 蛋白疫苗的研究结果显示，3 个月后 5 例完全缓解，12 个月后完全缓解增至 9 例，并且在随访 24 个月后仍维持完全缓解。此外，7 例在治疗 3 个月后部分缓解，随访至 12 个月时，6 例仍维持部分缓解。本组所有患者均产生疫苗诱导的 T 淋巴细胞反应，完全缓解患者较无效患者产生更强的 $CD4^+T$ 细胞增殖反应和更广泛的 γ - 干扰素相关 $CD8^+T$ 细胞反应[21]。但也有研究表明，HPV 疫苗并不能清除普通型 VIN 患者体内的 HPV，对 VIN 病灶缓解亦无显著疗效[22]，不宜用于普通型 VIN 的治疗。因此，HPV 疫苗对普通型 VIN 的治疗作用，尚待进一步研究证实。

（4）西多福韦（cidofovir）：为单磷酸脱氧胞苷类似物，具有广谱抗 DNA 病毒作用。其作用机制为可诱导细胞凋亡，也可减少 HPV E6、E7 表达及增加 P53 和 PRb 蛋白蓄积。迄今仅一项研究报道西多福韦治疗普通型 VIN 的临床疗效[23]：局部涂抹本药后，10 例完成随访患者中，4 例完全缓解，3 例部分缓解。该药导致的局部不良反应为局限于病灶的溃疡，对周围正常组织无此反应。由于相关临床资料太少，西多福韦对普通型 VIN 的疗效尚待进一步研究证实。

3. 物理疗法

（1）CO_2 激光治疗：由于其损伤小，治疗后外阴更美观，目前多用于年轻患者，但是由于不能获得组织学标本，可能会使部分浸润癌患者漏诊，故不适合于有潜在浸润性病变的患者。McFadden 和 Cruickshank[24] 研究发现，激光治疗仅破坏表皮，治疗后不会遗留瘢痕，在有毛发区激光汽化深度达 2mm、在无毛发区仅汽化深度达 1mm 时可以破坏几乎 99.5% 的 VIN 组织，所以激光最适合治疗无毛发区的 VIN 病变。

（2）光动力疗法（PDT）：目前光动力疗法尚处于研究阶段，未广泛用于临床。其作用机制为当局部或全身应用光敏剂后，其可被肿瘤组织选择性吸收，并诱导卟啉原IX在肿瘤组织中蓄积。当施以特定波长光能时，卟啉原IX与光能相互作用后，可产生单态氧和氧自由基，从而发挥局部细胞毒作用。PDT最常用光敏剂为5-氨基乙酰丙酸（5-aminolevulinic acid，ALA）。文献报道，ALA-PDT用于普通型VIN治疗的完全缓解率为40%~60%。其疗效与局部手术切除、激光治疗相当，但患者耐受性好，可较好地保留正常组织，愈合时间短及不产生瘢痕。但色素沉着及角化过度病灶对本疗法不敏感，因此在治疗前需对患者进行筛选[25]。目前尚无研究报道其对普通型VIN的远期疗效，最佳光能剂量也尚待进一步研究确定。

【转归与预后】

有研究报道，部分未经治疗的VIN患者会自然消退（占1.2%），van Seters等发现自然消退的患者中68%在10个月内消退，年龄均小于35岁；33例已知分布者中31例为多发；17例患者孕后缓解。提示年轻者、妊娠及多发病灶者易于消退[3, 16]。

文献报道VIN治疗后的总复发率为30%，若不考虑切缘状态，则多数复发发生在治疗后的前3年，故定期随访很重要。VIN可进展为浸润癌。接受治疗的VIN患者中，3.3%可进展为浸润癌；而未治疗的VIN患者，则有9.0%进展为浸润癌。未治疗或治疗不足的VIN患者进展为浸润癌的中位时间分别为3.5年和2.4年，而治疗充分者则较晚（中位时间为13.8年）[16, 26]。普通型VIN患者中，进展为浸润癌的发生率为5.7%，而分化型VIN患者则高达32.8%；普通型VIN与分化型VIN进展为浸润癌的中位时间分别为41.4个月和22.8个月[4]。

【预防】

HPV疫苗在预防普通型VIN中效果良好，接种4价HPV疫苗（gardasil）对HPV16和HPV18亚型相关普通型VIN及CIN的预防作用至少持续2年[27]。对分化型VIN目前尚无确切预防措施。

（吴令英　张询　袁光文　高艳青　汪晓丹）

参考文献

［1］WILKINSON E J, KNEALE B L, LYNCH P J. Report of the ISSVD Terminology Committee. J Reprod Med, 1986, 31：973-974.

［2］PRETI M, MEZZETTI M, ROBERTSON C, et al. Inter-observer variation in histopathological diagnosis and grading of vulvar intraepithelial neoplesia：results of an European collaborative study. BJOG, 2000, 107：594-599.

［3］SIDERI M, JONES R W, WILKINSON E J, et al. Squamous vulvar intraepithelial neoplasia：2004 modified terminology, ISSVD Vulvar Oncology Subcommittee. J Reprod Med, 2005, 50：807-810.

［4］NIEUWENHOF H P, MASSUGER L F, AVOORT I A, et al. Vulvar squamous cell carcinoma development after diagnosis of VIN increases with age. Eur J Cancer, 2009, 45：851-856.

［5］AKERMAN G, DUSSOUR C, HADDAD B, et al. Epidemiology of vulvar intra-epithelial neoplasias. Gynecol Obstet Fertil, 2007, 35（12）:1251-1256.

[6] JAMIESON D J, PARAMSOTHY P, CUUVIN S, et al. Vulvar, vaginal and perianal intraepithelial neoplasia in women with or at risk for human immunodeficiency virus. Obstet Gynecol, 2006, 107:1023-1028.

[7] KHAN A M, WANG F T, PISAL N, et al. Smoking and multicentric vulval intraepithelial neoplasia. J Obstet Gynaecol, 2009, 29:123-125.

[8] VAN SETERS M, BECKMANN I, ANTONISSEN H C, et al. Disturbed patterns of immunocompetent cells in usual-type vulvar intraepithelial neoplasia. Cancer Res, 2008, 68:6617-6622.

[9] VILLADA B I, BARRACCO M M, ZIOL M, et al. Spontaneous regression of grade 3 vulvar intraepithelial neoplasia associated with human papilloma virus-16-specific CD4 (+) and CD8 (+) T-cell responses. Cancer Res, 2004, 64:8761-8766.

[10] HART W R. Vulvar intraepithelial neoplasia: historical aspects and current status. Int J Gynecol Pathol, 2001, 20 (1):16-30.

[11] HOEVENAARS B M, AVOORT I A, WILDE P C, et al. A panel of p16 (INK4A), MIB1 and P53 proteins can distinguish between the 2 pathways leading to vulvar squamous cell carcinoma. Int J Cancer, 2008, 123 (12):2767-2773.

[12] CARDOSI R J, BOMALASKI J J, HOFFMAN M S. Diagnosis and management of vulvar and vaginal intraepithelial neoplasia. Obstet Gynecol Clin North Am, 2001, 28:685-702.

[13] AYHAN A, TUNCER Z S, DOĞAN L, et al. Skinning vulvectomy for the treatment of vulvar intraepithelial neoplasia 2-3: a study of 21 cases.Eur J Gynaecol Oncol, 1998, 19:508-510.

[14] BENEDET J L, WILSON P S, MATISIC J. Epidermal thickness and skin appendage involvement in vulvar intraepithelial neoplasia.J Reprod Med, 1991, 36:608-612.

[15] TERZAKIS E, ANDROUTSOPOULOS G, DERDELIS G, et al. Loop electrosurgical excision procedure in Greek patients with vulvar intraepithelial neoplasia.Eur J Gynaecol Oncol, 2010, 31:191-193.

[16] VAN SETERS M, BEURDEN M, CRAEN A J. Is the assumed natural history of vulvar intraepithelial neoplasia Ⅲ based on enough evidence? A systematic review of 3322 published patients. Gynecol Oncol, 2005, 97:645-651.

[17] LE T, MENARD C, BOUCHER H W, et al. Final results of a phase 2 study using continuous 5% Imiquimod cream application in the primary treatment of high-grade vulva intraepithelial neoplasia. Gynecol Oncol, 2007, 106:579-584.

[18] MATHIESEN O, BUUS S K, CRAMERS M. Topical imiquimod can reverse vulvar intraepithelial neoplasia: a randomised, double-blinded study. Gynecol Oncol, 2007, 107:219-222.

[19] TERLOU A, SETERS M, EWING P C, et al. Treatment of vulvar intraepithelial neoplasia with topical imiquimod: seven years median follow-up of a randomized clinical trial. Gynecol Oncol, 2011, 121:157-162.

[20] SILLMAN F H, SEDLIS A, BOYCE J G. A review of lower genital intraepithelial neoplasia and the use of topical 5-fluorouracil. Obstet Gynecol Surv, 1985, 40:190-220.

[21] KENTER G G, WELTERS M J, VALENTIJN A R. Vaccination against HPV216 oncoproteins for vulvar intraepilial neoplasia. N Engl J Med, 2009, 361 (19):18382-18471.

[22] MARKOWITZ L E. HPV vaccines prophylactic, not therapeutic. JAMA, 2007, 298 (7):805-806.

[23] TRISTRAM A, FIANDER A. Clinical responses to cidofovir applied topically to women with hige grade vulval intraepithelial neoplasia. Gynecol Oncol, 2005, 99（3）:652-655.

[24] MCFADDEN K, CRUICKSHANK M. New developments in the management of VIN. Rev Gynaecol Pract, 2005, 5（2）:102-108.

[25] SOERGEL P, HILLEMANNS P. Photodynamic therapy for intraepithelial neoplasia of the lower genital tract. Photodiagnosis Photodyn Ther, 2010, 7:10-14.

[26] JONES R W, ROWAN D M, STEWART A W. Vulvar intraepithelial neoplasia: aspects of the natural history and outcome in 405 women. Obstet Gynecol, 2005, 106（6）:1319-1326.

[27] PAAVONEN J, JENKINS D, BOSCH F X, et al. Efficacy of a prophylactic adjuvanted bivalent L1 virus-like-particle vaccine against infection with human papillomavirus type 16 and 18 in young women: an interim analysis of a phase Ⅲ double-blind, randomised controlled trial. Lancet, 2007, 369（9580）:2161-2170.

第十五章

卵巢及子宫内膜癌前病变和癌前疾病

第一节 卵巢癌前病变和癌前疾病

卵巢癌是死亡率最高的妇科肿瘤，大约75%的患者在就诊时已经为晚期卵巢癌[1]。卵巢癌ⅢC期和Ⅳ期患者的5年生存率分别仅为29%和13%[2]。女性一生中患卵巢癌的风险为1%~1.5%，死于卵巢癌的风险约为0.5%[3]。相对于外阴癌、阴道癌、宫颈癌和子宫内膜癌而言，卵巢癌的特异性癌前病变尚不十分明确。如果能够明确并识别这些癌前病变，将在卵巢癌的预防、发现和治疗中起到至关重要的作用。

一、卵巢癌的发生机制和癌前病变

传统观点认为，上皮性卵巢癌主要来源于卵巢表面的生发上皮。生育年龄的女性卵巢具有周期性排卵过程。在此期间，一方面卵巢上皮经历了不断重复损伤—修复的过程，在此过程中与排卵相关的炎症细胞因子导致DNA损伤，从而增加了细胞转化的敏感性；另一方面，伴随排卵过程可以出现皮层间质的内陷而形成皮质包涵囊肿，而此环境可以诱导细胞转化为类似于米勒管衍生器官的各种类型的上皮细胞。以上两种因素共同作用，从而诱导产生各种病理类型的上皮性卵巢癌[4]。

近年来，随着临床病理学和分子生物学的快速发展，人们对卵巢癌的细胞来源以及疾病发生、发展模式的研究层出不穷。研究中发现卵巢癌包括不同的肿瘤类型，这一点不仅体现在形态学上，而且体现在发病机制、分子水平的改变和临床进展上，从而提出了卵巢癌的二元论模型。Ⅰ型：临床行为缓和，生长缓慢，诊断时多数处于临床早期，预后较好，主要表现为微乳头形态并伴有不同信号传导途径基因的突变，如K-RAS、BRAF、PTEN等基因的突变，包括低级别的卵巢浆液性癌、低级别的子宫内膜样癌、透明细胞癌、黏液性癌和恶性Brenner瘤，通常由良性的前驱病变逐渐进展而成，如从良性到交界性肿瘤或子宫内膜异位症。Ⅱ型：生长迅速，侵袭性强，一经诊断经常已处于临床晚期，预后差，包括高级别浆液性腺癌、高级别子宫内膜样癌、未分化癌、恶性中胚叶混合性肿瘤（malignant mixed mesodermal tumor）和移行细胞癌，细胞具有显著异型性，多有TP53突变和BRCA基因异常[5-9]。新的WHO分类中已将移行细胞癌这一类型去除，将之归入高级别浆液性癌范畴。越来越多的证据表明，许多高级别浆液性癌来自输卵管远端前驱病变——浆液性输卵管上皮内癌（serous tubal intraepithelial carcinoma，STIC）；低级别浆液性癌来自良性和交界性浆液性肿瘤的转化，以往认为由卵巢表面或输卵管上皮产生的包涵囊肿衍生而来，近来发现输卵管乳头状增生可能是浆液性交界性肿瘤的前驱病变；子宫内膜样癌和透明细胞癌均由子宫内膜异位症发展而成；黏液性癌的起源尚不是特别清楚，最新资料显示可能源自存在于输卵管-间皮交界处的移行细胞巢[9]，或与生殖细胞来源的皮样囊肿或Brenner瘤有关。

二、卵巢交界性肿瘤

卵巢交界性肿瘤（borderline ovarian tumor，BOT）又称卵巢低度恶性潜能肿瘤（low malignant potential tumor，LMP，NCCN 2014），占全部卵巢上皮性肿瘤的5%，占全部卵巢上皮性癌的10% ~ 20%（15%）。1973年被WHO列为卵巢上皮性肿瘤的独立病理类型。其病理组织学定义是"具有某些恶性肿瘤的形态学特点，但缺乏破坏性的间质浸润"。1999年WHO新分类为之权威性命名。其组织学特点为上皮层重叠排列或形成乳头状；上皮细胞不典型增生，可有丝分裂活动；无上皮下间质受累（无直接破坏间质），为介于良性卵巢上皮性囊腺瘤与恶性卵巢浸润性上皮癌间的一组卵巢肿瘤[10]。

【病理】

卵巢肿瘤中最多见的是上皮性肿瘤，占59%。在上皮性肿瘤中，浆液性瘤占46%，黏液性瘤占36%，其他各种类型如内膜样肿瘤、透明细胞瘤等占1%~8%。在所有恶性及交界性上皮瘤中，浆液性交界瘤占14%，黏液性交界瘤占10%。在卵巢交界瘤中，不同组织学类型的肿瘤有其各自的形态学特点和生物学行为，但又有一定的共性。研究较多并较常见的是浆液性和黏液性交界瘤，浆液性交界瘤可以同时合并卵巢外病变，甚至累及淋巴结，但大部分病例可自行消退或带瘤存活，仅少数缓慢进展，预后不良；而黏液性、子宫内膜样等其他类型的交界瘤并未观察到此特点。卵巢交界瘤共同的临床特点和组织学标准归纳如下[11, 12]：

● 细胞有轻中度异型性。

● 乳头状生长者，乳头分支复杂。

● 上皮层次增多，出芽。

● 核分裂< 5/10 HP，一般为（0~3）/10HP，无病理核分裂。

● 浆液性交界瘤可有腹膜和淋巴结"种植或累及"，也可有腹水。

● 肿瘤被膜、实质或乳头间质无"破坏性浸润"，但可有"微浸润"。

● 临床进展缓慢，对希望保留生育功能的患者可以进行保守的手术治疗。

无明确的破坏性浸润是区别交界瘤与浸润癌的最重要标准。形态学上，浸润的方式有两种：①推进（膨胀）式（expansile，confluent）：密集的恶性腺体或囊壁乳头，呈融合或背靠背的小叶状膨胀性生长，间质极度减少或缺失，直径大于3 mm。②插入式（infiltrative）：异型的腺管、细胞索或簇不规则插入间质，常伴随硬化性间质反应，少数表现为纤维瘤样间质和单纯扩张的腺管。后一种浸润多见于小叶或结节状膨胀性浸润的周围或之间的纤维组织中。

依据浸润的范围程度，分为破坏性浸润（frankly invasion）和微浸润（micro invasion）。微浸润是指交界瘤内，范围限定于3~5 mm的浸润灶，可以呈多发性病变。除微乳头型浆液性交界瘤外，各型上皮的交界性肿瘤均可伴有微浸润。若插入性浸润的细胞呈明显乳头或腺管状结构，同时伴有高度细胞异型性，最好诊断为微浸润性癌。此型浸润灶周围常伴有上皮内癌，提示同时存在有交界瘤、上皮内癌和微浸润性癌的形态学普系，是破坏性浸润的早期病变。

交界瘤还需与良性肿瘤进行鉴别。良性肿瘤，特别是黏液性囊腺瘤，局部上皮可有轻度异型性，只有当交界瘤成分的比例>10%时才归类为交界性肿瘤。另外，一个良性肿瘤若伴有复杂的表面乳头结构也应该归入交界瘤。需要强调的是，交界瘤的诊断是建立在仔细的大体检查及充分取材的基础之上的，若肿瘤有破口或粘连，手术者应该在该处做出提示标记，必要时病理科医生和手术医生共同看标本取材。

1.浆液性交界瘤（serous borderline tumor，SBT）

卵巢浆液性肿瘤中9%~15%为交界瘤，患者相对年轻，平均38岁，40%为双侧性。大体多为囊实性，与癌相比，通常缺乏出血坏死。若肿瘤组织符合上述交界性肿瘤标准，而且为浆液性上皮，即诊断为交界性浆液性肿瘤；当纤维增生明显时，可诊断为交界性浆液性腺纤维瘤或囊腺纤维瘤；若以卵巢表面乳头状生长为特征，则称作表面乳头状浆液性交界瘤。与预后相关的病理指标包括：肿瘤表面乳头、微乳头结构、微浸润或微浸润性癌、腹膜种植、淋巴结或盆腹腔外转移及复发。

（1）肿瘤表面乳头：表面乳头的发生率在SBT中可达30%。这种生长方式并不意味着肿瘤浸透包膜而是直接来源于表面上皮，有的SBT完全或几乎完全由外生乳头构成。在病理报告中强调表面乳头的意义是，提示这些肿瘤约2/3合并有腹膜种植，应该进行手术分期。若表面乳头中有微乳头结构，应在病理报告中予以说明[13]。

（2）微乳头结构：5%~10%的SBT合并有微乳头，又称微乳头型交界瘤/非浸润性低级别浆液性癌。其形态特点是：囊壁表面延伸的纤细、无间质或极少间质的细胞性微乳头或筛状结构，而不是经典交界瘤的逐级分支的乳头图像，乳头长度至少是宽度的5倍；肿瘤细胞的异型程度同经典交界瘤，有时局部区域细胞核的异型性很明显，但通常同时伴有较丰富的嗜酸性胞质；核分裂少见。

（3）微浸润与浸润性癌：浸润的范围限定于3~5 mm，可以是多发性的，通常在低倍镜下不易察觉。微浸润是指乳头的间质内有单个或小簇状分布的、具有嗜酸性胞质的上皮细胞。在浆液性交界瘤中的发生率为10%~15%，其中28%为妊娠妇女。微浸润性癌主要指浸润结构复杂，细胞融合呈巢、筛状或成簇的微乳头，细胞的形态同低度恶性的浆液性癌；周围间质黏液样或呈小的空腔状。

（4）腹膜种植：SBT虽然不是恶性肿瘤，但是常伴有卵巢外扩散，仅50%左右局限在卵巢。最常见的扩散部位是盆、腹腔的腹膜。大体上多为小而表浅的结节，直径一般仅为数毫米，很少有较大者。由于其临床过程比较良性，大多数预后很好，WHO将这种扩散现象命名为"种植"（implants）。肿瘤种植在组织学上分为浸润性种植和非浸润性种植[14, 15]。浸润性种植病灶的组织学形态及生物学行为类似于分化好的浆液性腺癌，WHO 1999年分类建议将出现浸润性种植者诊断为低级别浆液性癌，其特点是不典型细胞形成边界清楚的不规则腺体。非浸润性种植，不典型细胞的乳头增生累及腹膜表面，并形成光滑的内陷。良性种植相当于腹膜的化生性病变。

　　为什么定义为没有间质浸润的交界性肿瘤却常合并有卵巢外病灶？其组织来源是什么？第二Mullerian系统学说即女性腹膜间皮及其下的结缔组织仍保留有Mullerian分化潜能的提出，已将女性腹膜纳入女性生殖系统范畴。目前认为SBT所合并的腹膜种植可能是卵巢与腹膜同时发生的多中心病变，病变的性质可与原发瘤相同或不同。若原发瘤有表面乳头，则存在肿瘤脱落种植的可能。

　　（5）累及淋巴结：SBT还可以累及淋巴结，多同时伴有腹膜种植。病理特点是淋巴结的皮质窦内有散在性和成簇的间皮样细胞或形成简单的腺管和乳头。需要强调的是，若瘤组织呈结节状聚集且直径>1mm，同时常伴有微乳头、水肿或间质反应，不伴有简单腺管，是淋巴结受累的高危图像，应该明确诊断为恶性，因为这些病例常伴有或在预后上等同于浸润性种植。这种淋巴结浸润图像多见于复发或晚期病例，其来源目前认为同腹膜种植，可能是转移性的，也可能是独立发生的病变[16,17]。

　　（6）其他表现：在非常罕见的情况下，SBT还可累及盆腹腔外脏器或组织，如颈淋巴结、胸膜、纵隔、肺、脊柱和乳腺等部位。

2.黏液性交界瘤（mucinous borderline tumor，MBT）

　　卵巢黏液性肿瘤中12%为交界瘤。肿瘤符合以上交界瘤标准，而且为黏液性上皮即诊断为交界性肿瘤，当纤维增生明显时可诊断为交界性黏液性腺纤维瘤或囊腺纤维瘤。按上皮分化方向，分为肠型（intestinal type）和颈管样型（endocervical-like type）两个亚型。肠型MBT合并恶性的比例相对高。在浆液性肿瘤中，通常情况下不同切面的细胞形态相对一致，但是黏液性肿瘤却不尽相同。大多数情况下，低分化病灶周边可能会见到分化好的黏液上皮。因此，在肿瘤不同部位的多点多切面取材，对于明确肿瘤的恶性程度十分重要。

　　（1）肠型MBT（IMBT）：发生率在卵巢黏液性交界瘤中占85%，多为双侧性，体积较大，为多房性，表面光滑，囊壁为多层性增殖的肠型黏液细胞，有核异型性，偶有腺体内乳头性生长，无间质浸润。此型肿瘤的突出特点是分化程度的异质性，在同一标本，甚至同一切片内良性-交界性-恶性成分可混合存在。如果已进行足够的切片检查（每隔1 cm做切片），并全面细致地除外了假黏液性腹膜瘤（pseudomucinous peritonei，PMP）及转移性卵巢瘤，则肿瘤才属于真正的原发性肠型MBT。

　　（2）颈管样型MBT：又称米勒管型MBT（Mullerian MBT，MMBT）。此型在MBT中仅占15%，在许多方面类似于SBT。肿瘤的体积相对较小，呈单房或少房，常见表面或壁内乳头。

　　MBT尚有上皮内癌，又称非浸润性癌，其特点是很显著的细胞异型性。如果仅有多层次细胞及腺体内乳头而无很明显的细胞异型性，不足以诊断上皮内癌。

3.子宫内膜交界瘤（endometrioid borderline tumors）

　　子宫内膜交界瘤少见，预后好，有的病例同时伴有子宫体内膜的增生。肿瘤多为单侧性，以实性为主，部分为囊实性或囊性，高级别交界瘤则囊性比例增加。切面棕色至灰白色，部分可有囊内壁乳头；肿瘤大时可有出血坏死，大体上不能与恶性肿瘤鉴别。镜下，交界瘤比良性肿瘤的腺体结构复杂、密集，可有灶性筛状结构、细胞覆层及轻中度异型性，偶见核分裂。若肿瘤的部分腺上皮有高度异型性，但并没有膨胀性浸润的结构，亦未见明确的插入性间质浸润，可诊断为"交界瘤合并上皮内癌"；若同时有直径< 5mm的膨胀性浸润，可诊断为"交界瘤伴上皮内癌及微浸润"。若有灶性插入性浸润或这些密集的腺体和乳头融合成片状生长，且直径> 3~5 mm，应明确诊断为浸润癌。

4.透明细胞交界瘤（clear cell borderline tumors）

透明细胞交界瘤罕见，预后好。肿瘤为单侧性，多有明显纤维间质增生。大体呈腺纤维瘤样，但质地略软，有光泽；切面常有小到中等的囊腔。镜下，其中的上皮成分胞质透明，富含糖原，有中度异型性，核仁明显，可偶见核分裂；有的区域细胞排列成复层、出芽或小实性细胞巢，但一般不形成真性乳头；无明确间质浸润。细胞高度异型性和明显的核分裂但无明确的间质浸润也可称作上皮内癌。由于透明细胞肿瘤以恶性为主，大体取材时要注意观察，充分取材，切勿遗漏恶性病变。

5.Brenner/移行细胞交界瘤（Brenner/transitional cell borderline tumors）

Brenner/移行细胞交界瘤少见，均为单侧性，局限于卵巢。两者的区别是前者同时伴有良性Brenner成分。肿瘤的体积较大，囊实性，囊腔衬覆的移行上皮形成宽带状乳头样结构，有轻度异型性，与膀胱移行上皮癌Ⅰ级相似，但无明确间质浸润。

【临床表现】

BOT患者发病年龄较轻，平均34~44岁，合并妊娠者占9%。症状隐匿，甚至有一半的患者没有症状，常于查体时偶然发现存在盆腔包块。亦可有腹痛、腹胀、腹部包块、腹水、异常阴道出血以及尿频等症状。临床表现一般无特异性。

肿瘤多局限于卵巢，Ⅰ期为主，占50%~80%，其中主要是MBT；而Ⅲ期中则主要是SBT[18]。卵巢交界瘤转移途径主要是直接腹腔种植和淋巴结转移，血行转移很罕见。SBT为多中心起源，40%为双侧性，55%有卵巢外转移，约30%伴腹腔种植，但多数非浸润性，少数浸润。2000年Seidman等[19]分析了4 129例SBT，随访7.4年，非浸润性种植的生存率为95.3%，而浸润性种植的生存率为66%。说明浸润性种植者预后比非浸润性种植者差，浸润性腹膜种植灶是影响存活率的重要因素。SBT累及区域淋巴结者占21%~25%。有区域淋巴结累及并不影响存活率[20, 21]。MBT仅5%~10%为双侧性。对于IMBT，凡经过仔细全面的切片检查及排除了假黏液性腹膜瘤，并证实不是由其他部位转移来的转移性癌，则其疾病过程是良性的，肿瘤大多局限在卵巢。20%的MMBT有腹膜种植或淋巴结转移[22]。

【诊断】

BOT的症状隐匿，约一半的患者于常规妇科检查时发现盆腔包块而明确诊断。症状和体征在早期与良性囊腺瘤近似，晚期有腹水时，则与囊腺癌相似，不易在术前做出BOT的诊断，但如有腹水而一般情况很好时，可以考虑BOT诊断。

主要的影像学检查手段是超声检查，BOT可以有不同的回声表现，如单房复杂性囊肿、分隔囊肿或囊实性包块，有时伴囊内赘生物[23]。SBT一般为单房或1 ~2 个房隔，内壁上有1 个或多个乳头，包膜完整；MBT一般肿块较大，为多房隔，非纯囊性，有房隔密集区、房隔增厚或乳头，包膜完整；混合性交界性卵巢肿瘤大小不一，囊性或非纯囊性，肿瘤中有实性部分，实性区不均质部分直径可达3~5 cm，包膜完整。除以上超声特征——肿瘤包膜可测到血流信号外，内部乳头上、增厚的隔上能测定到血流信号或低阻力血流信号是另一诊断指标[24]。

24%~61%的BOT患者CA125升高，平均水平高于正常对照组，低于卵巢癌组受试者。SBT患者的CA125升高幅度高于MBT患者，而晚期BOT患者高于早期患者。但BOT患者的CA125水平与子宫腺肌症、子宫肌瘤、脓肿等患者相似，因此CA125升高不能作为诊断BOT的依据[25]。约49%的BOT患者CA19-9升高，MBT患者的CA19-9升高更明显。但CA19-9不能预测交界瘤的组织学类型，因此不能通过CA19-9升高区别肿瘤的良性、交界性与恶性[26]。交界瘤患者出现CEA升高，其中MBT患者的CEA升高较SBT更明显。CEA升高也与MBT的临床分期有关[27]。在手术切除卵巢肿瘤后，切下的肿瘤应该送冰冻病理检查。如果发现是BOT或恶性癌的诊断，即应行外科分期手术。有学者对BOT行分期术的必要性持怀疑态度。众所周知，由于观察有限，冰冻切片诊断的准确性不如充分取材后的蜡块切片诊断。Gultekin等[28]发现术中冰冻病理组织学检查结果对BOT诊断的准确性仅为69.5%，而过度诊断和诊断不足分别为1.2%和29.3%。冰冻切片报告BOT，还不能完全排除癌的可能。因而，多数学者认为在初次手术时不要失掉探查腹腔及腹膜后淋巴结的良机。

【治疗】

1.手术治疗

手术为BOT最重要、最基本的治疗，手术范围视患者年龄、生育状况及临床分期而定。BOT的手术方式分为两种。一种为标准术式（standard surgery），包括全子宫切除、双附件切除、腹腔冲洗液细胞学检查、切除大网膜和阑尾（黏液性交界瘤）、腹膜多处活检及腹膜后淋巴结切除，即与卵巢上皮性癌的分期术式相同。另一种术式是保守性手术，即保留生育功能手术（fertility-sparing surgery，FSS），保留子宫和一侧或双侧附件，术中应行腹腔冲洗液细胞学检查，腹膜多处活检-分期，切除种植病灶、大网膜及阑尾。NCCN（2013，2014）指南强调对BOT应行全面分期手术，包括切除腹膜后淋巴结。严格分期可以更好地发现复发高危因素，排除BOT与低度恶性卵巢上皮癌共存。

（1）保守性手术：大多数保守性手术的适应证仅限于年轻且有生育要求的Ⅰ期患者。如果是双侧肿瘤，则选择包膜完整、与周围无粘连、估计肿瘤未侵及包膜或包膜外的一侧行肿瘤剥除术，而保留一些正常卵巢组织。

与广泛性手术相比，保守性手术复发率相对较高，二者分别为5%和35%[29]。但复发性肿瘤多仍为BOT，可再次行手术治疗，对生存率无明显影响[30]。Park等[31]对360例BOT患者中的184例行保守性手术，比较根治性手术组与保守性手术组，在为期70个月的中期随访中，两组的复发率及无瘤生存率相似。在保守性手术组，最常见的复发部位为剩余卵巢组织，并进行了成功的二次保守性手术。提示可考虑为要求保留生育功能的BOT患者实施保守性手术。对于早期BOT患者，保守性手术是安全的[32]。

近年来，也有不少晚期BOT行保守性手术的报道[33,34]。与Ⅰ期相比，晚期BOT保守性手术的术后复发率明显较高，若有浸润性种植，则预后差。因此，选择保守性手术时必须详细探查盆腹腔，以排除Ⅱ~Ⅲ期病例中的浸润性种植。如若存在浸润性种植，则选择保守性手术必须慎重，或不考虑保守性手术。保留生育功能手术可作为晚期有非浸润性种植的BOT患者的一种治疗选择，但应是可能切除全部种植病灶者。

虽然卵巢肿瘤剥除术可以比附件切除术保留更多有功能的卵巢组织，在保留生育功能及卵巢功能方面更为理想，但是肿瘤剥除术后复发危险较大。因此，首选的保守性手术为单侧附件切除，肿瘤剥除术应仅用于单侧附件切除术后[30]。

关于是否应常规活检或楔形切除对侧卵巢，目前意见不一。约有25%的BOT可发生于双侧，故有学者主张保守性手术时应行对侧卵巢剖视或楔形切除。但也有研究表明，对侧卵巢的剖视或楔形切除并不能防止BOT的漏诊，且卵巢活检或楔形切除可能导致残留卵巢与输卵管或腹膜粘连，导致生育能力下降，甚至卵巢功能衰竭。故建议除非对侧卵巢有可疑病变，否则不建议对对侧卵巢行常规活检或楔形切除[35]。

对于FSS是否均行腹膜后淋巴结切除术，尚有不同认识。一些作者认为，行保留生育功能术式时可不行腹膜后淋巴结切除。因近年来在对广泛性肿瘤手术评价时，除了注重疾病控制获益外，尚应包括生活质量这一重要的方面，对年轻BOT保留生育功能手术时更应重视术后患者的生活质量（quality of life）。另外，BOT腹膜后淋巴结阳性并非转移，而是与腹膜是否有种植病灶相关，若无卵巢外病变（早期），则淋巴结多无病变。手术范围应基于病变范围和预后不良因素决定。目前多数研究认为，对年轻BOT患者早期无卵巢外转移者行保留生育功能手术时可不行腹膜后淋巴结切除[10]。

（2）全面分期手术：不论肿瘤期别的早晚，首先进行腹腔内全面探查的分期手术是很重要的。因为：①确定肿瘤累及范围及FIGO分期，Ⅰ期肿瘤与Ⅱ~Ⅳ期的预后有显著差别。只有全面分期，才能正确了解其预后而采取相应措施。②检查是否存在影响预后的最重要因素——浸润性种植，有浸润性种植，则不宜行保守性手术。③探查过程中一旦发现转移灶，可及时切净而改善其预后。

对于初次手术未行全面分期者，是否需要行再分期手术？由于BOT不易在术前作出诊断，故部分患者在初次手术时未行全面分期手术。有学者认为，既然SBT大多数为Ⅰ期（60%~75%），术后辅助治疗又无肯定疗效，则不一定为了分期再行一次手术。Zapardiel等[36]研究发现，再分期手术对患者总存活率无影响，认为该手术对BOT患者显示不出有意义的影响，尤其在FIGOⅠ期以上的MBT。因此，再分期手术的实施应结合患者的具体情况个体化判断，综合考虑初次手术粗略探查时腹腔内的具体状态、患者的随诊条件以及患者本人的意见等。

2.辅助治疗

原则上不考虑术后辅助治疗。多数学者认为细胞毒性药物（化疗药物）用于增殖速度快的细胞（如恶性肿瘤细胞）比较敏感，对分化好、代谢活性类似于正常上皮细胞的交界性肿瘤，其细胞处于细胞周期的静止期，对化疗的敏感性极差，甚至表现出抗化疗的特性[35]。对于Ⅰ期BOT一致认为不需化疗，因术后辅助化疗者其复发率和病死率并未降低，反而会引起并发症。但对期别较晚、有浸润性种植、DNA为非整倍体和P53过度表达的BOT患者术后也可给予化疗，以减少复发[37,38]。Faluyi 等[39]的研究未发现支持BOT 的任何辅助治疗的证据，但认为适当剂量的新辅助化疗和新的靶向药物可能有效，尤其对于晚期BOT。

【预后】

BOT恶性程度低，患者存活时间长，复发晚，复发肿瘤的形态与原发瘤相似，通常仍是交界性，对手术治疗的效果很好，故总的存活率仍较高，5年存活率达90%以上。北京协和医院总结5年存活率为94%~96%，10年存活率为84%~86%。影响BOT预后的因素有：年龄、DNA倍体、分期、手术残留与浸润性种植、P53表达等。≤44岁的患者5年存活率为99%，而≥75岁者为85%。DNA核型为二倍体者多见，预后良好；少数非整倍体者预后差。2000年Seidman等[19]分析了4 129例SBT，随访7.4年，Ⅰ期存活率为99%，Ⅲ期存活率为 95.3%，非浸润性种植的存活率为95.3%，而浸润性种植的存活率为66%。此外，P53过度表达与肿瘤恶性程度相关，在去除年龄、FIGO分期、残存肿瘤和浸润性种植等因素后，阳性者复发和死亡危险分别增加4倍和6倍。

三、子宫内膜异位症恶变和不典型子宫内膜异位症

子宫内膜异位症（简称内异症）是生育年龄妇女的常见病，随着认识的深入，发病有明显上升趋势，29%以上的妇科手术妇女患病。内异症基本上可以认为是良性疾病，但是其表现出与恶性肿瘤类似的生物学行为，如浸润、破坏周围组织、远处转移与极易复发，而且确有一定比例的内异症发生组织学改变，成为癌瘤。所以，内异症的恶变以及它和癌瘤的关系，日益受到关注，这对研究内异症亦有重要意义。

【内异症的恶性行为和癌变】

早在1925年，临床学者和研究者已经推测内异症病灶可能发生肿瘤。Sampson首先描述了内异症的恶变，并确定其诊断标准：①在同一卵巢中，内异症和癌并存；②内异症和癌组织学改变类似；③除外转移性恶性肿瘤。1953年，Scott强调了由良性内异症向恶性组织过渡的组织形态。此后，关于内异症恶变，特别是起源于内异症的卵巢癌的报告日渐增多。

1988年La Grenade和Silverberg又首先提出卵巢不典型内异症的概念，其形态以子宫内膜样腺体的异型性为主要特征。而不典型增生上皮向恶性上皮移行的现象在合并内异症的卵巢恶性肿瘤的发生中可能起主要作用[40]。

卵巢内异症恶变最大的流行病学研究以瑞典住院患者登记系统为数据基础，纳入人群为1969—1983年入院的20 686例内异症患者，平均随访11.4年。研究者将该人群与瑞典国家癌症登记系统进行连接对比，发现内异症患者的卵巢癌、乳腺癌和非霍奇金淋巴瘤的标准化发病比（standardized incidence ratio，SIR）分别是1.92，1.27和1.79[41]。

内异症的恶变可以分为两大类：多数在卵巢，称为内异症相关卵巢癌（endometriosis-associated ovarian cancer，EAOC）；少数为卵巢外的内异症相关癌（extraovarian endometriosis associated cancer，EOEAC）。内异症恶变主要发生在卵巢，占全部恶变病例的76%。异位内膜上皮成分恶变的主要病理类型为腺癌，以卵巢子宫内膜样癌和卵巢透明细胞癌为主。异位内膜间质成分恶变的病理类型则为肉瘤。卵巢外子宫内膜异位症恶变可见于肠道、盆腔、阴道、直肠隔、阴道、剖宫产瘢痕等处，以腺癌为主。北京协和医院曾接收1例41岁女性患者，在外院行剖宫产后发生腹壁内异症，历时16年，经3次手术反复复发。入院后手术切除病理为不典型内异症，后又发生肉瘤变，为世界首例报告[42]。

对于内异症恶变认识的简要回顾，可以说明：①随着内异症发病率的明显增加，其恶变问题应予以高度重视；②一般文献报告的所谓0.7%~1.0%的恶变率可能是个保守的数字；③恶变主要集中在卵巢，但也可以在卵巢外；④内异症患者的乳腺癌、非霍奇金淋巴瘤的患病危险亦增加；⑤恶变发生的机制尚待研究，可能和代谢、遗传等有关。

【内异症和卵巢癌的关系】

根据上述内异症恶变的诊断标准，可以确知卵巢癌和内异症可以在同一卵巢上发生，并存在从良性向恶性的转化，而且内异症增加患癌的危险。日本妇女的卵巢癌发生率是0.03%，而卵巢内异症患者卵巢癌的发生率是0.7%，竟增加了23倍。另一方面，在卵巢透明细胞癌和子宫内膜样癌患者中合并内异症者亦高达20%~40%。再者，卵巢癌和卵巢内异症有共同的遗传背景。上述这些都支持两者间有关系的观点[43]。

1.内异症相关卵巢癌的发病率

瑞典对20 686例内异症患者进行研究，平均随诊11.4年，发现卵巢癌的发病率显著增高：SIR为1.92（95% CI：1.3~2.8）。卵巢癌的危险随时间而增加，特别在长期内异症患者（随访超过10年）中，卵巢癌的危险明显增加：SIR为4.2（95% CI：2.0~7.7）[41]。Melin等[44]的后续研究发现，诊断时年龄较小和长期存在的内异症恶变的危险进一步增加，SIR分别为2.0（95% CI：1.26~3.05）和2.23（95% CI：1.36~3.44）。

在Brinton等[45]进行的一项回顾性队列研究中，共纳入12 193例不孕患者，中位随访时间18.8年。研究发现，与普通人群相比，不孕患者卵巢癌发病率明显增高，SIR为1.98（95% CI：1.4~2.6），其中内异症患者卵巢癌的发病率进一步升高，SIR为2.48（95% CI：1.3~4.2）。内异症合并原发性不孕患者的卵巢癌发病率最高：SIR为4.19（95% CI：2.0~7.7）。

在Kobayashi等[46]进行的队列研究中，纳入了6 398例卵巢内异症患者。随访17年，46例患者诊断为卵巢癌，SIR为8.95。卵巢癌发病率随着年龄而增加，50岁以上患者的SIR达到了13.2。

2.卵巢癌患者中内异症的发病率

卵巢癌患者中内异症发病率的研究同样支持两者之间的联系。van Gorp等[47]的研究显示，内异症在卵巢浆液性腺癌中的发病率为4.5%，在黏液性腺癌中为1.4%，而在透明细胞癌中为35.9%，在子宫内膜样腺癌中为19%。Jimbo等[48]复习了172例卵巢癌合并内异症的情况，总的发生率为14.5%。内异症的发生率由高到低的组织学类型依次是透明细胞癌（40.6%）、子宫内膜样癌（23.1%）、浆液性癌（8.7%）、黏液性癌（2.9%）。原发性子宫外子宫内膜间质肉瘤（primary extrauterine endometrial stromal sarcoma，PEESS）是非常罕见的恶性肿瘤，主要发生在卵巢，其来源一方面可能是卵巢表面的间皮组织或体腔上皮的分化潜能；另一方面可能与内异症恶变有关。高度恶性者比子宫的内膜间质肉瘤更易复发，死亡率更高。

3.内异症恶变的临床因素

一般认为，年轻卵巢癌患者更容易合并内异症，如< 50岁及> 50岁的卵巢子宫内膜样癌及透明细胞癌患者中，内异症的发生率分别为45%和28%。内异症发病年龄越小、病程越长，则恶变发生率越高。Ⅰ、Ⅱ期卵巢癌的内异症发生率高于Ⅲ、Ⅳ期，分别为20.5%和9.0%。绝经状态与发生率无明显关系，分别为13.3%和15.9%。月经初潮早、周期短、绝经晚、孕产次低等因素增加了经血污染盆腔的机会，不但增加内异症发生率，而且增加其恶变率。40岁以上的未生育卵巢癌患者的内异症发生率接近已生育妇女的2倍，二者分别为22.9%和12.6%。有报道认为口服避孕药和妊娠可降低雌激素水平、减少行经次数和月经量，从而减少内异症及其恶变发生率。高水平的雌激素，特别是伴肥胖是目前比较公认的异位内膜恶变的高危因素。绝经后及根治术后单一雌激素替代治疗也是残留内异症恶变的高危因素[49, 50]。一些作者还认为内异症可能是卵巢癌预后较好的因素，但追究其原因则是因为这些病例期别较早，癌瘤扩散程度才是主要影响因素[49]。

至于何种内异症更容易或提示恶变，尚难估计。恶变主要在卵巢内异症，卵巢外内异症恶变较少。当内异症患者出现如下临床征象时，提示有恶变可能：①卵巢内异囊肿直径大于10 cm，或短期内有明显增大的趋势；②绝经后又有复发，疼痛节律改变，痛经进展或呈持续性腹痛；③影像学检查如超声检查发现囊肿内有实性或乳头状结构，或病灶血流丰富；④血清CA125水平过高（>200 kU/L）。要养成常规检查标本的习惯，必要时送冰冻切片检查。

【不典型内异症的概念和意义】

1.病理特点

这是已经被病理学确定了的组织学概念：不典型内异症系指异位内膜腺上皮的不典型或核异型性改变，1988年始由LaGrenade和Silverber提出。其病理形态特点是：①细胞核深染，或淡染、苍白，伴有中重度异型性；②核质比增大；③细胞密集、复层或簇状突起。具备上述3项者，则可诊断。

病理学家指出，在诊断时还需要注意：①在卵巢肿瘤出血、滤泡囊肿出血及不典型皮质包涵囊肿等，亦可能出现类似结构，但这些病变虽可有腺体的异型性、却无子宫内膜腺样间质。②不典型内异症有腺上皮异型性，但有正常子宫内膜的间质成分。异型的腺上皮不堆积成实性细胞团块，也未形成多分支的乳头。③可能有不典型内异症与癌的移行，正常内膜间质逐渐消失，代之以长梭形细胞的纤维间隔，或伴有腺体结构紊乱。④病变不突破基底膜。

虽然不典型内异症在恶变中的地位尚有争议，但多数学者认为，不典型内异症可能是癌前病变，或者类似于"交界性"或"过渡状态"。因为：①在卵巢内异症恶变中，可以看到这种核异型性与癌的直接连续或不连续。②有DNA非整倍体细胞群。③与周围的内异症及卵巢癌有共同的基因异常。可见，无论从形态上抑或生物学方面都支持不典型内异症具有恶变潜能，典型—不典型—癌，可能是个过程；化生—增生—癌，是个移行过程[50, 51]。

2.临床意义

根据上述诊断标准，日本的Nishida[52]对147例临床内异症进行检查，发现不典型内异症18例，占12.2%。而一般文献报道中，卵巢不典型内异症发生率为1.7%~3.0%。不论怎样，不典型内异症并不是一个少见的现象。

Fukunaga等[53]的研究非常有意义，1987—1995年的224例卵巢癌中54例有内异症（24.1%），其中33例为不典型内异症，包括18例透明细胞癌、7例子宫内膜样癌、4例浆液性癌、3例黏液性癌和1例浆液性交界性肿瘤。可见也是以透明细胞癌（54%）和子宫内膜样癌（49%）为主。Obata等[54]也报告，子宫内膜样癌和透明细胞癌与卵巢不典型内异症有关。这些资料都从临床上证实：①不典型内异症是癌前潜在危险病变；②最常见的转化是透明细胞癌和子宫内膜样癌；③不典型内异症恶变机会明显高于典型内异症。

【内异症恶变的机制】

近年对内异症恶变的代谢、酶、受体及分子机制进行了深入研究。

1.乳酸代谢异常

内异症患者乳糖-1-磷酸尿腺苷酰转移酶（GALT）基因突变率高。GALT水平升高对卵子有毒性作用，动物实验中发现GALT基因突变与卵巢癌的发生有关。

2.纤维酶原激活系统异常

内异症及腺肌症的种植与浸润的发生机制与恶性肿瘤类似，可能受细胞黏附分子及降解细胞外基质的酶所调节。尿激酶型纤溶蛋白激活因子（uPA）可能为局部调节肿瘤浸润的分子之一，异位内膜上皮细胞的uPA受体的表达是在位内膜的4倍。

3.雌、孕激素及其受体调节异位及在位内膜细胞的增生

正常子宫内膜在分泌期雌激素及孕激素受体出现生理性降调节，而在异位内膜病灶中，这种降调节作用消失。Toki等[55]研究发现，异位内膜病灶增生细胞核抗原（PCNA）的表达明显高于在位内膜。异位内膜失去了在位内膜的周期性改变，即使绝经后异位内膜亦不表达萎缩改变，而是明显增生变化。

4.杂合性缺失（LOH）

子宫内膜异位腺体为单克隆起源，而单克隆起源是疾病不断进展的基础。Varma等[56]的研究发现，内异症囊肿本身为单克隆性，与腺癌相关的内异症则75%表现出LOH，与腺癌无关的内异症中仅28%表现为LOH，差异有显著性，最常受影响的染色体为9p、11q和22q。Yamamoto等[57]则发现，3p、5q和11q在EAOC中出现的频率明显高于透明细胞腺纤维瘤（CCAF）相关卵巢癌，提示了EAOC前体病变的潜在位点。

5.表观遗传异常

hMLH1 表观遗传失活可能是卵巢内异症恶变过程中的早期事件，为早期预测卵巢内异症恶变提供了方向。抑癌基因ARID1A编码的BAF250a 蛋白在表观遗传的层面上调控包括许多癌基因在内的基因表达和染色质动力学变化，BAF250a 缺失与透明细胞和子宫内膜样腺癌显著相关，与肿瘤组织相邻的具异型性的内异症组织内亦可发现ARID1A突变和BAF250a 表达缺失[58]。

6.信号传导通路、生长因子/炎症因子的异常

（1）PIK3CA基因及PIK信号通路：PIK3CA 基因编码了磷脂酰肌醇3-激酶（PI3K/AKT）通路中的催化单位p110a，PIK3CA 基因体细胞突变参与了包括卵巢癌在内的多种肿瘤的发生。Yamamoto 等[59]的研究支持PIK3CA 基因突变存在于透明细胞癌的前体内异症细胞中，从而证明了内异症可能为透明细胞癌的前期病变。Yamamoto 等[60]还发现，PIK3CA 突变与肿瘤附近存在内异症组织及透明细胞腺纤维瘤成分（独立于内异症的透明细胞癌产生机制）阙如相关，提示了PIK3CA 基因在卵巢内异症恶变为透明细胞癌中的标志物作用。PIK3CA 突变出现在40％的透明细胞癌中，而在ARID1A 丢失的透明细胞癌中则达到了71％，提示了PIK3CA 在透明细胞癌早期形成中的作用，以及其与ARID1A 的共存情况[61]。

（2）肝细胞核因子-1β（HNF-1β）：Kato等[62]研究发现，HNF-1β 作为一种转录因子，可能是联系分泌中晚期内膜、内异症、不典型内异症和透明细胞癌的遗传学纽带。HNF-1β 对于透明细胞癌的持续存在具有重要意义，并参与形成了透明细胞癌的一些主要生物学特性，如癌细胞内部的糖原累积、低细胞增殖及因而产生的较强的抗凋亡能力和对化疗药物的耐药性等[63]。

此外，炎症因子，生长因子如胰岛素样生长因子-1（IGF-1）、肝细胞生长因子（HGF），高雌激素状态以及内异症独特的高铁、高氧自由基微环境等也参与了内异症的恶变，抑癌基因失活则在EAOC晚期起到了一定作用[58]。

【内异症恶变的预防和处理】

1.内异症恶变的预防

对内异症做到早诊断、早治疗是防治恶变最好的策略。内异症恶变及不典型内异症的术前诊断是困难的，所以应强调在内异症明确诊断前，要慎重用"试验性治疗"。要对手术标本进行认真检查。严格把握介入穿刺治疗适应证，尤其是初治患者，不推荐在缺乏明确病理诊断的情况下盲目选择介入穿刺治疗。选择反向添加治疗时，不建议单独使用雌激素，并且用药过程中最好对激素水平进行监测，以指导用药。

2.内异症恶变的处理

内异症具有广泛粘连、浸润的病理特点，使内异症恶变的手术操作困难，手术分期人为增加，一般最早期多为Ic期；同时，因为内异症病史较长，多数患者处于密切医疗随访中，当恶变征象出现时，能够及时得到手术治疗，所以，Ⅲ期或Ⅳ期的晚期患者相对少见，使5年生存率提高，预后较一般原发性卵巢癌好。治疗目标早期为争取长期生存，晚期为控制复发，尽量延长患者生存期，改善患者生活质量。处理原则以手术为主，手术原则与原发性卵巢癌一致，行"分期手术"或"肿瘤细胞减灭术"。术后可

试行化疗、放疗及激素等辅助治疗。化疗方案与原发性卵巢癌相似，早期基本为3个疗程，晚期为6个疗程。术后激素治疗倾向于孕激素或对抗雌激素的治疗，促性腺激素释放激素激动剂（GnRH-a）的治疗价值近年来受到关注[64]。

四、卵巢癌的危险因素与预防

根据卵巢癌的"二元论模型"理论，Ⅰ型卵巢癌常有前驱病变，所以若能对具有危险因素的卵巢癌前驱病变人群密切观察，加强监测，甚至规避一些易患因素，就可以防止一些前驱病变发生恶变，从而阻断卵巢癌的发生。

【遗传因素】

卵巢癌家族史是卵巢癌发病最重要的危险因素。为了正确估计卵巢癌的高危人群，Lynch等[65]从遗传流行病学角度将卵巢癌分类如下：①散发性卵巢癌，指卵巢癌患者家族二代血亲中，未发现卵巢癌或与其整体相关的卵巢外遗传性肿瘤。②家族性卵巢癌，指家族中有2个或2个以上一代或二代血亲共患卵巢癌成员，而不考虑其发病年龄或其他相关癌症。③遗传性卵巢癌（hereditary ovarian cancer），特指表现为常染色体显性遗传的聚集性卵巢癌家族，同时可存在与整体相关的其他种类癌症。

遗传性卵巢癌综合征（hereditary ovarian cancer syndrome，HOCS）：①遗传性乳腺癌卵巢癌综合征（hereditary breast – ovarian cancer syndrome，HBOCS）：有遗传性乳腺癌倾向的家族中，乳腺癌患者或其一、二代血亲中有两个以上的卵巢癌患者，则此家族属于HBOCS家族。②遗传性非息肉病性结直肠癌（HNPCC）：又称为LynchⅡ型综合征，主要表现为结直肠癌，可合并子宫内膜癌、卵巢癌等。遗传性位点特异性卵巢癌（hereditary site specific ovarian cancer，HSSOC）综合征最初被认为是第三种遗传性卵巢癌综合征，是HOCS中相对罕见的，现其被归为HBOCS，家族成员仅发生卵巢癌而无高乳腺癌风险，认为是由于特定家族的基因有不同程度的外显率所导致。

妇女一生发生卵巢癌的风险为1.4%，家族性或遗传性卵巢癌占所有卵巢恶性肿瘤的5%~10%[66]。而HOCS家族女性一生中患卵巢癌风险高达40%[67]。

HBOCS占遗传性卵巢癌的75%~90%。其发生与BRCA1、BRCA2基因突变有关，突变常为常染色体显性遗传，其中BRCA1基因突变占90%。研究数据显示，BRCA1基因突变女性一生患卵巢癌风险为37%~62%，BRCA2突变者风险为11%~23%，BRCA1突变携带者卵巢癌发病年龄较BRCA2突变者年轻。与普通人群相比，HBOCS发生卵巢癌时的中位年龄提前（48岁对62岁），后者发生的卵巢癌组织类型主要为浆液性癌。HNPCC家族成员可罹患多种肿瘤，包括结肠癌、子宫内膜癌、胃癌等，其卵巢癌风险较普通人群增加3.5~8倍，占所有家族性卵巢癌患者的2%，其发生主要与MSH2基因突变有关[68]。

鉴于HBOCS家族成员的卵巢癌高发风险，有必要进行遗传学诊断，筛选出高危人群，并采取措施降低其卵巢癌风险。目前高危人群筛选主要分为四步：风险评估，遗传咨询，BRCA1、BRCA2基因检测，最后采取恰当的医疗干预措施。具有下述特点的患者和家族，在临床上要考虑遗传倾向的可能，需要进行风险评估：①肿瘤发生的年龄早，多在45岁左右或更早。②发生双侧乳腺癌，或在同一女性发生乳腺癌和卵巢癌两种肿瘤。③有两名或两名以上亲属患乳腺癌和（或）卵巢癌。④家族中出现男性乳腺癌[69]。

预防性手术治疗：对于明确有BRCA1、BRCA2基因突变的HBOCS家族成员，预防性卵巢切除术（PBSO）是目前最有效的预防手段。对于诊断为BRCA1、BRCA2阳性的人群，在其生育后适时行预防性双侧卵巢切除术，可显著降低卵巢癌风险（85%~100%）和乳腺癌风险（46%~68%），且有报道其可降低总死亡率。目前数据显示，40岁前行PBSO降低癌症风险最显著，因此建议35岁以上高危女性生育后即可行PBSO。术后可短期使用激素替代治疗，治疗雌激素缺乏引起的相关症状。单纯行双侧卵巢切除，残留输卵管仍可发生癌症，且有研究认为卵巢癌及腹膜癌可原发于输卵管组织，因此推荐行预防性输卵管卵巢切除术。即便如此，行输卵管卵巢切除术后仍有3%~4%女性发生原发性腹膜癌[70-72]。

预防性药物治疗：对于要求保留卵巢内分泌功能的高危女性可以选择预防性药物治疗。口服避孕药（oral contraceptive，OCP）是遗传性卵巢癌预防性药物治疗中唯一被文献报道有效的药物，并被美国临床肿瘤学会（American Society of Clinical Oncology，ASCO）推荐使用[69]。Beral等[73]发现使用口服避孕药超过5年可能使有家族史的女性罹患卵巢癌的风险减少50%。Whittemore等[74]发现雌、孕激素联合制剂可以降低那些有BRCA1或BRCA2基因突变的卵巢癌家族病史的女性患卵巢癌的风险，也可以降低普通人群患卵巢癌的风险。然而，一些研究认为使用它可以提高BRCA1突变携带者患乳腺癌的风险[75]。后来一项基于大样本的研究发现，使用当前配方的口服避孕药并没有增高BRCA突变携带者患乳腺癌的发病风险，甚至可能减少BRCA1突变携带者的乳腺癌发病风险[76]。目前，OCP预防卵巢癌的同时是否增加乳腺癌的风险尚存在争议。

【生育因素】

持续性排卵可导致卵巢上皮损伤，由此而致的有丝分裂可对卵巢上皮产生刺激，诱导上皮细胞恶性转化。因此，不孕、未产、初潮早、月经周期短、绝经年龄延迟等因素可因持续排卵而增加卵巢癌的风险；相反，妊娠、哺乳为卵巢癌保护性因素[77]。有研究显示，与未生育女性相比，经产妇卵巢癌发病风险下降（$HR=0.71$，95% CI：0.55~0.93），而且随产次增加这种风险下降，每妊娠1次卵巢癌发病风险降低10%，差异有统计学意义（$P<0.01$）[78]。

另外，有研究发现，流产或者早产亦可轻微降低卵巢癌患病风险；妊娠对BOT有一定的保护作用，但其保护作用较上皮性肿瘤弱[79]。因为避孕药可以减少或停止排卵，几乎所有的研究结果均支持口服避孕药是卵巢癌保护因素。应用口服避孕药的妇女卵巢癌发病风险降低30%，尤其是应用口服避孕药超过5年的妇女，卵巢癌发病风险明显降低（$OR=0.47$，95% CI：0.3~0.76）[78]。另有研究表明，妇女采取口服避孕药和输卵管结扎术可以降低卵巢癌发病风险（$OR=0.75$，95% CI：0.61~0.93；$OR=0.63$，95% CI：0.51~0.77），同时显示采取口服避孕药和输卵管结扎术的时间越长，其卵巢癌保护作用亦越强[80]。《美国医学会杂志》（JAMA）报道了一项美国前瞻性研究结果，121 700名注册护士参与研究（护士健康研究，Nurses'Health Study），其中曾行输卵管结扎的女性卵巢癌风险显著降低（$RR=0.33$），曾行子宫切除术的女性卵巢癌风险亦降低（$RR=0.67$）[81]。

【激素替代治疗】

国外多项研究认为，激素替代治疗（HRT）可增加卵巢癌发病风险。英国百万女性研究纳入近百万名绝经后女性（$n=948\ 576$），其中30%女性正接受HRT，20%女性既往曾接受HRT。该研究结果表明，与从未接受HRT者比较，正接受HRT的女性卵巢癌发生风险升高（$RR=1.2$），死亡风险亦升高（$RR=1.23$），且随着HRT时间延长，风险增加。该研究还发现，不同组织亚型的卵巢癌其发病风险不一致，浆液性癌、黏液性癌、子宫内膜样癌和透明细胞癌的发病风险依次为1.53、0.72、1.05和0.77，差异有统计学意义[82]。Canchola等[83]研究发现，使用HRT的女性，卵巢癌发生风险增加（$OR=1.6$，95% CI：1.2~2.2），尤其是HRT疗程≥5年者。

【其他因素】

滑石粉是卵巢癌的潜在危险因素。女性生殖道暴露于滑石粉后，卵巢癌发生风险增加约30%，其主要增加卵巢浆液性癌的风险。体外细胞学实验发现滑石粉颗粒可促进卵巢间质细胞和上皮细胞增生与转化。动物实验证实外阴、阴道暴露于滑石粉后其可上行性迁移至腹腔，并在卵巢表面上皮包裹，诱导类似于排卵的反应，从而进一步诱发癌症[84]。

吸烟是多种癌症的高危因素，但目前尚无充分证据阐明其对卵巢癌的影响。一项meta分析结果发现，吸烟女性卵巢黏液性癌的发病风险增加1倍，但戒烟后其风险降至正常人群水平[85]。

（王瑾晖　杨佳欣　郎景和）

参考文献

[1] MACKAY H J, BRADY M F, OZA A M, et al. Prognostic relevance of uncommon ovarian histology in women with stage III/IV epithelial ovarian cancer.Int J Gynecol Cancer, 2010, 20（6）：945-952.

[2] CHEN S S, MICHAEL A, MANUEL B S A. Advances in the treatment of ovarian cancer—a potential role of antiinflammatory phytochemicals. Discov Med, 2012, 13（68）：7-17.

[3] SCULLY R E, YOUNG R H, CLEMENT P B. Tumors of the ovary, maldeveloped gonads, fallopian tube, and broad ligament//Atlas of tumor pathology. Washington, DC：Armed Forces Institute of Pathology, 1998.

[4] DUBEAU L. The cell of origin of ovarian epithelial tumours. Lancet Oncol, 2008, 9（12）：1191-1197.

[5] SINGER G, OLDT R, COHEN Y, et al. Mutations in BRAF and KRAS characterize the development of low-grade ovarian serous carcinoma. J Natl Cancer Inst, 2003, 95（6）：484-486.

[6] JARBOE E, FOLKINS A, NUCCI M R, et al. Serous carcinogenesis in the fallopian tube：a descriptive classification. Int J Gynecol Pathol, 2008, 27（1）：1-9.

[7] LIM D, OLIVA E. Precursors and pathogenesis of ovarian carcinoma. Pathology, 2013, 45（3）：229-242.

[8] GADDUCCI A, GUERRIERI M E, GENAZZANI A R. New insights on the pathogenesis of ovarian carcinoma：molecular basis and clinical implications. Gynecol Endocrinol, 2012, 28（8）：582-586.

[9] KURMAN R J, VISVANATHAN K, RODEN R, et al. Early detection and treatment of ovarian cancer：shifting from early

stage to minimal volume of disease based on a new model of carcinogenesis. Am J Obstet Gynecol，2008，198（4）：351-356.

［10］彭芝兰. 早期卵巢上皮性癌和交界性肿瘤保留生育功能相关问题. 中国实用妇科与产科杂志，2013，29（5）：334-339.

［11］郭丽娜. 妇产疾病的诊断病理学. 北京：人民卫生出版社，2008：123-146.

［12］连利娟. 林巧稚妇科肿瘤学. 4版. 北京：人民卫生出版社，2006：529-550.

［13］HART W R. Borderline epithelial tumors of the ovary. Mod Pathol，2005，18：33-35.

［14］BELL D A，WEINSTOCK M A，SCULLY R E. Peritoneal implants of ovarian serous borderline tumors.Histologic features and prognosis. Cancer，1988，62（10）：2212-2222.

［15］MICHAEL H，ROTH L M. Invasive and noninvasive implants in ovarian serous tumors of low malignant potential. Cancer，1986，57（6）：1240-1247.

［16］SEIDMAN J D，SOSLOW R A，VANG R，et al. Borderline ovarian tumors： diverse contemporary viewpoints on terminology and diagnostic criteria with illustrative images. Hum Pathol，2004，35（8）：918-933.

［17］MCKENNEY J K，BALZER B L，LONGACRE T A. Lymph node involvement in ovarian serous tumors of low malignant potential （borderline tumors）： pathology，prognosis，and proposed classification. Am J Surg Pathol，2006，30（5）：614-624.

［18］沈铿，郎景和. 妇科肿瘤临床决策. 北京：人民卫生出版社，2007：109-110.

［19］SEIDMAN J D，KURMAN R J. Ovarian serous borderline tumors： a critical review of the literature with emphasis on prognostic indicators.Hum Pathol，2000，31（5）：539-557.

［20］TAMAKOSHI K，KIKKAWA F，NAKASHIMA N，et al. Clinical behavior of borderline ovarian tumors： a study of 150 cases. J Surg Oncol，1997，64（2）：147-152.

［21］ROTA S M，ZANETTA G，ROSSI R，et al. Clinical relevance of retroperitoneal involvement from epithelial ovarian tumors of borderline malignancy. J Gynecol Cancer，1999，9（6）：477-480.

［22］沈铿，郎景和. 妇科肿瘤面临的问题和挑战. 北京：人民卫生出版社，2002：178-188.

［23］BENT C L，SAHDEV A，ROCKALL A G，et al. MRI appearances of borderline ovarian tumours. Clinical Radiology，2009，64：430-438.

［24］王雯智，刘晓霞，岳瑛，等. 卵巢交界性肿瘤的诊治进展. 中国妇幼保健，2011，26（11）： 1747-1748.

［25］邹明蓉，綦小蓉. 卵巢交界性肿瘤的诊治进展. 中华妇幼临床医学杂志，2012，8（4）：418-421.

［26］KELLY P J，ARCHBOLD P，PRICE J H，et al. Serum CA19. 9 levels are commonly elevated in primary ovarian mucinous tumours but cannot be used to predict the histological subtype. J Clin Pathol，2010，63（2）：169-173.

［27］TAMAKOSHI K，KIKKAWA F，SHIBATA K，et al. Clinical value of CA125，CA19-9，CEA，CA72-4，and TPA in borderline ovarian tumor. Gynecol Oncol，1996，62（1）：67-72.

［28］GULTEKIN E，GULTEKIN O E，CINGILLIOGLU B，et al. The value of frozen section evaluation in the management of borderline ovarian tumors. J Cancer Res Ther，2011，7（4）：416-420.

［29］SHIH K K，ZHOU Q，HUH J，et al. Risk factors for recurrence of ovarian borderline tumors. Gynecologic

Oncology, 2011, 120: 480-484.

[30] IACO P, FERRERO A, ROSATI F, et al. Behaviour of ovarian tumors of low malignant potential treated with conservative surgery. Eur J Surg Oncol, 2009, 35（6）: 643-648.

[31] PARK J Y, KIM D Y, KIM J H, et al. Surgical management of borderline ovarian tumors: the role of fertility-sparing surgery. Gynecol Oncol, 2009, 113（1）: 75-82.

[32] MESSALLI E M, GRAUSO F, BALBI G, et al. Borderline ovarian tumors: features and controversial aspects. Eur J Obstet Gynecol Reprod Biol, 2013, 167（1）: 86-89.

[33] UZAN C, KANE A, REY A, et al. Outcomes after conservative treatment of advanced-stage serous borderline tumors of the ovary. Ann Oncol, 2010, 21（1）: 55-60.

[34] LAURENT I, UZAN C, GOUY S, et al. Results after conservative treatmentof serous borderline tumors of the ovary with stromal microinvasionbut without micropapillary pattern. BJOG, 2009, 116（6）: 860-862.

[35] 武丽蕊, 姜岩. 卵巢交界性肿瘤治疗进展. 国际妇产科学杂志, 2012, 39（3）: 254-261.

[36] ZAPARDIEL I, ROSENBERG P, PEIRETTI M, et al. The role of restaging borderline ovarian tumors: single institution experience and review of the literature. Gynecol Oncol, 2010, 119（2）: 274-277.

[37] MORICE P, CAMATLE S, REY A, et al. Prognostic factors for patients with advanced stage serous borderline tumours of the ovary. Ann Oncol, 2003, 14（4）: 592-598.

[38] 郎景和. 妇科手术笔记. 北京: 中国科学技术出版社, 2004: 136-142.

[39] FALUYI O, MACKEAN M, GOURLEY C, et al. Interventions for the treatment of borderline ovarian tumours. Cochrane Database Syst Rev, 2010, 9: CD007696.

[40] FUKUNAGA M, NOMURA K, ISHIKAWA E, et al. Ovarian atypical endometriosis: its close association with malignant epithelial tumours. Histopathology, 1997, 30（3）: 249-255.

[41] BRINTON L A, GRIDLEY G, PERSSON I, et al. Cancer risk after a hospital discharge diagnosis of endometriosis. Am J Obstet Gynecol, 1997, 176（3）: 572-579.

[42] LENG J H, LANG J H. Carcinosarcoma arising from atypical endometriosis in a cesarean section scar. Int J Gyn Cancer, 2006, 16: 432-435.

[43] NISHIDA M, WATANABE K, SATO N. Malignant transformation of ovarian endometriosis. Gynecol Obstet Invest, 2000, 50（1）: 18-25.

[44] MELIN A, SPAREN P, PERSSON I, et al. Endometriosis and therisk of cancer with special emphasis on ovarian cancer. Hum Reprod, 2006, 21（5）: 1237-1242.

[45] BRINTON L A, LAMB E J, MOGHISSI K S, et al. Ovarian cance rrisk associated with varying causes of infertility. Fertil Steril, 2004, 82（2）: 405-414.

[46] KOBAYASHI H, SUMIMOTO K, MONIWA N, et al. Risk of developing ovarian cancer among women with ovarian endometrioma: a cohort study in Shizuoka, Japan. Int J Gynecol Cancer, 2007, 17（1）: 37-43.

[47] GORP V T, AMANT F, NEVEN P, et al. Endometriosis and the development of malignant tumors of the pelvis. A review of literature. Best Pract Res Clin Obstet Gynaecol, 2004, 18（2）: 349-371.

［48］JIMBO H, YOSHIKAWA H, ONDA T, et al. Prevalence of ovarian endometriosis in epithelial ovarian cancer. Int J Gynaecol Obstet, 1997, 59（3）: 245-250.

［49］连利娟. 林巧稚妇科肿瘤学. 4版. 北京: 人民卫生出版社, 2006: 878-883.

［50］郭丽娜, 刘彤华, 郎景和. 卵巢不典型子宫内膜异位症的恶变潜能的研究. 中华病理学杂志, 2001, 30（3）: 169-172.

［51］冷金花, 郎景和. 子宫内膜异位症恶变的研究进展. 中华妇产科杂志, 2002, 37（7）: 437-439.

［52］NISHIDA M, WATANABE K, SATO N, et al. Malignant transformation of ovarian endometriosis. Gynecol Obstet Invest, 2000, 50（1）: 18-25.

［53］FUKUNAGA M, NOMURA K, ISHIKAWA E. Ovarian atypical endometriosis: its close association with malignant epithelial tumours. Histopathology, 1997, 30（3）: 249-255.

［54］OBATA K, HOSHIAI H. Common genetic changes between endometriosis and ovarian cancer. Gynecol Obstet Invest, 2000, 50（1）: 39-43.

［55］TOKI T, NAKAYAMA K. Proliferative activity and genetic alterations in TP53 in endometriosis. Gynecol Obstet Invest, 2000, 50（1）: 33-38.

［56］VARMA R, ROLLASON T, GUPTA J K, et al. Endometriosis and the neoplastic process. Reprod, 2004, 127（3）: 293-304.

［57］YAMAMOTO S, TSUDA H, SUZUKI K, et al. An allelotype analysis indicating the presence of two distinct ovarian clear-cell carcinogenic pathways: endometriosis-associated pathway vs clear-cell adenofibroma-associated pathway. Virchows Arch, 2009, 455（3）: 261-270.

［58］孙蓬然, 冷金花. 卵巢子宫内膜异位症恶变研究的新进展. 现代妇产科进展, 2012, 21（4）: 316-318.

［59］YAMAMOTO S, TSUDA H, TAKANO M, et al. PIK3CA mutationsand and loss of ARID1A protein expression are early eventsin the development of cystic ovarian clear cell adenocarcinoma. Virchows Arch, 2012, 460（1）: 77-87.

［60］YAMAMOTO S, TSUDA H, TAKANO M, et al. Loss of ARID1A protein expression occurs as an early event in ovarian clear-cell carcinoma development and frequently coexists with PIK3CA mutations. Mod Pathol, 2012, 25（4）: 615-624.

［61］YAGYU T, TSUJI Y, HARUTA S, et al. Activation of mammalian target of rapamycin in postmenopausal ovarian endometriosis. Int J Gynecol Cancer, 2006, 16（4）: 1545-1551.

［62］KATO N, SASOU S, MOTOYAMA T. Expression of hepatocyte nuclear factor-1beta（HNF-1beta）in clear cell tumors and endometriosis of the ovary. Mod Pathol, 2006, 19（1）: 83-89.

［63］TSUCHIYA A, SAKAMOTO M, YASUDA J, et al. Expression profiling in ovarian clear cell carcinoma: identification of hepatocyte nuclear factor-1 beta as a molecular marker and a possible molecular target for therapy of ovarian clear cell carcinoma. Am J Pathol, 2003, 163（6）: 2503-2512.

［64］王丹波. 非典型子宫内膜异位症及其恶变的处理. 实用妇产科杂志, 2011, 27（12）: 888-889.

［65］LYNCH H T, WATSON P, BEWTRA C. Hereditary ovarian cancer: hereterogeneity in age at diagnosis. Cancer, 1991, 67: 1460.

［66］郎景和，向阳. Berek & Novak妇科学. 14版. 北京：人民卫生出版社，2008：928-985.

［67］LYNCH H T, LYNCH J F, CONWAY T A. Hereditary ovarian cancer//RUBIN S C, SUTTON G P. Ovarian cancer NewYork：McGraw-Hill，1993：189-217.

［68］ROUKOS D H, BRIASOULIS E. Individualized preventive and therapeutic management of hereditary breast ovarian cancer syndrome. Nat Clin Pract Oncol，2007，4（10）：578-590.

［69］杨彩虹，崔恒. 遗传性乳腺癌卵巢癌综合征的筛查与治疗研究进展. 妇产与遗传，2012，2（1）：39-42.

［70］FINCH A, BEINER M, LUBINSKI J, et al. Salpingo-oophorectomyand the risk of ovarian, fallopian tube, and peritoneal cancersin women with a BRCA1 or BRCA2 mutation. JAMA，2006，296：185-190.

［71］DOMCHEK S M, FRIEBEL T M, NEUHAUSEN S L, et al. Mortality after bilateral salpingo-oophorectomy in BRCA1 and BRCA2 mutation carriers：a prospective cohort study. Lancet Oncol，2006，7：223-229.

［72］孔北华，宋坤. 卵巢上皮性癌的易患风险因素及预防. 中国实用妇科与产科杂志，2010，26（9）：660-663.

［73］BERAL V, DOLL R. Ovarian cancer and oral contraceptives：collaborative reanalysis of data from 45 epidemiological studies including 23 257women with ovarian cancer and 87 303 controls. Lancet，2008，371（9609）：303-314.

［74］WHITTEMORE A S, BALISE R R, PHAROAH P D, et al. Oral contraceptiveuse and ovarian cancer risk among carriers of BRCA1 or BRCA2 mutations. Br J Cancer，2004，91（11）：1911-1915.

［75］ROOKUS M A, BROHET R, LEEWEN F E. Oral contraceptives and the risk of breast cancer in BRCA1 and BRCA2 mutation carriers. J Natl Cancer Inst，2002，94（23）：1773-1779.

［76］MILNE R L, KNIGHT J A, JOHN E M, et al. Oral contraceptiveuse and risk of early onset breast cancer in carriers and noncarriers of BRCA1 and BRCA2 mutations. Cancer Epidemiol Biomarkers Prev，2005，14（2）：350-356.

［77］赵文华，宋静慧. 卵巢癌危险因素研究进展. 国际妇产科学杂志，2013，40（1）：50-53.

［78］BRAEM M G, MORETO N C, BRANDT P A, et al. Reproductive and hormonal factors in association with ovarian cancer in the Netherlands cohort study. Am J Epidemiol，2010，172（10）：1181-1189.

［79］RIMAN T, DICKMAN P W, NILSSON S, et al Risk factors for invasive epithelialovarian cancer：result from a Swedish case-control study. Am J Epidemiol，2002，156：363-373.

［80］NESS R B, DODGE R C, EDWARDS R P, et al. Contraception methods, beyond oral contraceptives and tubal ligation, and risk of ovariancancer. Ann Epidemiol，2011，21（3）：188-196.

［81］HANKINSON S E, HUNTER D J, COLDITZ G A, et al. Tubal ligation, hysterectomy and risk of ovarian cancer, a prospective study. J Am Med Assoc，1993，270：2813-2818.

［82］BERAL V, BULL D. Ovarian cancer and hormone replacement therapy in the Million Women Study. Lancet，2007，369（9574）：1703-1710.

［83］CANCHOLA A J, CHANG E T, BERNSTEIN L, et al. Body size and the risk of ovarian cancer by hormone therapy use in the California Teachers Study cohort. Cancer Causes Control，2010，21（12）：2241-2248.

［84］HUNCHAREK M, GESCHWIND J F, KUPELNICK B. Perineal application of cosmetictalc and risk of invasive epithelial ovarian cancer：a meta analysis of 11 933 subjects from sixteen observational studies. Anticancer Res，2003，23：1955-1960.

［85］JORDAN S J, WHITEMAN D C, PURDIE D M, et al. Does smoking increase risk of ovarian cancer: systemic review. Gynecol Oncol, 2006, 103: 1122-1129.

第二节　子宫内膜癌前病变

【病理分类】

子宫内膜癌是最常见的妇科恶性肿瘤之一。在中国是发病率仅次于宫颈癌的第二大常见妇科肿瘤；而在美国等发达国家，其发病率在所有的妇科恶性肿瘤中居首位。数据显示，2010年，美国有43 470名女性被诊断为子宫内膜癌，7 950名女性死于该疾病[1]。传统上，依据子宫内膜癌与雌激素的关系以及发病率、预后等因素的不同将子宫内膜癌分为两种类型[2-3]：Ⅰ型为雌激素依赖性，主要为子宫内膜样癌，占子宫内膜癌的80%左右，常为中高分化，通常预后良好，多数由不典型增生/子宫内膜样上皮内瘤变进展而来；Ⅱ型为非雌激素依赖型，主要为非子宫内膜样癌（包括浆液性癌、透明细胞癌、黏液性癌、移行细胞癌、米勒管癌及未分化癌），约占子宫内膜癌的10%~20%，这类内膜癌通常为低分化，预后较差，其癌前病变尚不明确。

关于Ⅰ型子宫内膜癌的癌前病变，目前有两种分类系统。最常用的分类是1985年Kurman等提出的[4]，该分类系统将这组疾病分为4类：单纯增生、复杂增生、单纯不典型增生以及复杂不典型增生。2003年世界卫生组织/国际妇科病理协会（WHO/ISGP）采纳了这一分类方案，目前仍被国内临床医生普遍使用，文献数据亦较多，因此本章仍主要使用此分类系统。随着分子遗传学研究的深入[5-6]，2014年WHO新分类系统将子宫内膜癌前病变命名为子宫内膜上皮内瘤变（endometrial intraepithelial neoplasia，EIN）。该分类方法取消了单纯、复杂增生之分，将子宫内膜增生性病变分为两类：不伴不典型增生的子宫内膜增生（hyperplasia without atypia）与不典型增生/子宫内膜样上皮内瘤变（atypical hyperplasia/endometrioid intraepithelial neoplasia，AH/EIN）。

1.2003年WHO的子宫内膜增生分类系统

2003年WHO分类系统（表15-1）基于子宫内膜腺体/间质结构形态及核异型性这两方面的病理特点，将子宫内膜增生分为4种类型：单纯增生（不伴有核异型性）、复杂增生（不伴有核异型性）、单纯不典型增生以及复杂不典型增生。其中单纯不典型增生非常少见，文献中使用的"不典型增生"是指单纯不典型增生及复杂不典型增生的总和。

表15-1　2003年WHO子宫内膜增生分类法

病理特点	无腺上皮细胞异型性	有腺上皮细胞异型性
腺体／间质基本正常	单纯增生	单纯不典型增生
腺体／间质异常	复杂增生	复杂不典型增生

（1）单纯增生：镜下病变弥漫累及内膜的功能层和基底层。由于间质和腺体同时增生，腺体仅为轻度拥挤，腺体大小不一，常常出现囊性扩张，轮廓较规则、平滑。可以出现或不出现腺体细胞的有丝分裂。细胞核排列整齐，无异型性。

（2）复杂增生：病变为局灶性腺体增生而不累及间质。腺体拥挤（腺体/间质比>50%），可以出现"背靠背"，间质明显减少但仍存在。腺体轮廓不规则，或弯曲呈锯齿状或形成腺腔内小乳头结构。常常可见有丝分裂。细胞排列和形态与单纯增生相似。

（3）子宫内膜不典型增生：增生局限于子宫内膜的腺体成分，腺上皮的异型性是诊断关键。病变趋于拥挤的腺体被核异型性腺上皮细胞包绕，间质比例减少但仍存在。腺上皮异型性的形态学诊断标准是：细胞的极性紊乱或消失；不规则复层排列；细胞核增大变圆、不规则，核仁明显；胞质丰富嗜酸性。按腺体结构和细胞变化的程度将不典型增生分为轻、中、重度。

2. 2014年WHO的子宫内膜上皮内瘤变分类系统

子宫内膜上皮内瘤变分类系统最初是2000年由国际妇科病理医师协会提出的[5]。这一分类系统将内膜病变分为2类：①不伴不典型性的子宫内膜增生：病变常常由不排卵或长期雌激素作用导致，形态可以从内膜囊状增生至团块样，子宫组织中还有扩张弯曲的内膜腺体。②AH/EIN：为子宫内膜癌前病变，它是一种单克隆性子宫内膜腺体增生。EIN更侧重腺体结构改变（腺体和间质的比例）以及其与周围腺体不同的细胞学改变，腺上皮拥挤并且内膜间质体积少于内膜组织（间质＋腺上皮＋腺体管腔）的一半。间质体积可以用计算机形态分析系统获得的D值进行计算，依据D值可将标本分为良性 ($D>1$)、无法分类 ($0<D<1$)、EIN ($D<0$)。研究发现，病理形态学诊断的结果与计算机诊断之间有较高的相符率，诊断标准见表15-2[6]。EIN分类系统与2003年WHO分类并没有直接的对应关系，但是多数的单纯增生和少部分的复杂增生属于子宫内膜增生，而大部分的复杂增生和绝大多数的复杂性不典型增生属于子宫内膜样上皮内瘤变。

表15-2 EIN的诊断标准

结构	局部间质内腺体过度生长（腺体／间质 >1）
细胞学改变	细胞学差别较大，形态上从密集的灶状病变到背景形态
体积	最大直径 >1 mm，更小的病变性质尚不清楚
除外相似良性病变	增生紊乱，基底层腺体，分泌期表现，息肉以及修复性病变
除外恶性病变	迷路样腺体，有实性成分或可见明显的筛状结构

一项多中心回顾性研究比较了WHO 2003年分类及EIN分类系统[7]：EIN分类系统中EH进展为癌的概率为0.6% (2/359)，而EIN为19% (22/118)；相应的，WHO分类中非不典型增生及不典型增生进展为癌的概率分别为2% (8/354)和 13%(16/123)。由此提示EIN分类系统可以更好地预测病变进展为侵袭性癌的可能性，且较为简单明了，病理诊断的可重复性高[8]；其缺点在于EIN患者可能需要不同的治疗方式（激素治疗或者手术），以及无法区分EIN的严重程度[9]。

2003年WHO分类系统的缺点在于临床病理医生的诊断差异较大[10]，核异型性在判断子宫内膜病变的恶性潜能中最为重要，但却是不同临床病理医生间诊断符合率最低的指标，文献报道符合率仅为38%~47%[10, 11]。一项研究中289例初次诊断为复杂不典型增生的子宫内膜组织标本，病理医生应用WHO 2003年标准重新诊断，结果有25%的标本重新诊断后病理轻于复杂性不典型增生，29%的标本升级为子宫内膜癌[12]。

3.子宫内膜癌前病变的自然转归

在WHO分类中，具有核异型性是子宫内膜增生进展为癌的最重要的危险因素。Kurman等的经典研究[4]共纳入170例子宫内膜增生患者（部分患者已经过相应的治疗），平均随诊13年后行子宫切除术，子宫切除的标本中不典型增生患者发生子宫内膜癌的风险远高于无不典型增生的患者（23%比1.6% ）。各种病理类型进展为癌的概率为：单纯增生1%(1/93)，复杂增生3%(1/29)，单纯不典型增生8%(1/13)，复杂性不典型增生29%(10/35)。此外，一项类似的研究结果表明[13]，不典型增生进展为癌的累积风险显著高于无不典型增生（28%与5%）。目前，子宫内膜增生进展为癌的时间尚不明确。有学者报道[14]各种类型子宫内膜增生进展为内膜癌的平均时间为6年。

【流行病学及发病因素】

1.子宫内膜癌前病变流行病学

一项流行病学研究统计了1985—2003年18~90岁美国女性子宫内膜增生的患病情况[15]：其总体年发病率为133/10万，最常见的发病年龄为50~54岁，30岁以下发病者非常少见。无不典型性的单纯或复杂增生在50~54岁女性中的年发病率最高（分别为142/10万、213/10万)，而不典型增生在60~64女性中的年发病率最高（56/10万）。研究表明，子宫内膜增生的发病率近年呈现逐渐下降的趋势，尤其是不典型增生的年发病率由1985—1989的23/10万降至2000—2003年的5/10万。不过，发病率下降的具体原因尚不清楚，可能与无拮抗的雌激素治疗应用的减少有关。

总体来讲，由于诊断标准的不断更新，各研究对有症状女性（如异常子宫出血）评估的偏差，绝经后激素替代治疗的使用，诊断方法的不同 (例如内膜活检与子宫切除），以及子宫内膜癌与增生的诊断偏差等因素，可靠并且准确地统计子宫内膜增生的发病率有一定困难。

2.子宫内膜癌前病变的发病因素

子宫内膜增生的发病因素虽然尚不十分清楚，但多认为其与子宫内膜癌的发病危险因素相同，即与无孕激素拮抗的雌激素长期作用相关。内源或外源性的雌激素能够在正常月经周期中刺激内膜增生，而孕激素能够拮抗这一作用，抑制内膜增生并使内膜分化为有利于受精卵着床的状态。代谢综合征引起的内源性雌激素增多与子宫内膜增生的关系日益受到关注。此外，Lynch 综合征患者（遗传性非息肉性结肠癌）是发生子宫内膜增生的显著高危人群。

（1）代谢综合征与子宫内膜增生：代谢综合征(metabolic syndrome，MS)是一组以肥胖、高血糖、血脂异常以及高血压等聚集发病，严重影响人类健康的临床症候群，其中心环节是肥胖和胰岛素抵抗，而胰岛素抵抗是其病理生理学基础和关键环节。代谢异常广泛存在于子宫内膜增生的患者中，并且很可能是子宫内膜增生性病变发生的关键因素[16]。MS患者可能由于肥胖和胰岛素抵抗，导致高胰岛素血症、雄激素过多及长期持续无孕激素拮抗的单一雌激素刺激，进而发生子宫内膜增生甚至癌变。已有研究发现代谢综合征或合并其中的单一疾病（肥胖、2型糖尿病、高血压或血脂异常）是Ⅰ型子宫内膜癌的发病危险因素[17, 18]。

1）胰岛素抵抗与子宫内膜增生：MS的病理生理学基础是胰岛素抵抗，而与MS相关的肥胖、糖尿病以及高血压也以胰岛素抵抗为共同特征。研究表明，胰岛素抵抗–高胰岛素血症与子宫内膜癌的发病呈正相关，且为独立危险因素[19]。

胰岛素抵抗引起子宫内膜病变的分子生物学机制可能为：①循环中的胰岛素水平升高，由于胰岛素受体和胰岛素样生长因子（insulin–like growth factor，IGF）受体部分同源，胰岛素可以与IGF受体结合，从而激活诸如PI3K / AKT和RAS / MAPK等重要的信号传导通路；②雌激素和胰岛素的信号传导通路存在交互作用，可能促进了子宫内膜癌前病变的发生、发展；③性激素结合球蛋白（sex hormone binding globulin，SHBG）可以通过结合血液中的性激素来降低其在血液中的浓度，胰岛素抵抗状态下胰岛素水平的升高将会抑制SHBG产生，进而导致血液中有生物活性的雌激素水平升高；④胰岛素具有促进卵巢中雄激素产生的作用，增多的雄激素可以为雌激素的外周转化提供更多的底物，这对绝经后的妇女尤其危险。而对于绝经前妇女，增多的雄激素会导致不排卵、孕激素产生不足，无法有效对抗雌激素对子宫内膜的作用，进而发生恶性转变；⑤胰岛素抵抗还可以引起多种脂肪细胞因子水平的改变。脂肪细胞因子水平的改变不但能单独作用于子宫内膜，促使其向恶性转变，而且还能与胰岛素抵抗协同作用于子宫内膜。

二甲双胍作为一种常见的2型糖尿病治疗药物，有助于改善胰岛素抵抗状态。有研究表明二甲双胍可以抑制子宫内膜癌细胞系Ishikawa和ECC–1细胞的增殖[20]。二甲双胍有望成为阻断代谢综合征患者发生子宫内膜增生甚至癌变的药物[21]。

2）肥胖与子宫内膜癌：肥胖，尤其是中心性肥胖，是子宫内膜增生及癌变的高危因素。多项大型前瞻性病例对照研究发现，体重指数（body mass index，BMI）过高将增加子宫内膜癌的发病风险[22]。此外，肥胖还与子宫内膜癌的不良预后有关[23]。

肥胖与女性体内激素平衡及代谢紊乱有关，特别是伴胰岛素抵抗的高胰岛素血症以及雄激素过多症。所有这些因素可能直接或间接地损害卵巢功能而引起长期不排卵或卵泡发育不佳，使子宫内膜不能发生正常的周期性改变，导致不同程度的增生，甚至发展为子宫内膜癌。肥胖患者的子宫内膜病理学特点为：以无排卵型子宫内膜增生为主，内膜增生的发生率高，可伴有不同程度的不典型增生甚至子宫内膜癌，少数为排卵型子宫内膜，但多有分泌反应不佳的特点。

3）多囊卵巢综合征对子宫内膜的影响：多囊卵巢综合征（polycystic ovarian syndrome，PCOS）是常见的内分泌紊乱及代谢异常疾病，发病原因尚未明确。已有的研究表明，PCOS由遗传因素、胎儿宫内因素与出生后环境相互作用致病[24]，约占生育年龄妇女的5%~10%[25]。其临床特征包括：不规则月经或闭经，稀发排卵或不排卵，雄激素水平升高和(或)高雄激素体征。因此，PCOS患者的子宫内膜持续受到无孕激素对抗的单一雌激素的作用，长期处于增生状态而发生子宫内膜增生甚至癌变。

（2）外源性雌激素：

1）雌激素补充疗法（estrogen replacement therapy，ERT）：雌激素补充疗法通常用于治疗围绝经期或绝经后出现的更年期症状，但是单独雌激素作用会刺激子宫内膜增生，单用1年雌激素，即可有近20%妇女出现子宫内膜增生。因此对于未行子宫切除的女性，在长期使用雌激素补充治疗时建议联合使用孕激素，以减少子宫内膜增生甚至子宫内膜癌的发生。

2）三苯氧胺的应用：三苯氧胺（tamoxifen，TAM）因具有抗雌激素的作用而被用于绝经后乳腺癌患者。但在低雌激素的条件下，TAM有微弱的类雌激素作用，长期使用可以导致子宫内膜增生[26]。因此乳腺癌患者使用TAM长期治疗时，需要监测子宫内膜的厚度变化。

【临床表现与诊断方法】

1.临床表现

月经异常是本病的突出症状之一，包括阴道不规则出血、月经稀少或闭经一段时间后出现长期或大量阴道出血。对于绝经后子宫异常出血，尤其应该予以重视。文献显示，围绝经期或绝经后持续的异常子宫出血，即使初次评估（超声或内膜活检）提示为良性病变或无病变情况，最终仍有20%的患者为内膜不典型增生或内膜癌[27, 28]。

多数子宫内膜增生的患者合并PCOS、肥胖或者其他原因引起的内分泌失调，造成长期不排卵，因此子宫内膜癌前病变的患者多合并不孕。

此外，有少部分患者可以没有症状，仅因超声提示子宫内膜增厚或子宫内膜局灶性病变而发现子宫内膜病变。

2.诊断

（1）有创性检查——子宫内膜病理组织学检查：对于可疑为子宫内膜病变的患者，子宫内膜的病理组织学表现是诊断的关键。取得子宫内膜组织的方法主要有三种：子宫内膜活检、诊断性刮宫和宫腔镜。

1）子宫内膜活检：相对于传统的诊断性刮宫，其优点在于轻微扩张宫颈，局部麻醉或无麻醉状态即可完成，在病房或诊室即可实施，费用较低。子宫内膜活检术与诊断性刮宫的病理组织学有良好的符合率[29, 30]，但由于仅能取得50%的内膜组织，对于恶性病变可能会漏诊（表15-3）。一项荟萃分析[31]纳入39项研究共7 914例患者，结果显示子宫内膜活检对于宫腔广泛受累的病变具有更高的准确性。所有的子宫内膜活检方法对弥漫性子宫内膜病变的诊断均优于局灶性病变。如果大于1/2宫腔受累时，子宫内膜活检应用于子宫内膜病变的诊断十分可靠。

表15-3　子宫内膜癌患者术前子宫内膜活检的假阴性率[32]

宫腔受累的比例（%）	患者例数	活检病理对子宫内膜癌的漏诊例数
< 5	3	3
5~25	12	4
26~50	20	4
> 50	30	0

患者若出现以下情况，还需要其他检查进一步评估：①子宫内膜活检提示"子宫内膜良性病变"后仍有不规则阴道出血[33]；②病灶为息肉、肌瘤、内膜癌或者其他宫腔占位性病变，活检无法取得内膜组织，但是又不能除外癌或癌前病变；③内膜活检术无法取得足够的组织时，对于绝经后出血已经停止患者建议先行经阴道超声；如内膜增厚或持续阴道出血，则需要宫腔镜下刮宫，以再次取得内膜组织。

2）诊断性刮宫：诊断性刮宫是国内目前普遍使用的诊断技术，由于可以全面搔刮宫腔，取材相对全面。国外文献报道，诊断性刮宫与子宫内膜活检的病理符合度良好[29, 30]，故一般在下述情况下使用：①患者无法耐受诊室内内膜活检术（例如无法耐受疼痛或过度焦虑）；②具有内膜癌高危因素，但内膜活检没有得到诊断者；③内膜活检提示良性病变，但术后仍持续异常子宫出血者；④内膜活检取得的内膜组织不足；⑤宫颈粘连；⑥需要与其他手术（例如腹腔镜手术）同时进行。

3）宫腔镜：宫腔镜的优点在于可以直视宫腔，因此能够做出初步诊断，同时可以在直视下行病灶活检或切除术。但是，宫腔镜对技术要求更高、价格更贵，且创伤较诊断性刮宫及子宫内膜活检更大。一般用于以下情况：①病灶为息肉、肌瘤、内膜癌或者其他宫腔占位性病变，活检无法取得内膜组织，但不能除外癌或癌前病变；②内膜活检术无法取得足够的组织，但经阴道超声提示内膜增厚、持续出血的患者，建议行宫腔镜下刮宫再取内膜组织。子宫内膜活检适于子宫内膜广泛性病变，而宫腔镜直视下活检对子宫内膜局灶性病变更为适用。

多个研究显示，与子宫内膜活检/诊断性刮宫相比，宫腔镜可减少子宫内膜局灶病变患者的漏诊率。但是一项共纳入1 286例患者的大样本研究发现，如仅使用宫腔镜检查术做出诊断，有10例（34.5%）内膜癌的患者出现漏诊[34]。因此对于可疑子宫内膜癌的患者，建议同时行宫腔镜检查及刮宫术[35]。

宫腔镜术中的膨宫压力会使含有子宫内膜细胞的膨宫液经宫腔、输卵管冲入盆腔，这些子宫内膜细胞部分还存在活性[36-38]。不过进入盆腹腔并不意味着出现种植并持续生长。宫腔镜是否造成医源性的临床分期升高，目前尚不明确。一项荟萃分析显示，术前行诊断性宫腔镜的患者术中腹腔冲洗液阳性率并无显著性升高（$OR=1.64$，$95\% CI$：1.0~28）[39]。另有研究显示分期手术前行宫腔镜并不影响患者生存预后[40]。不过，宫腔镜对于肿瘤扩散的影响仍有待进一步的研究。

（2）无创性检查——经阴道超声（transvaginal ultrasound，TVUS）：

1）绝经后女性：绝经后子宫内膜厚度一般为4~5 mm以内，为内膜病变的低危人群。美国妇产科医师学会 (ACOG) 以及超声医师协会 (SRU)建议绝经后出血诊断的第一步为经阴道超声［子宫内膜厚度≤4 mm（ACOG）或≤5 mm（SRU）］或者子宫内膜活检[41, 42]。

对于有出血症状的绝经后女性，一项包含35个前瞻性研究和6 000例绝经后出血患者的荟萃分析[43]显示，以4 mm为界值，TVUS检测子宫内膜癌的敏感性和特异性分别为96%及53%；若以5 mm为界值，分别为96%及61%。而对于无症状的绝经后女性，以5 mm为界值，子宫内膜癌的敏感性和特异性分别为83%和72%[44]。此外，另一项研究显示，没有症状的绝经后妇女子宫内膜厚度>11 mm时，患子宫内膜癌风险为6.7%，与有异常出血的绝经后妇女子宫内膜厚度>5 mm时的风险相似[45]。因此提出，对于无症状的绝经后妇女，超声测定内膜厚度>11 mm时，应再进行子宫内膜的病理组织学检查。

2）绝经前女性：对于绝经前女性，经阴道超声尚没有异常内膜厚度的界值。

3）使用外源性激素的女性：对于使用无孕激素拮抗或者周期性孕激素的雌激素替代疗法的女性，TVUS 不是排除子宫内膜增生或癌变的有效筛查方法。对于这些患者，子宫内膜的病理组织学检查仍然是排除内膜病变的金标准。

对于服用他莫昔芬以预防或治疗乳腺癌的患者，其子宫内膜厚度会增加，也可显示囊性改变。目前尚缺乏与病理结果对应的内膜厚度的界值。由于他莫昔芬可以轻微增加子宫内膜癌的风险（大约1/1 000），有异常出血的患者应建议行内膜活检。此外，他莫昔芬还与子宫内膜息肉的发病相关，若此类患者超声发现局灶性病变，应建议行宫腔镜直视下活检。

【治疗】

1. 子宫内膜不典型增生的治疗

子宫内膜不典型增生的治疗方法包括手术切除子宫和孕激素治疗。没有生育要求的子宫内膜不典型增生患者通常行全子宫切除手术，而孕激素治疗通常用于希望保留生育功能或者无法耐受手术的患者。

（1）全子宫切除术：全子宫切除术主要用于有子宫内膜癌高危因素的子宫内膜不典型增生患者。对于已完成生育的绝经前或已绝经的子宫内膜不典型增生患者，首选筋膜外全子宫切除术[46]。由于子宫内膜病变可能会累及宫颈黏膜，不建议使用保留宫颈的次全子宫切除术。术中可行大体病理检查及冰冻病理，以对切除的标本是否存在癌变进行评估，但冰冻病理的准确率有限[47, 48]。目前尚缺乏更好的方法应用于术中明确除外子宫内膜癌。

在行子宫切除术时是否保留附件应根据患者的年龄、子宫内膜病变程度以及患者的需求综合决定。研究显示，约17%~52%的不典型增生患者可能合并子宫内膜癌，而子宫内膜癌累及卵巢的概率为5%。因此，绝经后的子宫内膜不典型增生患者应行全子宫及双侧附件切除术[49, 50]。对于绝经前的子宫内膜增生患者，同时切除附件需要审慎选择。与绝经后患者相比，绝经前子宫内膜癌患者合并原发卵巢癌或者卵巢转移的概率显著增加（约为25%）[51]，但切除卵巢会导致提前绝经、出现相应的围绝经期症状，甚至影响健康。此外，切除附件后是否可以行雌激素替代治疗也存在争议。这类患者行子宫切除术中，应充分评估子宫内膜癌的风险以及是否需同时或再次手术切除双侧附件。

全子宫切除术后，子宫内膜不典型增生已经治愈，无须定期随诊监测。

（2）孕激素治疗：孕激素治疗子宫内膜癌前病变的机制是：①孕激素与其受体结合，引起子宫内膜间质蜕膜样变而变薄，继而逆转内膜的增生性改变；②孕激素可减少雌激素、孕激素受体的表达，激活羟化酶使雌二醇向活性较低的雌酮转化[46]。目前已经普遍认为，孕激素可作为治疗子宫内膜增生的安全、有效的药物，其治疗复杂不典型增生患者缓解率为86%，复发率为23%~26%[52, 53]。

孕激素治疗适用于希望保留生育功能的绝经前患者或任何年龄不宜手术的患者[49]。这些患者必须依从性良好，且需定期行子宫内膜病理检查。孕激素的种类、剂量和使用时间需依据是否存在不典型增生及患者的生育要求做出综合权衡及选择。醋酸甲地孕酮（megestrol acetate，MA）是最常用的治疗子宫内膜不典型增生的药物，常用剂量为80 mg，口服，2次/d[54, 55]。如果随诊子宫内膜病理检查未达到缓解，可以增加到160 mg，2次/d。

其他孕激素治疗方法包括[55-58]：醋酸甲羟孕酮（medroxyprogesterone acetate，MPA）口服10~20 mg，1次/d，或者每个月使用12~14 d；长效醋酸甲羟孕酮（肌内注射）150 mg，每3个月1次；微粒化黄体酮（经阴道给药）100~200 mg，1次/d，或者每个月使用12~14 d；放置缓释左旋炔诺酮宫内节育器，使用1~5年。如果孕激素治疗达到完全缓解，使用预防剂量的孕激素治疗可以减少复发。

子宫内膜重度不典型增生与子宫内膜癌可以并存，且病理诊断易混淆，因此子宫内膜重度不典型增生患者的孕激素治疗剂量与子宫内膜癌保守治疗剂量一致。用法为：醋酸甲地孕酮160 mg，2次/d，口服；或者醋酸甲羟孕酮250 mg，2次/d，口服。

待子宫内膜病理检查提示病变完全缓解，应尽快完成生育。如果暂时无法生育，需要孕激素维持治疗，以预防复发。维持治疗的药物包括：醋酸甲地孕酮、醋酸甲羟孕酮、雌孕激素复合避孕药、长效醋酸甲羟孕酮或者缓释左旋炔诺酮宫内节育器[59-63]。

2. 非不典型增生的治疗

非不典型增生即单纯增生及复杂增生，其进展为子宫内膜癌的风险低（低于1%~3%）[64]。治疗的目标为：阻止少部分患者进展为子宫内膜癌及治疗子宫异常出血。对非不典型增生患者，推荐孕激素治疗，而非手术治疗。

最常使用的药物为MPA，用法分为两种：连续性MPA治疗（10 mg，1次/d，共3~6个月）和周期性MPA治疗（10 mg，1次/d，每月使用12~14 d）。值得注意的是，对于周期性治疗，MPA应在每个月经周期后半期的12~14 d使用才可取得最佳疗效。一项包含376例不同程度子宫内膜增生患者的研究显示，每月使用孕激素7 d、10 d、13 d，持续3~6个月，完全缓解率分别为81%、98%及100%[65]。由于连续使用不会出现周期性出血，多数患者更愿意选择连续性MPA治疗。

其他可用于治疗非不典型增生的药物包括：①微粒化黄体酮（100~200 mg）阴道乳剂：研究表明，在月经第10~25天使用，共3~6个月，完全缓解率可达91%，6个月后复发率6%[66]。②缓释左旋炔诺酮宫内节育器。③雌孕激素复合口服避孕药：适于希望用这种方法避孕和（或）无法耐受孕激素治疗的患者。④促排卵治疗：在育龄患者中可以促进黄体生成进而产生孕激素，适于希望生育的非不典型增生患者。

孕激素使用的不良反应包括不规则阴道出血、腹胀、易怒、抑郁或头痛等，可以调整剂量、用药时间（持续性或周期性）或者更换孕激素种类。

治疗后如果不能恢复正常月经周期，建议开始预防复发的维持治疗。非不典型增生的维持治疗一般为小剂量的孕激素治疗或缓释左旋炔诺酮宫内节育器。对于存在慢性排卵障碍的患者，例如多囊卵巢综合征，最好选择雌孕激素复合避孕药。目前尚无数据表明何种药物疗效更佳，因此可以依据患者的意愿、依从性、药物价格及不良反应选择合适的治疗方法。肥胖的患者还应当鼓励其减肥，有助于减少脂肪细胞来源的雌二醇及雌酮产生。

（俞　梅　杨佳欣　郎景和）

参考文献

[1] JEMAL A. Cancer statistics. CA Cancer J Clin，2010，60(5)：277-300.

[2] BOKHMAN J V. Two pathogenetic types of endometrial carcinoma. Gynecol Oncol，1983，15(1)：10-17.

[3] FELIX A S, WEISSFELD J L, STONE R A, et al. Factors associated with type Ⅰ and type Ⅱ endometrial cancer. Cancer Causes Control，2010，21(11)：1851-1856.

[4] KURMAN R J, KAMINSKI P F, NORRIS H J. The behavior of endometrial hyperplasia. A long-term study of "untreated" hyperplasia in 170 patients. Cancer，1985，56(2)：403-412.

[5] MUTTER G L. Endometrial precancer diagnosis by histopathology, clonal analysis, and computerized morphometry. J Pathol，2000，190(4)：462-469.

[6] MUTTER G L. Benign endometrial hyperplasia sequence and endometrial intraepithelial neoplasia. Int J Gynecol Pathol，2007，26(2)：103-114.

[7] BAAK J P, MUTTER G L, ROBBOY S, et al. The molecular genetics and morphometry-based endometrial intraepithelial neoplasia classification system predicts disease progression in endometrial hyperplasia more accurately than the 1994 World Health Organization classification system. Cancer，2005，103(11)：2304-2312.

[8] MUTTER G L. Endometrial intraepithelial neoplasia (EIN)：will it bring order to chaos? The Endometrial Collaborative Group. Gynecol Oncol，2000，76(3)：287-290.

[9] BAAK J P, ØRBO A, DIEST P J, et al. Prospective multicenter evaluation of the morphometric D-score for prediction of the outcome of endometrial hyperplasias. Am J Surg Pathol，2001，25(7)：930-935.

[10] ZAINO R, KAUDERER J, TRIMBLE C L, et al. Reproducibility of the diagnosis of atypical endometrial hyperplasia：a gynecologic oncology group study. Cancer，2006，106(4)：804-811.

[11] KENDALL B S, RONNETT B M, ISACSON C, et al. Reproducibility of the diagnosis of endometrial hyperplasia, atypical hyperplasia, and well-differentiated carcinoma. Am J Surg Pathol，1998，22(8)：1012-1019.

［12］ZAINO R, KAUDERER J, TRIMBLE C L, et al. Concurrent endometrial carcinoma in women with a biopsy diagnosis of atypical endometrial hyperplasia : a gynecologic oncology group study. Cancer, 2006, 106(4) : 812–819.

［13］LACEY J V J, SHERMAN M E, RUSH B B, et al. Absolute risk of endometrial carcinoma during 20-year follow-up among women with endometrial hyperplasia. J Clin Oncol, 2010, 28(5) : 788–792.

［14］CLEMENT P B, YOUNG R H. Endometrial hyperplasial and carcinoma//Clement PB, Young RH. Atlas of gynecologic surgical pathology. 2nd ed. China : Elsevier Inc, 2008 : 161–193.

［15］REED S D, NEWTON K M, CLINTON W L, et al. Incidence of endometrial hyperplasia. Am J Obstet Gynecol, 2009, 200(6) : 678.

［16］单伟伟，罗雪珍，宁程程，等. 代谢异常与子宫内膜增生性病变的关系. 复旦学报（医学版），2013，40(6)：639–644.

［17］ROSATO V, ZUCCHETTO A, BOSETTI C, et al. Metabolic syndrome and endometrial cancer risk. Ann Oncol, 2011, 22(4) : 884–889.

［18］BURZAWA J K, SCHMELER K M, SOLIMAN P T, et al. Prospective evaluation of insulin resistance among endometrial cancer patients. Am J Obstet Gynecol, 2011, 204(4) : 351–357.

［19］GUNTER M J, HOOVER D R, YU H, et al. A prospective evaluation of insulin and insulin-like growth factor-I as risk factors for endometrial cancer. Cancer Epidemiol Biomarkers Prev, 2008, 17(4) : 921–929.

［20］CANTRELL L A, ZHOU C, MENDIVIL A, et al. Metformin is a potent inhibitor of endometrial cancer cell proliferation—implications for a novel treatment strategy. Gynecol Oncol, 2010, 116(1) : 92–98.

［21］MU N, WANG Y, XUE F. Metformin : a potential novel endometrial cancer therapy. Int J Gynecol Cancer, 2012, 22(2) : 181.

［22］ALLEN N E, KEY T J, DOSSUS L, et al. Endogenous sex hormones and endometrial cancer risk in women in the European Prospective Investigation into Cancer and Nutrition (EPIC). Endocr Relat Cancer, 2008, 15(2) : 485–497.

［23］CHIA V M, NEWCOMB P A, DIETZ T A, et al. Obesity, diabetes, and other factors in relation to survival after endometrial cancer diagnosis. Int J Gynecol Cancer, 2007, 17(2) : 441–446.

［24］DELIGEOROGLOU E, KOUSKOUTI C, CHRISTOPOULOS P. The role of genes in the polycystic ovary syndrome : predisposition and mechanisms. Gynecol Endocrinol, 2009, 25(9) : 603–609.

［25］郁琦，金利娜. 多囊卵巢综合征与代谢异常. 中国实用内科杂志，2011，31(4)：263–265.

［26］COHEN I, ALTARAS M M, SHAPIRA J, et al. Time dependent effect of tamoxifen therapy on endometrial pathology in asymptomatic postmenopausal breast cancer patients. Int J Gynecol Pathology, 1996, 15 : 152–157.

［27］TWU N F, CHEN S S. Five-year follow-up of patients with recurrent postmenopausal bleeding. Zhonghua Yi Xue Za Zhi (Taipei), 2000, 63(8) : 628–633.

［28］FELDMAN S, SHAPTER A, WELCH W R, et al. Two-year follow-up of 263 patients with post/perimenopausal vaginal bleeding and negative initial biopsy. Gynecol Oncol, 1994, 55(1) : 56–59.

［29］LIPSCOMB G H, LOPATINE S M, STOVALL T G, et al. A randomized comparison of the Pipelle, Accurette, and Explora endometrial sampling devices. Am J Obstet Gynecol, 1994, 170(2) : 591–594.

［30］SILVER M M，MILES P，ROSA C. Comparison of Novak and Pipelle endometrial biopsy instruments. Obstet Gynecol，1991，78(5 Pt 1)：828-830.

［31］DIJKHUIZEN F P，MOL B W，HEINTZ A P，et al. The accuracy of endometrial sampling in the diagnosis of patients with endometrial carcinoma and hyperplasia：a meta-analysis. Cancer，2000，89(8)：1765-1772.

［32］GUIDO R S，SHAKIR K A，RULIN M C，et al. Pipelle endometrial sampling. Sensitivity in the detection of endometrial cancer. J Reprod Med，1995，40(8)：553-555.

［33］CLARK T J，MANN C H，SHAH N，et al. Accuracy of outpatient endometrial biopsy in the diagnosis of endometrial hyperplasia. Acta Obstet Gynecol Scand，2001，80(9)：784-793.

［34］DECKARDT R，LUEKEN R P，GALLINAT A，et al. Comparison of transvaginal ultrasound，hysteroscopy，and dilatation and curettage in the diagnosis of abnormal vaginal bleeding and intrauterine pathology in perimenopausal and postmenopausal women. J Am Assoc Gynecol Laparosc，2002，9(3)：277-282.

［35］TRIMBLE C L，METHOD M，LEITAO M，et al. Management of endometrial precancers. Obstet Gynecol，2012，120(5)：1160-1175.

［36］BRADLEY W H，BOENTE M P，BROOKER D，et al. Hysteroscopy and cytology in endometrial cancer. Obstet Gynecol，2004，104(5 Pt 1)：1030-1033.

［37］ARIKAN G，REICH O，WEISS U，et al. Are endometrial carcinoma cells disseminated at hysteroscopy functionally viable? Gynecol Oncol，2001，83(2)：221-226.

［38］TAKAC I. Saline infusion sonohysterography and the risk of malignant extrauterine spread in endometrial cancer. Ultrasound Med Biol，2008，34(1)：7-11.

［39］YAZBECK C，DHAINAUT C，BATALLAN A，et al.Diagnostic hysteroscopy and risk of peritoneal dissemination of tumor cells. Gynecol Obstet Fertil，2005，33(4)：247-252.

［40］BENARIE A，TAMIR S，DUBNIK S，et al. Does hysteroscopy affect prognosis in apparent early-stage endometrial cancer? Int J Gynecol Cancer，2008，18(4)：813-819.

［41］American College of Obstetricians and Gynecologists. ACOG Committee Opinion No. 440：The role of transvaginal ultrasonography in the evaluation of postmenopausal bleeding. Obstet Gynecol，2009，114 (2 Pt 1)：409-411.

［42］GOLDSTEIN R B，BREE R L，BENSON C B，et al. Evaluation of the woman with postmenopausal bleeding：Society of Radiologists in Ultrasound-Sponsored Consensus Conference statement. J Ultrasound Med，2001，20(10)：1025-1036.

［43］BINDMAN S R，KERLIKOWSKE K，FELDSTEIN V A，et al. Endovaginal ultrasound to exclude endometrial cancer and other endometrial abnormalities. JAMA，1998，280(17)：1510-1517.

［44］BREIJER M C，PEETERS J A，OPMEER B C，et al. Capacity of endometrial thickness measurement to diagnose endometrial carcinoma in asymptomatic postmenopausal women：a systematic review and meta-analysis. Ultrasound Obstet Gynecol，2012，40(6)：621-629.

［45］BINDMAN S R，WEISS E，FELDSTEIN V. How thick is too thick when endometrial thickness should prompt biopsy in postmenopausal women without vaginal bleeding. Ultrasound Obstet Gynecol，2004，24(5)：558-565.

［46］CASPER R F. Regulation of estrogen/progestogen receptors in the endometrium. Int J Fertil Menopausal Stud，1996，41(1)：16-21.

［47］KURMAN R J, KAMINSKI P F, NORRIS H J. The behavior of endometrial hyperplasia.A long-term study of "untreated" hyperplasia in 170 patients. Cancer，1985，56(2)：403-412.

［48］LACEY J V Jr, SHERMAN M E, RUSH B B, et al. Absolute risk of endometrial carcinoma during 20-year follow-up among women with endometrial hyperplasia. J Clin Oncol，2010，28(5)：788-792.

［49］CREASMAN W T, MORROW C P, BUNDY B N, et al. Surgical pathologic spread patterns of endometrial cancer. A Gynecologic Oncology Group Study. Cancer，1987，60(8)：2035-2041.

［50］TRIMBLE C L, KAUDERER J, ZAINO R, et al. Concurrent endometrial carcinoma in women with a biopsy diagnosis of atypical endometrial hyperplasia：a Gynecologic Oncology Group study. Cancer, 2006，106(4)：812-819.

［51］WALSH C, HOLSCHNEIDER C, HOANG Y, et al. Coexisting ovarian malignancy in young women with endometrial cancer. Obstet Gynecol，2005，106(4)：693-699.

［52］GUNDERSON C C, FADER A N, CARSON K A, et al. Oncologic and reproductive outcomes with progestin therapy in women with endometrial hyperplasia and grade 1 adenocarcinoma：a systematic review. Gynecol Oncol, 2012, 125(2)：477-482.

［53］GALLOS I D, YAP J, RAJKHOWA M, et al. Regression, relapse, and live birth rates with fertility-sparing therapy for endometrial cancer and atypical complex endometrial hyperplasia：a systematic review and metaanalysis. Am J Obstet Gynecol, 2012，207(4)：266.

［54］RANDALL T C, KURMAN R J. Progestin treatment of atypical hyperplasia and well-differentiated carcinoma of the endometrium in women under age 40. Obstet Gynecol，1997，90(3)：434-440.

［55］WHEELER D T, BRISTOW R E, KURMAN R J. Histologic alterations in endometrial hyperplasia and well-differentiated carcinoma treated with progestins. Am J Surg Pathol, 2007, 31(7)：988-998.

［56］USHIJIMA K, YAHATA H, YOSHIKAWA H, et al. Multicenter phase II study of fertility-sparing treatment with medroxyprogesterone acetate for endometrial carcinoma and atypical hyperplasia in young women. J Clin Oncol，2007，25(19)：2798-2803.

［57］SCARSELLI G, BARGELLI G, TADDEI G L, et al. Levonorgestrel-releasing intrauterine system (LNG-IUS) as an effective treatment option for endometrial hyperplasia：a 15-year follow-up study. Fertil Steril，2011，95(1)：420-422.

［58］WILDEMEERSCH D, JANSSENS D, PYLYSER K, et al. Management of patients with non-atypical and atypical endometrial hyperplasia with a levonorgestrel-releasing intrauterine system：long-term follow-up. Maturitas，2007，57(2)：210-213.

［59］PERINO A, QUARTARARO P, CATINELLA E, et al. Treatment of endometrial hyperplasia with levonorgestrel releasing intrauterine devices. Acta Eur Fertil，1987，18(2)：137-140.

［60］WILDEMEERSCH D, DHONT M. Treatment of nonatypical and atypical endometrial hyperplasia with a levonorgestrel-releasing intrauterine system. Am J Obstet Gynecol, 2003，188：1297.

[61]VEREIDE A B, ARNES M, STRAUME B, et al. Nuclear morphometric changes and therapy monitoring in patients with endometrial hyperplasia : a study comparing effects of intrauterine levonorgestrel and systemic medroxyprogesterone. Gynecol Oncol, 2003, 91(3) : 526-533.

[62] DHAR K K, NEEDHIRAJAN T, KOSLOWSKI M, et al. Is levonorgestrel intrauterine system effective for treatment of early endometrial cancer? Report of four cases and review of the literature. Gynecol Oncol, 2005, 97(3) : 924-927.

[63] MONTZ F J, BRISTOW R E, BOVICELLI A, et al. Intrauterine progesterone treatment of early endometrial cancer. Am J Obstet Gynecol, 2002, 186(4) : 651-657.

[64] CLARK T J, NEELAKANTAN D, GUPTA J K. The management of endometrial hyperplasia : an evaluation of current practice. Eur J Obstet Gynecol Reprod Biol, 2006, 125(2) : 259-264.

[65] GAMBRELL R D Jr. Progestogens in estrogen-replacement therapy. Clin Obstet Gynecol, 1995, 38(4) : 890-901.

[66] AFFINITO P, DICARLO C, DIMAURO P, et al. Endometrial hyperplasia : efficacy of a new treatment with a vaginal cream containing natural micronized progesterone. Maturitas, 1994, 20(2-3) : 191-198.

第十六章

前列腺癌前病变和癌前疾病

前列腺癌是前列腺部位发病率居首位的恶性肿瘤。WHO公布的2012年全球恶性肿瘤流行病学资料显示，在世界范围内，前列腺癌是男性最常见的恶性肿瘤，位列男性全身恶性肿瘤发病率的第2位。2012年全世界患前列腺癌人数1 111 700例，死亡307 500例[1]。前列腺癌发病率有明显的地域性和种族差异，加勒比海及斯堪的纳维亚地区发病率最高，东亚地区最低。我国前列腺癌发病率远低于欧美国家，1988年，我国前列腺癌人口标化发病率为1.71/10万，1998年为3.52/10万，2009年为4.24/10万。2012年公布的2009年全国肿瘤登记中心数据库的数据显示，前列腺癌发病率位列男性恶性肿瘤发病率的第7位[2]。我国前列腺癌发病率迅速增加的主要原因可能有：生活方式改变、人口老龄化、医学影像学技术的进步以及前列腺特异抗原（prostate-specific antigen，PSA）在前列腺癌诊断中的应用和普及。

前列腺的癌前病变和癌前疾病是指处于正常前列腺组织至发生癌变之间阶段的一系列病变，包括高级别前列腺上皮内瘤、前列腺导管内癌、不典型腺瘤样增生（腺病）、低级别前列腺上皮内瘤、局灶性前列腺萎缩等。其中，被广泛认可的是高级别前列腺上皮内瘤和前列腺导管内癌，本章将对它们着重介绍。其他病变可能与前列腺癌发病有关，但尚不能确定。

一、前列腺上皮内瘤

前列腺上皮内瘤（prostatic intraepithelial neoplasia，PIN）是指前列腺腺管、小腺管和大腺泡内衬覆的上皮的异常增生，表现为细胞异常分化和发育异常，但不侵及间质。早在1960年Mc Neal提出了PIN的概念，1986年提出前列腺导管不典型增生可能是前列腺的癌前病变[3]。1987年由Bostwick和Brawer首先予以命名[4]。PIN被分成高级别前列腺上皮内瘤（high-grade prostatic intraepithelial neoplasia，HGPIN）和低级别前列腺上皮内瘤（low-grade prostatic intraepithelial neoplasia，LGPIN）两类。由于LGPIN与正常前列腺组织相似，不同病理医师之间判断的一致性较差，其临床意义也尚不明确，故病理报告中的PIN通常就是指HGPIN。

【HGPIN的检出率】

通过前列腺穿刺活检和经尿道前列腺电切术（transurethral resection of the prostate，TURP）、根治性前列腺切除术、根治性全膀胱切除术后标本的检查以及尸检均可发现HGPIN，由此可以统计出HGPIN的检出率。大多数专家认为，在根治性前列腺切除术、根治性全膀胱切除术后标本的检查中和尸检中发现的HGPIN检出率能够真实反映其发病率，穿刺活检组织中HGPIN的检出率在一定程度上受临床操作方式、年龄等因素的影响。

1. 前列腺穿刺活检标本的检出率

2000年Sakr等[5]总结文献报道的HGPIN检出率为0.8%~23.9%（表16-1）。研究发现，在筛查人群和参与早期检测方案的人群中穿刺活检的HGPIN检出率较低。检出率的差异与多种因素有关，包括进行前列腺穿刺活检指征的选择，非标准化的穿刺技术及处理病理标本方法的不一致等。此外，不同研究人群中，年龄、种族和前列腺癌家族史的基线也不同。

表16-1　前列腺穿刺活检人群单纯性HGPIN的检出率

作者	年份	例数	HGPIN 检出率（％）
Perachino 等[6]	1997	88	23.9
Feneley 等[7]	1997	212	20.0
Novis 等[8]	1999	15 753	3.9
Hoedemaeker 等[9]	1999	1 439	0.8
O'Dowd 等[10]	2000	132 426	3.7
刘谦等[11]	2007	170	2.9

2. TURP标本的检出率

1997年Skjorten等[12]对1974—1975年间术前PSA正常的因前列腺增生而接受前列腺切除手术的患者进行了回顾性调查，发现在TURP与开放性前列腺切除的组织标本中，组织病理学发现不伴有前列腺癌的HGPIN的检出率分别高达50%和66%。这一早期研究之所以有如此高的检出率，可能是由于入选的人群年龄大（平均年龄70.1岁）和选择标准不同所致。在随后的研究中，TURP标本中HGPIN的检出率相对较低，为2.8%~33%（表16-2）。

表16-2　TURP标本中HGPIN的检出率

作者	年份	例数	年龄（岁）	HGPIN 检出率（％）
Skjorten 等[12]	1997	731	70.1（平均）	55.0
Pacelli 等[13]	1997	570	59~89	2.8
Aydin 等[14]	1999	56	40~90	17.8
赵占堂等[15]	2002	104	~	20.4

3.尸检中检出率

尸检中HGPIN的检出率达37.8%~84.4%（表16-3），但受年龄、PSA水平、种族、地域和不同病理医师认识HGPIN的经验程度的影响，这些因素可能是表16-3中各组报告间检出率差异较大的原因。

表16-3　尸检中HGPIN的检出率

作者	年份	例数	年龄（岁）	HGPIN 检出率（％）
Mc Neal 等[3]	1986	200	50~96	62.5
Oyasu 等[16]	1986	37	5~73	37.8
Billis 等[17]	1996	180	~	84.4
Sakr 等[18]	1999	652	40~80	44.0

4.前列腺全切除标本的检出率

对术前诊断为前列腺癌的患者的根治性前列腺切除标本进行HGPIN检测有助于分析HGPIN和前列腺癌之间的关系，但不能反映单纯性HGPIN的变化及进展等情况。前列腺癌患者的根治性前列腺切除标本中HGPIN的检出率为52.7%~100%（表16-4）。大多数前列腺癌患者伴有HGPIN，这一结果强力支持HGPIN为癌前病变，并且暗示了其在前列腺癌发生发展中的重要性。

因膀胱癌行根治性全膀胱切除术患者的手术标本检测前列腺有无HGPIN，也能够比较真实地反映其发病情况。文献报道的HGPIN检出率为37%~63%。Troncoso等[19]对100例根治性全膀胱切除术的标本进行分析后发现，伴有前列腺偶发癌的标本中均有HGPIN，单纯性HGPIN者占63%。一组48例根治性全膀胱切除术后标本中，存在前列腺偶发癌的标本中83%合并有HGPIN[20]。

表16-4　前列腺全切除标本中HGPIN的检出率

作者	年份	标本	例数	年龄（岁）	HGPIN 检出率（%）
Wiley 等[20]	1997	RP	48	–	83
Silvestri 等[21]	1995	RP	70	64.6（平均）	100
Sakr 等[22]	1998	RP	1 439	–	89
Balaji 等[23]	1999	RP	275	–	52.7
Kim 等[24]	2002	RC	61	69（平均）	75

RP（radical prostatectomy）：根治性前列腺切除术；RC（radical cystectomy）：根治性全膀胱切除术

【影响HGPIN检出率的因素】

HGPIN的检出率依据不同组织来源而有差异，其中以根治性前列腺切除术组和尸检组中的检出率最高（37.8%~100%），前列腺活检标本中的检出率为0.8%~20%，最高也可达20%以上[25]。大样本研究（检测人群分别为132 426例和62 537例）发现，前列腺穿刺活检中单纯性的HGPIN仅为3.7%和4.1%[10, 26]。

1.年龄

HGPIN好发于老年人，在40岁前很少见。文献报道中也有20~30岁的PIN患者，但多为LGPIN或体积较小的单个病灶。有人在文献报道中估计PIN的发生要比前列腺癌的发病大约早10年。随着年龄的增加，HGPIN的发生率升高，而且病灶范围也扩大，多灶性病变增多[27]。

2.种族

流行病学研究发现，与白种人相比，非裔美国人HGPIN的检出率较高，并且病变范围较大，这与前列腺癌的流行病学特点相似[25]。尸检组中，非裔美国人较白种人HGPIN的发病更早，病变范围更广，发生率更高[27]。亚洲人HGPIN的检出率较白种人或非洲人低，来自新加坡的人群研究发现，相对于西方人群，亚洲人通过穿刺活检发现HGPIN的概率较低，为4.6%[28]。HGPIN种族分布的差异特点也符合前列腺癌的种族分布特征。

3.家族史

尚不能确定单纯性HGPIN的家族遗传倾向，前列腺癌家族史是否是单纯性HGPIN癌变的一个独立预示指标，两者之间的相关性也还没有确定。

【HGPIN的病因学】

HGPIN的病因尚不明了。前列腺癌的发病相关因素是否与HGPIN的发生有关联也不清楚。例如前列腺癌的发生往往与动物蛋白和脂肪的摄入水平存在一定的剂量反应关系，过多摄入脂肪、红色肉类可增加前列腺癌的发病率；而饮食中蔬菜、豆类、谷物、水果、干果等含有较多的植物激素，这些激素可能对前列腺癌的发生发展有抑制作用。但这些因素与HGPIN的发生是否有关尚待进一步研究。

【HGPIN的分子生物学改变】

研究表明HGPIN与前列腺癌具有相似的遗传学和基因改变。首先表现在HGPIN的细胞染色体倍数改变上。HGPIN细胞与前列腺癌细胞相似，非整倍体常见。HGPIN的非整倍体检出率为50%~70%，大致等同于或稍低于局限性前列腺癌，而低于转移性前列腺癌[29]。染色体检测发现，HGPIN与前列腺癌组织均频繁出现染色体8p12-21、10q和16q的等位基因缺失，以及7、8、10和12号染色体的DNA区段扩增等。HGPIN的常见变化包括8号染色体着丝粒区域的扩增或缺失，通常伴随8p的丢失或8q扩增，其表现与前列腺癌中的染色体异常相似[30]。HGPIN和前列腺癌的另一个共同具有的染色体改变是端粒缩短，这种异常改变可导致遗传的不稳定性[31]。在基因水平上，Calvo等[32]采用基因芯片分析方法发现，在前列腺癌和HGPIN组织中均表现有广谱的基因表达异常，包括参与细胞增殖、凋亡、分化、氧化、损伤、炎症反应的基因，以及与肿瘤黏附、侵袭和遗传不稳定性等相关的基因。至少已发现50个以上的基因或分子水平的改变与HGPIN有关，其中至少10个以上的改变在前列腺癌同样存在[3, 33, 34]。在HGPIN中异常表达的分子标志物[35]，如同源异型核蛋白Nkx-3.1和P27（kip1）表达减少，$P53$基因突变和过表达，MYC基因过表达，谷胱甘肽S-转移酶P1过度甲基化等，在前列腺癌组织中也呈现异常表达。其他基因及基因产物如BCL-2蛋白、C-ERBB2（HER2/NEU）和C-ERBB3癌基因蛋白、c-甲基癌基因蛋白、α-甲基丙烯-CoA消旋酶、糖蛋白A-80和载脂蛋白D等，还有雄激素受体、胰岛素样生长因子结合蛋白3、成纤维细胞生长因子2和端粒酶等均有异常表达。在前列腺癌中，前列腺肿瘤过表达因子1（prostate tumor overexpressed 1，PTOV1）的过表达与细胞增殖有关，而在HGPIN中同样可以发现PTOV1的过表达[36]。在前列腺癌组织中，$TMPRSS2/ERG$基因融合是最常出现的融合类型，在HGPIN中同样也可观察到此基因的改变[37]。

这些在遗传学和分子生物学研究中所发现的HGPIN与前列腺癌之间的关系均提示HGPIN在遗传学上是前列腺癌前病变。在临床方面，除了HGPIN的发病与前列腺癌一样都随着年龄的增加而高发外，同时也观察到HGPIN与前列腺癌存在明显关联。首先，HGPIN的组织学特征是其作为癌前病变的一个强有力的证据，HGPIN和前列腺癌具有相似的组织学行为，二者均沿导管扩散，HGPIN细胞可直接侵入导管或腺泡壁，破坏基底膜和基底细胞层。其次，HGPIN多表现为独立起病的多中心病灶，63%~98%的HGPIN病灶出现在前列腺的外周区，只有极少数病例处于前列腺移行区。在前列腺癌标本中，同时伴有HGPIN的比例很高，从52.7%到100%不等，但多为80%以上；而在前列腺增生中只有2.8~33%的患者存在HGPIN。表16-5简述了HGPIN与前列腺癌在组织学、遗传学及分子生物学方面的相关性。

表16-5　HGPIN与前列腺癌在组织学、遗传学及分子生物学方面的相关性

HGPIN与前列腺癌关联的形态学证据	HGPIN与前列腺癌关联的分子生物学及遗传学证据
①二者的发病率均随年龄增加而升高	①和正常前列腺相比，HGPIN和前列腺癌中的细胞增殖和死亡率均上升
②伴随前列腺癌时，HGPIN的严重性和范围增加	②HGPIN和前列腺癌的遗传学表现，如染色体改变相似
③二者均呈多灶性，且好发部位均位于外周区	③某些遗传学和基因改变在HGPIN和前列腺癌中均常见
④从形态学角度可以观察到HGPIN向前列腺癌的过渡，HGPIN中的基底细胞层破坏，而前列腺癌没有基底细胞层	④动物实验能诱导出从HGPIN到前列腺癌的癌变过程模型

【HGPIN的组织病理学改变】

早在1960年Mc Neal就提出了PIN的概念，并在1986年由Mc Neal和Bostwick进行精确的形态学描述[3,4]，他们依据组织形态学的改变将其分为三级。

PIN1：表现为细胞核不同程度增大，可伴有不同程度的细胞排列拥挤和细胞排列呈复层。

PIN2：可出现细胞核的深染，偶见小的突出的核仁。

PIN3：表现为无数大的突出的核仁。

目前，绝大多数学者建议将PIN分为HGPIN和LGPIN两级，HGPIN包括PIN2和PIN3，而LGPIN就是指PIN1。HGPIN与LGPIN最重要的区别在于HGPIN细胞内可见突出的核仁。

2012年Clouston等[38]系统回顾了HGPIN与前列腺癌相关性的研究，总结出良性前列腺增生症、单灶性HGPIN、多灶性HGPIN、单侧多灶性HGPIN、双侧多灶性HGPIN患者1年内被诊断出前列腺癌的可能性，分别为3.7%、4.4%、9.1%、9.4%和12.1%，3年内被诊断出前列腺癌的可能性分别为12.5%、14.5%、29.0%、29.6%和37.0%，5年内被诊断出前列腺癌的可能性分别为22.4%、26.1%、47.8%、48.1%和57.8%。

HGPIN的组织形态学特点：包括组织结构的异常和核的异型性。低倍镜下见腺体被中等量的间质分隔，腺体扩张、分支，可见有乳头结构形成，并可见波浪状腔缘。1993年，Bostwick等[33]描述了HGPIN在低倍镜下呈簇状型、微乳头型、筛状型和扁平型4种主要的组织结构。多数病例同时表现多种形态，其中簇状型最为常见，约占97%，而微乳头型或筛状型更易进展为前列腺癌。高倍镜下HGPIN表现为细胞增生，细胞核增大，胞质稀少，染色质深，可见核重叠，可见明显核仁。少见的PIN亚型包括印戒细胞型PIN、小细胞神经内分泌型PIN、PIN伴有黏液特征、泡沫状PIN、鞋钉状（内翻型）PIN以及PIN伴有鳞状分化等[39]。HGPIN内通常可见灶状坏死（图16-1）。

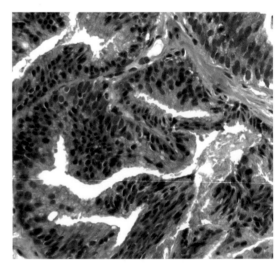

图16-1　HGPIN
可见腺体扩张，上皮细胞排列呈簇状，细胞有异型性，伴有腔内坏死

　　HGPIN的免疫组织化学分析：LGPIN通常具有完整的基底细胞层，但HGPIN的基底细胞层可见有中断现象，而前列腺癌不存在基底细胞层。确认存在基底细胞层是免疫组织学诊断HGPIN的关键。中、高分子量细胞角蛋白仅表达于前列腺基底细胞而不表达于腺体细胞，如细胞角蛋白1、5、6、10和14[40]。单克隆基底细胞特异性角蛋白-903是临床上最常用的前列腺基底细胞抗体，能够显示前列腺正常基底细胞。P63是近来发现的一种P53蛋白家族成员，也是一种选择性表达在前列腺基底细胞上的核蛋白，对于角蛋白-903抗体诊断困难的病灶可选用P63抗体帮助诊断。因此，HGPIN的诊断可通过核蛋白P63及细胞质高分子量角蛋白-903抗体采用免疫组织化学染色来进行判断[41]。在单纯性HGPIN中，α-甲酰基辅酶A消旋酶（α-methylacyl coenzyme A racemase，AMACR）免疫组织化学染色常呈阴性到弱阳性，而在伴随前列腺癌的HGPIN组织中AMACR的表达明显[38]。因此，在前列腺活检标本中发现HGPIN后可采用AMACR染色，其染色结果对临床有一定的提示意义。

【HGPIN的病理鉴别诊断】

　　一些前列腺的良性和恶性病理改变易与HGPIN相混淆，应注意鉴别。

1.HGPIN与前列腺正常结构和良性病变的鉴别

　　易与HGPIN相混淆的前列腺正常结构和良性病变包括：①正常结构如前列腺中央区腺体、射精管和精囊上皮细胞。②良性病变如透明细胞筛状增生、典型性和不典型性基底细胞增生、炎症或放射诱发的前列腺病理改变、尿路上皮细胞化生等。

　　（1）**前列腺中央区腺体**：位于前列腺中央区的腺体结构常较为复杂，可见乳头状生长方式，且衬覆高的低复层上皮伴有嗜酸性胞质，还可见Roman桥和筛状的排列方式。它与HGPIN的鉴别诊断要点在于前者没有细胞异型性。

　　（2）**透明细胞筛状增生**：表现为排列呈筛状的腺体，内衬伴有透明胞质的细胞，排列呈结节状或弥漫性。它与HGPIN的鉴别诊断要点仍然是前者没有细胞异型性。需要注意的是此类增生有时基底细胞并不明显。

　　（3）**基底细胞增生**：有时基底细胞增生可见有明显的核仁伴有有丝分裂。因其显示有突出的核仁，有时会误诊为HGPIN[42]。基底细胞增生伴有明显的核仁与HGPIN的鉴别诊断要点如下：①两者存在明显的组织结构差异，前者呈现小腺体，偶见实性巢片状结构，而HGPIN呈现为排列较疏松的大腺体，均有腺腔形成。②前者存在基底细胞和分泌细胞两种细胞形态，而HGPIN缺乏两种细胞形态。③前者细胞核呈流水状排列，与基底膜平行，而HGPIN与基底膜垂直排列。④免疫组织化学染色显示前者呈高分子角蛋白阳性表达，而HGPIN呈阴性表达。

　　（4）**LGPIN**：PIN以导管和腺泡内细胞增殖为特征，其细胞的形态学改变与癌相似，包括细胞核和核仁的增大，同时也可伴有细胞极向的紊乱。LGPIN与HGPIN的鉴别诊断要点如下：①组织结构，LGPIN表现为细胞排列拥挤，复层化，细胞间隙不等，而HGPIN有前述4种组织结构。②细胞形态，相比于LGPIN，HGPIN呈现更大的细胞异型性，如核深染、核仁突出等。③基底细胞层在LGPIN保存正常的极向，而在HGPIN可有轻度的极向紊乱[39]。

2.HGPIN与前列腺恶性病变的鉴别

需与HGPIN相鉴别的前列腺恶性病变包括筛状型腺泡性腺癌、筛状型导管性腺癌和前列腺尿路上皮癌。

（1）筛状型腺泡性腺癌（筛状型普通性腺癌）：有时在组织病理学层面鉴别这两种疾病极为困难。如果发现在筛状型腺体周围出现了小的不典型腺样结构，则提示有筛状型腺泡性腺癌的可能。此外，当筛状型腺体很大和（或）出现背靠背现象，侵及前列腺外，或出现神经周围浸润，即使周围无小的不典型腺样结构，也应想到有筛状型腺泡性腺癌的可能。可通过高分子量角蛋白免疫组织化学染色进行鉴别，当高分子量角蛋白染色在筛状型腺泡内全部缺失时，诊断为腺癌；而高分子量角蛋白染色存在，即便是灶状存在，也支持HGPIN的诊断。

（2）筛状型导管性腺癌（简称导管腺癌）：导管腺癌是一类罕见的前列腺腺癌，呈侵袭性、高病理分期和预后不良的临床病理特征。此类肿瘤常发生在尿道周围的前列腺中央区，通常见于TURP的标本中。导管腺癌常呈实性或巢状排列，可见广泛的粉刺型坏死，而后者在HGPIN中较少。导管腺癌与HGPIN的鉴别诊断要点如下：①发生部位，前者较HGPIN更多见于前列腺的移行区。②组织结构，前者可见到真性的乳头状结构，有纤维血管轴心；而HGPIN呈现微乳头结构，缺乏纤维血管轴心。③腺泡大小，前者排列拥挤，腺泡大小较正常腺体为大；而HGPIN腺体大小基本与正常相似。④前者可见到广泛的粉刺状坏死，而HGPIN坏死少见。⑤免疫组织化学染色显示前者基底细胞层缺失，而HGPIN显示基底细胞层存在[42]。

（3）前列腺尿路上皮癌：常呈高级别肿瘤特征，存在明显的细胞多形性及核分裂。PSA和前列腺酸性磷酸酶的免疫组织化学染色反应常呈阴性，可资鉴别。

3. PIN+非典型小腺泡型增生

在穿刺活检病理诊断中，当PIN与可疑癌的病灶并存时，鉴别二者是穿刺活检的诊断难点。PIN+非典型小腺泡型增生（atypical small acinar proliferation，ASAP）是指一类怀疑为恶性但不能确诊为恶性的病变。它兼具PIN和腺癌的形态学特征，但因不能与组织制片过程中出现的组织斜切鉴别，病理上做出PIN+ASAP的诊断，以避免对于PIN组织斜切的过诊断。这一诊断的含义是指PIN和ASAP共存于一个高倍镜视野中，两者病变在多数情况下并不相连或邻近。这种诊断可见于16%的前列腺活检标本，对于前列腺癌的中位预测值达33%~60%[39]。

【HGPIN的临床表现】

单纯性的HGPIN患者无临床症状，通常因其他原因行前列腺活检或前列腺切除时被病理检查发现。

【HGPIN的诊断】

血清PSA、直肠指检、经直肠超声、前列腺CT或MRI检查对于诊断HGPIN无明确临床价值。HGPIN是前列腺导管和腺泡上皮细胞的异常增生所致，其分泌的PSA排入前列腺管腔内，而不直接进入前列腺的间质和血管内。因此，理论上HGPIN病变不影响患者血清PSA值。虽然前列腺MRI结合波谱能反映前列腺内部生化物质的异常，但HGPIN病灶常位于外周带，病灶小，多中心发生，故此方法也难以诊断。病理学检查是唯一确诊HGPIN的方法。

【HGPIN的处理原则】

1.重复活检

最早描述HGPIN时，临床的主要目标是明确此类患者伴随前列腺癌的概率。研究认为HGPIN伴随前列腺癌的风险为22%~79%，平均约为36%[25]。1991年，Brawer等[43]对21名超声引导下前列腺穿刺活检并诊断为PIN（1、2或3级）的患者进行再次穿刺活检研究，12名患者（57%）存在前列腺癌。其中初次诊断为HGPIN患者，重复穿刺均伴有前列腺癌。作者认为，初次前列腺活检诊断为HGPIN的患者伴随前列腺癌的可能性高，因此，有必要进行再次前列腺活检。Weinstein等[44]分析了33例HGPIN患者再次活检的结果后也得到了相似的研究结论。

但后期一系列的研究报告表明：诊断为单纯性HGPIN后再次活检诊断前列腺癌的概率为24%左右。而首次活检为良性，再次活检发现前列腺癌的概率为19%左右[45, 46]。早期研究中的概率相对较高可能在某种程度上与当时普遍采用的六点穿刺取样范围较少有关。随着穿刺针数的增加，穿刺发现HGPIN的结果对预测前列腺癌的准确性逐渐减低。2000年之前报道的结果显示重复穿刺发现癌的概率为36%，但2000年之后这一概率降为21%左右[47, 48]。当系统穿刺活检在临床上广泛应用后，再次活检发现伴随前列腺癌的风险为2.3%~28.8%，平均10%~20%（表16-6）。一组欧洲七国的前列腺癌筛查随机试验共入组56 653例，平均随访2~4年，HGPIN患者首次重复活检后存在前列腺癌的仅占12.9%，而且，首次穿刺活检发现HGPIN时的PSA水平或PSA密度与重复活检发现前列腺癌的比例无关[49]。

在两种情况下单纯性HGPIN患者在重复穿刺活检时具有较高的伴随前列腺癌的可能。一种情况是，HGPIN与病理上的ASAP相邻。这样的组合使前列腺癌的伴随风险平均提高到72%，高于单独HGPIN或ASAP伴随前列腺癌的风险。另一种情况是，多病灶型HGPIN患者的前列腺癌检出率显著高于单病灶HGPIN患者[50, 51]，其伴随前列腺癌的风险增高了50%。

而TURP样本中诊断为HGPIN的患者，后续检出前列腺癌的风险是否增加尚有争议。一组前列腺增生症电切后诊断为HGPIN的14例患者，随访最长达7年（平均5.9年），结果3人（21.4%）出现前列腺癌，这些患者的血清PSA平均浓度高于那些未患前列腺癌患者的血清PSA浓度（8.1ng/mL对比4.6 ng/mL）[13]。相反，来自挪威的一项长期研究表明，经尿道前列腺切除标本中检测出的HGPIN与后续前列腺癌的发病之间没有关联[52]。

表16-6 单纯性HGPIN确诊后重复活检诊断前列腺癌的概率

作者	例数	首次针数	重复取样针数	癌检出率（%）	间隔时间（月）
Kamoi 等[53]	45	6+	7.8	22	3.5（平均）
O'Dowd 等[10]	1 306	NA	NA	22.6	6.9（平均）
Lefkowitz 等[54]	43	12	12	2.3	4.15（中位数）
Naya 等[55]	47	10~11	Any	10.6	3（中位数）
Bishara 等[56]	132	6+	6+	28.8	10.6（平均）

Lefkowitz等[54]随访了43例经12针前列腺穿刺活检后诊断为HGPIN的患者，1年后再次穿刺活检仅发现1例（2.3%）患前列腺癌。随后，其他学者也证实首次穿刺活检针数多的HGPIN患者中，随后发生前列腺癌的概率较低。2011年欧洲泌尿外科协会（European Association of Urology，EAU）制定的《前列腺诊治指南》中推荐对孤立病灶的HGPIN患者不建议重复穿刺，对多灶性HGPIN患者建议进行重复穿刺[57]。NCCN建议首次经6点穿刺活检发现单纯性HGPIN患者应再次接受12针穿刺活检；首次活检取材点等于或超过12针的单纯性HGPIN患者，第1年内不必重复穿刺，可考虑观察；但如有2针或2针以上的HGPIN，则建议第1年内重复穿刺活检[58]。但在临床实践中，是否需立即重复活检应根据首次穿刺取材点数、取材位置和PSA水平以及直肠指检情况综合决定。对于穿刺少于10个点、未在前列腺最外侧外周带取材或PSA≥10 ng/mL的患者，应考虑重复活检；并且对于PSA≥10 ng/mL的患者建议在移行区同样进行取样活检。

2.密切随访

单纯性HGPIN是一种癌前病变，随着时间的延伸，一部分病例可进展为前列腺癌。一组来自美国梅奥临床中心的研究[13]表明，TURP标本中检出HGPIN但无前列腺癌的患者中，在平均随访5.9年期间内，21.3%的患者进展为前列腺癌。但在该研究中，患者未接受常规随访的前列腺活检。因此，有可能低估了随时间延长进展为前列腺癌的概率。Lefkowitz等[59]对经首次12针以上的前列腺穿刺活检诊断为HGPIN的31例患者随访3年后再次进行活检，其中25.8%发现有前列腺癌，并且患者血清PSA的变化与前列腺癌之间无明显关联。作者认为前列腺癌的检出是由于HGPIN进展为前列腺癌，但也不完全排除首次活检遗漏的前列腺癌灶之后被诊断。此外，该研究还表明，经12点穿刺活检诊断为单纯性HGPIN的患者，在首次活检后3年患癌的风险（25.8%）比首次活检后1年患癌的风险（2.3%）明显增高。Khalek等[60]也注意到了HGPIN患者随访期间进展为前列腺癌的风险。21例初次诊断为HGPIN的患者中，36个月的平均随访期后，穿刺活检发现有4例（19%）进展为前列腺癌。但是在该研究中再次前列腺活检的患者都是因为直肠指检异常或PSA上升速度增加，而没有对所有21例病例均进行活检，这可能低估了HGPIN进展为前列腺癌的真实概率。另一组包含101例单纯性HGPIN的患者经过3年以上间期再次活检，其中28例患者活检间期延长至6年，前列腺癌检出率分别为23.2%和28.6%[25]。Eggener等[61]报道，72个月的随访期后，发现35%的HGPIN患者被诊断为前列腺癌。这些结果进一步验证单纯性HGPIN的患者在远期具有较高的风险进展为前列腺癌。

HGPIN可进展为前列腺癌，但何时进行前列腺重复穿刺活检，目前尚无统一意见。根据Lefkowitz等[59]的研究结果，多数学者对患单纯性HGPIN而血清PSA无上升趋势的患者，建议重复前列腺活检的时间间隔延长至3年。对于PSA升高的患者，由于可能存在前列腺癌，一般建议较早进行前列腺重复穿刺活检。

诊断为单纯性HGPIN的患者在随访期间，是否会进展成前列腺癌，以及如何从临床、影像学检查或病理特征及肿瘤标志物等方面进行预测，一直是泌尿外科及病理学家所研究的课题，但至今尚无法对HGPIN是否最终进展为前列腺癌进行判断。

几乎没有研究能就前列腺穿刺活检发现的单纯HGPIN患者的血清PSA水平与其前列腺癌发病风险之间的关联性得出明确结论。Raviv等[62]发现，首次6针穿刺活检诊断为单纯性HGPIN并且3~6个月后重复穿刺活检发现前列腺癌的患者，在重复活检前PSA水平都相对较高。但也有研究发现在首次穿刺活检被诊断为HGPIN并且PSA水平升高的患者，在重复活检前未发现PSA有明显变化[10, 63]。目前，关于PSA水平在HGPIN患者随访中预测进展为前列腺癌的作用仍有较大争议，多数学者认为PSA水平不能作为HGPIN进行重复活检诊断前列腺癌的指标。

血清PSA上升速度（PSAV）也未被证实是HGPIN进展为前列腺癌的一个良好的监测标志物。Kronz等[64]对245例HGPIN接受重复活检的患者进行研究发现，PSAV与患前列腺癌的风险之间无明确关联。Borboroglu等[65]也对PSAV和游离PSA水平与HGPIN进展为前列腺癌的关系进行了研究，也未发现明显的关联。但Loeb等[66]观察到通过6针前列腺穿刺活检诊断为单纯性HGPIN的患者中重复活检诊断为前列腺癌的PSAV（0.2ng/mL·年），较未诊断出前列腺癌的患者PSAV（–0.6ng/mL·年）更高，提出PSA上升速度可能是一参考指标。一些学者对PSA密度的预测价值也进行了评估及研究，但认为其价值有限。

迄今为止，尚无可靠的影像学检查可以辨别HGPIN或预测HGPIN患者重复活检检出前列腺癌的风险。多数学者认为超声检查不能检出HGPIN，尽管与前列腺癌相关的HGPIN病灶可以表现为前列腺外周带的低回声病变，经直肠超声检查出前列腺异常病变也并不代表前列腺癌的风险更高。近年来对前列腺MRI光谱研究较多，但在临床应用中也无法鉴别前列腺疾病患者中的HGPIN病灶。

对于单纯性HGPIN的患者，重复前列腺穿刺活检的组织病理学结果是否可以预测其进展为前列腺癌的风险也存有争议。重复活检结果为良性前列腺增生、HGPIN或不典型增生时，癌变的风险分别为10%、25.9%和57.1%[64]。但由于该结果为回顾性评估研究，对活检的间隔时间、活检穿刺点数以及活检技术未做标准化处理，因此，尚不确定重复活检的组织学形态是否真的可以预测进展为前列腺癌，或能够预测伴随癌症的可能性。但也有相反的观点，认为重复活检的组织学表现不能预测进展，而重复穿刺活检获得HGPIN的穿刺点阳性数可以帮助预测。来自两个独立研究中心的对200例HGPIN患者的研究[56]表明，在重复活检中多个穿刺点检出HGPIN的患者50%伴随前列腺癌，而重复活检仅在一个穿刺点检出的9例HGPIN患者中未发现前列腺癌。但另一研究[43]中对1 086例患者进行前列腺活检，发现226例单纯性HGPIN，随访结果显示，穿刺点HGPIN的阳性数与前列腺癌无关。虽然尚不清楚多病灶HGPIN是否预示着远期进展为癌症的风险，但多数学者目前持支持态度。另一相关的组织学表现是活检时病理上发现异型性或局灶性不典型腺泡，随访发现其腺体异型性或不典型区域有较高的前列腺癌发生风险，并推荐对可疑区域反复活检取样，尤其是合并HGPIN时。HGPIN伴随不典型小腺泡型增生时，前列腺癌变的风险平均提高到72%[45]。

因对单纯性HGPIN的自然病史及其与前列腺癌的关联性仍有较多争论，对这些HGPIN患者如何进行正确的密切随访存有不同意见，包括定期随访复查的内容、间隔时间，如何进行随访等项目内容尚无统一的共识。有作者推荐在2年之内应每3~6个月做活检1次，而后是每年1次。纽约大学医学中心泌尿外科提出前列腺活检检出单纯性HGPIN的一般性临床处理策略（图16-2），但同时指出其在临床实际应用中仍需谨慎[25]。其建议为：在前列腺活检穿刺点数少于10点患者，应立即重复进行广泛活检以提供足够的腺体取样量；对于经广泛多点活检检出HGPIN的患者，如PSA显著增高（＞10 ng/mL）或根据临床病史高度怀疑前列腺癌，应重复对移行区进行饱和活检。对于经广泛穿刺活检仅诊断为单纯性HGPIN且无高风险特征（如单病灶、无不典型小腺泡型增生）的患者，建议每6个月复查PSA，并把重复活检的间期延长至3年。对于活检后PSA持续上升的患者，可考虑缩短重复活检的间期（1~3年）。对血清PSA稳定的患者延长活检间隔时间，一般认为常规对移行区穿刺取样不会提高前列腺癌的检出率。

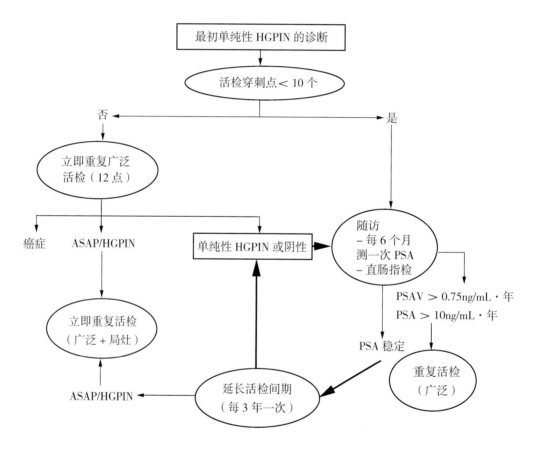

图 16-2　单纯性 HGPIN 的随访和活检流程

3.化学预防和治疗

对于HGPIN是否需要治疗或化学预防阻断其向前列腺癌的发展存有争议[67]。多数学者认为单纯性HGPIN患者是化学预防治疗试验的合适人群。已经进行了大量临床试验研究，但迄今为止HGPIN的自然病史仍不清楚，患者是否能从密切随访和治疗性或预防性干预措施中获益也不明了。以下简要介绍化学预防及治疗HGPIN的药物及作用机制，包括雄激素剥夺治疗、应用5α-还原酶抑制剂、选择性雌激素受体调节剂治疗等。

（1）**内分泌治疗**：前列腺癌的内分泌治疗主要包括睾丸切除、LHRH类似物（药物去势）治疗、抗雄激素药物治疗及联合内分泌治疗，其目的是抑制前列腺癌细胞的生长。有证据表明，HGPIN与前列腺癌相似，对雄激素剥夺治疗敏感，大部分评价HGPIN的疗效研究都采用的是联合内分泌治疗。

研究证实，联合内分泌治疗会使患者HGPIN的检出率下降。Ferguson等[68]对24例前列腺癌患者采用雄激素剥夺治疗（亮丙瑞林和氟他胺治疗18例，己烯雌酚治疗2例，亮丙瑞林联合氟他胺加用己烯雌酚治疗1例，睾丸切除手术3例），其HGPIN的检出率为50%，而对照组24例患者HGPIN的检出率为83%。另一研究[69]纳入96例前列腺癌接受根治性前列腺切除术的患者，其中47例接受了术前的新辅助雄激素剥夺治疗，49例未接受新辅助治疗。术后病理显示：接受3个月新辅助治疗的患者，HGPIN的检出率为6%；而未接受新辅助治疗的患者，HGPIN的检出率是67%。雄激素剥夺治疗后病理上HGPIN的组织形态学发生了改变，治疗后的HGPIN出现凋亡增加，有丝分裂活动减少，核仁数量明显减少，基底层细胞突出等。

一项单用抗雄激素药物的研究也显示患者HGPIN的检出率下降。该试验纳入了213例患者，101例患者手术前接受抗雄激素药物醋酸环丙孕酮治疗3个月，其HGPIN的检出率要低于单用手术治疗组的患者（分别为65.7%和92.25%）[70]。

目前，有临床试验正在评估抗雄激素药物（羟基氟他胺）预防前列腺癌的作用。虽然应用抗雄激素药物或联合内分泌药物治疗HGPIN的理论基础充分，但因这类药物对患者骨密度、性功能、心血管健康及肝功能等的不良反应，在临床上这种化学预防方案的广泛应用受到了限制。

（2）**5α-还原酶抑制剂**：非那雄胺和度他雄胺是两种5α-还原酶抑制剂药物，该类药物能够在前列腺内抑制睾酮转化为更具活性的双氢睾酮。非那雄胺作用于5α-还原酶2型，该类型的还原酶主要位于精囊、附睾和前列腺。度他雄胺可作用于5α-还原酶1型和2型。5α-还原酶1型最初是在皮肤组织中被发现的，曾经认为其在前列腺中无重要作用。然而，近年来的研究发现5α-还原酶1型在HGPIN和前列腺癌组织中的表达要高于良性前列腺组织。

有两项大型的临床试验用于研究5α-还原酶抑制剂在前列腺癌化学预防中的作用：一个是PCPT（prostate cancer prevention trial）试验[71]，一个是REDUCE（reduction by dutasteride of prostate cancer events）试验[72]。这两个重要的临床研究也带给我们一些关于该类药物对HGPIN治疗作用的研究结果。

PCPT试验始于1994年，入组标准为直肠指检为阴性且PSA水平小于3 ng/mL的男性，55岁以上，随机分组。试验组接受每日5 mg非那雄胺治疗，对照组接受安慰剂治疗。纳入到最后分析时共有9 060例男性，非那雄胺组（4 368例）前列腺癌发生率为18.4%，安慰剂组（4 692例）的发生率为24.8%，非那雄胺组前列腺癌的相对危险度下降了25.8%。但在试验中发现试验组内高分级前列腺癌发生的风险增高，影响了人们对试验结果的热情。这种作用随后被解释为是对经非那雄胺治疗后萎缩的腺体取样增加导致的。虽然如此，采用5α-还原酶抑制剂的预防措施仍未得到广泛推广。该试验的后期分析报告显示，非那雄胺组HGPIN的发生率比对照组显著降低[73]。但在另一非那雄胺试验PLESS研究（即非那雄胺长期有效性和安全性研究）中并未发现5α-还原酶抑制剂对HGPIN有任何作用[74]。

REDUCE试验评价了度他雄胺对前列腺癌化学预防的作用效果。该试验也将为我们提供评价度他雄胺对HGPIN患者的作用效果。REDUCE试验共入组了6 729例男性，试验组接受度他雄胺每日0.5 mg治疗，对照组接受安慰剂治疗。4年后的随访发现，度他雄胺组降低了前列腺癌的发病率（19.9%与25.1%），同时也降低了HGPIN的发病率（3.7%与6.0%），但是否会延缓HGPIN进展为前列腺癌，目前正在进行随机临床研究。我们期待该试验能为我们提供更准确可信的结果。在一项纳入46例HGPIN患者的小规模临床随机试验中，度他雄胺组能够降低HGPIN的体积，尽管结果没有统计学意义（$P=0.052$），但治疗的时间仅为6~10周[75]。

（3）**选择性雌激素受体调节剂：**体内雌激素类物质被认为参与前列腺癌的发生发展。雌激素类物质对前列腺上皮的影响通过两种受体产生作用：雌激素受体（ER）α和β。刺激ER-β的药物如大豆蛋白或特异性异黄酮具有选择性抑制增生的作用。大豆和大豆提取物已广泛应用于化学预防的研究，但并未对HGPIN进行特异性预防。而刺激ER-α则可引起增生反应。

因此，选择性ER调节剂通过结合ER可在前列腺内产生促增生或抑制增生的作用。托瑞米芬（acapodene）是一种经食品药品监督管理局认可的治疗乳腺癌的选择性ER调节剂。小剂量的托瑞米芬可选择性抑制前列腺内的ER-α，理论上产生抑制增生的作用。在对转基因小鼠前列腺癌模型的研究中，托瑞米芬治疗能够明显延迟前列腺癌发病时间并降低前列腺癌的发病率[76]。

一项Ⅱb期临床试验中，对514例单纯性HGPIN患者评估托瑞米芬的疗效。患者被分为4组：1组为安慰剂组，3个递增剂量的托瑞米芬组（每日20 mg、40 mg和60 mg）。与安慰剂组比较，托瑞米芬20 mg治疗组随访1年后前列腺癌的发病率减少48%，而更高剂量的托瑞米芬未能显著降低癌变的概率。这表明托瑞米芬仅在小剂量时存在选择性ER-α抑制作用[77]。

鉴于上述研究结果，进行了托瑞米芬的Ⅲ期随机试验[78]，以评估托瑞米芬20 mg对单纯性HGPIN患者的疗效。共入组了1 590例患者，接受托瑞米芬20 mg或安慰剂治疗。随访3年发现与安慰剂组比较，托瑞米芬治疗降低了前列腺癌的风险10.2%，但无统计学意义。正因为如此，托瑞米芬未被推荐作为HGPIN的化学预防药物。

（4）**其他治疗方法：**

1）根治性前列腺切除术或根治性放疗：尽管根治性前列腺切除术和根治性放疗是治疗早期前列腺癌的根治性治疗方法，但HGPIN是否为治疗适应证尚无定论。多数泌尿外科医生认为HGPIN虽然有伴随前列腺癌或进展为前列腺癌的风险，但HGPIN重复穿刺后发现前列腺癌仅占20%~30%，加之外科手术及放疗的并发症，因此不建议行根治性前列腺切除和放疗。

2）饮食调整：单纯性HGPIN患者在随访期内进行饮食调整来达到预防或治疗目的，其疗效尚不明了。但由于其不良反应少或无，如能起到一定作用，饮食调整将是人们追求的理想治疗方法。前列腺癌的大规模流行病学研究发现，大豆蛋白、维生素E、硒、番茄红素在内的营养素已被显示对前列腺癌具有预防作用，因此人们开始探讨营养素在单纯性HGPIN中的疗效。临床进行了硒和维生素E的Ⅰ期研究，共入组71例HGPIN患者，服用6个月，结果发现，接受硒和维生素E治疗组PSA下降。但在Ⅲ期的研究中，经3年治疗，结果与安慰剂比较，接受硒和维生素E治疗并不降低前列腺癌的发病率[79]。有研究表明饮用绿茶可以降低HGPIN发展为癌的风险[80]。

二、前列腺导管内癌

前列腺导管内癌（intraductal carcinoma of the prostate，IDC-P）是指癌细胞在前列腺正常腺体结构内扩散并形成癌细胞在导管和腺泡腔内增生。组织学特征为癌细胞在前列腺固有腺体内膨胀性增生，并至少保存有局灶性基底细胞。IDC-P是公认的前列腺癌前病变，最早于1972年由Rhamy等命名[81]。起初认为IDC-P属于HGPIN的范畴，其形态学与HGPIN有一定的相似性。1996年Mc Neal和Yemoto[82]提出了组织形态学诊断标准，将其列为独立疾病，与HGPIN相比，IDC-P多伴随前列腺癌的存在。

【IDC-P检出率】

2013年Roberts等[83]对前列腺导管内癌进行综述。文献报道中都认为IDC-P多与前列腺癌同时存在，前列腺癌患者中IDC-P的检出率为39%~48%，在前列腺癌最大径大于4 cm的患者中，其检出率为58%。

【IDC-P的分子遗传学改变】

PCR、CGH、FISH等相关技术已被广泛用于HGPIN与IDC-P的诊断和鉴别诊断。Dawkins等[84]报道，LOH在HGPIN中的发生率为9%，在Gleason评分为4分的前列腺癌组织中为29%，而在IDC-P中则高达60%，提示IDC-P代表着肿瘤存在进展的可能。也有研究表明，通过CGH分析，IDC-P与HGPIN相比，染色体的不稳定性更加突出。

【IDC-P的组织病理学改变】

IDC-P的形态学最早由Mc Neal和Yemoto描述。它被定义为具有Gleason评分4分和5分的形态学特征的前列腺病变，伴有筛状结构和粉刺状坏死，但局限于导管内，免疫组织化学染色显示存在基底细胞层。IDC-P与HGPIN在形态学上有一定的相似性，然而其细胞异型性较HGPIN更显著，有明显的细胞核异型，呈实性和筛状结构，伴有明显粉刺状坏死。以细胞核大小为例，HGPIN的细胞核仅为正常细胞核的2倍，而IDC-P的细胞核大小为正常细胞核的6倍。其病变的组织结构或细胞形态变化程度明显超过HGPIN。

IDC-P的常见细胞学特征为细胞呈明显的多形性，可见非局灶性粉刺样坏死和明显的核分裂。Mc Neal描述了IDC-P的三种病理类型[82]。

1.梁状型

此型为狭窄的束状结构，细胞排列呈双层，在导管内可见搭桥排列，无间质支持。在横断面呈有序的花边状结构。导管中央的细胞核异型性较导管周边轻。

2.筛状型

此型为经典的IDC-P结构模式，由小的、圆形或伸长的管腔相互沟通形成筛孔状结构。

3.实体型

此型肿瘤细胞呈实性巢状排列，缺乏中央区和周边区细胞的明确分化。此型常可见坏死。

IDC-P与筛状HGPIN的特征重叠，IDC-P与筛状HGPIN区分的最显著的形态学特征是存在多个具有细胞异型性的明显筛状腺体，其中包含粉刺样坏死，但其不易与前列腺的导管内蔓延型腺癌相区分。在根治性前列腺切除术的样本中区分IDC-P较为容易，因为总是同时存在浸润性癌，但在活检标本中诊断会有一定困难。

活检标本中出现IDC-P被认为是高级别癌存在的标志。有报道指出，在此类患者行根治性前列腺切除术时，组织中呈现高Gleason评分，体积较大的癌往往伴有精囊腺受侵，部分患者可见脉管瘤栓及淋巴结转移。因此，有观点认为，一旦活检发现IDC-P，应针对该区域及周围区域重复活检以明确有无前列腺癌[85]。

【IDC-P的临床表现与预后】

IDC-P往往与前列腺癌并存。尚未发现IDC-P患者有何特异临床表现，也尚未发现其在影像学上有何特征性改变。在根治性前列腺切除标本中，部分前列腺癌患者合并有IDC-P，一些学者认为报道IDC-P无明显价值，但有一些学者认为可帮助临床提供预后信息，因为IPC-P往往预示前列腺癌为高级别癌或局部晚期。Mc Neal等[82]对130例前列腺癌根治性切除患者进行研究后发现，IDC-P与高Gleason评分、较大的肿瘤体积、切缘阳性率之间存在明显关联性，这些都与术后病情进展的风险相关。O'Brien等[86]评估了50例高危前列腺癌患者的临床资料及病理组织，单因素分析表明伴有IDC-P（$P=0.001$）预示患者无复发生存时间更短，多因素回归分析表明IDC-P（$P=0.007$）可以预测淋巴结转移。

但在前列腺穿刺活检和TURP标本中病理检查发现IDC-P也往往预示着存在高级别癌或局部晚期[87]。一组前列腺穿刺活检标本中发现IDC-P 66例，其中21例接受了根治性前列腺切除术，19例前列腺癌患者的Gleason评分均≥7分，分期为T3a、T3b和N1者占57%，仅有2例活检为IDC-P的患者未见明确的前列腺癌。因此，对于前列腺活检提示为IDC-P，未见明确前列腺癌时，是否需要积极的临床治疗仍有疑问。一部分学者建议需要进行根治性治疗，包括手术、放疗等，而一部分学者仍推荐重复前列腺活检。

三、存在争议的前列腺癌前病变和癌前疾病

目前，HGPIN和IDC-P是公认的前列腺癌前病变，但对于LGPIN、前列腺非典型腺瘤样增生（AAH）/腺病、前列腺萎缩等是否是前列腺癌的癌前病变有较大的争议。多数学者认为其与前列腺癌的相关性较小，但部分文献认为上述前列腺病变与前列腺癌仍有一定的关系。

1.LGPIN

组织病理学特征：腺体组织结构呈良性，伴有轻度的上皮细胞增生，细胞呈平坦型和簇状排列，细胞核呈复层，细胞核轻度增大，未见明显突出的核仁（图16-3）。对于明显突出的核仁的诊断标准，目前尚无定论。通常认为如果在高倍镜下偶见少许细胞有突出核仁，不应归入HGPIN。

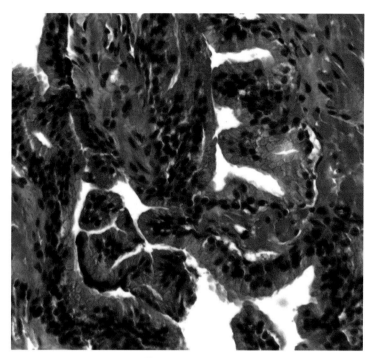

图 16-3　LGPIN

扩张的导管内可见增生的上皮细胞，细胞排列拥挤，局部排列呈复层结构，细胞核轻度增生，未见明显核仁

但LGPIN通常不在诊断报告中注明，主要的原因是LGPIN的诊断重复性差，而且多数病理学者认为活检标本中存在LGPIN，再次活检并不能提高发现前列腺癌的概率。

2.AAH

AAH也被称为前列腺腺病，被认为是与前列腺癌发生呈弱相关的疾病之一[42]。多数学者认为AAH是前列腺的良性病灶。AAH的病理特征是局限性的排列紧密的小腺体增生，与周围组织学良性的腺体边界不清。

临床问题在于AAH与低级别前列腺癌在鉴别诊断上存在一定的困难，在以下几方面两者之间存在相似性：①两者的发生部位均常见于外周带，均可多灶发生。②两者均为小腺泡增生，呈背靠背排列，可见管腔内的结晶体及散在分布的发育不良的腺体或单个细胞，结节周围的腺体可呈浸润性生长。③可见中等大小核仁。两者的鉴别诊断要点如下：①组织结构，AAH呈小叶状生长方式，腺体大小不一，而前列腺癌呈浸润性生长方式，腺体大小较一致。②细胞形态，AAH的细胞与周围组织形态区别不明显，而前列腺癌细胞与周围正常组织细胞存在明显的细胞质和细胞核的差异。③腺腔内分泌物，AAH可见淀粉样物沉着，而前列腺癌可见淡蓝染的黏液样分泌物。④免疫组织化学染色显示，AAH有基底细胞层，而前列腺癌基底细胞层缺失。诊断时应注意综合各项指标，不能依据单指标做出诊断，以防误诊。

3.前列腺萎缩

前列腺萎缩是一类特殊的增生性病变。Bostwick 等[39]就前列腺萎缩与前列腺癌的关系进行了文献复习，列举了支持和反对两者相关的证据。

支持的证据包括：一方面，两者存在形态学相似性，如细胞核增大、核深染及核仁突出，且两者可并存于同一病例中；另一方面，与正常细胞相比，在前列腺萎缩的病灶中存在部分细胞因子表达差异，如*P53*、*Ki-67*、*BCL-2*的高表达和*NKX3.1*管家基因表达下降等。

反对的证据包括：一方面，形态学不能证实两者存在实际的相关性，如在尸检标本未见前列腺萎缩和PIN相关；另一方面，前列腺萎缩与PIN及前列腺癌存在明显的基因表达差异，如前列腺萎缩时无MYC、精胺氧化酶表达上调，无*TMPRSS2/ERG*的基因融合，而此两者在PIN和前列腺癌均有着较高的发生率。

此类病变常发生于前列腺外周区，伴发于慢性炎症，常见于早期癌病灶周围，目前有观点认为它也是前列腺癌前病变之一。

尽管有研究提示腺体萎缩和HGPIN及前列腺癌之间有一定相关性，但此类研究尚少。一项研究中统计分析了202例6针法穿刺的前列腺活检标本，94%的标本可以观察到局灶性腺体萎缩，其与HGPIN或腺癌之间没有明确的相关性。一组大的研究观察了5 957例男性，平均随访时间8年，最初活检病理诊断存在腺体萎缩者，与不存在腺体萎缩的人群相比，其前列腺癌的发生率没有显著性差异（10.4%与12.3%）[88]。因此多数学者认为即使腺体萎缩与前列腺癌的发生机制有一定的相关性，但由于腺体萎缩的发生率很高，其在预测患者患前列腺癌的风险方面无明确的临床价值。

前列腺萎缩低倍镜下呈小叶状模式，或腺体排列明显紊乱拥挤。腺体内细胞核较疏松，胞质丰富透明。高倍镜下，腺体呈良性组织学特征，可见波浪状腔缘和乳头状突起，细胞核染色匀细，未见突出的核仁，可占据整个细胞的长度。当镜下所见病变与周围正常的腺体在细胞形态上有明显的相似性时，应慎重做出前列腺癌的诊断，必要时可行高分子量角蛋白染色鉴别。

（郑　玮　寿建忠　郑　闪　马建辉）

参考文献

[1] GLOBOCAN 2012. Estimates cancer of the incidence of, mortality and prevalence worldwide in 2012.（2013-03-20）[2015-02-16]. http://globocan.iarc.fr/Default.aspx.

[2] 赫捷，陈万青. 2012中国肿瘤登记年报. 北京：军事医学科学出版社，2012：28-92.

[3] MCNEAL J E, BOSTWICK D G. Intraductal dysplasia: a premalignant lesion of the prostate. Hum Pathol, 1986, 17（1）：64-71.

[4] BOSTWICK D G, BRAWER M K. Prostatic intraepithelial neoplasia and early invasion in prostate cancer. Cancer, 1987, 59（4）：788-794.

[5] SAKR W A, BILLIS A, EKMAN P, et al. Epidemiology of high-grade prostatic intraepithelial neoplasia. Scand J Urol Nephrol Suppl, 2000, 205：11-18.

[6] PERACHINO M, di CIOLO L, BARBETTI V, et al. Results of rebiopsy for suspected prostate cancer in symptomatic men with elevated PSA levels. Eur Urol, 1997, 32：155-159.

[7] FENELEY M R, GREEN J S, YOUNG M P, et al. Prevalence of prostatic intra-epithelial neoplasia（PIN）in

biopsies from hospital practice and pilot screening： clinical implications. Prostate Cancer Prostatic Dis，1997，1（2）：79-83.

［8］NOVIS D A，ZARBO R J，VALENSTEIN P A.Diagnostic uncertainty expressed in prostate needle biopsies.A College of American Pathologists Q-probes Study of 15 753 prostate needle biopsies in 332 institutions.Arch Pathol Lab Med，1999，123（8）：687-692.

［9］HOEDEMAEKER R F，KRANSE R，RIETBERGEN J B W，et al. Evaluation of prostate needle biopsies in a population-based screening study： The impact of borderline lesions. Cancer，1999，85：145-152.

［10］O'DOWD G J，MILLER M C，OROZCO R，et al. Analysis of repeated biopsy results within 1 year after a noncancer diagnosis.Urology，2000，55（4）：553-559.

［11］刘谦，李汉忠，严维刚，等.前列腺活检组织α-甲酰基辅酶A消旋酶检测的临床意义.中华泌尿外科杂志，2007，（1）：46-49.

［12］SKJORTEN F J，BERNER A，HARVEI S，et al.Prostatic intraepithelial neoplasia in surgical resections： relationship to coexistent adenocarcinoma and atypical adenomatous hyperplasia of the prostate. Cancer，1997，79（6）：1172-1179.

［13］PACELLI A，BOSTWICK D G. Clinical significance of high-grade prostatic intraepithelial neoplasia in transurethral resection specimens.Urology，1997，50（3）：355-359.

［14］AYDIN O，COSAR E F，VARINLI S，et al. Prostatic intraepithelial neoplasia in prostate specimens： frequency，significance and relationship to the sampling of the specimen （a retrospective study of 121 cases）.Int Urol Nephrol，1999，31（5）：687-697.

［15］赵占堂，周燕. 104例前列腺手术切除标本癌前病变观察. 河南肿瘤学杂志，2002，15（1）：51-52.

［16］OYASU R，BAHNSON R R，Nowels K，et al. Cytological atypia in the prostate gland： frequency，distribution and possible relevance to carcinoma. J Urol，1986，135（5）：959-962.

［17］BILLIS A. Age and race distribution of high-grade prostatic intraepithelial neoplasia： an autopsy study in Brazil （South America）. J Urol Pathol，1996，5：175-181.

［18］SAKR W A.Prostatic intraepithelial neoplasia： A marker for high-risk groups and a potential target for chemoprevention. Eur Urol，1999，35（5-6）：474-478.

［19］TRONCOSO P，BABAIAN R J，RO J Y，et al.Prostatic intraepithelial neoplasia and invasive prostatic adenocarcinoma in cystoprostatectomy specimens.Urology，1989，34（6）：52-56.

［20］WILEY E L，DAVIDSON P，MCINTIRE D D，et al.Risk of concurrent prostate cancer in cystoprostatectomy specimens is related to volume of high-grade prostatic intraepithelial neoplasia.Urology，1997，49（5）：692-696.

［21］SILVESTRI F，BUSSANI R，PAVLETIC N，et al.Neoplastic and borderline lesions of the prostate： autopsy study and epidemiological data.Pathol Res Pract，1995，191（9）：908-916.

［22］SAKR W A，GRIGNON D J.Prostatic intraepithelial neoplasia and atypical adenomatous hyperplasia.Relationship to pathologic parameters，volume and spatial distribution of carcinoma of the prostate.Anal Quant Cytol Histol，1998，20（5）：417-423.

［23］BALAJI K C, RABBANI F, TSAI H, et al. Effect of neoadjuvant hormonal therapy on prostatic intraepithelial neoplasia and its prognostic significance. J Urol, 1999, 162（3 Pt 1）: 753-757.

［24］KIM H L, YANG X J. Prevalence of high-grade prostatic intraepithelial neoplasia and its relationship to serum prostate specific antigen. Int Braz J Urol, 2002, 28（5）: 413-417.

［25］GODOY G, TANEJA S S. Contemporary clinical management of isolated high-grade prostatic intraepithelial neoplasia.Prostate Cancer and Prostatic Diseases, 2008, 11: 20-31.

［26］OROZCO R, O'DOWD G, KUNNEL B, et al. Observations on pathology trends in 62 537 prostate biopsies obtained from urology private practices in the United States. Urology, 1998, 51（2）: 186-195.

［27］SAKR W A, GRIGNON D J, HAAS G P, et al. Age and racial distribution of prostatic intraepithelial neoplasia. Eur Urol, 1996, 30（2）: 138-144.

［28］TAN P H, TAN H W, TAN Y, et al. Is high-grade prostatic intraepithelial neoplasia on needle biopsy different in an Asian population: a clinicopathologic study performed in Singapore. Urology, 2006, 68: 800-803.

［29］QIAN J, BOSTWICK D G, TAKAHASHI S, et al. Chromosomal anomalies in prostatic intraepithelial neoplasia and carcinoma detected by fluorescence in situ hybridization. Cancer Res, 1995, 55（22）: 5408-5414.

［30］BUCK EM R, VOCKE C D, POZZATTI R O, et al. Allelic loss on chromosome 8p12-21 in microdissected prostatic intraepithelial neoplasia. Cancer Res, 1995, 55（14）: 2959-2962.

［31］KOENEMAN K S, PAN C X, JIN J K, et al. Telomerase activity, telomere length, and DNA ploidy in prostatic intraepithelial neoplasia（PIN）. J Urol, 1998, 160（4）: 1533-1539.

［32］CALVO A, XIAO N, KANG J, et al. Alterations in gene expression profiles during prostate cancer progression: functional correlations to tumorigenicity and down-regulation of selenoprotein-P in mouse and human tumors. Cancer Res, 2002, 62（18）: 5325-5335.

［33］BOSTWICK D G, AMIN M B, DUNDORE P, et al. Architectural patterns of high-grade prostatic intraepithelial neoplasia. Hum Pathol, 1993, 24（3）: 298-310.

［34］DEVARAJ L T, BOSTWICK D G. Atypical basal cell hyperplasia of the prostate. Immunophenotypic profile and proposed classification of basal cell proliferations. Am J Surg Pathol, 1993, 17: 645-659.

［35］IWATA T, SCHULTZ D, HICKS J, et al. MYC overexpression induces prostatic intraepithelial neoplasia and loss of Nkx3. 1 in mouse luminal epithelial cells. PLoS One, 2010, 5（2）: 9427.

［36］MOROTE J, FERNANDEZ S, ALANA L, et al. PTOV1 expression predicts prostate cancer in men with isolated high-grade prostatic intraepithelial neoplasia in needle biopsy. Clin Cancer Res, 2008, 14（9）: 2617-2622.

［37］MOSQUERA J M, PERNER S, GENEGA E M, et al. Characterization of TMPRSS2-ERG fusion high-grade prostatic intraepithelial neoplasia and potential clinical implications. Clin Cancer Res, 2008, 14（11）: 3380-3385.

［38］CLOUSTON D, BOLTON D. In situ and intraductal epithelial proliferatons of prostate: definitions and treatment implications Part 1: Prostatic intraepithelial neoplasia. BJU Int, 2012, 109: 22-26.

［39］BOSTWICK D G, CHENG L. Precursors of prostate cancer. Histopathology, 2012, 60（1）: 4-27.

［40］KAHANE H，SHARP J W，SHUMAN G B，et al. Utilization of high molecular weight cytokeratin on prostate needle biopsies in an independent laboratory. Urology，1995，45（6）：981-986.

［41］SHAH R B，ZHOU M，LEBLANC M，et al. Comparison of the basal cell-specific markers，34betaE12 and p63，in the diagnosis of prostate cancer. Am J Surg Pathol，2002，26：1161-1168.

［42］EPSTEIN J I.Precursor lesions to prostatic adenocarcinoma. Virchows Arch，2009，454（1）：1-16.

［43］BRAWER M K，RENNELS M A，NAGLE R B，et al. Prostatic intraepithelial neoplasia：a lesion that may be confused with cancer on prostatic ultrasound. J Urol，1989，142（6）：1510-1512.

［44］WEINSTEIN M H，EPSTEIN J I.Significance of high-grade prostatic intraepithelial neoplasia on needle biopsy. Hum Pathol，1993，24（6）：624-629.

［45］EPSTEIN J I，HERAWI M. Prostate needle biopsies containing prostatic intraepithelial neoplasia or atypical foci suspicious for carcinoma：implications for patient care. J Urol，2006，175：820-834.

［46］GIRASOLE C R. Significance of atypical and suspicious small acinar proliferations，and high grade prostatic intraepithelial neoplasia on prostate biopsy：implications for cancer detection and biopsy strategy. J Urol，2006，175：929-933.

［47］SCHLESINGER C. High-grade prostatic intraepithelial neoplasia and atypical small acinar proliferation：predictive value for cancer in current practice. Am J Surg Pathol，2005，29：1201-1207.

［48］MONTIRONI R，MAZZUCCHELLI R，BELTRAN L A，et al. Mechanisms of Disease：high-grade prostatic intraepithelial neoplasia and other proposed preneoplastic lesions in the prostate. Nature Clinical Practice Urology，2007，4：321-332.

［49］LAURILA M，van der KWAST T，et al. Detection rates of cancer，high grade PIN and atypical lesions suspicious for cancer in the European Randomized Study of Screening for Prostate Cancer. Eur J Cancer，2010，46（17）：3068-3072.

［50］NETTO G J，EPSTEIN J I. Widespread high-grade prostatic intraepithelial neoplasia on prostatic needle biopsy：a significant likelihood of subsequently diagnosed adenocarcinoma. Am J Surg Pathol，2006，30：1184-1188.

［51］ROSCIGNO M. Monofocal and plurifocal high-grade prostatic intraepithelial neoplasia on extended prostate biopsies：factors predicting cancer detection on extended repeat biopsy. Urology，2004，63：1105-1110.

［52］HARVEI S. Is prostatic intraepithelial neoplasia in the transition/central zone a true precursor of cancer? A long-term retrospective study in Norway. Br J Cancer，1998，78：46‐49.

［53］KAMOI K，TRONCOSO P，BABAIAN R J. Strategy for repeat biopsy in patients with high grade prostatic intraepithelial neoplasia.J Urol，2000，163（3）：819-823.

［54］LEFKOWITZ G K，SIDHU G S，TORRE P，et al. Is repeat prostate biopsy for high-grade prostatic intraepithelial neoplasia necessary after routine 12-core sampling?Urology，2001，58（6）：999-1003.

［55］NAYA Y，AYALA A G，TAMBOLI P，et al. Can the number of cores with high-grade prostate intraepithelial neoplasia predict cancer in men who undergo repeat biopsy? Urology，2004，63（3）：503-508.

［56］BISHARA T，RAMNANI D M，EPSTEIN J I. High-grade prostatic intraepithelial neoplasia on needle biopsy：risk of cancer on repeat biopsy related to number of involved cores and morphologic pattern. Am J Surg Pathol, 2004, 28 (5): 629-633.

［57］MERRIMEN J L, JONES G, WALKER D, et al. Multifocal high grade prostatic intraepithelial neoplasia is a significant risk factor for prostatic adenocarcinoma. J Urol, 2009, 182 (2): 485-490.

［58］PRESTI J C.NCCN Clinical Practice Guideline in Oncology. Prostate cancer early detection.version 2. (2012-03-20) ［2015-02-26］. 2012 www.nccn.org.

［59］LEFKOWITZ G K, TANEJA S S, BROWN J, et al. Followup interval prostate biopsy 3 years after diagnosis of high grade prostatic intraepithelial neoplasia is associated with high likelihood of prostate cancer, independent of change in prostate specific antigen levels. J Urol, 2002, 168 (4 Pt 1): 1415-1418.

［60］KHALEK A M, ElBAZ M, IBRAHIEM E. Predictors of prostate cancer on extended biopsy in patients with high-grade prostatic intraepithelial neoplasia: a multivariate analysis model. BJU Int, 2004, 94 (4): 528-533.

［61］EGGENER S E, ROEHL K A, CATALONA W J. Predictors of subsequent prostate cancer in men with a prostate specific antigen of 2.6 to 4.0 ng/ml and an initially negative biopsy. J Urol, 2005, 174 (2): 500-504.

［62］RAVIV G, JANSSEN T, ZLOTTA A R, et al. Prostatic intraepithelial neoplasia: influence of clinical and pathological data on the detection of prostate cancer. J Urol, 1996, 156: 1050-1054.

［63］DAVIDSON D, BOSTWICK D G, QIAN J, et al. Prostatic intraepithelial neoplasia is a risk factor for adenocarcinoma: predictive accuracy in needle biopsies. J Urol, 1995, 154: 1295-1299.

［64］KRONZ J D, ALLAN C H, SHAIKH A A, et al. Predicting cancer following a diagnosis of high-grade prostatic intraepithelial neoplasia on needle biopsy: data on men with more than one follow-up biopsy. Am J Surg Pathol, 2001, 25 (8): 1079-1085.

［65］BORBOROGLU P G, SUR R L, ROBERTS J L, et al. Repeat biopsy strategy in patients with atypical small acinar proliferation or high grade prostatic intraepithelial neoplasia on initial prostate needle biopsy. J Urol, 2001, 166: 866-870.

［66］LOEB S, ROEHL K A, YU X, et al. Use of prostatespecific antigen velocity to follow up patients with isolated high-grade prostatic intraepithelial neoplasia on prostate biopsy. Urology, 2007, 69: 108-112.

［67］BRAWER M K. Prostatic intraepithelial neoplasia: an overview. Rev Urol, 2005, 7 (Suppl 3): 11-18.

［68］FERGUSON J, ZINCKE H, ELLISON E, et al. Decrease of prostatic intraepithelial neoplasia following androgen deprivation therapy in patients with stage T3 carcinoma treated by radical prostatectomy. Urology, 1994, 44: 91-95.

［69］VAILANCOURT L, TTU B, FRADET Y, et al. Effect of neoadjuvant endocrine therapy (combined androgen block-ade) on normal prostate and prostatic carcinoma.A randomized study. American Journal of Surgical Pathology, 1996, 20: 86-93.

［70］BULLOCK M J, SRIGLEY J R, KLOTZ L H, et al. Pathologic effects of neoadjuvant cyproterone acetate on nonneo-plastic prostate, prostatic intraepithelial neoplasia, and adenocarcinoma: a detailed analysis of radical prostatectomy specimens from a randomized trial.American Journal of Surgical Pathology, 2002, 26: 1400-1413.

［71］THOMPSON I M, GOODMAN P J, TANGEN C M, et al. The influence of finasteride on the development of prostate cancer. The New England Journal of Medicine, 2003, 349: 215-224.

［72］ANDRIOLE G, BOSTWICK D, BRAWLEY O, et al. Chemoprevention of prostate cancer in men at high risk: rationale and design of the reduction by dutasteride of prostate cancer events（REDUCE）trial. J Urol, 2004, 172（4 Pt 1）: 1314-1317.

［73］THOMPSON I M, LUCIA M S, REDMAN M W, et al. Finasteride decreases the risk of prostatic intraepithelial neoplasia.The Journal of Urology, 2007, 178: 107-109.

［74］YANG X J, LECKSELL K, SHORT K, et al. Does long-term finasteride therapy affect the histologic features of benign prostatic tissue and prostate cancer on needle biopsy? PLESS study group.Proscar Long-Term Efficacy and Safety Study. Urology, 1999, 53: 696-700.

［75］ANDRIOLE G L, HUMPHREY P, RAY P, et al. Effect of the dual 5alpha-reductase inhibitor dutasteride on markers of tumor regression in prostate cancer. J Urol, 2004, 172（3）: 915-919.

［76］RAGHOW S, HOOSHDARAN M Z, KATIYAR S, et al. Toremifene prevents prostate cancer in the transgenic adenocarcinoma of mouse prostate model. Cancer Res, 2002, 62（5）: 1370-1376.

［77］PRICE D, STEIN B, SIEBER P, et al. Toremifene for the prevention of prostate cancer in men with high grade prostatic intraepithelial neoplasia: results of a double-blind, placebo controlled, phase ⅡB clinical trial. J Urol, 2006, 176（3）: 965-971.

［78］TANEJA S S, MORTON R, BARNETTE G, et al. Prostate cancer diagnosis among men with isolated high-grade intraepithelial neoplasia enrolled onto a 3-year prospective phase Ⅲ clinical trial of oral toremifene. J Clin Oncol, 2013, 31（5）: 523-529.

［79］FLESHNER N E, KAPUSTA L, DONNELLY B, et al. Progression from high-grade prostatic intraepithelial neoplasia to cancer: a randomized trial of combination vitamin-E, soy, and selenium. J Clin Oncol, 2011, 29（17）: 2386-2390.

［80］BETTUZZI S, BRAUSI M, RIZZI F, et al. Chemoprevention of human prostate cancer by oral administration of green tea catechins in volunteers with high-grade prostate intraepithelial neoplasia: a preliminary report from a one-year proof-of-principle study. Cancer Res, 2006, 66: 1234-1240.

［81］RHAMY R K, BUCHANAN R D, SPALDING M J.Intraductal carcinoma of the prostate gland. J Urol, 1973, 109（3）: 457-460.

［82］MCNEAL J E, YEMOTO C E. Spread of adenocarcinoma within prostatic ducts and acini. Morphologic and clinical correlations. Am J Surg Pathol, 1996, 20（7）: 802-814.

［83］ROBERTS J A, ZHOU M, PARK Y W, et al. Intraductal carcinoma of prostate: a comprehensive and concise review. Korean J Pathol, 2013, 47（4）: 307-315.

［84］DAWKINS H J, SELLNER L N, TURBETT G R, et al. Distinction between intraductal carcinoma of the prostate（IDC-P）, high-grade dysplasia（PIN）, and invasive prostatic adenocarcinoma, using molecular markers of cancer progression. Prostate, 2000, 44: 265-270.

［85］ROBINSON B D, EPSTEIN J I. Intraductal carcinoma of the prostate without invasive carcinoma on needle biopsy: Emphasis on radical prostatectomy findings. J Urol, 2010, 184: 1328-1333.

［86］O' BRIEN C, TRUE L D, HIGANO C S, et al. Histologic changes associated with neoadjuvant chemotherapy are predictive of nodal metastases in patients with high-risk prostate cancer. Am J Clin Pathol, 2010, 133（4）: 654-661.

［87］COHEN R J, MCNEAL J E, BAILLIE T. Patterns of differentiation and proliferation in intraductal carcinoma of the prostate: significance for cancer progression. Prostate, 2000, 43: 11-19.

［88］POSTMA R, SCHRÖDER F H, KWAST T H. Atrophy in prostate needle biopsy cores and its relationship to prostate cancer incidence in screened men. Urology, 2005, 65（4）: 745-749.

第十七章
膀胱癌前病变和癌前疾病

膀胱癌是膀胱部位的首位恶性肿瘤。WHO公布的2012年全球恶性肿瘤流行病学统计结果显示：世界范围内，膀胱癌约占全身恶性肿瘤的3.1%，其发病率位列全身所有恶性肿瘤的第11位，在男性位列第7位，在女性位列第19位[1]。2012年全球患膀胱癌人数429 793例，死亡165 068例。膀胱癌发病率男性为9.0/10万，女性为2.2/10万；膀胱癌死亡率男性为3.2/10万，女性为0.9/10万。2009年我国城市居民膀胱癌年龄标准化死亡率男性为3.79/10万，女性为1.30/10万；而农村居民男性膀胱癌年龄标准化死亡率仅为2.42/10万，女性为0.81/10万[2]。

膀胱癌的发生发展是多因素、多步骤的复杂病理变化过程，既有内在的遗传因素，又有外在的环境因素。较为明确的两大致病危险因素是吸烟和长期接触工业化学产品。其他可能的致病因素还包括慢性感染（细菌、血吸虫及病毒感染等），应用化疗药物如环磷酰胺，长期滥用含有非那西汀的止痛药，盆腔放疗，长期饮用砷含量高的水、咖啡、人造甜味剂等，以及长期染发等[3]。

膀胱的癌前病变和癌前疾病是指正常膀胱尿路上皮组织至发生癌变之间阶段的一系列病变。1997年10月WHO与国际泌尿病理学会（International Society of Urological Pathology，ISUP）在华盛顿就膀胱黏膜病变的学术用语和分类达成共识[4]，建议用"尿路上皮（urothelial epithelium）"一词代替此前沿用的"移行细胞"一词，以区别于鼻窦、女性生殖系统以及肛门直肠的移行细胞。"共识"将膀胱黏膜病变分为增生性病变（包括扁平型增生和乳头状增生）、不典型扁平状增生性病变（包括反应性不典型增生、不能确定意义的不典型增生、异型增生、原位癌）、乳头状肿瘤（包括乳头状瘤、内翻性乳头状瘤、低度恶性潜能乳头状瘤、低级别乳头状癌、高级别乳头状癌）、浸润性肿瘤（包括肿瘤侵及黏膜固有层和肿瘤侵及肌层）。

而关于膀胱癌前病变和癌前疾病的准确界定，业内尚未达成共识，目前被广泛认可的包括尿路上皮增生、不典型增生、乳头状肿瘤性病变等[5]。本章将在接下来的内容中分别予以介绍。

一、尿路上皮增生性病变

尿路上皮增生（urothelial hyperplasia）是指黏膜明显增厚，细胞层次增加，但细胞无异型性。

（一）扁平型尿路上皮增生

扁平型尿路上皮增生（flat urothelial hyperplasia）也叫作单纯尿路上皮增生（simple urothelial hyperplasia）。显微镜下表现为尿路上皮明显增厚，但没有乳头样改变。这种病灶可以单独出现，也可以出现在低级别尿路上皮乳头状癌的周围黏膜。

【病因】

其确切发病率不清。发病可能与炎症、结石等因素有关，导致乳头状尿路上皮增生、异型增生、原位癌以及低级别尿路上皮癌的因素也与其有关[6]。分子生物学研究发现，这些病变可能与9号染色体片段缺失以及P53分子通路异常相关[7]。很多学者认为，扁平型尿路上皮增生是膀胱乳头状肿瘤的来源之一，通常与低级别尿路上皮癌有关[8]。

为了明确扁平型尿路上皮增生的生物学本质，Obermann等[9]研究了30例扁平型尿路上皮增生患者FGFR3基因突变以及9p/q和8p/q染色体缺失的频率，结果发现37%的患者存在9p/q染色体缺失，10%的患者存在8p/q染色体突变，23%的患者存在FGFR3基因突变。这些研究结果说明，扁平型尿路上皮增生可能是浸润性尿路上皮癌多阶段发展过程中的早期阶段。

【临床表现】

扁平型尿路上皮增生并不引起症状，也不容易被膀胱镜检查发现，往往在膀胱手术标本病理检查时发现。

【组织病理学表现】

正常尿路上皮是由基底细胞、中间层细胞以及表浅细胞组成的多层次上皮组织，细胞层次根据部位不同也存在差异，但通常都少于7层[10]。显微镜下扁平型尿路上皮增生表现为尿路上皮黏膜增厚，细胞层次增加，通常在10层及以上。细胞无明显异型性，仅见局灶性细胞核轻度增大。可见细胞从基底到表层依次成熟的现象，表现为从基底至表层细胞依次增大，细胞质丰富（图17-1）。

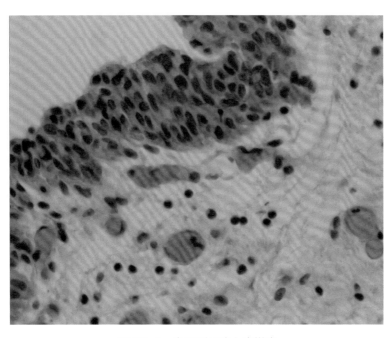

图 17-1　扁平型尿路上皮增生
可见细胞层次增加，细胞核轻度增大，染色匀细，未见明显核仁

（二）乳头状尿路上皮增生

乳头状尿路上皮增生（papillary urothelial hyperplasia）显微镜下表现为尿路上皮层次增多，细胞无异型性，排列呈波纹状折叠，没有分离的乳头，乳头皱褶基底的基质中血管增多。

1981年Sarma[11]等经研究认为，乳头状尿路上皮增生是乳头状尿路上皮肿瘤的早期表现形式，但在当时并没有明确阐明乳头状尿路上皮增生的病理学特点。直到1996年美国约翰·霍普金斯大学病理科的Taylor等[12]才详细描述了乳头状尿路上皮增生的病理特点，并且证实其与低级别乳头状尿路上皮癌有关。

【病因】

乳头状尿路上皮增生的病因尚不清楚，增生细胞表现出较强的克隆能力，而且在染色体9q上出现LOH，推测染色体9q上可能存在肿瘤抑制基因，其在肿瘤发生的早期阶段失活。此外，有研究证实在9p、18q以及相对少见的8p、10q、11p和17p也存在LOH。部分乳头状尿路上皮增生最终会发展为尿路上皮癌，这类膀胱癌多为低级别。一般说来，对于既往有尿路上皮癌病史的乳头状尿路上皮增生患者，5年出现尿路上皮癌的可能性为48%，而无相关病史者为27%[13]。

【临床表现】

乳头状尿路上皮增生多发生于老年男性，年龄分布在46~101岁。血尿是乳头状尿路上皮增生患者的常见症状。典型的乳头状尿路上皮增生往往伴随着低级别乳头状尿路上皮癌，可以出现在既往有低级别乳头状尿路上皮癌患者中或者与其同时出现[11]。Taylor等[12]报道56%的乳头状尿路上皮增生患者存在尿路上皮癌病史，而其中79%为低级别尿路上皮癌，其余患者为高级别尿路上皮癌或者原位癌。

【诊断】

乳头状尿路上皮增生往往是尿路上皮癌患者随访行膀胱镜检查时被发现。膀胱镜下，乳头状尿路上皮增生表现为单发或多发的乳头样扁平病灶，形态不规则[13]。

二、尿路上皮不典型增生性病变

（一）不典型乳头状尿路上皮增生

不典型乳头状尿路上皮增生（papillary urothelial hyperplasia with atypia）除具有乳头状尿路上皮增生的结构外，还存在不同程度的细胞异型性。

【临床表现】

不典型乳头状尿路上皮增生常发生在成年男性，患病年龄介于55~92岁。常与尿路上皮乳头状瘤、低度恶性潜能乳头状瘤以及尿路上皮癌等病变一起出现，在既往有尿路上皮癌病史的患者中也比较常见。

【病理组织学表现】

显微镜下，尿路上皮黏膜形成高低不同的平行乳头状结构，基底经常存在扩张的血管，上皮表现为不同程度的异型性，甚至可能出现原位癌。在一些病例中，它表现为异型性尿路上皮乳头状增生与早期尿路上皮癌之间的过渡，同时往往存在 $P53$ 基因的过表达以及较高的Ki-67指数[14]。

许多患者手术后出现复发或者进展为高级别尿路上皮癌（包括高级别乳头状尿路上皮癌、原位癌以及浸润性尿路上皮癌），极少有患者发展为低级别乳头状尿路上皮癌。

（二）尿路上皮异型增生

尿路上皮异型增生（urothelial dysplasia）是膀胱黏膜的一种扁平病变，存在细胞异型性，但其异型性程度不及尿路上皮原位癌。可以为原发病变，也可以与膀胱癌同时出现或者是膀胱癌的继发病变。既往曾有多种名称，以反映其组织学特征，如原位癌Ⅰ级、低级别尿路上皮内瘤等。因其异型增生程度与出现膀胱癌的风险并不相关，因此，目前不推荐对尿路上皮异型增生进行轻度或中度分型。

【病因】

分子生物学研究显示，膀胱尿路上皮异型增生往往存在基因异常，如P53基因突变以及9号染色体异常，但其发生率也低于原位癌，P53基因突变约为53%，而9号染色体缺失为75%[7]。

【临床表现】

膀胱尿路上皮异型增生往往是在膀胱癌患者进行膀胱镜检查时随机活检发现的，肉眼所见黏膜基本正常[15]。临床上继发性膀胱尿路上皮异型增生较原发性常见，而且更容易进展为膀胱癌。有两项研究显示，分别有19%和15%的膀胱尿路上皮异型增生最终进展为原位癌、乳头状尿路上皮癌甚至浸润性癌[10, 16]。另一项研究表明，在4.8年的中位随访时间内，有15%的膀胱尿路上皮异型增生进展为原位癌[17]。

【组织病理学表现】

膀胱尿路上皮异型增生是一组扁平型非浸润性尿路上皮病变，与炎症及原位癌存在明显的形态学区别。认识此类病变的重要性在于：①它常伴发于尿路上皮癌；②其形态学与低级别尿路上皮癌有一定的相似性；③动物实验表明，在化学致癌剂的作用下，它是正常尿路上皮发展成为癌的中间阶段。

显微镜下膀胱尿路上皮异型增生有明显的组织结构和细胞形态的异常，表现为细胞排列极向紊乱，细胞呈簇状分布，细胞边界不清，细胞质均质嗜酸性，细胞核不规则增大，核仁不明显，核分裂罕见，但有时可见核深染及核多形性，其严重程度不及原位癌（图17-2）。

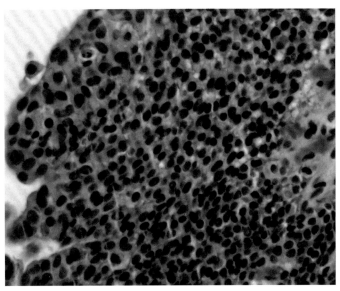

图 17-2　膀胱尿路上皮异型增生
细胞层次增加，排列紊乱，细胞边界不清，胞质嗜酸性，细胞核增大，染色匀细，核仁不明显

（三）尿路上皮肠上皮化生

肠上皮化生（intestinal metaplasia）是黏膜的腺样增生性病变，尿路上皮肠上皮化生的主要代表是腺性膀胱炎（cystitis glandularis）。1761年Morgagni等首先描述了腺性膀胱炎[18]。腺性膀胱炎占膀胱疾病的1%。

【病因】

腺性膀胱炎的病因尚不清楚，一般认为是一种由膀胱感染、结石、梗阻、异物、留置导尿管等慢性刺激而引起的膀胱黏膜增生性病变。多数学者认同上皮组织化生学说，认为腺性膀胱炎的发生和发展是一个渐变的过程[19]：尿路上皮单纯增生→Brunn芽→Brunn巢→囊性膀胱炎→腺性膀胱炎。当有长期细菌或病毒感染（如大肠杆菌、HPV等）和慢性刺激（如结石、异物）时，黏膜上皮首先形成上皮芽，伴有上皮芽的尿路上皮细胞向下增殖，呈花蕾状生长；进而被周围的结缔组织包绕分割，与尿路上皮分离而形成巢状结构，此即所谓的Brunn巢或腺。Brunn巢由分化好的尿路上皮组成，上皮细胞与周围的基膜垂直排列。Brunn巢可以逐渐演变为中心囊性变，管腔面被覆尿路上皮，发展成为囊性膀胱炎。腔内上皮可进一步转化为与肠黏膜相似的黏膜柱状上皮，形成腺性膀胱炎。一些临床资料也提示腺性膀胱炎与膀胱癌有一定关系，有20%~40%的囊性和腺性膀胱炎与膀胱腺癌共存；有些腺性膀胱炎易伴发尿路上皮癌和鳞状细胞癌，近50%的膀胱腺癌中有囊性和腺性膀胱炎。

Wiener等[20]报道了100例外观正常膀胱的尸检结果：Brunn巢和囊性膀胱炎的检出率分别高达89%和60%，提示了膀胱组织化生性病变是一种常见的病理学改变。Walther等[21]也同样观察了125例大体正常的膀胱标本，其中发现Brunn巢及囊性膀胱炎分别为93.6%和71.2%，仅8例既无Brunn巢亦无腺性膀胱炎。上述研究表明，Brunn巢在正常人群的膀胱中是普遍存在的，但有感染、结石等慢性刺激因素作用时，可能会发生增生或异样改变。

有学者认为，腺性膀胱炎与HPV感染有关[22]。因腺性膀胱炎具有乳头状和滤泡样增生、上皮细胞内存在空泡样变等病理特点，这些特征与HPV感染的病理特征相似，特别是上皮细胞内空泡样变，被认为是HPV感染的特征性病理征象。巫嘉文等[23]报道，36例腺性膀胱炎患者中，HPV阳性25例（69.4%），阳性细胞集中于腺性膀胱炎的腺体样结构中，甚至占据整个腺体样结构，呈弥漫性分布。其中空泡样变细胞位于腺体样结构及其附近，大都HPV染色阳性；而腺泡样结构以外的HPV阳性细胞很少，呈散在孤立分布。

近年对腺性膀胱炎的研究也表现在分子生物学方面，包括组织中基因的异常表达等。BCL-2是原癌基因，其功能有抑制细胞凋亡的作用。研究表明，BCL-2在腺性膀胱炎中的过度表达是一个广泛现象，过度表达可使DNA受损的细胞免于进入凋亡而持续存在，从而增加了癌变率[24]。

【临床表现】

腺性膀胱炎患者临床上主要表现为尿频、尿急、尿痛等膀胱刺激症状，或出现无痛性血尿、镜下血尿等，抗炎治疗效果不佳。

【诊断】

实验室检查尿常规可见白细胞和红细胞。膀胱镜检查结合组织病理学活检是正确诊断腺性膀胱炎的主要依据。腺性膀胱炎具有以下临床特点：①病变部位主要位于膀胱三角区及膀胱颈部，颈口以3~9点部位多见。②病变可呈多中心性，常常散在，成片或簇存在。③具有多形态性，常呈滤泡样、乳头样等结构混合存在。④输尿管开口多被病变遮挡或观察不清。

膀胱镜下腺性膀胱炎的病变形态主要表现为以下4种：①滤泡样水肿型，表现为片状浸润型的滤泡状水肿隆起或绒毛样增生，肿物顶端接近透明状，其上无血管长入，此型临床常见（图17-3）。②乳头状瘤样型，表现为带蒂的乳头状物，黏膜充血、水肿，容易误诊为乳头状瘤。③慢性炎症型，表现为局部黏膜粗糙，血管纹理增多，似地毯状改变。④黏膜无显著改变型，黏膜大致正常，随机活检时发现，此型较易漏诊。如果局部病变呈瘤样外观或病变广泛伴有糜烂出血，基底部融合、质地较硬者，须考虑腺癌的存在或局部恶变的可能，活检时应多点取材，着重于糜烂出血处或病部基底部。

腺性膀胱炎好发于膀胱三角区、膀胱颈及输尿管口周围，佟成利等[25]认为与下列因素有关：①膀胱三角区及膀胱颈是尿液流体动力的着力点，位置固定，上皮无黏膜下层，缺乏其他部位舒缩的随意性。②此部位常为膀胱炎症及尿道逆行感染的高发区。③尿液中化学成分刺激可能是发病的原因之一。

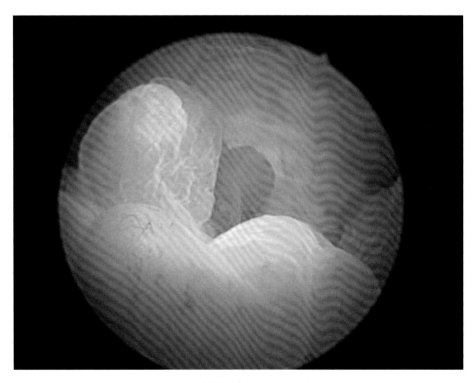

图 17-3　滤泡样水肿型腺性膀胱炎的膀胱镜下特点

【组织病理学表现】

腺性膀胱炎是膀胱尿路上皮的一种增生和化生性病变，包括腺性膀胱炎和囊–腺性膀胱炎两种病理形态。某些不典型的腺性膀胱炎可误诊为膀胱癌，部分膀胱癌（具有假良性的形态）亦可误诊为囊–腺性膀胱炎。腺性膀胱炎有4种组织病理学类型：①经典型（尿路上皮型）：腺性–泌尿上皮巢呈圆形或卵圆形，形状比较规整，腺腔大小不等，腔缘整齐，囊状扩大的腺腔内常有浓缩性嗜酸性分泌物和（或）尿酸盐结晶。腺上皮细胞核位于基底部，胞质嗜酸性，腺上皮下有层数不等的尿路上皮，细胞大小一致，具有极向，核比较小，染色质细，没有核仁，有些细胞可见核沟。②肠上皮型：化生腺上皮含有杯状细胞，其下通常没有尿路上皮细胞，少数病例也可出现局灶性尿路上皮增生，腺腔内常有黏液性分泌物。③前列腺上皮型：腺上皮立方状或假复层，胞质空，类似前列腺腺泡，腺腔内常含有PSA阳性的浓缩分泌物。④混合型：可尿路–肠上皮混合，也可尿路–前列腺上皮混合。此外，亦可出现鳞状上皮化生、数量不等的Brunn巢和不同程度的炎性细胞浸润[26]。

【伴随疾病】

腺性膀胱炎常伴随于其他疾病，如盆腔脂肪增多症、前列腺增生症[20, 26]等。临床上不能仅针对原发病的诊治而忽视对腺性膀胱炎的治疗，因为上述疾病均为良性病变，而腺性膀胱炎有恶性转化的可能。盆腔脂肪增多症是一种少见的增生性疾病，家族性盆腔脂肪增多症与12号染色体的*HMG-IC*基因异常有关[27]，表现为盆腔腹膜后间隙中存在过多的脂肪组织，该类患者中约75%同时伴有腺性膀胱炎。这种增生性病变可导致膀胱流出道的梗阻，部分患者手术切除膀胱病变后病理检查发现膀胱腺癌的情况，因家族性盆腔脂肪增多症与腺癌关系密切，建议此类患者应注意密切随访。Delnay等[28]研究表明，长期卧床的脊髓损伤患者多数需长期保留导尿管，其膀胱内易出现炎症和鳞状上皮化生，较多的患者合并有腺性膀胱炎的改变。多发性神经纤维瘤患者也有伴发腺性膀胱炎的报道。

【治疗及预后】

临床上腺性膀胱炎以慢性炎症型和黏膜无显著改变型常见，明显多于乳头状瘤样型和滤泡样水肿型。慢性炎症型腺癌的发病率极低，因此有必要将腺性膀胱炎进行临床分期。早期腺性膀胱炎包括慢性炎症型和黏膜无显著改变型，后期腺性膀胱炎包括乳头状瘤样型、滤泡样水肿型。早期腺性膀胱炎与膀胱腺癌的发生关联小，但常提示有慢性刺激因素或伴随疾病的存在，应尽早清除病因；后期腺性膀胱炎常表现有临床症状，存在恶变的潜能，应予以积极治疗。腺性膀胱炎的治疗方法有多种，大体有手术治疗、药物灌注治疗、放射治疗和生物治疗等，多采用综合治疗，但去除病因的治疗尤为重要。

病因治疗：多数学者认为，腺性膀胱炎的治疗效果不佳，主要是因为临床上仅注意了"腺性膀胱炎"这一病理诊断，而没有进一步查找形成腺性膀胱炎的病因，如慢性炎症、下尿路梗阻、生殖道感染、结石等慢性刺激等。多数腺性膀胱炎是一种继发性的病理改变，要想得到满意的治疗效果，应首先针对病因进行治疗。有学者认为，去除结石、双J管、造瘘管等局部刺激因素，可以使多数腺性膀胱炎获得自愈。

膀胱病变处理：对于膀胱内局部病变的处理，目前存在两种不同的意见：一种意见认为，腺性膀胱炎Brunn巢的存在可能是正常的，属于良性病变，局部病理改变可暂不处理，但要定期随访。另一种意见则认为，腺性膀胱炎可能是一种癌前病变，需要积极处理。但在处理方法上意见也不统一，尚缺乏明确循证医学依据，因此尚无明确的推荐治疗手段。

手术治疗：主要分为腔内和开放手术治疗2种，但要严格掌握适应证。正常人群中，约60%存在腺性膀胱炎等病理改变，所以除乳头瘤样型外，其他病理类型的局限型腺性膀胱炎并不是手术治疗的指征。弥漫型腺性膀胱炎常累及输尿管口，引起肾积水，损害肾功能，所以应积极行手术治疗，以保护肾功能。腺性膀胱炎一般采取经尿道进行膀胱腔内手术的方法，即电切、电灼、汽化、激光等方法，其主要目的是解除膀胱刺激症状。对于乳头状瘤样型腺性膀胱炎，如果病变范围小（直径1~2 cm），可采用腔内手术，切除范围应超过病变边缘至少1 cm以上。由于腺性膀胱炎有多中心性、多阶段病变共存的特点，肉眼观察到的只是细胞增生明显的部分，其周围组织实际上也可能存在病变，所以应按照膀胱肿瘤电切的原则进行，切除范围要广，深度宜深，必须切至正常组织，可达膀胱的深肌层。病变周围肉眼观正常的膀胱黏膜也必须一并切除，这样可降低复发率。手术的注意事项及并发症与经尿道膀胱肿瘤电切术相似。随着目前腔内技术的发展，开放性手术已较少采用，可行膀胱黏膜剥离术或膀胱部分切除术。病变范围广泛、严重，症状明显而且散在各壁，膀胱壁周围炎症浸润明显，病理检查腺上皮增生活跃；已有癌变者，应行根治性全膀胱切除术。

综合治疗：手术后如何避免腺性膀胱炎的复发，是临床治疗的难点。有学者认为，膀胱内灌注化疗及生物制剂可能对降低复发率有一定的作用，但都在临床探索中，尚无明确医学证据证实其有效性。

放射治疗：有学者认为对于反复复发的腺性膀胱炎可采用放射治疗，但应严格掌握适应证，同时需要与患者充分沟通，告知风险与获益的可能性。采用直线加速器进行治疗，剂量为4 000~4 500 Gy（为一般肿瘤治疗剂量的60%左右），分16~18次照射膀胱区域，根据患者的治疗反应每日或隔日1次，一般治疗后3~6个月症状开始出现明显缓解。

腺性膀胱炎的病因较为复杂，治疗上应遵循如下原则：①去除诱发因素，解决伴随疾病是治疗的基本手段。②无临床症状者，应定期随访观察，早期发现癌变。③有尿路症状者，经尿道膀胱病变电切或者电灼是主要的治疗方法。④一旦合并有腺癌，应行根治性全膀胱切除术。

（四）尿路上皮角质化鳞状化生

膀胱黏膜的鳞状化生（keratinizing squamous metaplasia）是一种增生性病变，表现为尿路上皮被分层的鳞状上皮所取代，可分为非角质化鳞状化生与角质化鳞状化生。非角质化鳞状化生是膀胱三角区黏膜的一种正常改变，多见于成年女性[29]。而角质化鳞状化生相对少见，常发生在成年男性，往往是长期慢性刺激的结果。实际上角质化鳞状化生是病理学概念，它的大体肉眼表现形式就是我们临床上常说的黏膜白斑。黏膜白斑可以出现在身体不同器官黏膜的表面，如泌尿系统、直肠、阴道、子宫、胆囊、食管、口咽等。1861年Rokitansky报道了首例膀胱黏膜白斑（leukoplakia of the bladder）。

膀胱黏膜白斑是膀胱黏膜的鳞状上皮化生并伴有表层上皮的明显角化，亦称膀胱白斑，是慢性膀胱炎在膀胱镜下的一种表现形式，病理上与角质化鳞状化生为同义词。组织学上黏膜白斑是伴随有显著角化的鳞状上皮化生，伴有棘层肥厚，有时会出现细胞异型及不典型增生。

【病因】

膀胱黏膜白斑的病因、病理机制尚不清楚，对于膀胱黏膜白斑究竟属保护性、破坏性抑或病理性改变也无定论。有人认为是尿路上皮的正常变异，有人认为是长期慢性炎症或梗阻所致，也有人认为是癌前病变。国内报道膀胱黏膜白斑占膀胱镜检总数的13.75%[30]。

膀胱黏膜白斑可能是一种癌前病变，大约有20%的膀胱黏膜白斑患者会发展为鳞状细胞癌[31]。Benson等[32]通过对108例膀胱黏膜白斑患者研究分析发现，21%的患者膀胱内同时存在恶性肿瘤（如鳞状细胞癌、尿路上皮癌或二者混合）。膀胱黏膜白斑演变为恶性肿瘤的过程似乎存在性别差异：男性黏膜白斑患者往往同时或继发膀胱癌；而在女性人群中，黏膜白斑与膀胱癌的相关性并不十分显著[33]。

黏膜白斑的病因学假说较多，包括胚胎期外胚层细胞播散、自发性转变，以及外源性刺激引起的上皮反应等[34, 35]。

膀胱黏膜白斑常见的致病因素是尿路感染和尿路慢性刺激。国外报道中埃及血吸虫是引起膀胱鳞状上皮化生最常见的原因，大肠杆菌、变形杆菌和粪链球菌也是膀胱鳞状上皮化生患者体内常见的致病菌。与鳞状上皮化生相关的慢性刺激包括长期留置尿管、泌尿系统结石、膀胱流出道梗阻、窦道形成以及神经源性膀胱等[36]。

【临床表现】

膀胱黏膜白斑的临床表现可以是无症状或有膀胱刺激症状，可同时伴随过度反应性膀胱或者泌尿系统感染症状[32]，包括尿频、尿急、急迫性尿失禁、耻骨上疼痛、血尿、排尿困难等。Reece等[37]认为对于膀胱黏膜白斑具有诊断性意义的症状是尿中排出上皮样组织、小泥沙样片状组织以及白色粉笔样组织等。

【诊断】

在膀胱镜下膀胱黏膜白斑表现为膀胱黏膜表面灰白色或者黄色病变。可以发生在膀胱的任何位置，多见于膀胱三角区及膀胱颈部，但一般不累及双侧输尿管开口[37]。灰白色斑片不规则，略高于正常黏膜，边缘清楚，有的模糊，呈海星样向周围延伸，表面有时可见活动性出血点。此外，膀胱内尿液中会有很多絮状物漂浮，有人形容像"暴风雪"样改变，镜下视野往往比较模糊。一般说来，黏膜白斑大都相对无血管供应[32]。白斑的厚度各有不同。膀胱黏膜白斑的膀胱镜下表现与膀胱碱性硬壳形成、酵母菌感染或者膀胱软化斑病等其他膀胱病变类似，因此，确诊仍需要取黏膜病变处的组织进行病理活检[37]。

【组织病理学表现】

膀胱黏膜鳞状上皮化生，表层上皮角化。电子显微镜检查可见膀胱黏膜鳞状上皮化生，胞核幼稚，胞质内张力原纤维较丰富，连接部位可见丰富的桥粒结构。膀胱黏膜白斑易与育龄妇女膀胱三角区黏膜上皮鳞化相混淆，后者化生与激素相关，其膀胱黏膜上皮鳞化无角质化，无细胞间桥连，无细胞不典型增生[38]。

【治疗】

对膀胱黏膜白斑的治疗有两种观点：一种观点认为，膀胱黏膜白斑是良性病变，局部病变暂不需处理，可定期随访[39]；另一种观点则认为，膀胱黏膜白斑是一种癌前病变，需积极处理。目前多采用经尿道电切术、电灼术，切除范围距病变组织0.5 cm，应深达浅肌层。治疗的主要目的是预防癌变和减轻患者的症状，提高生活质量。

（五）疣状上皮增生

疣状上皮增生（verrucous squamous hyperplasia）是黏膜的鳞状上皮增生形成教堂屋顶样改变，并且伴有过度角化、角化不全以及钉状突起等特点。疣状上皮增生与疣状癌相似，但前者缺乏浸润性生长的趋势。与尖锐湿疣相比，疣状上皮增生细胞缺乏空泡细胞，提示其与HPV感染无关，其发病相关危险因素与角质化鳞状化生相似。

膀胱黏膜疣状上皮增生少见，主要见于成年男性。有报道称约有7%的膀胱鳞癌患者伴随有疣状上皮增生[40]。也有人随访5例膀胱疣状上皮增生患者14个月，发现1例患者进展为鳞状细胞癌，而另1例患者出现了原位癌[41]。这些结果初步表明，疣状上皮增生是一种癌前病变，应该像角质化鳞状化生一样来对待。

（六）膀胱尿路上皮原位癌

有别于其他部位的原位癌是癌前病变的认识，膀胱尿路上皮原位癌因有其独特的临床表现，目前大多数观点认为它是一类高级别肿瘤。

膀胱尿路上皮原位癌可单独发生，也可伴发于浸润性尿路上皮癌。此类肿瘤多见于50~60岁的患者，常表现为排尿困难、尿频、尿急及血尿。膀胱镜下可表现为黏膜红斑、水肿或黏膜剥脱。组织学表现为膀胱黏膜被排列紊乱的高度异型的尿路上皮细胞取代。肿瘤细胞表现为细胞增大，细胞核形态不规则，核染色质呈块状或核深染，可见明显核仁；核分裂象易见，并可见病理性核分裂象。这种肿瘤细胞取代黏膜的现象既可表现为全层取代，也可表现为部分区域有正常的尿路上皮细胞的存在——后者类似于派杰样播散。

三、尿路上皮乳头状肿瘤

1997年10月WHO和ISUP达成的共识[4]中尿路上皮乳头状肿瘤包括乳头状瘤、内翻性乳头状瘤、低度恶性潜能乳头状瘤、低级别乳头状癌、高级别乳头状癌。其中，可能的癌前疾病包括内翻性乳头状瘤、低度恶性潜能乳头状瘤。

（一）膀胱内翻性乳头状瘤

膀胱内翻性乳头状瘤（inverted papilloma of the bladder，IPB）是由正常至轻微不典型的细胞组成，以内生性方式生长的尿路上皮肿瘤，约占膀胱上皮肿瘤的1%[41]。目前，多数学者认为IPB是良性肿瘤，但也有术后复发的报道，故部分学者认为IPB的生物学行为具有潜在恶性。此外，有学者报道3%~7%的IPB会转化为尿路上皮癌，约10%可同时伴有尿路上皮癌[42]。

1927年Paschkis首次描述了发生在膀胱的内翻性生长的息肉状结构。1963年Potts和Hirst将其命名并确定了组织病理学诊断标准[43]。IPB可发生于尿路系统任何部位，但其组织学、发生学无明显差别，最多见于膀胱。

【病因】

IPB的发病原因目前尚不清楚，多数学者认为致癌因素均可导致IPB的形成，也有人认为慢性炎症和膀胱颈出口梗阻也与其发病有关。此外，IPB中可见到不典型增生、鳞状上皮化生和囊-腺性膀胱炎病理改变，故认为IPB有恶变潜能，属于癌前疾病[44]。

【组织病理学表现】

显微镜下可见其表面衬覆一层正常略有增生变薄的尿路上皮，厚度约为3~20个细胞。黏膜上皮的中底层或全层细胞向固有膜内呈内生性生长，形成大小不一的皮巢，部分细胞巢互相连接吻合成小梁状。巢周边的基底细胞呈柱状、栅栏状排列，垂直于基底膜，常可见细胞紧密连接处的基膜增厚。巢中央的细胞常呈较细长的梭形，与基底膜平行排列。很少见核分裂象，部分细胞彼此分离，核固缩、梭形，似角化不全细胞。部分可见灶状腺上皮化生及鳞状上皮化生，中央常有微小囊腺样结构（图17-4）。IPB有时病程虽然较长，但多侵及固有层，而不侵及肌层[45]。病理学上IPB分为小梁型、腺样型和混合型。小梁型起源于基底细胞；腺样型是腺性膀胱炎的一种形式，来源于间质细胞，被认为是一种癌前病变。另外，Kobayashi等根据组织来源将其分为膀胱源性和前列腺源性内翻性乳头状瘤，前者角蛋白抗体阳性，后者PSA抗体阳性。腺样型通常起源于前列腺，小梁型则来源于膀胱。

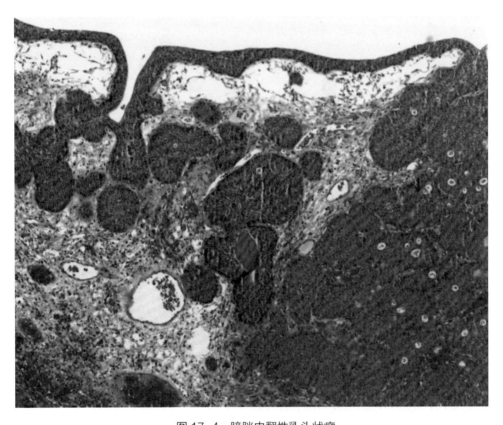

图 17-4　膀胱内翻性乳头状瘤

可见表面被覆正常的尿路上皮，肿瘤细胞呈内翻性生长方式，排列呈巢状或索状，未见真性乳头结构形成

【临床表现】

男性患者居多，男女比例（3~7）：1。患者年龄大多在50~79岁，平均60岁，但亦有小儿发病的报道。

IPB以间歇性、无痛性全程肉眼血尿为主要临床症状，少见尿路刺激症状和排尿困难。偶有无任何症状仅在检查时被发现者。

【诊断】

超声波检查简便、实用、经济、无创，已成为膀胱肿瘤的重要筛查手段。它可发现直径超过1 cm的肿瘤，了解肿瘤大小、部位、是否有蒂，侵犯膀胱壁的深度，与邻近器官关系，以及盆腔淋巴结等情况。因为IPB有时会合并泌尿系统其他肿瘤，所以应同时行尿路造影对整个泌尿系统进行检查，以免漏诊及误诊。CT扫描可发现直径小于1 cm的早期肿瘤。

膀胱镜检查和病理活检是诊断的主要依据，膀胱镜下IPB多为单发实质性乳头样、息肉样或水草样肿物，通常有较明显的蒂，表面较光滑，直径多<3 cm。

【鉴别诊断】

IPB主要应与低度恶性潜能乳头状瘤、尿路上皮癌尤其内翻性生长的尿路上皮癌进行鉴别。

1.低度恶性潜能乳头状瘤

本病镜下可见纤细血管轴心，外生性生长，表面呈乳头状或细颗粒状，细胞密度稍有增加，上皮层次超过正常，核有轻度异型性，主要是乳头表面可见伞细胞残存。两者免疫表型相似，但低度恶性潜能乳头状瘤的术后复发率为35%左右[46]，远远高于IPB的复发率。

2.尿路上皮癌

从生长方式来看，尿路上皮癌呈外生性生长，而IPB为内生性生长。从组织学形态来看，尿路上皮癌较IPB细胞更为密集和丰富，乳头可有纤维轴心，并互相融合，细胞异型性大，可见到核分裂象，且周围有纤维组织反应。免疫表型方面，尿路上皮癌多高表达P53和PCNA，而IPB中P53和PCNA一般呈低表达。从预后来看，IPB为良性肿瘤，复发少；而尿路上皮癌有较高的复发率，并可向浸润性癌发展。内翻性生长的尿路上皮癌其肿瘤细胞呈梁状、条索状，但其小梁更为粗大、致密、不规则，且往往如皮肤和黏膜疣状癌一样呈推进性生长。如能在镜下见到细胞突破基底膜和浸润肌层组织，则可明确排除IPB。另外，内翻性生长的尿路上皮癌细胞胞质更为丰富，异型性更明显，细胞极性消失，核大深染，有核仁，并伴核分裂象和病理性核分裂象等。

在诊断时首先应从总体看是否具有内翻的结构，一旦有外生性乳头存在，细胞层次超过正常，就应根据细胞层数和异型程度以及伞细胞是否残存等，判断其为低度恶性潜能乳头状瘤或尿路上皮癌。如果有内翻的结构，但细胞丰富且有异型性和核分裂象，就应考虑内翻性乳头状瘤。免疫组织化学检查对上述疾病的鉴别有一定的帮助。

【治疗】

由于IPB大多瘤体较小、有蒂，非浸润性生长，不侵犯肌层，多位于膀胱颈和三角区，故目前认为经尿道电切术是其标准的治疗方法。电切要求切至黏膜固有层或浅肌层。有少数患者术后复发，因此，术后需定期随访。

（二）膀胱低度恶性潜能乳头状尿路上皮肿瘤

膀胱低度恶性潜能乳头状尿路上皮肿瘤（papillary urothelial neoplasm of low malignant potential，PUNLMP）是由WHO和ISUP在1997年共识中提出的一个新的膀胱肿瘤类型。它是介于尿路上皮乳头状瘤和非浸润性低级别乳头状尿路上皮癌之间一个独立的类型，其在生物学上具有较低的进展或转移可能性，但是长期随访有较高的复发率，生物学行为介于乳头状瘤和尿路上皮癌之间。在2004年WHO的膀胱肿瘤组织学分类中明确保留其名称[46]。

【病因】

PUNLMP的发病原因目前尚不清楚，与尿路上皮乳头状瘤和乳头状尿路上皮癌的发病原因可能相同。

【临床表现】

PUNLMP的临床症状与膀胱尿路上皮癌类似，以间歇性、无痛性、全程肉眼血尿为主要表现，偶也可无任何症状而在检查时发现。

【诊断】

B超是膀胱肿瘤的重要筛查手段，它可发现直径超过1 cm的肿瘤，了解肿瘤大小、部位、是否有蒂，侵犯膀胱壁的深度，与邻近器官关系及盆腔淋巴结等情况。静脉尿路造影可显示膀胱充盈缺损。膀胱镜检查可以观察病变形态、大小以及数目等。最终的确诊需依赖组织病理学检查。

【病理组织学表现】

PUNLMP的瘤体直径一般小于3 cm，单发或多发，乳头状、有蒂。显微镜下呈细长乳头结构，乳头表面被覆的尿路上皮层次增加（图17-5），超过正常上皮的6层，多为8~15层，但要排除因组织斜切造成的人为层次增加。上皮细胞极性好，排列规则，基底细胞呈栅栏状，细胞核略增大，均匀。表层伞细胞存在，但不一定很明显。核分裂象稀少，即使有也仅限于基底部。由于PUNLMP是介于乳头状瘤和低级别癌之间的一个分类，因此需要和这两者进行鉴别。膀胱良性乳头状瘤少见，乳头的被覆上皮层数少于7层，一般为4~5层。而PUNLMP乳头的被覆上皮层数多超过6层，8~15层多见。同时乳头状瘤上皮没有异型性，伞细胞完整存在，细胞核大小形状和正常一致，核分裂象罕见（图17-6）。在低级别癌中，乳头可相互融合，被覆上皮排列紊乱，有异型性，缺少极性，上皮厚度不定，呈恶性表现，细胞核不均匀增大，可见核分裂象。伞细胞常阙如。

【治疗】

经尿道电切术是PUNLMP标准的治疗方法。电切深度要求切至浅肌层。

有关对PUNLMP的复发率和进展率的报道各不相同，约为25%~47%[47-49]。在复发率最高的一组报道中，Fujii等[49]对50例PUNLMP患者（术后没有采用膀胱灌注治疗）进行了平均11.7年的随访，发现复发率为60%，进展为低级别癌的发生率为34%，但是没有患者进展为高级别癌和浸润性癌。同时该作者认为，尽管PUNLMP有较高的复发率，但是恶性程度非常低。

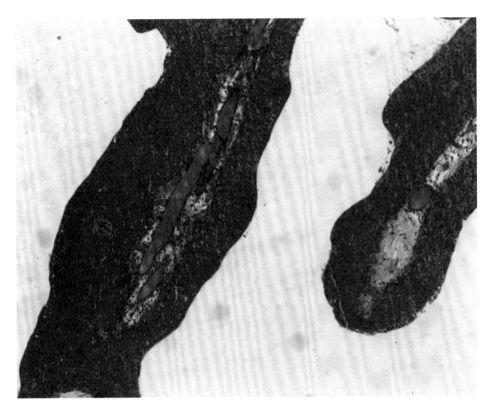

图 17-5　低度恶性潜能乳头状尿路上皮肿瘤
可见纤细的纤维血管轴心，血管扩张，间质消失，表面被覆厚薄不一的尿路上皮

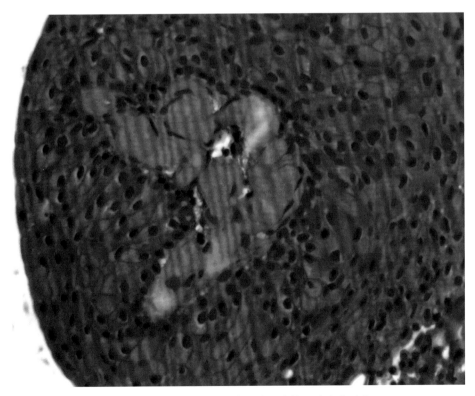

图 17-6　低度恶性潜能未定的乳头状尿路上皮肿瘤
肿瘤细胞异型性不明显，表面伞细胞保存

PUNLMP的预后虽然较好，但由于其有较高的复发率，因此，术后的治疗和随访应该与癌相似。对于组织形态学符合PUNLMP的诊断，同时伴有以下情况之一者，往往提示预后不佳，如：肿瘤多发，肿瘤直径>3 cm，$P53$高表达，DNA呈多倍体，CK 20异常表达，Ki-67标记指数>13%等[50, 51]。这类肿瘤术后复发概率高，甚至有进展为高级别癌的可能性，应密切随访。

（关有彦　郑　闪　寿建忠　高燕宁　马建辉）

参考文献

［1］GLOBOCAN 2012. Estimates cancer of the incidence of, mortality and prevalence worldwide in 2012（2013-03-30）［2015-02-16］. http: //globocan. iarc. fr/Default. aspx.

［2］赫捷，陈万青. 2012中国肿瘤登记年报. 北京：军事医学科学出版社，2012：97-100.

［3］WEIN A J, KAVOUSSI L R, NOVICK A C, et al. Campbell-Walsh Urology. 10th ed. Philadelphia, PA：Elsevier Saunders, 2011：2309-2532.

［4］EPSTEIN J I, AMIN M B, REUTER V R, et al. The World Health Organization/International Society of Urological Pathology consensus classification of urothelial（transitional cell）neoplasms of the urinary bladder. Bladder Consensus Conference Committee. Am J Surg Pathol, 1998, 22：1435-1448.

［5］SAMARATUNGA H, MARTIGNONI G, EGEVAD L, et al. Premalignant lesions of the urinary bladder. Pathology, 2013, 45（3）：243-250.

［6］BELTRANL A, CHENG L, ANDERSSON L, et al. Preneoplastic non-papillary lesions and conditions of the urinary bladder：an update based on the Ancona International Consultation. Virchows Arch, 2002, 440：3-11.

［7］HARTMANN A, SCHLAKE G, ZAAK D, et al. Occurrence of chromosome 9 and p53 alterations in multifocal dysplasia and carcinoma in situ of human urinary bladder. Cancer Res, 2002, 62：809-818.

［8］CHOW N H, CAIRNS P, EISENBERGER C F, et al. Papillary urothelial hyperplasia is a clonal precursor to papillary transitional cell bladder cancer. Int J Cancer, 2000, 89：514-518.

［9］OBERMANN E C, JUNKER K, STOEHR R, et al. Frequent genetic alterations in flat urothelial hyperplasia and concomitant papillary bladder cancer as detected by CGH, LOH, and FISH analyses. J Pathol, 2003, 199：50-57.

［10］CHENG L, CHEVILLE J C, NEUMANN R M, et al. Flat intraepithelial lesions of the urinary bladder. Cancer, 2000, 88：625-631.

［11］SARMA K P.Genesis of papillary tumours：histological and microangiographic study. Br J Urol, 1981, 53：228-236.

［12］TAYLOR D C, BHAGAVAN B S, LARSEN M P, et al. Papillary urothelial hyperplasia. A precursor to papillary neoplasms.Am J Surg Pathol, 1996, 20：1481-1488.

［13］READAL N, EPSTEIN J I. Papillary urothelial hyperplasia：relationship to urothelial neoplasms. Pathology, 2010, 42：360-363.

［14］SWIERCZYNSKI S L, EPSTEIN J I. Prognostic significance of atypical papillary urothelial hyperplasia. Hum Pathol, 2002, 33：512-517.

［15］LIBRENJAK D，NOVAKOVIC Z S，SITUM M，et al. Biopsies of the normal appearing urothelium in primary bladder cancer. Urol Ann，2010，2：71-75.

［16］CHENG L，CHEVILLE J C，NEUMANN R M，et al. Natural history of urothelial dysplasia of the bladder. Am J Surg Pathol，1999，23：443-447.

［17］ZUK R，ROGERS H，MARTIN J，et al. Clinicopathological importance of primary dsyplasia of bladder. J Clin Pathol，1988，41：1277-1280.

［18］MORGAGNI G，ALEXANDER B. The Seats and Causes of Diseases Investigated by Anatomy.Vol 3.2nd ed.London：Futura，1980：835.

［19］SOZEN S，GUROCAK S，UZUM N，et al. The importance of re-evaluation in patients with cystitis glandularis associated with pelvic lipomatosis：a case report. Urol Oncol，2004，22：428-430.

［20］WIENER D P，KOSS L G，SABLAY B，et al. The prevalence and significance of Brunn's nests，cystitis cystica and squamous metaplasia in normal bladders. J Urol，1979，122（3）：317-321.

［21］WALTHER M C M.Cystitis cystica：An electron and immune fluorescence microscopic study. J Urol，1987，137：764.

［22］ANWAR K，NAIKI H，NAKAKUKI K，et al. High frequency of human papillomavirus infection in carcinoma of the urinary bladder. Cancer，1992，70：1967-1973.

［23］巫嘉文，陈坚，莫曾南，等. 人类乳头状瘤病毒与腺性膀胱炎的相关性研究. 中华泌尿外科杂志，2001，22（3）：175-176.

［24］倪少滨，陈起引，邓索. p53和bcl2在腺性膀胱炎及膀胱癌组织中的表达与意义. 中华外科杂志，2004，42：500-501.

［25］佟成利，刘屹立，郭文川，等. 腺性膀胱炎（附30例报告）. 中华泌尿外科杂志，2000，21（5）：285-286.

［26］陈志强，马胜利，吴天鹏，等. 腺性膀胱炎专题讨论. 临床泌尿外科杂志，2003，1：60-62.

［27］TONG R S，LAITLER T，FINLAY M，et al. Pelvic lipomatosis associated with proliferative cystitis occurring in two brothers. Urology，2002，59：502.

［28］DELNAY K M，STONEHILL W H，GOLDMAN H，et al. Bladder histological changes associated with chronic indwelling urinary catheter. J Urol，1999，161：1106-1108.

［29］HARIK L R，O'TOOLE K M. Nonneoplastic lesions of the prostate and bladder. Arch Pathol Lab Med，2012，136：721-734.

［30］唐秀英，叶章群，唐敏，等. 膀胱白斑的临床诊断. 临床泌尿外科杂志，2006，5：353-354.

［31］WEIN A J，KAVOUSSI L R，NOVICK A C，et al. Campbell-Walsh Urology.10th ed.Philadelphia，PA：Elsevier Saunders，2011：2309.

［32］BENSON R C Jr，SWANSON S K，FARROW G M.Relationship of leukoplakia to urothelial malignancy. J Urol，1984，131：507-511.

［33］DEKOCK M L，ANDERSON C K，CLARK P B.Vesical leukoplakia progressing to squamous cell carcinoma in women. Br J Urol，1981，53：316-317.

［34］O'FLYNN J D，MULLANEY J. Leukoplakia of the bladder. A report on 20 cases，including 2 cases progressing to squamous cell carcinoma. Br J Urol，1967，39：461-471.

［35］OFLYNN J D，MULLANEY J. Vesical leukoplakia progressing to carcinoma. Br J Urol，1974，46：31-37.

［36］AHMAD I，BARNETSON R J，KRISHNA N S. Keratinizing squamous metaplasia of the bladder：a review. Urol Int，2008，81（3）：247-251.

［37］REECE R W，KOONTZ W W Jr. Leukoplakia of the urinary tract：a review. J Urol，1975，114：165-171.

［38］MOSTOFI F K，DAVIS C J Jr. Epithelial abnormalities of urinary bladder. Prog Clin Biol Res，1984，162A：81-93.

［39］STAACK A，SCHLECHTE H，SACHS M，et al. Clinical value of vesical leukoplakia and evaluation of the neoplastic risk by mutation analyses of the tumor suppressor gene TP53. Int J Urol，2006，13（8）：1092-1097.

［40］LAGWINSKI N，THOMAS A，STEPHENSON A J，et al. Squamous cell carcinoma of the bladder：a clinicopathologic analysis of 45 cases. Am J Surg Pathol，2007，31：1777-1787.

［41］EBELE J N，SAUTER G，EPSTEIN J I，et al. 泌尿系统及男性生殖器官肿瘤病理学和遗传学. 冯晓莉，何群，陆敏，等，译. 北京：人民卫生出版社，2004：91-162.

［42］ASANOK A，KATO N. Clinical studies on inverted papilloma of the urinary tract. Nippon Hinyokika Gakkai Zasshi，1999，90：514-520.

［43］POTTS A F，HIRST E. Inverted papilloma of the bladder. J Urol，1963，90（2）：175-177.

［44］CHIURA A N，WRITSCHAFTER A. Upper urinary tract inverted papilloma. Urology，1998，52：514-516.

［45］马建辉，肖振东，寿建忠，等. 膀胱内翻性乳头状瘤的临床特征及治疗. 中华肿瘤杂志，1999，21（3）：181-182.

［46］MONTIRONI R L，LOPEZ B A. The 2004 WHO classification of bladder tumors：a summary and commentary. Int J Surg Pathol，2005，13（2）：143-153.

［47］HOLMANG S，HEDELIN H，ANDERSTROM C，et al. Recurrence and progression in low grade papillary urothelial tumors. J Urol，1999，162：702-707.

［48］CAMPBELL P A，CONRAD R J，CAMPBELL C M，et al. Papillary urothelial neoplasm of low malignant potential：reliability of diagnosis and outcome. BJU Int，2004，93（9）：1228-1231.

［49］FUJII Y，KAWAKAMI S，KOGA F，et al. Long-term outcome of bladder papillary urothelial neoplasms of low malignant potential. BJU Int，2003，92（6）：559-562.

［50］QUINTERO A，ALVAREZ K J，LUQUE R J，et al. Ki 67 MIB1 labelling index and the prognosis of primary TaT1 urothelial cell carcinoma of the bladder. J Clin Pathol，2006，59（1）：83-88.

［51］PICH A，CHIUSA L，FORMICONI A，et al. Biologic differences between noninvasive papillary urothelial neoplasms of low malignant potential and low-grade（grade 1）papillary carcinomas of the bladder. Am J Surg Pathol，2001，25（12）：1528-1533.

第十八章
皮肤癌前病变和癌前疾病

　　常见皮肤病中有一些本身是良性疾病，但在理化刺激、感染、日光照射、放射线照射、不良情绪等因素的刺激下可发生癌变，如交界痣在反复摩擦的刺激下可发展为黑素瘤，光化性唇炎在长期紫外线照射下可发生唇癌等，我们将这类可发生癌变的疾病称为癌前疾病。皮肤癌前疾病进展的常见结局有鳞状细胞癌、基底细胞癌、黑素瘤、蕈样肉芽肿等。各种癌前疾病的癌变概率有较大差异，如仅有0.4%的扁平苔藓进展为鳞状细胞癌，而1/3的先天性巨型色素痣可发生黑素瘤。

　　皮肤癌前疾病的早期诊断和及时治疗，对患者的预后非常重要。早期诊断方法主要有病理组织学诊断、免疫病理学诊断、免疫学诊断、放射性核素扫描、X线诊断等，以细胞学、病理学、免疫病理学检查为主。早期唇癌治疗后，5年治愈率可达76.1%，晚期者仅为32.2%；早期黑素瘤5年治愈率平均可达70.5%，而晚期者仅18.1%。对于未发生癌前病变的疾病，可以定期复诊，采取相应的保守治疗方法；对于进展为恶性皮肤肿瘤可能性较大或已发生癌前病变的疾病，目前大多主张手术切除。

第一节 扁平苔藓

扁平苔藓（lichen planus，LP）是一种慢性复发性炎症性皮肤病，口腔黏膜常常受累，病理组织学有特征性改变。病因尚不清楚，病程趋向于慢性。

【流行病学】

有资料显示LP在人群中的患病率低于1%，欧美国家为0.4%~0.8%，无种族倾向。国外有关口腔扁平苔藓（OLP）的患病率，在印度三个地区的调查为0.1%~1.5%[1]，瑞典两个地区为1.85%[2]。国内文献报道，湖南省2 454例被调查人群中OLP的患病率为0.29%，目前在该省口腔黏膜多发病中居第3位，其患病率有随着年龄增加而升高的趋势，无城乡差异[3]；河北省被调查人群中OLP的患病率为0.82%[4]；我国口腔白斑、扁平苔藓两病防治协作组调查显示，OLP患病率为0.51%。国内外调查资料显示，OLP的癌变率为0.14%~3.17%[5]。

【病因与发病机制】

本病病因与发病机制尚未完全明了。

病因方面，病毒感染、神经精神因素、使用某些药物（如砷、铋、金制剂）或接触某些化学物质等可能与本病的发生及加重有关，其他因素有肝脏疾病、移植物抗宿主反应及恶性肿瘤等；部分患者合并自身免疫性疾病（如桥本甲状腺炎、溃疡性结肠炎、结缔组织病等）[6]。

关于发病机制，涉及免疫、遗传、感染、神经精神、药物、细胞凋亡等因素和学说，分述如下。

1.免疫学说

许多研究表明，细胞介导的免疫反应对LP的发病起关键作用。直接免疫荧光检查发现，皮损表皮下的胶样小体部位有IgM、IgA、IgG、C3及纤维蛋白的沉积。目前认为，在LP的发病过程中，首先是CD4+ T淋巴细胞激活，在该细胞的协助下，CD8+ T细胞活化，即外源性或内源性抗原被抗原提呈细胞（antigen presenting cell，APC）处理后，将抗原信息递呈给T细胞，并释放细胞因子（TNF-α、MCP-1、RANTES等），使T细胞活化增殖向表皮游走，从而导致基底细胞的破坏和损伤，引起一系列病理变化[7, 8]。

2.感染因素

1991年Mokni等首先报道LP与丙型肝炎病毒感染有关。另有数据表明，LP患者的HBV感染率、患病率及HCV的感染率均明显高于对照组。有在电镜下观察LP皮损组织发现革兰阴性杆菌或螺旋体的报道[7]。

3.遗传因素

文献报道，在一个家系中可以有多人发病，LP患者有阳性家族史的占1.5%~10.7%，多见姐妹同患病。此类患者发病较早，皮疹分布更广泛，病情更易复发，约40%初发于20岁之前。本病患者的HLA抗原某些位点存在异常，如HLA-A3、HLA-A5、HLA-AW19、HLA-B7、HLA-B8等的阳性频率明显高于正常人群[7]。

4.神经精神因素

许多研究者认为LP的发病与神经精神因素有关。血管活性肠肽（vasoactive intestinal peptide，VIP）为重要的神经递质，当人受到较多的精神压力时，唾液腺会分泌更多的VIP。研究显示，LP患者中VIP弥漫分布在表皮各层细胞的细胞质中，与正常皮肤仅见于基底层有所不同。运用免疫组化及RT - PCR法对OLP病损区热休克蛋白（heat shock protein，HSP）60和HSP70的表达进行研究，结果显示HSP60在病损区强阳性表达，而正常口腔黏膜上皮细胞为阴性表达；HSP70的表达强度亦较正常黏膜升高。说明该病存在明显的应激因素，这种应激可能与精神刺激有关[6]。

5.细胞凋亡

该学说认为，LP皮损中，基底细胞液化变性，可能是淋巴细胞浸润导致的角质形成细胞凋亡所致。肥大细胞脱颗粒和T细胞分泌基质金属蛋白9引起表皮基底细胞凋亡。其机制为：T细胞分泌TNF-αR1受体；T细胞表面CD95L（FAS配体）结合到角质形成细胞表面的CD95；T细胞分泌的颗粒酶B经膜孔进入角质形成细胞致其凋亡。免疫连锁反应机制使T细胞长期浸润于真皮、表皮，最终导致基底细胞凋亡，产生LP的病理特征和临床表现[6]。

6.细胞分化标志分子

K16 /K17是与过度增生相关联的角蛋白分子。有人通过免疫组化方法检测了K16 /K17在LP中的表达情况，结果表明K16 /K17在LP皮损的棘细胞层呈阳性表达，但在正常皮肤无此现象[6]。

7.药物因素

某些药物（如砷、铋、金制剂）或某些用于彩色照片显影的化学物质可引起与扁平苔藓相似的损害。长期口服米帕林或奎尼丁可产生下肢肥大性LP以及皮肤和系统性损害。

【病理变化】

LP损害最早期所见为表皮中朗格汉斯细胞增加，真皮与表皮交界处浅表血管周围有淋巴细胞和组织细胞浸润，轻度海绵形成，有角质形成细胞坏死形成的胶样小体。充分发展的损害组织学变化为表皮角化过度，呈局灶性楔形颗粒层增厚，棘细胞层不规则增厚，表皮突呈锯齿状，基底细胞液化变性及真皮上部以淋巴细胞为主的带状浸润。

【临床表现】

典型皮损为高起的紫红色扁平发亮的丘疹，粟粒至绿豆大小或更大，多角形、类圆形或圆形，境界清楚，皮损表面保留有皮纹，可见白色光泽小点或细浅的白色网状条纹（称为Wickham纹，为特征性皮损）。皮损多为紫红色或紫蓝色，也可为暗红色、红褐色、污灰色或正常皮色。同一患者皮损往往大小一致，也可大小不一。丘疹密集或散在分布，局限性或泛发性，可密集成片或融合成斑块。可伴有明显的鳞屑。急性期可出现同形反应[7]。

皮损可发生于任何部位，但四肢部位多于躯干，四肢屈侧多于伸侧。腕部屈侧、踝部周围及股内侧最易受累，这些部位的损害常成簇出现，呈不规则环形或线形排列。躯干部损害多位于腰部。面部受累较少见。头皮受累时可引起永久性脱发，多呈斑片状，偶可引起弥漫性脱发。LP累及黏膜很常见，占30%~70%的病例。其中以口腔黏膜损害最为多见，可与皮肤同时或先后发病，亦可作为单一的临床表现存在。损害最常见于颊黏膜后侧，其次为舌腹侧、舌背、齿龈、腭部及咽喉等[9]。损害表现为树枝状或网状银白色细纹或小丘疹，对称分布，如图18-1。损害可分为网纹型、斑块型、萎缩型、丘疹型、糜烂渗出型、溃疡型或疱型等类型，以网纹型多见，而老年患者则以糜烂渗出型多见。生殖器也是常见的受累部位。男性患者中有5%生殖器受累，多见于龟头、包皮、阴茎及阴囊；女性多见于大阴唇内侧、小阴唇、阴蒂、前庭、阴道及子宫颈[10]。生殖器损害与口腔黏膜的相似。

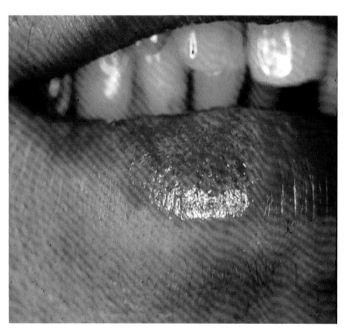

图 18-1 扁平苔藓临床表现

此外，肛门周围、眼结合膜及鼻黏膜等部位也可累及，甚至食管、胃肠道、尿道等部位的黏膜亦可受累。有1%~16%的患者甲受累，可引起甲板增厚或变薄，出现纵嵴、纵沟或甲翼状胬肉，还可因进行性萎缩引起脱甲。

发病可以突然也可隐匿，病程慢性，可持续数周或数月，亦可数年内反复发作。

自觉症状主要有瘙痒，程度因人而异，由轻度至难以忍受不等。黏膜损害可有烧灼感和疼痛感，也有部分患者没有自觉症状。

LP症状表现多样，根据其发病情况、皮疹表现与形态等特点，临床可以分为多种亚型：急性泛发型LP、慢性局限型LP、肥厚型LP、萎缩型LP、红斑型LP、点滴状LP、线状LP、环状LP、毛发LP、疱型LP、类天疱疮样LP、掌跖LP、光化性LP及色素性LP等。

肥厚型LP：肥厚型LP是LP的亚急性慢性型，它以肥厚性和疣状皮损为特点。此类型的LP比其他类型的LP更易发展为皮肤鳞状细胞癌[11]。超过56%的报告病例指出癌变发生部位多为膝以下，尤其是小腿胫前[12]。

OLP随着年龄增长而症状加重。WHO将其列为癌前状态，多数医生认为OLP实质上是一种慢性自身免疫性疾病，是否属于癌前疾病尚有争议[9]。

【诊断与鉴别诊断】

典型的LP根据其皮疹形态、发病部位、皮疹排列等特点，结合病理组织学检查可以诊断。不典型者需要和下列疾病鉴别：皮肤淀粉样变、神经性皮炎、结节性痒疹、结核性苔藓、硬化性萎缩性苔藓、线状苔藓、黏膜白斑病等。口腔广泛的糜烂性损害也需要与假丝酵母菌病、癌肿、阿弗他溃疡、天疱疮、瘢痕性类天疱疮和慢性多形性红斑相鉴别。

【治疗】

1.一般治疗

治疗慢性病灶，消除或减轻精神紧张，限制烟酒及刺激性饮食，避免搔抓，停用可能激惹本病的药物。瘙痒者给予抗组胺制剂、镇静及止痒剂、维生素A、B族维生素及烟酸治疗。

2.糖皮质激素

糖皮质激素是目前治疗本病最主要的药物。局限型皮肤LP早期可选择强效糖皮质激素外用；对治疗抵抗或角化过度的损害，可选用曲安西龙皮损内注射。泛发型皮肤LP急性期最常用的方法是口服糖皮质激素。推荐的泼尼松剂量是 30~60 mg/d，服 4~6周，之后4~6周内逐渐减量至停用，可以减轻大多数患者的症状。

研究表明，内服药物对OLP的疗效和局部外用相似，故后者应作为OLP的一线治疗方法。

3.维A酸类

（1）内服：阿维A酯50~70 mg/d，用于糜烂型OLP，大部分患者有效。阿维A20~30 mg/d，8周之内2/3的患者表现显效或痊愈。维胺酯25 mg，3次/d；或异维A酸10 mg，3次/d，用于治疗萎缩性LP。注意此类药物的不良反应。

（2）外用：可选用0.3%的维A酸软膏或0.1%的异维A酸软膏。外用药物禁用于糜烂渗出型或溃疡型LP[7]。

4.免疫抑制剂

免疫抑制剂用于糖皮质激素治疗不敏感或禁忌者，或顽固难治的LP。

（1）内服制剂：

1）环孢素A：3~6 mg/（kg·d），口服，用于严重顽固性糜烂渗出型或溃疡型LP，一般2~4周内见效，勿与非甾体抗炎药同时使用[13]。

2）硫唑嘌呤：25~50 mg，2次/d，口服，对于类天疱疮样LP和糜烂型OLP疗效较好。

3）氨苯砜：25 mg，3次/d，口服。常与皮质类固醇同时用于中重度LP和疱型LP。

4）雷公藤多苷片：0.5~1 mg/（kg·d），口服，对OLP有一定疗效。

5）沙利度胺：25 mg，2次/d，多用于重型LP。

（2）外用制剂：

1）0.1%他克莫司（tracrolimus）：对糜烂型黏膜LP的治疗效果较理想。常见的不良反应是局部刺激症状[13，14]。

2）1%吡美莫司（pimecrolimus）：吡美莫司更具亲脂性，与皮肤有高度亲和性[15，16]。

5.抗微生物治疗

有报道采用甲硝唑治疗泛发性LP患者，取得一定的临床疗效[17]。

6.冷冻治疗

液氮冷冻可用于OLP的治疗，损害往往在3周内可愈。

7.窄谱中波紫外线（NB-UVB）

其作用机制可能是使细胞间黏附分子-1表达下调，诱导白细胞介素10、促黑素激素和前列腺素E2的产生[18]。开始剂量是最小红斑量的70%～80%，每周治疗2~3次，根据患者的反应增加剂量。不良反应有暂时性色素沉着和轻微烧灼感，其优点是见效快、不良反应少、不需要光敏剂[19]。

8.308准分子激光

其作用机制类似于窄谱中波紫外线，初始剂量为100 mJ/cm^2，每周照射1次。可根据治疗后的反应增加剂量，最大剂量不超过400 mJ/cm^2。平均照射21次。这种方法对糜烂渗出型病灶疗效优于非糜烂渗出型。

9.光动力疗法（PDT）

光动力疗法作用机制尚不完全清楚，可能有免疫调节作用，能诱导过度增殖的炎症细胞凋亡。

10.中医药疗法

LP与祖国医学文献中记载的"紫癜风"相类，如《证治准绳》记载"夫紫癜风者，由皮肤生紫点，搔之皮起"。发于皮肤者多因素体阴血不足，脾失健运，复感风热湿邪，风热湿邪凝滞于肌肤而成。治宜祛风利湿，活血通络，方用苦参10g，白鲜皮15g，防风10g，僵蚕10g，蝉衣5g，鸡血藤15g，丹参15g，赤芍10g，首乌藤30g，当归10g，刺蒺藜30g，根据病情随证加减治疗。也可内服秦艽丸、除湿丸等。发于口腔者因肝肾不足、阴虚火旺、虚火上炎于口而致，治宜补益肝肾，滋阴降火，方用知柏地黄丸加减。

【转归】

1.LP与癌变的关系

有报道认为LP和鳞状细胞癌相关，其诱发因素有免疫重建、遗传易感性、电离与紫外线照射治疗、某些药物的应用等。有报道称LP伴发鳞状细胞癌的发病率为0.4%。鳞状细胞癌变多发生在黏膜部位，如口腔或龟头。从确诊LP到发展为鳞状细胞癌通常需要经历1~22年的时间，平均12年。LP和鳞状细胞癌是否真的存在相关性目前尚有争议，因为两者均为常见病，它们可以同时发生在一位患者身上，其因果联系并没有足够的证据证明[20]。

2.OLP的恶变潜能

过去数十年中许多文献表明，OLP患者患癌症的风险在增高，WHO将其列为癌前疾病。有学者通过回顾性研究发现OLP的癌变率在0.39%~3.02%。另有研究认为女性患者癌变概率较大[21]，而合并丙型肝炎者更易癌变，需定期随访[22]。癌变部位多在颊黏膜、舌背部及侧缘。癌变类型多发生于非典型类型：糜烂-溃疡型、萎缩型及斑块型；而网纹型不是癌前病变。有研究认为，皮肤慢性炎症、慢性刺激及贫血等的共同作用使LP的基底细胞快速增长，而这种增长可能会增加遗传错误的风险而导致癌变。

虽然许多研究已经证明了OLP的癌前性质，然而也有一些研究持相反的观点，认为文献中描述的恶变的大多数病例不应该考虑为OLP的诊断。如Sousa等认为，当采用某些标准，如性别、种族、年龄和地区的标准时，发现OLP和表皮样癌间没有联系。口腔苔藓样病变（oral lichenous lesion，OLL）是一种与OLP相类似的病变，两者在临床及病理组织学等方面有诸多相似之处，鉴别非常困难，有学者将其称为诱因明确的OLP的亚型[23]。SandraL等在回顾分析了40年间最终诊断为OLP及OLL的248份病理报告后得出结论：随着时代的发展，真性OLP逐渐下降，而"倾向于OLP"或"OLL"的诊断比例则明显上升。因此建议OLP的诊断应严格遵循其纳入及排除标准，而将类似OLP但临床病理不典型者均诊断为OLL。

OLP的恶变潜能尚有争议，不同的研究小组提出不同的方法和解释。为了阐明这个问题，在采用的纳入和排除标准达到一致后，需要做大量患者的全球性多中心研究。研究的目的是在某些关键问题上达成一致意见，包括恶变的真实频率、癌变的风险因素、免疫抑制剂治疗在OLP癌症进展中的影响，以及这些患者最适当的临床处理。

关于LP与癌变的相关性问题，目前意见虽尚有分歧，但更多的研究强调了OLP的恶变潜能，需要进行随访监测。

3.癌变早期检测

防止OLP癌变的原则是早期检测、早期诊断和长期随访，降低OLP癌变的发生率和死亡率。对于癌前病变更有效的治疗策略是研制特异的组织标志物，从而提高早期检出率。生物标志物包括：①8-硝基鸟苷。②NF-κB依赖型细胞因子：TNF-α、IL-1、IL-6和IL-8的变化。③基质金属蛋白酶-9。④桥粒糖蛋白-1和E-钙黏蛋白。⑤CK14蛋白。

检测方法包括：①细胞DNA定量分析：细胞计数的细胞学是一个高度敏感、特异性强和非创伤性的方法，该方法可用于定期随访OLP患者，以便早期发现或排除恶性肿瘤。②玫瑰红染色法。③化学发光法。④血清学检测。⑤端粒酶活性定量[24]。

（王　茜　刘翠娥）

参考文献

[1] PINDBORG J J，MEHTA F S，DAFTARY D K，et al. Prevalence of oral lichen planus among 7639 Indian villagers in Kerala，South India. Acta Dermato Venereologica，1972，52（3）：216–201.

[2] AXELL T. A prevalence study of oralmucosal lesions in an adult Swedish population. Odontol Revy，1976，27（36）：101–131.

[3] 李洁婷，柳志文，凌天牖，等. 湖南2 454 例口腔扁平苔藓流行病学调查. 临床口腔医学杂志，2010，26（11）：696–698.

[4] 马哲，王洁，董福生，等. 口腔扁平苔藓的流行病学调查. 中国老年学杂志，2008，28（6）：593–595.

[5] 林梅. 口腔扁平苔藓临床疗效研究中心问题及探讨. 中华口腔医学杂志，2005，40（2）：105–107.

[6] 田伟，李俊燕，于志湖，等. 扁平苔藓发病机制的研究进展. 中国麻风皮肤病杂志，2005，21（8）：632–634.

[7] 赵辨. 临床皮肤病学. 南京：江苏科学技术出版社，2001.

[8] 赵辨. 中国临床皮肤病学. 南京：江苏科学技术出版社，2009.

[9] 李秉琦，周曾同，刘宏伟，等. 口腔黏膜病学. 4 版. 北京：人民卫生出版社，2006.

[10] ANDERSON M，KUTZNER S，KAUFMAN R H. Treatment of vulvovaginal lichen planus with vaginal hydrocortisone suppositories. Obstet Gynecol，2002，100：359–362.

[11] MANZ B，PAASCH U，STICHERLING M. Squamous cell carcinoma as a complication of long-standing hypertrophic lichen planus.Int J Dermatol，2005，44：773–774.

[12] SINGH S K，SAIKIA U N，AJITH C，et al. Squamous cell carcinoma arising from hypertrophic lichen planus. JEADV，2006，20：735–767.

[13] JOHANI K A，HEGARTY A M，PORTER S R，et al. Calcineurin inhibitors inoral medicine. J Am Acad Dermatol，2009，61（5）：829–840.

[14] LÔPEZ P，CAMACHO F，SALAZAR N. Topical tacrolimus and pimecrolimus in the treatment of oral lichen planus：an update. J Oral Pathol Med，2010，39（3）：201–205.

[15] 龚忠诚，林兆全，阿地力·莫明，等. 吡美莫司治疗口腔扁平苔藓的系统评价. 中国循证医学杂志，2008，8（4）：261–266.

[16] ESQUIVEL L，FERNANDEZ L，ORTIZ G，et al. Treatment of oral lichen planus with topical pimecrolimus 1% cream．Br J Dermatol，2004，150：771–773.

[17] BUYUK A Y，KAVALA M.Oral metronidazole treatment of lichen planus. J Am Acad Dermatol，2000，43：260–262.

[18] TANEJA A，TAYLOR C R. Narrow-band UVB for lichen planus treatment. Int J Dermatol，2002，41：282–283.

[19] ZAKRZEWSKA J M，CHAN E，THORNHILL M H. A systematic review of placebo—controlled randomized clinical trials of treatments used in oral lichen planus. Br J Dermatol，2005，153（2）：336–341.

[20] SIGURGEIRSSON B，LINDELOF B. Lichen planus and malignancy. An epidemiologic study of 2071 patients and a

review of the literature.Arch Dermatol, 1991, 127: 1684-1688.

［21］RAJENTHERAN R, MCLEAN N R, KELLY C G, et al. Malignant transformation of oral lichen planus. Eur J Surg Oncol, 1999, 25（5）: 520-523.

［22］ABBATE G, FOSCOLO A M, GALLOTTI M, et al. Neoplastic transformation of oral lichen: case report and review of the literature. Acta Otorhinolaryngol Ital, 2006, 26（1）: 47-52.

［23］李峥. 口腔苔藓样病变. 现代口腔医学杂志, 2006, 20（1）: 85-88.

［24］刘国林, 闫威, 陈勇, 等. 口腔扁平苔藓癌变的研究进展. 肿瘤防治研究, 2010, 37（7）: 848-851.

第二节　放射性皮炎

放射性皮炎（radiodermatitis）系放射线照射引起的皮肤及黏膜的炎症性损害，按病程可分为急性和慢性两种。其中慢性放射性皮炎被认为属癌前疾病，故本节主要介绍慢性放射性皮炎。

【病因与发病机制】

1.病因

本病病因为放射线照射。

2.发病机制

（1）细胞生物学机制：放射线产生的自由基和活性氧可损伤基底层细胞，阻止基底层细胞分裂增殖及向表层迁移、角化，从而引发放射性皮肤损伤[1]。

（2）分子生物学机制：该机制目前尚不十分清楚。一般认为，电离辐射可产生自由基和活性氧，使放射野细胞DNA双螺旋结构复制紊乱，引起细胞凋亡。

（3）凋亡相关基因表达：放射线可引起*P53*、*BAX*等凋亡诱导基因和*BCL-2*、*RAS*等凋亡抑制基因低表达，结果导致过度的细胞凋亡，引起皮肤损伤。

（4）生长因子改变：放射性损伤部位多种生长因子如表皮生长因子（EGF）、血管内皮生长因子（VEGF）和碱性成纤维细胞生长因子（bFGF）等含量不足。有研究证实，放射性溃疡局部皮肤细胞合成分泌VEGF的功能明显低于单纯伤口组，使局部皮损愈合缓慢[2-4]。

【病理改变】

慢性放射性皮炎的主要病理改变为角化过度、颗粒层增厚及棘层肥厚或表皮萎缩，基底细胞核固缩伴黑素沉着；真皮上部血管和淋巴管扩张，真皮较深处血管壁纤维性增厚伴不同程度的血管性阻塞；胶原纤维均质化，皮肤附属器不同程度破坏。

【临床表现】

慢性放射性皮炎多为长期、反复小剂量放射线照射所致或由急性放射性皮炎迁延而来。炎症表现不显著，潜伏期数月至数年。可出现皮肤干燥、脱屑、角化过度及皮肤异色病样改变。累及附属器时可伴有甲改变、脱发、出汗减少或无汗。皮肤色素减退并伴灶性色素增加（雀斑样）（图18-2）。皮下组织纤维化致组织回缩、活动受限以及疼痛。组织修复能力明显降低，轻微损伤即可引起溃疡、甲皱微循环改变，可见管襻异常及毛细血管血液凝滞。更严重时，患者的皮疹可出现放射性角化病，甚至继发恶性肿瘤。

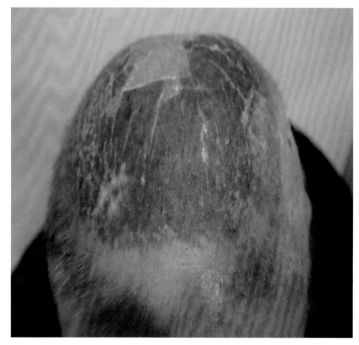

图 18-2　放射性皮炎临床表现

【诊断与鉴别诊断】

本病根据放射线照射史及典型临床表现可明确诊断。有时需与接触性皮炎相鉴别。后者无放射线照射史，皮损边界清晰，去除刺激性因素后可逐渐好转。此外还应与皮肤感染、急性湿疹及扁平苔藓相鉴别。

【治疗】

本病应以预防为主，如发生放射性皮炎，应及时处理。

对于慢性放射性皮炎的损害应密切观察，如出现角化性皮损，可局部应用10% 5-氟尿嘧啶霜，每日2次，直至角化好转；或采用冷冻治疗。早期积极治疗角化性皮损可预防肿瘤的发生。

放射性皮炎继发的慢性溃疡可采用氦-氖激光治疗。对长期不愈合的慢性溃疡（病程＞3个月）应做切除术，以促进愈合，并要排除灶性肿瘤的存在。如已发生癌变，应考虑手术治疗。需要注意的是，放射性鳞状细胞癌容易转移，需长期随访，定期检查局部淋巴结。

【转归】

急性放射性皮炎的损害通常为可逆的。慢性放射性皮炎可继发恶性肿瘤。照射时间越长，发生恶性肿瘤的概率越高。它们不一定先在照射部位出现，甚至是先前没有明显慢性放射性损伤的部位也可出现。其中最常见的为基底细胞癌，其他还有鳞状细胞癌、非霍奇金淋巴瘤、黑素瘤、纤维肉瘤、血管肉瘤等。因此，如在放疗区域出现不典型斑块或结节，应高度怀疑有无继发恶性肿瘤的可能，必要时需进行皮肤病理组织学检查。

【预防】

为预防本病的发生，应注意：

（1）严格掌握放疗的适应证及放射剂量，避免大剂量照射。

（2）仔细观察放疗后的皮肤改变，出现急性反应需及时处理，并定期随访。

（3）采用小剂量、多次放疗的方法，使正常细胞在放疗的间歇期得到恢复，减少对正常细胞的损伤。

（4）放疗患者可预防性使用糖皮质激素软膏，但不可应用于有糜烂渗出的皮损。

（5）长期从事放射线工作的人员应定期轮换岗位，并定期检查皮肤有无新生物。如发生放射性皮炎应立即调离岗位。

（刘子莲　连　石）

参考文献

［1］赵辨. 中国临床皮肤病学. 南京：江苏科学技术出版社，2009.

［2］王侠生，廖康煌. 杨国亮皮肤病学. 上海：上海科学技术文献出版社，2005.

［3］罗雪飞，李小红，刘跃辉. 外用药物制剂治疗放射性皮炎的临床应用. 临床合理用药，2011，1（4）：152.

［4］BOSTROM A，LINDMAN H，SWARTLING C，et al. Potent corticosteroid cream（mometasone furoate）significantly reduces acute radiation dermatitis：results from a double-blind，randomized study. Radiotherapyand Oncology，2001，59（3）：257-265.

第三节 副银屑病

副银屑病是一种病因不明的慢性皮肤病。其主要特征为皮肤红斑、丘疹、鳞屑，部分损害呈浸润性改变，无自觉症状，主要包括小斑块型副银屑病、大斑块型副银屑病、急性痘疮样苔藓样糠疹（pityriasis lichenoides et varioliformis acuta，PLEVA）和慢性苔藓样糠疹（pityriasis lichenoides chronica，PLC）。这类疾病的特征是疾病之间易共存或相互重叠，并与淋巴瘤相关[1]。

【流行病学】

小斑块型副银屑病和大斑块型副银屑病多见于中老年人，也可见于儿童，发病高峰是40~50岁，各个种族和地区均可发生。苔藓样糠疹多见于儿童，亦可见于其他各年龄段。副银屑病各种类型都是男性多发。

【病因与发病机制】

副银屑病发病机制未明。斑块型副银屑病可见真皮浅层以CD4⁺T细胞为主的淋巴样细胞浸润[2,3]。许多大斑块型副银屑病都可见主导的T细胞克隆形成，每10年大约10%的患者可能进展为淋巴瘤[4]。

苔藓样糠疹可能与机体对外来抗原的反应有关。有些病例发病前曾有上呼吸道感染史。PLEVA以CD8⁺T细胞为主，PLC以CD4⁺T细胞为主。两种皮损都可见以T细胞为主的克隆性增殖[5,6]。

【病理改变】

小斑块型副银屑病表现为非特异性的海绵水肿性皮炎和角化不全。大斑块型副银屑病可以表现为类似的改变，或在界面有淋巴细胞浸润，真皮上层苔藓样浸润。某些大斑块型副银屑病与蕈样肉芽肿斑块期在组织学上无法区分，可以见到不典型淋巴细胞。这些病例或者应该诊断为蕈样肉芽肿，但目前对蕈样肉芽肿病理学诊断的最低标准尚无一致意见，因此实际上这些病例并不都被诊断为蕈样肉芽肿。

PLEVA和PLC均可见真皮浅层血管周围炎细胞浸润伴界面皮炎。PLEVA皮损有密集的细胞浸润，以淋巴细胞为主，真皮上部最明显，从上至下呈楔形分布。表皮可见灶性角化不全，在发展完全的皮损，从水肿到广泛的表皮坏死均可见，血管外红细胞常见。PLC病理改变较轻，主要可见角化不全，界面轻度淋巴细胞浸润，伴有灶性角质形成、细胞坏死和轻微红细胞外溢[7]。

【临床表现】

1.斑块型副银屑病（parapsoriasis en plaques）

病程慢性，在发病早期，皮损时轻时重，但持续不退，并缓慢进展为更广泛皮损。主要特征为皮肤出现斑片，浸润，边界清楚，呈淡红色或红褐色，表面有细薄鳞屑，但无薄膜现象及点状出血，皮损大小、数目不定，可互相融合，自钱币到手掌大小不等。好发部位为躯干和四肢近端，头面、手足较少受累。常无异常感觉或只有轻微瘙痒。少数可演变为蕈样肉芽肿。

（1）小斑块型副银屑病：典型皮损是直径小于5 cm的斑片，圆形或椭圆形，红色，覆有细小鳞屑。有的皮损为黄色，称为持久性黄色红皮症（xanthoerthrodermia perstans）。有一种重要变型称为"指状皮肤病"，表现为胁部对称的长条形指状斑片，长轴可达10 cm以上[8]。

（2）大斑块型副银屑病：皮损可表现为较大的斑片，直径大于5 cm，呈紫红色、黄红色或淡黄色。其表面有细小皱纹，可有细小鳞屑覆盖，并可见皮肤异色症样表现，即表皮萎缩、毛细血管扩张和色素沉着或减退，如图18-3所示。也有病例无此改变。"网状型副银屑病"是大斑块型副银屑病的一种变型，其皮损泛发，边界不清，呈网状或斑马条纹状斑片。长期随访发现此型都会发展成蕈样肉芽肿。该型多见于中老年男性，病理组织检查对于及时发现潜在的恶性病变有非常重要的意义。

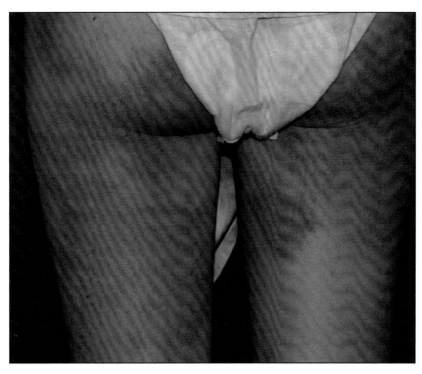

图 18-3　大斑块型副银屑病临床表现

2.PLEVA和PLC

这两种类型基本都可表现为反复发作的可自行消退的红斑、丘疹。患者可表现为过渡型或混合型皮损。许多患者可同时或相继有急性型及慢性型的表现。

（1）PLEVA：较为罕见，皮损主要表现为针头至黄豆大小的圆形红色丘疹、丘疱疹、脓疱，极易出血、坏死、结痂，有时可出现水痘样水疱。皮疹的出现常较突然，皮疹愈后常留有光滑而微凹陷的天花样瘢痕。多无自觉不适，皮损常在数周内消退。有的可出现发热、乏力、关节痛及淋巴结肿大等症状。

（2）PLC：皮损为淡红色或红褐色针头至豌豆大小的丘疹、斑丘疹，互不融合，表面有鳞屑，无自觉症状。丘疹逐渐变平，炎症消退，留有灰白色鳞屑性斑疹。主要出现于躯干两侧、四肢、颈部等处。单个皮损在数周或数月内消退，遗留暂时性色素减退斑，但新皮损可陆续出现。常见到新旧皮损同时存在的多形性表现。

【诊断与鉴别诊断】

诊断副银屑病应主要结合临床和组织病理学所见，其他检查意义不大。若患者皮损临床上为大斑块型副银屑病，而病理检查符合蕈样肉芽肿的诊断标准，应诊断为蕈样肉芽肿。小斑块型副银屑病需与玫瑰糠疹鉴别，后者有先驱斑，皮损在数月内可消退。PLEVA和PLC的皮损通常比小斑块型副银屑病小，分布也更加广泛。副银屑病与银屑病、二期梅毒、淋巴瘤样丘疹病、蕈样肉芽肿的鉴别，应根据病史、临床表现、病理和实验室检查结果，有时需要多点取材活检。

【治疗】

小斑块型副银屑病标准的治疗手段包括局部外用皮质激素、煤焦油和各种光疗。大斑块型副银屑病初期治疗手段与小斑块型副银屑病相似，对符合蕈样肉芽肿病理组织学诊断标准的大斑块型副银屑病患者，可采用治疗早期蕈样肉芽肿的各种药物，如外用氮芥、卡氮芥和贝沙罗汀，以及皮下注射α-干扰素。

PLEVA和PLC的一线治疗包括外用皮质激素、煤焦油，口服四环素或红霉素，各种光疗。儿童多用红霉素。对伴有发热和关节炎患者，排除感染后可系统使用皮质激素。

【转归】

大斑块型副银屑病呈慢性进行性发展，经多年或数十年后可发展为蕈样肉芽肿或恶性网状细胞增生症。小斑块型副银屑病不转变成淋巴瘤，有些初期诊断为小斑块型副银屑病的病例，若以后出现网状色素沉着和皮肤萎缩，则应归入大斑块型副银屑病。急性痘疮样苔藓样糠疹和慢性苔藓样糠疹无恶变倾向[9]。

【预防】

对可能演变为蕈样肉芽肿的大斑块型副银屑病患者最初应每3~6个月检查一次，以后每年一次，反复多次对可疑皮损处取材活检，有助于确定疾病是否处于稳定阶段。

（宋映雪）

参考文献

[1] LAMBERT W C, EVERETT M A. The nosology of parapsoriasis. J Am Acad Dermatol, 1981, 5: 373-395.

[2] LINDAE M L, ABEL E A, HOPPE R T, et al. Poikilodermatous mycosis fungoides and atrophic large-plaque parapsoriasis exhibit similar abnormalities of T-cell antigen expression. Arch Dermatol, 1988, 124: 366-372.

[3] HAEFFNER A C, SMOLLER B R, ZEPTER K, et al. The differentiation and clonality of lesional lymphocytes in small plaque parapsoriasis. Arch Dermatol, 1995, 131: 321-324.

［4］LAZER A P，CARO W A，ROENIGK H H，et al. Parapsoriasis and mycosis fungoides：The Northwestern University experience，1970 to 1985. J Am Acad Dermatol，1989，21：919-923.

［5］WOOD G S，STRICKLER J G，ABEL E A，et al. Immunohistology of pityriasis lichenoides et varioliformis acuta and pityriasis lichenoides chronica. Evidence for their interrelationship with lymphomatoid papulosis. J Am Acad Dermatol，1987，16：559-570.

［6］MUHLBAUER J E，BHAN A K，HARRIST T J，et al. Immunopathology of pityriasis lichenoides acuta. J Am Acad Dermatlo，1984，10：783-795.

［7］JEAN L，JOSEPH L，RONALD R. 皮肤病学. 北京：北京大学医学出版社，2011.

［8］HU C H，WINKELMANN R K. Digitate dermatosis. A new look at symmerical，small plaque parasoriasis. Arch Dermatol，1973，107：65-9.

［9］赵辨. 中国临床皮肤病学. 南京：江苏科学技术出版社，2009.

第四节 光化性唇炎

光化性唇炎又称为日光性唇炎、夏季唇炎，是由过度日晒引起的唇部炎症反应。

【流行病学】

本病多见于户外工作者，以男性为主，女性仅占2.5%[1]。

【病因与发病机制】

本病是对日光中紫外线过敏造成的，与日光照射有密切关系。症状的轻重与患者对光线的敏感程度、光线的强弱、照射时间的长短、照射范围有关。多为摄入含有光敏性物质的食品或药物后再经日光照射而发病[2]。

有研究表明卟啉代谢与光敏感有关，某些药物（如磺胺、四环素、金霉素、氯丙嗪、当归、补骨脂等）、植物（芥菜、芹菜、胡萝卜、无花果、橙、茴香等）等可影响卟啉代谢而诱发本病。

对日光敏感者，经过日光照射后，除有黑色素生成外，还会出现细胞内外水肿、胶原纤维变性等。

【病理改变】

表皮角化过度，角化不全，棘层肥厚，真皮结缔组织嗜碱性变性，以淋巴细胞和组织细胞为主的炎细胞浸润，可见真皮血管明显扩张。白斑损害的病理检查还可见到细胞异型性和假上皮瘤样增生。

免疫组化研究发现，在光化性唇炎恶变的过程中显示有P53、APE1、hMSH2和ERCC1蛋白表达的改变，提示这些分子改变可能参与致癌作用[3]。还有研究报道，高密度的肥大细胞，伴随MMP-9的高水平表达可能促进鳞状细胞癌的发展[4]。

【临床表现】

本病季节性明显，夏季较重，好发于下唇，表现为鳞屑、皲裂和肿胀；也可出现黏膜白斑，甚至演变为鳞状细胞癌。根据起病的快慢以及症状的轻重可分为急性和慢性两种类型。

1.急性光化性唇炎

起病急，发作前有曝晒史，较少见。表现为唇部广泛水肿、充血、糜烂，表面覆盖有黄棕色血痂或者形成糜烂面。因病变部位可累及整个下唇，所以重者影响进食与说话，有灼热和刺痛感。比较深的病损愈合后会留有瘢痕。全身症状无或比较轻。2~4周内可以自愈，反复不愈者可发展成慢性光化性唇炎。

2.慢性光化性唇炎

可由急性转变而来，或者隐匿发病。以下唇干燥脱屑为主，不断出现白色细小秕糠样鳞屑，鳞屑易剥脱，不留溃疡面，也没有分泌物。病程迁延，可使唇部组织增厚、变硬，失去弹性，口唇表面出现褶皱和皲裂。患者感口唇干燥，发紧，无明显瘙痒。病变进一步发展时表面粗糙，角化过度，并出现多个大小不等、形态不一的浸润性白色斑块，若病理检查发现表皮细胞异型性改变，则应考虑为光线性白斑病。部分黏膜白斑病可进一步发展成鳞状细胞癌。

【诊断】

有明确的光照史，结合临床表现即可做出诊断。需与唇部慢性盘状红斑狼疮、扁平苔藓等鉴别。慢性盘状红斑狼疮境界清楚，边缘浸润，皮损除见于唇部外，还可见于鼻背、颊部、耳郭。扁平苔藓以颊黏膜病损为主，表现为多角形扁平丘疹，可相互融合。

【治疗】

因本病有可能出现癌变，应注意早诊断、早治疗。

患者应注意避光、防晒。局部应用奎宁软膏或糖皮质激素软膏。内服氯喹、复合维生素B等。氯喹具有增强抗紫外线、抗组胺的作用，应用时须密切观察有无不良反应，长期使用者还应复查眼底和血常规。严重病例可用激光治疗，效果很好。最近报道使用氨基酮戊酸的光动力学疗法治疗光化性唇炎取得很好疗效[5, 6]。

对可疑的持久性肥厚皮损应进行活检。如果有癌变倾向或者已经癌变者应及时手术治疗。

【转归】

慢性光化性唇炎病变进一步发展时表面粗糙，角化过度，并出现多个大小不等、形态不一的浸润性白色斑块，若病理出现表皮细胞异型性改变，则应考虑为光线性白斑病。部分黏膜白斑病可进一步发展成鳞状细胞癌。

【预防】

本病病因是接受过多的阳光照射，因此预防措施中防止光照是最主要的，有光敏体质和对日光耐受性差的患者应尽可能避免日光照射，不能晒日光浴。外出应戴遮阳阔边帽，唇部涂防晒唇膏。避免摄入富含卟啉的食物和药物。多吃些水果、蔬菜等，控制烟、酒，尽量减少辛辣食品的摄入量，同时保持充足的睡眠。

（宋映雪）

参考文献

[1] 赵辨. 中国临床皮肤病学. 南京：江苏科学技术出版社，2009.

[2] PICASCIA D D, ROBINSON J K. Actinic cheilitis: a review of the etiology, differential diagnosis, and treatment. J Am Acad Dermatol, 1987, 17（1）: 255-264.

［3］SOUZA L R，FONSECA T，PEREIRA C S，et al. Immunohistochemical analysis of p53，APE1，hMSH2 and ERCC1 proteins in actinic cheilitis and lip squamous cell carcinoma. Histopathology，2011，58（3）：352-360.

［4］SOUZA V，D E ANDRADE P P，ALMEIDA R，et al. Mast cells and matrix metalloproteinase 9 expression in actinic cheilitis and lip squamous cell carcinoma. Oral Surg Oral Med Oral Pathol Oral Radiol Endod，2011，112（3）：342-348.

［5］FAI D，ROMANO I，CASSANO N，et al. Methyl-aminolevulinate photodynamic therapy for the treatment of actinic cheilitis：a retrospective evaluation of 29 patients. G Ital Dermatol Venereol，2012，147（1）：99-101.

［6］ZAIAC M，CLEMENT A. Treatment of actinic cheilitis by photodynamic therapy with 5-aminolevulinic acid and blue light activation. J Drugs Dermatol，2011，10（11）：1240-1245.

第五节　汗孔角化症

【流行病学】

汗孔角化症（porokeratosis）是一种遗传性角化性皮肤病，多见于男性。一般在幼年时发病，也有到成年以后才发病者。其中Mibelli斑块型汗孔角化症（plaquetype of Mibelli，PM）男孩发病率高于女孩；浅表播散性汗孔角化症（disseminated superficial actinic porokeratosis，DSAP）成年女性和白种人中常见，黑种人少见；掌跖性汗孔角化症男性发病率是女性的2倍；线状汗孔角化症多见于单卵双生的双胞胎[1-3]。

【病因与发病机制】

该病属常染色体显性遗传的异质性疾病，因外伤、器官移植而接受免疫抑制药物治疗，免疫抑制性疾病如AIDS、曝晒等，可诱发和加剧DSAP皮损；PUVA治疗、光治疗、紫外线照射和辐射治疗都可能加重汗孔角化症和促使皮肤癌的发生[4, 5]。

各型汗孔角化症均有恶变倾向，其中线状型恶变率最高。有学者发现突变型P53蛋白质在汗孔角化症、基底细胞癌、鳞状细胞癌及小部位黑素瘤患者中呈过度表达，认为P53基因的突变在汗孔角化症的发病中起到重要的作用。但也有研究认为汗孔角化症患者的P53过度表达，并非P53基因的突变引起。P53是肿瘤抑制蛋白，能阻止细胞进入细胞分裂周期的S期，而汗孔角化癌变前皮损的表皮细胞过度表达P53，并且在鳞状细胞癌、基底细胞癌中检测到P53蛋白的突变体。Happle认为癌变是由于等位基因的缺失[6-10]。

其发病机制不明。现代医学认为本病是一种常染色体显性遗传疾病，患者一般都有家族史，在一个家族中常有几代成员发病，但也有无遗传证据而散发于人群者。DSAP致病基因定位在12号染色体的长臂上（12q23.2-12q24.1）和15号染色体上（15q25.1-26.1）[4, 5]。Reed等多数人认为局部的角化不良表现可能与角质形成细胞局灶性、不正常的扩增性克隆增生，伴以圆锥样板层形成有关。一些诱发因素，如紫外线照射、AIDS或器官移植引起的免疫抑制等，可引起基因上易形成异常角质细胞克隆的个体发生本病。还有少数人支持的一种观点，他们认为真皮淋巴细胞浸润是机体对非界定表皮抗原的反应，这些炎性细胞释放调节因子，而这些调节因子可刺激表皮细胞进行有丝分裂。

有报道称各型PM均呈常染色体显性遗传并有外显不全的现象。DSAP在疾病早期外显不全是由于两个原因：一为DSAP的致病基因未发挥其功能或不表达；二为DSAP致病基因虽表达，但由于皮损小和病理特征不明显，在临床上未被诊断。

研究发现培养的来自经典型PM皮损部位的成纤维细胞出现3号染色体短臂（3p14-12）不稳定，以及发生重排和克隆形成等，故认为染色体的不稳定与该病有关，并且是导致恶性转化的原因[6]。应用荧光显微镜检测技术对PM患者皮损表皮细胞进行DNA定量分析发现，42%的表皮细胞呈DNA多倍体，S期和（或）M期细胞比例增加，呈癌前改变。有学者认为，LP型PM易并发鳞状细胞癌和皮损沿Blaschko线呈线状分布，可能与基因突变或等位基因的杂合性缺失相关。等位基因的杂合性缺失可因野生型缺失而形成突变基因半合子，也可能是因体细胞重组而同时形成纯合突变基因和纯合野生型基因的表现，并因此认为PM可能是一种癌前病变[6-9]。

【病理改变】

尽管被称为汗孔角化症，但其皮损几乎与汗腺导管的开口无关，共同特点是位于皮损边缘的角化不全板或"鸡眼板"。皮损中央的特征为：表皮薄、过度角化，有时呈棘皮样，真皮层内有淋巴细胞浸润；表皮、真皮的交界面有时有液化变性。然而，"鸡眼板"也可发生于基底细胞癌等[6, 9]。典型特征最多见于Mibelli型汗孔角化，其他亚型特征性表现不显著。在光化性PM中，相邻表皮可见日光弹力纤维变性和表皮萎缩。

【临床表现】

本病初起为一角化性小丘疹，缓慢向四周扩展，边缘渐渐隆起，形成一环形、地图形或不规则形的边界清楚的斑片，边缘呈堤状隆起，中央部分干燥平滑，轻度萎缩，略微凹陷，无毳毛，毛囊口处可见角质丘疹。皮损呈淡褐色或褐色，边缘颜色较暗。本病病程发展缓慢，皮损可持续多年不变，也可逐渐扩大，很难痊愈[1-3, 9]。

Chernesky等将汗孔角化症分为6型。

1.播散性浅表性光化性汗孔角化症

16岁以后发病，30~40岁接近完全外显，多个小的浅表性皮损见于暴露区。

2.播散性掌跖汗孔角化症（porokeratosis palmaris plantaris et dissminata，PPPD）

10余岁或20岁左右发病，手掌及足底可见较多皮损，在全身各处包括暴露部位及非暴露部位均可出现小的浅表性的皮损。

3.点状掌跖汗孔角化症（pomkeratosis punctata，PP）

皮损呈点状的角化的环状或螺线状斑，仅发生在手掌和足底，无离心性扩大现象。

4.线状汗孔角化症（linear pomkeratos，LP）

LP是汗孔角化症的变异型，其在早期是作为条带状或痣样汗孔角化症描述的，其皮损见于四肢，儿童期发病，类似线状疣状表皮痣。

5.分散性足底汗孔角化症（porokeratosis plantaris discrete，PPD）

PPD可能是"足底鸡眼"，患者无家族史，皮损仅出现在成年人足底的压迫区域，中央有一个大的单一的"鸡眼板"。

6.少见的经典汗孔角化症

此型也称为Mibelli斑块型汗孔角化病。发病早，皮损可见于全身皮肤和黏膜等处。个别中老年患者在萎缩的皮损处发生鳞状细胞癌。

【诊断】

根据有家族史、多数幼年发病、边缘堤状隆起、中央处皮肤轻度萎缩的特征，以及病理组织学特点可以做出诊断。

【治疗】

对PM的所有变异型的治疗还不理想。一般说来，使用润滑剂及角质分离剂可以改善症状，但实际上无助于皮损的治疗。对皮损采用局部的阳光屏蔽，以避免阳光照射[6, 9, 11]。

（1）5%咪喹莫特乳膏局部封包，1次/d，每周应用5 d，连用4个月。

（2）维A酸口服，1 mg/（kg·d），连服5 d；以后0.5 mg/（kg·d）。患处擦维A酸软膏。可同时服用维生素A、维生素E治疗。

（3）DSAP局部皮损可以通过外科手术刮除，亦可采用二氧化碳激光治疗及冷冻法。

（4）因为有癌变的可能，故对于局限性皮损应尽量切除，对播散性患者应定期随访，遇有恶变即行皮损切除术[7]。

【转归】

异常的角质形成细胞克隆必须全部破坏，以免皮损复发。本病皮损较光化性角化病和脂溢性角化病更难清除。对于泛发性或顽固性皮损，口服阿维A可能有效，尽管停药后可能复发。有人统计过，汗孔角化症发生恶性上皮肿瘤的概率为7%~11.6%，发病时年龄大者短期内恶变率高[12]，因此对于老年人应尽早切除病变部位。

【预防】

（1）注意皮肤护理及卫生，防止继发感染。

（2）多吃新鲜蔬菜、水果。

（3）忌用刺激性强的外用药。

（4）现代研究表示，基因改变会诱发癌变，故应禁止近亲结婚。

（5）对于有家族史的患者可行基因检测。

（刘　安）

参考文献

［1］徐世正. 安德鲁斯临床皮肤病学. 2版. 北京：科学出版社，2004.

［2］PHILLIP H，EDUARDO，SCOTT R，et al. 皮肤病理学. 北京：北京大学医学出版社，2005.

［3］JEAN L，JOSEPH L，RONALD RAPINI. 皮肤病学. 北京：北京大学医学出版社，2011.

［4］XIA J H，YANG Y F，DENG H，et al. Identification of a locus for disseminated superficial actinic porokeratosis at chromosome 12q23.2–24.1. J Invest Dermatol，2000，114：1071–1074.

［5］WU L Q，YANG Y F，ZHENG D，et al. Confirmation and refinement of a genetic locus for disseminated superficial actinic porokeratosis（DSAP1）at 12q23.2–24.1. Br J Dermatol，2004，150：999–1004.

［6］HAPPLE R. Cancer pronen ess of linear porokerat osis may be explained by allelic loss. Dermatology，1997，195（1）：20–25.

［7］陈梅，王飞. 播散性浅表性光化性汗孔角化症并发鳞状细胞癌1例. 中国皮肤性病学杂志，2009，23（9）：587–588.

［8］MAGEE W，MCCALMONT T H，LEBOIT P E. Overexpression of p53 tumor suppresor protein in porokeratosis. Arch Dermatol，1994，130（2）：187–190.

［9］张学奇，杨森，张学军. 汗孔角化病的研究进展. 中华皮肤病杂志，2004，37（1）：58–60.

［10］NINOMIYA Y，URANO Y，YOSHIMOTO K，et al. p53 gene mutation analysis in porokeratosis and porokeratosis-associated squamous cell carcinoma. J Dermatol，1997，14（3）：173–178.

［11］常建民. 2007年国外12种皮肤病治疗回顾. 临床皮肤科杂志，2008，37（12）：822–823.

［12］OTSUKA F，SOMEYA T，ISHIBASHI Y. Porokeratosis and malign antsk in tumors. J Cancer Resclin Onco，1991，117（1）：55–60.

第六节　红斑增生病

红斑增生病（erythroplasia of queyrat）为一种好发于男性阴茎龟头的原位鳞状细胞癌，1911年由Queyrat首次命名[1]。原先特指发生于男性阴茎黏膜处的原位癌，目前红斑增生病这一病名已被广泛应用于临床表现为增殖性红斑的其他部位（包括眼结膜、口腔黏膜及女性外阴）的表皮原位癌。

【流行病学】

本病好发于包皮过长而未行包皮环切术的男性患者，患病年龄在20~80岁，平均发病年龄为51岁。红斑增生病在美国属于罕见病，确切的患病率目前尚不清楚[2, 3]。

【病因及发病机制】

主要与HPV 16、18、31和33感染有关[4]，其他相关因素有吸烟、免疫抑制及HIV感染。HPV感染诱发癌变的可能机制包括诱导细胞的无限增殖化及干扰正常的细胞周期。合并HPV感染的红斑增生病发展成为鳞状细胞癌的概率达33%[5, 6]，并且如果还合并有HIV感染将会有更高的恶变率[7, 8]。与许多肿瘤的发生机制类似的是，在本病的发生过程中也可以发现P53和MDM2通路的改变[9, 10]。

【病理改变】

黏膜上皮明显增生，上皮细胞排列紊乱，细胞核深染，可见核分裂象，并可见空泡细胞。真皮浅层血管内皮细胞增生，血管腔扩大。黏膜下层以淋巴细胞和浆细胞为主的带状浸润[11, 12]。病理表现上与Bowen病很相似，但表皮角化程度较轻微。

【临床表现】

皮疹多表现为龟头部位浸润性鲜红色斑丘疹，境界清楚，一般单发，但亦可多发，皮疹可相互融合成片，表面可有破溃、糜烂、结痂，或呈乳头瘤样增生表现[13]，如图18-4。本病病程缓慢进展，可长期无明显变化，也可发展为侵袭性鳞状细胞癌[14]。

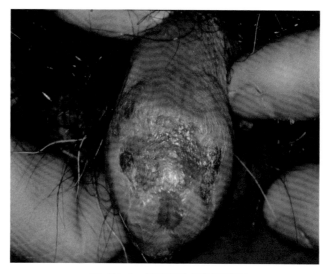

图 18-4　红斑增生病临床表现

【诊断及鉴别诊断】

根据皮疹好发部位、临床表现及病理组织学特点诊断一般不难，主要需与Bowen病、固定型药疹、银屑病、扁平苔藓及浆细胞性龟头炎等进行鉴别[15]。本病的病理表现与Bowen病及浆细胞性龟头炎近似，但本病无角化不良及多核巨细胞[14]，且好发部位不同；而浆细胞性龟头炎病理上无异型性细胞，且真皮层出现以大量浆细胞为主的浸润[16]；固定型药疹在起疹前有明确的用药史；银屑病和扁平苔藓除了局部黏膜表现外还有全身其他各处的皮疹表现，且病理表现完全不同[11]。

【治疗】

应避免局部的刺激因素，例如用肥皂洗涤或是接触能造成过敏的刺激物。如果皮损范围小或是位于包皮处可行外科手术切除，对于皮损边界不清者可行Mohs手术[17]，但仍需术后密切随访。Leibovitch等对270例Bowen病患者进行Mohs手术，随访5年的复发率为6%[18]。如果皮损范围较大或手术切除有可能造成局部功能障碍者可局部外用5%咪喹莫特或5-氟尿嘧啶治疗[7, 8, 15]，还可行光动力治疗和浅层X线放射治疗[6, 19, 20]，均可获得一定疗效。

【转归】

红斑增生病可能发展为侵袭性鳞状细胞癌，一旦皮损出现溃疡或疣状增生，需行病理组织学检查，以确认是否发生侵袭性鳞状细胞癌。Graham等在回顾性研究中发现有10%的红斑增生病进展为侵袭性鳞状细胞癌[2]。一些病例报告显示红斑增生病有向区域淋巴结转移的情况[21]。

【预防】

早期发现并早期治疗的治愈率高。如果病变累及尿道时治疗较为困难，且有较高的复发率。

（林冠廷　赵俊英）

参考文献

[1] QUEYRAT L. Erythroplasie du gland.Bull Soc Fr Dermatol Syphiligr, 1911, 22: 378-382.

[2] GRAHAM J H, HELWIG E B. Erythroplasia of Queyrat.A clinicopathologic and histochemical study.Cancer, 1973, 32（6）: 1396-1414.

[3] GOETTE D K.Review of erythroplasia of Queyrat and its treatment.Urology, 1976, 8: 311-315.

[4] WIELAND U. Erythroplasia of queyrat: coinfection with cutaneous carcinogenic human papillomavirus type 8 and genital papillomaviruses in a carcinoma in situ.The Journal of Investigative Dermatology, 2000, 116: 396-401.

[5] NASCA M R, POTENZA M C, ALESSI L, et al. Absence of PCR-detectable human papilloma virus in erythroplasia of Queyrat using a comparative control group.Sexually Transmitted Infections, 2010, 86: 199-201.

[6] CONEJO J S, MUÑOZM A, LINARES M, et al. Carbon dioxide laser treatment of erythroplasia of Queyrat : a revisited treatment to this condition.Journal of the European Academy of Dermatology and Venereology, 2005, 19 : 643-644.

[7] MICALI G, NASCA M R, PASQUALE R. Erythroplasia of queyrat treated with imiquimod 5% cream. Journal of the

American Academy of Dermatology，2006，55：901-903.

［8］PATEL G K，Imiquimod 5% cream monotherapy for cutaneous squamous cell carcinoma in situ（Bowen's disease）：a randomized，double-blind，placebo-controlled trial. Journal of the American Academy of Dermatology，2006，54：1025-1032.

［9］ALARCON D，RONAI Z．p53-Mdm2—the affair that never ends. Carcinogenesis，2002，23：541-547.

［10］CHEN L. p53 alpha-Helix mimetics antagonize p53/MDM2 interaction and activate p53.Molecular cancer therapeutics，2005，4：1019-1025.

［11］MOHS F E，SNOW S N，LARSON P O．Mohs micrographic surgery for penile tumors．The Urologic Clinics of North America，1992，19：291-304.

［12］MICALI G. Squamous cell carcinoma of the penis．Journal of the American Academy of Dermatology，1996，35：432-451.

［13］KREUTER A. Treatment of anal intraepithelial neoplasia in patients with acquired HIV with imiquimod 5% cream. Journal of the American Academy of Dermatology，2004，50：980-981.

［14］ARLETTE J P. Treatment of Bowen's disease and erythroplasia of Queyrat. British Journal of Dermatology，149：2003，43-47.

［15］ROSEN T E D，HARTING M，GIBSON M.Treatment of Bowen's Disease with Topical 5% Imiquimod Cream：Retrospective Study.Dermatologic Surgery，2007，33：427-432.

［16］DIVAKARUNI A K，RAO A V，MAHABIR B．Erythroplasia of Queyrat with Zoon's balanitis：a diagnostic dilemma. International Journal of STD & AIDS，2008，19：861-863.

［17］BROWN M D，ZACHARY C B，GREKIN R C，et al. Penile tumors：their management by Mohs micrographic surgery.The Journal of Dermatologic Surgery and Oncology，1987，13：1163-1167.

［18］LEIBOVITCH I，HUILGOL S C，SELVA D，et al.Cutaneous squamous carcinoma in situ（Bowen's disease）：treatment with Mohs micrographic surgery. Journal of the American Academy of Dermatology，2005，52：997-1002.

［19］LUKAS L A，POND G R，WELLS W，et al. Radiation therapy for Bowen's disease of the skin.International Journal of Radiation Oncology，Biology，Physics，2005，63：505-510.

［20］AXCRONA K，BRENNHOVD B，ALFSEN G C，et al. Photodynamic therapy with methyl aminolevulinate for atypial carcinoma in situ of the penis. Scandinavian Journal of Urology and Nephrology，2007，41：507-510.

［21］LOPES，A. p53 as a new prognostic factor for lymph node metastasis in penile carcinoma：analysis of 82 patients treated with amputation and bilateral lymphadenectomy. The Journal of Urology，2002，168：81-86.

第七节　骨膜增生厚皮症

骨膜增生厚皮症（pachydermoperiostosis，PDP）又称Touraine-Solente-Gole综合征，是一种罕见疾病。该病在1868年由Friedeich首次报道两兄弟病例，直到1935年才由Touraine、Solente和Gole明确提出并确立为一个独立的疾病[1]。

【病因与发病机制】

PDP分为原发性和继发性两种。原发性PDP又称原发性肥厚性骨关节病（primary hypertrophic osteoarthropathy，PHO），是一种罕见的常染色体显性遗传疾病，外显率多变，遗传模式和机制尚不清楚，患者无基础疾病；继发性PDP可能也是一种遗传疾患，但常由严重的肝病、支气管肺癌或上皮样腺癌、支气管扩张、肺脓肿或胃癌、食管癌、胸腺癌等所激发，因此多认为与胸腹疾病、肿瘤或慢性病相关。继发性PDP较原发性多见。

该病好发于男性，男女比例为9∶1。发病年龄有两个高峰，分别为1岁和15岁，多青春期起病。呈自限性，预后良好，有家族聚集倾向。

【病理改变】

长骨，尤其是胫骨、腓骨、桡骨及尺骨的骨干有增生性骨膜炎，引起弥漫性不规则的骨膜增生，使病骨的周径增加而长度不增。严重的病例除颅骨外，所有骨骼均可波及，同时韧带、肌腱及骨间膜也可发生骨化。周围血循环减少，真皮的胶原纤维增殖，皮肤附属器明显肥大，真皮内酸性黏多糖也增加。

【临床表现】

（1）**典型症状**：头皮及面部、手足部皮肤增厚、粗糙，皮下脂肪过度增生。头皮或前额可出现典型回纹状头皮（cutis vertices gyrata），面部皮肤可呈"狮面征"（leonine face）；下肢可有"象腿"（elephant feet）样改变；面部皮肤油脂分泌旺盛，可有痤疮样皮疹，呈忧郁面容，杵状指（趾）多见（89%）。

（2）**骨关节放射线检查**：显示全身骨膜骨赘形成，特别是长骨远端及手足骨，可有骨皮质增厚，关节肿胀，部分患者有关节积液，偶有骨关节疼痛。

（3）**其他表现**：头发和阴毛减少、男性乳房女性化。实验室检查多无阳性结果。

继发性骨膜增生厚皮症主要见于30~70岁的男性，其骨部的病变很显著，发展也快，且常有疼痛。皮肤的病变不显著，个别也可有显著的表现。

【诊断与鉴别诊断】

1.诊断

原发性及继发性PDP可根据起病年龄、进展速度及有无肺部的损害等进行鉴别。

继发性PDP多半是由严重的肺部疾病、肺脓疡、肾上腺癌、支气管的表皮样癌、胸膜间皮瘤、支气管扩张，或胃癌、食管癌、严重的肝病或胸腺癌激发的，所以也称肺性肥大性骨关节病，较原发性多见。与原发性PDP不同，继发性者一般无家族史，且存在原发疾病，发病较晚，多见于30~70岁人群，起病急，肢体出现快速进行性疼痛，胸片常有异常发现。皮肤的病变不显著，个别也可有显著的表现。如对原发病进行有效的治疗，可以减轻其骨和皮肤的病变[2]。在儿童，下列疾病常可伴继发性PDP：慢性肺部感染、肺囊性纤维化、免疫缺陷综合征、肺纤毛固定综合征、炎症性肠病和发绀性先天性心脏病。

原发性PDP以男性多见，常在青春期后发生。面部、前额、头皮、四肢及手足的皮肤与关节出现前述典型改变且病变逐渐加重，持续达5~10年后即终身维持原状不变，亦偶有进行性加重。是否存在内分泌功能障碍尚无定论。许多患者智力迟钝，其中极严重者，可致劳动力丧失、寿命缩短。

2.鉴别诊断

本病应与以下疾病鉴别：

（1）**肢端肥大症**：肢端肥大症有手足粗大、皮肤肥厚等，但此症下颚、鼻子、眶上嵴和舌均增大，其为短管状骨增加长度；长管状骨的骨端肥大，骨干相对变细，关节增宽。另外，还可见到颅骨、蝶鞍、额窦、面骨及下颌骨增大，不存在长骨的骨膜增生；脊柱生理曲度改变伴椎体骨沉着及吸收两种变化；由垂体瘤所致者多有蝶鞍增大，活动期血清无机磷和生长激素（GH）多升高等特点，不同于PDP。蝶鞍CT及MRI检查可确诊。

（2）**甲状腺性肢端肥厚**：该症发生于甲亢患者。除有杵状指外，还有突眼、黏液性水肿，T_3、T_4可升高。X线检查可见掌指骨骨膜下新骨形成。而PDP的骨膜反应更致密，可为波浪状，常不限于手足骨，很少伴有软组织肿胀。

（3）**类风湿关节炎**：无皮肤肥厚性表现。手足小关节梭形肿胀不同于杵状指，手指向尺侧倾斜为特征性临床表现。关节病变显著，多数关节可受累，特别是手足小关节。晚期常合并关节半脱位、关节强直和软组织萎缩。关节受累的同时可出现局限性羽毛状或层状骨膜反应。

（4）**梅毒性骨膜炎**：本病骨膜增生不对称，以胫骨为主。结合冶游史及血清学检查有助于诊断。

【治疗】

治疗上，继发性PDP以治疗原发病为主，如对原发病进行有效的治疗，可以减轻其骨和皮肤的病变。原发性PDP尚无有效的治疗方法。目前治疗均以对症为主，有报道口服维A酸治疗有一定疗效[3，4]，影响美容和功能者可选择整形治疗。

【转归】

目前认为继发性骨膜增生厚皮症与恶性肿瘤或内脏慢性疾病关系密切，因此患者应长期密切随访，定期行全身检查，排查各系统疾病。

（于思思　赵俊英）

参考文献

［1］TOURAINE A，SOLENTE G，GOLE L. Un syndrome steodermopathique： La pachydermiep licaturee avec pachyperiostose des extremites. Presse Med，1935，43：1820-1824.

［2］杨国亮，王侠生. 现代皮肤病学. 上海：上海医科大学出版社，1995.

［3］张力文，戴艳. 骨膜增生厚皮症1例. 中国皮肤性病学杂志，2011，25（1）：73.

［4］任蓉，陈宏翔. 骨膜增生厚皮症1例. 临床皮肤科杂志，2008，37（7）：461-462.

第八节　黏膜白斑

黏膜白斑被WHO定义为发生于口腔黏膜、外阴或肛门的白色斑块，不能被擦去，在组织病理学上不能诊断为其他的疾病。

【流行病学】

传统上病理学家把黏膜白斑看成是癌前病变，近年来，许多口腔临床学家发现其多数为良性病变，仅有3%~5%的黏膜白斑发生癌变。恶性程度与白斑发生的部位有关，如颊黏膜约96%为良性病变，但口底和舌腹部的白斑发生恶变的可能性大于其他部位发生的白斑[1]。文献报道外阴白斑的癌变率为4%~6%。

【病因与发病机制】

病因尚不清楚。龋齿、牙位不正、长期大量抽烟饮酒、喜好热饮热食或酸辣饮食，均与发生口腔黏膜白斑病有关。全身性因素包括糖尿病、内分泌紊乱、维生素缺乏等。外阴白斑与阴道分泌物刺激、雌激素水平降低有关。

黏膜白斑可能是机体对慢性刺激的一种防御性反应，引起黏膜角质层增厚并致密，从而保护黏膜下方的组织免受损伤。假丝酵母菌感染和高危型HPV感染可能与黏膜白斑的发病有关。P16基因在口腔黏膜白斑患者缺失，抑癌基因PTEN表达减弱，抑制细胞凋亡的突变型P53基因有表达。

【病理改变】

上皮角化过度，颗粒层细胞增生，棘层不规则增厚，向上发展为乳头瘤样增生，向下发展为上皮嵴不规则下伸，基底细胞排列紊乱，个别角化不良，胞核深染，偶见核分裂象，重者有不典型细胞增生。固有层上部常有较密集的淋巴细胞、组织细胞和较多浆细胞浸润。

【临床表现】

1.口腔黏膜白斑

参见本书第四章相应内容。

2.外阴白斑

多见于绝经期后的妇女，皮损为局限性白色、灰白色角化过度性斑，大小不等，形态不一，边缘不规则，早期角化增厚，晚期萎缩或增生并引起外阴狭窄。常伴不同程度的瘙痒感[2]。

【诊断与鉴别诊断】

诊断主要依赖临床表现和病理组织检查。鉴别诊断主要与角化型白色病变相鉴别。对长期不愈的白斑病，应做病理组织学检查，排除癌变。黏膜白斑应与以下疾病鉴别：

（1）口腔或外阴假丝酵母菌感染：病理组织学检查上皮细胞无不典型增生，真菌培养可找到假丝酵母菌假菌丝。

（2）扁平苔藓：病理组织学检查上皮细胞无不典型增生，基底细胞液化变性，固有层上部有以淋巴细胞为主的致密带状浸润。

（3）白色海绵痣：好发于婴儿的一种罕见的遗传病。病变累及整个口腔黏膜，白色损害较厚，呈海绵状。

【治疗】

（1）预防性治疗：除去局部刺激因素，治疗牙病，戒烟戒酒，避免辣烫饮食等，治疗伴发的全身性疾病[3]。

（2）药物治疗：可口服维A酸或中药。

（3）理疗：CO_2激光在所有治疗方法中总有效率较高。亦可使用冷冻治疗。

（4）手术治疗：大面积的白斑可在切除后进行游离皮片移植，以覆盖创面。

【转归】

未经治疗的口腔黏膜白斑患者有3%~5%可发生癌变[4]，以溃疡型和颗粒型恶变率最高；4%~6%的外阴白斑患者可癌变[5]。去除口内刺激物及改变饮食习惯后部分患者可自行消退或减轻。早期发现并根据病情选择不同的治疗方法可以取得满意的疗效。

【预防】

戒除烟酒，避免过度冷热酸辣的饮食刺激，治疗口腔患牙和全身性疾病可降低癌变的发生率。

（周田田　张海萍）

参考文献

[1]史久成. 口腔内科学. 2版. 北京：人民卫生出版社，2008.

[2]李学熹. 对有关女阴（外阴）白斑的临床问题的梳理和思考. 浙江临床医学，2009，11（1）：1-3.

[3]盛美春，卢东民. 148例口腔黏膜白斑的治疗. 浙江预防医学，2001，13（4）：64.

[4]徐江，彭心宇，潘晓琳. 口腔黏膜白斑癌变的研究进展. 现代生物医学进展，2010，10（5）：975-976.

[5]KOVESI G，SZENDE B. Changes in apoptosis and mitotic index, p53 and ki67 expression in various types of oral leukoplakia. Oncology，2003，65（4）：331-336.

第九节　盘状红斑狼疮

盘状红斑狼疮（discoid lupus erythematosus，DLE）为慢性复发性疾病，是红斑狼疮的一种，主要侵犯皮肤，其特征是有界限清楚的红色斑块（红斑），毛囊栓塞，鳞屑，毛细血管扩张以及皮肤萎缩等。

【流行病学】

多见于中青年人，女性多见，30岁左右发病率最高。

【病因与发病机制】

DLE的病因尚不清楚，现认为是自身免疫性疾病。可能是遗传、病毒感染、某些环境和激素等因素的相互作用使自身组织细胞结构改变，或免疫活性细胞发生突变造成的机体免疫调节失常的结果。

1.遗传因素

研究表明，遗传因素在红斑狼疮发病中起一定的作用。在同卵双生儿中均发病的可达65%。患者家庭成员中高γ-球蛋白血症、类风湿因子、抗核抗体阳性率较高。HLA的研究进一步支持了本病的遗传易感性，发现系统性红斑狼疮患者中表达率明显高于正常人的有HLA-B8、HLA-DR2、HLA-DR3、HLA-DQwl等。

2.病毒感染

在DLE患者受累和非受累的真皮浸润细胞中和真皮乳头下血管网中毛细血管、静脉和动脉的内皮细胞中可发现黏病毒样管状结构，在累及肾脏的DLE患者的肾小球内皮细胞中也发现有同样的黏病毒样管状结构。患者体内对麻疹病毒和风疹病毒的抗体滴度也常升高，也表明DLE发病与病毒感染有关。同时患者血清中常有几种抗病毒抗体，包括抗麻疹病毒，副流感病毒Ⅰ、Ⅱ型，EB病毒，风疹病毒和黏病毒等抗体。根据上述发现，认为DLE的发病与某些病毒（特别是慢病毒）持续而缓慢的感染有关。

3.药物

药物引起的DLE患者中HLA-DR4表达明显增多，表明这些患者有遗传易感性；药物中普鲁卡因酰胺、抗癫痫药和肼苯达嗪为代表的一组药物易引起药物性DLE。

4.物理因素

日晒可以激发或加重病情。患者对中波紫外线（UVB）和长波紫外线（UVA）的最小红斑剂量也降低。有人在实验中发现经紫外线照射后，DNA的抗原性加强。有人发现紫外线辐射可诱导培养的角质形成细胞Ro抗原的表达，而Ro抗原常常认为是一种与光敏感有关的抗原。由此可见紫外线辐射在DLE发病中有一定的作用。

5.性激素

鉴于本病在生育年龄女性较男性发生率高，故认为雌激素与本病发生有关。在动物模型中发现雌性NZB/NZW杂种鼠发病早且症状重，雄性阉割鼠死亡率较雌性鼠明显增高，给雌激素的雄鼠比给雄激素的雄鼠死亡率高等。

6.其他

细菌感染、精神忧郁、人种、地域、妊娠及环境污染等因素与本病发病均有关系。

本病发病机制虽然迄今尚未完全阐明，但大量的研究证明本病是一种自身免疫性疾病。

【病理改变】

DLE皮疹有特征性改变，表现为角化过度、毛囊角栓、表皮萎缩、基底细胞液化变性、基底膜增厚等。真皮浅层、深层小血管周围和附属器周围有灶性淋巴细胞浸润，有黏蛋白沉积。由于基底细胞液化变性，可见色素失禁。

【临床表现】

DLE的特点是皮肤出现持久性盘状红斑，境界清楚，表面毛细血管扩张并有黏着性鳞屑。剥离鳞屑，可见其下扩张的毛囊口。鳞屑底面有很多刺状角质突起。在发展过程中，损害中心逐渐出现萎缩、微凹、色素减退，而周围色素沉着。好发于面部，特别是两颊和鼻背，如图18-5。除头面部外还累及颈部、躯干和四肢者称播散性盘状红斑狼疮（disseminated discoid lupus erythematosus）。此外，DLE尚可有第二种类型损害，为紫红色荨麻疹样斑块，鳞屑少，一般在面部，可不对称，或呈蝶形分布。愈合后留下色素减退的萎缩性瘢痕，头皮则形成萎缩性脱发区。日晒或过度劳累后加剧。

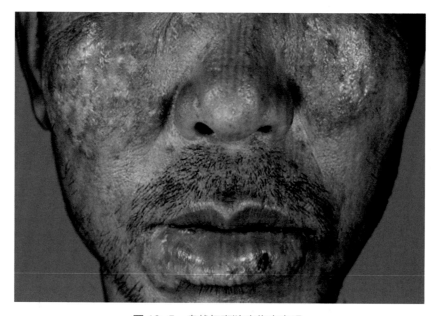

图18-5　盘状红斑狼疮临床表现

皮疹好发于暴露部位，如颧部、鼻尖、鼻梁、鼻翼、唇部、头部、颈部、上胸背部、上肢伸侧、手背、指（趾）背、足跟等处[1]。开始时，为一个或数个小圆形的红色斑疹或丘疹，逐渐扩大呈圆形或不规则形的斑块，疹色淡红或暗红色，可伴有毛细血管扩张，上覆鳞屑，剥去鳞屑下面有钉状角质栓，皮损边界清楚略高起，中央萎缩略凹陷呈盘状。20%~25%的患者可发生口腔损害，下唇、齿龈及颊黏膜较易受累。唇部受损时以下唇多见，常形成灰白色糜烂面或浅溃疡。头皮损害形成瘢痕可致永久性脱发。日晒或劳累可致本病加重。一般无全身症状，少数可有轻度发热、乏力和关节疼痛或肌肉疼痛等。病程慢性经过，很少自动消退，偶有继发癌变，有5%的盘状红斑狼疮可转为系统性红斑狼疮。活动性损害为红斑状圆形鳞屑性丘疹，直径5~10 mm，伴有毛囊栓塞，皮损好发于双颊的突起部位、鼻梁、头皮和外耳道，可持续存在或反复数年，皮损可波及躯干上部和四肢伸侧，光敏感多见，表现为光照射过的皮肤片状损害，黏膜受累可十分突出，尤其是口腔溃疡。未经治疗的DLE皮损渐渐向外扩展，皮损中央区出现萎缩、残留的瘢痕。用力剥离鳞屑，可见到鳞屑上有刺状突起，栓在扩张毛囊口内，称为"Carpettack（地毯图钉）"。头部有广泛的脱发，并有永久性瘢痕形成。尽管本病通常局限于皮肤，但仍有近10%患者最终出现不同程度的全身表现，一般不严重，可能仅仅表现为抗核抗体阳性、白细胞减少以及轻微暂时的全身表现（如关节痛）。仅少数DLE患者发生慢性滑囊炎，别无其他全身性表现。

DLE发生癌变的早期表现是皮肤病损区有结节生长，质硬，早期基底不硬，逐渐呈浸润性生长。黏膜病变区发生经久不愈的溃疡，逐渐增大、基底变硬，有时皮肤与黏膜病变同时发生多发性癌[2-4]。

【诊断与鉴别诊断】

DLE的诊断主要依据皮疹特点及典型的皮肤病理组织学检查，有条件者可作狼疮带试验以助确诊。需要与脂溢性皮炎、扁平苔藓、多形性日光疹鉴别。

【治疗】

1.一般治疗

避免日晒，对日光敏感者尤应注意。忌用有光敏作用的药物，如酚噻嗪、氢氯噻嗪、磺胺类制剂和灰黄霉素等。避免过劳，急性或活动期DLE应卧床休息。避免妊娠，也不宜服用避孕药。避免受凉、感冒或其他感染。

2.DLE的治疗

抗疟药如羟基氯喹0.2~0.4 g/d，病情好转后减为半量，一般总疗程为2~3年。由于羟基氯喹可引起视网膜病，开始用药后6个月应做一次眼底检查，以后每3个月复查一次。泛发病例可以口服小量糖皮质激素。沙利度胺（反应停）可试用，初量200 mg/d，分2次口服，出现疗效后减为100 mg/d维持，对大多数患者有效，但停药易复发。可外用糖皮质激素软膏或皮损内注射糖皮质激素，如曲安奈德和醋酸氢化可的松混悬液等。

应早期治疗，以防永久性萎缩。局部涂擦糖皮质激素类软膏或霜剂，如0.1%或0.5%醋酸曲安西龙，0.025%或0.2%氟氢松，0.1%戊酸倍他米松或0.05%倍他米松双丙酸盐等，每日3~4次，常可使小皮损消退，后者可能疗效最好。对顽固性皮损，用丙酮缩氟氢羟龙塑料带封包疗法常可奏效。对于个别顽固斑块，可皮内注射0.1%醋酸炎松混悬液，但常能导致继发性皮肤萎缩。应避免过量外用激素。

【转归】

盘状红斑狼疮大多预后好，发生在下唇部、长时间日晒者发生癌变的概率高。经久不愈的DLE皮损，在长期日光照射、吸烟、慢性刺激和瘢痕等多种因素的作用下，可出现癌变。据文献统计，癌变发生率为0.5%~3.6%，多为鳞状细胞癌，且以黏膜部位最为常见，尤其是下唇[2, 3]。从DLE至癌变平均时间为15.3年。发生于口腔黏膜的DLE一旦出现溃疡，要注意癌变的可能[4]。

（王　昕　马俊红　于桥医）

参考文献

[1] 杜宇，周培媚，廖勇梅，等.盘状红斑狼疮继发口唇鳞状细胞癌1例. 中国皮肤性病学杂志，2009，23（12）：834-835.

[2] 刘宝珩，阎衡，杨希川.盘状红斑狼疮继发唇癌1例. 临床皮肤科杂志，2009，38（10）：676.

[3] 曹元华，燕淑美，孔庆英.盘状红斑狼疮继发鳞状细胞癌1例. 中华皮肤科杂志，1996，29（2）：135-136.

[4] 周青，王玉新，乇绪凯.盘状红斑狼疮继发癌变的临床、病理特点及免疫指标观察. 口腔医学杂志，2002，22（4）：182-183.

第十节　日光性角化病

日光性角化病（solar keratosis）又称光线性角化病（actinic keratosis，AK）或老年角化病（senile keratosis），多见于中年以上男性。若皮损迅速扩大呈疣状或结节状，甚至破溃，则提示恶化为鳞状细胞癌。

【流行病学】

日光性角化病发病率为0.01%~0.70%，0.01%~0.30%的患者可转化为鳞状细胞癌。国外报道未经治疗的日光性角化病转化为侵袭性鳞状细胞癌的风险率每年由0.03%增加到6%，其发生侵袭性鳞状细胞癌的概率甚至高于Bowen病[1]。美国的一项流行病学调查显示皮肤科门诊中约14%的患者患有日光性角化病[2]。台湾地区一项回顾性分析，65岁以上人群日光角化病患病率为22.4%。大陆地区尚无准确统计数据。

【病因与发病机制】

病因尚不清楚。多见于白种人，日光照射、紫外线照射、放射能、辐射热等可诱发本病。紫外线照射被认为与本病有密切的关系，个体易感性亦很重要，譬如老年人DNA损伤的修复功能差，故易发病[3]。

日光性角化病究竟是癌前病变还是早期的鳞状细胞癌至今尚无定论，此病可发展成侵袭性鳞状细胞癌，其发病机制尚不清楚。以前国内外学者认为其为一种癌前病变，近年来Lober和Ackerman等认为日光性角化病变异细胞的生物学特性与皮肤鳞状细胞癌相同，由日光性角化病到皮肤鳞状细胞癌是一个连续的发展过程，若不及时阻止日光性角化病的发展，最终可能会转变为皮肤鳞状细胞癌[1]。

【病理改变】

皮肤角化过度及（或）角化不全，棘层可肥厚或萎缩。基底细胞排列紊乱，空泡变性，有角化不良细胞。亦可见到似Bowen病的早期病理改变，有的表皮内色素显著增高或基底层不典型细胞上方可见裂隙，裂隙内有棘层松解细胞。病理改变分为3型[4]。

1.肥厚型

表皮角化过度伴柱状角化不全，棘层肥厚与萎缩交替，细胞排列紊乱，并有异型性细胞与核分裂。

2.萎缩型

表皮萎缩，基底层细胞显著异型性，还可见棘突松解的角化不良细胞。

3.原位癌样型

表皮细胞排列紊乱并有异型性。

【临床表现】

皮损为红到淡褐色或灰白色圆形或不规则形角化丘疹，境界清楚，表面附着厚度和范围不等的干燥粘连性鳞屑，不易剥离，周围有红晕，偶尔皮损明显角化过度形成皮角，见图18-6。皮损大小不等，直径自1 mm到1 cm或更大。皮损发生部位通常先有明显的日光损伤，表现为干燥、皱缩、萎缩和毛细血管扩张，也常伴发老年性雀斑样痣。好发于暴露部位，以面部、下唇、手背、前臂、颈部、头部秃发处多见，皮损呈多发性，亦有单发者。无自觉症状或轻痒。不经治疗约20%的患者一或多个皮损可发展为鳞状细胞癌，但通常不发生转移，转移率为0.5%~3%不等[3]。

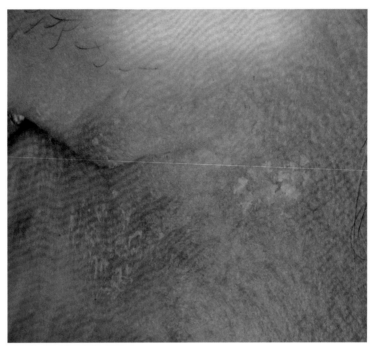

图18-6　日光性角化病临床表现

【诊断与鉴别诊断】

本病主要发生于老年男性，发病与长期日晒有关，以面、手背等暴露部位多见，皮损为黄豆至蚕豆大小的角化过度性斑块，周围轻度红晕，表面粗糙，覆有黏着性鳞屑。病变发展缓慢，一般无自觉症状。约20%癌变。病理组织学改变有辅助诊断价值。本病应与以下疾病鉴别[3]。

1.脂溢性角化病

褐色丘疹或斑片，周围无红晕，表面鳞屑易剥离。病理改变主要为表皮呈乳头瘤样增生和角化过度，无角化不良及核分裂。

2.盘状红斑狼疮

皮疹色较红，鳞屑易剥落，依靠病理学检查可鉴别。

3.Bowen病

有更不规则的轮廓和明显的基底部红斑。

4.萎缩性和色素性扁平苔藓

病理表现不同，萎缩性和色素性扁平苔藓无不典型细胞。

5.恶性雀斑痣

恶性雀斑痣有不典型黑素细胞。

【治疗】

包括侵入性和非侵入性治疗。

1.非侵入性治疗

外用药有5-氟尿嘧啶乳膏、双氯芬酸凝胶、咪喹莫特霜。外用5%的5-Fu霜或溶液，2次/d，连用3周，亦可外用0.1%维A酸乳膏。可口服阿维A酸酯，75 mg/d，服药1个月内开始见效。该疗法效果肯定，但其通过使皮损糜烂、坏死、溃疡而起作用，患者难以忍受，而且需要做多次治疗，治疗后色素沉着率高。

光动力疗法也属于非侵入性疗法，可用于治疗头面部非角化过度性皮损，面部皮疹修复过程中不发生瘢痕，美容效果好。但其费用高，有复发可能。

2.侵入性治疗

有冷冻、电灼、微波或激光治疗，对于疑似恶变的病例，应行手术切除，并行病理检查[5]。

【转归】

本病预后大多良好，个别病例晚期发展为鳞状细胞癌，则预后差。

【预防】

外出时做好皮肤遮蔽和防晒，尽量减少紫外线照射。

（王　昕　马俊红　于桥医）

参考文献

[1] LEBWOHL M. Actinic keratosis: epidemiology and progression to squamous cell carcinoma. Br J Dermatol, 2003, 149 (66): 31-33.

[2] JAMES C, CRAWFORD R I, MARTINKA M, et al. Actinic keratosis. In: WHO Pathology Genetics, Skin Tumors. Lyon: IARC Press, 2006.

[3] 赵辨. 临床皮肤病学. 南京：江苏科学技术出版社，2001.

[4] ACKERMAN A B, MONES J M. Solar (actinic) keratosis is squamous cell carcinoma. Br J Dermatol, 2006, 155 (1): 9-22.

[5] 张洪明. 日光角化病的外科治疗. 中国美容医学，2011，20（8）：436-437.

第十一节　硬化萎缩性苔藓

硬化萎缩性苔藓（lichen sclerosus，LS）是一种病因不明的持续性慢性炎症性疾病，1887年由Hallopeau首先命名[1]。本病可发生于躯干、四肢任何部位，好发于外生殖器，表现为界限清楚的淡白色或象牙色萎缩性小丘疹、斑块。

【流行病学】

LS可发生于各个年龄段，确切发病率难以估计，一般报道从1/300到1/1 000不等[2]。本病多见于白种人，以女性多见，男女比例为1：（6~10）。女性好发于绝经后，平均年龄50~60岁，仅有7%~15%的病例发生于青春期前[3]。男性发病年龄一般较早（30~49岁），甚至有7岁发病的报道[4]。

【病因和发病机制】

LS具体发病机制尚未阐明，可能的病因及发病机制分述如下。

1.免疫因素

大量研究表明LS患者常伴有自身免疫性疾病，约占21%~74%。可能合并的自身免疫性疾病包括：甲状腺疾病、糖尿病、恶性贫血、斑秃、白癜风、黏膜类天疱疮等[5]。研究发现，LS病变组织中有大量T淋巴细胞浸润。在LS早期表皮水肿阶段，病变处浸润的细胞主要为$CD4^+$T和$CD8^+$T淋巴细胞。Tchorzewski等[6]研究发现，在LS患者外周血中，TNF-α、IL-2、IL-5、IL-10、IL-12等细胞因子明显增多，而$CD3^+$、$CD26^+$淋巴细胞明显减少。推测$CD4^+$、$CD25^+$淋巴细胞的增多可能会引起炎症介质的生成失调，并抑制T细胞功能；而$CD3^+$、$CD26^+$淋巴细胞的减少可能会减缓某些活性因子的生物降解，从而导致细胞因子生成增多。这些均表明T淋巴细胞介导的细胞免疫应答在LS发病中起重要作用。

Lukowsky等[7]对不同年龄、不同性别的LS患者进行研究发现，49%的LS皮损活检组织中有mγ-TCR重排现象。Regauer等[8]研究发现，无论疾病早期水肿阶段，还是晚期硬化萎缩阶段，在LS皮损活检组织中都有mγ-TCR重排，并指出在mγ-TCR重排的LS病变组织中浸润的淋巴细胞以$CD4^+$T细胞为主。在苔藓样浸润及深层组织中有大量$CD4^+$T细胞、B细胞、CD8、CD57及粒酶阳性的树突状细胞聚集，并推测这些抗原提呈细胞的增多可能是对某一未知的、与LS相关的抗原或T细胞克隆增殖的细胞免疫反应。

近年来有研究发现，很多LS患者外周血中存在抗细胞外基质糖蛋白-1（extracellular matrix protein1，ECM-1）抗体。有研究表明ECM-1参与免疫反应，74%LS患者血清中存在抗ECM-1的循环自身抗体，且明显高于对照组（7%阳性率）。因ECM-1具有调节角质形成细胞分化、血管发生、基底膜硬化的作用，抗ECM-1抗体的出现能够解释LS的组织学改变，如表皮萎缩、基底层液化变性、真皮基质改变的原因。该研究证实了LS存在特异性针对ECM-1的体液免疫反应[9]。

2.遗传因素

有免疫学研究证实，与正常对照组相比，LS与HLA-Ⅱ类抗原DQ7相关，同时与DQ8、DQ9也有较低相关性。也有研究表明IL-1受体拮抗基因多态性与LS严重度相关，它可能是LS候选基因。

3.感染因素

有研究表明，LS与非典型分枝杆菌和伯氏疏螺旋体（Borrelia burgdorferi）感染有关[10]。虽然在病理组织学上发现有伯氏疏螺旋体，但有研究用PCR的方法否认了其存在。PCR未检出伯氏疏螺旋体的国家分别是美国、澳大利亚和西班牙，与病理组织学检测出伯氏疏螺旋体的国家不同，且后者尚通过头孢曲松2.0 g/d半年的治疗使部分患者皮疹未予进展，考虑这种差异可能是由于不同国家的伯氏疏螺旋体的具体型别不同导致的，而LS可能是由某种特殊型别的伯氏疏螺旋体感染导致[11, 12]。有研究证实，HPV感染，特别是高危型HPV（HPV16、HPV18、HPV31、HPV33）感染也可能是LS的致病因素之一，且HPV感染与LS转变为鳞状细胞癌密切相关[13]。

4.内分泌因素

LS好发于女性，女性常见发病年龄为月经初潮前及绝经期后，部分LS患者在月经初潮时皮损可自然消退[14]。这些临床现象均提示LS的发病与性激素有关。但迄今未发现LS与妊娠、子宫切除术后、使用避孕药、激素替代疗法有关，而且系统或局部雌激素治疗未见疗效[15]。研究发现部分女性LS患者血清中双氢睾酮明显低于正常同龄妇女，而游离睾酮明显增高，推测可能与5-α还原转化酶减少，从而使睾酮转为双氢睾酮受阻有关[16]。也有LS患者皮损中雄激素受体（androgen receptor，AR）明显减少，且晚期患者比早期患者减少更明显，这部分解释了晚期患者外用睾酮皮疹不缓解的原因[17]。

5.局部因素

同形现象可见于水肿、晒伤、烫伤和放疗后，也可发生于阴道切除术或包皮环切术后，长期摩擦也可诱发LS[18]。

6.氧化应激

Sander等研究发现LS患者皮损处的脂质过氧化产物表达明显增多，并且仅表达于基底层。在LS患者皮损真皮层，蛋白质氧化显著增强，提示在硬化和炎症区域发生蛋白质氧化损害，酶抗氧化防御功能紊乱[19]。

【病理改变】

病理可表现为角化过度，毛囊角栓，表皮变薄及基底层液化变性，皮突消失，表皮下方胶原纤维纯一化变性，下方可见一条单个核细胞浸润带，如图18-7。当患者搔抓较多时，病理组织学上可呈慢性苔藓样皮炎的改变[20]，这类患者皮疹恶变的概率将会增高。对于女性患者，LS可能与外阴上皮内瘤变（VIN）有关，有研究将这种情况命名为外阴上皮内瘤变分化型[21]（VIN differentiated type）。

【临床表现】

女性LS最常累及外阴和肛周部位（85%~98%），外阴和肛周部位顽固性瘙痒、疼痛，排尿、排便及性交疼痛等。部分患者可无症状[15]。皮损表现为白色丘疹，渐融合成斑块，局部皮肤变薄、萎缩，如图18-8。典型病例会阴、肛周均可形成典型的"8"形皮损[20]。

男性LS好发于龟头及包皮，很少侵犯肛周。症状有瘙痒、疼痛、烧灼感、包皮紧绷，勃起疼痛，龟头感觉迟钝、排尿困难，甚至尿道阻塞。早期患者皮疹仅表现为龟头或包皮灰白色的色素脱失斑。随着疾病进展，包皮及包皮系带萎缩硬化，摩擦后皮肤易于皲裂，反复刺激容易继发鳞状细胞癌[22]。儿童LS患者的临床和组织学表现与成人相似，但男性儿童LS通常无任何症状[4]。

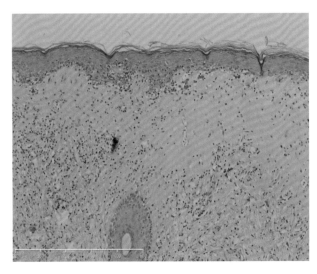

图 18-7　硬化萎缩性苔藓病理组织学表现

LS可侵犯男性尿道[23]，通常皮疹从尿道口开始出现，并随时间的推移逐渐累及前尿道，出现尿道梗阻症状[24]。膀胱镜检可见尿道黏膜苍白、粗糙，偶见皲裂、溃疡。考虑有尿道受累时必须行膀胱镜检查以判断病情进展情况[22]。

生殖器外LS发生率占15%~20%。常无症状，偶可发生瘙痒。好发于乳房下、大腿内侧、肩部、手腕，表现为象牙色或瓷白色发亮圆形斑丘疹，偶尔也会出现大疱、出血、角化、结节性损害，偶尔可侵犯甲[25]。口腔LS很少见，常表现为颊、唇、腭黏膜白色光滑病损[26]。

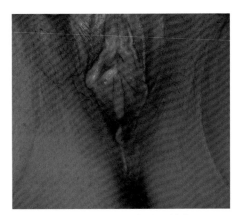

图 18-8　硬化萎缩性苔藓

【诊断与鉴别诊断】

根据好发部位、典型的临床表现结合病理改变可诊断。本病还应与以下疾病鉴别[27]：

（1）黏膜白斑：指生殖器及口腔黏膜白色斑片，触之硬韧。病理表现为角化过度，棘层肥厚，真皮内炎细胞浸润，癌前期病变可见不典型增生。

（2）硬皮病：皮损为境界清楚的斑状或点滴状浮肿、硬化，边缘有紫红晕，中心呈象牙光泽或黄白色硬肿斑。硬皮病既无基底细胞液化变性，也无毛囊角栓，真皮网状层胶原纤维明显增粗、均质化，附属器减少或消失。

（3）斑状萎缩：皮肤变薄，呈淡蓝白色，触之有疝孔的感觉。病理改变为表皮萎缩，基底层色素减少，真皮萎缩，胶原纤维及弹力纤维变性、碎裂或消失。

（4）白癜风：皮损为境界清楚的色素脱失斑，局部无硬化。

（5）**萎缩性扁平苔藓**：早期损害多呈紫红色扁平丘疹，以后萎缩发白，其外周可见紫红色扁平丘疹，无羊皮纸样皱纹。

此外还需和瘢痕性类天疱疮、浆细胞性龟头炎、增殖性红斑、盘状红斑狼疮等相鉴别。

【治疗】

治疗目的：缓解症状，预防进一步的解剖学改变及功能丧失，预防其向恶性转化[20]。常用的治疗方法包括：

1.外用药物治疗

（1）**糖皮质激素**：外用强效糖皮质激素目前仍为首选的治疗方法。外用0.05%的丙酸氯倍他索最高可以达到77%的缓解率。效果不佳时，还可用0.25%~0.5%曲安西龙皮损内注射，也有一定的疗效。

（2）**吡美莫司或他克莫司**：二者有调节免疫和抑制炎症反应的作用，对部分LS患者治疗有效。

（3）**性激素**：有报道称外用睾酮对治疗外阴LS有效，但也有研究发现睾酮治疗组与安慰剂组无明显的差异[28]。有研究对比了外用睾酮、孕激素及丙酸氯倍他索治疗LS，发现外用孕激素作用差，外用丙酸氯倍他索治疗效果最好。

2.系统治疗

对于病情较重，或外用药物特别是强效外用激素不缓解的患者，可采用系统治疗，可选用的药物包括维A酸类、司坦唑龙、羟氯喹、对氨基苯甲酸、骨化三醇等。

3.手术治疗

手术治疗一般用于防止瘢痕形成和预防恶变，如会阴松解术、会阴重建术、包皮环切术等。

4.其他

光动力治疗和UVA照射也有一定疗效。

【转归】

4%~5%的女性外阴LS患者可继发鳞状细胞癌[3]，部分病理学上有癌前病变指征的外阴LS皮损中可发现P53缺失，但生殖器外LS皮损中并未见此改变。另外还可见单克隆抗MIB1抗体及γ-TCR重排[29]。LS向鳞状细胞癌转化的原因不明，目前研究显示其与HPV感染有关[21]。而外用强效糖皮质激素治疗使皮损局部对HPV的抵抗力降低，易感性增加。对于男性阴茎鳞状细胞癌与LS的关系目前尚有争议，但有回顾性研究发现，在85例阴茎LS的患者中，有5例发现侵袭性鳞状细胞癌或原位癌[30]。

另外，还有LS继发疣状癌、基底细胞癌和黑素瘤的报道[31-33]。故对于LS的患者，特别是生殖器部位的LS患者需长期随访，以防恶变。

预后方面，LS可慢性化，可自行消退，也可能复发缓解交替。如果早期诊断、早期控制，预后较好。因为本病没有有效的治疗方法，患者可由于瘢痕形成而致功能障碍，如性交困难，外阴疼痛，难以获得性高潮等。

（徐晨琛　刘跃华）

参考文献

[1] SAUNDERS N A, HAEFNER H K.Vulvar lichen sclerosus in the elderly: pathophysiology and treatment update. Drugs Aging, 2009, 26（10）: 803-812.

[2] POWELL J J, WOJNAROWSKA F. Lichen sclerosus.Lancet, 1999, 353（9166）: 1777-1783.

[3] VENN S N, MUNDY A R. Urethroplasty for balanitis xerotica obliterans. Br J Urol, 1998, 81（5）: 735-737.

[4] DAS S, TUNUGUNTLA H S. Balanitis xerotica obliterans—a review.World J Urol, 2000, 18（6）: 382-387.

[5] MIKAT DM, ACKERMAN H R, MIKAT K W. Balanitis xerotica obliterans: report of a case in an 11-year-old and review ofthe literature. Pediatrics, 1973, 52（1）: 25-28.

[6] TCHORZEWSKI H, ROTSZTEJN H, BANASIK M, et al. The involvement of immunoregulatory T cells in the pathogenesis of lichen sclerosus. Med Sci Monit, 2005, 11（1）: 39-43.

[7] LUKOWSKY A, MUCHE J M, STEYYY W, et al. Detection of expanded T cell clones in skin biopsy samples of patients with lichen sclerosus et atrophicus by T cell receptorgamma polymerase chain reaction assays. J Invest Dermatol, 2000, 115(2): 254-259.

[8] REGAUER S, REICH O, BEHAM C.Monoclonal gamma-T-cell receptor rearrangement in vulvar lichen sclerosus andsquamous cell carcinomas.Am J Pathol, 2002, 160（3）: 1035-1045.

[9] OYAMA N, CHAN I, NEILL S M, et al. Autoantibodies to extracellular matrix protein 1 in lichen sclerosus. Lancet, 2003, 362（9378）: 118-123.

[10] HARRINGTON C I, DUNSMORE I R. An investigation into the incidence of auto-immune disorders in patients with lichen sclerosus and atrophicus. Br J Dermatol, 1981, 104（5）: 563-566.

[11] MARREN P, YELL J, CHARNOCK F M, et al. The association between lichen sclerosus and antigens of the HLA system.Br J Dermatol, 1995, 132（2）: 197-203.

[12] CLAY F E, CORK M J, TARLOW J K, et al. Interleukin 1 receptor antagonist gene polymorphism association with lichen sclerosus. Hum Genet, 1994, 94（4）: 407-410.

[13] DILLON W I, SAED G M, FIVENSON D P. Borrelia burgdorferi DNA is undetectable by polymerase chain reaction in skin lesions of morphea, scleroderma, or lichen sclerosus et atrophicus of patients from North America. J Am Acad Dermatol, 1995, 33（4）: 617-620.

[14] COLOME-M I, PAYNE D A, TYRING S K, et al. Borrelia burgdorferi DNA and Borrelia hermsii DNA are not associated with morpheaor lichen sclerosus et atrophicus in the southwestern United States. Arch Dermatol, 1997, 133（9）: 1174.

[15] HEIM K, WIDSCHWENDTER A, SZEDENIK H, et al. Specific serologic response to genital human papillomavirus types in patients with vulvar precancerous and cancerous lesions. Am J Obstet Gynecol, 2005, 192（4）: 1073-1083.

[16] MEYRICK T R H, RIDLEY C M, MCGIBBON D H, et al. Lichen sclerosus et atrophicus and autoimmunity—a study of 350 women. Br J Dermatol, 1988, 118（1）: 41-46.

[17] YESUDIAN P D, SUGUNENDRAN H, BATES C M, et al. Lichen sclerosus.Int J STD AIDS, 2005, 16（7）:

465–473.

[18] FRIEDRICH E G, KALRA P S. Serum levels of sex hormones in vulvar lichen sclerosus, and the effect of topical testosterone. N Engl J Med, 1984, 310（8）：488–491.

[19] KOHLBERGER P D, JOURA E A, BANCHER D, et al. Evidence of androgen receptor expression in lichen sclerosus: an immunohistochemical study. J Soc Gynecol Investig, 1998, 5（6）：331–333.

[20] MEFFERT J J, GRIMWOOD R E. Lichen sclerosus et atrophicus appearing in an old burn scar. J Am Acad Dermatol, 1994, 31（4）：671–673.

[21] TODD P, HALPERN S, KIRBY J, et al. Lichen sclerosus and the Kobner phenomenon. Clin Exp Dermatol, 1994, 19（3）：262–263.

[22] SANDER C S, ALI I, DEAN D, et al. Oxidative stress is implicated in the pathogenesis of lichen sclerosus.Br J Dermatol, 2004, 151（3）：627–635.

[23] VAL I, ALMEIDA G. An overview of lichen sclerosus. Clin Obstet Gynecol, 2005, 48（4）：808–817.

[24] DAS S, TUNUGUNTLA H S. Balanitis xerotica obliterans—a review. World J Urol, 2000, 18（6）：382–387.

[25] BAINBRIDGE D R, WHITAKER R H, SHEPHEARD B G. Balanitis xerotica obliterans and urinary obstruction. Br J Urol, 1971, 43（4）：487–491.

[26] BASAK P Y, BASAK K. Lichen sclerosus et atrophicus of the scalp: satisfactory response to acitretin. J Eur Acad Dermatol Venereol, 2002, 16（2）：183–185.

[27] HILLEMANNS P, UNTCH M, PROVE F, et al. Photodynamic therapy of vulvar lichen sclerosus with 5-aminolevulinic acid. Obstet Gynecol, 1999, 93（1）：71–74.

[28] BORGNO G, MICHELETTI L, BARBERO M, et al. Epithelial alterations adjacent to 111 vulvar carcinomas. J Reprod Med, 1988, 33（6）：500–502.

[29] TAN S H, DERRICK E, MCKEE P H, et al. Altered p53 expression and epidermal cell proliferation is seen in vulval lichen sclerosus. J Cutan Pathol, 1994, 21（4）：316–323.

[30] RASPOLLINI M R, ASIRELLI G, MONCINI D, et al.A comparative analysis of lichen sclerosus of the vulva and lichen sclerosus that evolves to vulvar squamous cell carcinoma.Am J Obstet Gynecol, 2007, 197（6）：592.

[31] VON K G, DAHLMAN K, SYRJANEN S. Potential human papillomavirus reactivation following topical corticosteroid therapy of genital lichen sclerosus and erosive lichen planus. J Eur Acad Dermatol Venereol, 2002, 16（2）：130–133.

[32] NASCA M R, INNOCENZI D, MICALI G. Penile cancer among patients with genital lichen sclerosus. J Am Acad Dermatol, 1999, 41（6）：911–914.

[33] DI P G R, RUEDA N G, BELARDI M G. Lichen sclerosus of the vulva recurrent after myocutaneous graft. A case report. J Reprod Med, 1982, 27（10）：666–668.

第十二节　疣状表皮发育不良

疣状表皮发育不良（epidermodysplasia verruciformis，EV）是一种罕见的遗传性皮肤病[1]。EV的临床特征是全身泛发扁平疣样和（或）花斑癣样损害，对特定亚型的HPV易感性明显增高，日光暴露部位的皮损发生皮肤癌的危险显著增加[2]。

【病因与发病机制】

EV的主要遗传方式为常染色体隐性遗传，少数为X连锁遗传。10%左右的EV患者有家族史，EV家系中约25%的成员受累，男女之比为1∶1。这种发现提示EV是一种常染色体隐性遗传疾病。近年来研究表明，大约75%的EV患者存在位于17q25的*EVER1*和*EVER2*两个基因的框移突变、无义突变及剪切处突变[1,3]。上述基因编码与细胞内锌转运相关的跨膜蛋白有关，这些基因突变能够使细胞对于特定类型HPV的易感性增加。

至今已从EV患者的皮损中检测到HPV的3、4、5、8、9、10、12、14、16、17、19、20、21、22、24、25、38等多种亚型。其中最常见的型别是3、5、8，后二者通常与EV光暴露部位的皮损恶变有关。有些HPV型别在非EV的HPV感染患者中很罕见，称为EV特异性HPV（EV-HPV）。但也有部分健康个体的正常皮肤可检出EV-HPV。

在EV患者中细胞介导免疫功能低下[4]，且对EV-HPV易感。目前人们还不清楚是感染EV-HPV后所致患者免疫抑制，还是由于先天免疫缺陷而对EV-HPV易感。有研究发现EV患者T细胞缺陷和对致敏剂敏感性增强，EV的皮损中每单位表皮中朗格汉斯细胞数量明显减少，这可能促使EV皮损发生恶变[5,6]。EV患者持久性HPV感染可能与具有调节细胞免疫功能的几种细胞因子的免疫遗传缺陷有关[7]。对遗传物质具有毒性作用的UVB很可能是EV发病的协同致病因素。

【病理改变】

本病病理表现为角化过度、颗粒层及棘层增厚，特征性的表现为颗粒层上部和棘层扩大的角质形成细胞质内灰蓝色颗粒。细胞可见空泡化，可缓慢进展为有异型性的细胞，甚至可见原位鳞状细胞癌，如图18-9。HPV3感染所致的EV其组织学变化与扁平疣病理变化相同，在表皮上部有明显的弥漫性细胞空泡化，空泡细胞大小不一。HPV5、HPV8感染所致者，表皮增生，其深浅程度不一，棘层不同程度肥厚，受累细胞肿胀，形态不规则，胞质为蓝灰色，有些细胞核固缩，呈"发育不良"外观。

【临床表现】

一般EV的临床特征是全身广泛的疣状扁平丘疹，多于4~8岁时发病。皮疹多对称发生于面部、手背、四肢。患者常伴有掌跖角化、指甲病变、神经纤维瘤、雀斑样痣和智力发育迟缓[8, 9]。依临床皮疹形态可分为三型。

1.扁平疣型

本型最为常见，多由HPV3、HPV10引起。皮损广泛分布于全身。皮疹大多数为谷粒大小、米粒大小至绿豆大小的扁平丘疹，隆起于皮肤表面。早期表面光滑，为淡红色或淡褐色，很像扁平疣；晚期皮疹可呈脂溢性角化样[10]。躯干和四肢的皮疹似寻常疣，也可见白色或黄色脂性鳞屑，剥除鳞屑后可见红色浸润面，如图18-10。

2.花斑癣型

本型较少见，多由HPV中的5、8、9、12、14、15、17、19型引起。皮损为淡棕红、褐色或脱色性斑，不高起，表面有光泽，上覆细鳞屑，或有轻度萎缩、轻度角化，多分布于躯干、颈后，类似花斑癣。

3.点状瘢痕型

本型最少见。皮损轻度凹陷，轻微角

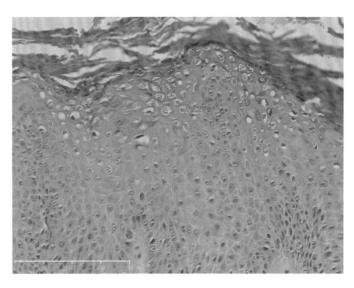

图 18-9　疣状表皮发育不良病理组织学表现

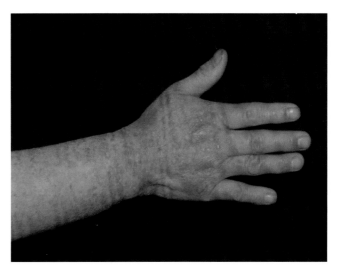

图 18-10　疣状表皮发育不良临床表现

化，好发于面、颈、躯干、四肢。有些病例可先后出现多种皮损并同时存在。部分患者到成年时期可在日光暴露的部位如前额出现皮肤鳞状细胞癌。据患者是否具有发生恶性肿瘤的倾向，目前将其分为良性型和恶性型两种临床类型。良性型表现为全身广泛分布的扁平疣样皮损，损害单一；恶性型皮损形态多样，甚至出现皮肤恶性肿瘤，常见为日光暴露部位发生的基底细胞癌和鳞状细胞癌[11]。

近年来，有关免疫抑制患者特别是HIV患者出现EV样皮损的报道很多，称为获得性疣状表皮发育不良（acquired epidermodysplasia verruciformis）[12, 13]。此种类型的皮损即使在有效的抗HIV治疗的前提下也难以治愈。

【诊断与鉴别诊断】

根据临床表现及病理改变可诊断本病。本病应与以下疾病鉴别。

（1）扁平疣：主要侵犯青少年，好发于颜面、手背及前臂皮肤。有明显的自限性，皮损可自愈，愈后不留瘢痕。

（2）疣状肢端角化症：多在出生时或儿童期发病，常染色体显性遗传。好发于肢体远端，尤其是手背、肘、膝，皮损表现为多发的角化性扁平丘疹，偶呈疣状，掌跖部弥漫增厚，可有角化性小丘疹及点状裂隙。病理检查表皮中无空泡细胞。

（3）扁平苔藓：瘙痒剧烈，为紫红色丘疹，常见融合及同形反应。病理检查表现为表皮角化过度，颗粒层、棘层增厚，基底细胞液化变性。真皮上部带状淋巴细胞浸润具有特征性。

【治疗】

目前EV的治疗仍较为棘手。局部外用5% 5-氟尿嘧啶软膏可能有效，对早期恶性肿瘤和癌前损害亦有效。维A酸乳膏局部外用对早期恶性肿瘤和癌前损害有效[14]。全身应用维A酸不能使特异性HPV相关EV皮损消退，但能阻止光线性角化及原位癌的发展[15]。还有文献报道外用他卡西醇软膏也有一定疗效[16]。对暴露部位的恶性肿瘤可手术切除。有文献报道光动力疗法也可能有效，但具体剂量仍在研究中。

【转归】

EV病程慢性，皮损经年累月不退。20%~33%患者的某些损害可发展成皮角、癌前病变（光线性角化病、Bowen病）和恶性肿瘤（鳞状细胞癌、基底细胞癌）。

一般包含HPV5或HPV8型别的皮疹更易于发生癌变，大约90%的癌变皮损包含以上两种型别。日光暴露部位皮损发生癌变的危险度较高，说明是特定型别的HPV感染和紫外线共同作用导致皮损癌变。此外P53基因的功能失调亦可能在EV发生恶变过程中起着一定的作用[17]。

【预防】

患者应注意避免日晒，使用防晒霜。皮肤肿瘤及时手术切除。

（徐晨琛　刘跃华）

参考文献

［1］RAMOZ N，RUEDA L A，BOUADJAR B，et al. Mutations in two adjacent novel genes are associated with epidermodysplasia verruciformis.Nat Genet，2002，32（4）：579-581.

［2］LUTZNER M A，BLANCHET C，ORTH G. Clinical observations，virologicstudies，and treatment trials in patients with epidermodysplasia verruciformis，a disease induced by specific human papillomaviruses. J Invest Dermatol，1984，83（1）：18-25.

［3］RAMOZ N，TAIEB A，RUEDA L A，et al. Evidence for a nonallelic heterogeneity of epidermodysplasia verruciformis with two susceptibility loci mapped to chromosome regions 2p21-p24 and 17q25. J Invest Dermatol，2000，114（6）：1148-1153.

［4］OLIVEIRA W R，CARRASCO S，NETO C F，et al.Nonspecific cell-mediated immunity in patients with epidermodysplasia verruciformis. J Dermatol. 2003，30（3）：203-209.

［5］HAFTEK M，JABLONSKA S，SZYMANCZYK J，et al. Langerhans cells in epidermodysplasia verruciformis.

Dermatologica, 1987, 174（4）: 173–179.

[6] VAN V V P C, JONG M C, BLANKEN R, et al. Epidermodysplasia verruciformis: Langerhans cells, immunologic effect of retinoid treatment and cytogenetics. Arch Dermatol Res, 1987, 279（6）: 366–373.

[7] MAJEWSKI S, HUNZELMANN N, NISCHT R, et al. TGF beta-1and TNF alpha expression in the epidermis of patients with epidermodysplasia verruciformis. J Invest Dermatol, 1991, 97（5）: 862–867.

[8] OLIVEIRA W R, FESTA N C, RADY P L, et al.Clinical aspects of epidermodysplasia verruciformis. J Eur Acad Dermatol Venereol, 2003, 17（4）: 394–398.

[9] GUL U, KILIC A, GONUL M, et al. Clinical aspects of epidermodysplasia verruciformis and review of the literature. Int J Dermatol, 2007, 46（10）: 1069–1072.

[10] OLIVEIRA W R, NETO C F, RADY P L, et al. Seborrheic Keratosis-like lesions in patients with epidermodysplasia verruciformis. J Dermatol, 2003, 30（1）: 48–53.

[11] SEHGAL VN, LUTHRA A, BAJAJ P. Epidermodysplasia verruciformis: 14 members of a pedigree with an intriguing squamous cell carcinoma transformation.Int J Dermatol, 2002, 41（8）: 500–503.

[12] ROGERS H D, MACGREGOR J L, NORD K M, et al.Acquiredepidermodysplasia verruciformis.J Am Acad Dermatol, 2009, 60（2）: 315–320.

[13] JACOBELLI S, LAUDE H, CARLOTTI A, et al. Epidermodysplasia verruciform is in human immunodeficiency virus-infectedpatients: a marker of human papillomavirus-related disorders not affected byantiretroviral therapy.Arch Dermatol, 2011, 147（5）: 590–596.

[14] KANERVA L O, JOHANSSON E, NIEMI K M, et al. Epidermodysplasia verruciformis.Clinical and light and electron-microscopic observations during etretinatetherapy. Arch Dermatol Res, 1985, 278（2）: 153–160.

[15] GUBINELLI E, POSTERARO P, COCUROCCIA B, et al. Epidermodysplasia verruciformis with multiple mucosal carcinomas treated with pegylated interferon alfa and acitretin.J Dermatolog Treat, 2003, 14（3）: 184–188.

[16] HAYASHI J, MATSUI C, MITSUISHI T, et al. Treatment of localized epidermodysplasia verruciformis with tacalcitol ointment. Int J Dermatol, 2002, 41（11）: 817–820.

[17] PADLEWSKA K, RAMOZ N, CASSONNET P, et al. Mutation and abnormal expression of the p53 gene in the viral skin carcinogenesis of epidermodysplasia verruciformis. J Invest Dermatol, 2001, 117（4）: 935–942.

第十三节 着色性干皮病

着色性干皮病（xeroderma pigmentosum，XP）是一种常染色体隐性遗传性疾病。患者对日光非常敏感，容易发生皮肤晒伤，色素改变。由于存在DNA修复缺陷，患者易发生恶性肿瘤，特别是皮肤肿瘤。

【流行病学】

西方国家新生儿XP的发生率约为1/100万，日本新生儿发病率为1/10万至1/400万[1]。美国报道的人群发病率为1/250万[2]，日本患病率为1/2万[3]，而最近研究显示欧洲的XP患病率为2.3/100万[4]。

【病因与发病机制】

大量DNA的光产物（嘧啶二聚体）具有致突变的作用，但可以通过核苷酸切除修复（nucleotide excision repair，NER）途径修复。XP患者缺乏这一途径，导致细胞对紫外线敏感性增加，突变率提高，黑素瘤和非黑素瘤性皮肤癌发病率均明显增加，可能达到正常人的1 000倍；而突变不能修复并累积也使其他肿瘤发病率增加，其中内脏恶性肿瘤发生率升高10~20倍，包括脑、肺、口腔、消化道、肾和造血系统肿瘤。XP的致病基因包括代表NER途径中的7个不同蛋白的基因互补组（XPA到XPG共7种），以及一个XP变异型[5]。XPA到XPG代表NER途径中不同的蛋白，参与全基因组DNA损伤识别、相应区域的切除以及DNA合成修补。不同基因突变其临床表型可以不一致。XPB、XPD和XPG基因的不同突变与不同的表型相关，如XP或XP/Cockayne综合征；XPB和XPD基因同时突变和毛发低硫营养不良相关。XP变异型患者的细胞具有正常的NER，但是由于多聚酶-η（也称pol η，pol H，或hRad30A）基因突变，使其缺乏绕过T-T二聚体并正确插入两个A残基的能力，导致复制过程中错误残基的插入。XP的光试验显示皮肤炎症性红斑的作用光谱为290~340nm。

【病理改变】

XP本身组织学无特异性，通常表现为黑素细胞痣和基底细胞层色素增加，真皮浅层炎性细胞浸润；在稍后阶段，表现为皮肤异色症，包括角化过度、萎缩、色素沉着和毛细血管扩张。

【临床表现】

XP患者具有显著的光敏感性，且早期就几乎出现所有主要的皮肤肿瘤。许多患者自幼就表现出轻微日光照射后晒伤，伴有红斑、水肿和水疱，2岁几乎所有患者均出现日光性雀斑样痣，如图18-11。随着日光照射时间的积累，皮肤逐渐变得干燥，导致"着色性干皮"，或干燥色素沉着性皮肤。在青春期前即可在日光暴露部位出现日光性角化病、基底细胞癌、鳞状细胞癌，少数情况出现黑素瘤。国外研究显示非黑素瘤的皮肤肿瘤最初发生的平均年龄为8岁[6]，国内研究显示皮肤肿瘤平均发生年龄为19.3岁[7]。

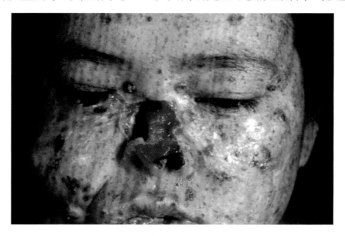

图18-11　着色性干皮病临床表现

约40%患者有眼损害，表现为畏光、角膜炎、角膜溃疡和瘢痕形成、角膜混浊和血管形成、视力下降，也可有翼状胬肉、睑内翻或外翻、光暴露部位肿瘤[8]。

20%~30%的XP患者可出现神经系统异常，可能是由于神经细胞DNA修复缺陷导致神经元死亡所致[9]。最严重的是DeSanctis-Cacchione综合征[10]，其表现包括小头畸形、进行性精神发育迟缓、生长发育不良、耳聋、舞蹈徐动症、共济失调和四肢轻瘫等，上述表现可部分或全部出现[11]，XPA组患者较为常见。XP变异型患者通常没有神经系统表现。

【诊断及鉴别诊断】

1.诊断

诊断主要依据临床表现，包括明显的光敏感，自幼出现雀斑样痣等。病理检查对于诊断XP本身无特异性，但是对于排除其他疾病是必要的，特别是癌前病变和肿瘤性病变。一些实验室检查对于确诊和评估病情有帮助，包括：

（1）**神经系统受累筛查试验**：包括深肌腱反射和常规听力测试，肌电图和神经传导功能检查可能有帮助。

（2）**影像学检查**：包括MRI和CT等，可用于检查中枢神经系统病变，如XPA组患者后期可出现脑萎缩。

（3）**DNA修复功能检查**：取患者非暴露部位皮肤成纤维细胞体外培养，并用紫外线照射，然后检测该细胞程序外DNA合成（unscheduled DNA synthesis，UDS）水平[12]，如果合成水平降低则可证实XP的诊断。XP变异型患者UDS并无异常，但其成纤维细胞对咖啡因敏感，因而将患者成纤维细胞置于含咖啡因的培养基中培养，并置于紫外灯下照射，与同样条件下的正常对照成纤维细胞比较，如果生存率低则可诊断为XP变异型[13]。

（4）**基因检测**：即筛查患者编码NER途径中7种蛋白的对应基因以及编码DNA多聚酶-η的基因突

变情况。

（5）产前检查：可依据胎儿父母和家系先证者相应基因突变检测结果，检测胎儿的相应基因突变。

2.鉴别诊断

本病需与以下疾病鉴别。

（1）雀斑：为常染色体显性遗传，通常在5岁左右出现，在面部、鼻部日光曝晒处皮肤有多数小的褐色斑疹，两侧常对称；夏季数目增多且颜色加深，冬季则减少而色变淡。

（2）Cockayne综合征：该病部分与XP有重叠，然而有其特征性神经表现，且其皮肤为无色素改变的光敏感，肿瘤发生率多不增加[14, 15]。

（3）毛发硫营养不良（trichothiodystrophy）：除了光敏感外，还可表现为鱼鳞病，脆发，智力缺陷，生殖力减退，身材矮小等[16, 17]，而色素改变少见，并与皮肤肿瘤发生无关。

其他需要鉴别的疾病还包括：基底细胞痣综合征，遗传性红细胞生成性卟啉症，Rothmund-Thomson综合征[18]，亚急性皮肤型红斑狼疮，Peutz-Jeghers综合征等。

【治疗】

本病目前尚无有效治疗方法。首先要进行严格的光防护，并推荐口服钙剂和维生素D。若出现皮肤癌前病变或肿瘤，应予以冷冻、电干燥术，刮除和外科切除。口服维A酸可作为化学预防药物[19]。有报道外用细菌DNA修复酶T4核酸内切酶V脂质体（T4N5）可成功减少日光性角化病和基底细胞癌的发生[20]。实验研究提示基因治疗很有前途，然而离临床应用仍然遥远[21]。

【转归】

本病到目前为止尚无有效治疗方法。疾病自然进展可出现以上临床表现。国外研究提示多数患者最终死于各种恶性肿瘤（33%）、感染（11%）以及其他疾病[6]。严格的防护和长期随访治疗可以延迟肿瘤发生并延长患者生存时间。

【预防】

本病的预防包括两个方面，即预防XP患儿的出生和患儿出生后预防疾病进展恶化。

XP作为常染色体隐性遗传病，近亲结婚使发病率明显增加，禁止近亲结婚是预防的重要手段之一。而对于有着色性干皮病家族史或已经有患儿出生的家庭，产前诊断是避免患儿出生的方法。适当的遗传咨询对于患者和整个家族都很必要。

而对于已经出生的患儿，早期诊断并进行严格的光防护，包括减少室外活动，使用防紫外线衣物全身遮盖，可减少紫外线对身体的损伤，减慢疾病进展；同时皮肤科及相关科室要长期随访观察，及早发现并治疗各种病变，特别是肿瘤性病变，以提高患者生存率和生活质量。

（周细平　刘跃华）

参考文献

［1］MORIWAKI S, KRAEMER K H.Xeroderma pigmentosum—bridging a gap between clinic and laboratory. Photodermatol Photoimmunol Photomed, 2001, 17（2）: 47-54.

［2］ROBBINS J H, KRAEMER K H, LUTZNER M A, et al.Xeroderma pigmentosum.An inherited diseases with sun sensitivity, multiple cutaneous neoplasms, and abnormal DNA repair.Ann Intern Med, 1974, 80（2）: 221-248.

［3］HIRAI Y, KODAMA Y, MORIWAKI S, et al. Heterozygous individuals bearing a founder mutation in the XPA DNA repair gene comprise nearly 1% of the Japanese population. Mutat Res, 2006, 601（1-2）: 171-178.

［4］KLEIJER W J, LAUGEL V, BERNEBURG M, et al. Incidence of DNA repair deficiency disorders in western Europe: Xeroderma pigmentosum, Cockayne syndrome and trichothiodystrophy. DNA Repair （Amst）, 2008, 7（5）: 744-750.

［5］THOMPSON L H.Nucleotide excision repair: its relation to human disease.Totowa: Humana Press, 1998.

［6］KRAEMER K H, LEE M M, SCOTTO J.Xeroderma pigmentosum.Cutaneous, ocular and neurologic abnormalities in 830 published cases.Arch Dermatol, 1987, 123（2）: 241-250.

［7］XIAO S X, CHU Y L, LIU Y, et al.Clinical Analysis of 39 Cases with Xeroderma Pigmentosum.Chin J Derm Venereol, 2005, 19（10）: 606-607.

［8］ALFAWAZ A M, ALHUSSAIN H M.Ocular manifestations of xeroderma pigmentosum at a tertiary eye care center in Saudi Arabia.Ophthal Plast Reconstr Surg, 2011, 27（6）: 401-440.

［9］AMR TAYLOR . Neurodegeneration in xeroderma pigmentosum. Brain, 2008, 131（8）: 1967-1968.

［10］ITOH T, CLEAVER J E, YAMAIZUMI M, et al. Cockayne syndrome complementation group B associated with xeroderma pigmentosum phenotype.Human Genetics, 1996, 97（2）: 176-179.

［11］ANU A, LEENA K, EEVA N. Neurological symptoms and natural course of xeroderma pigmentosum. Brain , 2008, 131（8）: 1979-1989.

［12］LIMSIRICHAIKUL S, NIIMI A, FAWCETT H, et al. A rapid non-radioactive technique for measurement of repair synthesis inprimary human fibroblasts by incorporation of ethynyl deoxyuridine （EdU）. Nucleic Acids Res, 2009, 37（4）: 31.

［13］BROUGHTON B C, CORDONNIER A, KLEIJER W J, et al. Molecular analysis of mutations in DNA polymerase eta in xeroderma pigmentosum-variant patients. Proc Natl Acad Sci USA, 2002, 99（2）: 815-820.

［14］NANCE M A, BERRY S A. Cockayne syndrome: review of 140 cases. Am J Med Genet, 1992, 42（1）: 68-84.

［15］LEHMANN A R.DNA repair-deficient diseases, xeroderma pigmentosum, Cockayne syndrome and trichothiodystrophy. Biochimie, 2003, 85（11）: 1101-1111.

［16］BCRNEBURG M, LOWE J E, NARDO T. UV damage causes uncontrolled DNA breakage in cells from patients with combined features of XPD and Cockayne syndrome. EMBO J, 2000, 19（5）: 1157-1166.

［17］BROUGHTON B C, BERNEBURG M, FAWCETT H. Two individuals with features of both xeroderma pigmentosum and trichothiodystrophy highlight the complexity of the clinical outcomes of mutations in the XPD gene. Hum Mol Genet, 2001, 10（22）: 2539-2347.

［18］HENGGE U R，EMMERT S. Clinical features of xeroderma pigmentosum. Adv Exp Med Biol，2008，637：8-10.

［19］KRAEMER K H，DIGIOVANNA J J，MOSHELL A N. Prevention of skin cancer in xeroderma pigmentosum with the use of oral isotretinoin. N Engl J Med，1988，318（25）：1633-1637.

［20］ZAHID S，BROWNELLI. Repairing DNA damage in xeroderma pigmentosum： T4N5 lotion and gene therapy. J Drugs Dermatol，2008，7（4）：405-408.

［21］MENCK C F，ARMELINI M G，LIMA K M.On the search for skin gene therapy strategies of xeroderma pigmentosum disease. Curr Gene Ther，2007，7（3）：163-174.

第十四节 砷角化

砷角化（keratosis arsenica）是由无机砷引起的一种以侵犯掌跖部为主的角化性皮肤病。本病是慢性砷中毒的皮肤症状之一，可见于从事染料、农药、皮革等生产加工的工人及饮用含砷量高的水或常服砷剂药物（如中药雄黄）的人群。

【流行病学】

此病散发，从事冶炼含砷矿石、制作含砷合金、生产农药如杀虫剂和除草剂等工作者为高发人群。另外，内蒙古、山西为我国饮水型地方性砷中毒重病区，近年新发地区有新疆塔里木盆地、甘肃黑河盆地、淮河平原地区和四川中部。

【病因与发病机制】

某些地区高发系饮用高砷水所致（一般为三价砷），近年来因重视环保工作而使发病率明显下降；但因应用含砷药物（如中药雄黄、朱砂）而引起发病者仍时有发生。砷剂进人体内后与含巯基的蛋白质结合，表皮角蛋白因含有较多巯基，故含砷量高；同时由于砷剂抑制了巯基的活性而使酪氨酸酶的活性增加，因而可产生较多的黑色素。

【病理改变】

表皮角化过度（在点状角化和鸡眼状角化型中还可见到角化不全），呈乳头瘤样或不规则增生，表皮细胞空泡变性，结构紊乱，可见异常分裂细胞，有色素失禁。发生恶变时组织学改变为原位鳞状细胞癌即Bowen病或鳞状细胞癌的改变[1]。

【临床表现】

角化损害主要发生于掌跖部，临床表现可分为以下几种类型。

（1）点状角化型：似掌跖点状角化病，有时仅可摸到粗糙的角化点而不易看到。

（2）鸡眼状角化型：为本病的典型病损，多对称分布于双侧掌跖，为鸡眼样角化突起，中央略凹陷，并常融合成片。

（3）疣状角化型：似寻常疣，但多发而对称分布，可融合成片。

（4）皮角样型。

（5）角化斑（丘）疹型：多发生于躯干，褐色，米粒到指甲大，表面粗糙，基底呈皮色或暗红色，如图18-12所示。

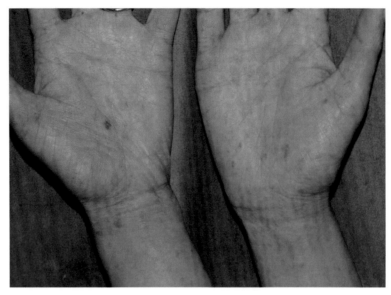

图 18-12　砷角化症临床表现

其他少见的类型还有汗孔角化症样、老年疣状、苔藓样、毛囊炎样及毛细血管扩张样等。同一患者可以有多种角化病变存在。

除了角化性皮损外，躯干、四肢等处还可见到色素异常改变，常为色素沉着（弥漫性褐色斑），杂有色素脱失（白斑），如雨点状，称为砷黑变病。特别是在脐部的五彩纸屑样色素沉着，是慢性砷中毒的典型佐证。

砷剂所致的Bowen病还可合并有内脏肿瘤，Bowen病的出现时间平均比内脏肿瘤早6.26年[1]。

【诊断与鉴别诊断】

1.诊断依据

（1）有不同形式的接触砷及砷化合物史，如因癫痫等疾病长期服用朱砂等含有砷剂成分的中药，或从事接触砷的职业、在砷矿区长期生活等。

（2）皮损特点：详见本节"临床表现"所述。

（3）患者发病年龄较大，病程缓慢，持续多年不退。

（4）部分患者有急性砷中毒表现。

（5）尿液、毛发和皮肤组织内含砷量增高。

（6）病理组织：表皮细胞凹空变性，结构紊乱，可见异常分裂细胞。

2.鉴别诊断

本病应与下列疾病鉴别。

（1）**手足胼胝**：发生在受压部位，压痛明显。

（2）**掌跖角化症**：发病年龄小，皮损广泛，有遗传史。

（3）**角化过度型手足癣**：皮损边缘可见水疱与丘疱疹，真菌镜检阳性，瘙痒症状显著。

（4）慢性湿疹：有局部刺激或致敏物质接触史，瘙痒症状显著，可伴有屈侧面皮肤湿疹损害[2]。

【治疗】

1.驱砷治疗

（1）二巯基丙磺酸钠0.25 g/d，肌内注射，用药3 d、休息4 d为一疗程，可重复使用数个疗程；或用二巯基丙醇每次2.5 mg/kg，1~3次/d，肌内注射，用药3 d、停药4 d为一疗程，一般可用2~3个疗程。

（2）口服青霉胺0.2~0.3 g，3次/d，用药5~7 d，停药2~3 d。

（3）10%硫代硫酸钠10 mL，静脉注射，1次/d。

（4）皮损局部可外用2.5%二巯基丙醇软膏或糖皮质激素。

2.局部治疗

局部治疗包括手术切除、冷冻、电干燥法、刮除术、CO_2激光、光动力疗法等[3]。

【转归】

砷角化可以癌变，多为鳞状细胞癌。Fierg追踪观察了262例服用砷剂的患者，发现有40.4%发生了掌跖角化，有8%并发了皮肤癌，其中以Bowen病最多。

【预防】

避免长期食用及接触含砷的药物、染料等。对于慢性砷中毒和砷角化的患者，应定期进行全身皮肤检查和全身体格检查，每6个月复查一次。

（朱　威　连　石）

参考文献

［1］王宝玺. 皮肤科诊疗常规. 北京：北京协和医院出版社，2004.

［2］朱学骏，顾有守，沈丽玉. 实用皮肤病性病治疗学. 北京：北京大学医学出版社，2005.

［3］赵辨. 中国临床皮肤病学. 南京：江苏科学技术出版社，2009.

第十五节　尖锐湿疣

尖锐湿疣（condyloma acuminatum，CA）又称尖圭湿疣、性病疣（venereal warts）、肛周生殖器疣（anogenital warts）和生殖器疣（genital warts），是由HPV感染所致，主要通过性行为传播，常发生在肛门及外生殖器等部位。

【流行病学】

尖锐湿疣是全球范围内最常见的性传播疾病之一，国外发病率居性传播疾病的第2位，2004—2006年德国全国范围的调查显示10~79岁发病率为169.5/10万人·年[1]。国内报道全国2001年发病率为15.19/10万人[2]。近几年由于预防性HPV疫苗特别是四价疫苗的上市和在一些国家的部分人群的免费应用，使用疫苗的目标人群CA发病率有明显减低趋势[3-5]。

【病因与发病机制】

人是HPV的唯一宿主。目前采用分子生物学技术将HPV分为100多种亚型，引起CA的病毒主要是HPV6、HPV11、HPV40、HPV42、HPV16、HPV18等型，其中HPV6、HPV11型占90%[6]。HPV主要感染上皮组织。近年来大量文献及基础临床研究已充分肯定HPV在肛门、生殖器癌发生的致病作用，其E6蛋白能引起P53蛋白的降解，解除了感染细胞的基因卫士，而E7蛋白能结合到未磷酸化的PRb，使E2F蛋白释放，两者通过增加DNA损伤的累积诱导细胞持续增殖并最终导致肿瘤发生[7, 8]。不同亚型的HPV其E6和E7作用效能不同，因而引起肿瘤的危险程度不同；如HPV16、HPV18、HPV31、HPV33等为高危型，可引起宫颈癌的发生；而HPV6、HPV11、HPV40、HPV42等为低危型[9]。

【病理改变】

典型表现（图18-13）为表皮角化不全、角化过度，棘层肥厚，乳头瘤样增生，基底层细胞增生；颗粒层和棘层上部细胞可有明显的空泡化细胞，其胞质着色淡，核浓缩、深染，核周及胞质出现空泡化，称为凹空细胞，为特征性改变；真皮浅层毛细血管扩张，周围常有较多炎性细胞浸润。

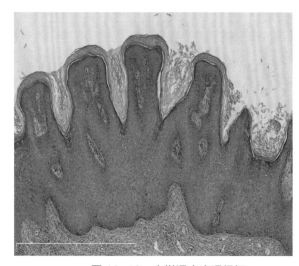

图 18-13　尖锐湿疣病理组织

【临床表现】

本病好发生于性活跃的中青年。潜伏期一般为1~8个月，平均为3个月。外生殖器及肛门周围皮肤黏膜湿润区为好发部位。男性多见于龟头、冠状沟、包皮系带、尿道口、阴茎部、会阴，同性恋者多见于肛门及直肠内；女性多见于大小阴唇、阴道口、阴蒂、阴道、宫颈、会阴及肛周。少数患者可见于肛门、生殖器以外部位，如口腔、腋窝、乳房、趾间等。皮损初起为单个或多个散在的淡红色小丘疹，质地柔软，顶端尖锐，后渐增多增大，依疣体形态可分为丘疹型、乳头状、菜花状、鸡冠状；疣体常呈白色、粉红色或污灰色，表面易发生糜烂，有渗液、浸渍及破溃，尚可合并出血及感染。多数患者无明显自觉症状，少数可有异物感、灼痛、刺痒或性交不适。宫颈部位疣体通常较小，界限清，表面光滑或呈颗粒状、沟回状，妊娠时可明显增大增多。少数患者疣体过度增生成为巨大型CA（Buschke-Löwenstein瘤），如图18-14所示。外观似鳞状细胞癌，但组织学为良性，常与HPV6型感染有关。部分可发生恶变，需行组织学检查确诊[10]。

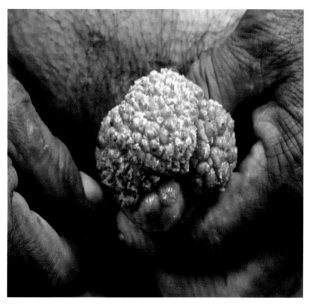

图18-14 巨大型尖锐湿疣

更多的患者表现为潜伏感染或亚临床感染[11]。前者局部皮肤黏膜外观正常且醋酸白试验阴性，但通过分子生物学方法可检测到HPV的存在，目前认为HPV潜伏感染是CA复发的主要原因之一；后者表现为肉眼不能辨认的皮损，醋酸白试验阳性，亚临床感染的存在和再活动也与本病复发有关。

【诊断与鉴别诊断】

1.诊断

本病主要根据病史（性接触史、配偶感染史或间接接触史等）、典型临床表现和实验室检查结果（醋酸白试验、细胞学检查、病理组织检查、核酸杂交试验、聚合酶链反应等）进行诊断。其中HPV的检测分型可能有助于更好地随访和预防肛门生殖器病变向肿瘤转变[12]。

2.鉴别诊断

本病需和假性湿疣、阴茎珍珠状丘疹、扁平湿疣、鲍文样丘疹病、鳞状细胞癌和皮脂腺增生等进行鉴别。

（1）假性湿疣（pseudocondyloma）：常发生在女性小阴唇内侧及阴道前庭，为白色或淡红色小丘疹，表面光滑，对称分布，无自觉症状；醋酸白试验阴性。

（2）阴茎珍珠状丘疹（pearly penile papules）：发生在男性龟头冠状沟边缘的细小圆锥状小丘疹，排列成单行或多行，白色或淡红色，不融合，无自觉症状；醋酸白试验阴性。

（3）扁平湿疣：为二期梅毒特征性皮损，发生在肛门生殖器部位，多个或成群的红褐色斑块，表面扁平，基底宽，无蒂，常糜烂、渗出；皮损处取材在暗视野下可查到梅毒螺旋体；梅毒血清学反应强阳性。

【治疗】

1.外用药物治疗

（1）0.5%足叶草毒素酊（鬼臼毒素酊）：为抗病毒有丝分裂药物。用法为每天2次外用，连用3d、停药4d为1个疗程，可根据病变程度连续用1~3个疗程，治愈率较高。适用于任何部位的皮损（包括男性尿道内及女性阴道内皮损），但应注意其致畸作用，孕妇禁用。

（2）10%~25%足叶草酯酊：每周1~2次局部外用，涂药1~4h后洗去。因刺激性较大，故应注意保护皮损周围正常组织。本药有致畸作用，孕妇禁用。

（3）50%三氯醋酸：可通过对病毒蛋白的凝固作用破坏疣体，使疣组织坏死脱落。每周或隔周使用1次，连续用药不宜超过6周。有腐蚀性，应注意保护正常组织。

（4）其他：5% 5-氟尿嘧啶每周外用1次；研究显示15%Polyphenon E乳膏治疗CA效果较好，安全性和耐受性良好，复发率较低[13]。

2.物理治疗

激光、冷冻、电灼、微波等可酌情选用，巨大疣体可手术切除。

3.免疫调节剂

5%咪喹莫特每周外用2~3次，睡前外用，6~10h后洗掉，可用药16周，局部可出现轻中度刺激症状。而干扰素更推荐局部应用[14]。

4.光动力疗法

研究显示氨基酮戊酸光动力学治疗（ALA-PDT）效果较好，相比CO_2激光不良反应更小[15, 16]。

5.治疗性HPV疫苗

目前治疗性疫苗尚未上市，预计不久的将来可能用于临床。

【转归】

目前没有治愈HPV感染的特异性抗病毒治疗方法。一方面CA可能反复发作，引起局部组织毁损并造成很大心理负担；另一方面，不同亚型的HPV感染可导致不同后果。HPV16、HPV18、HPV45、HPV56等长期感染可以致宫颈发生上皮内瘤变，少数进而向宫颈癌转化；而阴阜、阴道、阴茎和肛门也可以发生相似病变，表现为红斑或发白斑块如增殖性红斑和黏膜白斑，或色素性丘疹如鲍文样丘疹病。尽管引起CA的病毒主要为低危型的HPV6、HPV11等，但CA同时可以伴随其他型的HPV感染，包括HPV16、HPV18等高危型，因而需要关注在CA的基础上发生肿瘤的可能性。

【预防】

多数研究表明，避孕套并不能有效预防HPV感染，控制性伴数量是减少传播的主要方法。HPV疫苗是预防HPV感染的另一条途径。研究表明预防性HPV疫苗的安全性和有效性都较好，在年轻人群中使用使得CA等HPV感染相关疾病的发病率明显减低[3-5, 17]，同时可以降低相关肿瘤的发生率[18-20]。然而预防性疫苗对于CA患者并没有治疗作用。因而对于CA患者，在常规的治疗方式下，需要关注HPV诱发肿瘤的可能性。推荐长期随访，并做HPV分型检测以及其他必要的肿瘤筛查，及时处理严重病变。

（周细平　刘跃华）

参考文献

[1] KRAUT A A，SCHINK T，SCHULZE R，et al. Incidence of anogenital warts in Germany：a population-based cohort study.BMC Infectious Diseases，2010，10：360.

[2] 龚向东，叶顺章，张君炎，等.1991—2001年我国性病流行病学分析.中华皮肤科杂志，2002，35（3）：178-182.

[3] MUNOZ N，KJAER S K，SIGURDSSON K.Impact of human papillomavirus（HPV）-6/11/16/18 vaccine on all HPV-associated genital diseases in young women.J Natl Cancer Inst，2010，102（5）：325-339.

[4] READ T R，HOCKING J S，CHEN M Y，et al. The near disappearance of genital warts in young women 4 years after commencing a national human papillomavirus（HPV）vaccination programme.Sex Transm Infect，2011，87（7）：544-547.

[5] ROTELI C，NAUD P，BORBA P，et al. Sustained immunogenicity and efficacy of the HPV-16/18 AS04-adjuvanted vaccine：up to 8.4 years of follow-up.Hum Vaccin Immunother，2012，8（3）：390-397.

[6] WANG H，QIAO Y L.Human papillomavirus type-distribution in condylomataacuminata of mainland China：a meta-analysis.Int J STD AIDS，2008，19（10）：680-684.

[7] GONZALEZ A.Molecular biology of cervical cancer.Clin Transl Oncol，2007，9（6）：347-354.

[8] MAGALDI T G，ALMSTEAD L L，BELLONE S，et al. Primary human cervical carcinoma cells require human papillomavirus E6 and E7 expression for ongoing proliferation.Virology，2012，422（1）：114-124.

[9] MUÑOZ N，BOSCH F X，SANJOSE S，et al. the International Agency for Research on Cancer Multicenter Cervical Cancer Study Group：Epidemiologic Classification of Human Papillomavirus Types Associated with Cervical Cancer.N Engl J Med，2003，348：518-527.

［10］KREUTER A，WIELAND U. Images in clinical medicine. Giant condylomaacuminatum of Buschke and Lwenstein. The New England Journal of Medicine，2011，365（17）：1624.

［11］LAURA K. Epidemiology of Genital Human Papillomavirus Infection.The American Journal of Medicine，1997，102（5A）：3-8.

［12］RIJKAART D C，BERKHOF J，ROZENDAAL L，et al. Human papillomavirus testing for the detection of high-grade cervical intraepithelial neoplasia and cancer：final results of the POBASCAM randomised controlled trial. Lancet Oncol，2012，13（1）：78-88.

［13］TZELLOS T G，SARDELI C，LALLAS A，et al. Efficacy，safety and tolerability of green tea catechins in the treatment of external anogenital warts：a systematic review and meta-analysis. J Eur Acad Dermatol Venereol，2011，25（3）：345-353.

［14］YANG J，PU Y G，ZENG Z M，et al. Interferon for the treatment of genital warts：a systematic review.BMC Infect Dis，2009，9：156.

［15］NUCCI V，TORCHIA D，CAPPUGI P. Treatment of anogenitalcondylomataacuminata with topical photodynamic therapy：report of 14 cases and review. Int J Infect Dis，2010，13：280-282.

［16］LIANG J，LU X N，TANG H，et al. Evaluation of photodynamic therapy using topical aminolevulinic acid hydrochloride in the treatment of condylomataacuminata：a comparative，randomized clinical trial.Photodermatol Photoimmunol Photomed，2009，25（6）：293-297.

［17］WHEELER C M，CASTELLSAGUE X，GARLAND S M.Cross-protective efficacy of HPV-16/18 AS04-adjuvanted vaccine against cervical infection and precancer caused by non-vaccine oncogenic HPV types：4-year end-of-study analysis of the randomised，double-blind PATRICIA trial. Lancet Oncol，2012，13（1）：100-110.

［18］NO J H，KIM M K，JEON Y T，et al. Human papillomavirus vaccine：widening the scope for cancer prevention. Mol Carcinog，2011，50（4）：244-253.

［19］MCCORMACK P L，JOURA E A.Quadrivalent human papillomavirus（types 6，11，16，18）recombinant vaccine（Gardasil®）：a review of its use in the prevention of premalignant genital lesions，genital cancer and genital warts in women. Drugs，2010，70（18）：2449-2474.

［20］LU B，KUMAR A，CASTELLSAGUE X，et al. Efficacy and safety of prophylactic vaccines against cervical HPV infection and diseases among women：a systematic review & meta-analysis. BMC Infect Dis，2011，11：13.

第十六节　瘢　痕

瘢痕是临床常见的一种皮肤疾病。多种原因可引起瘢痕。部分患者经过长期的病理过程，会继发鳞状细胞癌等恶性肿瘤[1]。

【流行病学】

除胎儿外，出生后的正常人，当皮肤损伤深达真皮乳头层以下时，愈合后绝大多数人都有可能发生瘢痕。只是因为受伤的方式和处理的方式不同，以及体质的差异等，发生瘢痕的程度有很大差异。

除常见的瘢痕外，瘢痕疙瘩也是一种瘢痕性疾病。瘢痕疙瘩在我国的发病率没有大样本的流行病学研究结果，但国外有关文献报告，深色人种的发病率明显较白种人高，在深色人种和西班牙人中其发病率可高达16%[1]。

【病因与发病机制】

1.病因

各种疾病和因素会造成瘢痕形成。常见的原因是：

（1）**外伤**：各种顿挫性机械损伤，当损伤达到真皮中层以下，而且没有有效措施使其一期愈合时，常会引起瘢痕。

（2）**烧伤**：深二度以上的烧伤很难一期愈合，多数引起增生性瘢痕。

（3）**感染**：各种细菌及真菌感染，造成真皮及皮下组织严重破坏，以致皮肤组织不能完全修复，引起瘢痕。常见的感染性疾病有疖肿、慢性毛囊炎、寻常狼疮、非结核分枝杆菌感染、脓癣、各种深部真菌感染、利什曼病等。

（4）**非感染性炎症**：如皮肤红斑狼疮、硬皮病、扁平苔藓、结节病、类脂质渐进性坏死等。

瘢痕疙瘩的发病可有外伤和局部感染的诱因，也有部分患者诉没有任何局部刺激因素而发病[2]。

2.发病机制

真皮成纤维细胞功能异常活跃是肥大性瘢痕和瘢痕疙瘩的主要发病机制。各种深在性外伤或感染如果不能一期愈合，真皮内的成纤维细胞在增生的过程中没有受到周围组织的压力和有关信号传导的抑制性信息，可发生过度增生，产生瘢痕[3]。

瘢痕疙瘩的发病机制复杂，目前发现部分患者有家族史，可能属常染色体不全显性遗传性疾病，且发现易感基因位于第2和第7号染色体上，并有基因突变。有研究发现中国汉族人HLA-B*07-Cw*0802-

DQB1*0501和Cw*0802-DQB1*0501-DRB1*15与瘢痕疙瘩有关。

　　与正常人伤口中的成纤维细胞比较，瘢痕疙瘩中的成纤维细胞过度产生前Ⅰ型胶原，以及高表达一些生长因子，如血管内皮生长因子，转化生长因子β1和β2，血小板衍生生长因子等，同时发现这些细胞有较低的凋亡率，下调有关凋亡基因，包括*P53*基因。在瘢痕疙瘩中，连接素低表达，细胞间的缝隙连接减弱，造成细胞间的抑制性信号交换异常，如细胞凋亡率减低[1]。

【病理改变】

　　增生性瘢痕的主要病理学表现为表皮萎缩或轻度增生，真皮浅中层及深层弥漫性成纤维细胞及胶原纤维增生，成纤维细胞呈不均匀束状，不规则性交织性增生，细胞没有异型性。间有粗大不规则的胶原纤维束，一般没有胶原纤维的硬化。可有小血管增多，周围轻度淋巴细胞和浆细胞浸润。在早期损害中，成纤维细胞的数量较多；晚期损害中，胶原纤维的比例更大。

　　在瘢痕疙瘩中，表皮多数萎缩，真皮全层大片胶原纤维和成纤维细胞增生。与增生性瘢痕相比，瘢痕疙瘩组织中成纤维细胞和胶原纤维束增生更加不规则、无序，特别是胶原纤维束更加粗大，很多胶原纤维呈均质化，玻璃样变性，即胶原纤维硬化，这是瘢痕疙瘩的特征性病理组织表现，见图18-15。早期可见肥大细胞增多，这可以解释为何有时有瘙痒感觉。另外，由于瘢痕挛缩，压迫小神经束，临床可有疼痛感觉。

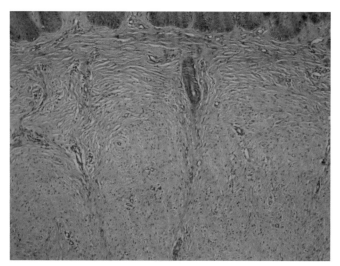

图18-15　瘢痕疙瘩病理组织学表现

【临床表现】

　　肥大性瘢痕发病无性别与年龄区别，主要与损伤的性质和程度有关。如果是较深在的顿挫伤或撕扯伤，不能进行很有效的缝合时，或外科缝合时没有进行内缝合等，常发生肥大性瘢痕。肥大性瘢痕多发生在外伤后3~4周，在外伤部位出现与外伤形状一致的红色结节或斑块，表面有毛细血管扩张，质地韧硬。在数月内逐渐发展，增宽、隆起，但基本不超过外伤的范围。部分患者经过1~2年以后皮损开始自行缓解，颜色变淡，皮损逐渐缩小、变平。

　　瘢痕疙瘩临床发病率远远低于肥大性瘢痕，主要发生在特殊体质的少数人群。发病年龄主要是11~30

岁，女性多于男性。发病前可以有局部外伤或感染等。有报告部分患者在妊娠时容易发病。临床最关键的特征是发病前可以没有明显局部损伤史，而且皮疹不断发展，远远超过原有损伤范围。皮疹一般有特定的发生部位，主要发生在躯干上部，最常见是前胸，占34%（336 / 1 000），肩膀占17%，后背上部、颈后、上臂占13%，下肢占10%，耳部占9%。可单发，也可多发。初期为一个红色小丘疹，而后逐渐增大，形成椭圆状或哑铃状、外形不规则的结节或斑块，可有伪足状突起，故又称为蟹足肿。表面暗红色，光滑，质地坚韧，可有毛细血管扩张。在肤色深的患者，皮疹可表现为棕褐色，见图18-16。有80%左右伴瘙痒，46%有刺痛感，夏季更明显。与肥大性瘢痕不同，瘢痕疙瘩在1~2年内不仅不缓解，反而呈逐渐加重的发展过程，甚至可持续发展10年以上。但部分患者可在5年以后开始消退。本病的特点之一是发病部位主要局限在躯干上部，下肢、四肢远端和面部很少发病[4-6]。

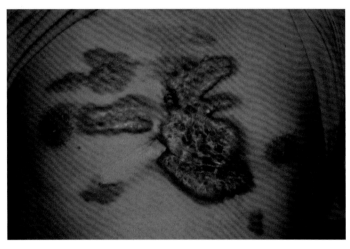

图 18-16　瘢痕疙瘩临床表现

少数皮疹继发皮肤恶性肿瘤，主要是鳞状细胞癌或基底细胞癌。如果皮疹出现溃疡，并不断扩大，经抗感染治疗无效，或皮损部分区域出现显著性增生，形成结节或肿块，提示发生恶性肿瘤，需要进行病理组织学检查，及时诊断和治疗[7, 8]。

【诊断】

如果瘢痕损害范围局限在外伤部位，2年内有明显自然消退倾向，可以诊断为肥大性瘢痕。如果瘢痕样损害持续发展，明显超过外伤范围，有痒痛感等，病理组织有胶原纤维硬化等，可诊断为瘢痕疙瘩。

【治疗】

治疗方法包括外科切除，局部注射糖皮质激素，口服抗组胺药物，以及冷冻、激光、放射、加压封包和免疫调节剂治疗等[9]。

1.手术切除

对肥大性瘢痕，如果系处理不当形成，可以手术切除，使其一期愈合，但对瘢痕疙瘩，单纯手术切除复发率达 45%~100%，而且会发生比手术切除前更严重的瘢痕。因此，目前不采用单纯手术切除的方法，而是在手术后24 h开始联合进行放射治疗或局部注射糖皮质激素治疗[5, 9]。

2.糖皮质激素

局部外用糖皮质激素制剂，因为药物很难有效渗透到真皮中下层瘢痕组织内，所以效果非常有限。皮疹内局部注射适用于直径1~2cm的较小损害，常用曲安西龙或复方倍他米松，适当混合利多卡因可以减轻注射时的疼痛。一般每周至每月一次，根据病情可治疗4~6次。有效率50%~100%，复发率9%~50%。在手术切除后的24 h，向紧邻切口组织内注射糖皮质激素，每周一次，连续2周，此后每月一次，连续3个月，可有效减少手术治疗的复发率。不良反应有局部色素减退、萎缩和毛细血管扩张[9]。

3.免疫调节剂

（1）咪喹莫特软膏：此药可诱导皮肤产生干扰素及其他炎症因子，抑制成纤维细胞合成胶原纤维，并诱导其凋亡等，可单独应用于较小的损害，或手术后联合应用，但实际治疗效果非常有限，复发率很高。

（2）干扰素：IFN-α2b 皮疹内注射或手术后切口周围组织内注射可减轻病情，或减少复发率。与皮疹内注射糖皮质激素的15%复发率相比，注射干扰素的复发率较高，达54%。

（3）5-氟尿嘧啶：皮疹内注射25~100 mg，每周一次，连续12周，可获得显著疗效，包括以往局部注射糖皮质激素失败的患者。手术切除后局部单次注射25 mg，可有效减少复发。不良反应有局部疼痛、烧灼感、色素沉着、溃疡等。

（4）Mitomycin C：是一种抗肿瘤性抗生素，可抑制成纤维细胞，但不抑制表皮分化。临床对15例患者的多个瘢痕疙瘩，手术切除后局部外用mitomycin C（0.4 mg/mL）5 min，经过6个月随访，与对照组比较，复发率没有差别。此药局部使用可能抑制伤口愈合，这限制了其应用。

（5）维生素A酸：理论上此药可抑制成纤维细胞增生，但以往的临床研究没有证实其肯定的有效性。

4.放射治疗

放射治疗可以作为单独治疗也可以与手术切除联合应用。在手术切除后48 h内照射可获得很好效果。一般采用电子束照射，剂量10~20 Gy，手术切除后2~4 d内进行。Ogawa等报告129例患者，手术后照射电子束3 d以上，剂量15 Gy，随访24个月，复发率32.7%。不良反应包括局部纤维化、伤口预后不良，以及发生潜在恶性肿瘤风险。因此，推荐用于顽固患者，并在使用前充分与患者沟通[5]。

5.激光治疗

曾用于治疗瘢痕疙瘩的激光包括CO_2激光、氩离子激光、Nd：YAG激光等，但多数效果不好，复发率较高。目前，关于激光治疗瘢痕疙瘩仍需要进行临床研究数据累积。

6.冷冻治疗

冷冻治疗已经使用几十年。但主要对较小的损害有效，而且要多次治疗。冷冻过程中常有疼痛，部分患者不易接受，影响后续治疗。肤色深者可出现色素减退，而且也有较高的复发率，所以此方法使用逐渐减少。

7. 封包性湿敷

封包性湿敷抑制瘢痕的机制并不很清楚。以往认为必须是有硅的凝胶敷料具有这种功效，但近年来的研究发现，不含硅的制剂，只要有封包、保湿的作用，可以获得和含硅凝胶一样的疗效。一般要求手术后立刻开始使用，每天持续12 h以上，持续1个月。但在关节等活动部位不宜长时间固定贴敷。

【转归】

肥大性瘢痕皮疹多数经过数年（一般在2年内）可开始自行缓解，表现为颜色变浅，体积缩小，逐渐平复。而瘢痕疙瘩部分皮疹持续进展，或不断有新皮疹出现，部分皮疹经过5年以上开始消退。关于发生恶变的确切概率少有报告，有文献认为可能是2%。一份研究发现，在412例发生在瘢痕的恶性肿瘤中，鳞状细胞癌占71%，基底细胞癌占12%，黑素瘤占6%，肉瘤占5%，其他肿瘤占4%。瘢痕曾经进行手术切除或植皮治疗者只有5%。从瘢痕发生到发现肿瘤的时间平均31年。局部淋巴结转移22%，远处转移14%，死亡率21%[1]。

【预防】

预防肥大性瘢痕，主要是在外伤处理方法上，尽量使伤口一期愈合，缝合时尽量采用内缝合方式。发现有发生肥大性瘢痕的可能时，尽早采用封包性敷料预防。对瘢痕体质者，在易发生瘢痕疙瘩部位的伤口处，尽早局部注射糖皮质激素制剂以预防或减轻瘢痕疙瘩的发生。

对于顽固瘢痕，及早手术切除或植皮治疗对预防发生恶变有重要作用。

（涂　平）

参考文献

[1] KOWAL A, CRISWELL B K. Burn scar neoplasms: a literature review and statistical analysis. Burns, 2005, 4: 403-413.

[2] SCHARNAGL E, SMOLA M G, HELLBOM B A, et al. Scar tissue cancer: observations and results of 23 cases. Langenbecks Arch Chir, 1991, 376 (6): 341-345.

[3] JELLOULI A, KOCHBATI L, DHRAIEF S, et al. Cancers arising from burn scars: 62 cases.Ann Dermatol Venereol, 2003, 130 (4): 413-416.

[4] SNYDER R J. Skin cancers and wounds in the geriatric population: a review. Ostomy Wound Manage, 2009, 55 (4): 64-76.

[5] KASSE A A, BETEL E, DEME A, et al. Cancers in the scars of thermal burns (apropos of 67 cases). Dakar Med, 1999, 44 (2): 206-210.

[6] DIENG M T, DIOP N N, DEME A, et al. Squamous cell carcinoma in black patients: 80 cases.Ann Dermatol Venereol, 2004, 131 (12): 1055-1057.

[7] KIKUCHI H, NISHIDA T, KUROKAWA M, et al. Three cases of malignant melanoma arising on burn scars. J Dermatol, 2003, 30 (8): 617-624.

[8] EDLICH R F, WINTERS K L, BRITT L D, et al. Difficult wounds: an update. J Long Term Eff Med Implants, 2005, 15 (3): 289-302.

[9] TRENT J T, KIRSNER R S. Wounds and malignancy. Adv Skin Wound Care, 2003, 16 (1): 31-34.

第十七节　慢性溃疡

慢性溃疡是临床医疗中时常遇到的疾病，常见的病因有感染、血管阻塞等。

【流行病学】

慢性溃疡的成因各异，因此不同原因引起的慢性溃疡发病情况有很大差异。有报告糖尿病足发生率可达40%[1]。

【病因与发病机制】

慢性溃疡的病因多种多样，十分复杂，主要有各种感染，血管神经损伤、各种原因的慢性炎症等。

感染性因素中，部分细菌感染、结核或非结核分枝杆菌和麻风杆菌感染较常见，放线菌、奴卡菌等少见；深部真菌感染也是较常见的病因，如孢子丝菌、着色芽生菌、新型隐球菌；利什曼原虫在某些地区常见；三期梅毒的树胶样肿偶尔见到。

糖尿病等微血管病变导致足部慢性溃疡很常见，下肢静脉曲张是导致小腿慢性溃疡最常见原因。还有一些非感染性慢性炎症，如坏疽性脓皮病、皮肤红斑狼疮、血管炎等[2]。

皮肤溃疡的发病机制因不同的致病原因而各异。主要机制有病原微生物的直接破坏作用、各种炎症性损伤及血管-神经性营养因素等。各种感染性疾病中，部分微生物本身可以分泌毒素或组织溶酶直接破坏人体皮肤组织，如溶组织阿米巴原虫中的各种酶通过直接水解皮肤组织细胞结构，造成皮肤出现溃疡。更多的感染性溃疡，是病原微生物与机体免疫反应相互作用的结果。如结核杆菌和梅毒螺旋体感染皮肤后，通过引起皮肤血管内皮增生等，导致皮肤干酪样坏死，形成溃疡；毛霉菌等具有亲血管性，菌体在血管中迅速繁殖，形成血管栓塞，导致支配或引流区域的皮肤发生坏死，引起溃疡；更常见的是致病微生物侵入皮肤后，引起免疫性炎症反应，如孢子丝菌病、着色芽生菌病、新型隐球菌病、非结核分枝菌病、放线菌病、奴卡菌病等，感染组织内出现大量中性白细胞浸润，白细胞中的多种酶释放到组织中，引起脓肿，组织结构坏死，出现溃疡[3]。

某些自身免疫性疾病，如坏疽性脓皮病、变应性血管炎、青斑样血管病、结节性多动脉炎等，由于小血管炎症或血栓造成局部皮肤缺血坏死等，最终会引起溃疡[4]。

其他因素，如糖尿病性微血管病变、下肢静脉曲张等小血管循环不良，使得局部皮肤长期慢性缺血，出现糖尿病足、下肢淤滞性溃疡等。

周围神经损伤，也是导致皮肤慢性溃疡的机制之一。糖尿病患者周围末梢神经损伤，患者真皮乳头和表皮下层的神经末梢密度较正常人明显减少，形态也有异常。麻风患者，由于周围神经的损伤，也通过伤害皮肤血管调节和营养等机制，引起了慢性溃疡。其他一些更少见的机制，如慢性放射性损伤，使得局部皮肤成纤维细胞失去分裂增生和合成胶原纤维的能力，也可导致慢性溃疡。

需要指出的是，在各种慢性溃疡当中，溃疡的表面都有多种细菌寄生或定植，如金黄色葡萄球菌、绿脓杆菌等，它们虽然不是原发性致病菌，但是这些细菌或真菌对溃疡的发展和愈合有不利影响，有些情况下，经过对这些感染的处理，有助于溃疡的愈合。

【病理改变】

皮肤慢性溃疡本身的病理改变是非特异性的，一般有表皮阙如，真皮浅中层不同程度缺失，表面有脓痂，真皮弥漫性慢性炎症细胞浸润，包括淋巴细胞、中性粒细胞、浆细胞等。常见到真皮邻近溃疡面的区域内小血管壁有纤维素样变性，这是非特异性改变，并不意味着有免疫性血管炎的存在。

在感染性溃疡中，代表性病理表现为混合性炎症细胞浸润，主要以淋巴细胞、中性粒细胞、浆细胞为基本背景，常有散在和团块状组织细胞和多核巨细胞浸润。急性改变可见到脓肿区域。在HE染色中，如果没有发现病原体，则很难区别结核分枝杆菌、真菌以及原虫感染。如果见到干酪样坏死，则主要考虑结核杆菌感染，少数为三期梅毒。如果真皮内有大量组织细胞团块，特别是泡沫状组织细胞时，需要考虑麻风杆菌感染。在HE染色中，可以发现部分病原体，如毛霉菌、曲霉菌、新型隐球菌、着色芽生菌、马尔尼菲青霉菌、利什曼原虫等。但很多情况下需要组织化学的特殊染色，如PAS染色、六胺银染色可显示真菌结构，抗酸染色可显示结核、麻风杆菌和非结核分枝杆菌，瑞氏染色可显示其他细菌，甲苯胺蓝染色可显示利什曼原虫等。

在自身免疫性血管炎中，典型表现为血管壁上有炎症细胞浸润，常见的是中性粒细胞和碎核，时常伴有血管壁上纤维蛋白沉积；另一种情况是血管壁上以淋巴细胞为主的浸润；少数病例可见组织细胞浸润，形成所谓肉芽肿性改变。如果仅见到血管腔内有血栓形成，而血管壁没有明显炎症性损害，提示为血管阻塞性疾病，见图18-17。

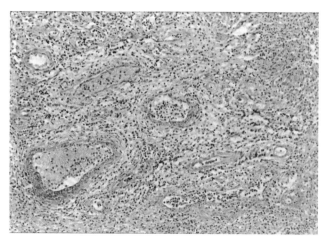

图18-17　慢性溃疡的病理组织学表现

如果在溃疡组织附近发现异型细胞，则提示恶性肿瘤性溃疡或溃疡继发了恶性肿瘤。

【临床表现】

不同原因的慢性溃疡临床表现有相对应的特点。

1.感染性溃疡

发病前多有外伤史，皮疹好发于肢体远端的暴露部位，如手背、面部等。发病部位接触过土壤、鱼类等。发病初期是一个红色小丘疹，而后逐渐发展扩大，形成结节或肿块，中央坏死形成溃疡，表面有渗出、结痂，周边可有疣状隆起。溃疡可逐渐扩大，外形不规则。不同病原体的感染和宿主免疫反应的差异，会导致不同的皮疹表现。部分患者出现首发溃疡后，皮疹会沿着淋巴管向心性播散，形成串珠状排列、大小不一的溃疡。此种情况较常见于孢子丝菌病、非结核分枝杆菌感染等。部分患者溃疡一边发展，一边出现瘢痕化愈合，形成多发性窦道性溃疡，不断有脓性分泌物排出，如奴卡菌病。如果有"硫黄颗粒"样物质排出，则为典型的足菌肿表现[5]。

2.免疫性炎症性溃疡

如果是发生在小腿或足背的多发性小溃疡，直径0.5~2 cm大小，表面常有黑色血痂，有明显疼痛，主要见于皮肤变应性血管炎、青斑样血管病等，见图18-18。而在坏疽性脓皮病，四肢出现较大多发性溃疡，溃疡很深，基底为高低不平的肉芽组织，常有脓苔，进展期溃疡边缘多呈紫红色水肿性隆起，可有脓疱或血疱。疼痛较明显，可长期不愈合。

3.慢性淤滞性溃疡

主要发生在小腿下段，以内侧更多见，直径3~5 cm大小，周围皮肤呈暗褐红色，可肥厚成疣状。患肢常有肿胀。

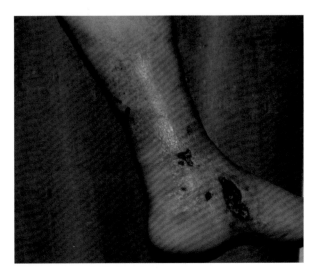

图 18-18　慢性溃疡临床表现

4.糖尿病足

糖尿病足是最常见的糖尿病的并发症，主要发生在足趾远端或足跖易受压的部位。初发时为鸡眼样皮疹，以后出现4~6 mm的溃疡，因溃疡较深，容易形成窦道样溃疡。

5.麻风

其慢性溃疡因为周围神经损伤，感觉消失，造成受力或摩擦处皮肤组织坏死，形成慢性溃疡；同时由于局部神经营养不良，皮肤溃疡长期不愈合。主要表现为足趾、足跟等处数厘米大小的溃疡，基底干净，炎症不明显[6]。

各种慢性溃疡虽有其对应的特点，但在慢性阶段，一般病情比较稳定。如果溃疡或其一部分有进行性浸润或隆起性损害时，需要考虑发生癌变。慢性溃疡发生恶变时，最常见的是基底细胞癌、鳞状细胞癌等。

【诊断】

长期不愈合的皮肤缺损即可诊断为慢性溃疡。诊断时最好在溃疡边缘处取材进行组织病理学检查，除外恶性肿瘤，并对溃疡的性质进行分类，以指导后续治疗。如果怀疑感染性溃疡，需要进行有关病原体检查[7]。

【治疗】

慢性溃疡根据不同原因和病理机制，以及溃疡的病程阶段，选择不同治疗方法[8]。

1.感染性溃疡者

如果是细菌感染，需要选择敏感抗生素对症治疗。

（1）结核感染：口服异烟肼0.3 g/d；乙胺丁醇750 mg，3次/d；利福平600 mg，每周2~3次。连续6个月。

（2）非结核分枝杆菌感染：米诺环素、克拉霉素、利福平、左氧氟沙星、磺胺类药物等，因该病治疗起效较慢，有些需要治疗1~3年。

（3）其他细菌感染：根据药敏试验结果，选择适当的抗生素。尽管有些感染是溃疡表面的继发性感染，但控制此类感染对溃疡愈合也是非常必要的。

（4）真菌感染：根据不同的菌种使用不同的药物。对孢子丝菌、假丝酵母菌等，常使用伊曲康唑、氟康唑、特比萘芬等。着色芽生菌、毛霉菌、曲霉菌、新型隐球菌等，需要先使用两性霉素B，以后用伏立康唑、伊曲康唑、氟康唑等巩固和维持治疗。多数真菌感染性溃疡是慢性病程，需要数月甚至数年的长期治疗。

对部分真菌感染性慢性溃疡，局部热疗，如利用远红外线、超短波、微波等，使局部温度保持在42℃以上，持续30 min，每日2次以上，可有效控制真菌的生长，是常用的经济有效的治疗手段之一[6]。

2.血液循环障碍性溃疡

除治疗原发性疾病如糖尿病、下肢静脉曲张等以外，很多改善微循环的药物，如多种前列腺素、抗凝药物（如阿司匹林、肝素钠）等，可有效促进溃疡愈合。

3.自身免疫性炎症性溃疡

如血管炎、坏疽性脓皮病、红斑狼疮、溃疡型扁平苔藓等，可使用抗炎药物。对轻者可使用羟氯喹、沙利度胺、达那唑等；对严重者，使用糖皮质激素以及免疫抑制剂，后者如硫唑嘌呤、环磷酰胺、甲氨蝶呤、环孢霉素等。

4.外科换药

对部分有脓肿、坏死严重的溃疡，在有针对性的系统治疗的基础上，局部清创、换药是非常必要的[3]。

5.手术切除

对部分感染性或非感染性溃疡，在药物治疗的前提下，联合手术治疗可有效地提高疗效，缩短疗程。对有窦道形成的损害，切除窦道的纤维组织，可以有效提高药物治疗的效果。在感染和溃疡有效控制后，溃疡局部植皮可快速促进溃疡愈合，大大缩短疗程[1, 7]。

【转归】

慢性溃疡经过有效治疗和对症治疗，部分可以治愈，部分缓解，少数损害可继发恶性肿瘤。一项研究发现，烧伤后瘢痕发生恶性肿瘤的可能性是0.7%~2%。尽管有急性损伤后溃疡1年内发生癌变的报告，但多数是慢性溃疡，发生恶性转化的平均时间是35年。其中鳞状细胞癌占87.5%，基底细胞癌12.5%。小腿溃疡发生癌变的概率是2.2%~4.4%，其中75%是基底细胞癌，25%是鳞状细胞癌。因此，如果溃疡在原来基础上出现外生性肿瘤，或溃疡快速进展，基底浸润硬化，则考虑发生恶性病变，需要及时取材进行病理组织学检查[2, 8, 9]。

【预防】

对容易发生慢性溃疡的疾病，如糖尿病、下肢静脉曲张、局部外伤慢性感染、坏疽性脓皮病等，需要早期积极治疗，尽快控制病情进展，以防止其发展为慢性溃疡。

（涂 平）

参考文献

［1］EDLICH R F, WINTERS K L, BRITT L D, et al. Difficult wounds: an update. J Long Term Eff Med Implants, 2005, 15（3）: 289-302.

［2］YANG D, MORRISON B D, VANDONGEN Y K, et al. Malignancy in chronic leg ulcers. Med J Aust, 1996, 164（12）: 718-720.

［3］COPCU E, AKTAS A, SISMAN N, et al. Thirty-one cases of Marjolin's ulcer. Clin Exp Dermatol, 2003, 28（2）: 138-141.

［4］COPCU E. Marjolin's ulcer: a preventable complication of burns?Plast Reconstr Surg, 2009, 124（1）: 156-164.

［5］PETER M. Marjolin's ulcers: theories, prognostic factors and their peculiarities in spina bifida patients. World J Surg Oncol, 2010, 8: 108.

［6］ASUQUO M E, IKPEME I A, EBUGHE G, et al. Marjolin's ulcer: Sequelae of mismanaged chronic cutaneous ulcers.Adv Skin Wound Care, 2010, 23（9）: 414-416.

［7］BOZKURT M, KAPI E, KUVAT SV, et al. Current concepts in the management of Marjolin's ulcers: outcomes from a standardized treatment protocol in 16 cases. J Burn Care Res, 2010, 31（5）: 776-780.

［8］LUO L, LUO S, LUO J. Clinical experience in the treatment of chronic radiation ulcer in 32 cases. Article in Chinese, 1997, 13（4）: 279-281.

［9］COMBEMALE P, BOUSQUET M, KANITAKIS J, et al. Angiodermatology Group, French Society of Dermatology. Malignant transformation of leg ulcers: a retrospective study of 85 cases. J Eur Acad Dermatol Venereol, 2007, 21（7）: 935-941.

皮脂腺痣是一种较常见的先天性皮肤疾病，幼年起病，表现为黄褐色斑块。其发病原因可能是一种镶嵌性皮肤基因突变。

【流行病学】

有关流行病学研究的文献不多，而且数据有较大波动。台湾地区的一项关于中国人新生儿胎记的流行病学研究发现，皮脂腺痣的发病率为0.1%，皮肤活检中构成比为85/8 819[1]。

【病因与发病机制】

本病目前认为属于一种局部皮肤镶嵌性体细胞的基因突变，但引起突变的原因不清[1]。

本病的发病机制是局部皮肤体细胞的基因突变，而不是生殖细胞的基因突变，所以本病不是生殖细胞遗传性疾病。但皮肤基因突变后，有关转录、蛋白质等功能异常的确切机制尚不清楚。

【病理改变】

充分发展阶段的皮疹表现为表皮角化亢进，可呈乳头瘤样增生，表皮不规则增生，真皮浅层有大小不一的皮脂腺小叶结构，发育基本成熟。真皮内没有或只有少数成熟的毛囊结构。有时可见大汗腺腺腔或扩张的大汗腺导管。如果是儿童患者，病理组织表现常不典型，真皮内没有增生的皮脂腺小叶，或者很少，此时与表皮痣难以鉴别。少数患者皮疹中出现基底细胞癌的表现，说明此时已经发生癌变[2,3]，见图18-19。

【临床表现】

绝大多数病例出生时发现皮疹，也有少数患者幼年以后发生。早期表现为黄色或黄褐色扁平丘疹，也可为斑块，外形不规则，境界清楚，表面粗糙，呈颗粒状或疣状，常有角化。质地中等偏硬，好发于

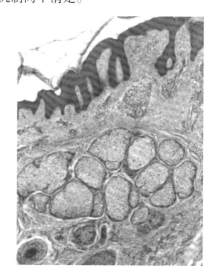

图18-19 皮脂腺痣组织病理学

头面部。发生在头皮者，皮损区域毛发阙如或明显稀疏。部分患者皮疹呈带状、线状或序列状分布。一般无不适。皮疹随年龄增长而逐渐增大、隆起。因为皮脂腺的发育与雄激素水平有直接关系，所以在青春期之后，随着性激素特别是雄激素的刺激，会出现皮疹加速增长的现象，表现为皮疹面积增大速度超过身体发育速度，隆起明显，并可出现乳头瘤样增生。一般至20岁左右，身体发育成熟时皮疹基本停止发展，且终生不消退。少数患者在成年以后，皮疹出现局部明显增长，或出现黑色皮疹，严重时出现破

溃，即发生恶变，主要恶变为基底细胞癌[1, 3]，见图18-20。

【诊断与鉴别诊断】

根据出生后发生黄褐色结节、斑块，逐渐发展，局部毛发阙如，病理组织学检查发现真皮浅层多数成熟的皮脂腺小叶结构，成熟毛发很少等特征，不难诊断。临床皮疹有时需要与表皮痣、寻常疣、脂溢性角化症、汗孔角化症等鉴别。此时，详细的病史和病理组织检查是重要的鉴别指标[4, 5]。

【治疗】

对治疗的态度主要取决于对本病预后的判断。一种观点认为皮脂腺痣有一定比例的癌变风险，所以建议对所有皮疹均进行手术切除。鉴于幼年时皮疹绝对面积小，所以早期手术为宜。但也有研究认为，本病发生恶性肿瘤的风险并不高，而且，发生的肿瘤可能不是基底细胞癌，而是毛母细胞瘤，所以没有必要手术治疗。鉴于临床和病理组织学发现确有一定比例患者发生基底细胞癌等恶性肿瘤，而且部分皮疹对面容影响明显，所以，对不需要复杂手术的患者建议手术切除[5, 6]。

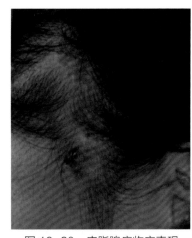

图 18-20　皮脂腺痣临床表现
黑色皮疹为继发基底细胞癌

【转归】

大多数患者预后良好，即便发生癌变，因为基底细胞癌发生转移的可能性很低，所以一般不危及生命。文献报告，发生基底细胞癌的风险约0.8%，另外偶有其他癌变的报告[5, 7]。

【预防】

本病有固定的发病率，而且诱因不明，所以难以预防。但对可疑癌变者，及早手术切除可以有效预防癌变[1, 3]。

（涂　平）

参考文献

[1] BALL E A, HUSSAIN M, MOSS A L. Squamous cell carcinoma and basal cell carcinoma arising in a naevus sebaceous of Jadassohn: case report and literature review. Clin Exp Dermatol, 2005, 30（3）: 259-260.

[2] IMTIAZ K E, KHALEELI A A. Squamous cell carcinoma developing in necrobiosis lipoidica. Diabet Med, 2001, 18（4）: 325-328.

[3] DUNKIN C S, ABOUZEID M, SARANGAPANI K. Malignant transformation in congenital sebaceous naevi in childhood. J R Coll Surg Edinb, 2001, 46（5）: 303-306.

[4] OLLSTEIN R N. Skin lesions in the elderly: precancer and cancer. Care Manag J, 2004, 5（2）: 107-111.

[5] LANSSENS S, ONGENAE K.Dermatologic lesions and risk for cancer. Acta Clin Belg, 2011, 66（3）: 177-185.

[6] HAMM H, H GER P H. Skin tumors in childhood. Dtsch Arztebl Int, 2011, 108（20）: 347-353.

[7] DEPREZ M, UFFER S. Clinicopathological features of eyelid skin tumors. A retrospective study of 5504 cases and review of literature. Am J Dermatopathol, 2009, 31（3）: 256-262.

第十九节 闭塞性干燥性龟头炎

闭塞性干燥性龟头炎（balanitis xerotica obliterans，BXO）是一种病因不明的慢性萎缩性皮肤黏膜疾病，累及包皮和龟头，病程较长，逐渐加重，可导致包皮变硬，继发性包茎及尿道口狭窄[1]。

【流行病学】

好发年龄呈双峰分布，成人BXO多见于30~50岁，少年儿童BXO 85%发生在8~11岁[2]。发病率国内尚无报告。美国男性的发病率为0.07%，其中黑人、西班牙裔人和白种人的发病率分别为10.59/万、10.67/万和5.07/万[2]。

【病因与发病机制】

发病原因尚不清楚，目前认为可能的病因包括自身免疫因素、感染、局部慢性刺激和激素水平异常。

【病理改变】

主要表现为角化过度，晚期表皮变薄，表皮突消失，基底细胞液化变性，真皮浅层胶原纤维水肿和均质化，弹性纤维明显减少，及以淋巴细胞为主的慢性炎症细胞浸润[3]。其中基底细胞变性、真皮上层水肿、胶原均质化和慢性炎症细胞浸润最具有特征性和诊断价值。

【临床表现】

成人BXO好发部位为尿道口周围，特征性损害是无痛性萎缩性色素减退性斑片，逐渐侵及龟头表面。早期皮损发白，呈灰白色或乳白色，并缓慢发生萎缩、硬化，包皮变硬不能回缩，形成继发性包茎及尿道口狭窄。龟头和包皮内侧可出现粟粒大小扁平角化性丘疹，呈象牙色或白色，质地坚实，丘疹可逐渐融合成斑片。晚期呈"卷烟纸"样萎缩，并有毛细血管扩张，一般无明显瘙痒。当龟头萎缩和变硬时，阴茎会出现勃起性疼痛。儿童BXO的好发部位以包皮为主，包皮上出现白色硬化性瘢痕，并逐渐形成继发性包茎，往往伴有龟头的慢性硬化和萎缩[3, 4]。

【诊断与鉴别诊断】

病变区呈象牙白色或苍白色，扁平或丘疹样，表皮可有脱屑。晚期病例局部典型损害为乳白色或淡红色多角形丘疹，中央可出现小凹，常融合形成斑块，可有明显水肿或硬结。病理学表现中，基底细胞变性、真皮上层水肿、胶原均质化和慢性炎症细胞浸润最具有特征性。该病临床表现与扁平苔藓、白斑病、硬皮病有相似之处，需通过病理鉴别。

【治疗】

1.局部药物治疗

主要药物为糖皮质激素类软膏，该种治疗对早期阶段BXO有着较好的疗效，可以明显减轻临床症状，延缓疾病进展。但长期应用可使局部皮肤萎缩。亦可使用0.1%他克莫司乳膏，每日2次。

2.手术治疗

严重和病变广泛的BXO需要外科手术，尿道口狭窄、包茎、瘢痕粘连、龟头包皮溃烂及尿道受累均是外科治疗的指征。对于包皮龟头广泛粘连伴有尿道严重受累的患者可做尿道成形术。累及前尿道的BXO可行两阶段尿道成形术和置换型尿道成形术。

【转归】

阴茎鳞状细胞癌是一种发病率很低的疾病，但在BXO患者中发病率显著增高。Dubey等[5]报道在522例BXO患者中发现阴茎鳞状细胞癌12例（2.3%），远高于正常人群发病率（1/10万）。Pietrzak等研究阴茎恶性肿瘤与BXO的关系，发现在155例阴茎恶性肿瘤患者中，有33例（21%）同时患有BXO，其中34例为鳞状细胞癌，10例为原位癌。有39例表现为BXO与恶性肿瘤同步发生，而另外5人长期存在BXO，后来发展为肿瘤。与BXO相关的肿瘤倾向于低分化，患者也相对年轻。

【预防】

本病尚无明确预防方法。由于BXO患者与阴茎鳞状细胞癌两者存在明显相关性，早期诊断和治疗极其重要。临床上对于有明显褪色瘢痕环形成，龟头包皮粘连的包茎患者，应行包皮环切术，术后常规进行病理检查以排除BXO。

（林逸群　朱　威）

参考文献

［1］WILLIAM S K，TROY P，ALLEN F M. Balanitis Xerotica Obiliterans：Epidemiologic Distribution in an Equal Access Health Care System. Southern Medical Journal，2003，96：9–11.

［2］DAS S，TUNUGUNTLA H S. Balanitis xerotica obliterans—a review.World J Urol，2000，18（6）：382–387.

［3］VICENT M V，MACKINNON E.The response of clinical balanitis xerotica obliterans to the application of topical steroid-based creams. J Pediatr Surg，2005，40（4）：709–712.

［4］PIETRZAK P，HADWAY P，CORBISHLEY CM，et al. Is the association between balantis xerotica obliterans and penile carcinoma underestimated? BJU Int，2006，98（1）：74–76.

［5］DUBEY D，SEHGAL A，SRIVASTAVA A，et al. Buccal mucosal urethroplasly for balanitis xerotica obliterans related urethral strictures：the outcome of 1 and 2-stage techniques. J Urol，2005，173：463–466.

第二十节　先天性巨型色素痣

先天性色素痣源于外胚叶皮肤神经嵴细胞，属先天性疾病。直径超过10 cm的称为先天性巨型色素痣（congenital giant pigmented nevus）。

【流行病学】

先天性巨型色素痣在婴儿中的发病率为1/2万，其恶变危险性据估计为5%~20%。该病是黑素瘤的直接前驱病变[1]。

【病因与发病机制】

本病是一种特殊类型的先天性色素细胞痣，但并非遗传性疾病。

【病理改变】

黑素细胞来源于神经外胚层，由神经嵴分化出一种黑素母细胞，并随周围神经延伸到表皮、真皮、毛囊等。故先天性巨型色素痣的镜下表现常见累及皮肤全层，有时可达皮下脂肪。常表现为复合痣、皮内痣或蓝痣[3]。黑素细胞痣病理组织表现为细胞形态多形性，按其成熟的演变过程可分为位于真皮乳头处的上皮细胞样痣细胞（A型细胞）、真皮中部的淋巴细胞样痣细胞（B型细胞）、真皮深部的梭形痣细胞（C型细胞），痣细胞由上向下逐渐趋向成熟。痣细胞可群集形成Wagner-Meissner样结构（痣小体）。

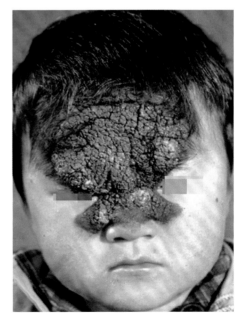

图18-21　先天性巨型色素痣临床表现

【临床表现】

其皮损范围较广，好发于头、面、背、腰部或一侧肢体，形如帽、靴、肩垫、袜套或短裤状，常呈褐色、黑棕色或黑色，界限清楚，柔软而有浸润感，表面不平，常有粗黑的毛，如兽皮状，故亦称兽皮样痣[4]，如图18-21。过去认为其恶变可能性小，但现在确认约10%的患者有恶变倾向，常伴发脑膜黑素瘤、纤维瘤、脂肪瘤、神经纤维瘤等病变[5]，少数并发颅内黑素细胞增多症。损害随患儿年龄增长而缓慢长大、增厚，可有乳头状突起或脑回状褶皱，外围常发生散在的、小的卫星样损害。发生于头颈部者可伴发脑膜黑素瘤，出现癫痫、智力障碍或神经定位症状。发生在脊椎部者可伴发脊柱裂或脑膜膨出。

【诊断】

一般根据其典型的临床表现即可诊断。

【治疗】

目前认为尽可能早地进行手术切除是治疗该病并预防恶变的最有效的手段。手术应将色素痣尽可能完全切除，并彻底切除肿瘤组织，以防复发。有切除困难的应定期随访。Gosain等指出，先天性色素痣的手术方式应根据有无色素沉着、恶变概率及解剖部位决定，如头颈部可置皮肤扩张器，或局部转瓣术，其他部位则可切除后局部植全厚或中厚皮[6]。

【转归】

先天性巨型色素痣与其他色素痣不同，具有发生黑素瘤的倾向。黑素瘤（malignant melanoma）是一种高度恶性的肿瘤，多发生于皮肤，国外统计占所有恶性肿瘤的 1%~2%。在癌症死亡病例中，黑素瘤约占 1%，且发病率有逐年上升的趋势[7]。其转移早而广泛，而且对常规放化疗效果欠佳，是一种临床治疗上颇为棘手的恶性肿瘤。

有人通过显微分光光度计测定痣细胞DNA含量，表明先天性巨型色素痣明显高于普通后天性色素痣，因而具有恶性损害的某些特点[8]。先天性巨型色素痣偶尔可并发脑膜黑素细胞增多症，亦可并发脑膜黑素瘤（以头颈部巨型色素痣多见）。恶变可发生于出生时或婴儿期及以后的任何年龄，故应尽可能早期切除肿瘤。

（于思思　赵俊英）

参考文献

［1］廖松林. 皮肤肿瘤病理学和遗传学. 北京：人民卫生出版社，2006.

［2］王侠生，廖康煌，杨国亮.皮肤病学. 上海：上海科学技术文献出版社，2005.

［3］王德延. 肿瘤病理诊断. 天津：天津科学技术出版社，1987.

［4］赵辨. 中国临床皮肤病学. 南京：江苏科学技术出版社，2009.

［5］LERENTZEN M，PERS M，BRETTEVILLE G. The incidence of malignant transformation in giant pigmented nevi. Scand J Plast Reconstr Surg，1977，11：163-167.

［6］GOSAIN A K，SANTORO T D，LARSON D L，et al. Giant congrential nevr: a 20-year experience and an algorithm for their management. Plast Reconstr Surg，2001，108（3）：622.

［7］MILLIKIN D，MEESE E，VOGELSTEIN B，et al. Loss of heterozygosity for locion the long arm of chromosome 6 in human malignant melanoma. Cancer Res，1991，51：5449-5453.

［8］高天文，刘荣卿，叶庆佾. 恶性黑素瘤痣细胞痣DNA定量及电镜研究. 中华皮肤科杂志，1990，23：140.

第二十一节 交界痣

交界痣（junctional nevus）是色素痣的一种。依据病理组织学上痣细胞巢的位置，色素痣可分为交界痣、混合痣和皮内痣。交界痣的痣细胞巢位于表皮和真皮交界处，即位于表皮的色素痣。

【流行病学】

本病较常见，几乎人人都有，发病年龄从婴儿期到老年人。往往随着年龄的增加，数目逐渐增多，青春期处于高峰。女性发病率稍高于男性，白种人的发病率高于黄种人。李云霞等[1]研究了213例色素痣的病理组织，结果为皮内痣187例（87.8%），交界痣2例（1.0%），混合痣15例（7.0%），蓝痣9例（4.2%）。齐显龙等[2]对426例色素痣患者进行了研究，其中男性175例，占41.08%，女性251例，占58.92%；病理组织结果为：皮内痣87.79%，交界痣0.93%，混合痣6.82%，蓝痣4.46%。两者的结论比较接近，但目前尚无更大规模的流行病学调查结果。

【病因与发病机制】

痣细胞来源于从神经嵴进入表皮的黑素细胞。交界痣的形成可能是由于痣细胞在表皮发生增生所形成的。导致色素痣的原因目前尚不十分明确，但普遍认为遗传因素及环境因素在其形成中发挥作用。环境因素主要包括了日晒（紫外线的照射）、皮肤损伤（如水疱形成、严重的日晒伤等）、系统性免疫抑制（如化疗、HIV感染等，具体机制尚不十分明确）、激素水平改变（妊娠、Addison病）等。

【病理改变】

显微镜下可见表皮基本正常，痣细胞巢位于表皮、真皮交界处，形状较规则，大小相仿，与角质形成细胞间界限清楚；痣细胞大小、形状均大致相仿，无异型性；表皮突下延，痣细胞巢主要位于表皮突的下部，如图18-22。如无外伤或恶变情况，无炎细胞浸润。

【临床表现】

交界痣通常出生后发生，较小，一般为2~6 mm大小。边界清楚，圆形或卵圆形。临床表现为颜色均一的棕色小斑疹，颜色可为均匀的中度至深度棕色。通常表面光滑，无毛发，不高出皮面或略

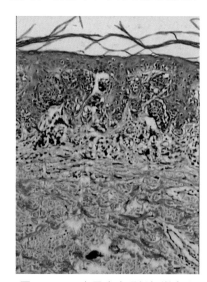

图 18-22 交界痣病理组织学表现

高于皮面，如图18-23。可发生于身体任何部位，发生于掌、趾及外阴的色素痣往往考虑该型。部分交界痣可转为混合痣或皮内痣。

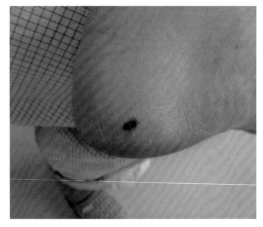

图18-23　交界痣临床表现

【诊断与鉴别诊断】

1.诊断

结合临床及病理学，明确诊断容易。

2.鉴别诊断

交界痣需与以下疾病鉴别：脂溢性角化、基底细胞癌、皮肤纤维瘤、雀斑、黑素瘤等。雀斑一般多发，而交界痣随年龄增长而增大且可以逐渐高于皮面。临床上应注意色素痣和黑素瘤的鉴别[3]：

（1）形态：良性痣常为圆形或卵圆形，若将其一分为二，两半对称，呈扁平或稍隆起；而黑素瘤为不规则形，两半不对称，病灶可明显高出皮肤。

（2）直径：良性痣一般直径小于5 mm；黑素瘤直径常超过5 mm，且局部有瘙痒、灼痛或压痛，表面粗糙，伴有鳞状或片状脱屑，有时有渗液或渗血。

（3）边缘：良性痣边缘规则，光滑完整，与周围皮肤分界清楚；而黑素瘤的边缘常参差不齐，呈锯齿样改变，病灶周围皮肤可出现水肿或丧失原有光泽。

（4）颜色：良性痣为棕黄色、棕色或黑色；黑素瘤常在棕黄色或棕褐色的基础上掺杂粉红色、白色等多种色彩。结合临床及病理可以区分交界痣和黑素瘤。

【治疗】

目前临床治疗色素痣的方法很多，包括物理治疗如冷冻、激光等，化学治疗如腐蚀疗法，手术治疗等。冷冻及化学治疗有刺激痣细胞恶变的可能性，另外，如果破坏太深损伤真皮则容易形成瘢痕，且容易遗留色素沉着，不符合美容治疗的要求，这限制了冷冻及化学治疗在临床的应用。CO_2激光治疗色素痣，患者痛苦小，容易接受，但也有形成瘢痕的可能性。

交界痣可以不治疗，但若皮损发生变化、有恶性倾向时可考虑手术切除，并行病理组织学检查。发生在掌、趾、腰部、腹股沟、腋窝等易受摩擦处者应密切观察。手术切除比较稳妥。

【转归】

Odom等[4]认为除少数恶性蓝痣外，每个黑素瘤都来源于交界痣或混合痣，而皮内痣是良性痣。原因可能为交界痣的痣细胞具有增生活跃的特性，混合痣处于由交界痣向皮内痣演变的过程中，存在交界活力；而皮内痣无交界活力，性质稳定。发病部位以足趾、外阴为最多。其诱因一方面为磨损、长期慢性刺激、创伤，手抠、掐、抓的刺激，或施以不恰当的治疗（如强酸、强碱等化学剂腐蚀等）；另一方面，没能一次性全部去除痣细胞，以致残留的痣细胞增长、活跃，从而诱发恶性转变。因此，避免反复过度刺激良性痣，避免切除不全、局部创伤或药物腐蚀等，对于预防色素痣恶变有重要的临床意义。谭辉等[5]曾报道一例结膜交界痣转化为黑素瘤的病例：该患者于2005年确诊为结膜交界痣，手术切除后复发；2008年再次手术切除肿块，并确诊结膜黑素瘤，术后又复发，最终于2009年行部分眶内容剜除术。

出现以下症状应怀疑发生恶变：30岁以后出现的新色素痣；色素痣增长较快，或面积大小虽无明显变化，但显著增厚；颜色加深，特别是出现淡蓝色者；色素痣反复发生感染；色素痣伴有局部刺痒、灼热、疼痛；色素痣周围有炎性红晕，出现不明原因炎症症状；色素痣上原有的毛发突然脱落；色素痣表面潮湿、结痂、脱痂，或周围出现针尖般大小的卫星状损害；色素痣长期摩擦，易受外伤；色素痣中央出现硬结，或表面破溃、出血，形成溃疡。

【预防】

色素痣发生非典型改变及恶变时可以手术切除，手术要求至少包括痣病变组织边缘0.5~1 cm，深达皮下组织层，至筋膜上。一旦手术切除必须行病理学检查以明确皮疹性质及切缘是否干净。

（徐　婧　赵俊英）

参考文献

[1] 李云霞，徐满如，袁敬东，等. 213例色素痣的手术治疗及其病理组织学分析.实用癌症杂志，2005，20（4）：427-428.

[2] 齐显龙，高天文，李春英. 色素痣426例病理组织及手术疗效分析.中国美容医学，2004，12（2）：164-165.

[3] 石国光. 10例色素痣恶变临床分析.皮肤病与性病，2007，29（2）：9-10.

[4] ODOM R B，JAMES W D，BERGER T G. Andrew's diseases of the skin.9th ed.London：Harcourt Publishers，2000.

[5] 谭辉，毛俊峰. 结膜交界痣转化为恶性黑色素瘤1例. 国际眼科杂志，2010，10（4）：823.

第二十二节 蓝 痣

蓝痣（blue nevus）又称真皮黑素细胞瘤（dermal melanocytoma）、蓝神经痣（blue neuronevus）、色素细胞瘤（chromatophoroma）、黑素纤维瘤（melanofibroma），是真皮黑素细胞所形成的良性肿瘤。

【流行病学】

蓝痣多为后天性，常见于儿童及青春期，部分可出现于中年人。先天性普通蓝痣较少见，约1/4细胞型蓝痣是先天性的。男女发病率之比为2：3[1]，约90%的病例于20岁以后就诊。常被误诊为发育不良痣、黑素瘤及色素性脂溢性角化病、色素性基底细胞癌、皮肤纤维瘤、血管瘤等。

【病因与发病机制】

正常情况下，真皮内黑素细胞在妊娠后期会消失。在胚胎发育期间，黑素细胞由神经嵴向表皮移动过程中，发生了异位、聚集并停留在真皮中导致了该病。皮损发蓝是由于廷德耳现象（Tyndall phenomenon），即可见光的长波因穿透力强被真皮内黑素吸收，而短波（蓝、紫光）因穿透力弱被皮肤散射折回到皮肤表面。

【病理改变】

1.普通型蓝痣

表皮正常，肿瘤境界清楚，常位于真皮上部，偶可达真皮深部。痣细胞呈树枝状、梭形，长轴与表面平行，胞质可见数量不等的黑素颗粒；可见嗜黑素细胞及纤维数量增多。典型的蓝痣黑素细胞有长的树枝状突起，形态温和，胞质内有大量色素。

2.细胞型蓝痣

表皮正常，肿瘤位于真皮中下层，呈小叶状和丛状；痣细胞较大，椭圆形或梭形，胞质丰富，部分细胞含少量黑素颗粒；间有散在嗜黑素细胞，如图18-24。细胞性蓝痣在组织学上呈双相结构[2]：①富含细胞部分：痣细胞呈梭形浅染，呈束状、巢状或结节状，似神经样。②富含纤维部分：其与

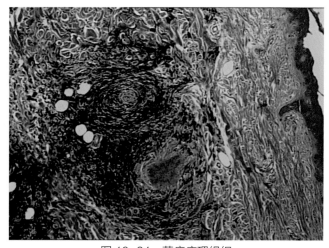

图18-24 蓝痣病理组织

黑素瘤的区别在于膨胀性生长，有双相成分，呈束巢状结构，不侵入表皮，无上皮样细胞，胞质少而核仁少。蓝痣免疫组织化学染色HMB-45、S100蛋白阳性，Masson-Fontana染色阳性。

【临床表现】

1.普通型蓝痣

临床表现为边界清楚的丘疹或结节，表面光滑，颜色为均匀的蓝色至蓝黑色，直径小于10 mm，50%位于手背、足背，四肢、腰、臀也可发生，偶见于口腔、阴道及子宫颈。通常为单个孤立皮疹，偶见多发。本型蓝痣生长缓慢，终生不退，不会恶变。宫颈是皮肤外蓝痣最常见的部位。Patel等[3]报道的皮肤外蓝痣共109例，其中47例发生于宫颈，好发年龄在40~50岁，多发生于宫颈下段后壁，病变为蓝色灰黑色扁平斑片，表面平坦或饱满，无明显隆起，多不凸出黏膜表面，界限不清，似泼墨状。对宫颈蓝痣的组织发生一直有争议，对其来源目前有几种观点：①黑素细胞；②Schwann细胞；③子宫颈内膜间质细胞；④神经外膜细胞；⑤胚胎发育过程中神经嵴衍化细胞[4]。

2.细胞型蓝痣

细胞型蓝痣呈结节或斑块，皮损表面光滑，有时不规则。蓝黑色，直径大小为1~3cm，常位于臀部、骶尾部或头皮，其次为面部及足部。可以恶变。易演变为黑素瘤，突然增大或溃疡，提示发生恶变。

【诊断与鉴别诊断】

根据临床表现及病理组织学检查可以明确诊断。需与以下疾病鉴别：皮肤纤维瘤、外伤性文身、复合痣、静脉湖、血管角皮瘤、黑素瘤、Spitz痣、色素性基底细胞癌。病理上黑素瘤表现为：来自表皮基底层黑素细胞，有交界活性，瘤细胞增生活跃，细胞明显异型，易见病理性核分裂象，肿瘤细胞中黑色素的含量相当不一致，也可不含色素。

【治疗】

直径小于1cm，临床表现稳定，无恶性表现者可以不必治疗。突然出现变化者可以行外科切除并行病理组织学检查。细胞型蓝痣可外科切除，以防止恶变。

【转归】

普通型蓝痣不会恶变，可以不予干预。Epstein等[5]用二甲基苯并蒽（DMBA）敷于良性蓝痣裸鼠并进行慢性低剂量中度紫外线暴露，18只动物有5只产生黑素瘤；单用DMBA或单用紫外线的对照组则未发生。

【预防】

普通蓝痣虽然为良性病变，罕见恶变，但也应避免搔抓、摩擦等局部刺激。若皮损直径<1cm，且多年无变化，可不必治疗；若原有的蓝痣结节突然增大，或蓝色结节直径>1cm，应切除并行病理检查[6]。细胞型蓝痣恶变也很罕见，但也被视为有恶变潜能的疾病，如有可能，应做彻底切除并长期随访。

（徐 婧 赵俊英）

参考文献

［1］曹双林，JAG B. 665例蓝痣病理组织及免疫病理分析. 临床皮肤科杂志，2001，30（5）：292-294.

［2］刘景宪，孙传芬. 富含细胞性蓝痣尿道肉阜1例. 临床泌尿外科杂志，2000，15（2）：55.

［3］PATEL D S，BHAGAVAN B S. Blue nevus of the uterine cervix. Hum Pathol，1985，16（1）：79-86.

［4］SHINTAKU M，TSUTA K，MATSUMOTO T. Blue nevus of the endometrium. Int J Gynecol Pathol，2003，22（3）：294-296.

［5］EPSTEIN J H. Production of melanoma from DMBA-induced "blue nevi" in hairless mice with ultraviolet light. Joural of National Cancer Institute，1967，38：19.

［6］赵辨. 中国临床皮肤病. 南京：江苏科学技术出版社，2009.

第十九章

脑胶质瘤

脑胶质瘤（glioma）是成人最常见的颅内原发肿瘤，发病率约（5~8）/10万。2007年WHO分类标准依据形态学特征将胶质瘤分为星形细胞瘤、少突胶质细胞瘤、室管膜瘤等类型[1]。除了多见于儿童的毛细胞星形细胞瘤多呈局限性生长之外，多数肿瘤都呈弥漫浸润生长。这些肿瘤又可以分为生长相对缓慢的低级别胶质瘤（low-grade glioma，LGG，WHO II级）和生长较为迅速的高级别胶质瘤（high-grade glioma，HGG，WHO III、IV级），高级别胶质瘤又称为恶性胶质瘤（malignant glioma）（图19-1）。其中，恶性程度最高、最常见的为胶质母细胞瘤（glioblastoma multiforme，GBM，WHO IV级）。原发性胶质母细胞瘤（primary GBM，pGBM）多见于老年人，症状持续时间较短。继发性胶质母细胞瘤（secondary GBM，sGBM）是在先前II级或III级胶质瘤的基础上发展而来的，症状持续时间较长，患者的年龄多在40岁以下（表19-1）。

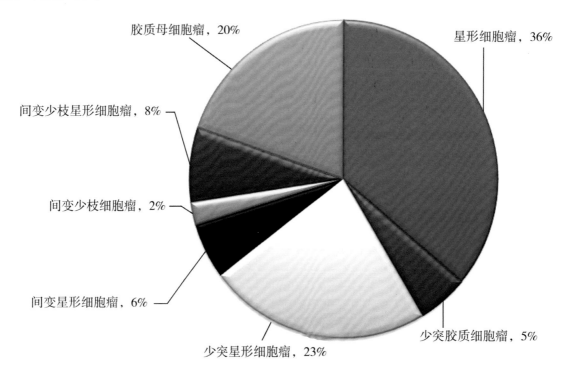

图 19-1　1 285 例成人脑胶质瘤患者的病理类型分布
本图根据江涛课题组统计 2004—2010 年就诊患者数据绘制而成[2]

表19-1　原发性胶质母细胞瘤与继发性胶质母细胞瘤特征比较

特征	继发性胶质母细胞瘤	原发性胶质母细胞瘤
发病年龄	青中年	中老年
肿瘤部位	多额叶	多样，多周围浸润
预后	较好	较差
基因表达	多 Proneural 型（CIMP 型）	混杂
复发后	多 Proneural 型（CIMP 型）	多 Mesenchymal 型
细胞起源	神经前体细胞？	神经干细胞？

恶性胶质瘤的预后极差，即使诊治技术经过多年的发展，GBM患者经过标准治疗后的平均生存期也仅仅从10个月提高到14个月[3]，少数GBM患者生存期可以达到3年以上。大量研究已经报道了与GBM患者较好预后的相关因素，如较年轻、较好的身体状况、肿瘤全切除、使用辅助治疗、组织学上有巨细胞亚型、有少突胶质细胞成分等。同一病理类型的肿瘤患者预后的显著差别更加说明基于病理组织学分型方法的不足，这是一种基于人群而不是患者个体的诊断标准。而且，现阶段分子靶向治疗已经成为肿瘤治疗的重要发展方向之一，基于病理组织学的分型标准显然不能指导这种治疗手段的应用。因此，亟需一种基于肿瘤分子病理学的全新分型标准，以便为恶性胶质瘤的临床治疗提供指导。同时，在过去的几十年中，发现了许多与胶质瘤生存期或对某种药物治疗反应相关的因素（即所谓预后性因素和预测性因素），这使得我们向基于分子病理学指导下的个体化综合治疗又迈进了一步。

脑胶质瘤因癌变位于颅内，在癌前病变阶段很难被观测到。相比其他上皮癌，脑胶质瘤的癌前病变尚不明确，因此对于脑胶质瘤发生早期事件我们仍知之甚少。但是我们可以通过比较大样本中脑胶质瘤与正常组织的差异，不同级别之间的差异，以及对初发为低级别病变而后进展为高级别病变的患者进行随访，获得与脑胶质瘤发生、进展相关的信息。通过转基因小鼠的实验，我们可以获知脑胶质瘤发生相关的关键通路，如控制细胞周期的P16-CDK4-Rb通路和ARF-MDM2-P53通路等，这些通路中的多个关键基因在脑胶质瘤中均有表达异常[4]。但脑胶质瘤发生的机制目前尚不明确，在脑胶质瘤中谈及的癌前病变只能是基于已有资料的合理推断[5]。

脑胶质瘤呈浸润性生长，无明显界限，手术很难完全切除，而且容易原位复发。复发时往往伴随恶性程度高级别的进展与分子表型的转化，这一恶性转化特性是脑胶质瘤预后不良的主要原因。基于这个事实，大量研究人员致力于脑胶质瘤早期诊断标志物的探索与临床应用。新近发现的异柠檬酸脱氢酶（isocitrate dehydrogenase，IDH）1和2、胰岛素样生长因子结合蛋白2（insulin-like growth factors binding protein 2，IGFBP2）和迁移侵袭抑制蛋白（migration and invasion inhibitory protein，MIIP）三个标志物已被越来越多的研究所证实，其临床应用也正逐步开展，这将为脑胶质瘤的早期诊断提供新的思路。

一、*IDH*基因突变

*IDH*基因突变是近年来脑胶质瘤研究领域的重要发现之一。IDH是催化异柠檬酸转化为α-酮戊二酸同时使辅酶Ⅱ（nicotinamide adenine dinucleotide phosphate，NADP）转化为还原型辅酶Ⅱ（reduced nicotinamide adenine dinucleotide phosphate，NADPH）的酶[6]（图19-2）。其中，异柠檬酸脱氢酶1（IDH1）存在于胞质中，异柠檬酸脱氢酶2（IDH2）存在于线粒体中。*IDH1*基因突变与患者较年轻、继发性胶质母细胞瘤及预后较好相关[7]。*IDH1*基因突变存在于60%~90%的WHOⅡ级、Ⅲ级弥漫性胶质瘤及继发性胶质母细胞瘤中[8-12]，而在原发性胶质母细胞瘤和毛细胞星形细胞瘤中则没有[8]。*IDH2*基因突变存在于5%的胶质瘤中[13]。在组织学上与肿瘤类似的组织（如神经胶质增生、放疗反应、病毒感染、梗死、脱髓鞘变化等）中没有发现*IDH1*、*IDH2*突变，这种现象有利于我们提高肿瘤活检的准确性[14, 15]。目前研究证实，*IDH*突变后会使NADPH减少，而NADPH具有保护细胞免受氧化

应激的作用[8, 16]。同时，α-酮戊二酸增加，而α-酮戊二酸可以降解促进肿瘤生长和血管生成的缺氧诱导因子（hypoxia inducible factor，HIF）1α[17]。但是，杂合性*IDH1*、*IDH2*突变会导致催化产生2-羟戊二酸（2-hydroxyglutarate，2-HG）的酶功能增强，这可能与肿瘤的发生有关[18, 19]。

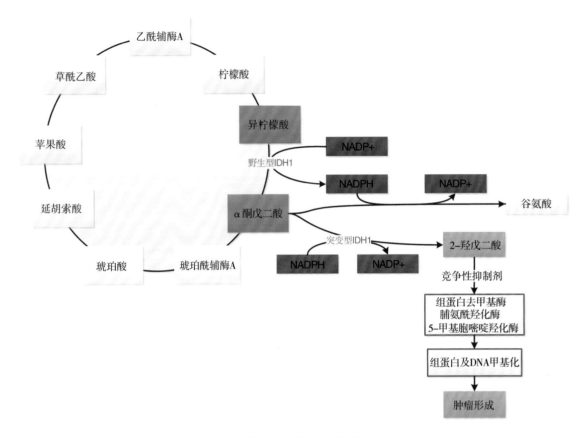

图 19-2　野生型及突变型 *IDH* 基因的生物学作用

江涛课题组也在中国人群中证实了上述结论。我们发现在原发性胶质母细胞瘤（WHO Ⅳ级）及间变性脑胶质瘤（WHO Ⅲ级）中*IDH*基因突变率与国外报道相近，同时发现，*IDH*基因突变状态与患者年龄、O^6-甲基鸟嘌呤-DNA-甲基转移酶（O^6-methylguanine DNA methyltransferase，MGMT）甲基化状态、Ki-67、EGFR表达、*P53*突变以及肿瘤部位相关[20, 21]。

尽管最新的研究表明*IDH1*、*IDH2*的突变可以引起脑胶质瘤细胞中包括CIMP及组蛋白甲基化等一系列表观遗传修饰改变[22, 23]，但是把*IDH1/2*突变基因敲入小鼠大脑并不能引起典型的脑胶质瘤症状。*IDH1*突变的敲入和2-HG的增高引起胶原成熟受损和基底膜异常，这可能在脑胶质瘤的恶性变中发挥作用。*IDH2*突变而产生的高浓度2-HG引起转基因小鼠心肌病和神经退行性疾病，与*IDH*突变患者症状相似[24]。上述遗传学和动物实验数据表明，*IDH1*、*IDH2*的单独突变并不足以引起脑胶质瘤的形成，还需要其他分子和遗传事件的协同作用。因此，研究*IDH1*和*P53*基因突变、*PTEN*基因缺失、PI3K-RAS通路激活等之间的交互作用，对我们进一步了解脑胶质瘤发生、发展、侵袭演变的分子机制具有至关重要的作用。

二、IGFBP2

多种肿瘤研究均发现胰岛素样生长因子（IGF）通过自分泌方式刺激细胞增殖，胰岛素样生长因子结合蛋白（IGFBP）可以调控IGF的作用。IGFBP2在高度增殖的胚胎组织内呈高表达，在中枢神经系统内，IGFBP2主要在胚胎星形胶质细胞中高表达，出生后其表达水平显著降低。先前的研究还发现大约80%的胶质母细胞瘤组织中有IGFBP2的过表达[25]。以上研究提示IGFBP2及其相关信号通路与肿瘤的恶性表型密切相关。

江涛课题组在国际上首次发现血清中IGFBP2及其自身抗体的表达水平可单独作为脑胶质瘤早期诊断和复发的非侵袭性指标，并提出*IGFBP2*是脑胶质瘤发生、发展的重要驱动基因。血清中含有肿瘤组织和肿瘤微环境分泌的大量细胞因子，能够反映肿瘤的生物学特征。江涛课题组在国际上首次用ELISA方法对196例中国脑胶质瘤患者进行血清研究，结果证明：①血清IGFBP2 >650 ng/mL是患者预后不良的危险因素。②术后动态监测血清IGFBP2水平，若较术前增高，当是肿瘤复发的诊断指标。③血清IGFBP2自身抗体>11ng/mL可作为脑胶质瘤早期诊断的指标，诊断敏感性66%，特异性81%，联合检测IGFBP2可以增加IGFBP2自身抗体的诊断效能[26, 27]（图19-3）。

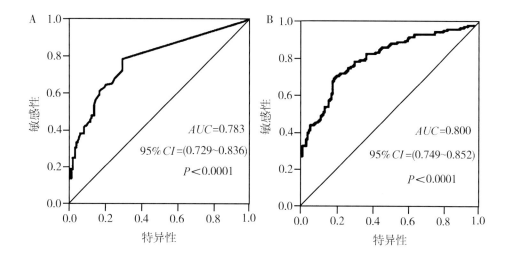

图 19-3　IGFBP2 相关诊断效能[27]

A. 血清 IGFBP2 自身抗体检测用于脑胶质瘤的诊断　B. 血清 IGFBP2 联合 IGFBP2 自身抗体检测用于脑胶质瘤的诊断

三、MIIP

江涛课题组在先前的研究中率先克隆出*MIIP*基因的全长，并在体外和体内实验均证实MIIP可以与IGFBP2结合，抑制GBM细胞的侵袭，提示MIIP和IGFBP2是一对具有相反作用的细胞侵袭调节伴侣[28]。肿瘤中MIIP的低表达可能与肿瘤的发生有关，早期发现MIIP的表达降低有助于脑胶质瘤的早期诊断。

江涛课题组最近的研究结果显示，*MIIP*基因可能影响DNA损伤应答与自噬效应。MIIP可与HDAC6

结合，抑制HDAC6的去乙酰化酶活性，调控微管蛋白的乙酰化状态，抑制细胞迁移[29]。用DNA损伤药物处理脑胶质瘤细胞可导致MIIP蛋白水平迅速下降、HDAC6上升、自噬激活标志蛋白LC3-Ⅱ增加和Beclin1蛋白微量上调、G2/M监控点蛋白Cyclin B1积累，提示MIIP参与DNA损伤应答。前期研究还发现脑胶质瘤细胞产生肿瘤特异性MIIP剪切体mRNA，翻译后通过泛素化-蛋白酶体被降解，这可能是胶质瘤细胞降低MIIP表达的一种方式，以抑制其抑癌的作用[30]。MIIP能与APC/C（E3泛素连接酶）的适配体和激活体CDC20相互作用[31]。CDC20在细胞周期的不同时相与不同的底物结合，通过APC/C泛素酶将底物泛素化而降解。因此，我们推测在DNA损伤发生时，MIIP可能通过蛋白复合体APC/CDC20被泛素化而降解，从而解除MIIP对HDAC6的抑制。HDAC6蛋白水平增高和去乙酰化酶活性恢复，进而调控自噬和有丝分裂，促进DNA损伤修复。自噬效应参与维护基因组稳定性，为DNA修复提供能量和底物及调控DNA修复蛋白的水平，保证DNA修复后细胞能及时恢复正常功能（图19-4）。然而，DNA损伤如何激活自噬、自噬又如何参与DNA修复过程、自噬相关蛋白在基因组稳定性中的作用及其机制尚不明确，因此，深入剖析DNA损伤应答与自噬间相互作用的分子机制将有助于阐明自噬在维持基因组稳定性中的意义，明确MIIP在脑胶质瘤发生发展中的作用机制。

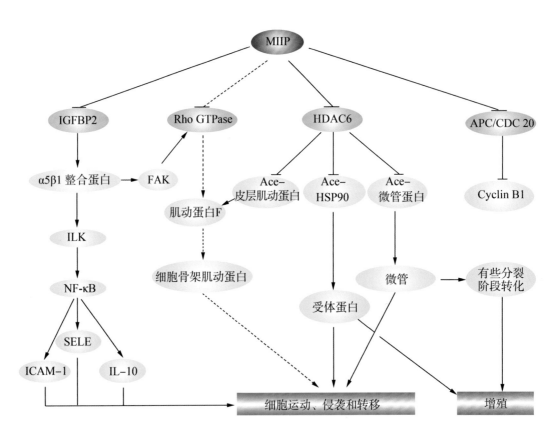

图 19-4　MIIP 生物学功能总结[32]

（江　涛　李文斌）

参考文献

［1］LOUIS D N，OHGAKI H，WIESTLER O D，et al. The 2007 WHO classification of tumours of the central nervous system. Acta Neuropathol，2007，114（2）：97-109.

［2］YANG P，WANG Y，PENG X，et al. Management and survival rates in patients with glioma in China（2004-2010）：a retrospective study from a single-institution. J Neurooncol，2013.113（2）：259-266.

［3］MEIR E G，HADJIPANAYIS C G，NORDEN A D，et al. Exciting new advances in neuro-oncology：the avenue to a cure for malignant glioma. CA Cancer J Clin，2010，60（3）：166-193.

［4］HULLEMAN E，Helin K. Molecular mechanisms in gliomagenesis. Adv Cancer Res，2005，94：1-27.

［5］COLLINS V P. Gliomas. Cancer Surv，1998，32：37-51.

［6］GEISBRECHT B V，GOULD S J. The human PICD gene encodes a cytoplasmic and peroxisomal NADP（+）-dependent isocitrate dehydrogenase. J Biol Chem，1999，274（43）：27-33.

［7］PARSONS D W，JONES S，ZHANG X，et al. An integrated genomic analysis of human glioblastoma multiforme. Science，2008，321（5897）：1807-1812.

［8］YAN H，PARSONS D W，Jin G，et al. IDH1 and IDH2 mutations in gliomas. N Engl J Med，2009，360（8）：765-773.

［9］WATANABE T，NOBUSAWA S，KLEIHUES P，et al. IDH1 mutations are early events in the development of astrocytomas and oligodendrogliomas. Am J Pathol，2009，174（4）：1149-1153.

［10］NOBUSAWA S，WATANABE T，KLEIHUES P，et al. IDH1 mutations as molecular signature and predictive factor of secondary glioblastomas. Clin Cancer Res，2009，15（19）：6002-6007.

［11］BENT M J，DUBBINK H J，MARIE Y，et al.IDH1 and IDH2 mutations are prognostic but not predictive for outcome in anaplastic oligodendroglial tumors：a report of the European Organization for Research and Treatment of Cancer Brain Tumor Group.Clin Cancer Res，2010，16（5）：1597-1604.

［12］SHIBAHARA I，SONODA Y，KANAMORI M，et al. IDH1/2 gene status defines the prognosis and molecular profiles in patients with grade III gliomas. Int J Clin Oncol，2011，DOI：10.1007/S10147-011-0323-2.

［13］HARTMANN C，MEYER J，BALSS J，et al. Type and frequency of IDH1 and IDH2 mutations are related to astrocytic and oligodendroglial differentiation and age：a study of 1 010 diffuse gliomas. Acta Neuropathol，2009，118（4）：469-474.

［14］HORBINSKI C，KOFLER J，KELLY L M，et al. Diagnostic use of IDH1/2 mutation analysis in routine clinical testing of formalin-fixed，paraffin-embedded glioma tissues.J Neuropathol Exp Neurol，2009，68（12）：1319-1325.

［15］CAPPER D，SAHM F，HARTMANN C，et al. Application of mutant IDH1 antibody to differentiate diffuse glioma from nonneoplastic central nervous system lesions and therapy-induced changes. Am J Surg Pathol，2010，34（8）：1199-1204.

［16］ICHIMURA K，PEARSON D M，KOCIALKOWSKI S，et al. IDH1 mutations are present in the majority of common adult gliomas but rare in primary glioblastomas. Neuro Oncol，2009，11（4）：341-347.

［17］ZHAO S，LIN Y，XU W，et al. Glioma-derived mutations in IDH1 dominantly inhibit IDH1 catalytic activity and induce HIF-1alpha. Science, 2009, 324（5924）: 261-265.

[18] DANG L, WHITE D W, GROSS S, et al. Cancer-associated IDH1 mutations produce 2-hydroxyglutarate. Nature, 2009, 462（7274）: 739-744.

[19] REITMAN Z J, JIN G, KAROLY E D, et al. Profiling the effects of isocitrate dehydrogenase 1 and 2 mutations on the cellular metabolome. Proc Natl Acad Sci U S A, 2011, 108（8）: 3270-3275.

[20] YAN W, ZHANG W, YOU G, et al. Correlation of IDH1 mutation with clinicopathologic factors and prognosis in primary glioblastoma: a report of 118 patients from China. P Lo S One, 2012, 7（1）: 30339.

[21] ZHANG C B, BAO Z S, WANG H J, et al. Correlation of IDH1/2 mutation with clinicopathologic factors and prognosis in anaplastic gliomas: a report of 203 patients from China. J Cancer Res Clin Oncol, 2014, 140（1）: 45-51.

[22] TURCAN S, ROHLE D, GOENKA A, et al. IDH1 mutation is sufficient to establish the glioma hypermethylator phenotype. Nature, 2012, 483（7390）: 479-483.

[23] LU C, WARD P S, KAPOOR G S, et al. IDH mutation impairs histone demethylation and results in a block to cell differentiation. Nature, 2012, 483（7390）: 474-478.

[24] AKBAY E A, MOSLEHI J, CHRISTENSEN C L, et al. D-2-hydroxyglutarate produced by mutant IDH2 causes cardiomyopathy and neurodegeneration in mice. Genes Dev, 2014, 28（5）: 479-490.

[25] FULLER G N, RHEE C H, HESS K R, et al. Reactivation of insulin-like growth factor binding protein 2 expression in glioblastoma multiforme: a revelation by parallel gene expression profiling. Cancer Res, 1999, 59（17）: 4228-4232.

[26] LIN Y, JIANG T, ZHOU K, et al. Plasma IGFBP-2 levels predict clinical outcomes of patients with high-grade gliomas. Neuro Oncol, 2009, 11（5）: 468-476.

[27] LI Y, JIANG T, ZHANG J, et al. Elevated serum antibodies against insulin-like growth factor-binding protein-2 allow detecting early-stage cancers: evidences from glioma and colorectal carcinoma studies. Ann Oncol, 2012, 23（9）: 2415-2422.

[28] SONG S W, FULLER C N, KHAN A, et al. IIp45, an insulin-like growth factor binding protein 2（IGFBP-2）binding protein, antagonizes IGFBP-2 stimulation of glioma cell invasion. Proc Natl Acad Sci U S A, 2003, 100（24）: 13970-13975.

[29] WU Y, SONG S W, SUN J, et al. IIp45 inhibits cell migration through inhibition of HDAC6. J Biol Chem, 2010, 285（6）: 3554-3560.

[30] SONG S W, FULLER G N, ZHENG H, et al. Inactivation of the invasion inhibitory gene IIp45 by alternative splicing in gliomas. Cancer Res, 2005, 65（9）: 3562-3567.

[31] JI P, SMITH S M, WANG Y, et al. Inhibition of gliomagenesis and attenuation of mitotic transition by MIIP. ONCOGENE, 2010, 29（24）: 3501-3508.

[32] WANG Y, WEN J, ZHANG W. MIIP. a cytoskeleton regulator that blocks cell migration and invasion, delays mitosis, and suppresses tumorogenesis. Curr Protein Pept Sci, 2011, 12（1）: 68-73.

第二十章
儿童肿瘤癌前疾病

在过去几十年中，儿童肿瘤总体发病率逐年升高，恶性肿瘤为仅次于意外伤害的儿童第二大杀手。全世界范围内，每年儿童肿瘤占全部肿瘤发病病例1%左右，其中欧美国家儿童肿瘤发病率约为（130~170）/100万[1]。中国儿童肿瘤发病率也呈上升趋势。据统计，上海市2002—2004年儿童恶性肿瘤发病率为120.3/100万[2]，提示上海地区儿童肿瘤发病率可能低于欧美发达国家。但与发达国家相比较，我国缺乏完善的肿瘤登记系统，这些数据可能并未全面反映我国儿童肿瘤发病的真实情况。虽然化疗、手术和放疗等治疗手段提高了儿童肿瘤治愈率，但也对患儿产生了极大毒副作用，同时给患儿家庭造成巨大经济负担。因此，针对儿童肿瘤加强预防，降低儿童肿瘤发生率，进行早期诊断及早期干预，从而提高儿童肿瘤治愈率意义重大。

加强儿童肿瘤病因学研究，掌握儿童肿瘤发生规律对于预防和早期诊断有重要作用。关于儿童肿瘤来源问题，人们普遍认为儿童恶性肿瘤由胎儿出生后持续存在的胚胎细胞造成[3]，主要包含两个观点：①儿童肿瘤来源于具胚胎特性的胚胎期休眠细胞；②胚胎癌前细胞具有在胎儿出生后进入程序性死亡的潜能，但在某些因素影响下这些细胞在产后可异常地维持存活能力，并最终导致儿童肿瘤的发生。本文引用更广义的"胚胎期癌前疾病"概念，用来解释和阐述儿童肿瘤的发生发展过程。

一、儿童肿瘤癌前疾病的含义及研究意义

对于儿童肿瘤而言，"癌前疾病"即"胚胎期癌前疾病"，定义为围生期可检测到的恶性细胞增生早期[3]，该时期相对应的细胞称为癌前细胞。癌前细胞起源于异常胚胎细胞，某些致癌因素的介入可增强细胞基因组不稳定性，使癌前细胞丧失了进入程序性细胞死亡的能力。关于这种异常胚胎细胞的来源有两种解释：一种观点认为抑癌基因的一个等位基因失活性突变即可造成胚胎细胞异常[4]；另一种假说则认为可能是某一单独事件导致多个染色体的大量基因组重排，而非单个癌基因突变事件通过长时间累积所致[5-7]。另外，最近提出的前馈环理论认为，其他因素亦可加快癌前疾病向癌症进展的过程，例如Sirtuin 1/2和Aurora kinase A等分子可通过增加癌基因*MYCN*翻译产物的稳定性从而维持*MYCN*的高表达[8-10]。因此，胚胎期癌前疾病的发生及进展为儿童恶性肿瘤是十分复杂的过程。目前为止，有关胚胎期癌前疾病的研究主要关注下列几种儿童恶性肿瘤：神经母细胞瘤、一过性骨髓增生性疾病（transient myeloproliferative disorder，TMD）和髓系白血病-唐氏综合征（myeloid leukemia-Down syndrome，ML-DS）、B细胞源性急性淋巴细胞白血病（B cell-lineage acute lymphoblastic leukemia，B-ALL）和髓母细胞瘤。其中，在TMD、ML-DS和B-ALL患儿出现临床症状前，其外周血粒细胞中已可检测到驱动性突变、致病性基因重排或平衡性异位，均提示这些肿瘤发生于围生期[11, 12]。最近采用基因改造动物模型、家系研究、大样本量转录组分析和全基因组关联研究等研究手段，鉴定出大量围生期儿童肿瘤相关驱动基因，这些基因在胚胎发育过程中也发挥重要作用。因此，研究儿童肿瘤癌前疾病（癌前状态）对鉴定儿童肿瘤所具有的病因学共同特征，对儿童肿瘤的早期诊断、治疗，以及制定儿童肿瘤的预防策略等，均具有重大意义。

二、儿童肿瘤癌前疾病的研究进展

过去几十年在肿瘤病因及生物学领域，致瘤突变多重打击（multi-hit）假说一直占据着主导性地位。"multi-hit"包括生殖系突变、环境因素及其在细胞中相应的作用靶点[13]。多重打击假说认为细胞获得致癌性基因突变的过程需要长时间积累，当突变积累到一定程度即可导致相应的癌前疾病（如结肠癌与家族性结肠腺瘤息肉病、胃癌与慢性萎缩性胃炎等），进而诱发肿瘤。该假说可阐明为何60%以上癌症发生于65岁以上人群[14]。但儿童肿瘤类型与成人明显不同，且其发生机制也与成人有很大差异。儿童肿瘤主要包括白血病、脑和其他中枢神经系统肿瘤、神经母细胞瘤、肾母细胞瘤、淋巴瘤、横纹肌肉瘤和视网膜母细胞瘤等。儿童肿瘤的发生和进展异常迅速，在很短时间内即可演变成恶性肿瘤，很多儿童肿瘤甚至是在婴儿期发现的。那么，貌似没时间获得致癌性基因突变的儿童肿瘤是否也存在癌前疾病阶段？儿童肿瘤中"multi-hit"又如何演进？接下来我们将就儿童常见肿瘤（神经母细胞瘤、TMD与ML-DS、B-ALL和髓母细胞瘤）等相应的癌前疾病发展过程及研究进展逐一介绍和讨论。

（一）儿童肿瘤癌前疾病发生模型

1.儿童肿瘤癌前疾病的细胞来源

（1）**神经母细胞瘤**：神经母细胞瘤是交感神经系统来源的恶性肿瘤，通常发生于肾上腺或者脊柱两侧交感神经节[15, 16]。众多证据表明，神经母细胞瘤在胎儿交感肾上腺发育期间即开始发生，并贯穿整个胚胎癌前疾病阶段。神经母细胞瘤胚胎学来源比较明确，临床和实验研究显示神经母细胞瘤和胚胎发育异常与病理性神经母细胞癌前疾病相关。Frank等研究发现19~20周龄胎儿肾上腺组织有大量神经母细胞聚集，并表达神经母细胞标志物，如BCL-2（B-cell CLL/lymphoma 2）和HNK1（human natural killer-1）等[17]。与此研究相一致，表达谱分析也显示人胚胎肾上腺的神经母细胞表达谱与神经母细胞瘤的表达谱非常相似（约430个相似基因），而与肾上腺细胞却相去甚远（约290个相似基因），为胚胎源性神经母细胞瘤学说提供了有力证据[17]。动物模型研究也明确显示，转移性神经母细胞瘤产自神经母细胞癌前细胞[18]。该研究在*MYCN*过表达小鼠中观察神经母细胞向神经母细胞瘤转变的过程，发现神经母细胞瘤多在脊柱两旁神经节形成，这与人类神经母细胞瘤发生方式一致。同时，该模型中神经节细胞*MYCN*亦呈高表达，使神经母细胞在胎儿出生后仍可存活，是导致神经母细胞瘤形成的因素之一[18]。临床上，*MYCN*基因扩增患儿约占20%，为神经母细胞瘤形成的危险因素之一。

（2）**髓母细胞瘤**：髓母细胞瘤来源于发育中的小脑及其毗邻结构，是最常见的儿童恶性脑肿瘤。主要包括4种亚组：首先是SHH（sonic hedgehog）和Wnt亚组，SHH和Wnt两种信号转导通路异常是驱动髓母细胞瘤发生的主要原因；第三和第四亚组髓母细胞瘤病因学比较复杂，不能简单定义为由某种信号转导通路介导。

小脑发育第一生发中心起源于第四脑室，并产生浦肯野细胞和其他类型小脑中间神经元[19]。神经管闭合形成第四脑室，这一区域可产生小脑乃至大脑中数量最多的神经元祖细胞——颗粒细胞祖细胞（granule cell progenitor，GCP）[20, 21]。SHH可表达于浦肯野细胞中，并调节GCP细胞增殖。现已明确，SHH亚组髓母细胞瘤中SHH信号异常增高，该类髓母细胞瘤主要来源于神经干细胞（neural stem cell，NSC）和GCP[3]。同时Wnt通路对胚胎发育有重要作用。有学者采用小鼠模型研究Wnt通路相关亚组髓母细胞瘤细胞来源，结果发现在P53缺失情况下，BLBP（brain lipid-binding protein）可抑制β-catenin降解，从而维持Wnt信号的激活并导致细胞异常增生[22, 23]。研究亦表明，幼年小鼠可形成MYC介导的髓母细胞瘤，其主要来源于脑干BLBP+/OLIG3+苔纤维神经元祖细胞，与放射学观察到的Wnt型髓母细胞瘤常发生于第四脑室并浸润至脑干背侧面现象相一致[23, 24]；也与Wnt型髓母细胞瘤癌前疾病模型OLIG3+神经祖细胞聚集于脑干相一致。由此可见，关于SHH和Wnt亚组髓母细胞瘤来源的问题已比较清楚。

第三和第四亚组髓母细胞瘤占神经母细胞瘤病例60%以上，但其病因至今未明[25]。利用GTML（Glt1-tTA-TRE-MYCN-Luc）小鼠模型发现，在小脑中诱导MYCN表达可形成髓母细胞瘤，其基因转录表达谱与第三亚组髓母细胞瘤相似[26]。在CDKN2c−/−、Trp53−/−、Atoh1-GFP诱导的第三亚组髓母细胞瘤中分离GCP并过表达MYC（而非MYCN）后，细胞增殖明显加快[27]。而在GTML小鼠第四脑室中注射过表达SOX9的小脑干细胞可诱发类似第四亚组髓母细胞瘤的发生，同时在第四亚组髓母细胞瘤患者瘤体组织样本中亦可检测到SOX9表达水平增高[28]。上述证据均表明单一癌基因可导致不同亚型髓母细胞瘤，其易感性主要依赖于胚胎转化细胞的来源、位置和产生阶段[29]。

（3）TMD和ML-DS：TMD属于巨核细胞（megakaryocyte，MK）系疾病，约5%~10%患儿伴随有唐氏综合征（Down syndrome，DS）临床表现[30, 31]。与神经母细胞瘤类似，部分幼儿早期的TMD病灶可自行消失，但约20%患儿在患病2~4年后可能出现急性MK系白血病ML-DS[30, 32]。

TMD来源于胚胎期MK生成过程中胚胎卵黄囊、主动脉-生殖腺-中肾及胎儿肝脏造血干细胞产生的MK祖细胞（MK progenitor，MKP）[33-35]。21-三体型对TMD发病起关键性作用，即使部分TMD婴儿不伴随唐氏综合征，其骨髓中也存在21-三体嵌合型。同时，TMD向ML-DS转化也与患者合并有21-三体嵌合型相关[31, 33-36]。研究表明，染色体21-三体型诱导的改变发生于造血过程中，即使GATA1（GATA Binding Protein 1）等位基因正常时，21-三体型巨核细胞增殖速度亦明显加快[37, 38]。同时在动物模型中也得到类似结论，Ts65Dn小鼠模型额外携带一条16号染色体（与人类21号染色体同源），虽然Ts65Dn小鼠不会自发产生TMD，但可生成异常巨核细胞，并出现慢性骨髓纤维变性[39]，说明TMD发生过程中21-三体型起重要作用。另有研究显示，85%以上的TMD和ML-DS病例的成巨核细胞存在GATA1基因突变，该突变通常位于GATA1基因第二外显子或第二外显子与内含子交界处，形成GATA1截短体GATA1s[40]。GATA1s截短体缺乏转录激活区但仍有结合DNA的锌指结构，导致GATA1s缺少对下游靶基因转录调控作用[41]。虽然GATA1突变可出现在多数TMD和ML-DS中，但是检测GATA1突变并不能提示TMD能否最终发展为ML-DS。

（4）B-ALL：ALL是儿童最常见恶性肿瘤，主要起源于B系和T系淋巴细胞祖细胞。大量证据表明，围生期来源ALL以B-ALL为主[3]，因此这里主要介绍B-ALL的发生发展过程。儿童白血病主要起源于胎儿期，通过研究B-ALL同卵双胞胎患儿发现，即使确诊时间不同，B-ALL患儿均具特有的克隆性HRX（the human tri-thorax gene/acute lymphocytic leukemia-1）基因（位于11q23）重排，说明双胞胎患儿胚胎在子宫内就已有白血病发病相关的分子变化[42-44]。另外，对同卵双生双胞胎患儿研究发现，患儿均伴有ETV6（ETS-variant6）基因和RUNX1（runt-related transcription factor 1）基因一致性转位（ETV6-RUNX1），这说明在出生前已形成白血病前体克隆[44]。以免疫球蛋白重链（immunoglobulin heavy chain，IgH）为白血病克隆标志物，不同研究者分别证实多数B-ALL患儿新生血斑DNA可检测到白血病前体克隆，并与ETV6-RUNX1融合基因检测结果相一致，同样证明白血病癌前疾病发生于出生前[44-46]。

数据显示，约20%的B-ALL患者可检测到ETV6-RUNX1融合基因，虽然该融合基因具体作用机制尚不清楚，但可以肯定该融合基因可使B-ALL细胞克隆能力增强并维持自我更新能力[47-49]。另有研究表明在健康成人（0.5%~8.8%）外周血DNA中也可检出ETV6-RUNX1融合基因[47]，提示白血病癌前细胞可能来源于围生期。实际上ETV6-RUNX1融合蛋白的表达在围生期HSCs或B细胞祖细胞发展为白血病癌前疾病过程中是较弱的致癌因素，甚至在健康新生儿中都会检测到ETV6-RUNX1融合基因存在。最近的研究提示，ETV6-RUNX1融合蛋白是肿瘤前体细胞V（D）J重排障碍导致的系列基因组重排事件之一。

与神经母细胞和成巨核细胞癌前疾病相似，产后环境中白血病癌前疾病的状态持续时间很短。过表达EBF1（erythropoietin receptor early B cell factor 1）或下调TGF-β均可调节ETV6-RUNX1所诱发的白血病前体细胞的存活时间[50-52]，胚胎环境可能有助于ETV6-RUNX1诱发白血病。

2.癌前疾病的激活和癌变

儿童肿瘤癌前疾病的激活发生于围生期。TMD是ML-DS的癌前疾病，围生期两次"打击"可导致TMD发生。目前研究认为，正常围生期MKP发展至TMD首先需要21三体型作为"首次打击"[30]，随后体细胞GATA1s突变作为"第二次打击"。因此，尽管TMD和B-ALL可能不是直接从胚胎细胞产生，但其发展至出生后恶性肿瘤阶段所具有的潜能仍是祖细胞于围生期获得的。以TMD为例，其癌前疾病启动时机与胚胎肝造血作用时间相一致。除21-三倍体作为首次打击之外，TMD向ML-DS恶性转化过程还需要出生后的两次额外"打击"。胎儿出生后，TMD细胞获得耐受凋亡信号的能力为"第三次打击"。例如，Ⅰ型干扰素是细胞增殖抑制剂，可抑制MKP生长。研究发现TMD病例中干扰素含量很低，可使已有21-三倍体和GATA1s突变的MKP在出生后骨髓环境中继续存活[53]。而ERG（ETS transcription factor）增高则可协同GATA1s增加基因组不稳定性、抑制细胞凋亡从而诱发白血病[54]。另有其他典型的白血病相关信号通路的激活可成为"第三次打击"，如：Wnt、JAK（Janus Kinase）信号转导通路、STAT（signal transducer and activator of transcription）-JAK转录通路和MAPK（mitogen-activated protein kinase）-PI3K通路等[55]。随后，遭受了"三次打击"的TMD细胞在产后环境中获得稳定的恶性增殖能力则是"第四次打击"，使癌前疾病TMD向ML-DS成功转化。

与此过程类似，在神经母细胞瘤癌前疾病发展过程中，出生前的两次打击可激活癌前疾病，"第一次打击"为发生*MYCN*、*PHOX2B*和*ALK*等基因的引导性突变。随后，"第二次打击"则是部分癌前细胞获得耐受凋亡的能力。胎儿出生以后，前两次打击造就的神经母细胞瘤癌前细胞持续存活，是导致神经母细胞瘤的"第三次打击"。同样，四种不同类型的髓母细胞瘤中，其癌前疾病"首次打击"是*MYCN*或*MYC*扩增，并通过不同类型的"第二次打击"形成不同类型的髓母细胞瘤癌前细胞，在出生后接受"第三次打击"从而形成四种不同亚组的髓母细胞瘤[3]。

在B-ALL发生过程中，V（D）J重排障碍是"第一次打击"，随后B细胞出现*ETV6-RUNX1*等系列突变从而产生大量的白血病前体细胞，该突变是"第二次打击"，可促使细胞获得异常的自我更新和生存能力，并可导致白血病[56]。遭受第一次打击的异常细胞在出生后骨髓中对抗死亡时形成"第三次打击"；随后IKZF1、E2A-PBX1、CDKN2A和CDKN2B等分子异常表达形成了"第四次打击"，并最终造成B-ALL形成。

由此可见，儿童肿瘤癌前疾病"multi-hit"过程明显短于成人。其原因可能是儿童肿瘤癌前细胞遭遇一次灾难性事件导致的整个基因组的不稳定性增强，而后续一系列"打击"持续刺激癌前细胞，最终形成儿童恶性肿瘤。

（二）信号通路异常与儿童肿瘤癌前疾病

1.发育信号异常与儿童肿瘤癌前疾病

大量研究表明MYCN在神经母细胞前体增生过程中起关键作用，对儿童神经系统肿瘤癌前疾病包括神经母细胞瘤癌前疾病的发生发展至关重要。正常交感肾上腺系统发育过程中，*MYCN*在发育早期神经嵴中高表达，而在交感肾上腺成熟阶段已分化的交感神经元中表达量逐渐降低[18, 57, 58]。针对大鼠和斑马鱼动物模型研究发现，在交感肾上腺成熟的最后阶段，局部神经生长因子（nerve growth factor，NGF）匮乏可催化多余神经祖细胞通过细胞凋亡机制走向死亡[59, 60]。在酪氨酸羟化酶（Tyrosine hydroxylase，Th）启动子调控的Th-MYCN转基因大鼠模型中发现，MYCN可有效诱导神经母细胞癌前疾病及其后续肿瘤的发生[18, 61, 62]。上述研究均证明MYCN在癌前疾病到癌变过程中发挥重要作用。

MYCN及同源物MYC在髓母细胞瘤亚组发生过程也发挥重要作用，MYCN缺失可导致小鼠小脑发育不良[63]。髓母细胞瘤SHH亚组小鼠模型中MYCN异常表达也至关重要[64]，MYCN扩增是SHH信号通路相关肿瘤预后较差的重要标记物[65]。SHH信号通路还可提高MYCN蛋白稳定性从而增加其在GCP中表达水平[66]，最终阻止冗余的GCP在胎儿出生后发生凋亡，从而形成SHH型髓母细胞瘤[67-69]。另外，约30%的SHH亚组患者肿瘤中存在9q染色体区域缺失，该区域含有SHH信号转导通路的抑制性受体——PTCH1（patched 1），它的缺失可使SHH通路异常激活并最终诱发髓母细胞瘤[70, 71]。此外，MYCN在Wnt亚组和第四亚组髓母细胞瘤也表达异常，在转基因小鼠中靶向过表达MYCN或MYC可形成非SHH依赖型髓母细胞瘤[26, 28]；而在第三亚组髓母细胞瘤存在*MYC*基因而非*MYCN*基因异常扩增[25]。

Wnt信号通路在胚胎发育过程中发挥重要作用，对神经发育过程也非常重要。小脑脑室区域NSC异常的Wnt信号可诱导细胞增殖、抑制分化从而诱发髓母细胞瘤[72]。Wnt通路分子中某些突变可增强该通路信号进而诱发髓母细胞瘤[73, 74]。例如，分析MAGIC（medulloblastoma advanced genomics international consortium）数据显示，多数Wnt亚组髓母细胞瘤（70%~80%）均可检测到*β-catenin*第3号外显子缺失导致其稳定性增加，从而激活下游一系列癌基因表达[73-75]。

近年，原本被认为是转录垃圾的非编码RNA的功能逐渐被人们所认识。胚胎发育期间RNA结合蛋白LIN28（Lin-28 Homolog）可调节miRNA let-7家族的表达，进而调控神经嵴细胞谱系定向发育的时机和细胞生长状况[76]。转基因小鼠模型中神经嵴定向过表达*LIN28B*可通过下调let-7表达增加MYCN稳定性，从而诱发神经母细胞瘤[77]。同时，LIN28对胚胎发育过程干性维持至关重要，也与稳定未分化的神经母细胞表型相关[77, 78]。动物研究发现LIN28B转基因小鼠可获得与Th-MYCN小鼠相同的神经母细胞癌前疾病，临床样本中也证实部分神经母细胞瘤LIN28B扩增或表达水平增高与其临床不良预后明显相关[77]。

OTX2（orthodenticle homeobox 2）作为转录因子在脑发育过程中发挥重要作用，在脑发育过程中OTX2可大量表达，而在成年脑则表达沉默[79, 80]。OTX2对某些第三亚组髓母细胞瘤的生成有驱动作用，在20%第三亚组髓母细胞瘤中过度扩增，在SHH非依赖性髓母细胞瘤亚组中也高表达[81]。最近研究表明OTX2可抑制髓母细胞瘤分化、诱导细胞增殖、上调MYC表达，提示OTX2扩增可诱发胚胎癌前疾病[81-83]。

总之，发育信号异常（如应当减弱时却持续激活）在儿童神经系统肿瘤癌前疾病发生及演化为癌症的过程中起关键作用。

2.凋亡信号与儿童肿瘤癌前疾病

某些胚胎细胞之所以对癌变因素易感是因为缺乏足够的凋亡信号转导。研究发现，正常情况下神经母细胞MYCN可通过ARF-P53（alternate open reading frame-P53）应激反应通路诱发细胞凋亡和衰老[84]，而一旦P53通路失活则可能导致神经母细胞瘤发生。与围生期野生型小鼠相比，Th-MYCN小鼠模型神经节中神经母细胞癌前细胞P53基础水平和诱导后表达水平均较低，也低于成熟神经节神经母细胞TP53的表达水平，而在培养的癌前细胞中重新激活P53通路可诱导细胞凋亡[61]。多梳复合蛋白BMI1（B lymphoma Mo-MLV insertion region 1 homolog）是P53的E3泛素连接酶，可使Th-MYCN小鼠神经母细胞癌前细胞中ARF-P53通路失活[61, 85]，从而抑制神经母细胞瘤癌前细胞凋亡，进而协同MYCN促进神经母细胞瘤癌前细胞向神经母细胞瘤细胞转化。

对神经母细胞瘤和髓母细胞瘤而言，胚胎癌前细胞发生的时机和位置与胚胎细胞在快速增殖期所需的组织特异性成熟信号是一致的，且癌前细胞可很快转化为终末分化细胞。神经系统最终形成时期多伴有大量细胞死亡，而能对抗死亡压力的细胞必然伴随有复制异常，如持续或高水平表达MYCN。个体中某些因子的差异在胚胎发生过程中可负性调节MYCN表达，而营养因子匮乏启动死亡信号通路的过程也可阐释不同个体对胚胎癌前疾病的易感性差异[3]。

临床性或实验性胚胎癌前疾病的一个重要特点就是癌前细胞在出生后环境中可进入细胞死亡并自发性使肿瘤消失，其典型例子是部分1岁以内婴儿Ⅳs期神经母细胞瘤未经治疗即可自行消退。Ⅳs期神经母细胞瘤的自然消退现象是癌前细胞仍具备进入程序性死亡能力的很好例证。而针对非癌症死亡婴儿尸检也发现，交感肾上腺组织中神经母细胞瘤癌前细胞检出率比临床发病率高40倍以上[86]；另外，大规模婴儿神经母细胞瘤标志物筛查试验表明，通过尿检儿茶酚胺发现亚临床型神经母细胞瘤的发生率要比有临床症状的病例高2倍以上[87]，这些临床症状不明显的亚神经母细胞瘤发生率明显高于具临床特征病例的发生率。通过对肿瘤易感性和外周血肿瘤DNA检测等研究发现，交感肾上腺组织中神经母细胞瘤癌前细胞在出生后有"休眠期"，这可为在婴儿早期采取不同的癌前疾病筛查手段提供宝贵时间[88]。

最近在TMD患者异种移植物相关研究中发现，众多移植物不同亚克隆均可出现与ML-DS基因组学相似特点（如16q缺失或1q增加），这些基因组学变化在TMD初始阶段发生频率极低[89]，说明从TMD转化到ML-DS过程中也存在类似神经母细胞瘤癌前细胞的"休眠期"，在胚胎出生后可引起白血病或者肿瘤亚克隆的自发退化。目前围生期B-ALL确切发生机制仍不清，诸如胚胎期B-ALL起始的确切时机和部位、白血病发生的顺序及围生期环境中驱动性突变与B细胞稳态相关性等问题。B-ALL可能来源于部分休眠的B细胞，类似于神经母细胞和MK癌前细胞，如果无促进其恶性转化的条件则细胞通常走向死亡。在B-ALL转基因动物模型中也存在自行消退现象[3]。最近研究表明，突变型P53可能是家族性B-ALL的易感基因，提示B-ALL癌前细胞可能也存在着P53应激反应缺陷[18, 61, 90, 91]。据此，通过药物修复儿童肿瘤如神经母细胞瘤、TMD和B-ALL癌前细胞凋亡应激反应通路，或者采用胚胎癌前疾病早期给药等手段都可能有助于癌前细胞重塑其自行消退的能力，防止其进一步出现肿瘤恶性转化。

3.营养因素与儿童肿瘤癌前疾病

高亲和性神经营养性酪氨酸激酶受体NTRK1（neurotrophic tyrosine kinase receptor type 1）对维持神经细胞分化起到重要作用，抑制NTRK1后上调MYCN可抑制神经细胞分化，因此促分化型神经营养物质缺失可能是造成神经母细胞瘤的一大危险因素。相反，促生长型神经营养因子NTRK2和脑源性神经营养因子（brain-derived neurotrophic factor，BDNF）在MYCN阳性的神经母细胞瘤细胞中高表达可维持自泌细胞存活、抑制细胞分化和细胞凋亡[15]。此外，早期交感肾上腺发育过程中营养匮乏时，ALK（anaplastic lymphoma receptor tyrosine kinase）可有效保护神经母细胞的生长[92, 93]，而约8%~10%的神经母细胞瘤的生殖系和体细胞中存在ALK突变，可导致ALK酶持续激活并与预后不良相关[94-97]。ALK-F1174L突变为该基因最常见的侵袭性突变，转基因小鼠模型神经嵴中特异性表达ALK-F1174L突变可形成肿瘤，具有ALK-F1174L转基因突变的神经嵴细胞在裸鼠中也可有效成瘤[98, 99]。人类肿瘤ALK-F1174L突变和MYCN扩增密切相关，共表达ALK-F1174L突变体和MYCN可有效促进肿瘤形成，提示两者在肿瘤起始阶段即有协同作用。这些研究表明神经营养因子在MYCN诱发的神经母细胞瘤当中发挥重要作用。

（三）围生期肿瘤的共同特点

研究认为成人肿瘤多来自于患病个体的成熟细胞[100, 101]，而胚胎性肿瘤则是由患儿围生期异常导致。据此，有学者提出一个新概念——胚胎癌前细胞是所有围生期肿瘤的起源，无论是直接来源于胚胎期细胞还是由成熟度较高的围生期细胞发展而来，胚胎癌前细胞都具有在出生后环境中存活的特性和能力。据此，神经母细胞瘤和TMD可能都来源于围生期细胞，并在组织个体发生的某一阶段开始具有抵抗细胞死亡、细胞过量增生和细胞分化阻滞等特性，但该阶段远早于各器官生成最早祖细胞的时相。同时有其他学者也提出，B-ALL的肿瘤细胞恶性演化过程中可能也经历上述阶段，而且小鼠模型也表明某些髓母细胞瘤亚型也具有类似特性[3]。另外，动物模型提供了直接有力的数据证明髓母细胞瘤四种亚组存在胚胎癌前疾病阶段，这些癌前细胞是异常的胚胎细胞，经历某些变化后在产后环境中逃逸死亡信号，但仍保有自我毁灭的能力，除非某些致癌因子介入而增加其基因组不稳定性——而这一特性可能为治疗胚胎癌前疾病提供良好机会。神经母细胞瘤和TMD模型均说明，所有胚胎癌前细胞在患儿出生时并不完全一致，仅部分细胞暴露于产后不确定的环境因素后方可转化成癌症[18, 89]。但部分胚胎癌前细胞在出生后保持休眠而其周围细胞却能启动死亡的确切机制至今未明。总之，上述研究说明胚胎癌前细胞不是正常胚胎细胞在个体出生后持续存在的结果，而是出生后的胚胎癌前细胞，其与肿瘤干细胞相类似，具有胚胎特性，在早期促肿瘤发生信号转导通路作用下向肿瘤转化。

三、儿童肿瘤的研究热点与难点

儿童肿瘤发生是机体易感性和外环境因素共同作用的结果，孕期的外界因素发挥了重要作用，但仍需胚胎异常细胞转化为癌前细胞，并通过至少两三次"打击"才可最终转变成癌。虽然儿童肿瘤进展迅速，但通过了解儿童肿瘤癌前疾病的发生阶段也许能有效预防儿童肿瘤。与成人肿瘤不同，儿童肿瘤癌前细胞在出生后环境中具启动程序性死亡的特性，除非相关信号发生异常或癌前细胞获得了异常的抵抗死亡信号的能力。诊断儿童肿瘤癌前疾病实际上就是检测儿童肿瘤癌前细胞。同理，消除癌前细胞也等同于消灭癌前疾病。因此，儿童肿瘤癌前疾病的诊断与防治将成为儿童肿瘤防控战略前移的关键。

鉴于儿童肿瘤癌前疾病和儿童恶性肿瘤的发生关系密切，癌前疾病的病因研究对儿童恶性肿瘤的诊断、预防和治疗均具有重要应用价值。截至目前，临床尚无有效的检测方法可应用于儿童肿瘤癌前疾病的诊断。大量研究试图通过检测胚胎癌前细胞标志物寻找预测儿童肿瘤癌前疾病方法。早期通过尿儿茶酚胺检测所有神经母细胞并没有获得成功，但研究发现30%以上DS新生儿外周血DNA可检测到TMD特征性的GATA1s突变体[102]，说明DS新生儿检测TMD及预防性的介入治疗可能是预防白血病的有效手段。2013年也有研究显示，巴西新生儿筛查P53基因R337H突变可作为肾上腺皮质瘤的早期诊断标记，这也引起学者对儿童肿瘤预防策略新的研究兴趣[103, 104]。在胚胎癌前细胞中一过性地恢复P53表达，或启动由干扰素介导的细胞死亡应答机制，或阻断MYCN、ALK或MAPK信号通路等，这些治疗策略对儿童肿瘤预防应该有积极作用。当然，上述策略仍需在小鼠胚胎癌症模型中进行验证，以提供更确切的理论及实验证据。另外，B-ALL也是围生期来源儿童白血病，在胎儿期就可检测到白血病标志性基因异常，但B-ALL缺少癌前疾病过程和围生期癌变前克隆，针对其制定预防性策略可能更加困难。相信随着动物模型等研究方法的改进、提高，以及对围生期异常引致胚胎癌前疾病机制的更深入理解，这些前沿策略的应用将指日可待。

目前针对儿童肿瘤的治疗手段还主要是化疗、手术和放疗等传统治疗方法，对儿童肿瘤癌前疾病尚无有效干预措施。如前所述，并不是所有儿童肿瘤癌前疾病都会演变成恶性肿瘤，胚胎期癌前细胞往往需要在"多次打击"中避开死亡信号才存活下来，这也为胚胎癌前疾病治疗提供了宝贵机会。如神经母细胞瘤Ⅳs期肿瘤自发消失的机制及其与死亡信号的关系可作为一个研究突破口，通过研发修复神经母细胞瘤细胞P53应激反应通路的有效药物，并在胚胎癌前疾病的早期给药，可能有助于启动细胞的自行消退机制从而防止恶性肿瘤的发生。

至今为止，关于癌前疾病如何发展成恶性肿瘤的确切机制亦不清楚，尚有很多问题亟待解决，如儿童恶性肿瘤癌前疾病确切的胚胎激活时间和来源细胞的特性问题，儿童恶性肿瘤发生规律及其与围生期环境关系问题，以及候选的起始突变细胞的内稳态相关性问题等。解决这些问题将有助于我们对儿童肿瘤癌前疾病更好地进行分期分类，制定更有针对性的诊疗策略，发展针对癌前细胞的药物，提高肿瘤早诊早治效率，阻断围生期肿瘤发生发展，对控制儿童恶性肿瘤发生、提高患儿生存率具有重要意义。

全国肿瘤登记中心初步数据显示2000—2010年我国儿童肿瘤发病率每年以2.8%的速度递增。国家对儿童恶性肿瘤医疗工作应该逐步"由治转防"，扭转"重治轻防"局面，应高度重视儿童肿瘤癌前疾病及其肿瘤发展的基础与临床研究，建设儿童肿瘤病例随访体系，搭建组织样本资源库平台。只有通过结合高新技术手段并整合生物信息平台，系统地分析儿童癌前疾病细胞到恶性肿瘤细胞发展过程中的全网络的异常变化，并结合儿童肿瘤临床发生、发展规律，才可能揭示儿童恶性肿瘤癌前疾病相关因素，实现儿童肿瘤早期防控。

（金雅琼　郭永丽　王焕民　倪　鑫）

参考文献

［1］陈凯，蒋慧.儿童常见恶性肿瘤的流行病学现状. 世界临床药物，2013，34：129-132.

［2］鲍萍萍，郑莹，王春芳，等. 2002—2004年上海市儿童恶性肿瘤发病特征. 中国肿瘤，2009，18：119-122.

［3］MARSHALL G M, CARTER D R, CHEUNG B B, et al. The prenatal origins of cancer. Nat Rev Cancer, 2014, 14（4）：277-289.

［4］KNUDSON A G. Mutation and cancer: statistical study of retinoblastoma. Proceedings of the National Academy of Sciences, 1971, 68：820-823.

［5］STEPHENS P J. Massive genomic rearrangement acquired in a single catastrophic event during cancer development. Cell, 2011, 144：27-40.

［6］FORMENT J V, KAIDI A, JACKSON S P. Chromothripsis and cancer: causes and consequences of chromosome shattering. Nature Reviews Cancer, 2012, 12：663-670.

［7］MOLENAAR J J. Sequencing of neuroblastoma identifies chromothripsis and defects in neuritogenesisgenes. Nature, 2012, 483：589-593.

［8］MARSHALL G M. SIRT1 promotes N-Myconcogenesis through a positive feedback loop involving the effects of MKP3 and ERK on N-Myc protein stability. PLOS Genetics, 2011, 7: e1002135.

[9] LIU P Y. The histone deacetylase SIRT2 stabilizes Myconcoproteins. Cell Death & Differentiation, 2013, 20: 503-514.

[10] OTTO T. Stabilization of N-Myc is a critical function of Aurora A in human neuroblastoma. Cancer Cell, 2009, 15: 67-78.

[11] GRUHN B. Prenatal origin of childhood acute lymphoblastic leukemia, association with birth weight and hyperdiploidy. Leukemia, 2008, 22: 1692-1697.

[12] PINE S R. Incidence and clinical implications of GATA1 mutations in newborns with Down syndrome. Blood, 2007, 110: 2128-2131.

[13] MINAMOTO T, MAI M, RONAI Z. Environmental factors as regulators and effectors of multistep carcinogenesis. Carcinogenesis, 1999, 20 (4): 519-527.

[14] WU L E, GOMES A P, SINCLAIR D A.Geroncogenesis: metabolic changes during aging as a driver of tumorigenesis. Cancer Cell, 2014, 25 (1): 12-19.

[15] BRODEUR G M. Neuroblastoma: biological insights into a clinical enigma. Nature Reviews Cancer, 2003, 3: 203-216.

[16] MARIS J M.Recent advances in neuroblastoma. New England Journal of Medicine, 2010, 362: 2202-2211.

[17] FRANK S, PRETER D K, HEIMANN P, et al. Human fetal neuroblast and neuroblastoma transcriptome analysis confirms neuroblast origin and highlights neuroblastoma candidate genes. Genome Biology, 2006, 7: 17.

[18] HANSFORD L M. Mechanisms of embryonal tumor initiation: distinct roles for MycN expression and MYCN amplification.Proceedings of the National Academy of Sciences of the United States of America, 2004, 101: 12664-12669.

[19] HATTEN M E, HEINTZ N. Mechanisms of neural patterning and specification in the developing cerebellum. Annual Review of Neuroscience, 1995, 18: 385-408.

[20] MORALES D, HATTEN M E. Molecular markers of neuronal progenitors in the embryonic cerebellar anlage. The Journal of Neuroscience, 2006, 26: 12226-12236.

[21] SPASSKY N. Primary cilia are required for cerebellar development and Shh-dependent expansion of progenitor pool. Developmental Biology, 2008, 317: 246-259.

[22] MOMOTA H, SHIH A H, EDGAR M A, et al.c-Myc and [beta]-catenin cooperate with loss of p53 to generate multiple members of the primitive neuroectodermal tumor family in mice. Oncogene, 2008, 27: 4392-4401.

[23] GIBSON P. Subtypes of medulloblastoma have distinct developmental origins. Nature, 2010, 468: 1095-1099.

[24] TAKEBAYASHI H. Non-overlapping expression of Olig3 and Olig2 in the embryonic neural tube.Mechanisms of Development, 2002, 113: 169-174.

[25] TAYLOR M D. Molecular subgroups of medulloblastoma: the current consensus.ActaNeuropathologica, 2012, 123: 465-472.

[26] SWARTLING F J. Pleiotropic role for MYCN in medulloblastoma. Genes & Development, 2010, 24: 1059-1072.

[27] KAWAUCHI D. A mouse model of the most aggressive subgroup of human medulloblastoma. Cancer Cell, 2012,

21: 168–180.

[28] SAVOV V. Metastasis and tumor recurrence from rare SOX9-positive cells in Group 4 medulloblastoma.AACR Annual Meeting, Cancer Research, 2014.

[29] SWARTLING F J. Distinct neural stem cell populations give rise to disparate brain tumors in response to N-MYC. Cancer cell, 2012, 21: 601–613.

[30] ROY A, ROBERTS I, NORTON A, et al. Acute megakaryoblastic leukemia (AMKL) and transient myeloproliferative disorder (TMD) in Down syndrome: a multi-step model of myeloid leukemogenesis.British Journal of Haematology, 2009, 147: 3–12.

[31] BRODEUR G M, DAHL G V, WILLIAMS D L, et al. Transient leukemoid reaction and trisomy 21 mosaicism in a phenotypically normal newborn. Blood, 1980, 55: 691–693.

[32] HASLE H.A pediatric approach to the WHO classification of myelodysplastic and myeloproliferative diseases. Leukemia, 2003, 17: 277–282.

[33] MASSEY G V.A prospective study of the natural history of transient leukemia (TL) in neonates with Down syndrome (DS): Children's Oncology Group (COG) study POG-9481. Blood, 2006, 107: 4606–4613.

[34] KLUSMANN J H.Treatment and prognostic impact of transient leukemia in neonates with Down syndrome. Blood, 2008, 111: 2991–2998.

[35] PEDOE T O. Abnormalities in the myeloid progenitor compartment in Down syndrome fetal liver precede acquisition of GATA1 mutations. Blood, 2008, 112: 4507–4511.

[36] POLSKI J M. Acute megakaryoblastic leukemia after transient myeloproliferative disorder with clonal karyotype evolution in a phenotypically normal neonate. Journal of Pediatric Hematology Oncology, 2002, 24: 50–54.

[37] MACLEAN G A. Altered hematopoiesis in trisomy 21 as revealed through in vitro differentiation of isogenic human pluripotent cells. Proceedings of the National Academy of Sciences of the United States of America, 2012, 109: 17567–17572.

[38] CHOU S T. Trisomy 21-associated defects in human primitive hematopoiesis revealed through induced pluripotent stem cells. Proceedings of the National Academy of Sciences of the United States of America, 2012, 109: 17573–17578.

[39] KIRSAMMER G. Highly penetrant myeloproliferative disease in the Ts65Dn mouse model of Down syndrome. Blood, 2008, 111: 767–775.

[40] TAUB J W. Prenatal origin of GATA1 mutations may be an initiating step in the development of megakaryocytic leukemia in Down syndrome. Blood, 2004, 104: 1588–1589.

[41] LI Z. Developmental stage-selective effect of somatically mutated leukemogenic transcription factor GATA1. Nature Genetics, 2005, 37: 613–619.

[42] FORD A M. In utero rearrangements in the trithorax-related oncogene in infant leukemias. Nature, 1993, 363: 358–360.

[43] WIEMELS J L. Prenatal origin of acute lymphoblastic leukemia in children. The Lancet, 1999, 354: 1499–1503.

[44] TEUFFEL O. Prenatal origin of separate evolution of leukemia in identical twins. Leukemia, 2004, 18: 1624–1629.

［45］GREAVES M F，MAIA A T，WIEMELS J L，et al. Leukemia in twins：lessons in natural history. Blood，2003，102：2321-2333.

［46］TAUB J W. High frequency of leukemic clones in newborn screening blood samples of children with B-precursor acute lymphoblastic leukemia. Blood，2002，99：2992-2996.

［47］ISHIMAE E M. Breakage and fusion of the TEL （ETV6）gene in immature B lymphocytes induced by apoptogenicsignals. Blood，2001，97：737-743.

［48］MCHALE C M. Prenatal origin of ETV6-RUNX1-positive acute lymphoblastic leukemia in children born in California. Leukemia，2003，37：36-43.

［49］OLSEN M. Preleukemic TEL-AML1-positive clones at cell level of 10 （-3）to 10 （-4）do not persist into adulthood. Journal of Pediatric Hematology Oncology，2006，28：734-740.

［50］TORRANO V，PROCTER J，CARDUS P，et al. ETV6-RUNX1 promotes survival of early B lineage progenitor cells via a dysregulated erythropoietin receptor. Blood，2011，118：4910-4918.

［51］WEYDEN L.Modeling the evolution of ETV6-RUNX1-induced B-cell precursor acute lymphoblastic leukemia in mice. Blood，2011，118：1041-1051.

［52］FORD A M. The TEL-AML1 leukemia fusion gene dysregulates the TGF-［beta］pathway in early B lineage progenitor cells. The Journal of Clinical Investigation，2009，119：826-836.

［53］WOO A J.Developmental differences in IFN signaling affect GATA1s-induced megakaryocyte hyperproliferation. The Journal of Clinical Investigation，2013，123：3292-3304.

［54］BIRGER Y，GOLDBERG L，CHLON T M，et al. Perturbation of fetal hematopoiesis in a mouse model of Down syndrome's transient myeloproliferative disorder. Blood，2013，122：988-989.

［55］NIKOLAEV S I. Exome sequencing identifies putative drivers of progression of transient myeloproliferative disorder to AMKL in infants with Down syndrome. Blood，2013，122：554-561.

［56］HONG D. Initiating and cancer-propagating cells in TEL-AML1-associated childhood leukemia. Science，2008，319：336-339.

［57］ZIMMERMAN K A. Differential expression of myc family genes during murine development. Nature，1986，319：780-783.

［58］WARTIOVAARA K，BARNABE-HEIDER F，MILLER F D，et al. N-myc promotes survival and induces S-phase entry of postmitotic sympathetic neurons. The Journal of Neuroscience，2002，22：815-824.

［59］YUAN J，YANKNER B A.Apoptosis in the nervous system. Nature，2000，407：802-809.

［60］ZHU S.Activated ALK collaborates with MYCN in neuroblastomapathogenesis. Cancer Cell，2012，21：362-373.

［61］CALAO M. Direct effects of Bmi1 on p53 protein stability inactivates oncoprotein stress responses in embryonal cancer precursor cells at tumor initiation. Oncogene，2013，32：3616-3626.

［62］WEISS W A，ALDAPE K，MOHAPATRA G，et al. Targeted expression of MYCN causes neuroblastoma in transgenic mice. The EMBO Journal，1997，16：2985-2995.

［63］KNOEPFLER P S，CHENG P F，EISENMAN R N. N-myc is essential during neurogenesis for the rapid expansion of progenitor cell populations and the inhibition of neuronal differentiation. Genes & Development，2002，16：2699–2712.

［64］BROWD S R.N-myc can substitute for insulin-like growth factor signaling in a mouse model of sonic hedgehog-induced medulloblastoma. Cancer Research，2006，66：2666–2672.

［65］KORSHUNOV A. Biological and clinical heterogeneity of MYCN-amplified medulloblastoma.Acta Neuropathologica，2012，123：515–527.

［66］THOMAS W D. Patched1 deletion increases N-Myc protein stability as a mechanism of medulloblastoma initiation and progression.Oncogene，2009，28：1605–1615.

［67］ANDERSEN B B，KORBO L，PAKKENBERG B. A quantitative study of the human cerebellum with unbiased stereological techniques. The Journal of Comparative Neurology，1992，326：549–560.

［68］DAHMANE N，ALTABA RUIZ I A. Sonic hedgehog regulates the growth and patterning of the cerebellum. Development，1999，126：3089–3100.

［69］RAAF J，KERNOHAN J W. A study of the external granular layer in the cerebellum. The disappearance of the external granular layer and the growth of the molecular and internal granular layers in the cerebellum. American Journal of Anatomy，1944，75：151–172.

［70］NORTHCOTT P A. Medulloblastoma comprises four distinct molecular variants. The Journal of Clinical Oncology，2011，29：1408–1414.

［71］GOODRICH L V，MILENKOVIC L，HIGGINS K M，et al. Altered neural cell fates and medulloblastoma in mouse patched mutants. Science，1997，277：1109–1113.

［72］PEI Y. WNT signaling increases proliferation and impairs differentiation of stem cells in the developing cerebellum. Development，2012，139：1724–1733.

［73］NORTHCOTT P A. Subgroup-specific structural variation across 1 000 medulloblastoma genomes. Nature，2012，488：49–56.

［74］ROBINSON G. Novel mutations target distinct subgroups of medulloblastoma. Nature，2012，488：43–48.

［75］PUGH T J.Medulloblastoma exome sequencing uncovers subtype-specific somatic mutations. Nature，2012，488：106–110.

［76］RYBAK A.A feedback loop comprising lin-28 and let-7 controls pre-let-7 maturation during neural stem-cell commitment. Nature Cell Biology，2008，10：987–993.

［77］MOLENAAR J J. LIN28B induces neuroblastoma and enhances MYCN levels via let-7 suppression.Nature Genetics，2012，44：1199–1206.

［78］YU J. Induced pluripotent stem cell lines derived from human somatic cells. Obstetrical & Gynecological Survey，2007，318：1917–1920.

［79］SIMEONE A，ACAMPORA D，GULISANO M，et al. Nested expression domains of four homeobox genes in developing rostral brain. Nature，1992，358：687–690.

［80］WINGATE R J，HATTEN M E. The role of the rhombic lip in avian cerebellum development. Development，1999，

126: 4395-4404.

[81] ADAMSON D C. OTX2 is critical for the maintenance and progression of Shh-independent medulloblastomas. Cancer Research, 2010, 70: 181-191.

[82] BAI R Y, STAEDTKE V, LIDOV H G, et al. OTX2 represses myogenic and neuronal differentiation in medulloblastomacells. Cancer Research, 2012, 72: 5988-6001.

[83] BUNT J. OTX2 directly activates cell cycle genes and inhibits differentiation in medulloblastomacells. International Journal of Cancer, 2012, 131: E21-E32.

[84] MURPHY D J. Distinct thresholds govern Myc's biological output in vivo. Cancer Cell, 2008, 14: 447-457.

[85] BERRY T. The ALKF1174L mutation potentiates the oncogenic activity of MYCN in neuroblastoma. Cancer Cell, 2012, 22: 117-130.

[86] BECKWITH J B, PERRIN E V. In situ neuroblastomas: a contribution to the natural history of neural crest tumors. American Journal of Pathology, 1963, 43: 1089-1104.

[87] WANG J H. Selective defects in the development of the fetal and adult lymphoid system in mice with an Ikaros null mutation. Immunity, 1996, 5: 537-549.

[88] MURTAZA M. Non-invasive analysis of acquired resistance to cancer therapy by sequencing of plasma DNA. Nature, 2013, 497: 108-112.

[89] SAIDA S. Clonal selection in xenografted TAM recapitulates the evolutionary process of myeloid leukemia in Down syndrome. Blood, 2013, 121: 4377-4387.

[90] POWELL B C. Identification of TP53 as an acute lymphocytic leukemia susceptibility gene through exomesequencing. Pediatric Blood & Cancer, 2013, 60: E1-E3.

[91] HOLMFELDT L. The genomic landscape of hypodiploid acute lymphoblastic leukemia. Nature Genetics, 2013, 45: 242-252.

[92] REIFF T. Midkine and Alk signaling in sympathetic neuron proliferation and neuroblastoma predisposition. Development, 2011, 138: 4699-4708.

[93] CHENG L Y. Anaplastic lymphoma kinase spares organ growth during nutrient restriction in Drosophila.Cell, 2011, 146: 435-447.

[94] MOSSE Y P. Identification of ALK as a major familial neuroblastoma predisposition gene. Nature, 2008, 455: 930-935.

[95] LEROSEY J I. Somatic and germline activating mutations of the ALK kinase receptor in neuroblastoma. Nature, 2008, 455: 967-970.

[96] CHEN Y Y. Oncogenic mutations of ALK kinase in neuroblastoma. Nature, 2008, 455: 971-974.

[97] BROUWER S. Meta-analysis of neuroblastomas reveals a skewed ALK mutation spectrum in tumors with MYCN amplification. Clinical Cancer Research, 2010, 16: 4353-4362.

[98] HEUKAMP L C. Targeted expression of mutated ALK induces neuroblastoma in transgenic mice. Science Translational Medicine, 2012, 4: a91.

[99] SCHULTE J H. MYCN and ALKF1174L are sufficient to drive neuroblastoma development from neural crest progenitor cells. Oncogene, 2012, 21: 1059-1065.

[100] STEHELIN D, VARMUS H E, BISHOP J M, et al. DNA related to the transforming gene (s) of avian sarcoma viruses is present in normal avian DNA.Nature, 1976, 260: 170-173.

[101] SIDDHARTHA M. The Emperor of All Maladies: A Biography of Cancer [Z] .4th ed. [S.L.] : Scribner, 2010.

[102] ROBERTS I. GATA1-mutant clones are frequent and often unsuspected in babies with Down syndrome: identification of a population at risk of leukemia. Blood, 2013, 122: 3908-3917.

[103] MASCIARI S. F18-fluorodeoxyglucose-positron emission tomography/computed tomography screening in Li-Fraumenisyndrome. JAMA, 2008, 299: 1315-1319.

[104] CUSTODIO G. Impact of neonatal screening and surveillance for the TP53 R337H mutation on early detection of childhood adrenocortical tumors. Journal of Clinical Oncology, 2013, 31: 2619-2626.

本书常用缩略语

A

AAH（atypical adenomatous hyperplasia） 非典型腺瘤样增生

AC（atypical carcinoid） 非典型类癌

ACF（aberrant cryptalf oci） 畸形隐窝灶

ADH（atypical ductal hyperplasia） 非典型导管增生

AFB（auto fluorecence bronchoscopy） 荧光支气管镜

AFI（auto fluorescence imaging） 自体荧光成像

AGC-FN（atypical glandular cell，favor neoplasia） 非典型腺细胞倾向瘤变

AGC-NOS（atypical glandular cell，not otherwise specified） 非典型腺细胞意义不明

AIH（atypical intraductal hyperplasia） 非典型导管内增生

AIM（acetic acid-indigocarmine mixture） 冰醋酸靛胭脂混合液

AIS（adenocarcinoma in situ） 原位腺癌

AJPBDS（anomalous junction of pancreaticobiliary ductal system） 胰胆管合流异常

AK（actinic keratosis） 光线性角化病

ALD（alcoholic liver disease） 酒精性肝病

ALDH1（aldehyde dehydrogenase 1） 乙醛脱氢酶 1

ALH（atypical lobular hyperplasia） 小叶不典型增生

AMACR（α-methylacyl coenzyme A racemase） α- 甲酰基辅酶 A 消旋酶

AME（alternariol monomethyl ether） 交链孢酚单甲醚

AOH（alternariol） 交链孢酚

APC（antigen presenting cell） 抗原提呈细胞

APC（argon plasma coagulation） 氩离子凝固术

Apo A（Apoliprotein A） 载脂蛋白 A

Apo E（Apoliprotein E） 载脂蛋白 E

AR（androgen receptor） 雄激素受体

ASAP（atypical small acinar proliferation） 非典型小腺泡型增生

ASC（atypical squamous cell） 非典型鳞状上皮细胞

ASC-H（atypical squamous cells cannot exclude high-grade squamous intraepithelial lesion） 非典型鳞状上皮细胞不能除外高级别病变

ASC-US（atypical squamous cells of undetermined significance） 非典型鳞状上皮细胞为意义不明

ASD（angiogenic squamous dysplasia） 血管生成性鳞状上皮不典型增生

B

BAC（bronchioloalveolar carcinoma） 细支气管肺泡癌

B-ALL（B cell-lineage acute lymphoblastic leukemia） B 细胞源性急性淋巴细胞白血病

BDNF（brain-derived neurotrophic factor） 脑源性神经营养因子

BE（Barrett's esophagus） Barrett 食管

BER（base excision repair） 切除修复

BilIN（billiary interepithelial neoplasia） 胆管上皮内瘤变

BLL（benign lymphoepithelial lesion） 良性淋巴上皮病变

BMI1（B-cell specific Moloney murine leukemia virus integration site1） B 细胞特异性莫洛尼鼠白血病病毒整合位点 1

BOT（borderline ovarian tumor） 卵巢交界性肿瘤

BXO（balanitis xerotica obliterans） 闭塞性干燥性龟头炎

C

CA（condyloma acuminatum） 尖锐湿疣

CAG（chronic atrophy gastritis） 慢性萎缩性胃炎

CAM-1（cellular adhesion molecule -1） 细胞黏附分子 1

CCC（columnar cell change） 柱状细胞变

CCH（columnar cell hyperplasia） 柱状细胞增生

CCL（columnar cell lesion） 柱状细胞病变

CCS（Cronkhite-Canada syndrome） Cronkhite-Canada 综合征

CCT（computer-assisted cytologic test） 计算机辅助细胞检测

CDBD（cystic dilatation of bile duct） 胆管囊性扩张症

CEA（carcinoembryonic antigen） 癌胚抗原

CGH（comparative genomic hybridization） 比较基因组杂交技术

CGIN（cervical glandular intraepithelial neoplasia） 宫颈腺上皮内瘤变

CIMP（CpG island methylator phenotype） CpG 岛甲基化

CIN（cervical intraepithelial neoplasia） 宫颈上皮内瘤变

CIS（carcinoma in situ） 原位癌

CK（cytokeratins） 细胞角蛋白

CKC（cold knife conization） 冷刀锥切术

CLE（confocal laser endomicroscopy） 共聚焦激光显微内镜

COMP（cartilage oligomeric matric protein） 软骨寡聚基质蛋白

CRA（colorectal adenoma） 结直肠腺瘤

CRC（colorectal cancer） 结直肠癌

CSA（classic serrated adenoma） 传统锯齿状腺瘤

CTGF（connective tissue growth factor） 结缔组织生长因子

CUSA（cavitational ultrasonic surgical aspiration） 聚焦超声抽吸术

CVC（computed virtual chromoendoscopy） 计算机虚拟色素内镜

D

DALM（dysplasia-associated lesion or mass） 异型增生相关病变（肿块）

DCIS（ductal carcinoma in situ） 导管原位癌

DIN（ductal intraepithelial neoplasia） 导管内上皮肿瘤

DIPNECH（diffuse idiopathic pulmonary neuroendocrine cell hyperplasia） 弥漫性特发性肺神经内分泌细胞增生

DLE（discoid lupus erythematosus） 盘状红斑狼疮

DSAP（disseminated superficial actinic porokeratosis） 浅表播散性汗孔角化症

E

EAOC（endometriosis-associated ovarian cancer） 内异症相关卵巢癌

EAU（European Association of Urology） 欧洲泌尿外科协会

EBUS（endobronchial ultrasound bronchoscopy） 超声支气管镜

ECC（endocervical curettage） 宫颈管内膜刮术

EIN（endometrial intraepithelial neoplasia） 子宫内膜上皮内瘤变

EIN（esophageal intraepithelial neoplasia） 食管上皮内瘤变

EMR（endoscopic mucosal resection） 内镜黏膜切除术

EMR-L（endoscopic mucosal resection with ligation） 内镜套扎黏膜切除术

ENCODE（the enayclopedia of DNA elements） DNA元素百科全书项目

EOEAC（extraovarian endometriosis associated cancer） 卵巢外的内异症相关癌

EPMR（endoscopic piecemeal mucosal resection） 内镜分块黏膜切除术

ERT（estrogen replacement therapy） 雌激素补充疗法

ESD（endoscopic submucosal dissection） 内镜黏膜下剥离术

EUS（endoscopic ultrasound） 超声内镜

EV（epidermodysplasia verruciformis） 疣状表皮发育不良

F

FAP（familial adenomatous polyposis）	家族性腺瘤性息肉病
FC（fold change）	倍数改变
FDR（false discovery rate）	错误发现率
FICE（Fuji intelligent color enhancement）	富士能智能电子分光技术
FNH（focal nodular hyperplasia）	局灶性结节性增生
FSS（fertility-sparing surgery）	保留生育功能手术

G

GBA（adenomyomatosis of gallbladder）	胆囊腺肌增生症
GBM（glioblastoma multiforme）	胶质母细胞瘤
GCP（granule cell progenitor）	颗粒细胞祖细胞
GGN（ground glass nodule）	毛玻璃样不透光结节样病灶
GGO（ground glass opacity）	毛玻璃样不透光病变
GLM（generalized linear model）	广义线性模型
GWAS（genome-wide association study）	全基因组关联研究

H

HBOCS（hereditary breast - ovarian cancer syndrome）	遗传性乳腺癌卵巢癌综合征
HCA（hepatocellular adenoma）	肝细胞腺瘤
HCC（hepato cellular carcinoma）	肝细胞癌
HDGC（hereditary diffuse gastric carcinoma）	遗传性弥漫性胃癌
HGDN（high-grade dysplastic nodule）	高度异型增生结节
HGG（high-grade glioma）	高级别胶质瘤
HGPIN（high-grade prostatic intraepithelial neoplasia）	高级别前列腺上皮内瘤
HHV（human herpes virus）	人类疱疹病毒
HIF（hypoxia inducible factor）	缺氧诱导因子
HMPS（hereditary mixed polyposis syndrome）	遗传性混合息肉综合征
HNF-1（hepatocyte nuclear factor-1）	肝细胞核因子1
HNPCC（hereditary nonpolyposis colorectal cancer）	遗传性非息肉病性结直肠癌
HOCS（hereditary ovarian cancer syndrome）	遗传性卵巢癌综合征
HP（hyperplastic polyp）	增生性息肉

HPF（high power field）　　　　　　　　　　　　　　　　　　　高倍视野

HPV（human papilloma virus）　　　　　　　　　　　　　　　人乳头瘤病毒

HR（hazard ratio）　　　　　　　　　　　　　　　　　　　　　危险比

HR-HPV（high risk human papilloma virus）　　　　　　　高危型人乳头瘤病毒

HSC（hepatic stellate cell）　　　　　　　　　　　　　　　　肝星状细胞

HSIL（high-grade squamous intraepithelial lesion）　　　高级别鳞状上皮内病变

HSP（heat shock protein）　　　　　　　　　　　　　　　　　热休克蛋白

HSSOC（hereditary sitespecific ovarian cancer）　　　　　遗传性位点特异性卵巢癌

hTERT（human telomerase reverse transcriptase）　　　　人端粒酶反转录酶

HURP（hempatoma upregulated protein）　　　　　　　　　肝癌上调蛋白

HV（hyaline vascular）　　　　　　　　　　　　　　　　　　　透明血管

I

IBD（inflammatory bowel disease）　　　　　　　　　　　　炎症性肠病

ICC（intrahepatic cholangio carcinoma）　　　　　　　　　肝内胆管细胞癌

IDC-P（intraductal carcinoma of the prostate）　　　　　　前列腺导管内癌

IDH（isocitrate dehydrogenase）　　　　　　　　　　　　　异柠檬酸脱氢酶

IGFBP2（insulin-like growth factors binding protein 2）　胰岛素样生长因子结合蛋白 2

IgH（immunoglobulin heavy chain）　　　　　　　　　　　免疫球蛋白重链

IP（inflammatory polyp）　　　　　　　　　　　　　　　　　炎症性息肉

IPB（inverted papilloma of the bladder）　　　　　　　　　膀胱内翻性乳头状瘤

IPCL（intraepithelial papillary capillary loop）　　　　　上皮内乳头状血管襻

IPMN（intraductal papillary mucinous neoplasm）　　　　导管内乳头状黏液性肿瘤

IPN（intraductal papillary neoplasm）　　　　　　　　　　胆管内乳头状肿瘤

ISSVD（International Society for the Study of Vulvar Disease）　国际外阴疾病学会

ISUP（International Society of Urological Pathology）　　国际泌尿病理学会

ITPN（intraductal tubulopapillary neoplasm）　　　　　　胰腺导管内管状乳头状肿瘤

J

JP（juvenile polyp）　　　　　　　　　　　　　　　　　　　幼年性息肉

L

LBC（light blue crest）　　　　　　　　　　　　　　　　　　浅蓝色嵴状结构

LCD（large cell dysplasia）　　　　　　　　　　　　　　大细胞不典型增生

LCIS（lobular carcinoma in situ）　　　　　　　　　　　　小叶原位癌

LCNEC（large cell neuroendocrine carcinoma）　　　　　　大细胞神经内分泌癌

LCT（liquid-based cytologic test）　　　　　　　　　　　　液基细胞学检测

LEEP（loop electro surgical excision procedure）　　　　　环形电刀切除术

LGDN（low-grade dysplastic nodule）　　　　　　　　　　低度异型增生结节

LGG（low-grade glioma）　　　　　　　　　　　　　　　低级别胶质瘤

LGPIN（low-grade prostatic intraepithelial neoplasia）　　低级别前列腺上皮内瘤

LIFE（laser-induced fluorescence endoscopy）　　　　　　激光诱导荧光内镜

LIN（lobular intraepithelial neoplasia）　　　　　　　　　小叶上皮内瘤

LMP（low malignant potential tumor）　　　　　　　　　　低度恶性潜能肿瘤

LMP1（latent membrane protein-1）　　　　　　　　　　　潜伏膜蛋白 1

LOH（loss of heterozygosity）　　　　　　　　　　　　　杂合性缺失

LOX（lysyloxidase）　　　　　　　　　　　　　　　　　赖氨酰氧化酶

LP（lichen planus）　　　　　　　　　　　　　　　　　　扁平苔藓

LP（linear porokeratosis）　　　　　　　　　　　　　　　线状或带状汗孔角化症

LRS（laser Raman spectroscopy）　　　　　　　　　　　　激光拉曼光谱系统

LS（lichen sclerosus）　　　　　　　　　　　　　　　　　硬化萎缩性苔藓

LSIL（low-grade squamous intraepithelial lesion）　　　　低级别鳞状上皮内病变

LST（late ally spreading tumor）　　　　　　　　　　　　侧向发育型肿瘤

LST-G（granular type LST）　　　　　　　　　　　　　　颗粒型 LST

LST-NG（non-granular type LST）　　　　　　　　　　　非颗粒型 LST

M

MA（mixed adenoma）　　　　　　　　　　　　　　　　混合型腺瘤

MAC（malignancy-associated change）　　　　　　　　　恶性病变相关改变

MAG（multifocal atrophic gastritis）　　　　　　　　　　多灶性萎缩性胃炎

MAMBNA（N-3-methylbutyl-N-1-methylacetonsamine）　　N-3- 甲基丁基 -N-1- 甲基丙酮基亚硝胺

MAP（MUTYH-associated polyposis）　　　　　　　　　MUTYH 相关息肉病

MBI（multiple band imaging）　　　　　　　　　　　　　多带成像

MBM（multi-band mucosectomy）　　　　　　　　　　　多环黏膜套扎切除术

MBT（mucinous borderline tumor）　　　　　　　　　　　黏液性交界瘤

MCN（mucinous cystic neoplasm）　　　　　　　　　　　黏液性囊性肿瘤

MCT（monocarboxylate transporter）　　　　　　　　　　单羧酸转运蛋白

ME（magnifying endoscopy） 放大内镜

MGMT（O^6-methylguanine DNA methyltransferase） O^6- 甲基鸟嘌呤 -DNA- 甲基转移酶

MIIP（migration and invasion inhibitory protein） 迁移侵袭抑制蛋白

MK（megakaryocyte） 巨核细胞

ML-DS（myeloid leukemia-Down syndrome） 髓系白血病 - 唐氏综合征

MMR（mismatch repair） 错配修复基因

MP（metaplastic polyp） 化生性息肉病

MPP（mucosal prolapse polyp） 黏膜脱垂性息肉

MPS（miniprobe ultrasonography） 微探头超声

MSI-H（microsatellite instability-high frequency） 高频率微卫星不稳定

MS（metabolic syndrome） 代谢综合征

MSI（microsatellite instability） 微卫星不稳定

MVD（microvessel density） 毛细血管密度

N

NBI（narrow band imaging） 窄带成像

NCBI（National Center for Biotechnology Information） （美国）国家生物技术信息中心

NCCN（National Comprehensive Cancer Network） （美国）国家综合癌症网络

NCI（National Cancer Institute） 国际癌症组织

NEB（neuroepithetial body） 神经内分泌小体

NER（nucleotide excision repair） 核苷酸切除修复

NGAL（neutrophil gelatinase-associated lipocalin） 中性粒细胞明胶酶相关性脂质运载蛋白

NGF（nerve growth factor） 神经生长因子

NHGRI（National Human Genome Research Institute） （美国）国家人类基因组研究所

NIP（nasal cavity or parana sinonasal inverted papilloma） 鼻腔鼻窦内翻性乳头状瘤

NMBzA（N-methyl-N-benzylnitrosamine） 甲基苄基亚硝胺

NPC（nasopharyngeal carcinoma） 鼻咽癌

NSC（neural stem cell） 神经干细胞

O

OCG（oral cholecystography） 口服胆囊造影

OCP（oral contraceptive） 口服避孕药

OCT（optical coherence tomography） 光学相干层析技术

OE（oral erythroplakia） 口腔红斑

OLK（oral leukoplakia） 口腔白斑

OLL（oral lichenous lesion） 口腔苔藓样病变

OLP（oral lichen planus） 口腔扁平苔藓

OR（odds ratio） 比值比

ORA（over-representation analysis） 过表示法分析

OSF（oral submucous fibrosis） 口腔黏膜下纤维性变

P

PAGE（parametric analysis of gene set enrichment） 基因集富集的参数分析

Pan IN（pancreatic intraepithelial neoplasia） 胰腺导管上皮内肿瘤

PBC（primary biliary cirrhosis） 原发性胆汁性肝硬化

PC（plasma cell） 浆细胞

PCOS（polycystic ovarian syndrome） 多囊卵巢综合征

PCP（procollagen C-proteinase） 前胶原 C 端蛋白酶

PDP（pachydermoperiostosis） 骨膜增生厚皮症

PDT（photodynamic therapy） 光动力疗法

PEESS（primary extrauterine endometrial stromal sarcoma） 原发性子宫外子宫内膜间质肉瘤

PG（porcelain gallbladder） 陶瓷样胆囊

pGBM（primary GBM） 原发性胶质母细胞瘤

PHO（primary hypertrophic osteoarthropathy） 原发性肥厚性骨关节病

PIN（prostatic intraepithelial neoplasia） 前列腺上皮内瘤

PJS（Peutz-Jeghers syndrome） P-J 综合征

PLC（pityriasis lichenoides chronica） 慢性苔藓样糠疹

PLEVA（pityriasis lichenoides et varioliformis acuta） 急性痘疮样苔藓样糠疹

PM（plaquetype of Mibelli） Mibelli 斑块型汗孔角化症

PMD（potentially malignant disorders） 潜在恶性疾患

PMP（pseudomucinous peritonei） 假黏液性腹膜瘤

PNEC（pulmonary neuroepithelial cell） 肺神经内分泌细胞

PNP（procollagen N-proteinase） 前胶原 N 端蛋白酶

pol β（polymerase beta） 聚合酶 β

PP（pomkeratosis punctata） 点状掌跖汗孔角化症

PPAR（peroxisome proliferator-activated receptors） 过氧化物酶体增生物激活受体

PPD（porokeratosis plantaris discrete） 分散性足底汗孔角化症

PPI（proton pump inhibitors） 质子泵抑制剂

PPPD（porokeratosis palmaris plantaris et dissminata） 播散性掌跖汗孔角化症

PSA（prostate–specific antigen） 前列腺特异抗原

PSC（primary sclerosing cholangitis） 原发性硬化性胆管炎

PTOV1（prostate tumor overexpressed 1） 前列腺肿瘤过表达因子 1

PUNLMP（papillary urothelial neoplasm of low malignant potential） 膀胱低度恶性潜能乳头状尿路上皮肿瘤

PVLC（proliferative verrucous leukoplakia） 增生性疣状白斑

R

RAS（Rokitansky–Ashoff sinuse） 罗 – 阿窦

RC（reflux cholangitis） 反流性胆管炎

RFA（radiofrequency ablation） 射频消融

RR（relative risk） 相对危险度

RUNX3（Runt–related transcription factor gene 3） Runt 相关转录因子 3

S

SBT（serous borderline tumor） 浆液性交界瘤

SCD（small cell dysplasia） 小细胞不典型增生

SCFA（short chain fatty acid） 短链脂肪酸

SCLC（small cell lung cancer） 小细胞肺癌

SG（chronic superficial gastritis） 慢性浅表性胃炎

sGBM（secondary GBM） 继发性胶质母细胞瘤

SHGB（sex hormone binding globulin） 性激素结合球蛋白

SIL（squamous intraepithial lesion） 鳞状上皮内病变

SIR（standardized incidence ratio） 标准化发病比

SNP（single–nucleotide polymorphism） 单核苷酸多态

SPEM（spasmolytic polypeptide–expressing metaplasia） 解痉多肽表达性化生

SSA（sessile serrated adenoma） 广基锯齿状腺瘤

STIC（serous tubal intraepithelial carcinoma） 浆液性输卵管上皮内癌

T

TA（tubular adenoma） 管状腺瘤

TC（typical carcinoid） 典型类癌

TCT（thinprep cytologic test） 薄层细胞学检测

TDLU（terminal duct lobular units） 终末导管小叶单位

TEM（transanal endoscopic microsurgery） 经肛门内镜微创手术

TFF（trefoil factor family） 三叶草家族短肽

TGFBI（transforming growth factor, beta-induced） 转化生长因子 β 诱导

TMD（transient myeloproliferative disorder） 一过性骨髓增生性疾病

TRF（transferrin） 转铁蛋白

TURP（transurethral resection prostate） 经尿道前列腺电切术

TVA（tubulovillous adenoma） 管状绒毛状腺瘤

TVUS（transvaginal ultrasound） 经阴道超声

U

UC（ulcerative colotis） 溃疡性结肠炎

UDH（usual ductal hyperplasia） 普通型导管增生

UDS（unscheduled DNA synthesis） 程序外 DNA 合成

V

VA（villous adenoma） 绒毛状腺瘤

VAIN（vaginal intraepithelial neoplasia） 阴道上皮内瘤变

VIN（vulvar intraepithelial neoplasia） 外阴上皮内瘤变

VIP（vasoactive intestinal peptide） 血管活性肠肽

VLP（virus-like particles） 病毒样颗粒

W

WLB（white light bronchoscopy） 白光支气管镜

WLE（white light endoscopy） 白光电子内镜

X

XGC（xanthogranulomatous cholecystitis） 黄色肉芽肿性胆囊炎

XP（xeroderma pigmentosum） 着色性干皮病